Segontin®-Digoxin
bei koronarer Herzkrankheit

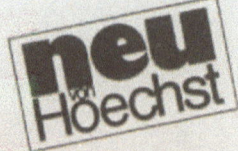

mit Belastungsinsuffizienz oder beginnender Ruheinsuffizienz.

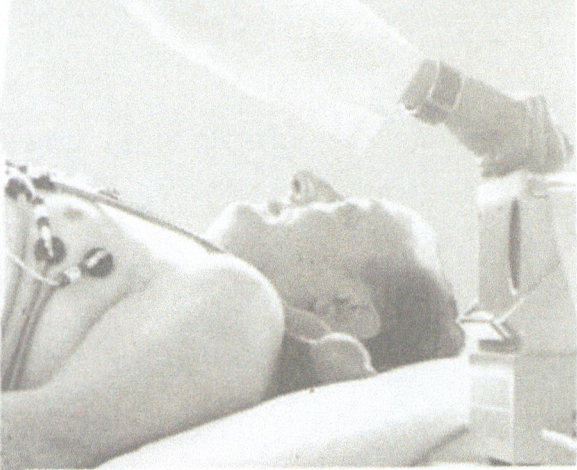

Zusammensetzung
1 Dragée Segontin-Digoxin enthält 76,4 mg N-(3,3-Diphenylpropyl)-N-(α -methylphenaethyl)-amin-laktat, entsprechend 60 mg Prenylamin-Base, und 0,125 mg Digoxin (1/8 mg).

Indikation
Koronare Herzkrankheit mit Belastungsinsuffizienz oder beginnender Ruheinsuffizienz.

Anwendung und Dosierung
Anfangsdosis 3 – 4 × 1 Dragée täglich. Erhaltungsdosis 2 – 3 × 1 Dragée täglich. Die Dragées sind unzerkaut nach den Mahlzeiten einzunehmen.

Kontraindikationen
Schwere Reizleitungsstörungen, ausgeprägte Bradykardien (unter 55/min). Akute Myokarditis. Gesteigerte Empfindlichkeit gegenüber Digitalis mit Übelkeit und Erbrechen.

Zur Beachtung
Bei schwerer hydropischer Herzinsuffizienz und zur Kupierung des Angina-pectoris-Anfalles ist Segontin-Digoxin nicht geeignet.
Vorsicht bei gleichzeitiger Medikation mit einem Antiarrhythmikum oder einem β-Rezeptorenblocker.
Störungen von seiten des Magen-Darmtraktes wie Appetitlosigkeit, Übelkeit, Erbrechen und Diarrhoe können auftreten. Bradykardien und Extrasystolen selten. Initial kann gelegentlich Müdigkeit auftreten.
Additiver Effekt bei Kombination mit Antihypertensiva möglich. Während der Therapie mit Segontin-Digoxin ist die Injektion kalziumhaltiger Präparate zu vermeiden. Strenge Indikationsstellung in der Frühschwangerschaft. Zwei Wochen vor dem zu erwartenden Geburtstermin Umstellung auf Digoxin. Bei weiterer Behandlung nach der Geburt empfiehlt es sich, abzustillen.
Spezielle Information durch unsere Arzneimittel-Kontore.

Handelsformen
Packung mit 50 Dragées DM 23,60
Packung mit 100 Dragées DM 42,50

Segontin-Digoxin enthält 60 mg Segontin und 1/8 mg Digoxin

L48238

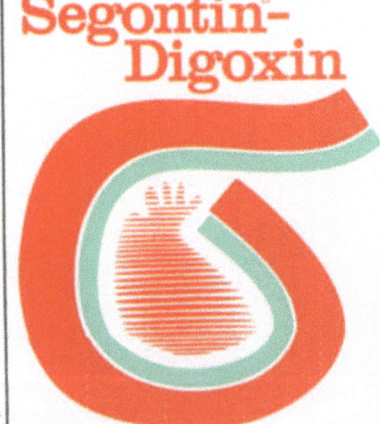

Das Präparat von

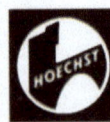

VERHANDLUNGEN DER DEUTSCHEN GESELLSCHAFT FÜR INNERE MEDIZIN

ACHTZIGSTER KONGRESS

1974

VERHANDLUNGEN DER

DEUTSCHEN GESELLSCHAFT FÜR INNERE MEDIZIN

HERAUSGEGEBEN
VON DEM STÄNDIGEN SCHRIFTFÜHRER
PROFESSOR DR. **B. SCHLEGEL**
WIESBADEN

ACHTZIGSTER KONGRESS
GEHALTEN ZU WIESBADEN VOM 21. — 25. APRIL 1974

MIT 914 ABBILDUNGEN UND 325 TABELLEN

Enthält u. a. Referate zu folgenden Hauptthemen:

Arterielle Hypertonie, Aktuelle Probleme der Gastroenterologie, Nephrologie, Lebensbedrohliche Störungen des Wasser- und Elektrolythaushaltes

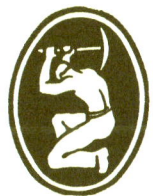

Springer-Verlag Berlin Heidelberg GmbH
1974

ISBN 978-3-8070-0293-4   ISBN 978-3-642-85449-1 (eBook)
DOI 10.1007/978-3-642-85449-1

Das Werk ist urheberrechtlich geschützt. Die dadurch begründeten Rechte, insbesondere die der Übersetzung, des Nachdruckes, der Entnahme von Abbildungen, der Funksendung, der Wiedergabe auf photomechanischem oder ähnlichem Wege und der Speicherung in Datenverarbeitungsanlagen bleiben, auch bei nur auszugsweiser Verwertung, vorbehalten.
Bei Vervielfältigungen für gewerbliche Zwecke ist gemäß § 54 UrhG eine Vergütung an den Verlag zu zahlen, deren Höhe mit dem Verlag zu vereinbaren ist.

Catalog Card Number 73-19036

© Springer-Verlag Berlin Heidelberg 1974
Ursprünglich erschienen bei by J. F. Bergmann, München 1974

Inhaltsverzeichnis

Vorsitzender 1974—1975 XXIX
Vorstand 1974—1975. XXIX
Vorstand 1973—1974. XXIX
Ehrenmitglieder XXIX
Verzeichnis der Vorsitzenden seit 1882 XXXII
Korrespondierende Mitglieder XXXIII
Diplommitglieder XXXIII
Ständige Schriftführer XXXIV
Kassenführer XXXIV
Mitglieder des Ausschusses 1974—1975 XXXIV

Festvortrag: Medizinischer Fortschritt und die Entwicklung des Menschen. Von CRAMER, F. (Göttingen) 1
Begrüßungsworte des Vorsitzenden H. P. Wolff (Mainz) 10
Theodor-Frerichs-Preis 1974 13
Eröffnungsansprache des Vorsitzenden: Zur Lage der klinischen Forschung. Von WOLFF, H. P. (Mainz) 14

Referate, Vorträge und Aussprachen

ARTERIELLE HYPERTONIE

Zur Pathogenese des Hochdrucks — Hypothesen und Tatsachen. GROSS, F. (Heidelberg) (Referat) 21
Die Epidemiologie des Hochdrucks. EPSTEIN, F. H. (Zürich) (Referat) 36
Psychologische und sozialmedizinische Aspekte der Hypertonie. PFLANZ, M. (Hannover) (Referat) 42
Hemodynamics of Prehypertension and Hypertension. JULIUS, ST., HANSSON, L. M. D. PH. D. (Ann Arbor/USA) (Referat) 49
Die Differentialdiagnose der Hypertonien unter besonderer Berücksichtigung epidemiologisch-sozialmedizinischer Gesichtspunkte. BOCK, K. D. (Essen) (Referat) . . 58
Die diagnostische und prognostische Wertigkeit der Augenhintergrundsveränderungen bei arterieller Hypertonie. NOVER, A., STEINBACH, P.-D., SCHICKETANZ, K.-H. (Mainz) (Referat) 68
Niere und Hochdruck. SCHELER, F. (Göttingen) (Referat) 72
Nebennierenrinde und Hochdruck. DISTLER, A. (Mainz) (Referat) 78
Harnwegsystem und Hochdruck. HOHENFELLNER, R. (Mainz) (Referat) 90
Der Hochdruck im Fertilitätsalter der Frau. FRIEDBERG, V. (Mainz) (Referat) . . 1715
Blutdruckverhalten und Blutdruckkontrolle bei Hypertonie. JAHNECKE, J. (Bonn) (Referat) 97
1. Rundtischgespräch. Die Differentialtherapie der Hypertonien. Moderator: WOLFF, H. P. (Mainz) 107
The Role of Psychosocial Stimulation in the Pathogenesis of Hypertension. HENRY, J. P., ELY, D. L., STEPHENS, PATRICIA, M. (Los Angeles/USA) (Referat) 107, 1724
The Relationship Between the Plasma Concentrations of Renin and Angiotensin with Total Exchangeable Sodium in Hypertension. BROWN, J. J., FRASER, R., LEVER, A. F., MORTON, J. J., ROBERTSON, J. I. S., SCHALEKAMP, M. A. D. H. (Glasgow/Scotland) (Referat) 111

Salzhaushalt und Salzhunger bei malignem Hochdruck. MÖHRING, J. (Heidelberg) (Referat) 116
Sympathetic Nervous System and Hypertension. THOENEN, H. (Basel) (Referat) 124
Renin and the Sympathetic Nervous System. ZANCHETTI, A., STELLA, A. (Milano) (Referat) 129
Studies on Catecholamines in Hypertension. JANUSZEWICZ, W. (Warschau) (Referat) 139
Das Kapazitätssystem beim Hochdruck. BROD, J., CACHOVAN, M., HARMJANZ, D., HUNDESHAGEN, H., PIXBERG, H. U., HERBST, B. (Hannover) (Referat) 146
Basiswerte und Alltagsblutdruck bei Hochdruckkranken. KRÖNIG, B. (Mainz) (Referat) 154
Spontaneous Hypertension in the Rat. A Model for Human "Essential" Hypertension. YAMORI, Y., OKAMOTO, K. (Kyoto/Japan) (Referat) 168
Mineralocorticoid Hypertension. LIDDLE, G. W. (Nashville) (Referat) 171
Low Renin Hypertension, a Unique Clinical Entity? LARAGH, J. H. (New York) (Referat) 171
Primary Reninism, a New Syndrome. CONN, J. W. (Ann Arbor/USA) (Referat) 171
Hypertension in Chronic Renal Failure. REUBI, F. C., TUCKMAN, J., VORBURGER, C., WEIDMANN, P. (Bern) (Referat) 182
Carotid Sinus Nerve Stimulation in Human Hypertension. ONESTI, G. (Philadelphia) (Referat) 189
Hämodynamische Wirkungen der β-Rezeptorenblocker bei arterieller Hypertonie. ANLAUF, M., BOCK, K. D. (Essen) (Referat) 189
Einflüsse von Stoffwechselhemmern auf die Reninsekretion in vitro. OCHS, H. G., LAMBERTS, B., HEINTZ, R. (Aachen) 199
Untersuchungen zum Metabolismus von Angiotensin II. NAST, H. P., WALTER, U., DISTLER, A. (Mainz) 202
Einfluß von Angiotensin-II auf die Elektrolyt- und Proteinexkretion der Katzensubmandibularis. KREUSSER, W., PINNOW, E., HENNEMANN, H., HEIDLAND, A. (Würzburg) 204
Arterielle Hypotension und Renin-Angiotensin-System bei experimenteller Leberdystrophie. BRACHTEL, D., WERNZE, H. (Würzburg) 207
Verhalten des Plasmaaldosterons nach Natriumentzug und Natriumbelastung bei primärer und renaler Hypertonie. KLUMPP, F., KLAUS, D., LEMKE, R., ZEHNER, J., KAPPERT, J., SCHNEIDER, J., ZÖFEL, P. (Marburg) 209
Plasmareninaktivität und Aldosteronexkretion von Patienten mit essentieller Hypertonie, mit Hypertonie bei doppelseitiger Nebennierenrindenhyperplasie und mit Aldosteron-produzierenden Nebennierenrindenadenomen nach unterschiedlicher Natriumbelastung. HELBER, A., MEURER, K. A., ROSSKAMP, E., WAMBACH, G., KAUFMANN, W. (Köln) 213
Renin, Angiotensin II, Katecholamine und Blutdruck bei Gesunden und essentiellen Hypertonikern vor und nach β-Blockade. SCHUCHARD, J., DAHLHEIM, H., WOBER, W., GRILL, G., LYDTIN, H., THURAU, K. (München) 215
Tagesrhythmus von Plasmarenin und Aldosteron nach Nierenallotransplantation. ARMBRUSTER, H., VETTER, W., UHLSCHMID, G., ZARUBA, K., BECKERHOFF, R., RECK, G., SIEGENTHALER, W. (Zürich) 219
Beziehung zwischen Blutdruckvariabilität, Schwere der Hypertonie und Plasmareninaktivität. DUFEY, K., KRÖNIG, B., REINHARDT, P., MÜLLER, R., WALTER, U., JAHNECKE, J. (Mainz) 222
Renin-Angiotensin-Aldosteron-System beim Phäochromocytom. VETTER, H., FISCHER, N., BAYER, J.-M., BECKERHOFF, R., SCHMITZ, TH.-E., WERNING, C., VETTER, W. (Bonn) 224
Erhöhung der Plasma-Renin-Konzentration in der Neonatalperiode. HAYDUCK, K., KRAUSE, D. K., UNBEHAUN, V., STEINER, B., HUENGES, R. (Köln, Tübingen) . . . 226
Familiäres Bartter-Syndrom? HAYDUCK, K., KORTÜM, K., BUNDSCHU, H. D., BURCK, H. C., STEINER, B., WHEELER-HILL, R. (Tübingen) 229
Tierexperimentelle Untersuchungen zur Frage des Einflusses supramedullärer, zentralnervöser Strukturen auf den arteriellen Blutdruck und die Myocardkontraktilität. TREESE, N., NIEMCZYK, H., REUTHER, P., ROCHEL, M. (Mainz, Amberg) 232
Tierexperimentelle Untersuchungen über den Einfluß supramedullärer zentralnervöser Strukturen auf die Einstellung bestimmter Kreislaufparameter unter Ruhebedingungen. REUTHER, P., NIEMCZYK, H., TREESE, N. (Amberg) 235

Intraneuronaler Stoffwechsel von Noradrenalin bei experimenteller Urämie und Hypertonie. HORLER, E., HENNEMANN, H., HEIDLAND, A. (Würzburg) 237

Erfahrungen mit einer enzymatischen Doppelisotopen-Methode zur Messung von Plasma-Katecholaminen. MÄURER, W., KÜBLER, W., YOSHIDA, Y., KUHN, H., BREITHARDT, G. (Düsseldorf) 240

Das Verhalten des Plasma-Noradrenalins nach Tyramin bei Patienten mit beginnender essentieller Hypertonie und bei Normalpersonen. LOHMANN, F. W., GOTZEN, R., SCHRÖDER, G. (Berlin) 243

Noradrenalin und Adrenalin im Plasma, Plasmareninaktivität und cyclisches AMP in Ruhe und Orthostase bei verschiedenen Hypertonieformen. BRECHT, H. M., MUSIL, H. A., VLACHOYANNIS, J., SCHOEPPE, W. (Frankfurt) 245

Harnkatecholaminexkretion und Plasmareninaktivität bei primärer Hypertonie und renovaskulärer Hypertonie durch Nierenarterienstenose. WERNER, U., GÜNNEWIG, H., BOCK, K. D. (Essen) 248

Der Einfluß von Dopamin auf die renale Elimination von Natrium und Plasma-Renin. HOFMANN, K., JAX, W., SCHNURR, E., GRABENSEE, B., SCHRÖDER, E. (Düsseldorf) 251

Untersuchungen über den Funktionszustand des Sympathikus bei Patienten mit essentieller Hypertonie und niedrigem sowie mit normalem Plasmarenin. PHILIPP, TH., PLANZ, J., SCHUMANN, G., LINDMAR, R., DISTLER, A. (Mainz, Frankfurt) 253

Dopamin-β-Hydroxylase-Aktivität und Katecholamin-Konzentration im Plasma als Parameter akuter Veränderungen des Sympathikus-Tonus: Untersuchungen an untrainierten Versuchspersonen und Leistungssportlern. PLANZ, G., WIETHOLD, G., BÖHMER, D., APPEL, E., PALM, D., GROBECKER, H. (Frankfurt) 256

Das Verhalten der Plasmakatecholamine in verschiedenen Regionen der Vena cava und während des Glucagontestes bei der Diagnostik und Lokalisation katecholaminproduzierender Tumoren. CORDES, U., BEYER, J. (Frankfurt) 258

Untersuchungen zur Bestimmung der spezifischen und unspezifischen Wirkung von β-Sympatholytika. GROBECKER, H., BECKER, H. J., LUTZ, E., PLANZ, G., WIETHOLD, G., PETERSEN, P. (Frankfurt) 258

Plasmakonzentrationen, hämodynamische Effekte und β-Rezeptoren blockierende Wirkung der optischen Isomere von Propranolol (Dociton). KERSTING, F., HAWLINA, A., LAMBERTS, B., RAHN, K. H. (Aachen) 260

Einfluß von Propranolol auf die Stimulation der Reninsekretion durch Orthostase und durch Furosemid. PHILIPPI, A., WALTER, U., DISTLER, A., WOLFF, H. P. (Mainz) 263

Einfluß von β-Sympatikolytika auf die Stimulierbarkeit der Reninsekretion durch Theophyllin. ZEHNER, J., KLAUS, D., KLUMPP, F., LEMKE, R., SCHNEIDER, J., KAPPERT, A. (Marburg a. d. Lahn) 266

Untersuchungen zum antihypertensiven Effekt von β-Blockern. LIEBAU, H., JAROSCH v. SCHWEDER, W. (Hannover) 268

Zur Therapie der essentiellen Hypertension mit einem neuen β-Rezeptorenblocker (Timololmaleate) in Kombination mit Hydrochlorothiazid. HEINZE, A., WESSELS, F. (Münster) 272

Klinisch-experimentelle Untersuchungen mit dem Piperidinopyrimidin-Derivat Minoxidil. WERNER, U., HEIMSOTH, V. H., BOCK, K. D. (Essen) 275

Klinische Erfahrungen mit Minoxidil, einem neuen Antihypertonikum. LIEBAU, G., HAYDUK, K., BUNDSCHU, H. D., MENZ, H. P. (Tübingen) 277

Wirkung von Diazoxid auf den Blutdruck und die Kontraktionsdynamik des linken Ventrikels von Hypertonikern. LIMBOURG, P., JUST, H., LANG, K. F., FIEGEL, P. (Mainz) 279

Hämodynamische Folgen einer saluretischen Langzeittherapie der Hypertonie. LOHMÖLLER, G., FROHLICH, E. D. (Oklahoma/USA) 282

Experimentelle akute renale Hypertonie und exogene Angiotensin II-Gaben nach Vorbehandlung mit dem Prostaglandin-Biosynthese-Hemmer Indometacin. SCHÖLKENS, B. A. (Frankfurt a. M.-Höchst) 285

Über den Einfluß von Alter und Hypertoniedauer auf die Insulinsekretion und Kohlenhydrattoleranz bei Ratten mit spontanem und renal bedingtem Hypertonus. ZIERDEN, E., WAGNER, H., WESSELS, F., HAUSS, W. H. (Münster) 288

Häufigkeit von Hyperlipoproteinämien bei Patienten mit essentieller Hypertonie und bei Gesunden. SCHUMAN, G., KAPP, S. T., KREMER, G. J., DISTLER, A., MÜLLER, D. (Mainz) 291

VII

Lactatdehydrogenase-, N-Acetyl-β-D-Glucosaminidase- und Trehalase-Ausscheidung im Urin bei primärer Hypertonie und bei verschiedenen Nierenerkrankungen. GIELOW, L., MARUHN, D., FUCHS, I., MUES, G., STROZYK, K., BOCK, K. D. (Essen) 291

Zur Bedeutung des intrazellulären Elektrolytstoffwechsels für die Störung der Glukosetoleranz bei essentieller Hypertonie. WESSELS, F., WAGNER, H., ZIERDEN, E. (Münster) 295

Vergleich tagesperiodischer Schwankungen blutig gemessener Blutdruckwerte bei Normotonikern und Hypertonikern. SCHMIDT, T. H., SCHÄFER, N., MART, H. (Ulm) 298

Die Bedeutung des intravenösen Pyelogramms für die Funktionsdiagnostik bei Hypertoniepatienten mit Nierenarterienstenose. LOHMANN, F. W., DISSMANN, TH., GOTZEN, R. (Berlin) 301

Dynamische Nierenscintigraphie mit 99 m-Technetium-Pertechnetat und I. V. Pyelogramm mit Frühaufnahmen: ein Vergleich beider Methoden als Suchtest bei arterieller Hypertonie. KEIM, H. J., JOHNSON, P. M., VAUGHAN, E. D., Jr., BEG, K., LARAGH, J. H. (New York/USA) 303

Pulmonale Hypertonie bei Patienten mit arterieller Hypertonie. SIMON, H., KIKIS, D., FRICKE, G. (BONN) 306

AKTUELLE PROBLEME DER GASTROENTEROLOGIE

Pathophysiologie der Diarrhoe. EWE, K. (Mainz) (Referat) 309

Dreiergespräch. Radiologie, Endoskopie und klinische Pathologie in der Differentialdiagnose der Dickdarmerkrankungen. DEMLING, L., FUCHS, H. (Erlangen); ELSTER, K. (Bayreuth) 319

Colitis ulcerosa — Ileocolitis Crohn. FAHRLÄNDER, H. (Basel) (Referat) 319

Präkanzerosen des Dickdarms. OTTO, P. (Hannover) (Referat) 319

Divertikulose und Divertikulitis. REIFFERSCHEID, M. (Aachen) (Referat) 324

Das irretable Colon. MARTINI, G. A. (Marburg) (Referat) 328

2. Rundtischgespräch. Die Differentialtherapie chronisch-entzündlicher Dickdarmerkrankungen. Moderator: DEMLING, L. (Erlangen) 328

Die klinische Bedeutung der gastrointestinalen Hormone. CREUTZFELDT, W. (Göttingen) (Referat) 330

Die Rolle der Gallensäuren bei der Bildung und Auflösung von Gallensteinen. WEIS, HANS J. (Mainz) (Referat) 338

Die alkoholische Pankreatitis. SARLES, H. (Marseille) (Referat) 1740

Zur klinischen Problematik des „Australia-Antigens" (Hepatitis-B-Antigen). KABOTH, U. (Göttingen) (Referat) 344

Die transduodenale Papillensondierung. Möglichkeiten und Grenzen. CLASSEN, M., KOCH, H., DEMLING, L. (Erlangen-Nürnberg, Hamburg-Barmbek) (Referat) . . . 350

Die intraoesophageale Druckmessung in der Differentialdiagnose der Dysphagie. WIENBECK, M. (Düsseldorf) (Referat) 353

3. Rundtischgespräch. Ulcustherapie — Gesichertes und Spekulatives. Moderator: HAEMMERLI, U. (Zürich) 360

Morphologie der endokrinen Zellen des Magen-Darmtraktes. FORSSMANN, W. G. (Heidelberg) (Referat) 361

Sekretion und Abbau des Gastrin. BONFILS, S. (Paris) (Referat) 361

The Different Forms of Immunoreactive Gastrin in Blood and Tissue. TRACK, N. S., ARNOLD, R., CREUTZFELDT, C., CREUTZFELDT, W. (Göttingen) (Referat) 361

Gastrin und Duodenalulcus. ARNOLD, R., CREUTZFELDT, C., TRACK, N. S., CREUTZFELDT, W. (Göttingen) (Referat) 368

The Physiology and Pathophysiology of Gastric Inhibitory Polypeptide (GIP) and Motilin. BROWN, J. C., CLEATOR, I. G. M., DRYBURGH, J. R., PEDERSON, R. A., SCHUBERT, H. (Vancouver/Canada) (Referat) 377

Die hormonale Hemmung der Magen- und Pankreassekretion. DOTEVALL, G. (Göteborg/ Schweden) (Referat) 380

Wirkungen gastrointestinaler Hormone auf Motilität und Resorption des Magen-Darmtraktes. SOERGEL, K. H. (Milwaukee/USA) (Referat) 385

Gastrointestinal Hormones and Insulin Secretinen. BUCHANAN, K. D. (Belfast) (Referat) 392

Regulation of Bile Acid Synthesis. MOSBACH, E. H. (New York) (Referat) 393

Bile Acids: Their Absorption from the Gastrointestinal Tract and Role During Fat Absorption. DIETSCHY, J. M. (Dallas/Texas) (Referat) 399

Pathogenesis and Treatment of Cholesterol Gallstones. HOFMANN, A. F. (Rochester) (Referat) 407

Gallensäuren und aktiver Transport von Zuckern und Aminosäuren. CASPARY, W. F. (Göttingen) (Referat) 412

Gallensäurenstoffwechsel bei Cholestase. BACK, P. (Freiburg) (Referat) 415

Gallensäureausscheidung bei Patienten mit Leber- und Gallenwegserkrankungen. STIEHL, A. (Heidelberg) (Referat) 418

Cholesterol- und Gallensäurestoffwechsel nach Dünndarmresektion. WEIS, H. J., DIETSCHY, J. M., BAAS, E. U. (Mainz, Dallas/Texas) (Referat) 419

Zur Klinik und Therapie von Störungen des Gallensäuren (GS)-Stoffwechsels bei Dünndarmerkrankungen. FROMM, H. (Hannover) (Referat) 421

Aktivitätsänderungen von Enzymen verschiedener zellulärer Lokalisation nach heterotoper auxiliärer Lebertransplantation bei der Ratte. BODE, CHR., PAIDLICK, A., ZELDER, O., JERUSALEM, C. R., BODE, J. CHR. (Marburg a. d. Lahn u. Nijmegen/Holland) 427

Untersuchungen zum Stoffwechsel der Leber während der Cholestase. LIERSCH, M., HESSE, W. (Heidelberg) 429

ANIT-Cholestase in der Rattenleber: Einfluß einer Glukortikoidgabe auf Metabolite des Kohlenhydratstoffwechsels. WOLFERT, W., OHNEMUS, H., GOEBELL, H. (Ulm) 432

Die Wirkung von Sekretin auf den Gallefluß und auf die Leberdurchblutung. BRUNNER, H., SLAT, B., KRETSCHMER, G., FUNOVICS, J. (Wien) 435

Verhalten definierter Serumglykoproteine bei der akuten Galaktosaminhepatitis des Kaninchens. MÜLLER, H., BABUCKE, I., DIERKS, R. (Freiburg) 436

Verhalten von ^{125}J-Fibrinogen und ^{131}J-Albumin bei der experimentellen Galaktosaminhepatitis. VON MAHN, I., MERKEL, H., SATTLER, E. L., MÜLLER-BERGHAUS, G. (Gießen) 437

Akute Leberschädigung durch Thioacetamid. Neurophysiologische Veränderungen bei Katzen. FISCHER, B., HOLM, E., REITH, H.-J., SOMMER, U., URBANEK, U. (Heidelberg) 439

Gallensäuren in der Leber und im Serum bei verschiedenen Lebererkrankungen. GREIM, H., CZYGAN, P. (Tübingen, Heidelberg) 443

Cytochrom P-450-abhängige 6α-Hydroxylierung von Taurolithocholsäure beim Menschen. CZYGAN, P., GREIM, H., TRÜLTSCH, D. (Heidelberg, Würzburg, Tübingen) 445

Zunehmende Sulfatierung der Lithocholsäure unter Chenodesoxycholsäurebehandlung. RAEDSCH, R., STIEHL, A. (Heidelberg) 447

Gallensäureuntersuchungen in Blut und Urin von ikterischen und nicht-ikterischen Patienten mit verschiedenen Leberkrankheiten. WILDGRUBE, H. J., DITTMANN, K., ERB, W. (Frankfurt) 448

Der Einfluß von Sauerstoffmangel auf den Gallensäurestoffwechsel Neugeborener. ERB, W., HAHNEL, E. (Frankfurt) 451

Auflösung von Gallensteinen mit und ohne Chenodesoxycholsäuretherapie. MÖCKEL, G. (Hamburg) 451

Aussprache: Herr WOLPERS, C. (Lübeck) 456

Klinische Bedeutung des HB-Antikörpernachweises. LEHMANN, H., SCHOBER, A., SCHLAAK, M. (Kiel, Göttingen) 456

Empfindlichkeit und Spezifität des solid-phase-Radioimmunoassays Ausria-125® zum Nachweis des Australia-Antigens. THAMER, G. (Heidelberg) 457

Nachweis von Antikörper gegen Hepatitis B-Antigen (HB-Ag) mit einem neuen radioimmunologischen Verfahren. MÜLLER, R., STEPHAN, B., DEICHER, H. (Hannover) 459

Fluoreszenzserologischer Nachweis von HB-Ag (Au-Ag) an Zellen des peripheren Blutes — Verlaufsuntersuchungen bei akuter Hepatitis und lebergesunden Kontrollen. ARNOLD, W., VÖLKER, K., MEYER ZUM BÜSCHENFELDE, K. H. (Mainz) 461

Verteilungsmuster der Australia-Antigensubtypen D und Y bei Hepatopathien. SCHOPPE, W.-D., KINDLER, U. (Düsseldorf) 463

Radioimmunologischer Au/SH-Antigennachweis (HBAg) im Mundspeichel bei verschiedenen Lebererkrankungen. BRODERSEN, M., STEGMANN, SH. (Würzburg) . . . 465

Nachweis des Hepatitis B-Antigen bei Klinikangehörigen. ZILLESSEN, E., BACH, R., SCHREITER, B., HUNSTEIN, W. (Heidelberg) 467

Hepatitisrisiko nach Transfusion von HB-Antikörperpositivem Blut. SCHLAAK, M., LEHMANN, H., SCHOBER, A. (Kiel, Göttingen) 469

Aussprache: Herr FIEDLER, H. (Münster/Westf.) 470

Vergleich von Laborwerten bei akuter HB-Ag-positiver und HB-Ag-negativer Hepatitis. LINHART, P., KOMMERELL, B., ERBE, R., SCHNEID, M. (Heidelberg) 471

Immunglobuline A, G und M bei HB-Antigen-positiven Patienten und Pflegepersonen von Dialysestationen. HEINZE, V., BERTHOLD, H., FERTÖSZÖGI, F., MECKE, R., SCHMIDT, K., STIESS, G. (Freiburg, Bad Dürrheim) 472

Verhalten der Immunglobuline G, M und A beim Übergang der akuten in die chronische Hepatitis. BERTHOLD, H., ROTERMUND, H. M., MAIER, P., STIESS, G., OELERT, W. (Freiburg) 474

Trennung enzymatisch isolierter Rattenleberzellen in Fraktionen mit unterschiedlicher Proteinsynthese. WEIGAND, K., OTTO, I., SCHOPF, R. (Würzburg) 476

Die Wirkung von Alkohol auf den Fettstoffwechsel der isoliert durchströmten Rattenleber. AST, E., DÜRR, CH., BAUER, E., PAPENBERG, J. (Heidelberg) 479

Die Wirkung von Äthylalkohol auf die Häm- und Porphyrinsynthese in der Rattenleber. HELD, H. (Tübingen) 481

Änderung der Geschwindigkeit des Alkoholabbaus beim Menschen durch Phenobarbital, chronischen Alkoholgenuß und durch Fasten. BODE, J. CH., BODE, CHRISTIANE, THIELE, D. (Marburg a. d. Lahn) 484

Die Harnsäureproduktion der menschlichen Leber während parenteraler Fruktosezufuhr. GRUNST, J., DIETZE, G., WICKLMAYR, M., MOLZ, S., EISENBURG, J., MEHNERT, H., HEPP, K. D. (München) 487

Diagnostische Bedeutung der Konzentration des Vitamin A (Retinol) und des Retinolbindenden Proteins (RBP) im Serum. OLBERMANN, M., PRELLWITZ, W., KAPP, S., MÜLLER, D. (Mainz) 491

Untersuchungen der Postheparinmonoglyzeridlipase bei Leberkranken unter Verwendung einer neuen, photometrischen Meßmethode. HANSEN, W. (München) 494

Zur diagnostischen Bedeutung von Fraktionen der alkalischen Phosphatase im menschlichen Serum. VAN HUSEN, N., GERLACH, U. (Münster) 496

Enzymatische Differenzierung chronischer Hepatitiden in Biopsiezylindern. MAIER, K.-P., VOLK, B., GEROK, W. (Freiburg) 499

Die Aktivität der Benzpyrenhydroxylase im Leberpunktat des Menschen in vitro und ihre Beziehung zur Eliminationsgeschwindigkeit von Glycodiazin in vivo. HELD, H., SCHOENE, B., LAAR, H. J., FLEISCHMANN, R. (Tübingen) 501

Kriterien der Aktivität einer pathologischen Bindegewebsvermehrung bei chronischen Lebererkrankungen. GRASEDYCK, K., HELLE, M., LINDNER, J., LANGNESS, U. (Hamburg, Kiel) 503

D-Penicillaminbehandlung bei chronisch-aggressiver Hepatitis. HECKERS, H., GERHARDT, H., LEINWEBER, B., MATTHES, K. J. (Gießen) 506

Untersuchungen zur gegenwärtigen epidemiologischen Situation der Virushepatitis im Raum Hannover. WEHRMANN, M., MÜLLER, R., KRAMER, R., WILLERS, H., KNOCKE, K. W., DEICHER, H., HÖPKEN, W. (Hannover) 510

Eine standartisierte Methode zur physiologischen Gastrinstimulation. VON BERGER, L., RAPTIS, S., DOLLINGER, H., PFEIFFER, E. F. (Ulm) 513

Zum Mechanismus der Gastrinfreisetzung durch Antacida. FEURLE, G. (Heidelberg) 515

Verhalten von Serumgastrin nach intraduodenaler Gabe von Galle. LONDONG, W., FRÜHAUF, ST., FORELL, M. M. (München) 516

Regulation der gastrischen und extragastrischen Gastrinfreisetzung. HAUSAMEN, T. U., FRITSCH, W.-P., RICK, W. KLEYBRINK, H., SCHACHT, U. (Düsseldorf) 518

Extragastrisches Gastrin und Hypersekretion. FRITSCH, W.-P., HAUSAMEN, T.-U., RICK, W., KLEYBRINK, H., SCHACHT, U. (Düsseldorf) 521

Calcitonin und Magensekretion: Unterschiedliche Einflußnahme von Calcitonin auf die Säure- und Pepsinausschüttung unter Stimulation mit Peptagastrin, Betazol und Insulinhypoglykämie. HOTZ, J., GOEBELL, H., MINNE, H., ZIEGLER, R. (Ulm) . . 523

Untersuchungen über die Wirkung von synthetischem Salmcalcitonin (SMC) auf die Säuresekretion und Motilität des menschlichen Magens. PAUL, F., NEUMANN, F., SCHMIDT, F. W. (Hannover) 526

Vergleichende Untersuchungen der Pepsin-Säuresekretion der Ratte unter dem Einfluß verschiedener gastrointestinaler Hormone. SCHMIDT-WILCKE, H. A., NAWRATH, G. D. (Münster) 528

Choleresehemmung durch Fructose und Sorbitol. STEFFEN, CH., BODE, CH., FISCHER, N. (Marburg) 530

Schwankungen der totalen Gallensäuren und der Aktivität einiger Cholestase-anzeigender Enzyme in der Galle im postoperativen Verlauf. MASSARRAT, S., ARENDT, D., KORDES, B., BAUER, E., TÜCKE, M. (Marburg) 530

Hyperoxalurie bei Erkrankungen des Magen-Darmtraktes und der Leber. RUGE, W., KÖHLER, J., FROMM, H., SCHINDLER, D., CANZLER, H. (Hannover) 533

Relationship Between the Mucopolysaccharide Content of Gastric Juice and the Composition of Serum Lipids. GERÖ, S., SZEKELEY, S., BIHARI-VARGA, M. (Budapest) 535

Intraduodenales Calcium stimuliert die Freisetzung von Cholecystokinin-Pankreozymin (CCK-PZ) beim Menschen. HOLTERMÜLLER, K. H., MCCALL, J.-T., MALAGELADA, J. R., GO, V. L. W. (Mainz, Rochester/USA) 536

Dissoziierung von pankreatischer Enzymsekretion und Gallenblasenentleerung nach intraduodenaler Calciumperfusion. HOLTERMÜLLER, K. H., MALAGELADA, J. R., GO, V. W. L. (Mainz, Rochester/USA) 537

Die Zinkausscheidung im Pankreassaft beim Sekretin-Pankreozymintest. PERSIGEHL, M., KASPEREK, K., LÖFFLER, A., FEINENDEGEN, L. E. (Jülich, Bonn) 539

Pankreassekretion bei chronisch niereninsuffizienten Patienten. OTTE, M., THURMAYR, R., DOBBELSTEIN, H., STAHLHEBER, H., FORELL, M. M. (München) 541

Die Serumisoenzyme der Arylamidase bei Pankreas- und Lebererkrankungen. KLEIN, U. E., MACKENSEN, S. (Kiel) 544

Kontrollierte Studie zur diagnostischen Wertigkeit der Chymotrypsinbestimmung im Stuhl. DÜRR, H. K., OTTE, M., FORELL, M. M., BODE, J. CH. (Marburg, München) 546

Zur Frage der Wertigkeit von Evokationstest, Chymotrypsin- und Fettbestimmung im Stuhl bei der Pankreasdiagnostik. SOMMER, H., KASPER, H., CHIMOMBE, A. E. (Würzburg) 548

Laparaskopie und Biopsie der Bauchspeicheldrüse im Tierexperiment. KLAPDOR, R., HAGEMANN, H. (Hamburg-Eppendorf) 550

Chronisch-rezidivierende Pankreatitis bei Coeliacastenose (Dunbar-Syndrom). ROSELLEN, E., KREMER, G. J., SCHNELLBACHER, E. (Mainz) 550

Ergebnisse der operativen Behandlung der chronischen Pankreatitis. LANKISCH, P. G., FUCHS, K., SCHMIDT, H., CREUTZFELDT, W., PEIPER, H. J. (Göttingen) . . . 552

Ein kombinierter Test zur Diagnostik von Störungen der Verdauungsphysiologie bei der Enteritis regionalis. FROMM, H., SCHINDLER, D., BÄR, U. (Hannover) 554

Akuter partieller Magenvolvulus mit spontaner Rückbildung. WINCKLER, K., SCHUSTER, R. (Göttingen) 556

Die Längsschnittbeurteilung der Colitis ulcerosa unter somatischem und psychischem Aspekt. FEIEREIS, H., SCHRÖTER, D. (Lübeck) 557

Blutdruck und Herzfrequenz von Normotonikern nach maximaler Stimulation der Magensekretion mit Pentagastrin. MERGUET, P., EWERS, H. R., BROUWERS, H.-P. (Essen) 561

NEPHROLOGIE

Ein Dialog. Funktion und Morphologie der Niere im akuten Nierenversagen. BOHLE, A., THURAU, K. (Tübingen, München) 565

Klinische Probleme des akuten Nierenversagens. EIGLER, J. (München) (Referat) . . . 583

Prevention of End-Stage Kidney Failure. ASSCHER, A. W. (Cardiff/England) (Referat) 594

Pathobiochemie und Pathophysiologie der chronischen Niereninsuffizienz. HODLER, J. (Bern) (Referat) 597

Osteopathien und Calciumstoffwechsel. RITZ, E. BOMMER, J., KREMPIEN, B., ANDRASSY, K. (Heidelberg) (Referat) 609

Pathogenese und Klinik von Organstörungen bei Urämie: Encephalo- und Neuropathien. DOBBELSTEIN, H. (München) (Referat) 616

Renale Anaemie und Thrombopathie. BLUMBERG, A. (Aarau/Schweiz) (Referat) . . . 625

Pharmakotherapie bei chronischer Niereninsuffizienz. RAHN, K. H. (Aachen) (Referat) 628

Die konservative Behandlung der chronischen Niereninsuffizienz. HEINTZ, R. (Aachen) (Referat) 634
Die intermittierende Dauerdialyse im Lichte zehnjähriger Erfahrung. GURLAND, H. J. (München) (Referat) 645
Die Nierentransplantation im Lichte zehnjähriger Erfahrung. EDEL, H. (München) (Referat) 653
4. Rundtischgespräch. Differentialtherapie der terminalen Niereninsuffizienz. Moderator: BUCHBORN, E. (München) 654
Das Verhalten von Nierenfunktion und Adenyl-Cyclasesystem unter Einwirkung von Dopamin bei Kranken mit eingeschränkter Nierenleistung. VLACHOYANNIS, J., WEISMÜLLER, G., BRECHT, H. M., SCHOEPPE, W. (Frankfurt) 659
Niedermolekulares Dextran bei normaler und eingeschränkter Nierenfunktion. KÖHLER, H., KIRCH, W., HÖFFLER, D., KOEPPE, P. (Berlin) 662
Vergleichende Untersuchungen zur Frage der Nephrotoxizität von Cephalosporinderivaten: Cephaloridin, Cephalotin, Cephazolin und Cephradin. SACK, K., WILHELM, J. (Lübeck) 665
Pharmakokinetik eines neuen β-Rezeptorenblockers (Terbuclomin) bei Niereninsuffizienz. SCHWEIGER, J., RENNER, D. (Augsburg) 667
Untersuchungen zur Plasmaeiweißbindung von Herzglykosiden bei eingeschränkter Nierenfunktion. HAWLINA, A., RAHN, K. H. (Aachen) 669
Über das Verhalten von Trimethoprim und Sulfamethoxazol bei Anurie, unter den Bedingungen der Hämo- und Peritonealdialyse. HOPPE-SEYLER, G., SCHOLLMEYER, P., GRANDPIERRE, B., JUNKERS, K. (Freiburg) 672
Leukopenien nach Nierentransplantation. JONTOFSON, R., JUNKERS, K., HALBFASS, H. J., HEINZE, V. (Freiburg) 676
Untersuchungen zur Diagnose und Therapie des Eisenmangels bei Dauerdialysepatienten. HEILMANN, F. E., LOEW, H., MÜLLER, H., MICHAEL, C. (Münster) 679
Der Einfluß der Hämodialysebehandlung auf die intestinale Eisenabsorption bei chronischer Niereninsuffizienz. PATYNA, W. D., KOCH, K. M., WERNER, E. (Frankfurt) 681
Hämo- und Crossdialysebehandlungen der Phalloidinintoxikation an der wachen Ratte. RÖCKEL, A., STANJEK, A., HEVENDEHL, G., HENNEMANN, H., HEIDLAND, A., HOELTZENBEIN, J., PEDERSEN, F. S., ROMEN, W. (Würzburg, Telgte/Münster) 684
Semiquantitative Bestimmung gewebeeigener gerinnungshemmender Substanzen im oberen Intestinaltrakt von Ratte und Mensch. TWITTENHOFF, W.-D., BURKHARDT, H., GROSS, J., WESCH, G., BRITTINGER, W. D. (Mannheim, Heidelberg) 687
Serumgastrinspiegel und Magensaftsekretion bei chronischen Hämodialysepatienten und ihre Beeinflussung durch Änderungen des ionisierten Serumcalciums. MALLUCHE, H. H., KLEMPA, I., HODGSON, M., FEUERLE, G., KOCH, K. M. (Frankfurt, Heidelberg) 690
Dialysebehandlung mit niedrigem Dialysatfluß. MANN, H., STILLER, S., PLACHE, H., WALTHER, O. E., SCHWARTZ, R. (Aachen) 692
Einbau von ^{45}Ca in Myokard und Aorta bei experimenteller Urämie. ARNOLD, H., HENNEMANN, H., ROMEN, W., HEIDLAND, A. (Würzburg) 695
Zur Dynamik der Insulinsekretion bei terminaler Niereninsuffizienz und unter chronisch-intermittierender Dialysebehandlung. HÜBNER, W., FREIBERG, J., FUSS-JAHN, B. (Köln-Lindenthal) 697
Stimulierung der Gluconeogenese der isoliert perfundierten Rattenleber nach bilateraler Nephrektomie. FRÖHLICH, J., SCHÖLMERICH, J., SCHOLLMEYER, P., GEROK, W. (Freiburg) 701
Über das Verhalten der Gonadotropinspiegel während der Dialysebehandlung und im Dialyseintervall. BUNDSCHU, H. D., HELLER, S., LIEBICH, R. (Tübingen) 703
Leydigzellfunktionsdiagnostik mit Bestimmung des Plasmatestosterons bei Patienten nach Nierentransplantation. MIES, R., HEESEN, D., HEINECKE, H., WINKELMANN, W. (Köln) 707
Der Tages- und Nachtrhythmus der transplantierten Niere. SCHMIDT, P., NYC, H., ZAZGORNIK, J., KOPSA, H., DEUTSCH, E. (Wien) 709
Untersuchungen zur Pathogenese der renalen Anämie. Der Einfluß der Urämie auf die Porphobilinogensynthese in den Retikulozyten des Menschen. LEBER, H. W., KUTZER, R., SINNING, P., PRALLE, H., SCHÜTTERLE, G. (Gießen) 712

Die Wirkung sog. Urämietoxine auf die exokrine Pankreasfunktion. HEIDBREDER, E., RALLA, W., KAPPEL, G., HEIDLAND, A. (Würzburg) 715

Die Wirkung von „Urämiegiften" auf die exokrine Sekretion des isolierten Pankreas. WIZEMANN, V., KLEWER, H., WIESENECKER, CH., SCHÜTTERLE, G. (Gießen) . . . 718

Vitamin B_6 im Serum bei Hämodialyse und chronischer Urämie. GÄNG, V., KULT, J., HEIDLAND, A. (WÜRZBURG) 720

Zur Frage der Urämietoxine: Die Wirkung mittel- und hochmolekularer Fraktionen aus Normalurin auf die Glukoneogenese von Nierenrindenschnitten der Ratte. LAMBERTS, B., BRUNNER, H., HEINTZ, R. (Aachen) 722

Korrelationen zwischen Veränderungen des sensiblen Nervenaktionspotentials und gestörter Vibrationsempfindung bei urämischer Polyneuropathie. DUENSING, F., OSSENKOP, CH., QUELLHORST, E. (Göttingen) 725

Zur Frühdiagnose des sensiblen Nervenaktionspotentials und der Vibrationsempfindung. OSSENKOP, CH., QUELLHORST, E., DUENSING, F., TÖNNIS, H. J. (Hann. Münden, Göttingen, Kassel) 727

Untersuchungen über die Beziehung zwischen urämischer Polyneuropathie, urämischer Glucoseverwertungsstörung und Schweregrad der urämischen Intoxikation bei Dialysepatienten. GOUBEAUD, G., KUNZE, K., HOHMANN, K. H., SCHÜTTERLE, G., BIRO, G. (Gießen, Homburg/Saar) 728

Rückbildung der urämischen Hörstörung nach erfolgreicher Nierentransplantation. SCHMIDT, P., MITSCHKE, H., KOPSA, H., ZAZGORNIK, J. (Wien) 731

Zur Therapie von Knochenfrakturen infolge renaler Osteopathie bei Dauerdialysepatienten. LOEW, H., GÖTZE, H. G., KRUPKE, J., BRAUN, L. (Münster) 733

Volumenometrische und mineralogische Untersuchungen der Knochenspongiosa bei renaler Osteopathie. SIEBERTH, H.-G., JANUSCHKE, CH., HÄCKL, E. (Köln) 733

Untersuchungen über die urämische Osteopathie bei Dialyse und Transplantation unter Einbeziehung der Knochenszintigraphie. BAHLMANN, J., GISBERTZ, A., CREUTZIG, H., VYKOUPIL, K. (Hannover) 736

Klinisch-histologische Korrelation der renalen Osteopathie. SCHULZ, W., DELLING, G., BÜCHEL, C. G., HEIDLER, R., SCHULZ, A., GESSLER, U. (Nürnberg, Hamburg) . . . 738

Knochenmarkszintigraphie bei Kranken mit terminaler Niereninsuffizienz sowie bei Kranken nach allogener Nierentransplantation. HABERLAND, K., GLAUBITT, D., FEJÉR, F.-L. (Krefeld) 743

Aussprache: Herr ANGELKORT, B. (Aachen) 746

Die Bedeutung von erythrozytären Immunantikörpern beim akuten und chronischen Nierenversagen. LUBOLDT, W., HEIMSOTH, V. H. (Essen) 746

Weitere Untersuchungen zur zellulären Abwehrlage bei Patienten mit terminaler Niereninsuffizienz und zur Beeinflußbarkeit durch intermittierende Hämodialyse. REIS, H. E., CREMER, W., HEIMSOTH, V. H., WETTER, O., EITELHUBER, U. (Essen) 749

Neue Parameter zur Beurteilung des Hämostasedefektes im Verlauf von chronischen Nierenerkrankungen. ANGELKORT, B., WENZEL, E., HOLZHÜTER, H., OCHS, H. G. (Aachen) 752

Die Rückbildung urämiebedingter Suppression der Erythropoese chronisch Nierenkranker. UHL, N., REHN, K., (Heidelberg) 755

Die Bestimmung von Retention, Adhäsion und Ausbreitung der Blutplättchen bei Patienten mit chronischer Niereninsuffizienz und der Einfluß der Hämodialyse auf Plättchenfunktionsparameter. REUTER, H., GESSNER, K., UIBEL-NUHS, H., LINKER, H., SIEBERTH, G. (Köln-Lindenthal) 757

Aussprache: Herr ANGELKORT, B. (Aachen) 760

Stationäre Pyridinnukleotidgehalte in Nierenrindenschnitten von Ratten nach Inkubation in Seren urämischer Patienten. SPELLERBERG, P., RENNER, D., LAMBERTS, B. (Aachen, Augsburg) 760

Ophthalmologische Befunde und Komplikationen nach Nierentransplantation. BETTELHEIM, H., KOPSA, H., SCHMIDT, P., ZAZGORNIK, J., HÖNIGSMANN, CH. (Wien) . . 761

Nierenspezifische Autoantikörper beim Kaninchen. LISON, A. E., INTORP, H. W., NEUHAUS, M., BERSSENBRÜGGE, G., LOSSE, H. (Münster) 764

Charakterisierung und Identifizierung krankheitsrelevanter Gewebsantigene der menschlichen Niere. SCHERBERICH, J. E., MONDORF, A. W., FALKENBERG, F., PFLEIDERER, G., (Frankfurt, Bochum) 767

Das Auftreten tubulärer Zellmembranantigene im Harn bei akuter und chronischer Glomerulonephritis. REITINGER, W., MONDORF, A. W., SCHERBERICH, J. E., KOSER, B., SCHRÖDER, H.-M., SCHOEPPE, W. (Frankfurt) 771

Enzymausscheidung bei eingeschränkter Nierenfunktion. THIELE, K. G. (Köln) . . . 774

Ausscheidungsmuster von Zellmembranprotein aus dem proximalen Tubulus bei Pyelonephritis und toxischer Nierenschädigung. MONDORF, A. W., MACKENRODT, G., SCHERBERICH, J. E., LAUER, K., ZARIFI, N., SCHOEPPE, W. (Frankfurt) . . . 777

Verlaufsuntersuchungen der Proteinclearance nach Nierentransplantation. FATEH-MOGHADAM, A., LAMERZ, R., DARGA, A., EDEL, H. H. (München) 779

Differenzierung proteinurischer Erkrankungen durch die discelektrophoretische Analyse der Urinproteine. BOESKEN, W. H., SCHMIDT, M., SCHOLLMEYER, P. (Freiburg) 782

C_3, C_3-Aktivator und C_4 bei verschiedenen Nierenerkrankungen. REICHEL, W., KABOTH, U., LYNEN, R., SCHELER, F. (Göttingen) 786

Plasmaaminosäuren bei chronisch niereninsuffizienten und hämodialysierten Patienten. HELD, E. (München) 789

Vergleichende klinisch-pathologische Untersuchungen bei Patienten mit glomerulären Erkrankungen. STERZEL, R. B., BAHLMANN, J., BRANDIS, M., UJAK, W., ZOBL, H., KRAUSE, P.-H. (Hannover) 790

Die lymphostatische Nephropathie: morphologische und biochemische Befunde nach experimenteller Blockade des Ductus thoracicus bei Ratten. MÜLLER, N., SCHMIDTMANN, W., CREMER, H., TANTOW, J. (Bonn) 793

Experimentelles akutes Nierenversagen; Beziehungen zwischen Funktion, Morphologie und Reninaktivität im individuellen Verlauf. HELD, E., WEBER, P., UHLICH, E., SCHUBERT, G. E. (München, Tübingen) 797

Direkte Kalorimetrie bei akutem Nierenversagen zur Bestimmung der metabolischen Wasserbildung. SEYBOLD, D., LANGE, H. (Marburg) 800

Aussprache: Herr ANGELKORT, B. (Aachen) 802

Akutes Nierenversagen als Komplikation der Arteriographie. PORT, F. K., WAGONER, R. D., FULTON, R. K. (Mainz, Rochester/USA) 802

Frühe Nierenveränderungen bei Plasmocytom. KÜHN, K., BAHLMANN, J., KRULL, P., THIELE, J., ZOBL, H. (Hannover) 805

Ultraschalldiagnostik der Nieren. LUTZ, H., PETZOLD, R., SAILER, D. (Erlangen-Nürnberg) 807

Die Bedeutung der Sonographie für die Diagnose der polyzystischen Nierenerkrankung unter besonderer Berücksichtigung der Niereninsuffizienz. WEITZEL, D., OTTO, P., BAHLMANN, J. (Hannover) 808

Bedeutung der Isotopennephrographie mit [131]J-Hippuran aus Nephrologischer Sicht. HECKING, E., KNICK, C., NETTER, P., PFANNENSTIEL, P., PETERS, P. E., PIXBERG, H.-U., ABDELHAMID, S. (Wiesbaden, Mainz) 811

Verteilungsräume und Elimination von ^{3}H-Methylguanidin bei der experimentellen Urämie der Ratte. HEVENDEHL, G., BERGER, D., HENNEMANN, H., HEMPEL, K., HEIDLAND, A. (Würzburg) 814

Untersuchungen des intrazellulären Säurebasenhaushaltes bei chronisch dialysierten Patienten. SABOROWSKI, F., FINKE, K., RATH, K. (Köln-Merheim) 817

Beziehungen zwischen Nierenfunktion und Blutdruck bei verschiedenen Nierenerkrankungen. GRABEN, N., BOCK, K. D. (Essen) 820

Charakteristische strömungsdynamische Einflüsse auf die Schädigung ACD-antikoagulierten Blutes in künstlichen Kreisläufen. ANGELKORT, B., HOLZHÜTER, H., LAMBERT, R., SCHULTHEIS, R. (Aachen) 823

Aussprache: Herr ANGELKORT, B. (Aachen) 825

Immunopathology of Glomerulonephritis. EDGINGTON, T. S. (La Jolla, California/USA) (Referat) 826

Die Immunhistologie der Glomerulonephritis. THOENES, G. H., STENGLEIN, B. (München) (Referat) 832

Immunopathology of Pyelonephritis: Studies on the Pathogenesis and Diagnosis of the Renal Lesion. COTRAN, R. S. (Boston) (Referat) 841

Viruses and the Kidney. OLDSTONE, M. B. A. (La Jolla, California) (Referat) 848

7. Rundtischgespräch. Immunosuppressive Therapie bei Nierenkrankheiten. Moderator: THIEL, G. (Basel) 850

LEBENSBEDROHLICHE STÖRUNGEN DES WASSER- UND ELEKTROLYTHAUSHALTES

Die Rolle des Wassers und der Elektrolyte in der Homöostase. DEETJEN, P. (Innsbruck) (Referat) 851
Die Wasservergiftung. TRUNIGER, B. (Luzern) (Referat) 856
Das hyperosmolare Coma. STUMPE, K. O. (Bonn) (Referat) 863
Lebensbedrohliche Störungen des Kaliumhaushaltes. RIECKER, G. (Göttingen) (Referat) 873
Lebensbedrohliche Störungen des Kalziumhaushaltes. HAAS, H. G., DAMBACHER, M. A. (Basel) (Referat) 880
Lebensbedrohliche Störungen des Säurebasenhaushaltes. NEUHAUS, G. A. (Berlin) (Referat) 880
6. Rundtischgespräch. Die Differentialtherapie des Ödems. Moderator: KRÜCK, F. (Bonn) 893

Pulmonologie

Untersuchungen zur Kontrolle der Ventilationsdurchblutungsregulation der Lunge. LANSER, K., ISLAM, M. S., ULMER, W. T. (Bochum, Münster) 894
Die Abhängigkeit des Atemwegwiderstandes von Hyperventilation und körperlicher Belastung. ADAM, O., MEIER, J. (München) 895
Ein neues Atropinderivat zur Behandlung der Atemwegsobstruktion. WAGNER, E., MEIER, J. (München) 898
Die Bedeutung des β-Rezeptorensystems für den Euler-Liljestrand-Mechanismus. VÖLKEL, N., SIEMSSEN, S., KAUKEL, E., SILL, V. (Hamburg-Eppendorf) 900
Untersuchungen zur chemosensiblen Atemregulation beim primären Hypoventilationssyndrom. NOLTE, D., LASCH, H. G. (Gießen) 903
„CO-Diffusionskapazität" und Blutgase bei obstruktiven Atemwegerkrankungen und ihr Verhalten unter bronchodilatierender Therapie. SIEMON, G., THOMA, R., KELLER, R. (Köln, Basel) 906
Vergleichende Untersuchung statischer Lungenvolumina mittels Ganzkörperplethysmographie, Heliumverdünnung und radiographischer Messung. GOECKENJAN, G., SCHNEIDER, P. (Düsseldorf) 908
Untersuchung des Phospholipidstoffwechsels glasstaubembolisierter Kaninchenlungen. v. WICHERT, P., WILKE, A., v. SCHUCKMANN, H. (Hamburg-Eppendorf) 911
Klinik und Diagnostik der allergischen Alveolitis. Dargestellt am Beispiel der bronchopulmonalen allergischen Aspergillose. MORR, H., v. WICHERT, P. (Hamburg-Eppendorf) 914
Zur Bedeutung des Luftdruckabfalls in Hochgebirgsregionen für die fetale Sauerstoffversorgung nicht höhenadaptierter Mütter. SCHNABEL, K. H., SCHMIDT, W., SCHULZ, V., GLADISCH, W. (Mainz) 916

Medizinische Dokumentation

Auswertung von Immunelektrophoresen durch einen Digitalrechner. GLASS, P., REITINGER, D., KUTSCHERA, J., MONDORF, W., WAGNER, A. (Frankfurt) 921
Systematische Erfassung von Arzneimittelnebenwirkungen. GREISER, E., BÄR, U., BOGENSTÄTTER, P., HARTMANN, F., HELMSTAEDT, D., JACOBITZ, K., KLAUS, W., MAY, B., MELZ, D., ROSENKRANZ, K., SCHNEIDER, B., STOCK, K., WESTERMANN, E. (Hannover) 923
Aussprache: Herr KOLLER, S. (Mainz) 925
Computerunterstützte problemorientierte Krankenblattführung in der Inneren Medizin. JACOBITZ, K., BOGENSTÄTTER, P., HARTMANN, F., HENNERSDORF, G., REICHERTZ, P. L. (Hannover) 925
Methoden zur Konstruktion und Bewertung von Fragebögen zur Erfassung einer Basisanamnese. MÖHR, J. R. (Hannover) 930
Aussprache: Herr KOLLER, S. (Mainz) 932
FOSMED — ein File-orientiertes System für medizinische Diagnostik. BLOMER, R. J., SCHIKORA, R., SCHIMETZEK, H. (München) 933
Auskunftssystem über medizinische Basisinformationen. SELLMAIR, P., STOLLEY, H., THURMAYR, R. (München) 934

Erfahrungen mit der Erstellung halbautomatischer medizinischer Berichte. THURMAYR, R. (München) 937
EKG-Befundschreibung durch einen Digitalrechner. WAGNER, A., KUTSCHERA, J., KALTENBACH, M., GLASS, P. (Frankfurt) 940
Automatisches Schreiben von Herzkatheterbefundbriefen durch einen Digitalrechner. WAGNER, A., KALTENBACH, M., KUTSCHERA, J., GLASS, P. (Frankfurt) 943
  Aussprache: Herr KOLLER, S. (Mainz) 946
Ein Computerprogramm zur Aufstellung von Dienstplänen für Kliniken. KUTSCHERA, J., GLASS, P., WAGNER, A. (Gießen, Frankfurt) 946

Angiologie

Einbau von I-^{14}C-Ölsäure in subzelluläre Fraktionen normaler und atherosklerotisch veränderter menschlicher Femoralarterien in vitro. HORSCH, A. K., DAY, A. J. (Heidelberg) 950
Die Wirkung von Pyridinolcarbamat auf den Lipidstoffwechsel normaler und atherosklerotisch veränderter Intima in menschlichen Femoralarterien. HORSCH, A. K., GILLI, J., SCHREITER, U. (Heidelberg) 952
Lipidbeladung der Lipidproteine bei Patienten mit Extremitätenarterienverschlüssen. JIPP, P., RAVENS, K. G. (Kiel) 954
Serumglykoproteinveränderungen bei arteriellen Gefäßerkrankungen. HAERLE, M., MÜLLER, H., SCHLOSSER, V., MARX, T., KLUTHE, R. (Freiburg) 958
Arteriosklerotisch veränderte Aorta: Strukturveränderungen des elastischen Gewebes in Verbindung mit Cholesterineinlagerung. GOTTWIK, W. G. (Boston, Massachusetts/USA) 958
Der Einfluß von Bencyclan (Fludilat) auf die Vaskularisation der Extremitätenarterien im Tierexperiment. SCHMITT, G., SCZUKA, CH. (Münster) 960
Mikrorheologisches Verhalten des Blutes beim Diabetes mellitus. VOLGER, E., SCHMID-SCHÖNBEIN, H. (München) 963
Aussagefähigkeit angiologischer Untersuchungsmethoden hinsichtlich generalisierter Gefäßerkrankungen bei fluoreszenzangiographisch gesicherter Mikroangiopathie. v. UNGERN-STERNBERG, A., GRÜNERT-FUCHS, M., STEINBACH, P. D., KREMER, G. J. (Mainz) 966
Die arterielle Durchblutungsreserve bei Patienten mit Diabetes mellitus. KAFFARNIK, H. MÜHLFELLNER, G., MÜHLFELLNER, O., NEITZERT, A., v. KEIL, W. H., ZÖFEL, P. (Marburg) 969

Genetik innerer Krankheiten

Einleitung. WENDT, G. G. (Marburg) 970
Die Bedeutung der Humangenetik für die Medizin. VOGEL, F. (Heidelberg) (Referat) 970
Genetische Aspekte der Fettstoffwechselstörungen. FUHRMANN, W. (Gießen) (Referat) 981
Genetische Aspekte des Diabetes mellitus. THEILE, U. (Marburg) (Referat) 989
Genetische Aspekte endokriner Erkrankungen. KÖBBERLING, J. (Göttingen) (Referat) 996
Genetische Aspekte von Defektimmunopathien. GEIGER, H. (Heidelberg) (Referat) 1007
Genetische Aspekte der Blutkrankheiten. FLATZ, G. (Hannover) (Referat) 1016
Genetische Aspekte der Tumorgenese. SCHROEDER, T. M. (Heidelberg) (Referat) ... 1016
Genetische Aspekte zur Wirkung von Arzneimitteln. GOEDDE, H. (Hamburg) (Referat) 1022
Molekulargenetik und die Zukunft der Menschen. HOFSCHNEIDER, P. H. (Martinsried) (Autoreferat) 1032
Genetik und Gesellschaft. WENDT, G. G. (Marburg) (Referat) 1033

Kardiologie

Beziehung zwischen der Hämodynamik beim akuten Infarkt und der in vitro bestimmten Infarktgröße. BLEIFELD, W., MATHEY, D., HANRATH, P. (Aachen) 1044
Volumenbelastung zur Bestimmung der Herzfunktion beim frischen Myokardinfarkt. HANRATH, P., BLEIFELD, W., MATHEY, D. (Aachen) 1046
Zur prognostischen Beurteilung beim akuten Myokardinfarkt. GALLITZ, T., SANDEL, P., HAIDER, M., RACKWITZ, R., JAHRMÄRKER, H. (München, Großhadern) 1048

Hämodynamische und metabolische Untersuchungen bei Patienten mit frischem Herzinfarkt vor und nach Frühmobilisation. STEGARU, B., SCHAUMANN, H. J., KOLLMEIER, W. (Heidelberg) 1051

Untersuchung des Plasmaspiegels von Renin und Cortisol nach Myokardinfarkt. MÖLLER, R., SCHEMMEL, K., SCHMIDT, K. (Kiel) 1054

Infarktresektion beim akuten Myocardinfarkt. HERKEL, L., SCHLOSSER, V., PABST, K., BARMEYER, J., SPILLNER, G. (Freiburg) 1054

Aussprache: Herr KRIEHUBER, E. (Wien) 1055

Verlaufsbeobachtungen bei coronarer Herzkrankheit (Coronarogramm, Coronardurchblutung, Myokardstoffwechsel). BEHRENBECK, W. D., TAUCHERT, M., CHRISKE, H. W., PIEL, W., HELLWIG, H., HILGER, H. H. (Köln) 1055

Quantitative angiokardiographische Hämodynamik bei Herzgesunden und bei Patienten mit einer Koronarsklerose (CAD) in Ruhe und während Belastung SCHÖNBECK, M., KRAYENBÜHL, H. P., RUTISHAUSER, W., WIRZ, P., WELLAUER, J. (Zürich) 1056

Spiroergometrie und hämodynamische Funktionsparameter im kleinen Kreislauf bei Patienten mit frühem Myokardinfarkt. GLADISCH, W., SCHMIDT, W., SCHULZ, V., SCHNABEL, K. H. (Mainz) 1060

Längsschnittstudie über die Bedeutung von ,,Risikofaktoren" als Prädikatoren für die Überlebenszeit nach Herzinfarkt. OBERWITTLER, W., SCHULTE, H., PAPAVASSILIOU, K., HAUSS, W. H. (Münster) 1063

Metabolische Kompensationen des menschlichen Herzmuskelgewebes bei der koronaren Herzerkrankung. CHRISKE, H. W., V. SMEKAL, P., KRAY, D., KNABE, M., SCHRAMM, G., MICHEL, R., HILGER, H. H. (Köln) 1066

Kontraktilitätsgrößen und linksventrikuläre Dehnbarkeit bei der koronaren Herzkrankheit. STRAUER, B. E. (Göttingen) 1069

Systolische Wanddickenänderungen des linken Ventrikels bei koronarer Herzerkrankung. SPILLER, P., FISCHER, G., KREUZER, H., NEUHAUS, K. L., RAHN, G. (Düsseldorf) 1072

Korrelation der Bindung von Herzglykosiden an ihren Rezeptor und der Hemmung der $(Na^+ + K^+)$-aktivierbaren ATPase-klinischen Bedeutung und Anwendungsmöglichkeit. ERDMANN, E., SCHONER, W. (Göttingen, Gießen) 1075

Radioimmunchemische Bestimmung von Digoxin und Digoxinderivaten im Serum und Urin bei normaler und eingeschränkter Nierenfunktion. LARBIG, D., HAASIS, R., BUNDSCHU, H. D., BUCKESFELD, R. G., LANKISCH, P. G., ILG, R., GIRNDT, J. (Tübingen) 1077

Glykosidplasmaspiegel und Elektrokardiogramm nach einmaliger intravenöser und oraler Applikation von Methylproscillaridin bei gesunden Probanden. BELZ, G. G., BELZ, G., SCHREITER, H. (Ulm) 1080

Wirkung von Propranolol auf hämodynamische und biochemische Meßgrößen bei gesunden Personen in Ruhe und unter körperlicher Belastung. BONELLI, J., SCHWARZMEIER, J., WALDHÄUSL, W., MAGOMETSCHNIGG, D., KORN, A., HITZENBERGER, G. (Wien) 1083

Zum Einfluß von β-Rezeptorenblockern auf den Energiestoffwechsel des Myocards bei experimenteller Hyperthyreose. OTTER, H. P., RACKWITZ, R., VOGT, W., JAHRMÄRKER, H. (München) 1086

Externe Arbeit des rechten Ventrikels vor und während β-Stimulation. FRICKE, G., SIMON, H. (Bonn) 1090

Bestimmung des Wirkungseintritts und der Wirkungsdauer verschiedener β-Sympatholytika. PETERSEN, P., BECKER, H. J., BECKER, C. D., KALTENBACH, M. (Frankfurt) 1093

Pharmakokinetische Untersuchungen am Menschen mit einem Orciprenalindepotpräparat. GILFRICH, H. J., OBER, K. F., ROMINGER, K. L. (Mainz, Ingelheim) . . . 1095

Der Einfluß von Dipyridamol auf die Flimmerschwelle des Herzens vor und nach akutem Koronarverschluß. SCHLEY, G., MEESMANN, W. (Essen) 1098

Dosiswirkungskurve von Isoproterenol (IP) und Noradrenalin (NA) in bezug auf die Kontraktilität des druckhypertrophierten Herzens. BISCHOFF, K. O., MEESMANN, W. (Essen) 1101

Der Einfluß von Pentazocin auf System- und Koronarkreislauf. TAUCHERT, M., BEHRENBECK, D. W., SCHULTEN, H. K., CHRISKE, H. W., HELLWIG, H., HILGER, H. H. (Köln) 1103

Vergleichende Untersuchungen über die Wirkungen von Morphin und Pentazocin (Fortral®) auf die Myokardkontraktilität. STRAUER, B. E. (Göttingen) 1106

Bestimmung der Kontraktilitätsreserve mit Orciprenalin bei Patienten mit koronarer Herzkrankheit. BUSSMANN, W.-D., KOBER, G., BECKER, H. J., PETERSEN, P., LUTZ, E., KALTENBACH, M. (Frankfurt) 1108

Der Einfluß von Lidocain auf die Hämodynamik insuffizienter und suffizienter Herzen. CHRISKE, H. W., GROSSER, K. D., VON SMEKAL, P., BEHRENBECK, D. W. (Köln) 1110

Art und Häufigkeit der Nebenwirkungen während einer antiarrhythmischen Behandlung mit Aprindin (AC 1802). BREITHARDT, G., SEIPEL, L., LOOGEN, F., GLEICHMANN, U. (Düsseldorf) 1114

Die Sinusknotenerholungszeit zur Bestimmung der Schrittmacherfunktion des Sinusknotens. RUPP, M., FLEISCHMANN, D., POP, T., BLEIFELD, W. (Aachen) 1116

Kreisen der Erregung (Re-entry) als Ursache ventrikulärer Tachycardien bei verlängerter QT- bzw. QU-Zeit. THEISEN, K., GROHMANN, H., RACKWITZ, R., JAHRMÄRKER, H. (München) 1120

Vorhoftachykardie mit AV-Block. POP, T., MATHEY, D., BLEIFELD, W., KERSTING, F. (Aachen) 1123

Untersuchungen zur Sinusknotenfunktion beim Bradykardie-Tachykardiesyndrom. STEINBECK, G., KÖRBER, H.-J., LÜDERITZ, B. (Göttingen) 1126

Vorhofstimulation zur Behandlung des Vorhofflatterns. DELIUS, W., SEBENING, H., WIRTZFELD, A., LUTILSKY, L., LAMPADIUS, M. (München) 1129

Ventrikuläre Arrhythmien im chronischen Verlauf nach Myokardinfarkt. ZIPFEL, J., ZIPFEL, S., JUST, H., ERTL, G., LOHR, J. — unter Mitarbeit von FOLTIN, E. (Mainz) 1131

Lipomatöse Hypertrophie des Vorhofseptums als Ursache von supraventrikulären Reizbildungs- und Erregungsleitungsstörungen. HEINRICH, D., KLEIN, P. J., BEHRENBECK, D. W. (Köln) 1134

His-Bündelelektrographie beim Lown-Ganong-Levine-Syndrom. SEIPEL, L., BOTH, A., GLEICHMANN, U., LOOGEN, F. (Düsseldorf) 1136

Schwerpunkt- und Polarvektoren der Vektorschleifen als Differentialdiagnostikum bei frequenz- bzw. hypoxiebedingten EKG-Veränderungen. v. MENGDEN, H.-J. (Mainz) 1140

Messung und Vergleich mehrerer Parameter der ST-Senkung im Belastungs-EKG. GLASS, P., KUTSCHERA, J., KALTENBACH, M., WAGNER, A. (Frankfurt) 1142

Klinische und angiographische Befunde bei Patienten mit ST-Hebung im Belastungs-EKG. KREHAN, L., BECKER, H.-J., KOBER, G., KALTENBACH, M. (Frankfurt) ... 1143

Linksschenkelblock mit überdrehtem Linkstyp. Makroskopisch-autoptische Befunde und theoretische Betrachtungen. RECKE, S. H., HAIN, P., SCHNEIDER, C. (Mainz) 1145

Koronarangiographische Befunde bei Patienten mit Linksschenkelblock. SEBENING, H., LUTILSKY, L., DELIUS, W., WIRTZFELD, A. (München) 1149

Elektrokardiographische und vektorkardiographische Untersuchungen bei Friedreichscher Ataxie. SO, C. S., KOLB, P., BLÖMER, H. (München) 1151

Das epikardiale Elektrokardiogramm nach experimentellem Koronarverschluß in Abhängigkeit vom Sauerstoffbedarf und dem Kollateralenstatus des Herzens. STEPHAN, K., SADONY, V., MEESMANN, W. (Essen) 1154

Praktische Erfahrungen mit einem eigenen Computerprogramm zur EKG-Analyse. MEYER, J., JENSCH, P., HAAGER, E. F., STÜHLEN, H. W., PLATTE, M., RUPP, M., EFFERT, S. (Aachen) 1157

Die Funktionsdauer einiger starrfrequenter und einiger Bedarfsschrittmachermodelle von Biotronik, Cordis und Devices. NORDECK, E., KNOP, R., STAPENHORST, K. (Göttingen) 1159

Strahlenbelastung und klinische Erfahrungen mit dem Isotopenschrittmacher (^{238}Pu). KOLLMEIER, W., PIESCH, E., BURGKHARDT, B. (Mannheim, Heidelberg) 1163

Verhalten der elektrischen Reizschwelle intrakardial implantierter Herzschrittmachersysteme unter postoperativen Glukokortikoidgaben. ILG, R., BAETZNER, P., BAYER, CH., DECOT, M., HAASIS, R., LARBIG, D., STUNKAT, R., SEBOLDT, H. (Tübingen) 1165

Ergebnisse der Balloneinschwemmkatheterisierung in den verschiedenen Anwendungsformen. KLEMPT, H.-W., BACHOUR, G., MOST, E., GRADAUS, D., SCHMIDT, E., BENDER, F. (Münster) 1169

Zur diastolischen Druck-Volumenbeziehung des linken Ventrikels. NEUHAUS, K. L., SCHMIEL, F. K., NIESSEN, H. W., KREUZER, H. (Düsseldorf) 1172

Kammervolumina bei verschiedenen Herzerkrankungen untersucht mittels Ultraschallechographie. MATHEY, D., HANRATH, P., BLEIFELD, W. (Aachen) 1174

Zur Aussagefähigkeit des Ultraschallkardiogramms in der präoperativen Diagnostik von Mitralstenosen. LUTZ, E., KOBER, G., BECKER, H.-J., MARTIN, K.-L., HAGGI, H. R., KALTENBACH, M. (Frankfurt) 1175

Die Frequenzanalyse von Herztönen mit Hilfe eines Computerprogramms. LIPPOLD, R., MEIER, I., HAIN, P., GIESELMANN, W., v. EGIDY, H. (Mainz) 1177

Über die kinekardiographische Beurteilung der Mitralstenose. HORSTMANN, E., ZENKNER, D., RINKE, H., DACIAN, S., FUHRMANN, B., RUDOLPH, W. (München) 1180

Vergleichende Untersuchungen von Herzzeitvolumina mit der Impedanzkardiographie und invasiven Methoden. HILTMANN, W. D., KOLLMEIER, W., STEGARU, W., SCHAUMANN, H. J. (Mannheim, Heidelberg) 1181

Ergometrische und venenverschlußplethysmographische Untersuchungen beim anterioren Hemiblock. NEITZERT, A., GOEBEL, K. M., KAFFARNIK, H., MÜHLFELLNER, G., MÜHLFELLNER, O. (Marburg) 1184

Bestimmung des Rechts-Links-Shunts bei cyanotischen Herzvitien durch Differenzierung von Lungen- und Restkörperaktivitäten im Ganzkörperszintigramm nach Gabe von mit ^{99m}Tc-markierten Albuminmikrosphären. SEBOLDT, H., LÖSER, H., ANGER, K., STUNKAT, R., WEIGEL, R. (Tübingen) 1187

Arterieller Blutdruck vor und nach operativem Vorhofseptumdefektverschluß mit besonderer Berücksichtigung der frühpostoperativen Phase. FRICKE, G., HOLLE, J.-P., SIMON, H., KALLFELZ, C. (Bonn) 1189

Langzeitbeobachtungen nach Ventrikelseptumdefektoperation mit vorausgegangener Bändelung der Pulmonalarterie. HAERTEN, K., BOTH, A., LOOGEN, F., OPHERK, D. (Düsseldorf) 1192

Vergleichende prä- und postoperative Untersuchungen bei Patienten nach Aortenklappenersatz durch Kunststoff- und homologe Prothesen. KOBER, G., SCHNEIDER, H., BECKER, H.-J., KALTENBACH, M. (Frankfurt) 1195

Endokarditis nach künstlichem Klappenersatz. FROER, K. L., BRUNNBAUER, H. J., GOPPEL, L., LIEM, J., RUDOLH, W. (München) 1197

Das Ausmaß der intravasalen Hämolyse bei künstlichem Herzklappenersatz unter Berücksichtigung unterschiedlicher Prothesentypen und deren Funktion. GOPPEL, L., KÜSTER, J., FROER, K. L., RUDOLPH, W. (München) 1200

Hämolyse nach Ersatz mehrerer Herzklappen. PIERACH, C. A., BAUR, H. R. (Minneapolis/USA) 1203

Neuere Aspekte zur klinischen Diagnostik der Alkoholkardiomyopathie. BOLTE, H. D., MILSTREY, H. R., TEBBE, U., RAHLF, G. (Göttingen) 1206

Untersuchungen zum pathogenen Mechanismus des Anti-Sarkolemm-Antikörpers bei primärer Cardiomyopathie. SACK, W., WACHSMUTH, E. D. (München, Basel) 1210

Antigen-Antikörperreaktion am Herzen: Änderungen des Aktionspotentials und der Kontraktion. SENGES, J., EHE, L., KROPP, J., WEICKER, H. (Heidelberg) 1212

Mitochondrienfunktion und Kontraktilität im druckhypertrophierten Myokard. SACK, D. W., MATHES, P., HARRISON, C. E., Jr. (München, Rochester) 1215

Erfahrungen über den Einsatz von programmierten Auskultationsübungen im klinischen-kardiologischen Unterricht und in der ärztlichen Fortbildung. BALDUS, O., RECHT, K., ALTMANN, H., HILGER, H. H., RENSCHLER, H. (Köln, Bonn) 1218

Stoffwechsel

Biologische Effekte wachstumsfördernder Serumproteine am Fettgewebe. RENNER, R., HEPP, K. D., MEHNERT, H., VESER, J., FRANK, W. (München, Tübingen) 1222

Vergleichende Untersuchung des Stoffwechsels unter kohlenhydrat- und fettreicher Formuladiät. SCHÖNBORN, J., EYSSELEIN, V., RABAST, U., KASPER, H. (Würzburg) 1224

Vergleichende Untersuchungen über die Wirkung einer relativ fett- und einer relativ kohlenhydratreichen Reduktionsdiät. WIPPING, F., HUTH, K., SCHMAHL, F. W., HECKERS, H. (Gießen) 1227

Untersuchungen zum muskulären Kohlenhydrat- und Fettstoffwechsel am Modell des hämoglobinfrei perfundierten Rattenhinterbeins. REIMER, F., LÖFFLER, G., WIELAND, O. H. (München) 1231

Deuteriumtransfer von [1,1-^{2}H$_2$]Äthanol zu Säuren der Zitronensäurezyklus und verwandten Hydroxysäuren des Intermediärstoffwechsels in der Rattenleber in vivo. CRONHOLM, T., MATERN, H., MATERN, S., SJÖVALL, J. (Stockholm, Freiburg) . . . 1233

Zum Einfluß von Allopurinol auf den Pyrimidinstoffwechsel. GRÖBNER, W., KELLEY, W. N., ZÖLLNER, N. (München) 1235

Untersuchungen über die Entstehung der fructoseinduzierten Hyperuricämie. SCHWARZMEIER, J. D., MÜLLER, M., MARKTL, W. (Wien) 1238

Zum Mechanismus des Serumharnsäureanstiegs während Xylitzufuhr beim Menschen. KAISER, W., STOCKER, K., HEUCKENKAMP, P.-U., ZÖLLNER, N. (München) 1241

Der fructoseinduzierte Abfall des 2,3-Diphosphoglyzerats (2,3-DPG) in menschlichen Erythrozyten: Bedeutung des Blut-pH. STANDL, E., KOLB, H. J., ROTHENFUSSER, B., MEHNERT, H. (München) 1244

Diätetische und medikamentöse Einflüsse auf die Cholesterinsynthese beim Miniaturschwein. KAISER, W., BRECHENMACHER, D., STOCKER, K., MARSHALL, M., ZÖLLNER, N. (München) 1247

Zum Einfluß der Saccharose in der Nahrung auf die Lipide und Lipoproteine im Serum. WOLFRAM, G., LENHART, P., ZÖLLNER, N. (München) 1249

Die Wirkung von Maisöl, Kokosfett und/oder Cholesterin auf die Serum- und Aortenwandlipide sowie den Aortenstoffwechsel beim Kaninchen. STANGE, E., PAPENBERG, J. (Heidelberg) 1251

Biochemische Untersuchungsergebnisse bei Morbus Fabry. ATZPODIEN, W., KREMER, G. J., SCHNELLBACHER, E., BIERBACH, H. (Mainz) 1254

Untersuchungen des Erythrozytenstoffwechsels bei transitorischer Hämolyse des Zieve-Syndroms. GOEBEL, K. M., NEITZERT, A., MÜHLFELLNER, G., KAFFARNIK, H. (Marburg) 1256

Der Einfluß von D-Thyroxin-Na (Dynothel) auf die Hypercholesterinämie. RAKOW, A. D., DITSCHUNEIT, H. H., KÜTER, E., DITSCHUNEIT, H. (Ulm) 1259

Serumlipidsenkende Wirkung von DL-α-Methylthyroxin-ethylester, D-Thyroxin (DT_4), D-Trijodthyronin (DT_3) und einer Kombination von $DT_4 + DT_3$ bei primären Hyperlipoproteinämien Typ IIa und b. KOSCHINSKY, T., GRIES, F. A., VOGELBERG, K. H., MISS, H., JAHNKE, K., CANZLER, H., HORSTER, F. A., HERRMANN, J., WILDMEISTER, W., KRÜSKEMPER, H. L. (Düsseldorf, Wuppertal, Hannover) . . 1262

Der Einfluß von Insulin auf den Fettsäurestoffwechsel der Leber bei endogener Hypertriglyceridämie. Befunde zur Aufnahme freier Fettsäuren und Ketokörperproduktion der Leber. VOGELBERG, K. H., GISBERTZ, K. H., MOSCHINSKY, D., BOTH, A., BOSTROEM, B., KÜBLER, W., GRIES, F. A. (Düsseldorf) 1264

Fettsäuremuster im Plasma und peripheren Fettgewebe unter kontinuierlicher Äthanolbelastung mit und ohne Blockierung der peripheren Lipolyse. SCHUBOTZ, R., WEHR, M., MÜHLFELLNER, O., MÜHLFELLNER, G., SCHNEIDER, J., HAUSMANN, L., ZÖFEL, P., KAFFARNIK, H. (Marburg) 1267

Die Wirkung von unterschiedlich zusammengesetzten hormonalen Kontrazeptiva auf Insulinsekretion und Kohlenhydrattoleranz. HAUSMANN, L., GROLL, J., KAFFARNIK, H. (Marburg) 1269

Isolierung und Charakterisierung einer Plasmalipase hepatischen Ursprungs — erste klinische Erfahrungen bei Patienten mit verschiedenen Lebererkrankungen. KLOSE, G., GRETEN, H. (Heidelberg) 1272

Die Magnesiumbilanz im akuten Magnesiummangel nach parenteraler Gabe von Magnesiumchlorid und -aspartat — Langzeituntersuchungen an Ratten. KACZMARCZYK, G., RIEDEL, J., UDES, H., REINHARDT, H. W. (Berlin) 1274

Therapie der Calciumresorptionsstörung unter antiepileptischer Behandlung mit 25-Hydroxycholecalciferol (25-HCC). CASPARY, W. F., HESCH, R. D., MATTE, R., RITTER, G., EMRICH, D. (Göttingen) 1277

Einfluß chronischer Glucagongabe auf die intestinale Resorption von Zucker, Wasser und Elektrolyten. LÜCKE, H., CASPARY, W. F., CREUTZFELDT, W. (Göttingen) . . 1280

Diabetologie

Untersuchungen zur Wirkung von Biguaniden am Gesunden: Die Glucoseutilisation des Muskels unter dem Einfluß von Phenformin. DIETZE, G., WICKLMAYR, M., GRUNST, J., BRAUN, S., HEPP, K. D., MEHNERT, H. (München) 1283

Tierexperimentelle Untersuchungen zum Glucosestoffwechsel des Herzmuskels beim Diabetes. OHLEN, J., LÖFFLER, G., WIELAND, O. H. (München) 1286

Starke Herabsetzung von Antigenität und Immunogenität des Rinderinsulins durch Abspaltung der Aminosäuren B_1, B_2 und B_3 unter weitgehender Erhaltung der biologischen Aktivität. KERP, L., STEINHILBER, S., KASEMIR, H., HENRICHS, H. R., PETERSEN, K.-G., HAHN, J., GEIGER, R. (Freiburg) 1289

Langzeitwirkung von Tolbutamid auf DNS-, Protein- und Insulingehalt sowie Insulinsekretion isolierter Inseln des Rattenpankreas. SCHAUDER, P., FRERICHS, H. (Göttingen) 1291

Untersuchungen an Präprimaten mit Diabetes mellitus. FUSSGÄNGER, R. D., SCHWAIER, A., DITSCHUNEIT, H. H., FAULHABER, J. D. (Ulm) 1293

Insulinsekretion bei subklinischem Diabetes nach oraler Glucosebelastung. HASLBECK, M., LÖFFLER, G., FÖRSTER, H., MEHNERT, H. (München) 1293

Primärer Verteilungsraum und Plasmahalbwertzeit von intravenös verabreichtem Insulin. DÖRFLER, H., WOLFRAM, G., ZÖLLNER, N. (München) 1297

Beeinflussung des Blutzuckers, des Seruminsulinspiegels und der nicht veresterten Fettsäuren während kontinuierlicher Nahrungszufuhr nach oraler Gabe der Sulfonylharnstoffpräparate ARDF 26 und Glibenclamid. ZILKER, TH., WALDTHALER, A., LÜDERS, TH., ERMLER, R., BOTTERMANN, P. (München) 1299

Laktatspiegel im Blut nach intravenöser Gabe von Sulfonylharnstoffen in äquipotenten Dosen, Glucose und Kombinationen von Glucose und Sulfonylharnstoffen bei Stoffwechselgesunden. JUNGMANN, E., BEYER, J., HAPP, J., SCHERER, U., SCHÖFFLING, K. (Frankfurt) 1302

Reinheit handelsüblicher Insulinzubereitungen. KRAUSE, U., BEYER, J. (Frankfurt) 1304

Insulin- und Glucagonsekretion in Abhängigkeit von unterschiedlichen Ernährungsfaktoren. LAUBE, H., FUSSGÄNGER, R. D., MAIER, V., PFEIFFER, E. F. (Ulm) . . . 1306

Die Proinsulinbestimmung im Serum und ihre Bedeutung für die Diagnose von β-Zelltumoren. HINZ, M., SCHATZ, H., MAIER, V., PFEIFFER, E. F. (Ulm) 1308

Fixation und Dissoziation von Insulin am peripheren Gewebe während Ruhe und Arbeit. Untersuchungen am perfundierten Hinterbein der Ratte. DIETERLE, C., OBERNDORFER, H., DIETERLE, P. (München) 1308

Die Bestimmung der Blutglucose mit dem verbesserten Dextrostix®-Reflektometersystem (Eyetone™). STANDL, E., FACH, A., HASLBECK, M., MEHNERT, H. (München) 1311

Untersuchungen zur Pathogenese der sogenannten Insulinresistenz bei akuter Hepatitis. KREMER, G. J., JACOBI, H., ATZPODIEN, W., FRIEDRICHS, M., BRODERSEN, H. CH. (Mainz) 1314

Endokrinologie

TSH-Reservekapazität der Hypophyse als diagnostisches Kriterium bei Patienten mit hormonaktiven und inaktiven Tumoren der Hypophyse. BIRK, J., ROTHENBUCHNER, G., LOOS, U., RAPTIS, S., PFEIFFER, E. F. (Ulm) 1316

Das Verhalten des TRH-Testes bei Patienten mit hypophysärem Minderwuchs. ROTHENBUCHNER, G., SCHRÖDER, K. E., BIRK, J., RAPTIS, S., PFEIFFER, E. F. (Ulm) 1318

Rationelle Hypophysendiagnostik durch Kombination verschiedener Funktionsteste. BÖCKEL, K., WAGNER, H., GROTE, G., DEGENHARDT, G., WENNING, N. (Münster) 1318

Somatotropin-, TSH-, LH- und Prolactinspiegel im Bulbus cranialis venae jugularis. GOTTSMANN, M., V. WERDER, K., HUFF, H., ERHARDT, F., SOUVATZOGLOU, A., KLEMM, J., SCRIBA, P. C. (München) 1323

Einfluß von L-DOPA, Phentolamin, Aminophyllin und Propranolol auf die Wachstumshormonsekretion bei Patienten mit normaler HVL-Funktion und Akromegalen. DE LA FUENTE, E., SOUVATZOGLOU, A., V. WERDER, K. (München) 1325

Die Stimulation der Wachstumshormonsekretion des Hypophysenvorderlappens mit L-DOPA im Vergleich zur Wachstumshormonsekretion nach Arginin, Insulin und Schlaf. LUCKE, C., HÖFFKEN, B., MORGNER, K.-D. (Hannover) 1328

Unspezifischer TRH-Effekt auf die HGH-Sekretion bei Patienten mit chronischer Niereninsuffizienz. HEESEN, D., HADAM, W., FINKE, K., MIES, R., WINKELMANN, W. (Köln-Merheim) 1330

Dynamik der Wachstumshormonsekretion bei Akromegalie und normaler Hypophysenvorderlappenfunktion. HUFF, H., MARSCHNER, I. V. WERDER, K. (München) . . . 1333

Zur medikamentösen Beeinflussung der sekundären, hypothalamischen Akromegalie. ALTHOFF, P. H., BEYER, J., HAPP, J., SCHÖFFLING, K. (Frankfurt) 1336

Trijodthyronin: Abnahme der Serumkonzentration mit zunehmendem Alter. HERRMANN, J., RUSCHE, H. J., KRÜSKEMPER. H. L. (Düsseldorf) 1339

Die endokrine Ophthalmopathie — neue pathophysiologische Gesichtspunkte durch die Bestimmung von T_3, T_4 und TSH nach TRH-Stimulation. LOOS, U., ROTHENBUCHNER, G., BIRK, J., ISHIHARA, A., PFEIFFER, E. F. (Ulm) 1340

Zur Frage des TSH-Einflusses auf die Immunphänomene bei der diffusen Hyperthyreose. WUTTKE, H., KESSLER, F. J. (Bonn) 1344

Die Schilddrüsenfunktion bei der Fettsucht und Wirkung einer Schilddrüsenhormontherapie am Fastenden. HOFMANN, G.-G., STROHMEIER, E., PICKARDT, C. R., HORN, K., SCRIBA, P. C. (München) 1346

Verhalten von TSH und RIA-T_3 nach subtotaler Strumaresektion bei Hyperthyreose mit endokriner Ophthalmopathie. GRABS, V., SCHUMANN, J., BEYER, J., RETIENE, K. (Frankfurt) 1349

Therapeutische Suppression der TSH-Sekretion bei blander Struma, Rezidivstruma und zur Rezidivprophylaxe nach Strumaresektion. PICKARDT, C. R., ERHARDT, F., HORN, K. LEHNERT, P., SCRIBA, P. C. (München) 1352

Wachstumsstörungen bei experimenteller Hypothyreose. BOMMER, J., RITZ, E., SCHULZE, B., MEHLS, O. (Heidelberg) 1355

Serum-Parathormonspiegel und Nebenschilddrüsenszintigraphie. Ein Beitrag zur Diagnostik des Hyperparathyreoidismus. HRUBESCH, M., WAGNER, H., VOSBERG, H., LOEW, H., HAUSS, W. H. (Münster) 1357

Normokalzämischer primärer Hyperparathyreoidismus. DRINGS, P., SCHMIDT-GAYK, H., RITZ, E., KREMPIN, B., ANDRASSY, K., RÖHER, H. D. (Heidelberg) 1362

Das diagnostische Problem eines primären Hyperparathyreoidismus bei anderen hypercalcämischen Erkrankungen. ZIEGLER, R., MINNE, H., SCHULTHEIS, K. H., FEYEN, H. (Ulm) 1365

Veränderungen der Corticalisstruktur des Femur bei sekundärem Hyperparathyreoidismus und ihr Einfluß auf die Biomechanik des Knochengewebes. KREMPIEN, B., RITZ, E., GEIGER, G. (Heidelberg) 1368

Sekundärer Hyperparathyreoidismus: renale Ausscheidung von cyclischem AMP. SCHMIDT-GAYK, H., SEITZ, H., STENGEL, R., BOMMER, J. (Heidelberg) 1371

Die Nebennierenszintigraphie als klinisch aussagekräftige Ergänzung in der Diagnostik verschiedener Nebennierenerkrankungen. BEYER, J., CORDES, U., HAHN, K., WOLF, R., NEUBAUER, M., EISSNER, D., KROEGER, F.-J. (Frankfurt, Mainz) 1374

Erfahrungen mit der Nebennierenszintigraphie mit Hilfe von [131]Jod-Cholesterol. DVORAK, K., HELBER, A., HEESEN, D., KRAUSE, D. K., MEURER, K. A., SABOROWSKI, F., WINKELMANN, W. (Köln-Merheim, Köln-Lindenthal) 1377

Plasmacortisol und Cortisol-Sekretionsraten bei Patienten mit Bronchialcarcinom. BURMEISTER, P., HENRICHS, H. R., ARMBRUSTER, L., BAER, K., KERP, L. (Freiburg) 1379

Klinische und experimentelle Beobachtungen bei einem Cushing-Syndrom auf der Grundlage eines autonomen Nebennierenrindentumors. FEHM, H. L., VOIGT, K. H., PFEIFFER, E. F. (Ulm) 1382

Radioimmunologische Bestimmung von Plasma Corticosteron. GLESS, K.-H., HOBLER, H., HÜFNER, M., VECSEI, P. (Heidelberg) 1385

In vitro-Corticosteroidbiosynthese in frischen und in tiefgefrorenen menschlichen Nebennieren. SINTERHAUF, K., HERZOG, P., DIEDRICHSEN, G., LOMMER, D. (Mainz) 1387

Gewebekonzentrationen und in vitro-Biosynthese von Corticosteroiden in normalen und hyperplastischen (Cushing) menschlichen Nebennieren. SINTERHAUF, K., HERZOG, P., DIEDRICHSEN, G., LOMMER, D. (Mainz) 1391

Androgenanalyse bei hirsuten Frauen. DEMISCH, K., MAGNET, W., NEUBAUER, M., SCHÖFFLING, K. (Frankfurt) 1394

„Aktueller Testosteronstatus" und Reservekapazität der Leydigzellen bei Störungen der Hypothalamus-Hypophysen-Testes-Achse. GEISTHÖVEL, W., MORGNER, K. D. (Hannover) 1397

Stoffwechsel von Testosteron und Androstendion in Leukozyten. RAITH, L., SEIFFERT, G., KARL, H.-J. (München) 1400

Zur Aussagekraft der Hydroxyprolinbestimmung im 24-Stunden-Urin. OBERLÄNDER, V., BOTTERMANN, P. (München) 1402

Rheumatologie

Die Wirkung von D-Penicillamin auf das Knochenmark der Ratte. PERINGS, E., JUNGE, U., SCHUMANN, E., SCHULZE, F., HAUSWALDT, CH. (Göttingen) 1405

Untersuchungen zur mesenchymsuppressiven Wirkung des D-Penicillamin. JUNGE, U., LUBRICH, E., SCHUMANN, E., HAUSWALDT, CH., PERINGS, E. (Göttingen) 1407

Antinukleäre Faktoren während einer D-Penicillamintherapie. HELMKE, K., VELCOVSKY, H., EICHHORN, M., FEDERLIN, K. (Ulm) 1409

Aussprache: Herr SCHILLING, F. (Mainz) 1412

In vitro- und in vivo-Untersuchungen über den von Einfluß D-Penicillamin auf die Immunantwort. PREUSS, R., SCHAAF, W., MAERKER-ALZER, G., SCHUMACHER, K. (Köln) 1412

Spondylitis ankylosans (Sp. a.) und Histokompatibilitätsantigen HL-A 27. SCHATTENKIRCHNER, M., STEINBAUER-ROSENTHAL, I., SCHÜRER, W., SCHOLZ, S., ALBERT, E. D. (München) 1414

Aussprache: Herr SCHILLING, F. (Mainz) 1417

Der Gamma-Typ der Spondylitis ankylopoetica. SCHILLING, F., VORLAENDER, K. O. (Mainz, Berlin) 1418

Das klinische und radiologische Bild der Chondrocalcinose. ZEIDLER, H., LUSKA, G. (Hannover) 1421

Einfluß antiphlogistischer Pharmaka auf die Phagazytose und die Freisetzung lysosomaler Enzyme peripherer Granulozyten. DOUWES, F. R., ROBIN, M., STEUDLE, R. (Göttingen) 1423

Hämatologie

Glykogenstoffwechsel und Thrombozytenfunktion. SCHNEIDER, W. (Homburg/Saar) 1427

Untersuchungen zur Technik der Bestimmung intrathrombozytärer Enzymaktivitäten im plättchenreichen Plasma. BRAUNBECK, W., KEHR, S., OHLER, W. G. A. (Mainz) 1428

Methodische Untersuchungen zur Plättchenretention. LINKER, H., ELBERT, B., UIBELNUHS, H., BWANAUSI, E., REUTER, H. (Köln) 1430

Aussprache: Herr WENZEL, E. (Aachen) 1432

Vergleichende Untersuchungen zur Erfassung einer gesteigerten Thrombozytenaggregation. Bericht über „zwei workshops" in Frankfurt/Main. SCHARRER, I., BREDDIN, K. (Frankfurt/Main) 1432

Charakteristische Meßgrößen für die Kinetik der Thrombozytenaggregation im plättchenreichen Plasma. HOLZHÜTER, H., ANGELKORT, B., WENZEL, E., HERMANS, W., KOCH, N., LENARTZ, H. (Aachen) 1436

Aussprache: Herr HOLZHÜTER, H. (Aachen), Herr WENZEL, E. (Aachen) . . . 1439

Einfluß von dehydrocholsäuregelöstem Indomethacin auf Fibrinolyse, Fibrinverfestigungsphase und Thrombozytenaggregation. HOLZHÜTER, H., WENZEL, E., ANGELKORT, B. (Aachen) 1439

Aussprache: Herr HOLZHÜTER, H. (Aachen) 1442

Serotonin-Freisetzung aus menschlichen Thrombozyten durch einen plättchenaggregierenden Plasmafaktor. BAMBERG, E., BREDDIN, K. (Frankfurt) 1443

Vergleichende Untersuchungen der Thrombozytenüberlebungszeit und Plättchenaggregation bei Gefäßkrankheiten. WIEDEMANN, R., BREDDIN, K., SEIDL, S. (Frankfurt) 1445

Aussprache: Herr WENZEL, E. (Aachen), Herr ANGELKORT, B. (Aachen) 1445

Die antithrombotische Wirkung von Acetylsalicylsäure, Heparin und Phenprocoumon auf die Entstehung von experimentellen Gerinnungsthromben. ZIMMERMANN, R., BARTH, P., MASCHE, R. (Heidelberg) 1446

Untersuchungen über die Bedeutung von Cholesterinbelastung auf die Thrombozytenfunktion. OVERSOHL, K., MALLASCH, M., SCHMID-SCHÖNBEIN, H. (München) . . . 1449

Neue Möglichkeiten einer rheologisch-therapeutischen Beeinflussung der Fließeigenschaften des Blutes bei angiologischen Erkrankungen. EHRLY, A. M., GLATZ, A., SCHEINPFLUG, W. (Frankfurt) 1450

Vergleich von Prothrombin-Aktivität und -Konzentration bei verschiedenen Funktionszuständen der Leber. OEHLER, G., BLEYL, H., BISCHOFF, B., HENK, R. (Gießen) 1452

Über einen Test zur Erfassung von Fibrinmonomeren bei Krankheitsbildern mit erhöhtem Umsatz an Gerinnungsfaktoren. MATTHIAS, F. R., HEENE, D. L., REINICKE, R. (Gießen) 1456

Das Verhalten der oberflächensensiblen Gerinnungsfaktoren XII und XI bei intravasaler Gerinnung. MÜLLER-BERGHAUS, G., EHLERS, E., KÄUFER, P. (Gießen) ... 1458

Die Bedeutung der Granulocyten bei der intravasalen Präzipitation von löslichem Fibrin durch Endotoxin. ECKHARDT, T., MÜLLER-BERGHAUS, G. (Gießen) 1460

Morphologischer Nachweis von membranassoziierten Fibrinogen-Antigen-Determinanten auf menschlichen Blutzellen. DESAGA, J. F. (Gießen) 1463

Blutgerinnung bei Paraproteinämie. KRAUSE, W. H., MAUS, W. (Gießen) 1465

  Aussprache: Herr WENZEL, E. (Aachen) 1466

Fibrinogen-Fibrin-Derivate während der Defibrase-Therapie. Nachweis und Verlaufsbeobachtung hochmolekularer Komplexe und niedermolekularer Derivate mittels Agarose-Gelfiltration. ASBECK, F., LECHLER, E., VAN DE LOO, J. (Köln), MARTIN, M. (Engelskirchen) 1466

Erfahrungen mit Arwin in Kombination mit thrombolytischer Therapie. KEIL-KURI, E., HESS, H. (München) 1470

Tierexperimentelle Voruntersuchungen über die Verwendbarkeit von Pilocarpin und einer Pilocarpinalupent-Kombination als Therapeutikum bei Überwasserungszuständen. TWITTENHOFF, W.-D., BRITTINGER, W. D., SCHWARZBECK, A., MUND, B.-R. (Mannheim) 1472

Pharmakokinetik von Phenprocoumon (Marcumar®) bei Patienten mit Lebercirrhose und nach Induktionsbehandlung mit Phenobarbital. HENI, N., LENHARDT, G., GLOGNER, P. (Freiburg) 1475

Die quantitative Streptokinasebestimmung im Plasma; eine neue Methode zur Überwachung der fibrinolytischen Behandlung. MARTIN, M. (Engelskirchen bei Köln) 1477

Zur biochemischen Differenzierung leukämischer und normaler Zellen. PITTERMANN, E., GANZINGER, U., STACHER, A., MOSER, K., RAINER, H., DEUTSCH, E. (Wien) 1480

Reverse Transcriptaseaktivitäten bei Präleukämie. MOSER, K., RAINER, H., DEUTSCH, E., PITTERMANN, E., HÖCKER, P., STACHER, A. (Wien) 1483

Teilungs- und Differenzierungspotenz leukämischer Zellen von Patienten mit akuten Leukämien. HOELZER, D., KURRLE, E. (Ulm) 1486

Die therapeutische Anwendung eines kontinuierlichen Zellseparators bei akuter Leukämie zur Konditionierung für nachfolgende Chemotherapie. PFLIEGER, H., DIETRICH, M., KURRLE, E., HOELZER, D. (Ulm) 1488

Die proliferative Aktivität der Blastenpopulationen bei Leukämien vom PAS-Typ. DESAGA, J. F., SCHMIDT, D. M. R., SCHMIDT-MENRAD, A., LÜCK, R., LÖFFLER, H. (Gießen) 1490

Veränderungen der cAMP-Konzentration in PHA-transformierten und in leukämischen Zellen. SCHWARZMEIER, J. D., HONETZ, N., NEUMANN, E., MITTERMAYER, K. (Wien) 1492

Promyelocytenleukosen. LÖFFLER, H., KAISER, D., PRALLE, H. (Gießen) 1495

Nukleotid-Stoffwechsel und Freisetzungsreaktion kurzzeitig gelagerter Thrombozyten. KAULEN, H. D., GROSS, R. (Köln) 1497

Erfahrungen zur klinischen Anwendung der Zelltrifuge. BORBERG, H., HELLRIEGEL, K. P., GROSS, R. (Köln) 1499

Verlaufsbeobachtungen bei hämatologischen Systemerkrankungen (Leukämie, Morbus Waldenström) und immunologischen Defektzuständen an Hand B- und T-Zellen typischer Marker. BEYER, J. H., HERTENSTEIN, CH., LIPKE, M., SCHMIDT, C. G., WETTER, O. (Essen) 1502

Kultivierung von Blutlymphozyten des Menschen in Diffusionskammern zum Nachweis der hämopoetischen Stammzelle. KURRLE, E., HOELZER, D., LANGHANS, J. (Ulm) 1505

Hinweise auf die Existenz eines die Proliferation pluripotenter Stammzellen fördernden Plasmafaktors. ESSERS, U., JOOST, S., BRUNNER, E. (Aachen) 1507

Präparative Isolierung hochmolekularer Fraktionen aus Humanurin und Untersuchung der hemmenden Wirkung auf die DNA-Synthese von Knochenmarkzellen. BRUNNER, H., ESSERS, U., HEINTZ, R. (Aachen) 1510

Die Häufigkeit von Infektionen nach Splenektomie, insbesondere bei Patienten mit malignen Lymphomen. ROUX, A., FISCHER, J., DENNHARDT, H. H., GAMM, H., PREISS, J., ZEILE, G. (Mainz) 1513
Semiquantitativer Nachweis von erythrocytären Iso- und Auto-Antikörpern mit Hilfe einer automatisierten Methodik. RUDOLF, H., MIESCHER, P. A. (Genève/Schweiz) 1515
Hämolytische Anämie durch Pyruvatkinase-Mangel und Schwangerschaft. NIELING, CH., PÖTTGEN, W. (Düsseldorf) 1517

Klinische Pharmakologie

Die Hemmung der Na^+-K^+-Membran-ATPase und der ^{86}Rubidiumaufnahme menschlicher Erythrozyten durch Spironolacton und seine Metaboliten. KLEEBERG, U. R., BELZ, G. G. (Ulm) 1521
Elektrophysiologische Untersuchungen über die kardiale Wirkung von Amilorid. LÜDERITZ, B., TIEDEMANN, W., STEINBECK, G. (Göttingen) 1523
Pharmakokinetische Untersuchungen mit α-Acetyldigitoxin beim Menschen. BODEM, G., WIRTH, K., DENGLER, H. R. (Bonn-Venusberg) 1527
Beziehung zwischen klinischem Bild und Digoxinspiegel bei herzinsuffizienten Patienten einer Allgemeinpraxis. GUNDERT-REMY, U., KARACSONYI, P., REMI, C., WEBER, E. (Heidelberg) 1530
Der Einfluß der tuberkulostatischen Therapie auf den Digitoxinspiegel im Blut. PETERS, U., HAUSAMEN, T.-U., GROSSE-BROCKHOFF, F. (Düsseldorf) 1533
Pharmakokinetik des β-adrenergen Blockers Sotalol. SCHNELLE, K. (München) 1535
Der Einfluß von Rifampicin auf die Pharmakokinetik von Tolbutamid bei Gesunden. ZILLY, W., BOPP, E., BÜRKL, B., RICHTER, E. (Würzburg) 1538
Pharmakokinetik und therapeutische Erfahrungen mit einem neuen Cephalosporinderivat: Cefazolin. LODE, H., HENDRISCHK, A., GEBERT, S. (Berlin) 1541
Der Einfluß von Oxytetracyclin auf die exokrine Pakreasfunktion. FLEISCHER, K. (Würzburg) 1543
Die Bedeutung der Lipophilie für die Neurotoxizität der Penicilline. WEIHRAUCH, T. R., KRIEGLSTEIN, J., HÖFFLER, D. (Mainz) 1546
Experimentelle Untersuchungen zur Wirkung von intravenös und intracisternal injiziertem Coli-Endotoxin auf das Zentralnervensystem. REINHARD, U., SCHMAHL, F. W., SCHLOTE, W., HEUSER, D., BETZ, E. (Gießen) 1548
Quantitative dünnschichtchromatographische Bestimmung der Ausscheidung von freiem Triamcinolon-Acetonid im Harn bei externer Folienocclusivbehandlung von Psoriatikern. HARTMANN, F., UDE, P. (Kiel) 1548
Methodische und klinische Erfahrungen mit einem dünnschicht-chromatographischen Skreeningverfahren zum Nachweis von Drogen im menschlichen Urin (Drug-Skreen). KRAMER, D., OELLERICH, M., HELMSTAEDT, D., MAY, B. (Hannover) 1551
Leberschädigung bei drogenabhängigen Patienten. MAY, B., HELMSTAEDT, D., KRAMER, D., LOTZE, J., VIDO, I., ZÖLLER, M., SCHMIDT, F. W. (Hannover) 1554
Pharmakologische Untersuchungen zum Mechanismus der Praseodym-ausgelösten Leberschädigung. OBERDISSE, E., WINKLER, R., GRAJEWSKI, O., VON LEHMANN, B., ARNTZ, H.-R. (Berlin) 1556
Einfluß einer Cholinmangeldiät auf den Arzneimittelmetabolismus der Ratte in vivo und in vitro. GALLENKAMP, H., SUNDERMANN, D., BRACHTEL, D., GRÜN, M., RASENACK, U., RIETBROCK, I., LIEHR, H., RICHTER, E. (Würzburg) 1558
Leber- und Nierenschädigung durch Inhalation von Kohlenwasserstoffdämpfen aus Tapetenfarbe. SCHWARZBECK, A., HOER, P. W., TWITTENHOFF, W.-D. (Mannheim) 1561
Schwere (allergische?) interstitielle Nephritis durch Tuberkulostatica. BUNDSCHU, H. D., MENZ, H. P., HAYDUK, K., SCHOMERUS, H., BOHLE, A. (Tübingen) 1564
Polychlorierte Biphenyle und Cytochrom P-450. TRÜLZSCH, D., CZYGAN, P., GREIM, H. (Würzburg, Heidelberg, Tübingen) 1567
Untersuchungen zur Pathogenese der anaphylaktischen Reaktionen nach Thiaminapplikation. BLUM, K.-U., KASEMIR, H., SCHARFE, W. (Freiburg i. Br.) 1569
Tierexperimentelle Untersuchungen zur Behandlung schwerer Schlafmittelvergiftungen mit Hämoperfusion durch Adsorberharz. GRABENSEE, B., GÖBEL, H., HOFMANN, K., SCHNURR, E., SCHRÖDER, E. (Düsseldorf) 1571

Immunologie

Nachweis von zirkulierenden Immunkomplexen in Patienten mit Lupus erythematodes, viraler Hepatitis und rheumatoider Arthritis mittels radioaktiv markiertem C1q. NYDEGGER, U., LAMBERT, P. H., MIESCHER, P. A. (Genf/Schweiz) 1575

Vergleichende Methoden zur quantitativ immunologischen Bestimmung und Ermittlung von Normbereichen der Immunglobuline G, A, M, des Haptoglobins und Transferrins mit Hilfe der automatisierten Immunpräcipitatreaktion (AIP). KAPP, S., PRELLWITZ, W., MÜLLER, D. (Mainz) 1577

Morphologische Identifizierung menschlicher B- und T-Lymphozyten. DESAGA, J. F. (Gießen) 1581

T-T-Zell-Interaktion während in vitro zytotoxischen Allograft-Immunreaktionen: Charakterisierung der reaktiven Subpopulationen in kontinuierlichen Albumin-Dichte-Gradienten. WAGNER, H., RÖLLINGHOFF, M. (Melbourne/Australien, Mainz) 1582

Aktivierte T-Lymphozyten — ein Weg der physiologischen Tumorabwehr. RÖLLINGHOFF, M., WAGNER, H. (Melbourne/Australien, Mainz) 1584

Zur Spezifität lymphozytotoxischer Antikörper. Analyse der Patienten mit positiven zytotoxischen Reaktionen auf homologe Lymphozyten. MALCHOW, H., KLINGELHÖFER, H. L., JOHANNSEN, R. (Marburg a. d. Lahn) 1586

Nachweis eines antimitogenen Faktors in der löslichen Cytoplasmafraktion von Humanleber. SCHUMACHER, K., MAERKER-ALZER, G., WEHMER, U. (Köln-Lindenthal) 1589

Koloniestimulierende Aktivität (CSA) aus menschlichen Leukozyten. DOSCH, H. M., GASSEL, W.-D., SCHMIDT, W., RIEDER, E., HAVEMANN, K. (Marburg a. d. Lahn) 1590

Zur Wirkung des Thymushormons BC bei der humoralen Immunantwort der Ratte. SCHWARZ, J. A., COMSA, J., SCHEURLEN, P. G. (Homburg/Saar) 1593

Immunsuppression durch 036,5122 (Asta): Induktion immunologischer Toleranz gegen Schaferythrocyten. BOTZENHARDT, U., AHR, W., LEMMEL, E.-M. (Mainz) 1595

Beeinflussung der humoralen Immunantwort durch Vincristinsulfat und Vincristinsulfat/Cyclophosphamid. SCHWARZ, J. A., KÖNIG, P., SCHEURLEN, P. G. (Homburg/Saar) 1597

Hemmung der Antikörperbildung sensibilisierter Tiere. II. Vergleich von Cyclophosphamid und Azathioprin in einer Antigen-Cytostaticum-Kombinationsbehandlung. HERRLINGER, J. D., MÜLLER-RUCHHOLTZ, W. (Kiel) 1599

Ein neues Testsystem zur quantitativen und qualitativen Bestimmung immunsuppressiver Aktivität von Pharmaka auf die zelluläre Immunität der Maus. LEMMEL, E.-M. (Mainz) 1602

Zellulär-immunologische Reaktivität unter cytostatischer Therapie bei soliden Tumoren im Kindesalter. REITZ, M., BECK, J.-D., GUTJAHR, P., SCHULTE-WISSERMANN, H., LEMMEL, E.-M. (Mainz) 1604

Verhalten der Lymphozytentransformation als Parameter der zellulären Immunreaktion bei der chronisch-aggressiven Hepatitis. Eine Langzeitstudie. REIKOWSKI, H., PAPPAS, A., REIKOWSKI, J., v. SEEBACH, H. B., SCHWARZE, G., SCHEURLEN, P. G. (Homburg/Saar) 1607

Veränderungen des Wasser-, Elektrolyt- und Eiweißhaushaltes während immunsuppressiver Behandlung durch Drainage des Ductus thoracicus (DD) am Menschen. RING, J., SEIFERT, J., LOB, G., COULIN, K., SPELSBERG, F., PICHLMAIER, H., BRENDEL, W. (München) 1610

IgE-Antikörper bei Patienten mit Insulinallergie. FEDERLIN, K., VELCOVSKY, H. G. (Ulm) 1613

T- und B-Lymphozyten bei Gesunden verschiedener Altersklassen und bei Patienten mit lymphoproliferativen Erkrankungen. AUGENER, W., COHNEN, G., REUTER, A., BRITTINGER, G. (Essen) 1617

Epstein-Barr-Viruscapsidantigen (EB-VCA)-IgG-Antikörpertiter bei splenektomierten Patienten mit Morbus Hodgkin. Eine Verlaufskontrolle. GUNZER, U., NÜRNBERGER, R. (Würzburg) 1619

Zur Spezifität lymphozytotoxischer Antikörper. Serologische und chemische Eigenschaften. Der Einfluß der Autoantikörper auf Lymphozytenmischkultur (MLC) und Lymphozytenkultur. MALCHOW, H., HORSTKAMP, B., JOHANNSEN, R., SCHMIDT, W., HAVEMANN, K. (Marburg) 1623

Unabhängigkeit des Auftretens der autoimmunhämolytischen Anämie vom Auftreten natürlicher thymozytolytischer Autoantikörper und Autoantikörper, nachgewiesen durch Lyse des DBA/2-Lymphoms L 5178 Y in NZB-Mäusen. AUER, I. O., TOMASI, T. B., MILGROM, F. (Würzburg, New York, Buffalo/USA) 1627

Thymuslymphozytendefekt bei autoimmunhämolytischer Anämie und Lupus erythematodes visceralis. RAHMANN, A., KRÜGER, J. (Gießen) 1630

Tumorspezifische, zelluläre Immunreaktionen in vitro bei Patienten mit Hypernephrom. PAPPAS, A., SCHWARZE, G., KÖNIG, K., SCHEURLEN, P. G. (Homburg/Saar) 1633

Lymphozyten mit gesteigerter DNS-Synthese bei chronisch aktiver Hepatitis. MAERKER-ALZER, G., SCHUMACHER, K., GROSS, R. (Köln-Lindenthal) 1636

Die spontane Lymphocytenproliferation bei der akuten und chronischen Hepatitis. SODOMANN, C.-P., ROTHER, M., HAVEMANN, K. (Marburg a. d. Lahn) 1638

Autoimmunreaktionen gegen das Nebennierenmark. INTORP, H. W., SEIDEL, B., BOROWSKI, H., ROESSNER, A., THEMANN, H. (Münster) 1641

Immunologie des Kollagens: Genetische Regulation der Immunantwort bei Inzuchtmäusen. HAHN, E., NOWACK, H., TIMPL, R. (Marburg a. d. Lahn, München) 1644

Monoklonale Immunglobuline mit Antikörperaktivität. MAERKER-ALZER, G., MITRENGA, D., SCHUMACHER, K. (Köln-Lindenthal) 1646

Mitochondrienantikörper bei entzündlichen Erkrankungen. SENNEKAMP, J., STROEHMANN, I., KRASEMANN, CH., SCHOROTH, P. (Bonn) 1648

Kreatinkinasehemmende Faktoren im Serum von Myasthenia-gravis-Patienten. KALDEN, J. R., KLEINE, T. O. (Hannover, Marburg a. d. Lahn) 1650

Philadelphia (PH^1)-negative chronisch-myeloische Leukämie (CML) mit Verlust des Y-Chromosoms. HOSSFELD, D. K., WENDEHORST, E., SEEHAUSEN, P. (Essen) . . . 1651

In vitro-Beeinflussung von DNA-Polymerasen. PILLER, G., DEUTSCH, E., MOSER, K., RAINER, H. (Wien) 1652

Reverse Transcriptaseaktivitäten im Plasma von drei Patientinnen mit Mammacarcinom. RAINER, H., MOSER, K., DEUTSCH, E. (Wien) 1654

Regan-Isoenzym: Isolierung der alkalischen Phosphatase aus menschlicher Plazenta und Entwicklung einer empfindlichen Methode für die Tumordiagnostik. LEHMANN, F.-G., LEHMANN, D. (Marburg a. d. Lahn) 1658

„Micro-assay" für die serologische Bestimmung von Tumorzellantikörpern: Vorläufige Ergebnisse mit chemisch induzierten Mäusesarcomas und menschlichen Tumorzellkulturen. FRITZE, D., KERN, D. H., PILCH, Y. H. (Los Angeles/California) . . . 1661

Probleme des zellulären zytotoxischen Testes bei menschlichen Tumoren. PEES, W. H. (Homburg/Saar) 1662

Zelluläre und humorale Immunreaktion von Melanom- und Kontrollpatienten gegen eine ^{51}-Cr-markierte allogene Melanom-Targetzelle. PETER, H. H., SEELAND, P., DIEHL, V., KALDEN, J., DEICHER, H. (Hannover) 1664

Untersuchungen zur experimentellen Immuntherapie chemisch induzierter Fibrosarkome der Maus durch aktive Immunisierung. BORBERG, H. (Köln) 1665

Rückbildung eines Mäusemastozytoms nach Virusbehandlung. BANDLOW, G., SCHLEMMINGER, B., BANDLOW, K. (Göttingen) 1668

Untersuchungen zur Teilsynchronisation von Zellen der experimentellen Rattenleukämie L 5222. BARLOGIE, B., RÖSSNER, A., ASSEBURG, U., KAMANABROO, D., HIDDEMANN, W., BÜCHNER, TH. (Münster) 1670

Klinische Untersuchungen zur kombinierten Chemotherapie der Leukämie mit Teilsynchronisation der Zellen. BÜCHNER, TH., ASSEBURG, U., KAMANABROO, D., HIDDEMANN, W., HIDDEMANN, R. M., BARLOGIE, B., GÖHDE, W. (Münster) 1674

Wirkung verschiedener neuer Cytostatika auf die DNS-Reduplikation und die Proliferationskinetik am Modell des Ehrlich-Lettréschen Ascites-Tumors. ANDREEFF, M. (Heidelberg) 1678

Erfahrung mit der Procarbazintherapie bei Morbus Waldenström. DOUWES, F. R., HAUSWALDT, CH., KABOTH, U., ZIESEMER, G. (Göttingen) 1681

Über den Einfluß einer Therapie mit energiereichen Strahlen (^{60}Co) oder einer Chemotherapie auf die PHA-Stimulierbarkeit der Lymphozyten bei Patienten mit Morbus Hodgkin oder Bronchialcarcinom. KRÜSMANN, W. F., SLANINA, J., SCHUBERT, U., WAHREN, CH., VORWERCK, H. (Freiburg i. Br.) 1683

Therapeutische Aspekte der Hirnhautmetastasierung. FIRUSIAN, N. (Essen) 1685

Prospektive Studie zur Remissionsinduktion und -erhaltung bei malignen Lymphomen. MALCHOW, H., BUCHELT, L., GASSEL, W.-D., JOSEPH, K., SCHULTZ, H., SCHMIDT, M., SODOMANN, C.-P., HAVEMANN, K. (Marburg a. d. Lahn) 1689

Erfahrungen mit Cytosin-Arabinosid in der Behandlung der Zoster. BRUNSCH, U., REIS, H. E., SCHMIDT, C. G. (Essen) 1693

Die Behandlung von β-Zelltumoren mit Streptozotocin: Klinische und experimentelle Untersuchungen zum Wirkungsmechanismus. HINZ, M., HEINEMANN, G., BÜRKLE, P., PFEIFFER, E. F. (Ulm) 1696

Disaccharidasen der Dünndarmschleimhaut unter zytostatischer Behandlung. HARTWICH, G., DOMSCHKE, W., MATZKIES, F., PESCH, H.-J. (Erlangen-Nürnberg) . . . 1697

Eisenstoffwechseluntersuchungen mit ^{59}Fe bei Plasmozytomkranken. GLAUBITT, D., GERHARTZ, H., SCHNEIDER, J. (Berlin, Krefeld) 1699

Die Anwendung von Zellkulturen auf genetische Fragestellungen der Inneren Medizin. RÜDIGER, H. W. (Hamburg) 1703

Erfahrungen mit der Eiweißbindungstechnik zur Bestimmung des cyclischen Adenosin 3:5 Monophosphats (cAMP) im Plasma. KUHN, H., MÄURER, W., BREITHARDT, G., KÜBLER, W. (Düsseldorf) 1707

Die Anwendung der flammenlosen Atomabsorption für die Bestimmung von Spurenelementen im Serum des Menschen. GRAFFLAGE, B., BUTTGEREIT, G., KÜBLER, W. (Düsseldorf, Leverkusen) 1710

ANHANG

Der Hochdruck im Fertilitätsalter der Frau. FRIEDBERG, V. (Mainz) (Referat) 1715

The Role of Psychosocial Stimulationin the Pathogenesis of Hypertension. HENRY, J. P., ELY, D. L., STEPHENS, PATRICIA M. (Los Angeles/USA) (Referat) 1724

Alkoholische Pankreatitis. Chronische kalzifizierende Pankreatitis. SARLES, H., SAHEL, J. (Marseille) (Referat) 1740

Berichtigung. 79. Band 1973 1746

Namensverzeichnis 1747

Sachverzeichnis 1755

Vorsitzender 1974—1975	Prof. Dr. med. P. SCHÖLMERICH — Mainz
Vorstand 1974—1975	Prof. Dr. med. P. SCHÖLMERICH — Mainz Prof. Dr. med. H. P. WOLFF — Mainz Prof. Dr. med. H.-A. KÜHN — Würzburg Prof. Dr. med. G. A. NEUHAUS — Berlin Prof. Dr. med. B. SCHLEGEL — Wiesbaden
Vorstand 1973—1974	Prof. Dr. med. H. P. WOLFF — Mainz Prof. Dr. med. H. BEGEMANN — München Prof. Dr. med. P. SCHÖLMERICH — Mainz Prof. Dr. med. H.-A. KÜHN — Würzburg Prof. Dr. med. B. SCHLEGEL — Wiesbaden

Ehrenmitglieder

1891	Geh. Med. Rat Prof. Dr. med. R. VIRCHOW — Berlin
1894	Dr. Prinz LUDWIG FERDINAND VON BAYERN
1902	Wirkl. Geh. Med. Rat Prof. Dr. med. E. v. LEYDEN — Berlin
1907	Wirkl. Geh. Rat Prof. Dr. med. E. v. BEHRING — Marburg Geh. Rat Prof. Dr. med. H. CURSCHMANN — Leipzig Geh. Rat Prof. Dr. med. P. EHRLICH — Frankfurt a. M. Geh. Rat Prof. Dr. med. W. ERB — Heidelberg Geh. Rat Prof. Dr. med. E. FISCHER — Berlin Geh. Rat Prof. Dr. med. R. KOCH — Berlin Geh. Rat Prof. Dr. med. v. LEUBE — Würzburg Geh. Rat Prof. Dr. med. A. MERKEL — Nürnberg Geh. Rat Prof. Dr. med. NAUNYN — Baden-Baden Geh. San.-Rat Dr. med. E. PFEIFFER — Wiesbaden Geh. Rat Prof. Dr. med. PFLÜGER — Bonn Geh. Rat Prof. Dr. med. QUINCKE — Kiel Prof. Dr. med. v. RECKLINGHAUSEN — Straßburg Prof. Dr. med. SCHMIEDEBERG — Straßburg Wirkl. Geh. Rat Prof. Dr. med. M. SCHMIDT — Frankfurt a. M.
1912	Geh. Rat Prof. Dr. med. C. F. v. RÖNTGEN — München
1923	Geh. Rat Prof. Dr. med. BÄUMLER — Freiburg Geh. Rat Prof. Dr. med. LICHTHEIM — Bern
1924	Geh. Rat Prof. Dr. med. v. STRÜMPELL — Leipzig Geh. Rat Prof. Dr. med. SCHULTZE — Bonn Geh. Rat Prof. Dr. med. R. STINTZING — Jena Geh. Rat Prof. Dr. med. F. PENZOLDT — Erlangen
1927	Geh. Rat Prof. Dr. med. F. KRAUS — Berlin Geh. Rat Prof. Dr. med. O. MINKOWSKI — Wiesbaden
1928	Geh. Rat Prof. Dr. med. GOLDSCHEIDER — Berlin

1932	Geh. Rat Prof. Dr. W. His – Berlin
Geh. Rat, Ob.-San.-Rat Prof. Dr. med. R. Ritter v. Jaksch – Prag
Prof. Dr. med. G. Klemperer – Berlin
Prof. Dr. med. Koranyi – Budapest
Geh. Rat Prof. Dr. med. L. v. Krehl – Heidelberg
Geh. Rat Prof. Dr. med. F. Moritz – Köln
Geh. Rat Prof. Dr. med. F. v. Müller – München
Prof. Dr. med. E. v. Romberg – München
Prof. Dr. med. R. F. Wenckebach – Wien
1935	Geh. Rat Prof. Dr. med. W. Zinn – Berlin
Prof. Dr. med. O. Naegeli – Zürich
1936	Prof. Dr. med. L. Brauer – Wiesbaden
Prof. Dr. med. Mollow – Sofia
1938	Prof. Dr. med. Förster – Breslau
Prof. Dr. med. L. R. Müller – Erlangen
Prof. Dr. med. Pässler – Dresden
Prof. Dr. med. F. Volhard – Frankfurt a. M.
1949	Prof. Dr. med. G. v. Bergmann – München
Prof. Dr. med. A. Schittenhelm – München
1950	Prof. Dr. med. H. Dietlen – Saarbrücken
1951	Prof. Dr., Dr. med. h. c., Dr. phil. h. c. G. Domagk – Elberfeld
Prof. Dr. med. et theol. et phil. A. Schweitzer – Lambarene (Kongo)
1952	Prof. Dr. med. W. Heubner – Berlin
1954	Prof. Dr. med. M. Nonne – Hamburg
Prof. Dr. med. R. Rössle – Berlin
Prof. Dr. med. O. Rostoski – Dresden
Prof. Dr. med. W. Frey – Zollikon/Zürich (Schweiz)
Sir Henry Dale – London
1955	Prof. Dr. med. et theol. R. Siebeck – Heidelberg
Prof. Dr. med. S. J. Thannhauser – Boston (USA)
1956	Prof. Dr. med. F. A. Schwenkenbecher – Marburg
Prof. Dr. med. E. Grafe – Würzburg
Prof. Dr. med. E. Franck – Istanbul
Dr. med. h. c., Dr. phil. h. c. F. Springer – Heidelberg
1957	Prof. Dr. med., Dr. med. h. c., Dr. med. h. c., Dr. rer. nat. h. c. M. Bürger – Leipzig
Prof. Dr. med. Ph. Klee – Wuppertal
Prof. Dr. med. C. Oehme – Heidelberg
Prof. Dr. med., Dr. med. h. c. W. Stepp – München
Prof. Dr. med. H. Schmidt – Wabern b. Bern (Schweiz)
Prof. Dr. med. C. D. de Langen – Utrecht (Holland)
Prof. Dr. med. E. Lauda – Wien
Prof. Dr. med. W. Loeffler – Zürich (Schweiz)
1958	Prof. Dr. med. E. P. Joslin – Boston/Mass. (USA)
Prof. Dr. med., Dr. med. h. c. G. Katsch – Greifswald
Prof. Dr. med., Dr. med. h. c., Dr. med. h. c. A. Weber – Bad Nauheim
1959	Prof. Dr. med. P. Martini – Bonn
Prof. Dr. med. W. Weitz – Hamburg
1960	Prof. Dr. med. H. H. Berg – Hamburg
Prof. Dr. med. Fr. Kauffmann – Wiesbaden

1961	Prof. Dr. med. R. SCHOEN – Göttingen
1962	Prof. Dr. med. H. PETTE – Hamburg Prof. Dr. med. K. HANSEN – Neckargemünd
1963	Prof. Dr. med. W. BREDNOW – Jena Prof. Dr. med. H. REINWEIN – Gauting b. München Prof. Dr. med. H. H. BENNHOLD – Tübingen
1964	Prof. Dr. med., Dr. med. h.c., Dr. rer. nat. h.c. H. W. KNIPPING – Köln
1965	Prof. Dr. med., Dr. h.c. J. GROBER – Bad Bodendorf Prof. Dr. med., Dr. med. h.c. F. LOMMEL – Endorf/Obb. Prof. Dr. med. vet., Dr. h.c. J. NÖRR – München
1966	Prof. Dr. med. N. HENNING – Erlangen Prof. Dr. med. A. HITTMAIR – Innsbruck Prof. Dr. med. F. HOFF – Frankfurt a. M. Prof. Dr. med. H. KALK – Kassel Prof. Dr. med. K. VOIT – Ammerland (Starnberger See)
1967	Prof. Dr. med., Dr. med. h.c. L. HEILMEYER – Freiburg/Brsg. Prof. Dr. med. W. KITTEL – Wiesbaden
1968	Prof. Dr. med. G. BODECHTEL – München Prof. Dr. med. J. JACOBI – Hamburg
1969	Prof. Dr. med. W. HADORN – Bern (Schweiz) Prof. Dr. med. A. JORES – Hamburg Prof. Dr. med. J. WALDENSTRÖM – Malmö (Schweden)
1970	Prof. Dr. med. A. STURM – Wuppertal
1971	Prof. Dr. med., Dr. sc. h.c., Dr. med. vet. h.c. H. Freiherr v. KRESS - Berlin Prof. Dr. med. E. WOLLHEIM – Würzburg Prof. Dr. med. G. BUDELMANN – Hamburg
1972	Prof. Dr. med. R. ASCHENBRENNER – Hamburg Prof. Dr. med. H. E. BOCK – Tübingen Sir H. KREBS, M.D., M.A., F.R.S., F.R.C.P. – Oxford
1973	Prof. Dr. med. H.-W. BANSI – Hamburg Prof. Dr. med. K. OBERDISSE – Düsseldorf Prof. Dr. med. O. GSELL – St. Gallen
1974	Prof. Dr. med. F. GROSSE-BROCKHOFF – Düsseldorf Prof. Dr. med. D. JAHN – Regensburg †

Verzeichnis der Vorsitzenden seit 1882

1. 1882 ⎫
2. 1883 ⎬ Wirkl. Geh. Ob.-Med.-Rat Prof. Dr. med. Th. v. Frerichs – Berlin
3. 1884 ⎭
4. 1885 Geh. Hofrat Prof. Dr. med. C. Gerhardt – Würzburg
5. 1886 ⎫
6. 1887 ⎬ Wirkl. Geh. Med.-Rat Prof. Dr. med. E. v. Leyden – Berlin
7. 1888 ⎭
8. 1889 Prof. Dr. med. v. Liebermeister – Tübingen
9. 1890 Hofrat Prof. Dr. med. v. Nothnagel – Wien
10. 1891 Wirkl. Geh. Med.-Rat Prof. Dr. med. E. v. Leyden – Berlin
11. 1892 Geh. Med.-Rat Prof. Dr. med. H. Curschmann – Leipzig
12. 1893 Prof. Dr. med. H. Immermann – Basel
    1894 kein Kongreß
13. 1895 Geh. Rat Prof. Dr. med. v. Ziemssen – München
14. 1896 Geh. Hofrat Prof. Dr. med. Bäumler – Freiburg i. Brsg.
15. 1897 Wirkl. Geh. Med.-Rat Prof. Dr. med. E. v. Leyden – Berlin
16. 1898 San.-Rat Prof. Dr. med. M. Schmidt – Frankfurt a. M.
17. 1899 Geh. Rat Prof. Dr. med. H. Quincke – Kiel
18. 1900 Ob.-San.-Rat Prof. Dr. med. R. Ritter v. Jaksch – Prag
19. 1901 Geh. Rat Prof. Dr. med. Senator – Berlin
20. 1902 Geh. Rat Prof. Dr. med. Naunyn – Straßburg
    1903 kein Kongreß
21. 1904 Ob.-Med.-Rat Prof. Dr. med. A. v. Merkel – Nürnberg
22. 1905 Geh. Rat Prof. Dr. med. W. Erb – Heidelberg
23. 1906 Geh. Med.-Rat Prof. Dr. med. v. Strümpell – Breslau
24. 1907 Wirkl. Geh. Med.-Rat Prof. Dr. med. E. v. Leyden – Berlin
25. 1908 Prof. Dr. med. F. v. Müller – München
26. 1909 Geh. Med.-Rat Prof. Dr. med. Fr. Schultze – Bonn
27. 1910 Geh. Med.-Rat Prof. Dr. med. Fr. Kraus – Berlin
28. 1911 Geh. Rat Prof. Dr. med. L. v. Krehl – Straßburg
29. 1912 Geh. Med.-Rat Prof. Dr. med. R. Stintzing – Jena
30. 1913 Geh. Rat Prof. Dr. med. F. Penzoldt – Erlangen
31. 1914 Prof. Dr. med. E. v. Romberg – Tübingen
    1915 kein Kongreß
    1916 außerordentliche Tagung (Kriegstagung) in Warschau
         Vors.: Geh. Med.-Rat Prof. Dr. med. W. His – Berlin
    1917 kein Kongreß
    1918 kein Kongreß
    1919 kein Kongreß
32. 1920 Geh. Rat Prof. Dr. med. O. Minkowski – Breslau
33. 1921 Prof. Dr. med. G. Klemperer – Berlin
34. 1922 Prof. Dr. med. L. Brauner – Hamburg
35. 1923 Prof. Dr. med. K. F. Wenckebach – Wien
36. 1924 Geh. Rat Prof. Dr. med. M. Matthes – Königsberg
37. 1925 Geh. Rat Prof. Dr. med. F. Moritz – Köln
38. 1926 Prof. Dr. med. H. Pässler – Dresden
39. 1927 Prof. Dr. med. O. Naegeli – Zürich
40. 1928 Prof. Dr. med. L. R. Müller – Erlangen
41. 1929 Geh. Rat Prof. Dr. med. W. Zinn – Berlin
42. 1930 Prof. Dr. med. F. Volhard – Frankfurt a. M.
43. 1931 Prof. Dr. med. G. v. Bergmann – Berlin
44. 1932 Prof. Dr. med. P. Morawitz – Leipzig
45. 1933 ⎫ Prof. Dr. med. A. Schittenhelm – Kiel
46. 1934 ⎬ (Prof. Dr. med. L. Lichtwitz – Altona, ist satzungsgemäß im Jahr 1934
       ⎭ ausgeschieden, ohne den Vorsitz geführt zu haben)
47. 1935 Prof. Dr. med. H. Schottmüller – Hamburg
48. 1936 Prof. Dr. med. F. A. Schwenkenbecher – Marburg
49. 1937 Prof. Dr. med. R. Siebeck – Heidelberg
50. 1938 Prof. Dr. med. Assmann – Königsberg

51. 1939 Prof. Dr. med., Dr. h. c. W. STEPP – München
52. 1940 Prof. Dr. med. H. DIETLEN – Saarbrücken
    1941/42   keine Kongresse
53. 1943 Prof. Dr. med. H. EPPINGER – Wien
    1944—1947   keine Kongresse
54. 1948 Prof. Dr. med. P. MARTINI – Bonn
55. 1949 Prof. Dr. med. C. OEHME – Heidelberg
56. 1950 Prof. Dr. med. W. FREY – Oberhofen (Schweiz)
57. 1951 Prof. Dr. med. M. BÜRGER – Leipzig
58. 1952 Prof. Dr. med. PH. KLEE – Wuppertal
59. 1953 Prof. Dr. med. G. KATSCH – Greifswald
60. 1954 Prof. Dr. med. H. H. BERG – Hamburg
61. 1955 Prof. Dr. med. H. PETTE – Hamburg
62. 1956 Prof. Dr. med. R. SCHOEN – Göttingen
63. 1957 Prof. Dr. med. K. HANSEN – Lübeck
64. 1958 Prof. Dr. med. H. REINWEIN – Kiel
65. 1959 Prof. Dr. med. W. BREDNOW – Jena
66. 1960 Prof. Dr. med. H. BENNHOLD – Tübingen
67. 1961 Prof. Dr. med. J. JACOBI – Hamburg
68. 1962 Prof. Dr. med. F. HOFF – Frankfurt a. M.
69. 1963 Prof. Dr. med. H. Frhr. v. KRESS – Berlin
70. 1964 Prof. Dr. med., Dr. med. h. c. L. HEILMEYER – Freiburg i. Brsg.
71. 1965 Prof. Dr. med. A. STURM – Wuppertal-Barmen
72. 1966 Prof. Dr. med. et phil. G. BODECHTEL – München
73. 1967 Prof. Dr. med. A. JORES – Hamburg
74. 1968 Prof. Dr. med. H. E. BOCK – Tübingen
75. 1969 Prof. Dr. med. D. JAHN – Höfen
76. 1970 Prof. Dr. med. K. OBERDISSE – Düsseldorf
77. 1971 Prof. Dr. med. F. GROSSE-BROCKHOFF – Düsseldorf
78. 1972 Prof. Dr. med. G. SCHETTLER – Heidelberg
79. 1973 Prof. Dr. med. H. BEGEMANN – München
80. 1974 Prof. Dr. med. H. P. WOLFF — Mainz

Korrespondierende Mitglieder
1939
Prof. Dr. med. FANCONI – Zürich
Prof. Dr. med. HESS – Zürich
Prof. Dr. med. INGWAR – Lund
Prof. Dr. med. MEULENGRACHT – Kopenhagen
Prof. Dr. med. SCHÜFFNER – Amsterdam
Prof. Dr. med. DIAZ – Rio de Janeiro

1961
Prof. Dr. med. W. EHRICH – Philadelphia
Prof. Dr. med. E. KOMIYA – Tokio

1965
Prof. Dr. med. CASTEX – Buenos Aires

1970
Prof. Dr. med. V. MALAMOS – Athen
Prof. Sir G. W. PICKERING – Oxford
Dr. med. I. H. PAGE – Cleveland/Ohio

1971
Prof. Dr. med. G. BIÖRCK – Stockholm
Prof. Dr. med. K. LUNDBAEK – Aarhus

1972
Prof. Dr. med. R. J. BING – Pasadena
Dr. med. D. S. FREDRICKSON – Bethesda
Prof. Dr. med. A. LAMBLING – Paris
Prof. Dr. med. H. N. NEUFELD – Tel Aviv
Prof. Dr. med. I. SHKHVATSABAJA – Moskau

1974
Prof. Dr. med. J. W. CONN — Ann Arbor
Prof. Dr. med. H. Popper — New York

Diplommitglieder
Dr. med. J. WIBEL – Wiesbaden
Dr. med. h. c. J. F. BERGMANN, Verlagsbuchhändler – Wiesbaden

Ständige Schriftführer	1882—1914	Geh. San.-Rat Dr. med. E. PFEIFFER – Wiesbaden
	1914—1920	Prof. Dr. med. W. WEINTRAUD – Wiesbaden
	1921—1943	Prof. Dr. med. A. GÉRONNE – Wiesbaden
	1948—1960	Prof. Dr. med. FR. KAUFFMANN – Wiesbaden
	ab 1961	Prof. Dr. med. B. SCHLEGEL – Wiesbaden
Kassenführer	1882—1884	San.-Rat Dr. med. A. PAGENSTECHER – Wiesbaden
	1885—1920	Dr. med. J. WIBEL – Wiesbaden
	1921—1927	Dr. med. W. KOCH – Wiesbaden
	1928—1939	Dr. med. E. PHILIPPI – Wiesbaden
	1940—1954	Dr. med. ACHELIS – Wiesbaden
	1955—1967	Prof. Dr. med. W. KITTEL – Wiesbaden
	ab Mai 1967	Prof. Dr. med. K. MIEHLKE – Wiesbaden

Mitglieder des Ausschusses 1974—1975

Dr. med. W. Ruge — Hannover
Dr. med. H. LINS — Düsseldorf-Holthausen
Prof. Dr. med. H.-G. LASCH — Gießen
Prof. Dr. med. H. J. DENGLER — Bonn
Prof. Dr. med. J. SCHIRMEISTER — Karlsruhe
Prof. Dr. med. S. EFFERT — Aachen
Prof. Dr. med. F. KAINDL — Wien
Prof. Dr. med. P. SCHOLLMEYER — Freiburg
Prof. Dr. med. A. PRILL — Berlin
Dr. med. H. ZOLLIKOFER — Zürich
Dr. med. E. SCHÜLLER — Düsseldorf
Prof. Dr. med. F. ANSCHÜTZ — Darmstadt
Prof. Dr. med. E.-F. PFEIFFER — Ulm
Prof. Dr. med. C.-G. SCHMIDT — Essen
Prof. Dr. med. L. DEMLING — Erlangen
Prof. Dr. med. H. BLÖMER — München
Prof. Dr. med. A. SUNDERMANN — Erfurt
Prof. Dr. med. R. EMMRICH — Leipzig †
Prof. Dr. med. W. GEROK — Freiburg
Prof. Dr. med. E. DEUTSCH — Wien
Prof. Dr. med. G. RIECKER — Göttingen
Prof. Dr. med. H. HARTERT — Kaiserslautern
Prof. Dr. med. R. HEINECKER — Kassel
Prof. Dr. med. HARTL — Aachen
Prof. Dr. med. R. HEINTZ — Aachen

KAISER, W., BRECHENMACHER, D., STOCKER, K., MARSHALL, M., ZÖLLNER, N. (Med. Poliklinik Univ. München): **Diätetische und medikamentöse Einflüsse auf die Cholesterinsynthese beim Miniaturschwein**

Die meist üblichen Methoden zur quantitativen Bestimmung und der Regulierung der Cholesterinsynthese werden *in vitro* an der Leber der Ratte durchgeführt, wiederholte Bestimmungen am gleichen Tier sind somit nicht möglich, die jeweilige quantitative Bedeutung der Einflüsse auf die gesamte *in vivo*-Synthese ist nicht abzuschätzen. *In vivo*-Techniken unter Verwendung von Isotopen sind nicht immer möglich, sie sind kompliziert durch die in beide Richtungen austauschenden Cholesterinpools. Da darüber hinaus der Lipidstoffwechsel des Miniaturschweins weit mehr demjenigen des Menschen gleicht als dem der Ratte, untersuchten wir hier verschiedene Einflüsse auf die *in vivo*-Cholesterinsynthese.

Durch die Verwendung von zwei spezifischen, nichtkompetitiven Inhibitoren (AY 9944, MER, die sich für die klinische Verwendung als zu toxisch erwiesen) in den letzten Schritten der Cholesterinsynthesesequenz entwickelten wir eine Methodik, die im Tierexperiment *in vivo* laufend Aufschlüsse über die jeweils vorhandene Cholesterinsynthesegeschwindigkeit ergibt. Durch tägliche intravenöse Gabe führten wir eine konstante, spezifische, partielle Blockierung der Dehydrocholesterinreduktase durch (d. h. der Umwandlung von Dehydrocholesterin zu Cholesterin).

Da AY im gesamten Körper rasch verteilt wird, führt es zur lokalen Akkumulation von Dehydrocholesterin in jedem Organ, das über eine Cholesterinsyntheseaktivität und Einbaufähigkeit verfügt. Unter der Voraussetzung, daß das auf diese Weise *in vivo* synthetisierte Dehydrocholesterin (D-cH) im Körper ähnlich metabolisiert wird wie Cholesterin und selbst zu keiner Feedback-Hemmung der Cholesterinsynthese führt, ist die Menge des D-cH ein Maß für den zum jeweiligen Zeitpunkt stattfindenden Beitrag der Cholesterinbiosynthese (*in vivo*-Synthese) zu einem bestimmten Cholesterinpool, z. B. dem Serumpool.

Aus Untersuchungen an Ratten ist zu entnehmen, daß diese Voraussetzungen (mit unwesentlichen Ausnahmen für Gehirn und Lunge) erfüllt sind [1, 2]. Darüber hinaus konnten Bricker et al. [3] in ähnlicher Weise unter Verwendung von MER, das die Desmosterinreduktase blockiert („Desmosterol-Suppressions-Technik"), für die Ratte den Nachweis erbringen, daß die Plasmadesmosterinkonzentration als Maß für die endogenen Sterolspiegel im Serumpool gelten kann. Unsere Langzeituntersuchungen am mini-pig weisen darauf hin, daß die Gesamtsyntheserate des Serumsterolpools während unserer AY-Behandlung nicht beeinflußt wird.

Durch die partielle, konstante Blockierung der D-cH-Reduktase („Dehydrocholesterin-Suppressions-Technik") in unseren Untersuchungen ergibt die Bestimmung von D-cH im Plasma zu einer bestimmten Zeit den relativen, nichtabsoluten, Beitrag für die zu diesem Zeitpunkt stattfindende Cholesterinsynthese. Durch das Vermeiden einer kompletten Blockierung kommt es nie zu einer kompletten Akkumulation von Dehydrocholesterin, die Reduktion zu Cholesterin kann verzögert ablaufen.

Die im Serumpool bestimmte D-cH-Konzentration ist nicht nur abhängig von der endogenen Sterolsynthesegeschwindigkeit (den Input in Pool A), sondern auch von Änderungen im Output aus Pool A (z. B. durch Erhöhung der biliären Exkretion), denn sie würden sich hier gleichfalls widerspiegeln. Wie bekannt ist, sind sie jedoch selten.

In unseren Untersuchungen haben wir die Anwendung dieser *in vivo*-Methodik bis jetzt unter einigen Bedingungen untersucht, von denen zum Teil aus *in vitro*-Experimenten an der Leber bekannt war, daß sie dort die Cholesterinsynthese beeinflussen.

Das Serum-D-cH bestimmten wir dabei gaschromatographisch und chemisch, das Cholesterin halbenzymatisch mit Cholesterinoxydase.

Bei der Ratte und der Maus konnte für die Leber *in vitro* ein deutlicher Tag-Nachtrhythmus in der Cholesterinsynthese nachgewiesen werden [4 bis 6]. Wir finden nun bei unseren *in vivo*-Untersuchungen einen zeitlich ähnlichen, in seinem quantitativen Ausmaß nicht so ausgeprägten, circadianen Rhythmus in der Serum-D-cH-Konzentration (*in vivo*-Cholesterinsynthese). Bei Verlegung der AY-Injektionszeit von 11 Uhr auf 23 Uhr (8 Tage lang) ergibt sich hierin keine wesentliche Änderung. Weitere Untersuchungen über die Ursache dieses circadianen *in vivo*-Rhythmus sind im Gange.

Die hepatische Cholesterinsynthese kann *in vitro* bei verschiedenen Tierspezies durch zusätzliche Gabe von Cholesterin mit der Nahrung prompt vermindert werden. Durch Zugabe von Cholesterin zum normalen Futter erhalten wir beim mini-pig *in vitro* (also für den ganzen Körper) einen raschen Abfall des Serum-D-cH (nach 3 Tagen um 50%, maximal um etwa 66% nach 6 Tagen). In den *in vitro*-Untersuchungen ist dieser Hemmeffekt beinahe ausschließlich für die Leber nachzuweisen [7, 8], andere extrahepatische Gewebe, die einen signifikanten Beitrag zum zirkulierenden Cholesterinpool leisten, wie z. B. der Dünndarm, werden *in vitro* durch exogenes Cholesterin kaum beeinflußt [9, 10]. Wenn nun *in vivo* beim mini-pig exogenes Cholesterin tatsächlich die hepatische Cholesterinsynthese maximal hemmt, müßten wir annehmen, daß der extrahepatische Beitrag für den Serumcholesterinpool hier etwa 30% ausmacht.

Auch beim fastenden Tier, das andere Modell, das zum Studium der Hemmwirkungen auf die *in vitro*-Cholesterinsynthese in der Leber häufig verwendet wird [11, 12], finden wir *in vitro* beim mini-pig einen deutlichen Abfall der D-cH-Konzentration im Serum.

Das enterohepatische zirkulierende Cholesterin ist an der Regulation der hepatischen Cholesterinsynthese beteiligt [13]. So steigt *in vitro* in der Leber der Acetateinbau in Cholesterin an, wenn die intestinale Reabsorption von Cholesterin vermindert wird. Alginverfütterung vermindert diese Reabsorption und zeigt auch in unseren Untersuchungen *in vivo* eine deutliche Erhöhung im D-cH-Beitrag zum Serumpool. Tomatin, das die Cholesterinabsorption vermindert — ohne einen Einfluß auf die Gallensäuren zu haben — indem es im Gastrointestinaltrakt einen nicht absorbierbaren Komplex mit Cholesterin bildet [14], zeigt in unseren Untersuchungen einen ähnlichen Effekt wie Algin.

Klinisch interessant sind pharmakologische Einflüsse auf die Cholesterinsynthese. Die Wirkungsweise der in der Klinik am häufigsten verwendeten serumcholesterinsenkenden Medikamente CPIB (Clofibrat, Regelan etc.) und β-Pyridylcarbinol (Ronicol retard) sind nicht genau bekannt.

In unseren Untersuchungen führt orale Verabreichung von CPIB beim mini-pig zu einer bis zu 50%igen Verminderung der Serum-D-cH-Konzentration, bei der Ratte kommt es zu einer Reduktion im Serum und in der Leber, nicht jedoch im Intestinum. Die serumcholesterinsenkende Wirkung von CPIB käme also in erster Linie durch eine Verminderung der hepatischen Cholesterinsynthese zustande. Dieser Befund ist in Übereinstimmung mit unseren früheren *in vitro*-Untersuchungen an Rattenlebern [15], wonach CPIB die hepatische Cholesterinsynthese durch Reduktion der HMG-CoA-Reduktase-Aktivität hemmt.

Im Gegensatz hierzu zeigt sich bei Verabreichung von β-Pyridylcarbinol trotz einer Senkung des Serumcholesterinspiegels keine signifikante Beeinflussung der Serum-D-cH-Konzentration. Auch dies stimmt mit unseren früheren *in vitro*-Untersuchungen überein [15]. Diese Ergebnisse sprechen gegen einen hepatischen Wirkungsmechanismus dieses Medikaments.

Thyreoideahormone stimulieren die hepatische Cholesterinsynthese *in vitro* um das Mehrfache, trotzdem senken sie und einige ihrer Analoge den Serumcholesterinspiegel. D-Thyroxin als Analoges des natürlichen Hormons zeigt eine gute Wirksamkeit bei der Behandlung der Hypercholesterinämie mit meist nur geringen Effekten auf den Basalstoffwechsel. Bei Verabreichung am mini-pig beobachten wir eine Senkung der D-cH-Konzentration im Serum. Auch bei der anschließenden Gabe von L-Thyroxin kommt es im Serumpool nicht zu der aus den *in vitro*-Untersuchungen erwarteten mehrfachen Erhöhung des Sterolgehaltes. Dies ist ein Beispiel, wo der Output aus dem Pool eine große Rolle spielt, d. h. die Erhöhung der Sterolsynthese wird in ihrer Wirkung auf den Serumpool wahrscheinlich übertroffen von dem (vermutlich biliären) stark gesteigerten Output.

Mit der hier verwendeten Methodik zur Bestimmung der endogenen Cholesterinsynthese konnten also erstmals am intakten Tier fortlaufende Untersuchungen — ohne Isotopen — durchgeführt werden, die Ergebnisse können im wesentlichen die aus *in vivo*-Untersuchungen zum Teil bekannten qualitativen Einflüsse auf die Cholesterinsynthese bestätigen, sie führen außerdem zu physiologischeren, quantitativen Hinweisen.

Literatur

1. Horlick, L.: J. Lipid Res. **7**, 116 (1966). — 2. Dvornick, D., Hill, P.: J. Lipid Res. **9**, 587 (1968). — 3. Bricker, L. A., Weis, H. J., Siperstein, M. D.: J. clin. Invest. **51**, 197 (1972). — 4. Back P., Hamprecht, B., Lynen, F.: Arch. Biochem. Biophys. **133**, 11 (1969). — 5. Kandutsch, A. A., Saucier, S. E.: J. biol. Chem. **244**, 2299 (1969). — 6. Horton, B. I., Hickman, P. E.: Life Sci. **9**, 1409 (1970). — 7. Dietschy, J. M., Wilson, I. D.: J. clin. Invest. **47**, 166 (1968). — 8. Dietschy, J. M., Wilson, I. D.: New Engl. J. Med. **282**, 1128 (1970). — 9. Gould, R. G., Taylor, C. B., Hagerman, J. S., Warner, I., Campbell, D. J.: J. biol. Chem. **201**, 519 (1953). — 10. Dietschy, J. M., Siperstein, M. D.: J. clin. Invest. **44**, 1311 (1955). — 11. Bucher, N. L. R., McGarrahan, K., Gould, E., Loud, A. V.: J. biol. Chem. **234**, 262 (1959). — 12. Tomkins, G. M., Chaikoff, I. L.: J. biol. Chem. **196**, 569 (1952). — 13. Weis, H. J., Dietschy, J. M.: J. clin. Invest. **48**, 2398 (1969). — 14. Cayen, M. N.: J. Lipid Res. **12**, 482 (1971). — 15. Kaiser, W., Zöllner, N.: Verh. dtsch. Ges. inn. Med. **78**, 1307 (1972).

Wolfram, G., Lenhart, P., Zöllner, N. (Med. Poliklinik Univ. München):
Zum Einfluß der Saccharose in der Nahrung auf die Lipide und Lipoproteine im Serum

Nach einer bekannten Hypothese soll die zunehmende Häufigkeit an Herzinfarkten in den Industrieländern durch den erhöhten Konsum von Saccharose verursacht sein. Als ein Argument für diese Hypothese wird ein stärkerer Anstieg des Triglyceridspiegels im Serum nach Saccharosereicher Kost im Vergleich zu einer Kost mit einem großen Anteil Glucose oder Stärke angeführt [1, 2]. Die technische Durchführung dieser Ernährungsversuche kann jedoch nicht befriedigen, da die Versuchsdauer meist zu kurz war, die Versuchspersonen während des Versuchs Gewicht verloren und Kohlenhydrate sehr unterschiedlicher Struktur, z. B. das Disaccharid Saccharose mit dem Polysaccharid Stärke, verglichen wurden. Vergleichbare Voraussetzungen sind nur bei Verwendung von Saccharose und dem ihr entsprechenden Disaccharid Maltose unter den Bedingungen einer Formeldiät gegeben [3].

Sechs gesunde, normalgewichtige männliche Versuchspersonen im Alter von 22 bis 26 Jahren wurden in einer Vorperiode von 7 Tagen Dauer mit einer Formeldiät ernährt, die in Caloriengehalt und Zusammensetzung der Ernährung vor dem Versuch entsprach. Angaben darüber wurden Ernährungsprotokollen der einzelnen Versuchspersonen während der letzten 10 Tage vor Beginn des Versuchs entnommen. Nach dieser Vorperiode und unterbrochen von einer Zwischenperiode von 6 Tagen Dauer wurde über zweimal 15 Tage eine saccharosebzw. maltosereiche Formeldiät verabreicht. Um einen Einfluß der Anordnung von Saccharose und Maltose auszuschließen, wurde die Reihenfolge der Versuchsperioden bei der Hälfte der Versuchspersonen vertauscht. Gesamtkalorienzufuhr (zwischen 2200 und 3500 cal/Tag), Proteinzufuhr (15% der Kalorien) und Cholesterinzufuhr (550 mg/Tag) blieben während des ganzen Versuches unverändert. Als Protein diente fett- und lactosefreies Milcheiweiß. Die Formeldiät der Vor- und Zwischenperiode entsprach mit 40% der Kalorien aus Fett mit einem P/S-Quotienten von 0,3 und 45% der Kalorien aus Glucose in Form von Oligosacchariden der Nahrung vor dem Versuch. In den eigentlichen Versuchsperioden wurden Saccharose bzw. Maltose in einer Menge von 80% der Kalorien und Fett 5% der Kalorien zugeführt. Die ausreichende Versorgung mit Vitaminen und Elektrolyten war gesichert. Blutproben wurden an jedem dritten Tag entnommen.

Die Formeldiät wurde von allen Personen gut vertragen. Das Körpergewicht blieb, abgesehen von einem geringen Abfall in den ersten Tagen, weitgehend unverändert. Klinische Mangelerscheinungen wurden nicht beobachtet, die üblichen klinisch-chemischen Parameter in Serum und Urin waren zu Beginn und am Ende des Versuchs normal.

In dieser Versuchsanordnung führen Saccharose und Maltose, in unphysiologisch hohen Dosen verabreicht, zu einem raschen Anstieg der Triglyceridspiegel. Die höchsten Werte werden innerhalb von 6 bis 9 Tagen erreicht, danach sinken die Triglyceridspiegel bei allen Versuchspersonen wieder ab, obwohl die di-

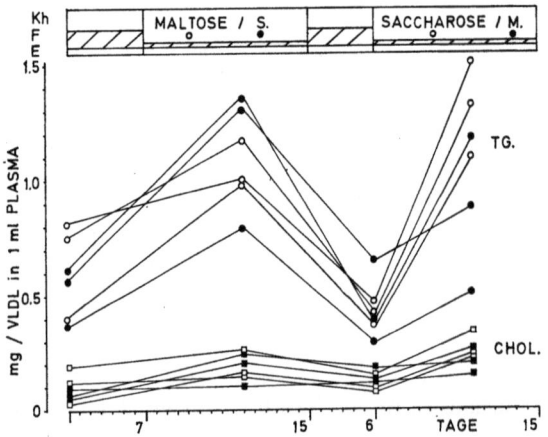

Abb. 1. Veränderungen von Triglyceriden und Cholesterin in den Lipoproteinen der Dichte D < 1006 (VLDL) des Plasmas während Zufuhr von Saccharose bzw. Maltose

saccharidreiche Formeldiät unverändert zugeführt wird. Der Anstieg der Triglyceridspiegel ist bei den einzelnen Versuchspersonen unterschiedlich hoch, bleibt jedoch bei der gleichen Versuchsperson bei saccharosereicher oder maltosereicher Formeldiät in der gleichen Größenordnung. Die Unterschiede im Anstieg der Triglyceridspiegel sind von Person zu Person größer als der relativ geringe Unterschied des Triglyceridspiegels bei der gleichen Person während Saccharose- bzw. Maltosezufuhr. Die Reihenfolge der beiden Disaccharide hat kaum einen Einfluß auf den Verlauf der Triglyceridspiegel. Das Disaccharid, das zuerst gegeben wird, führt meist zu einem größeren Anstieg der Triglyceridspiegel als das folgende, unabhängig davon, ob mit Saccharose oder Maltose begonnen wird. Die Plasmacholesterinspiegel fallen während der kohlenhydratreichen Versuchsperioden ab, ohne einen deutlichen Unterschied zwischen Saccharose- oder Maltosezufuhr erkennen zu lassen.

Die durch Trennung in der präparativen Ultrazentrifuge gewonnenen Plasmalipoproteinfraktionen der Dichte < 1006 (VLDL) und der Dichte 1006-1063 (LDL) zeigen während der Belastung mit den beiden Disacchariden das für eine erhöhte

Kohlenhydratzufuhr charakteristische Verhalten [4]. Die Veränderungen der Triglycerid-, Cholesterin- und Proteinanteile in den VLDL und LDL des Plasmas verlaufen nach Saccharose- und nach Maltosezufuhr in die gleiche Richtung und sind in ihrem Ausmaß nicht deutlich voneinander verschieden. Lediglich die Triglyceride in der VLDL-Fraktion liegen bei der gleichen Person nach Saccharosezufuhr immer etwas höher als nach Maltosezufuhr (Abb. 1).

Saccharose und Maltose führen, in unphysiologisch hoher Menge verabreicht, zu einem Anstieg der Triglyceridspiegel im Plasma des Gesunden. Die Unterschiede der Triglyceridspiegel nach beiden Disacchariden sind bei Verwendung der einander entsprechenden Disaccharide Saccharose und Maltose geringer als nach Ergebnissen eines Vergleichs von Stärke und Saccharose zu erwarten war. In diesem kontrollierten Ernährungsexperiment am Menschen nimmt die Saccharose im Vergleich zur Maltose keine eindeutige Sonderstellung in Hinsicht auf die Veränderungen der Plasmalipide ein. Eine Begünstigung der Koronarkrankheit durch Saccharose ist beim Gesunden, zumindest über die Veränderungen der hier untersuchten, wichtigsten Plasmalipide bzw. -lipoproteine, unwahrscheinlich, da die Triglyceridspiegel noch während der saccharosereichen Kost abfallen und die hier verabreichten Mengen Saccharose den durchschnittlichen Zuckerverbrauch um ein Mehrfaches übersteigen.

Literatur

1. Macdonald, I.: Amer. J. clin. Nutr. **18**, 369 (1966). — 2. Anderson, J. T.: Amer. J. clin. Nutr. **20**, 168 (1967). — 3. Zöllner, N., Wolfram, G.: Näringsforskning **17**, Suppl. 9 (1973). — 4. Schonfeld, G.: J. Lab. clin. Med. **75**, 206 (1970).

STANGE, E., PAPENBERG, J. (Med. Univ.-Klinik Heidelberg): **Die Wirkung von Maisöl, Kokosfett und/oder Cholesterin auf die Serum- und Aortenwandlipide sowie den Aortenstoffwechsel beim Kaninchen**

Der Einfluß verschiedener Nahrungsfette auf die cholesterininduzierte Atherosklerose scheint zumindest für 4 Tierspezies experimentell gesichert. Mit Ausnahme der weitgehend arteriosklereseresistenten Ratte nimmt die Atherogenität der cholesterinreichen Diät mit steigender Jodzahl der angewandten Fettsäuren ab. Dies gilt für das Kaninchen [4, 5], für den Rhesusaffen [7] und das Meerschweinchen [2]. Zahlreiche epidemiologische Studien beim Menschen ergeben, daß sowohl die Infarkt- als auch die Reinfarktquote bei Substitution gesättigter durch hochungesättigte Fettsäuren in der Diät drastisch gesenkt werden kann [3]. Diese Untersuchungen haben auch gezeigt, daß Diäten reich an hochungesättigten Fettsäuren zu einer Senkung des Blutcholesterinspiegels führen [6]. Von diesen Beobachtungen ausgehend sind zur weiteren Klärung der Wirkung hochungesättigter Fettsäuren auf die cholesterininduzierte Arteriosklerose beim Kaninchen die folgenden Untersuchungen durchgeführt worden:

30 Kaninchen (New Zealand Whites 2,5 bis 3 kg) wurden in 4 Gruppen aufgeteilt. Die Gruppe 1 (7 Tiere) erhielt über 18 Wochen eine Normaldiät. Die Gruppen 2, 3 und 4 wurden in den ersten 9 Wochen mit Normalfutter + 1% Cholesterin ernährt. Die Gruppe 2 erhielt diese Diät weiter bis zur 18. Woche, während die Gruppe 3 (8 Tiere) zusätzlich 5% Kokosfett, die Gruppe 4 (8 Tiere) zusätzlich 5% Maisöl bekam. Die Serumlipide wurden 3wöchentlich bestimmt. Nach der Diätperiode von 18 Wochen wurden die Tiere entblutet und die Aorten und Lebern entnommen. Das Serum je einer Gruppe wurde „gepooled" und die Lipoproteinfraktionen isoliert (VLDL bei d = 1,006, LDL bei d = 1,006 bis 1,063 und HDL bei d = 1,063 bis 1,210 g/ml). Die Aorta wurde von der Adventitia befreit und über 4 Std in einem Warburg-Apparat getrennt in Thorax- und Abdomenaorta inkubiert. Bestimmt wurden der Sauerstoff- und Glukoseverbrauch sowie die Laktat- und Kohlendioxydbildung. Anschließend wurde das Intima-Media-Präparat homogenisiert und die Lipide im Methanol-Chloroformextrakt bestimmt.

Der Cholesterinspiegel der Gruppe 1 bleibt mit Werten um 51 bis 86 mg/ml konstant über die gesamte Diätperiode von 18 Wochen. 1% Cholesterin in der Diät der Gruppen 2, 3 und 4 in den ersten 9 Wochen der Diätperiode führt zu einem Anstieg des Serumcholesterins auf durchschnittlich 1681 mg/100 ml. Die Cholesteringruppe 2 zeigt nach 18 Wochen einen Serumcholesterinspiegel von 1447 mg/100 ml. 5% Kokosfettzusatz führt in der Gruppe 3 zu einem weiteren Anstieg des Serumcholesterins nach 18 Wochen auf 2639 mg/100 ml. Im Vergleich dazu erreichte der Serumcholesterinspiegel bei 5% Maisölzusatz nach 18 Wochen in der Gruppe 4 einen Wert von 2002 mg/100 ml. Die Serumcholesterinspiegel lassen sich sowohl 3 Wochen nach der Diätumstellung als auch am Ende der Diätperiode nach 18 Wochen signifikant unterscheiden. Die Serumphosphatide zeigen ein ähnliches Verhalten wie das Serumcholesterin. 5% Maisöl und 5% Kokosfett führen nach 18 Wochen auch zu einem deutlichen Anstieg der Serumtriglyceride gegenüber der Cholesterin- und der Normalgruppe, deren Spiegel sich angleichen.

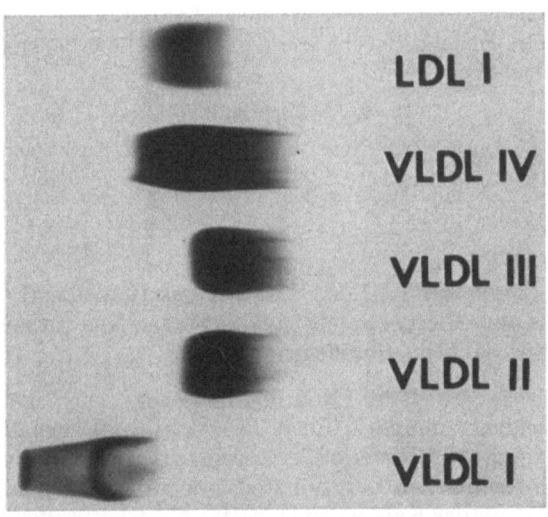

Abb. 1. Agarose-Gel-Elektrophorese der Very Low Density Lipoproteine (VLDL) der Kontrollgruppe I, der Cholesterin-Gruppe II, der Cholesterin-Kokosfett-Gruppe III und der Cholesterin-Maisöl-Gruppe IV verglichen mit dem Low Density Lipoprotein (LDL) der Kontrollgruppe I

In den VLDL (very low density lipoproteine)-Fraktionen des Serums ist der Cholesteringehalt der Gruppe 2 bis 4 mit 62 bis 65% gegenüber 11% der Kontrollgruppe auf das 6fache erhöht. Gleichzeitig nimmt der Triglyceridgehalt in den VLDL-Fraktionen von 55% in der Kontrollgruppe auf 18% in den Maisöl- und Kokosfettgruppen und auf 6% in der Cholesteringruppe ab. Der Phosphatidgehalt ist bei den Gruppen 2 und 4 um das 2- bis 3fache verglichen mit den Gruppen 1 und 2 erniedrigt. Der Proteingehalt der VLDL-Fraktionen der Gruppe 2 bis 4 ist gegenüber der Normalgruppe niedriger. Gleichsinnige Veränderungen durch die Experimentaldiäten erfahren die LDL (low density lipoproteine)- und die HDL (high density lipoproteine)-Fraktionen.

Immunelektrophoretisch stellen sich alle Lipoproteinfraktionen rein dar.

Die VLDL-Fraktionen der Gruppen 2 und 3 zeigen in der Agarose-Elektrophorese β-Lipoproteinmobilität (Abb. 1), während die VLDL-Bande der Maisölgruppe 4 zwischen der β- und der Prä-β-Position liegt (Abb. 1). Die Mobilitäten der LDL- und HDL-Fraktionen verhalten sich analog.

Die bisher beschriebenen lipidchemischen Veränderungen des Kaninchenserums unter den Experimentaldiäten führen zu charakteristischen Befunden an der Kaninchenaorta. Nach der Diätperiode von 18 Wochen zeigen die Aorten der Gruppen 2 und 3 schwere arteriosklerotische Veränderungen 3. bis 4. Grades, während die Maisölgruppe 4 nur eine mäßige Arteriosklerose 2. bis 3. Grades zeigt. Die Kontrollgruppe 1 zeigt keine Arteriosklerose.

Die manometrischen Untersuchungen der thorakalen und abdominellen Kaninchenaorten ergeben in der Kontrollgruppe einen Sauerstoffverbrauch von 52,4 und 36,6 µl/Std und Programm für Thorax- und Abdomenaorta (Abb. 2). Diese Werte verdoppeln sich mit den schwer arteriosklerotischen Aorten der Gruppe 2 und 3 auf 93/86,8 und 109,1/66,8 (Thorax/Abdomen) µl/Std und Programm (Abb. 2). Im Vergleich dazu zeigt die Maisölgruppe 4 mit 54,1/30,6 µl/Std und Programm einen O_2-Verbrauch wie im Kontrollversuch (Abb. 2). Der O_2-Verbrauch der Aorta im Cholesterin- und im Maisölversuch ist signifikant verschieden.

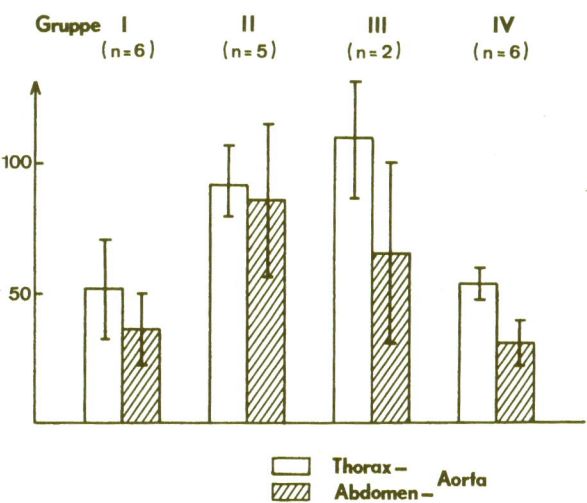

Abb. 2. Sauerstoffverbrauch der Kaninchenaorta der Kontrollgruppe I, der Cholesterin-Gruppe II, der Cholesterin-Kokosfett-Gruppe III und der Cholesterin-Maisöl-Gruppe IV

Der Glukoseverbrauch in den Fettgruppen 2, 3 und 4 ist gegenüber dem Kontrollversuch signifikant niedriger. Die Laktatbildung der Aorten ist in der Maisölgruppe etwa halb so groß wie in den anderen Gruppen. Die Bildung von markiertem CO_2- aus ^{14}C-U-Acetat ist in den hypercholesterinämischen Gruppen 2, 3 und 4 etwa verzehnfacht gegenüber der Kontrollgruppe.

Die Aortenwandlipide verhalten sich zu dem makroskopischen Eindruck und den Stoffwechselbefunden gleichsinnig. Der Cholesteringehalt der Aorten aus der Gruppe 4 ist um die Hälfte niedriger als in den Gruppen 2 und 3 (p 0,01). Analog verhalten sich die Phosphatide.

„Ungesättigtes" Maisöl führt beim Kaninchen zu einer deutlichen Verminderung der cholesterininduzierten Arteriosklerose der Aorta [4, 5]. Die Aorten der Maisölgruppe zeigen im Vergleich zu den Cholesterin- und Cholesterin + Kokosfett-Gruppen einen der Kontrollgruppe entsprechenden O_2-Verbrauch, eine niedrigere Laktatbildung, einen niedrigeren Glukoseverbrauch sowie einen geringeren Lipidgehalt, trotz des höheren Serumcholesterinspiegels der Gruppe 4 verglichen mit der Gruppe 2. Ursache der Maisölwirkung sind möglicherweise Strukturveränderungen in den VLDL-, LDL- und HDL-Fraktionen. Ein Hinweis dafür sind die veränderte Protein-Lipidzusammensetzung, die veränderte elektrophoretische Mobilität und veränderte Polyanionenfällungseigenschaften.

Vorläufige elektronenmikroskopische Untersuchungen von Agostini [8] weisen ein „stacking" von polygonal veränderten VLDL- und LDL-Partikeln in den Gruppen 2 und 3 nach [8]. (Der besondere arteriosklerosegefährdete menschliche Hyperlipoproteinämietyp IIa zeigt ähnliche Lipoproteinaggregationen [1].) In der Maisölgruppe 4 ist dieses Phänomen dagegen deutlich weniger ausgeprägt [8].

Literatur

1. Agostini, B., Seidel, D., Wieland, H.: Naturwissenschaften **60**, 111 (1973). — 2. Florentin, R. A., Nam, S. C.: Exp. molec. Path. 8, 263 (1968). — 3. Heyden, S.: In: Ernährungslehre und Diätetik, Bd. II, Teil II, S. 1. Stuttgart: Thieme. — 4. Kritchevsky, B., Moyer, A. W., Tesar, W. C., McCandless, R. F. J., Logan, J. B., Brown, R. A., Englert, M. E.: Amer. J. Physiol. **185**, 279 (1956). — 5. Kritchevsky, D., Tepper, S. A., Vesselinovitch, D., Wissler, R. W.: Atherosclerosis 14, 53 (1971). — 6. Malmros, H., Wigand, G.: Lancet **1957 II**. — 7. Wissler, R. W., Vesselinovitch, D., Getz, G. S., Hughes, R. H.: Fed. Proc. **26**, 371 (1967). — 8. Stange, E., Agostini, B., Papenberg, J.: In Vorbereitung.

ATZPODIEN, W., KREMER, G. J., SCHNELLBACHER, E., BIERBACH, H. (II. Med. Klinik u. Poliklinik Univ. Mainz): **Biochemische Untersuchungsergebnisse bei Morbus Fabry**

I.

Das Angiokeratoma corporis diffusum, der Morbus Fabry, ist eine erbliche Glykolipidstoffwechselerkrankung mit X-chromosomal geschlechtsgebundenem Erbgang. Die Erkrankung ist charakterisiert durch die systematische Anhäufung eines Glykosphingolipids, eines Ceramid-Trihexosids [1] (Abb. 1), in zahlreichen Geweben.

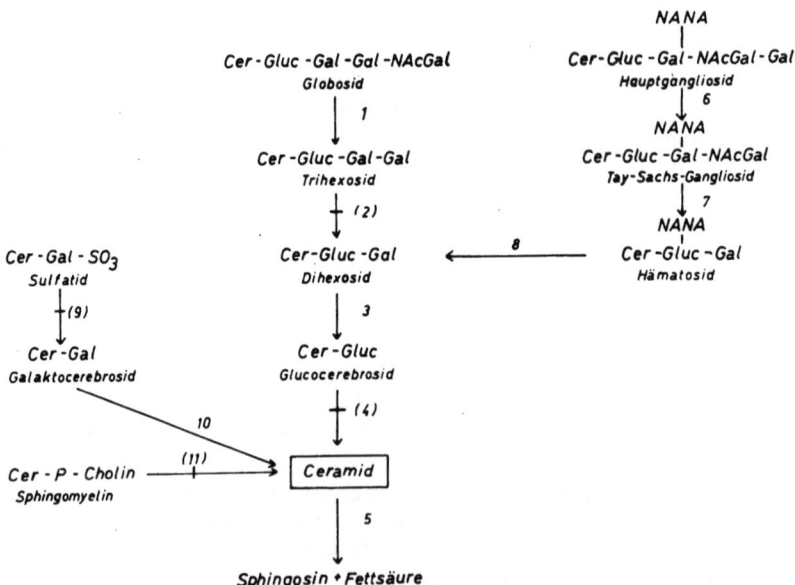

Abb. 1. Abbau der Sphingolipide. (2) = Ceramidtrihexosidase (α-Galaktosidase). (In Anlehnung an Brady u. Mitarb.)

Brady u. Mitarb. [2] identifizierten 1967 den primären Stoffwechseldefekt als fehlende Aktivität des Enzyms Ceramidtrihexosidase, einer lysosomalen α-Galaktosidase, welche spezifisch das endständige Galaktosemolekül im Ceramidtrihexosid abspaltet.

Bevorzugt werden bei der Ablagerung des Ceramidtrihexosids die Hautgefäße, Muskelfasern des gesamten Gefäßsystems, Nierenepithelien, das Myocard sowie bestimmte Neurone des zentralen und des vegetativen Nervensystems. Die klinische Diagnose stützt sich auf Hautgefäßläsionen (Angiokeratome): rundliche, stecknadelkopfgroße purpurrote oder dunkelblaue bis schwärzliche Fleckchen, welche vorwiegend am Stamm unterhalb des Nabels auftreten. Weitere wichtige Symptome sind periodische Episoden von Fieber und Schmerzen in den Extremitäten. Mit zunehmendem Alter werden diese Symptome gewöhnlich begleitet von Proteinurie mit schrittweiser Entwicklung einer renalen Insuffizienz. Eine auffallende Mortalität erfolgt in der 4. bis 5. Lebensdekade durch renales Versagen oder eine cardiovaskuläre Komplikation.

Tabelle

	Ceramidtrihexosid (nMol/ml Plasma)	α-Galaktosidaseaktivität (nMol gespaltenes Substrat[a] pro Std/ml Plasma)
Kontrollpersonen	1,23 (± 0,68) (n = 12)	18,76 (± 4,09) (n = 16)
1. Pat. E. M., ♂, 35 Jahre	4,8	2,5
2. M. D. ♀, 42 Jahre, Schwester von 1.	1,6	8,3
3. E. W., ♀, 41 Jahre, Schwester von 1.	3,0	4,7
4. M. W., ♂, 17 Jahre, Sohn von 3.	6,7	1,7
5. K. W., ♂, 14 Jahre, Sohn von 3.	2,4	15,8

[a] 4-Methylumbelliferyl-α-D-Galaktopyranosid

II.

Der von uns untersuchte, jetzt 35jährige Patient zeigt die typischen Hautveränderungen seit der Kindheit. Auch treten seit etwa 20 Jahren die charakteristischen Schmerzattacken mit Schwellungen im Bereich der Hand- und Fußgelenke auf. Ferner besteht eine komplette Anhidrosis, die gelegentlich zu Hitzekollapszuständen führte. Klinisch finden sich Zeichen der beginnenden Herzinsuffizienz und erhebliche EKG-Veränderungen. Die renale Beteiligung zeigt sich in einer eingeschränkten endogenen Kreatininclearance. Die augenfachärztliche Untersuchung ergab die typischen Lipidablagerungen in der Hornhaut.

Der biochemische Beweis für das Vorliegen eines Morbus Fabry wird erbracht durch die Bestimmung des erhöhten Ceramidtrihexosidgehaltes und durch den Nachweis einer verminderten α-Galaktosidaseaktivität im Blutplasma.

Methodik

Aus 10 ml Blutplasma werden die Glykosphingolipide durch Chloroform-Methanolextraktion, anschließende Acetylierung, Säulenchromatographie an Florisil, Deacetylierung mit darauffolgender Dialyse gegen Wasser isoliert [3] und durch Dünnschichtchromatographie auf Kieselgelplatten getrennt. Die quantitative Bestimmung der einzelnen Ceramidfraktionen erfolgt im Orcinol-Farbtest [4].

III.

Bei unserem Patienten E. M. ist die Ceramidtrihexosidfraktion auf fast das 4fache erhöht (Tabelle). Die Untersuchung der Anverwandten zeigt, daß eine der beiden Schwestern erhöhte Trihexosidwerte hat, bei deren 17jährigen Sohn mit klinischen Erscheinungen für Morbus Fabry finden sich sogar 5,5fach erhöhte

Werte. Bei dem 14jährigen Sohn liegen die Trihexosidwerte leicht oberhalb des normalen Streuungsbereichs.

Grundlage für den erhöhten Ceramidtrihexosidgehalt ist die nachweisliche Erniedrigung der α-Galaktosidaseaktivität im Blutplasma [5] des Patienten und seiner Verwandten (Tabelle). Die α-Galaktosidaseaktivität ist bei unserem Patienten gegenüber einer Kontrollgruppe auf 13% erniedrigt, bei dem 17jährigen Neffen mit der stark erhöhten Trihexosidfraktion auf 9%. Die beiden Schwestern unseres Patienten müssen auf Grund der α-Galaktosidasewerte als heterozygote Erbmalsträger angesehen werden. Der 14jährige Neffe ist gesund.

Eine kausale Behandlung des Morbus Fabry ist z. Z. nicht möglich. Über Versuche, durch Nierentransplantation, Plasmainfusion oder durch Zufuhr der gereinigten Ceramidtrihexosidase einen Enzymersatz zu schaffen, wurde berichtet [6 bis 8].

Ein klinisches Problem bieten oft die hartnäckigen, therapieresistenten Schmerzattacken, die bei unserem Patienten durch Einsatz von Diphenylhydantoin (Phenhydan®) und Carbamazepin (Tegretal®) günstig und anhaltend beeinflußt wurden.

Die Untersuchungen wurden teilweise durchgeführt mit Unterstützung aus Mitteln aus dem SFB 36.

Literatur

1. Sweeley, C. C., Klionsky, B.: J. biol. Chem. **238**, 3148 (1963). — 2. Brady, R. O., Gal, A. E., Bradly, R. M., Mårtensson, E., Warshaw, A. L., Laster, L.: New Engl. J. Med. **276**, 1163 (1967). — 3. Saito, T., Hakamori, S.: J. Lipid Res. **12**, 257 (1971). — 4. Neskovic, N., Sarlieve, L., Nussbaum, J.-L., Kostic, D., Mandel, P.: Clin. chim. Acta **38**, 147 (1972). — 5. Desnick, R. J., Allen, K. Y., Desnick, S. J., Raman, M. K., Bernlohr, R. W., Krivit, W.: J. Lab. clin. Med. **81**, 157 (1973). — 6. Philippart, M., Franklin, S. S., Gordon, A., Leeber, D., Hull, A. R.: In: Advances in exper. medicine and biology, Vol. 19, p. 641. New York-London: Plenum Press 1972. — 7. Mapes, C. A., Anderson, R. L., Sweeley, C. C., Desnick, R. J., Krivit, W.: Science **169**, 987 (1970). — 8. Brady, R. O., Tallman, J. F., Johnson, W. G., Gal, A. E., Leahy, W. R., Quirk, J. M., Dekaban, A. S.: New Engl. J. Med. **289**, 9 (1973).

GOEBEL, K. M., NEITZERT, A., MÜHLFELLNER, G., KAFFARNIK, H. (Med. Univ.-Poliklinik Marburg): **Untersuchungen des Erythrozytenstoffwechsels bei transitorischer Hämolyse des Zieve-Syndroms***

Zieve berichtete erstmals 1958 über seine Beobachtungen bei Patienten, die gemeinsam die Symptome eines Ikterus, Hyperlipoproteinämie, alkoholinduzierten Leberschadens und eine transitorische Hämolyse aufwiesen [11]. Ein pathogenetischer Zusammenhang zwischen der alkoholinduzierten Fettleber, Hyperlipoproteinämie und hämolytischen Anämie konnte bisher nicht nachgewiesen werden [1, 4].

Ein hämolyseauslösender Serumfaktor konnte experimentell auch nach Kreuztransfusionsversuchen nicht festgestellt werden [1].

Wir untersuchten den Erythrozytenstoffwechsel bei 10 Patienten mit einem Zieve-Syndrom, um Hinweise auf einen intracorpusculären Hämolysefaktor zu erhalten.

Eine Hyperlipoproteinämie vom Typ V (n = 9) bzw. Typ IV, eine alkoholtoxische Fettleber sowie eine transitorische Hämolyse mit verkürzter Halbwertzeit ^{51}Cr-markierter Erythrozyten und Reticulozytose wurden als Hauptmerkmale des Zieve-Syndroms unserer Patientengruppe (n = 10) beobachtet.

Trotz quantitativ normaler Enzymwerte, die Rüdiger et al. [8] bereits bei ihren Zieve-Syndrompatienten 1970 beobachteten, fanden wir in den Konzen-

---

* Mit Unterstützung der Deutschen Forschungsgemeinschaft.

Tabelle. Laboratoriumsbefunde und biochemische Untersuchungsergebnisse des Erythrocytenstoffwechsels bei Zieve-Syndrom (n = 10) sowie homozygoten Pyruvat-Kinase-Defektträger (H. H., 60 J.)

	Normalwerte	L.W.	G.H.	F.S.	T.D.	F.W.	G.K.	A.K.	E.L.	G.W.	A.S.	PK-homozygot
Hämoglobin	16 g-%	9,8	9,5	11,2	11,4	11,8	8,9	11,4	8,9	12,6	12,2	8,2
Erythrocyten	$5 \times 10^6/\text{mm}^3$	4,2	3,2	3,6	3,0	3,2	3,9	4,2	4,2	4,2	3,6	2,4
Retikulocyten	4‰	48	37	136	47	44	42	32	31	32	39	58
T/2 (^{51}Cr)HWZ	32 Tage	12	16	18	12	10	—	14	—	—	—	8
Bilirubin	1,0 mg-%	1,9	1,4	1,9	5,2	3,8	5,0	1,6	2,5	2,3	3,0	2,4
GPT/GOT	< 12 mU/ml	24/29	15/24	45/38	18/47	44/58	24/39	18/22	20/26	40/65	34/40	10
Cholesterin	240 mg-%	560	370	950	380	615	1440	900	540	900	1050	210
Triglyceride	130 mg-%	1200	860	2300	350	1250	7200	3440	620	6700	6100	140
Piruvat-Kinase (PK)	$28,5 \pm 6,2$ U/10^{11} Ery.	44,2	32,4	40,3	26,4	32,8	52,2	42,2	24,5	34,4	32,2	8,2
Hexokinase	$1,5 \pm 0,3$ U/10^{11} Ery.	4,4	6,2	10,8	3,6	6,4	5,4	4,8	3,6	4,2	4,2	12,0
Glucose-6-phosphat-dehydrogenase	$17,9 \pm 2,0$ U/10^{11} Ery.	28,0	32,4	44,0	30,4	42,8	36,4	32,8	28,8	27,8	39,2	34,6
Glucose-phosphat-isomere	$89,0 \pm 17,0$ U/10^{11} Ery.	120,4	140,8	132,8	98,4	130,4	110,4	122,4	90,4	102,0	110,4	160,8
2,3 DGP	$44,2 \pm 4,4$ μM/10 ml Ery.	52	48	58	46	52	62	54	54	44	42,4	64
ATP	$12,3 \pm 1,4$ μM/10 ml Ery.	7,0	6,5	10,4	6,4	9,2	7,3	10,5	10,4	7,8	9,2	4,6
PK-pH optimum	7,2—7,4	7,8	7,0	7,5	7,4	7,5	7,6	7,2	7,8	7,6	7,8	7,5
PK-K$_m$ (PEP)	$0,4 \pm 0,02$ mM	1,4	1,0	0,5	0,6	0,5	0,7	1,3	1,5	0,8	0,9	1,3
PK-Thermostabilität	stabil	labil	labil	labil	labil	labil	labil	labil	labil	labil	labil	labil
ATP-Stabilität	$+0,4 \pm 0,02$	+0,1	+0,1	−0,1	−0,21	−0,1	+0,2	+0,1	−0,2	−1,2	−0,8	−1,6
PK-Inkubation (G-6-P)	$+5,6 \pm 1,2$	+10,4	+12,4	−2,4	+1,8	+2,8	−8,2	−6,8	−7,2	+2,2	−4,8	−3,8
PK-Inkubation (K$^+$)	$-4,8 \pm 0,08$	−18,4	−20,4	−20,8	−6,8	−12,4	−28,4	−20,4	−12,4	−14,4	−14,6	−4,4

trationsverschiebungen energiereicher Phosphate Hinweise auf eine Pyruvatkinaseinstabilität. Enzymkinetische Untersuchungen der Pyruvatkinase (PK) wiesen vergleichbare Resultate mit den PK-Veränderungen auf, die wir bei einem angeborenen homozygoten PK-Enzymdefektträger feststellten (Ergebnisse siehe Tabelle).

Versuche mit in vitro-Alterung der Erythrozyten zeigten eine deutliche PK-Instabilität der Zieve-Syndrompatienten mit einer pathologischen ATP-Stabilität und verringerten Glukoseutilisation (Tabelle).

Zwar können die geänderten Enzymeigenschaften der PK mit den pathologischen Stoffwechselleistungen in den Erythrozyten der Patienten mit Zieve-Syndrom als Hinweise auf einen erworbenen oder angeborenen intracorpusculären Defekt verstanden werden, jedoch wird der Hämolysemechanismus damit noch nicht erklärt [9].

Als Hypothese ist ein Hämolyseablauf denkbar, der mit dem des Favismus vergleichbar ist: Medikamente greifen hier enzymhemmend in den Erythrozytenstoffwechsel ein und lösen eine Hämolyse aus, wenn ein angeborener G-6-PD-Mangel latent in der Zelle vorhanden ist [2].

Als extracorpusculäre Faktoren, die Änderungen der Enzym- und Substratkonzentrationen in den Erythrozyten hervorrufen, gelten Acidosen, Alkalosen, Elektrolyt- und Phosphatverschiebungen sowie endokrinologische Störungen [2, 3, 5, 6, 7, 10], die wir jedoch nicht beim Zieve-Syndrom nachweisen konnten.

Im Gegensatz zu reversiblen hormoninduzierten Regulationsstörungen der Glykolyse in den Erythrozyten von Patienten mit Diabetes mellitus, Insulinhypoglykämie und Hyperthyreose konnten wir bei vergleichenden in vivo-Studien von 16 Patienten mit Hyperlipoproteinämie keine Enzym- und Substratverschiebungen roter Blutzellen feststellen [5].

Die Hyperlipoproteinämie, ein Leitsymptom des Zieve-Syndroms, löst demnach keine Regulationsstörungen roter Blutzellen aus.

Unsere biochemischen Analysen des Erythrozytenstoffwechsels beim Zieve-Syndrom weisen auf einen Locus minoris resistentiae in den roten Blutzellen dieser Patienten hin.

Die PK-Instabilität spielt bei Regulationsstörungen roter Blutzellen beim Zieve-Syndrom eine wesentliche Rolle.

Sie führt aber nur dann zu einer transitorischen Hämolyse, wenn ein bisher nicht identifizierter, als ,,Hämolysin" im Serum auftretender Faktor auf den Erythrozytenstoffwechsel einwirkt.

Dieses Zusammenwirken eines vermuteten extracellulären Faktors mit dem hier von uns beobachteten intracorpusculären Defekt konnten wir bisher nicht lückenlos beschreiben.

Literatur

1. Balcerzak, S. P., Westerman, M. P., Heinle, E. W.: Amer. J. med. Sci. **255**, 277 (1968). — 2. Beutler, E.: Sem. Hemat. 8, 311 (1971). — 3. Black, J. A., Henderson, M. H.: Biochim. biophys. Acta (Amst.) **284**, 115 (1972). — 4. Blass, J. P., Dean, H. M.: Amer. J. Med. **40**, 283 (1966). — 5. Goebel, K. M., Goebel, F. D., Neitzert, A., Hausmann, L., Schneider, J.: Enzyme (1974) (in press). — 6. Lichtman, M. A., Miller, D. R., Choen, J., Waterhouse, C.: Ann. intern. Med. **74**, 562 (1971). — 7. Rapoport, S.: Proc. Plenary Sess XIth Congr. Int. Soc. Haemat., p. 356. Sydney: Government Printer 1966. — 8. Rüdiger, H. W., Blume, K. G., Esselborn, H., Glogner, P., Kaffarnik, H., Finke, J., Löhr, G. W.: Blut **20**, 178 (1970). — 9. Schröter, W.: Helv. paediat. Acta **27**, 471 (1972). — 10. Travis, S. F., Sugerman, H. J., Rubert, R. L., Dudrick, S. J., Deliviria, M., Miller, L. D., Oski, D.: New Engl. J. Med. **285**, 763 (1971). — 11. Zieve, L.: Ann. intern. Med. **48**, 471 (1958).

Rakow, A. D., Ditschuneit, H. H., Küter, E., Ditschuneit, H. (Abt. f. Stoffwechsel u. Ernährungswissenschaft Zentrum Innere Med. u. Kinderheilkunde Univ. Ulm): **Der Einfluß von D-Thyroxin-Na (Dynothel) auf die Hypercholesterinämie**

Durch zahlreiche Untersuchungen ist ein eindeutiger Zusammenhang zwischen Hyperlipoproteinämien und klinisch nachweisbaren Symptomen einer Arteriosklerose festgestellt worden. Diese Tatsache hat Entwicklung und Einsatz von antihyperlipämisch wirksamen Medikamenten in den letzten Jahren wegen exponentiell ansteigender Morbiditäts- und Mortalitätsraten an degenerativen Blutgefäßerkrankungen stark vorangetrieben. Als Substanzen mit sicherer cholesterinsenkender Wirkung sind D-Thyroxin-Präparate schon seit langem bekannt.

Durch Nebenwirkungen, die wahrscheinlich auf den hohen Gehalt an L-Thyroxin zurückzuführen waren (0,8 bis 1%), wurden Therapieversuche gerade an infarktgefährdeten Patientenkollektiven limitiert. Seit ca. 2 Jahren steht uns ein hochgereinigtes D-Thyroxin mit einem L-Thyroxin-Gehalt von weniger als 0,2% zur Verfügung, was sich zur Erprobung der therapeutischen Wirksamkeit anbot. Da bekannt ist [3, 8, 9], daß vor allem das β-Cholesterin durch D-Thyroxin gesenkt wird, untersuchten wir getrennt den Therapieeffekt auf die Lipidkonzentrationen in den Lipoproteinfraktionen VLDL, LDL und HDL.

Versuchsanordnung und Methodik

Insgesamt 20 Pat. (12 Frauen und 8 Männer mit einem durchschnittlichen Lebensalter von 49,7 Jahren) mit einer primären Hyperlipoproteinämie erhielten für die Dauer von 6 Monaten D-Thyroxin in steigender Dosierung bis 6 mg/Tag. Bei 14 Pat. lag eine Hyperlipoproteinämie Typ IIa und bei 6 Pat. eine Hyperlipoproteinämie Typ IIb vor. 10 Pat. litten an einer Angina pectoris, 3 hatten vor 6 bis 12 Monaten einen Myokardinfarkt durchgemacht, 2 Pat. wiesen periphere arterielle Durchblutungsstörungen und Symptome einer Angina pectoris auf, die restlichen 5 Pat. klagten über uncharakteristische Beschwerden.

Alle Patienten hielten seit mindestens 6 Monaten vor Therapiebeginn eine Hyperlipidämiediät ein, die zwar teilweise zu einer Reduzierung, aber keineswegs zu einer Normalisierung der Lipide geführt hatte. Diese diätetische Behandlung wurde während der medikamentösen Therapie beibehalten. In 4wöchigen Abständen erfolgten Kontrollen von Cholesterin, Triglyzeriden, Lipidelektrophorese, Harnsäure, Blutzucker, Transaminasen, PBI, Blutdruck, Puls, Gewicht und Elektrokardiogramm. Gleichzeitig wurden bei jeder dieser Kontrollen die vom Patienten angegebenen Nebenwirkungen registriert.

Ergebnisse

Bei den 14 Patienten mit Hyperlipoproteinämie, Typ IIa, lagen die Ausgangswerte für Cholesterin bei 318 mg-%. Nach stufenweiser Steigerung der D-Thyroxin-Dosis auf 6 mg/Tag nach 4 Wochen und Fortführung dieser Therapie über insgesamt 6 Monate fiel die Cholesterinkonzentration signifikant um 48 mg-% ab, was einem relativen Abfall von 15% entspricht. Die gleichzeitig ermittelten Triglyzeridwerte blieben praktisch unverändert (Abb. 1).

Die Patienten mit Hyperlipoproteinämie, Typ IIb, mit einem Cholesterinausgangswert von 315 mg-%, ließen einen signifikanten Abfall des Cholesterins um 17,8% bzw. um 56 mg-% erkennen. Bei diesen Patienten wurde auch ein Triglyzeridabfall um 22,5% beobachtet, der sich allerdings statistisch nicht sichern ließ (Abb. 1).

Aus dem zeitlichen Verlauf der Cholesterinsenkung ist zu entnehmen, daß der Abfall bei der von uns gewählten, langsam einschleichenden Dosierung nicht sofort erfolgt. Bei Patienten mit Typ IIa tritt der volle Therapieerfolg erst nach 2 Monaten, bei den Patienten mit Typ IIb nach 3 Monaten ein. Der Abfall der Triglyzeridkonzentration bei Patienten mit Typ IIb erfolgt ebenfalls langsam über einen Zeitraum von 2 Monaten (Abb. 1).

Aus der Analyse der Lipide der einzelnen Lipoproteinfraktionen ergibt sich, daß bei Typ IIa eine signifikante Abnahme des Cholesterins nur in der LDL-Fraktion erfolgt. Sie beträgt 23,1% bzw. 59 mg-%. Die Abnahme des Cholesterins in der VLDL-Fraktion und die Zunahme in der HDL-Fraktion ist gering und statistisch nicht zu sichern. Bei Patienten mit Typ IIb findet sich in allen Lipoproteinfraktionen eine Abnahme des Cholesterins, statistisch ist sie jedoch wegen großer individueller Schwankungen nicht sicherungsfähig (Abb. 2).

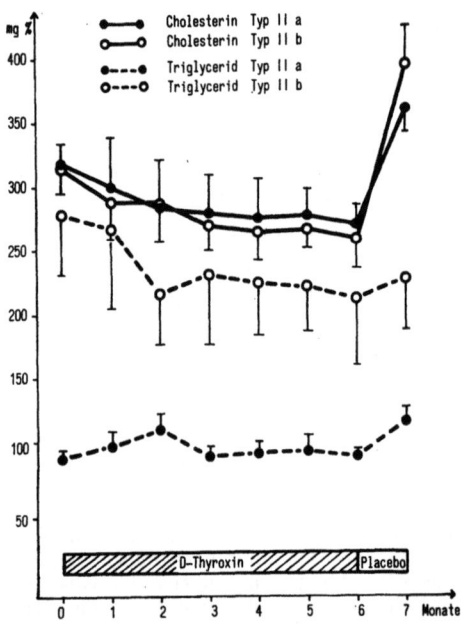

Abb. 1. Die Wirkung von D-Thyroxin (Dynothel®; 6 mg/die) auf die Cholesterin- und Triglyceridkonzentrationen bei 14 Pat. mit Hyperlipoproteinämie Typ IIa und 6 Pat. mit Hyperlipoproteinämie Typ IIb

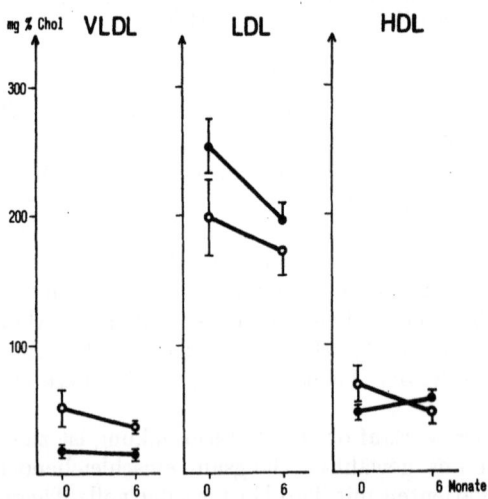

Abb. 2. Vergleich der Cholesterinkonzentrationen in den Fraktionen VLDL, LDL und HDL vor und nach 6 Monaten Therapie mit D-Thyroxin (Dynothel®; 6 mg/die) bei Patienten mit Hyperlipoproteinämie Typ IIa (n = 14) und Typ IIb (n = 6). ●———● Typ IIa; ○———○ Typ IIb

Bei gleichbleibenden Triglyzeridkonzentrationen im Vollserum bei Patienten mit Typ IIa ließen sich auch in den Fraktionen keine signifikanten Veränderungen der Triglyzeride bei diesem Typ nachweisen. Die starke Abnahme der Triglyzeride im Gesamtserum bei den Patienten mit Typ IIb ist mit einer Abnahme der Triglyzeride in allen 3 Fraktionen korreliert. Sie ist in der LDL-Fraktion aber am stärksten ausgeprägt.

Diskussion

Die Senkung des Cholesteringehaltes des Serums durch D-Thyroxin um 48 mg-% wird beim Typ IIa allein durch Abnahme des Cholesterins in der LDL-Fraktion verursacht. Da die LDL-Fraktion nach bisherigen Erkenntnissen die höchste atherogene Wirkung besitzt, der HDL-Fraktion hinsichtlich Atherogenität nur eine unbedeutende Wirkung zukommt, sehen wir in diesem Therapieeffekt eine sinnvolle Präventivmaßnahme. In Übereinstimmung mit anderen Autoren beobachteten auch wir eine um so stärkere Senkung, je höher die Ausgangswerte lagen [1, 5].

Bei den Patienten mit Typ IIb war die Cholesterinabnahme durch eine gleich hohe absolute Abnahme in allen 3 Lipoproteinfraktionen bedingt.

Die Veränderungen des Triglyzeridgehaltes in den einzelnen Lipoproteinfraktionen waren bei den Patienten mit Typ IIa unbedeutend. Bei Typ IIb mit deutlicher Senkung der Triglyzeride im Vollserum fällt besonders die Triglyzeridkonzentration in der LDL-Fraktion ab.

Bemerkenswert ist die Tatsache, daß sich die LDL des Typs IIa von denen des Typs IIb durch ein anderes Verhältnis von Triglyzeriden zu Cholesterin unterscheiden, die LDL des Typs IIb sind triglyzeridreicher. Dies könnte auch den Effekt von D-Thyroxin auf die Triglyzeride des Serums bei Typ IIb erklären. Thyroxin beschleunigt in erster Linie wahrscheinlich die Metabolisierung der LDL-Partikel. Das führt beim Typ IIa vorwiegend zu einer Cholesterinsenkung, beim Typ IIb eventuell zusätzlich aber auch zu einer Abnahme der Triglyzeride.

An Nebenwirkungen der Therapie mit D-Thyroxin wurden lediglich von 3 Patienten Ein- und Durchschlafstörungen angegeben, die aber auch zuvor bestanden hatten. Bei einem 18jährigen Patienten bestanden sowohl in der Verum- als auch in der Placebophase gehäufte Angina pectoris-Anfälle.

Nach Absetzen der Medikation kam es bei der Mehrzahl der Patienten zu einem überschießenden Anstieg des Cholesterins im Blut. Ob dieser Anstieg im Sinne eines Rebound-Effektes zu deuten ist, zumal mit Verlängerung der Placebophase die Cholesterinkonzentrationen langsam wieder abfielen, wird an einem größeren Patientenkollektiv überprüft.

Literatur

1. Bernheim, C., Forster, G., Lüthy, E., von Planka, F.: Schweiz. med. Wschr. **93**, 238 (1963). — 2. Ditschuneit, H. H., Klör, U., Mico, L., Ditschuneit, H.: Med. Welt **23** (N.F.), 1425 (1972). — 3. Engelberg, H.: Geriatrics **17**, 711 (1962). — 4. Kessler, G., Lederer, H.: Chem. Technicon Symposium, p. 341. New York 1965. — 5. Klemens, U. H., v. Löwig, P.: Dtsch. med. Wschr. **99**, 487 (1974). — 6. Levine, J., Zak, P.: Clin. chim. Acta **10**, 381 (1964). — 7. Rapp, W., Kahlke, W.: Clin. chim. Acta **19**, 493 (1968). — 8. Searcy, R. L., Hungerford, A., Low, E. M. Y.: Curr. ther. Res. **10**, 177 (1968). — 9. Strisower, B., Hofmann, J. W., Galeoni, E. F.: J. clin. Endocr. **15**, 73 (1955).

Koschinsky, T., Gries, F. A., Vogelberg, K. H., Miss, H., Jahnke, K., Canzler, H., Horster, F. A., Herrmann, J., Wildmeister, W., Krüskemper, H. L. (II. Med. Klinik u. Poliklinik, Diabetes-Forschungsinst., Univ. Düsseldorf; Städt. Krankenanstalten Wuppertal; Med. Hochschule Hannover): **Serumlipidsenkende Wirkung von DL-α-Methylthyroxin-ethylester, D-Thyroxin (DT_4), D-Trijodthyronin (DT_3) und einer Kombination von $DT_4 + DT_3$ bei primären Hyperlipoproteinämien Typ IIa und b**

Einleitung

Die Therapie primärer Hyperlipoproteinämien vom Typ IIa und b erfordert häufig neben einer Diät zusätzliche lipidsenkende Medikamente. Besonderes Interesse haben dabei hochgereinigtes (L-Anteil geringer als 0,2%) DT_4 [1], DT_3, die Kombination von $DT_4 + DT_3$ sowie DL-α-Methylthyroxin-ethylester gefunden. Nicht geklärt waren dabei zum Teil der optimale Dosisbereich, der lipidsenkende Effekt von DT_3 sowie einer Kombination von $DT_4 + DT_3$ und das Verhalten dieser Medikamente verglichen am selben Patienten.

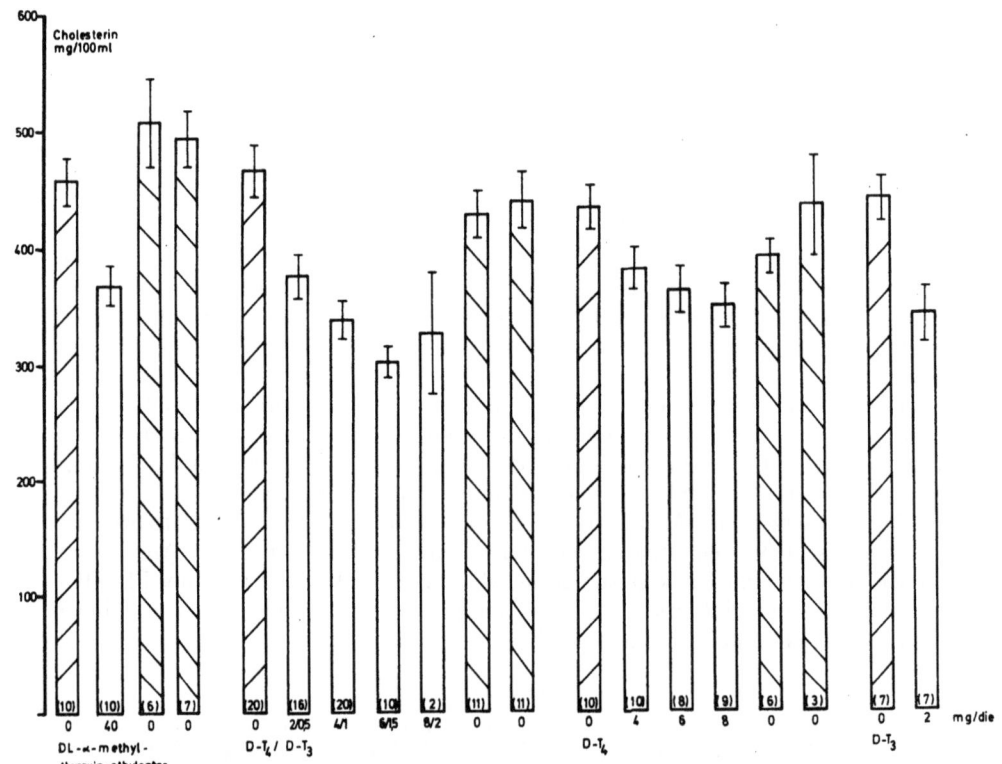

Abb. 1. Therapie primärer Hyperlipoproteinämien vom Typ IIa mit DL-α-Methylthyroxin-ethylester, D-Thyroxin, D-Trijodthyronin und mit $DT_4 + DT_3$

Methoden

Zur Klärung dieser Fragen wurden insgesamt 33 Pat. (20 vom Typ IIa, 13 vom Typ IIb) ca. 3 Monate mit 40 mg DL-α-Methylthyroxin-ethylester/Tag oder ca. 5 Monate mit 2, 4, 6, 8 mg DT_4 + 0,5, 1, 1,5, 2 mg DT_3/Tag oder ca. 5 Monate mit 4, 6, 8 mg DT_4/Tag oder 2 bis 3 Monate mit 2 mg DT_3/Tag behandelt. Vor und nach jeder vollständigen Therapiephase wurde 8 Wochen Placebo gegeben. Beim Therapievergleich am selben Patienten wurden die 4 Medikamente in wechselnder Reihenfolge verabreicht, wobei vor und nach jeder Therapiephase eine Placeboperiode lag. Lipid-, Gesamtjod- und Gesamtthyroxinbestimmungen erfolgten in 4wöchigen Abständen ambulant.

Ergebnisse und Diskussion

In der Abb. 1 ist das Verhalten des Serumcholesterinspiegels unter der Therapie mit den obengenannten Medikamenten bei 4 unterschiedlichen Kollektiven dargestellt. Die Placebowerte nach Therapie wurden getrennt nach 4 und 8 Wochen aufgetragen, um gegebenenfalls Rebound-Effekte besser erfassen zu können. 40 mg DL-α-Methylthyroxin-ethylester senkten das Cholesterin um ca. 20%; 4,6 bzw. 8 mg DT_4 um ca. 12, 17 bzw. 20%; 2 mg DT_3 um ca. 23% und 1 bis 4 Tabletten der Kombination von $DT_4 + DT_3$ um ca. 22, 28 bzw. 37%. In der nachfolgenden Placeboperiode kam es immer zu einem Anstieg des Cholesterins.

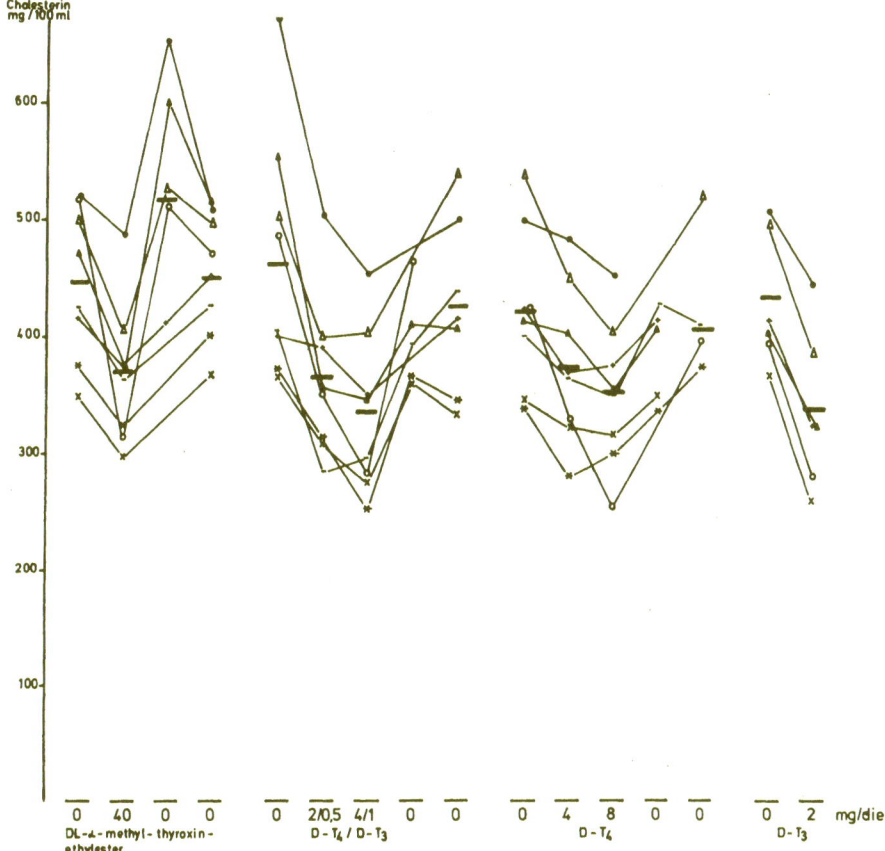

Abb. 2. Therapievergleich bei Patienten mit primärer Hyperlipoproteinämie vom Typ IIa

4 Wochen nach 40 mg DL-α-Methylthyroxin-ethylester war bei 3 Patienten ein überschießender Anstieg im Sinne eines Rebound-Effektes nachweisbar, der nach 8 Wochen wieder in den Ausgangsbereich zurückgekehrt war. Bei den übrigen Medikamenten war bei unserer Versuchsanordnung während 8 Wochen kein Rebound-Effekt nachweisbar.

Prinzipiell gleiche Effekte lassen sich, wie in Abb. 2 dargestellt, auch für das Teilkollektiv der Patienten nachweisen, die successive mit allen 4 Präparaten behandelt wurden. Cholesterinsenkende äquivalente Dosen sind unter diesen Bedingungen 40 mg DL-α-Methylthyroxin-ethylester, 8 mg DT_4, 2 mg DT_3 und 4 mg $DT_4 +$ 1 mg DT_3.

Die Triglyceridwerte schwankten medikamenten- und dosisunabhängig innerhalb des Normbereiches. Ein medikamentöser Effekt auf sie war nicht nachweisbar. Der serumlipidsenkende Effekt beim Typ II b durch diese Medikamente war ebenfalls nachweisbar, jedoch waren die Lipidsenkungen durchschnittlich geringer und verliefen uneinheitlicher als beim Typ II a, was für das DT_4 kürzlich von verschiedenen Gruppen schon beschrieben wurde [2 bis 4].

Die Gesamtjodspiegel im Serum stiegen erwartungsgemäß dosisabhängig über den physiologischen Normbereich an [5]. Nach 40 mg DL-α-Methylthyroxinethylester waren mit 72,1 ± 6,3 pg/100 ml die höchsten Werte nachweisbar. Nach 8 mg DT_4 kam es zu einem Anstieg auf 25 ± 2 pg/100 ml, nach 2 mg DT_3 auf 15,4 ± 1,2 pg/100 ml und nach 6 mg DT_4 + 1,5 mg DT_3 auf 27,7 ± 1,3 pg/100 ml. In den nachfolgenden Placeboperioden normalisierten sich diese Werte wieder, wobei aber nach 40 mg DL-α-Methylthyroxin-ethylester 8 Wochen dafür nicht ausreichten.

Die Gesamtthyroxinwerte lagen nach 40 mg DL-α-Methylthyroxin-ethylester mit 19,8 pg/100 ml über, nach DT_4 und DT_4 + DT_3 in und nach 2 mg DT_3 mit 3,3 pg/100 ml unter dem Normbereich. Wahrscheinlich interferieren diese Substanzen aber im Testsystem mit dem körpereigenen Thyroxin im Serum, so daß eine endgültige Aussage nicht möglich ist. Die Gesamttrijodthyroninwerte nach 2 mg DT_3 waren mit durchschnittlich 491 pg/100 ml auf das 3- bis 4fache der Norm erhöht, was ebenfalls als Substanzinterferenz mit dem Testsystem gedeutet werden könnte. Die klinische Relevanz dieser Befunde ist noch nicht endgültig geklärt und bedarf weiterer Untersuchungen [6, 7].

Bei DL-α-Methylthyroxin-ethylester und DT_4 waren hypermetabole und cardiogene Nebenwirkungen bei den obengenannten Patienten nicht nachweisbar. Dagegen traten bei 1 Patientin mit 2 mg DT_3/Tag die verstärkten pectanginösen Beschwerden auf, die zum Abbruch der Therapie führten mit nachfolgender Besserung. Die Patientin hatte jedoch vorher 1 mg DT_3 in Kombination mit 4 mg DT_4 ohne Beschwerden vertragen. Wesentliche andere Nebenwirkungen wurden in den obengenannten Kollektiven nicht beobachtet.

Zusammenfassend kann man sagen, daß 40 mg DL-α-Methylthyroxin-ethylester/Tag, 8 mg DT_4, 2 mg DT_3 und 4 mg DT_4 + 1 mg DT_3/Tag den Cholesterinspiegel beim Typ II a um ca. 20 bis 25% zu senken vermögen. Bei den Einzelkollektiven war durch die Kombination von DT_4 + DT_3 vor allem in höherer Dosierung eine Cholesterinsenkung um 25 bis 35% möglich. In diesem Dosisbereich muß aber mit cardiogenen Nebenwirkungen gerechnet werden. Unter kontrollierten Bedingungen stellen hochgereinigte rechtsdrehende Schilddrüsenhormone bzw. Schilddrüsenhormonderivate eine Bereicherung der Therapie primärer Hypercholesterinämien dar.

Literatur

1. Neudecker, M., Scheiffele, E.: Arzneimittel-Forsch. **21**, 432 (1971). — 2. Klemens, U. H., v. Löwis of Menar, P.: Dtsch. med. Wschr. **99**, 487 (1974). — 3. Koschinsky, T., Vogelberg, K. H., Gries, F. A.: Dtsch. med. Wschr. **99**, 494 (1974). — 4. Rakow, A. D., Klör, H. U., Ditschuneit, H. H., Ditschuneit, H.: Verh. dtsch. Ges. inn. Med. 80 (im Druck). — 5. Krüskemper, H. L., Morgner, K. D.: Acta endocr. (Kbh.) **61**, 339 (1969). — 6. von zur Mühlen, S., Labransky, S.: European Thyroid Association Congress, Jerusalem 1973. — 7. Nelson, J. C.: J. nucl. Med. **13**, 831 (1972).

VOGELBERG, K. H., GISBERTZ, K. H., MOSCHINSKY, D., BOTH, A., BOSTROEM, B., KÜBLER, W., GRIES, F. A. (Univ. Düsseldorf): **Der Einfluß von Insulin auf den Fettsäurestoffwechsel der Leber bei endogener Hypertriglyceridämie. Befunde zur Aufnahme freier Fettsäuren und Ketokörperproduktion der Leber**

Freie Fettsäuren können in der Leber verestert oder zu CO_2 bzw. zu Ketokörper metabolisiert werden. Zwischen der Veresterung und Oxydation ist ein reziprokes Verhältnis beschrieben worden [6, 7]. Tierexperimentelle Untersuchungen vor allem an der perfundierten Rattenleber haben gezeigt, daß die genannten Alternativwege des intrahepatischen Fettsäurestoffwechsels durch verschiedene nutritive und hormonale Faktoren beeinflußt werden [3, 5]. Über ihre Regulation in vivo ist jedoch wenig bekannt. In eigenen Untersuchungen haben wir den Insulineinfluß auf die Fettsäureaufnahme und Ketokörperproduktion der Leber durch direkte porto-lebervenöse Substratmessungen bei endogener Hypertriglyceridämie geprüft.

Untersuchungen

Die Untersuchungen wurden ausschließlich bei stationär behandelten Patienten nach 16- bis 18stündiger Nahrungskarenz durchgeführt. Es handelte sich um 7 Pat. mit primärer Hyperlipoproteinämie vom Typ IV und 2 Kontrollpersonen mit Zustand nach Operation eines Rektumcarcinoms. 60 min nach Beginn einer i.v. Infusion von 14-C-Palmitat (0,6 µCi pro min) der zur Bestimmung der Leberdurchblutung [4] nach Kardiogrün zugefügt worden war (0,8 mg/min), wurden 0,1 E Altinsulin/kg Körpergewicht in die Pfortader injiziert. Pfortader und Lebervene waren 1 Tag bzw. unmittelbar vor der Untersuchung sondiert worden. Vor, 10 und 30 min nach Injektion wurden aus beiden Gefäßen gleichzeitig Blutproben zur Bestimmung von freien Fettsäuren [2], von Acetat und β-Hydroxybutyrat [8] entnommen. Die hepatogene Extraktion freier Fettsäuren ist lediglich an Hand der porto-lebervenösen Substratdifferenz titrimetrisch bzw. durch Isotopenmessungen von 14-C-Palmitat [1] ermittelt worden.

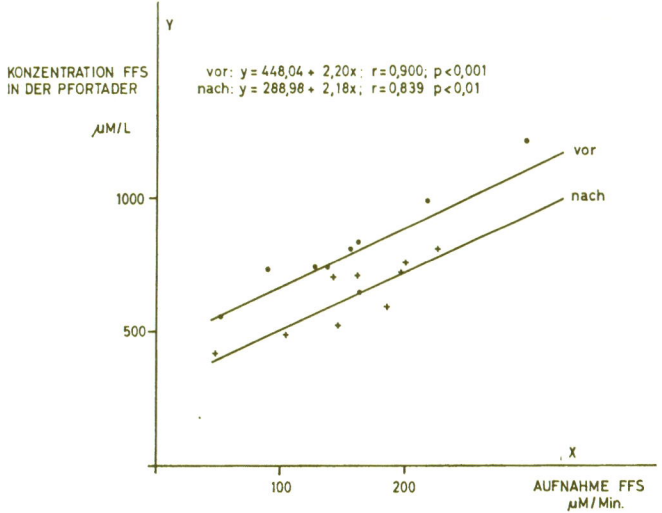

Abb. 1. Beziehung zwischen hepatischer Aufnahme und portalem Angebot freier Fettsäuren vor und 30 min nach Insulininjektion (0,1 E Altinsulin/kg Körpergewicht intraportal)

Ergebnisse und Diskussion

Die hepatische Aufnahme freier Fettsäuren aus der Pfortader schwankte bei endogener Hypertriglyceridämie und Kontrollen um 20% des portalen Angebots und war diesem direkt proportional ($p < 0,001$). Bei endogener Hypertriglyceridämie war die absolute Aufnahme um 15% größer als bei Kontrollen. Abb. 1 zeigt, daß das Verhältnis der Pfortaderkonzentration zur Fettsäureaufnahme, unberücksichtigt individueller Besonderheiten, im Bereich der postabsorptiven Hyperlipacidämie linear war, d. h. keine Sättigungskinetik aufwies. Ein Unterschied zwischen endogener Hypertriglyceridämie und Kontrollen bestand nicht.

Durch Insulin wurde zwar die portale Konzentration freier Fettsäuren stark gesenkt (um 21%), ihre hepatische Aufnahme jedoch absolut nicht verkleinert, sondern vielmehr bei endogener Hypertriglyceridämie und Kontrollen in gleicher Weise um etwa 4% vergrößert.

Die portale Konzentration der Gesamtketokörper war bei endogener Hypertriglyceridämie ohne pathologische Glukosetoleranz etwa 6mal kleiner als bei Kontrollen. Durch Insulin wurde die portale Ketokörperkonzentration bei allen Personen vermindert, 30 min nach Insulininjektion bei endogener Hypertriglyceridämie von durchschnittlich 72 auf 57 µM, bei Kontrollen von 450 auf 204 µM. Eine gleichzeitige absolute Verminderung der Ketokörperproduktion war nur bei Kontrollen zu beobachten (Tabelle). Bei endogener Hypertriglyceridämie war die hepatische Ketokörperproduktion etwa 10mal kleiner als bei Kontrollen und wurde nicht vermindert.

Bestand zusätzlich zur Fettstoffwechselstörung eine pathologische Glukosetoleranz, war die Ketokörperproduktion erheblich gesteigert und wurde wie bei Kontrollen durch Insulin eingeschränkt. Im Vergleich zu Kontrollen waren jedoch geringe Unterschiede auffällig: Entsprechend der 2mal größeren Ketokörper-

Tabelle. Hepatogene Ketokörperabgabe vor und 30 min nach Insulininjektion (0,1 E Altinsulin/kg Körpergewicht intraportal) bei endogener Hypertriglyceridämie ohne pathologische GTT (n = 4), endogene Hypertriglyceridämie mit pathologischen GTT (n = 3) und Kontrollen (n = 2)

		µM/min
Vor:	HTG ohne path. GGT	8,3 ± 6,4
	HTG mit path. GTT	275,7 ± 153,7
	Kontrollen	83,3 ± 60,6
Nach:	HTG ohne path. GTT	12,6 ± 9,2
	HTG mit path. GTT	125,8 ± 19,2
	Kontrollen	42,8 ± 19,2

Abkürzungen: HTG = Hypertriglyceridämie, GTT = Glukosetoleranztest

konzentration in der Pfortader (um 850 µM/l) wurden von der Leber auch mehr Ketokörper an die Lebervene abgegeben als bei Kontrollen. 30 min nach Insulininjektion war außerdem die hepatogene Ketokörperabgabe im Unterschied zu Kontrollen stärker, d. h. um > 50% eingeschränkt.

Eine direkte Korrelation zwischen Aufnahme freier Fettsäuren durch die Leber und hepatischer Ketokörperabgabe war weder bei endogener Hypertriglyceridämie mit noch ohne pathologische Glukosetoleranz erkennbar; hingegen konnte zwischen der hepatogenen Ketokörperabgabe vor Insulin und der Verminderung der Abgabe nach Insulin bei endogener Hypertriglyceridämie mit pathologischer Glukosetoleranz wie bei Kontrollen eine direkte positive Korrelation nachgewiesen werden.

Die Untersuchungsergebnisse zeigen, daß die hepatogene Ketokörperproduktion im Unterschied zur hepatischen Aufnahme freier Fettsäuren durch Insulin direkt gehemmt wird. Der Einfluß ist bei endogener Hypertriglyceridämie mit pathologischer Glukosetoleranz wie bei Kontrollen in gleicher Weise signifikant nachweisbar, jedoch nicht bei endogener Hypertriglyceridämie mit normaler Glukosetoleranz. Eine Erklärung für diese Beobachtung ist unbekannt. Es ist aber anzunehmen, daß die Ketokörperproduktion der Leber bereits basal gehemmt ist und evtl. mit einem erhöhten Insulinspiegel bei endogener Hypertriglyceridämie in Beziehung steht.

Literatur

1. Balasse, E. O., Bier, D. M., Havel, R. J.: Diabetes **21**, 280 (1972). — 2. Dole, V. P., Meinerts, H.: J. biol. Chem. **235**, 2595 (1960). — 3. Heimberg, M., Weinstein, I., Kohout, M.: J. biol. Chem. **244**, 5131 (1969). — 4. Kletterer, S. G., Wiegand, B. D., Rapaport, E.: Amer. J. Physiol. **199**, 481 (1960). — 5. Mayes, P. A.: Studies in the major pathways of hepatic lipid metabolism using the perfused liver. In: Jeanrenaud, B., Hepp, K.: Adipose tissue, regulation and metabolic function, p. 186. Stuttgart: Thieme 1970. — 6. Mayes, P. A., Felts, J. M.: Nature (Lond.) **215**, 716 (1967). — 7. McGarry, J. D., Foster, D. W.: Metabolism **21**, 471 (1972). — 8. Williamson, D. H., Mellanby, J., Krebs, H. A.: Biochem. J. **82**, 90 (1962).

Schubotz, R., Wehr, M., Mühlfellner, O., Mühlfellner, G., Schneider, J., Hausmann, L., Zöfel, P., Kaffarnik, H. (Med. Poliklinik Univ. Marburg): **Fettsäuremuster im Plasma und peripheren Fettgewebe unter kontinuierlicher Äthanolbelastung mit und ohne Blockierung der peripheren Lipolyse**

Bei akuter Äthanolbelastung steigen die Triglyceride im Plasma an [4, 5]. Zur Klärung der Frage, ob die Fettsäuren für die vermehrte Triglyceridsynthese aus dem peripheren Fettgewebe stammen, haben wir bei 5 gesunden Versuchspersonen nach einer initialen Belastung

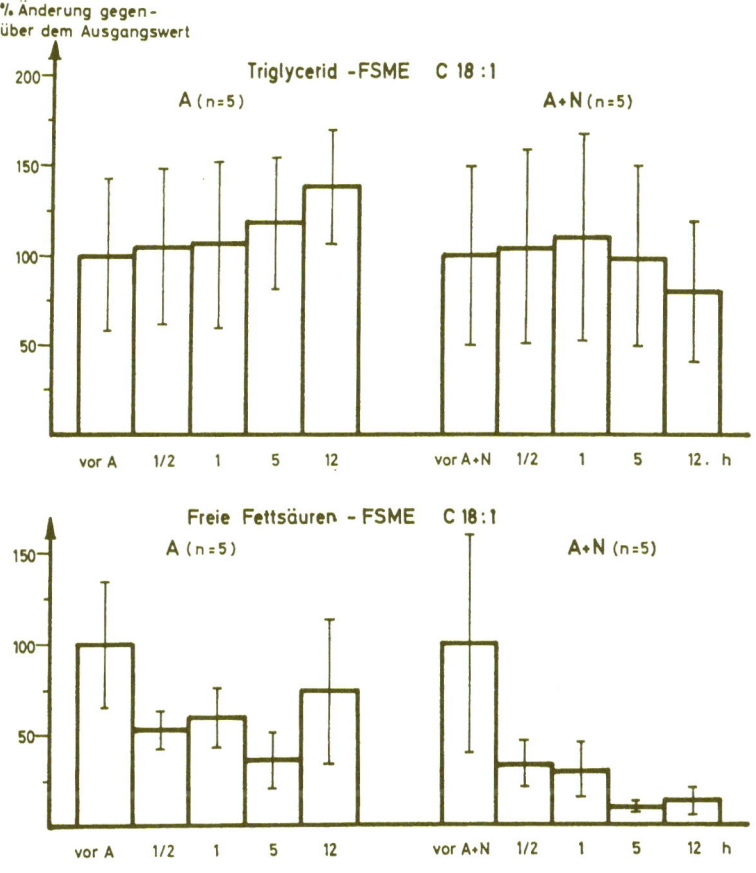

Abb. 1. Änderung des Ölsäureanteils in den Triglyceriden und Freien Fettsäuren des Plasmas gegenüber dem Ausgangswert

mit 0,5 g Äthanol/kg Körpergewicht und einer Erhaltungsdosis von 0,15 g/kg Körpergewicht pro Std die freien Fettsäuren und Triglyceride im Plasma gemessen. Die Untersuchung der Fettsäuremuster erfolgte, gaschromatographisch vor dem Versuch im peripheren Fettgewebe, in den Triglyceriden und freien Fettsäuren des Plasmas vor sowie nach 30, 60 min, 5 und 12 Std nach der ersten Alkoholgabe. Um die Plasmalipoproteine mit Fettsäuren, die physiologischerweise in geringerer Konzentration vorkommen, zu markieren, wurden die Versuchspersonen 3 Tage vor der Alkoholbelastung mit extrem linol-linolensäurehaltiger Kost ernährt.

Zur Blockierung der peripheren Lipolyse nahmen eine zweite Gruppe von 5 Versuchspersonen zusätzlich 0,5 g Nikotinsäure/Std ein.

Die Extraktion der Lipide erfolgte nach Folch [2] aus 0,5 ml Plasma, die Darstellung der Fettsäuremethylester nach dünnschichtchromatographischer Trennung, Methylierung mit methanolischer HCl und gaschromatographischer Trennung auf EGSS-X als stationärer Phase.

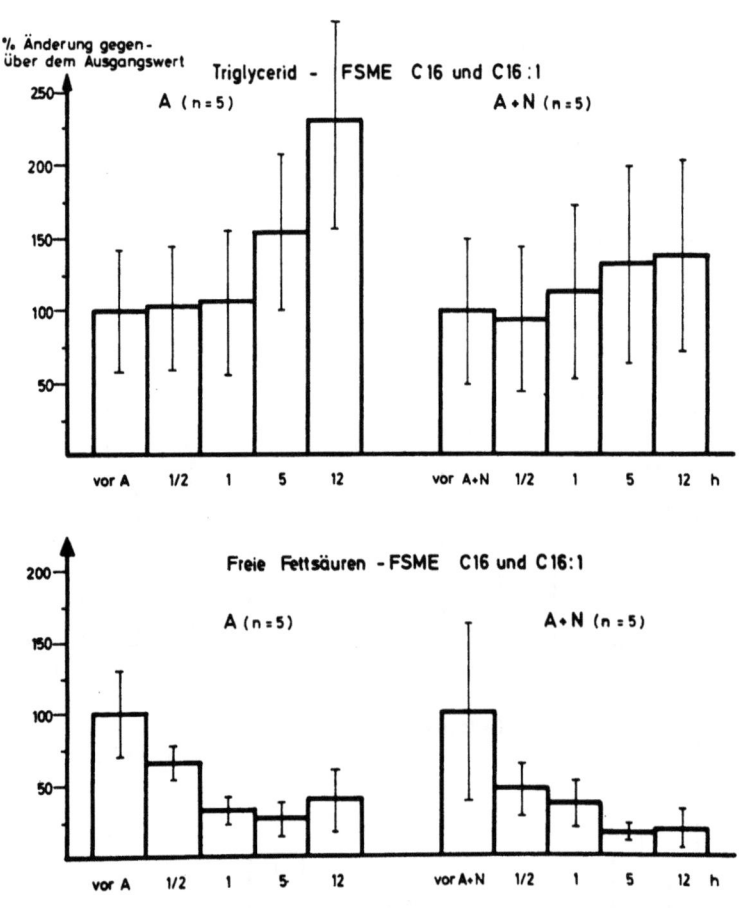

Abb. 2. Änderung des Palmitin- und Palmitoleinsäureanteils in den Triglyceriden und Freien Fettsäuren des Plasmas gegenüber dem Ausgangswert

Vergleicht man das Fettsäuremuster des peripheren Fettgewebes mit dem der Triglyceride des Plasmas vor und nach linolensäurehaltiger Diät, so fällt besonders der höhere Anteil von Palmitin- und Palmitoleinsäure (C 16 u. C 16:1) und Ölsäure (C 18:1) im Fettgewebe auf. Im Plasma dagegen stieg der Anteil der Linolensäure in den Triglyceriden von 2% nach Diät auf 16,5% im Mittel an.

Die gaschromatographische Analyse der Triglycerid-Fettsäuren zeigt einen deutlichen Anstieg besonders der im Fettgewebe in höherem Anteil vertretenen Fettsäuren. So steigt die Ölsäure (C 18:1) in der Äthanolgruppe signifikant an (Abb. 1). In der Äthanol-Nikotinsäuregruppe hingegen kommt es zu einem leichten Abfall.

Das in allen Gruppen nachweisbare Absinken der freien Fettsäuren läßt sich durch die kurze Halbwertzeit und die sofort einsetzende Triglyceridsynthese in der Leber erklären. Bemerkenswert ist jedoch der deutlich geringere Abfall in den Alkoholgruppen. Noch deutlicher ist der Anstieg der Palmitin- und Palmitoleinsäure (C 16 u. C 16:1) in den Triglyceriden auf das 2,3fache nach 12 Std (Abb. 2). Auch hier ist der Anstieg in der Äthanol-Nikotinsäuregruppe geringer und der Abfall bei den freien Fettsäuren stärker.

Ähnliche Änderungen des Fettsäuremusters sahen Vihko et al. [7] nach Stimulierung der peripheren Lipolyse durch Belastung am Ergometer. Wie wir fanden sie einen Anstieg von C 16:1 und C 18:1 Fettsäuren im Plasma.

Im Gegensatz zu dem Anstieg der im Fettgewebe in höherem Anteil vorhandenen Fettsäuren fällt die in der Diät zugeführte und im Plasma in höherer Konzentration vorhandene Linolensäure unter Äthanol von 16,5 auf 10,5 rel.-% signifikant ab. Dieses Absinken ist sowohl relativ durch den Anstieg von C 16 u. C 16:1 und C 18:1 als auch durch Ausschöpfung zu erklären.

Unter akuter Äthanolbelastung steigen also die im Fettgewebe in höherer Konzentration vorhandenen Fettsäuren in den Plasmatriglyceriden stärker an als die vorwiegend im Plasma vorhandenen. Zu gleichen Befunden kamen Horning et al. [3] im Tierversuch. Nach vorausgegangener Markierung des Fettgewebes mit C 18:2, die für die Ratte essentiell ist, kam es unter Äthanol zu einem Anstieg der Linolsäure. Scheig u. Isselbacher [6] zeigten nach Alkoholgabe bei Ratten eine Angleichung des Fettsäuremusters der Leber an das des Fettgewebes und wiesen dabei auf die unterschiedliche Wirkung von Äthanol in vitro und in vivo hin. Bode u. Goebell [1] kamen im Tierversuch bei Untersuchungen der Metaboliten- und Substratkonzentrationen zu ähnlichen Befunden.

Aus unseren Ergebnissen schließen wir, daß bei der akuten äthanolinduzierten Hypertriglyceridämie des Menschen die durch Nikotinsäure weitgehend blockierbare periphere Lipolyse von entscheidender Bedeutung zu sein scheint.

Literatur

1. Bode, C., Goebell, H.: Klin. Wschr. **49**, 1201 (1971). — 2. Folch, J., Lees, M., Sloan-Standley, G. H.: J. biol. Chem. **226**, 497 (1957). — 3. Horning, M. G., Williams, E. A., Maling, H. M., Brodie, B. B.: Biochem. biophys. Res. Commun. **3**, No. 6, 635 (1960). — 4. Kaffarnik, H., Schneider, J.: Z. ges. exp. Med. **152**, 187 (1970). — 5. Mühlfellner, G., Mühlfellner, O., Kaffarnik, H.: Z. ges. exp. Med. **154**, 22 (1971). — 6. Scheig, R., Isselbacher, K. J.: J. Lipid Res. **6**, 269 (1965). — 7. Vihko, V., Suominen, H., Sarviharju, P. J.: Ann. Med. exp. Fenn. **51**, 47 (1973).

HAUSMANN, L., GROLL, J., KAFFARNIK, H. (Med. Univ. Poliklinik Marburg): **Die Wirkung von unterschiedlich zusammengesetzten hormonalen Kontrazeptiva auf Insulinsekretion und Kohlenhydrattoleranz**

Im Hinblick auf die mögliche „diabetogene Wirkung" der Schwangerschaft wurde schon frühzeitig vermutet, daß antikonzeptionelle Steroide einen ähnlichen Effekt auf den Glucosestoffwechsel haben [3, 6]. Seit Waine u. Mitarb. [10] erhöhte Blutglucosespiegel bei Patientinnen unter Einnahme von Ovulationshemmern beobachteten, haben sich zahlreiche Autoren (Übersicht bei Hausmann u. Kaffarnik [5]) mit der Frage des Einflusses von Ovulationshemmern auf den Glucosestoffwechsel befaßt. Im wesentlichen basieren die Aussagen auf Messungen des Nüchternblutzuckers und dem Ausfall des oralen oder intravenösen Glucose-Toleranztests. Daher und wegen der außerordentlichen Divergenz der vorliegenden Untersuchungsergebnisse schien es uns gerechtfertigt, insbesondere die Insulinsekretion unter Anwendung von antikonzeptionellen Steroiden unter oraler Glucosebelastung zu untersuchen.

Versuchspersonen und Methoden

Bei 28 Frauen, die ein Kombinationspräparat (Anacyclin®, Eugynon®, Neogynon®, Planovin®) oder ein antikonzeptionelles Steroid vom Sequentialtyp (Kombiquens®, Ovanon® wurden nach oraler Belastung mit 100 g Traubenzucker (Dextro-OGT®) am 25. Zyklustag Blutzucker nach der O-Toluidin-Methode im Autoanylzer und das immunologisch meßbare Insulin (IMI) nach der Doppelantikörpermethode (Hales and Randle) gemessen. Als Kontrollkollektiv dienten 12 Frauen, die bisher keine Ovulationshemmer verwandt hatten. Die Probandinnen waren 20 bis 25 Jahre alt, sie wiesen nach dem Broca-Index kein Übergewicht auf, und familienanamnestisch war eine diabetische Stoffwechsellage nicht bekannt. Vor dem Belastungstest hatten sie sich 3 Tage lang kohlenhydratreich ernährt. Zum statistischen Vergleich wurde der t-Test (Student) für unabhängige Stichproben herangezogen.

Ergebnisse und Diskussion

Abb. 1 zeigt die Insulinsekretion und die Blutzuckerwerte unter oraler Glucosebelastung bei Frauen mit antikonzeptionellen Steroiden unterschiedlichen Typs.

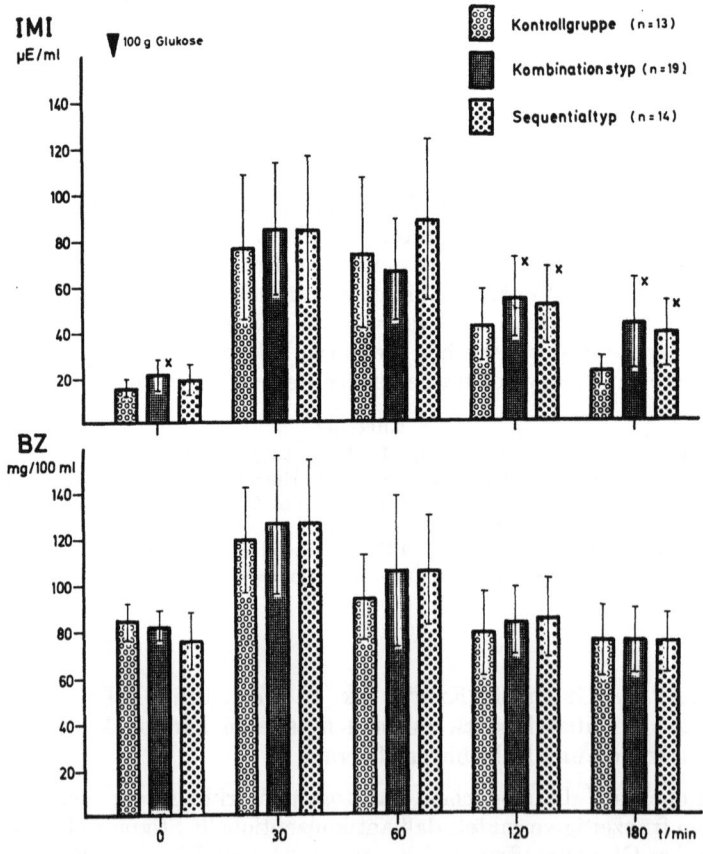

Abb. 1. Insulinsekretion und Blutglucosewerte unter oraler Glucosebelastung (Dextro-OGT®) bei Frauen mit oralen Ovulationshemmern unterschiedlichen Typs. (Signifikanz liegt vor, wenn $p \leq 0{,}05$ ist)

Sowohl bei Ovulationshemmern vom Kombinationstyp als auch Sequentialtyp erreichen die Insulinwerte (IMI) nach 180 min nicht den Ausgangswert, sondern bleiben deutlich erhöht.

In der Gruppe der Kombinationspräparate liegen die 2 Std-Insulinwerte bei 53,3 gegenüber 40,1 µE/ml der Kontrollgruppe. Nach 3 Std beträgt der Insulinspiegel 42 µE/ml, in der Kontrollgruppe dagegen wird mit 21,3 µE/ml der Nüchternwert fast wieder erreicht. Diese Unterschiede sind statistisch zu sichern. Bei Anwendung von Sequentialpräparaten ist diese gestörte Dynamik der Insulinsekretion in ähnlicher Weise zu beobachten [1]. Unterschiede zwischen Kombi-

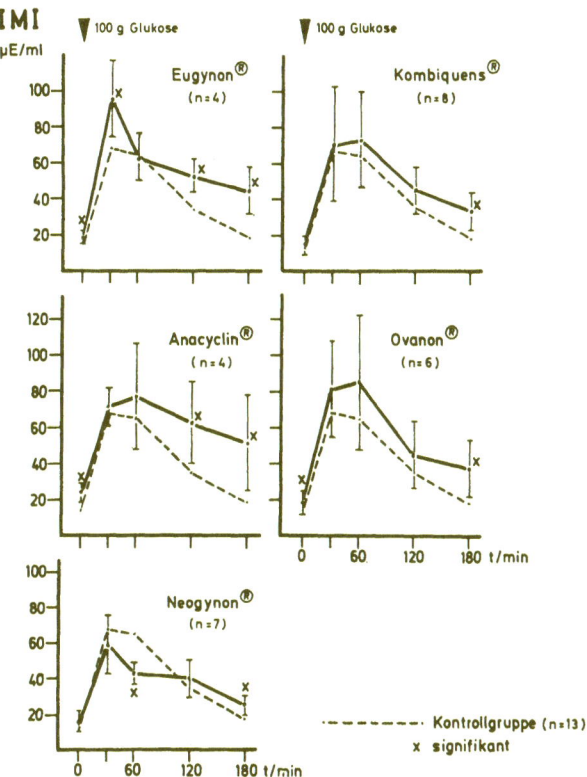

Abb. 2. Insulinsekretion (IMI) unter oraler Belastung mit 100 g Glucose (Dextro-OGT®) bei unterschiedlich zusammengesetzten antikonzeptionellen Steroiden. 1. Anacyclin®: 0,1 mg Mestranol - 1 mg Lynestrenol; 2. Eugynon®: 0,05 mg Äthinylöstradiol - 0,5 mg Norgestrel; 3. Kombiquens®: 0,08 mg Mestranol - 0,08 mg Mestranol, 2 mg Chlormadinonacetat; 4. Neogynon®: 0,05 mg Äthinylöstradiol - 0,25 mg Norgestrel; 5. Ovanon®: 0,08 mg Mestranol - 0,075 mg Mestranol, 2,5 mg Lynestrenol

nationspräparaten und Sequentialpräparaten sind in dieser Beziehung statistisch unerheblich. Bemerkenswert ist, daß die Nüchterninsulinspiegel beim Kombinationstyp signifikant höher als beim Sequentialtyp liegen. Bei der Messung der Blutzuckerwerte lassen sich in den Versuchskollektiven auch nach 2 und 3 Std keine signifikanten Unterschiede erkennen.

Abb. 2 zeigt die Insulinsekretion unter oraler Belastung mit 100 g Glucose bei unterschiedlich zusammengesetzten antikonzeptionellen Steroiden. Sowohl bei den Kombinationspräparaten Eugynon® und Anacyclin® als auch bei den Sequentialpräparaten Kombiquens® und Ovanon® liegen die Insulinwerte bei allen Meßpunkten deutlich höher als in der Kontrollgruppe. Insbesondere wurden nach 3 Std die Ausgangswerte nicht erreicht. Die Unterschiede sind statistisch zu sichern. Besonders deutlich ist die gestörte Insulinsekretion bei Eugynon® und Anacyclin® zu erkennen [4]. Beide Präparate haben relativ hohe Östrogen- und Gestagenkomponenten. Beide Präparate enthalten als Gestagenanteil ein 19-Nor-Testosteronderivat. Hier ist zu bemerken, daß Spellacy u. Mitarb. [8, 9], die sehr umfangreiche Untersuchungen aufweisen, insbesondere 19-Nor-Testosteronderivate für die Stoffwechselwirkung der Ovulationshemmer verantwortlich machen. Interessant ist das Verhalten der Insulinausschüttung bei Eugynon® und Neogynon®, die beide Norgestrel als 19-Nor-Testosteronderivat enthalten. Unter Eugynon®, einem Gemisch aus 0,05 mg Äthinyl-Östradiol und 0,5 mg Norgestrel, liegen die Insulinwerte signifikant höher als bei Neogynon® mit einer um die Hälfte niedrigeren Norgestrelkomponente. Die Höhe des jeweiligen Anteils an Norgestrel scheint also die unterschiedliche Insulinsekretion unter Eugynon® und Neogynon® zu erklären.

Erhöhte Blutglucosespiegel nach oraler Belastung finden sich insbesondere unter Anwendung von Anacyclin®. Die Abweichung der Einzelwerte vom Mittelwert ist hier jedoch so groß, daß signifikante Unterschiede nicht zu beobachten sind. Die Blutglucose wird also durch antikonzeptionelle Steroide nur unwesentlich beeinflußt [2, 7].

Zusammenfassung

Unter Anwendung hormonaler Kontrazeptiva kommt es im oralen Glucose-Toleranztest zu einer erhöhten Ausschüttung von immunologisch meßbarem Insulin. Die vorliegende Untersuchung zeigt, daß die Dynamik der Insulinsekretion bei Kontrazeptiva vom Kombinations- und Sequentialtyp ähnlich gestört ist. Dieser Stoffwechseleffekt zeigt sich besonders bei antikonzeptionellen Steroiden vom Kombinationstyp, die ein 19-Nor-Testosteron wie Norgestrel oder Lynestrenol als Gestagenkomponente enthalten. Wird die Dosis an Norgestrel wie in Neogynon® erniedrigt, nähert sich die Insulinsekretion im oralen Glucose-Belastungstest Normalwerten. Die Blutzuckerwerte zeigen im Vergleich zu einer Kontrollgruppe keine signifikante Abweichung. Nicht der Typ des Ovulationshemmers, sondern die Art und die Menge der verwandten Östrogen-Gestagenabkömmlinge scheinen für den Einfluß auf den Glucosestoffwechsel verantwortlich zu sein.

Literatur

1. Beck, P., Wells, S. A.: Diabetes **17**, 307 (1968). — 2. Bottermann, P., Dieterle, P., Hochheuser, W., Horn, K., Kopetz, K., Schleypen, K., Schwarz, K., Scriba, P. C.: Münch. med. Wschr. **109**, 685 (1967). — 3. Clinch, J., Turnbull, A. C.: Lancet **26**, 857 (1969). — 4. Gerhards, E., Lachnit, U., Gaude, R., Schillinger, E.: Arzneimittel-Forsch. **23**, 779 (1973). — 5. Hausmann, L., Kaffarnik, H.: Klin. Wschr. (im Druck). — 6. Nielsen, F. H.: Acta obstet. gynec. scand. **51**, 319 (1972). — 7. Raith, L.: Dtsch. med. Wschr. **98**, 829 (1973). — 8. Spellacy, W. N., Buhi, M. S., Birk, S. A., McCreary, B. S.: Fertil.and Steril. **24**, 419 (1973). — 9. Spellacy, W. N., Newton, R. E., Buhi, W. C., Birk, S. A.: Amer. J. obstet. gynec. **116**, 1074 (1973). — 10. Waine, H., Frieden, E. H., Caplan, H. I., Cole, T.: Arthr. and Rheum. **6**, 796 (1963).

Klose, G., Greten, H. (Klin. Inst. f. Herzinfarktforschung Med. Univ.-Klinik Heidelberg): **Isolierung und Charakterisierung einer Plasmalipase hepatischen Ursprungs - erste klinische Erfahrungen bei Patienten mit verschiedenen Lebererkrankungen**

Nach i.v. Gabe von Heparin werden lipolytische Aktivitäten gegen eine Reihe von Substraten — Tri-, Di- und Monoglyzeride sowie Phospholipide — in das Serum freigesetzt, die als Post-Heparin-Lipolytische Aktivität (PHLA) bezeichnet werden [1]. Die PHLA wurde über lange Zeit als identisch mit der Lipoproteinlipase angesehen. Dieses Enzym, das im Fettgewebe und in anderen Organen nachgewiesen werden konnte, hydrolysiert den Triglyzeridanteil von Plasmalipoproteinen und künstlichen Lipidemulsionen nach Zusatz eines Apoprotein-Cofaktors [2]. Greten u. Mitarb. gelang die Isolierung einer Triglyzeridlipase (TGL) aus Post-Heparinplasma, von der gezeigt werden konnte, daß sie hepatischen Ursprungs ist [3]. Heparinenthaltende Leberhomogenate und Leberperfusate enthalten ebenfalls eine TGL mit den Eigenschaften dieses hochgereinigten Enzyms.

Nach einer zunächst nur partiellen Anreicherung dieses Enzyms gelang nun seine weitere Reindarstellung. Methodisch erfolgte die Enzymisolierung aus delipidiertem Post-Heparinplasma mit Hilfe der Affinitätschromatographie über Sepharose 4 B-Säulen, an die covalent Heparin gebunden war. Eine weitere Anreicherung des nach diesen Reinigungsschritten etwa 10000fach angereicherten Enzyms gelang durch anschließende Chromatographie über Concanavalin A-Säulen, nachdem gezeigt werden konnte, daß es sich bei dieser Lipase um ein Glykoprotein handelt. Mit Hilfe der Gelchromatographie über Sephadex G-100 wurde ein Molekulargewicht von 64000 Dalton für dieses Enzym bestimmt [4]. Aus der Einsicht, daß die PHLA aus verschiedenen Triglyzeridlipasen besteht, wird ersichtlich, daß die alleinige Bestimmung der Gesamt-PHLA wenig Aussagekraft besitzt. Es war daher das Ziel der vorliegenden Arbeit, die beiden Triglyzeridlipasen getrennt in einem Arbeitsgang zu bestimmen.

Die Enzyme wurden über Heparin-Sepharose 4 B-Säulen auf Grund ihrer unterschiedlichen Affinität zu dem Heparin mit Hilfe verschieden starker NaCl-Konzentrationen eluiert. Gegenüber ^{14}C-Triolein als Substrat zeigte die Leber-TGL einen ersten Gipfel im steigenden NaCl-Gradienten bei 0,6 bis 0,75 M NaCl, während die Fettgewebslipoproteinlipase erst bei 1 bis 1,5 M NaCl eluierte und im Enzymansatz der Zusatz eines Apolipoproteincofaktors notwendig war.

Die Bestimmung der Lipase beginnt mit der Blutentnahme 10 min nach i.v. Injektion von Heparin. Plasma wird schrittweise mit Aceton, Heptan, Äthanoläther und Äther bei 4 °C delipidiert, und die Proteine werden bei pH 7,4 in Barbitalpuffer gelöst. Der Delipidierungsschritt ist notwendig, da normalerweise die VLDL und LDL ebenfalls mit dem Heparin einen Komplex bilden. Zur Bestimmung der Lipaseaktivität wird ein radioaktiver Enzymansatz, bei dem ^{14}C-markiertes Triolein mit kaltem Triolein bis zur Substratsättigung versetzt ist und wo unter Hinzufügung von geeigneten Detergentien Albumin bei 27 °C 30 min inkubiert wird, benutzt. Die freigesetzten radioaktiven Fettsäuren werden dann über einen Ionenaustauscher isoliert und bestimmt.

Aus dem Gesamt-Post-Heparinplasma wurden bei 7 von 8 gesunden Probanden mehr als 50 µMol FFS/5 ml/Std bestimmt, während aus dem Serum von 12 der 13 überprüften Pat. mit verschiedenen Lebererkrankungen unter 40 µMol FFS/5 ml/Std gefunden wurden. Die Ergebnisse der getrennten Bestimmung der Leber-TGL und der Fettgewebs-LPL werden als das Verhältnis des ersten zum zweiten Gipfel angegeben. Schon bei der geringen Anzahl der bisher untersuchten Fälle fand sich bei der größeren Zahl der Leberpatienten der Quotient unter 2, während bei der Kontrollgruppe überwiegend höhere Werte bis zu 10 errechnet wurden.

Die Leber nimmt eine zentrale Stellung im Lipoproteinstoffwechsel ein. Zahlreiche Veränderungen im Lipidstoffwechsel treten bei Patienten mit Lebererkrankungen auf. Davon konnten die Erhöhung des freien Cholesterins, der Phospholipide als auch die Veränderungen im Lipoproteinmuster bereits weitgehend abgeklärt werden [5, 6, 7]. Unklar war bisher die beobachtete Triglyzeriderhöhung im Serum von Patienten mit verschiedenen Lebererkrankungen. Die geringe Anzahl der untersuchten Fälle mit der großen biologischen Breite der einzelnen Ergebnisse erlaubt noch keine genaue klinisch verwertbare Aussage. Auf Grund dieser Pilotstudie kann jedoch angenommen werden, daß bei Patienten mit Lebererkrankungen das Verhältnis von Leber- zu Fettgewebslipase als Ausdruck der vermindert nachweisbaren Leber-TGL absinkt. Wir halten zum gegenwärtigen Zeitpunkt eine Korrelation mit klinischen Parametern für die einzelnen Lebererkrankungen für verfrüht. Bei den von uns untersuchten Patienten handelt es sich um Kranke mit akuten und chronischen Hepatitiden, Fettlebern und Leberzirrhosen. Es ist denkbar, daß die Erhöhung der Triglyzeridkonzentration bei Patienten mit Lebererkrankungen zum Teil durch eine Verminderung der in der Leber gebildeten Plasma-TGL verursacht wird.

Literatur

1. Brown, W. V., Greten, H.: London: W. B. Saunders 1973. — 2. Korn, E. D.: J. biol. Chem. 13, 336 (1972). — 3. Greten, H., Walter, B., Brown, W. V., FEBS Letters 27, 306 (1972). — 4. Ehnholm, Ch. Shaw, W., Greten, H., Brown, W. V.: J. biol. Chem. (im Druck). — 5. Seidel, D., Alaupovic, P., Furman, R. H., McConathy, W. J.: J. clin. Invest. 49, 2396 (1970). — 6. Seidel, D., Greten, H., Geisen, H. P., Wengeler, H., Wieland, H.: Europ. J. clin. Invest. 2, 359 (1972). — 7. Wengeler, H., Greten, H., Seidel, D.: Europ. J. clin. Invest. 2, 372 (1972).

KACZMARCZYK, G., RIEDEL, J., UDES, H., REINHARDT, H. W. (Technische Assistenz LIGNER, CH.) (Experimentelle Anästhesie Inst. f. Anästhesiologie, Klinikum Westend u. Inst. f. Versuchstierkunde FU Berlin): **Die Magnesiumbilanz im akuten Magnesiummangel nach parenteraler Gabe von Magnesiumchlorid und -aspartat - Langzeituntersuchungen an Ratten**

Die vorliegenden Untersuchungen wurden zur Klärung der Frage durchgeführt, ob für die Beseitigung eines experimentell erzeugten, akuten Magnesiummangels der Ratte die Art der angebotenen Magnesiumverbindung — z. B. organisches oder anorganisches Salz — von Bedeutung ist. Folgende Magnesiumverbindungen wurden geprüft: Magnesiumchlorid, Magnesium-L-Aspartat, Magnesium-D,L-Aspartat und Magnesium-Kalium-D,L-Aspartat[1].

Die Befunde wurden an insgesamt 64 männlichen Sprague-Dawley-Ratten (SPF) mit einem Ausgangskörpergewicht zwischen 100 und 110 g erhoben. 50 Ratten wurden bei freiem Zugang zu Futter und Aqua bid. einzeln in Stoffwechselkäfigen gehalten. Das Futter wurde nach Art eines Baukastensystems aus Einzelkomponenten synthetisiert und enthielt als Magnesiummangeldiät weniger als 1 µEq, als Kontrolldiät 84 µEq Magnesium/g. Der Calciumgehalt wurde auf 300 µEq/g Futter eingestellt. Durch tägliche Wägung der aufgenommenen Futtermenge konnte die Magnesiumaufnahme pro 24 Std ermittelt werden; die Magnesiumausscheidung wurde durch Analyse der täglichen Harn- und Stuhlmenge mit der Atomabsorptionsspektrophotometrie (Perkin-Elmer 290 B) bestimmt. Die Differenz zwischen der Magnesiumaufnahme und der Magnesiumausscheidung wird als Magnesiumbilanz bezeichnet.

Deutliche Zeichen des Magnesiummangels kann man nur bei jungen, schnell wachsenden Ratten erzeugen, wenn diese nicht mehr als 20 µEq Magnesium/Tag aufnehmen. Wenn auch die einzelnen Symptome des Magnesiummangels beschrieben sind [4, 6], so steht eine systematische Darstellung hinsichtlich ihrer Zuordnung zum Magnesiumdefizit aus, so daß hier eine kurze Zusammenfassung berechtigt erscheint.

Während der ersten 5 bis 6 Tage nach Beginn magnesiumarmer Ernährung fällt die Magnesiumplasmakonzentration gleichmäßig von $1{,}64 \pm 0{,}2$ auf $0{,}5 \pm 0{,}1$ mEq/l ab. Anschließend tritt eine samtartige, tief dunkelrote Färbung der Haut auf, die besonders deutlich an Ohren und Pfoten sichtbar wird; am 7. Tag ist dieses Phänomen bei allen Tieren nachweisbar. Es handelt sich offenbar um eine erhebliche periphere Vasodilatation, an deren Auftreten möglicherweise eine erhöhte Histaminfreisetzung beteiligt ist [3]. Am 14. Tag ist unter unseren

---

[1] Versuchsmengen wurden uns von der Fa. Dr. Franz Köhler Chemie KG zur Verfügung gestellt.

Versuchsbedingungen — im Gegensatz zu Olsen [5], in Übereinstimmung mit Chutkow [1] — eine Abnahme der Magnesiumkonzentration im Liquor cerebrospinalis von 1,8 ± 0,2 auf 1,1 ± 0,3 mEq/l nachweisbar. Das Knochenmagnesium (Femur) ist deutlich vermindert. Im Gewebswasser der Skelettmuskulatur findet sich, trotz ausreichender diätetischer Kaliumzufuhr, eine Abnahme des Kaliumgehaltes. Zu diesem Zeitpunkt sind generalisierte Krampfanfälle durch akustische Reize auszulösen; wenige Tage später tritt der Tod — meist nach einem Krampfanfall — ein.

8 bis 10 Tage nach Beginn der magnesiumarmen Ernährung kommt das Körperwachstum fast zum Stillstand. Zu diesem Zeitpunkt besteht ein absolutes Magnesiumdefizit von ca. 3,2 mEq, das sind, legt man die von Whang [6] angegebenen Werte für das Gesamtkörpermagnesium der Ratte zugrunde, 20 bis 30% des Magnesiumbestandes. Das Defizit setzt sich zusammen aus der Magnesiummenge, die von Kontrolltieren bis zu diesem Zeitpunkt retiniert wird, und dem Teil, den magnesiumarm ernährte Tiere mehr ausscheiden als aufnehmen (negative Magnesiumbilanz).

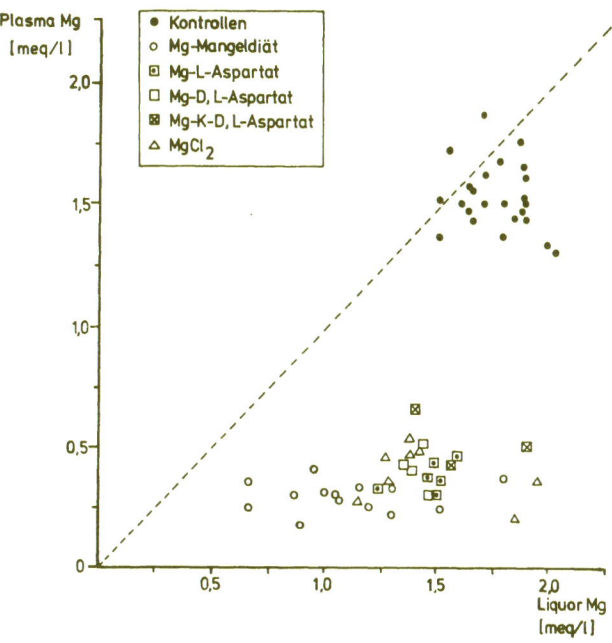

Abb. 1. Magnesiumkonzentration in Plasma und Liquor bei Ratten mit 84 µEq Mg/g Futter (Kontrollen) und mit weniger als 1 µEq Mg/g Futter (Mg-Mangeldiät) und nach Gabe verschiedener Magnesiumverbindungen während der Mg-Mangeldiät

Eine dem Magnesiumdefizit entsprechende Magnesiummenge wurde 26 Ratten am 10. und 11. Tag nach Beginn der magnesiumarmen Ernährung zugeführt. Da für die Resorption aus dem Darm die Art der angebotenen Magnesiumverbindung von Bedeutung ist [2], wurden die untersuchten Substanzen parenteral gegeben. Um akute Anstiege des Magnesiumplasmaspiegels und damit schnelle renale Excretion bei dieser Art der Zufuhr zu vermeiden, wurden als Einzeldosis 75 µEq Magnesium in Form der untersuchten Verbindung, gelöst in 0,7 ml 5%iger Laevulose in stündlichen Intervallen injiziert. (In Vorversuchen waren Überprüfungen des Magnesiumplasmaspiegels in kurzen Abständen vorgenommen worden: bei diesem Vorgehen wurde nicht mehr als 2 mEq/l Magnesiumplasmakonzentration festgestellt.) Die Bilanzuntersuchungen wurden während des Injektionszeitraumes (43 Std) und der anschließenden 48 Std fortgesetzt. Dann wurden in Halothan-Sauerstoff-Narkose Liquor (Suboccipitalpunktion), Blut und Gewebeproben entnommen und alle Tiere anschließend getötet.

Ergebnisse

Während der Magnesiuminjektionen bildete sich das Erythem an Ohren und Pfoten zurück, wurde jedoch später, vor der Tötung, etwa 48 Std nach Ende der Injektionen, erneut in einzelnen Fällen beobachtet. Die zu diesem Zeitpunkt bestimmte *Magnesiumplasmakonzentration* lag in der Größenordnung der bei unbehandelten Tieren gemessenen Werte (Abb. 1). In keinem Falle wurde nach Gabe einer der untersuchten Verbindungen in diesem Zeitraum der Kontrollwert erreicht. Im Gegensatz dazu zeigte die *Magnesiumliquorkonzentration* in vielen Fällen eine Annäherung an den Kontrollwert und lag deutlich höher als bei Ratten ohne Magnesiumgabe (1,5 ± 0,2 gegenüber 1,1 ± 0,3 mEq/l). Beziehungen zwischen der Art der verabreichten Magnesiumverbindung und dem Anstieg des Liquormagnesiums bestanden nicht.

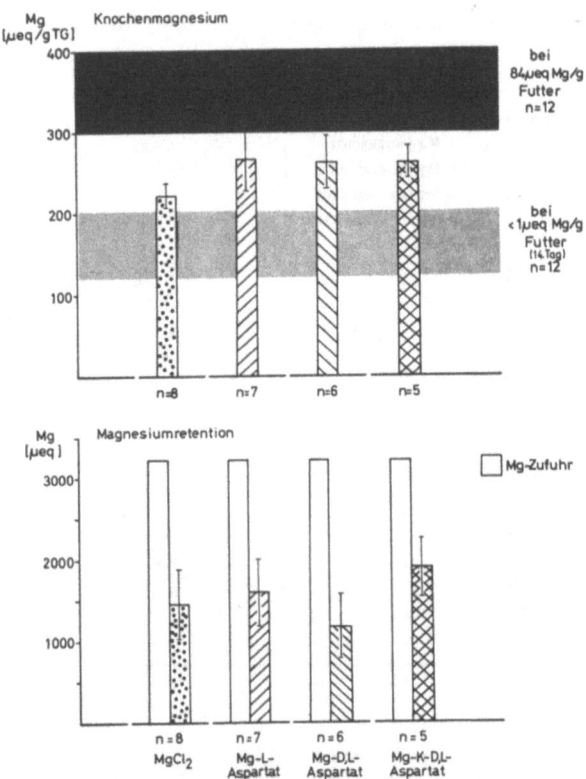

Abb. 2. Oben: Magnesiumgehalt des Femurknochens bei Ratten mit 84 µEq Mg/g Futter, mit weniger als 1 µEq/g Futter (akuter Mg-Mangel) und nach Gabe verschiedener Mg-Verbindungen im akuten Mg-Mangel, $\bar{x}$, s. Unten: Magnesiumretention während und nach der Zufuhr verschiedener Mg-Verbindungen im akuten Mg-Mangel der Ratte, $\bar{x}$, s

Bei der Analyse einzelner Organe (Leber, Skelettmuskel, Herzmuskel, Gehirn und Femur) zeigte sich nur eine Erhöhung des *Knochenmagnesiums*, ohne daß die durchschnittlichen Magnesiumgehalte den Kontrollwert erreichten (Abb. 2 oben). Ratten, die Magnesium in Form von Magnesiumchlorid erhalten hatten, schienen den geringsten Anstieg des Knochenmagnesiums aufzuweisen.

Die Zunahme des Knochenmagnesiums war offenbar die Folge einer *Magnesiumretention* (Abb. 2 unten). Nach Gabe von Magnesium-D,L-Aspartat wurden im Mittel 37%, nach Magnesiumchlorid 45%, nach Magnesium-L-Aspartat 50% und nach Magnesium-Kalium-D,L-Aspartat 59% des zugeführten Magnesiums retiniert. Die durchschnittliche Retention war nach Gabe von Magnesium-Kalium-D,L-Aspartat am höchsten, unterschied sich jedoch nur von der Retention nach Gabe von Magnesium-D,L-Aspartat signifikant. Die nicht retinierte Magnesiummenge wurde von allen Ratten ausschließlich im Urin ausgeschieden.

Der Kaliumgehalt des Gewebswassers der Skelettmuskulatur (M. quadriceps fem.) (Kontrollwert: 154 ± 8 µEq/ml) war bei den Tieren, die kein Magnesium erhalten hatten, erniedrigt ($137,3 \pm 8,9$ µEq/ml), der Wassergehalt änderte sich nicht. Nach Gabe von Magnesiumchlorid zeigte sich keine Änderung ($134,8 \pm 11,9$ µEq/ml, n = 8), nach Magnesiumgabe in Form von L- und D,L-Aspartat war ein Anstieg zu verzeichnen ($148,9 \pm 9,8$ µEq/ml, n = 13). Nach Gabe von Magnesium-Kalium-D,L-Aspartat betrug der Kaliumgehalt $141,6 \pm 6,2$ µEq/ml.

Zusammenfassung

Keine der hier untersuchten Magnesiumverbindungen schien für den Bilanzausgleich im Modell des akuten Magnesiummangels der Ratte besondere Vorteile zu bieten. Innerhalb des gewählten Zeitraumes gelang es nicht, das Magnesiumdefizit auszugleichen. Als Folgen der Magnesiumzufuhr waren eine vorübergehende Erhöhung der Magnesiumplasmakonzentration und eine Zunahme des Knochenmagnesiums nachweisbar. Außerdem fand sich eine beständigere Erhöhung der Magnesiumliquorkonzentration, was auf einen Magnesiumtransport gegen den Konzentrationsgradienten schließen läßt, der durch die Art des angebotenen Anions jedoch nicht beeinflußt wird. Das mit dem akuten Magnesiummangel der Ratte einhergehende Kaliumdefizit der Skelettmuskulatur schien sich nach Gabe von Magnesiumaspartat besser auszugleichen als nach Gabe von Magnesiumchlorid.

Literatur

1. Chutkow, J. G., Grabow, J. D.: Amer. J. Physiol. **223** (6), 1407 (1972). — 2. Classen, H. G., Marquardt, P., Späth, M., Ebel, H., Schumacher, K. A.: Arzneimittel-Forsch. **23** (2), 267 (1973). — 3. Hungerford, G. F.: Proc. Soc. exp. Biol. (N. Y.) **115**, 182 (1964). — 4. MacIntyre, I., Davidson, D.: Biochem. J. **70**, 456 (1958). — 5. Olsen, O. M., Sorensen, S. C.: Acta physiol. scand. **82**, 466 (1971). — 6. Whang, R., Welt, L. C.: J. clin. Invest. **42** (3), 305 (1963).

CASPARY, W. F., HESCH, R. D., MATTE, R.*, RITTER, G., EMRICH, D. (Med. u. Neurolog. Univ.-Klinik, Göttingen): **Therapie der Calciumresorptionsstörung unter antiepileptischer Behandlung mit 25-Hydroxycholecalciferol (25-HCC)**

Über Störungen des Calcium- und Knochenstoffwechsels bei Patienten unter antiepileptischer Therapie wurde in den letzten Jahren zunehmend berichtet [1 bis 8]. Es wurden überwiegend Knochenveränderungen wie bei einer Rachitis bzw. Osteomalacie mitgeteilt, so daß man annehmen muß, daß es unter antikonvulsiver Behandlung zu einem Vitamin D-Mangel des Organismus kommt.

Tierexperimentell konnten wir zeigen, daß 20 Tage nach oraler Behandlung mit Diphenylhydantoin die intestinale Calciumresorption im Rattendünndarm deutlich erniedrigt war [9]. Unsere jetzigen Untersuchungen sollten folgende Fragen beantworten: 1. Besteht bei Patienten unter antikonvulsiver Therapie eine Einschränkung der intestinalen Calciumresorption? 2. Wenn ja, läßt sich die Resorptionsstörung durch Behandlung mit 25-Hydroxycholecalciferol (25-HCC) oder Vitamin D beheben oder bessern?

* Wesentliche Teile dieser Arbeit entstammen der Dissertationsarbeit von R. Matte.

Calciumresorptionsuntersuchungen [10] nach oraler Gabe von 15 µCi $^{47}CaCl_2$ in 50 mg $CaCl_2$ wurden bei folgenden Patientenkollektiven durchgeführt: A gesunde Kontrollpersonen (n = 12), B Patienten unter antikonvulsiver Therapie (n = 40), C Patienten der Psychiatrischen Landesanstalt Göttingen unter Antiepileptica (n = 28), D Patienten unter Antiepileptica (ambulant oder kurzzeitig stationär) (n = 12), E Patienten der Psychiatrischen Landesanstalt Göttingen ohne Antiepileptica. Bei 9 Pat. mit pathologischer Calciumresoprtion wurde eine Behandlung mit 50 µg 25-Hydroxycholecalciferol (25-HCC) (Fa. Albert Roussell, Wiesbaden) über 3 Wochen durchgeführt. Danach sowie 4 bis 6 Monate nach Absetzen der 25-HCC-Behandlung und nach 2- bis 3monatiger Behandlung mit 1000 E Vitamin D_3 täglich wurden die Calciumresorptionsuntersuchungen wiederholt. Außerdem wurde bei allen Patienten folgende Laborparameter bestimmt: Serumcalcium und -phosphor, alkalische und saure Phosphatase, Kreatinin, Natrium, Kalium i. S., Leucinaminopeptidase, GOT und GPT. Die Bestimmung der Serumradioaktivität nach oraler Gabe von 15 µC $^{47}CaCl_2$ erfolgte nach 30, 60, 120 und 240 min. Angegeben sind Mittelwerte ± Standardabweichungen. Die Signifikanzberechnung erfolgte mittels des Student-t-Testes. Um Calciumresorptionswerte über den gesamten Testraum (4 Std) zwischen den einzelnen Kollektiven zu vergleichen, wurde die Fläche unterhalb der Resorptionskurve integriert.

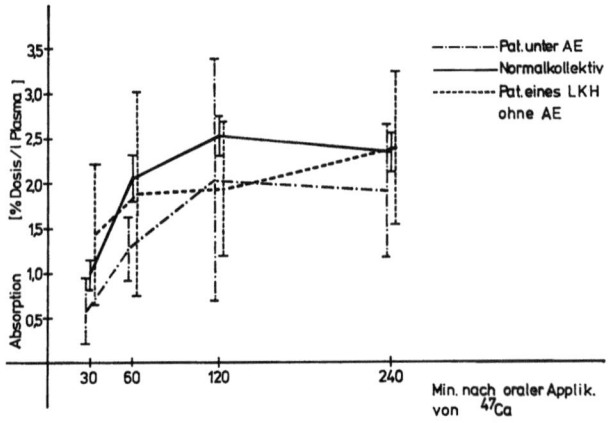

Abb. 1. Intestinale Calciumresorption bei Patienten unter antiepileptischer Therapie und Insassen eines Psychiatrischen Landeskrankenhauses ohne Antiepileptica. Die Radioaktivität im Serum wurde 30, 60, 120 und 240 min nach oraler Gabe von 15 µCi $CaCl_2$ gemessen. Angegeben sind Mittelwerte ± Standardabweichung (STD)

Ergebnisse

Die intestinale Calciumresorption war bei Patienten unter antikonvulsiver Behandlung sowohl nach 30 als auch nach 60, 120 und 240 min signifikant gegenüber dem Kontrollkollektiv erniedrigt (Abb. 1). Normal war jedoch die Resorption bei Patienten einer psychiatrischen Landesanstalt, die keine Antiepileptica bekamen (Abb. 1). Auch nach Integrierung des Flächenareals unter der Resorptionskurve als Maß der Resorption über 4 Std ergab sich eine signifikante Resorptionseinschränkung bei Patienten unter Antiepileptica im Vergleich zur Kontrollgruppe. Die ebenfalls institutionalisierten Patienten ohne Antiepileptica hatten eine normale Resorptionskapazität für Calcium. Insgesamt war bei 25 von 40 Patienten unter Antiepileptica die Calciumresorption pathologisch (62,5%). Unterteilt man das Kollektiv der Epileptiker unter Antikonvulsiva in institutionalisierte (n = 28) und ambulant (n = 12) behandelte Patienten, dann finden sich in beiden Gruppen annähernd gleiche Anteile pathologischer Calciumresorptionstests.

Eine 3wöchige Behandlung von 9 Patienten unter Antiepileptica und eingeschränkter Calciumresorption mit dem in der Leber gebildeten, aktiven Metaboliten des Vitamin D, 25-Hydroxycholecalciferol (25-HCC), in einer täglichen Dosierung von 50 µg normalisierte die intestinale Calciumresorption (Abb. 2). Wiederholungen der Calciumresorptionsuntersuchungen 4 bis 6 Monate nach Absetzen der 25-HCC-Behandlung im Frühjahr und Sommer beim gleichen Patientenkollektiv zeigten, daß erneut eine signifikante Einschränkung der Calciumresorption bestand (Abb. 2). Eine anschließende 3- bis 4monatige Behandlung mit 1000 E Vitamin D_3 täglich führte ebenfalls wie 25-HCC zu einer Verbesserung der intestinalen Calciumresorption. Insgesamt normalisierte sich der Test unter Vitamin D-Behandlung bei 50% der Patienten. Die Mittelwerte des Gesamtkollektivs unter Behandlung mit Vitamin D waren allerdings noch immer gegenüber dem Kontrollkollektiv signifikant erniedrigt. Bestimmungen der alkalischen Phosphatase, des Serumcalciums und Phosphates ergaben keine signifikant pathologischen Werte im Gegensatz zu den Untersuchungen von Richens u. Rowe [4].

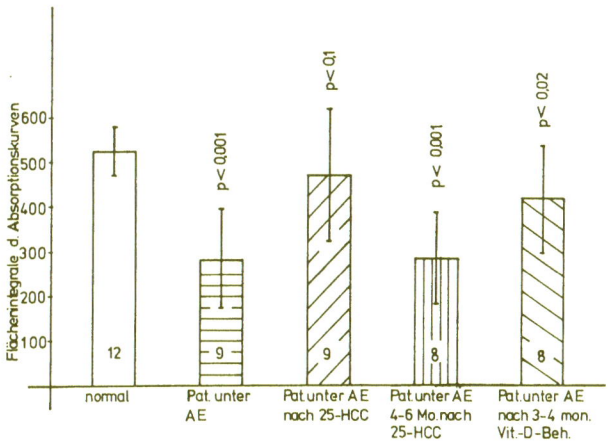

Abb. 2. Beeinflussung der Calciumresorption bei Patienten unter Behandlung mit Antiepileptica (AE) durch 25-Hydroxycholecalciferol (25-HCC) und Vitamin D_3. 9 Pat. wurden 3 Wochen lang mit 50 µg 25-HCC täglich behandelt (3. Säule). Die Calciumresorption wurde 4 bis 6 Monate nach der letzten 25-HCC-Gabe wiederholt gemessen (4. Säule) sowie nach 3- bis 4monatiger Behandlung mit 1000 E Vitamin D_3 täglich. Ordinate: Flächenintegrale der Resorptionskurven über 4 Std. Angegeben sind Mittelwerte ± Standardabweichung (STD)

Diskussion

Die Ergebnisse zeigen, daß Patienten unter antikonvulsiver Therapie zu einem hohen Prozentsatz (62,5%) eine Einschränkung der intestinalen Calciumresorption haben. Die Tatsache, daß in unserem Patientenkollektiv unter Antiepileptica trotz noch normaler Werte der alkalischen Phosphatase und des Serumcalciums in einem hohen Prozentsatz eine pathologische Calciumresorption bestand, deutet darauf hin, daß die früheste, momentan erfaßbare Manifestation der antiepileptischen Osteopathie eine Einschränkung der Calciumresorption aus dem Dünndarm ist. Der Calciumresorptionstest ist deshalb der z. Z. empfindlichste Test zur Aufdeckung einer Calciumstoffwechselstörung unter Antiepileptica.

Es ist bekannt, daß bei Patienten unter antikonvulsiver Therapie der 25-HCC-Spiegel im Serum erniedrigt ist [11, 12]. Gleichzeitig ist aber auch der „turnover" von Vitamin D zu 25-HCC nach antiepileptischer Behandlung gesteigert [13, 14]. Ob die Calciumstoffwechselstörung unter antiepileptischer Behandlung durch eine gesteigerte biliäre Exkretion [15] oder durch eine gesteigerte renale Exkretion polarer Vitamin D-Metabolite bewirkt wird, ist noch unklar.

Sicher ist jedoch, daß Patienten unter antiepileptischer Langzeitbehandlung in einen Vitamin D-Mangelzustand geraten, der zu osteomalacischen Knochenveränderungen führen kann. Sowohl der aktivere Metabolit des Vitamin D, 25-Hydroxycholecalciferol, als auch Vitamin D selbst vermochten die eingeschränkte Calciumresorption bei Patienten unter Antiepileptica zu verbessern. 25-HCC in einer Dosierung von 50 µg täglich war wirkungsvoller im Vergleich zu einer länger dauernden Behandlung mit 1000 E Vitamin D täglich. Diese Befunde stehen in Übereinstimmung mit Berichten über eine erfolgreiche Vitamin D-Behandlung der Knochenläsionen im fortgeschrittenen Stadium der antiepileptischen Osteopathie [2, 3, 6]. Da offenbar bei Patienten unter antiepileptischer Langzeitbehandlung eher eine Calciumresorptionsstörung nachweisbar ist als eine manifeste Osteopathie, halten wir eine Vitamin D-Dauerprophylaxe bei allen Patienten unter Antiepileptica, insbesondere bei Jugendlichen, für erforderlich, um spätere Knochenläsionen im Rahmen des Vollbildes der antiepileptischen Osteopathie zu verhindern.

Unterstützt durch die Deutsche Forschungsgemeinschaft (Ca 71/2).

Literatur

1. Schmid, F.: Fortschr. Med. **9**, 381 (1967). — 2. Kruse, R.: Mschr. Kinderheilk. **116**, 378 (1968). — 3. Dent, C. E.: Richens, A., Rowe, J. D. F., Stamp, T. C. B., Brit. med. J. **1970 IV**, 69. — 4. Richens, A., Rowe, D. J. F.: Brit. med. J. **1970 IV**, 73. — 5. Flury, W.: Schweiz. med. Wschr. **102**, 1333 (1972). — 6. Stögman, W.: Pädiat. Pädol. **6**, 280 (1971). — 7. Tolman, K. G., Jubiz, W., de Luca, H. F., Freston, J. W.: Clin. Res. **20**, 414 (1972). — 8. Lücking, Th., Delling, G.: Dtsch. med. Wschr. **98**, 1036 (1973). — 9. Caspary, W. F.: Naunyn-Schmiedeberg's Arch. Pharmacol. **274**, 146 (1972). — 10. Hesch, R. D., Gerlach, W., Henning, H. V., Emrich, D., Scheler, F., Kattermann, R.: Dtsch. med. Wschr. **45**, 1735 (1972). — 11. Hahn, T. J., Hendin, B. A., Scharp, C. R., Haddad, J. G.: New Engl. J. Med. **287**, 900 (1972). — 12. Stamp, T. C. R., Round, J. M., Rowe, D. J. F., Haddad, J. G.: Brit. Med. J. **1972 IV**, 9. — 13. Hahn, T. J., Haddad, J. G., Birge, S. J., Avioli, L. V.: J. clin. Invest. **51**, 741 (1972). — 14. Schaefer, K., Flury, W. H., von Herrath, D., Kraft, D., Schweingruber, R.: Schweiz. med. Wschr. **102**, 785 (1972). — 15. Silver, J., Quill, H., Neale, G., Thompson, G. R.: Clin. Sci. **43**, 4 (1972).

LÜCKE, H., CASPARY, W. F., CREUTZFELDT, W. (Abt. Gastroenterologie u. Stoffwechselerkrankungen, Med. Univ.-Klinik Göttingen): **Einfluß chronischer Glucagongabe auf die intestinale Resorption von Zucker, Wasser und Elektrolyten**

Beim experimentellen Diabetes mellitus der Ratte und im Zustand des Fastens bestehen eine gesteigerte intestinale Resorption von Zuckern und Aminosäuren [1, 2]. Bei ersterem findet sich ebenfalls eine erhöhte Aktivität digestiver Bürstensaumenzyme [3, 4].

Sowohl beim Diabetes mellitus als auch im Hunger sind die endogenen Plasmaglucagonspiegel erhöht [5, 6]. Unklar ist bisher die Ursache für die gesteigerte Resorptionskapazität und digestive Potenz im Dünndarm diabetischer Ratten. Da prinzipiell eine Hyperglucagonämie als Ursache für die beobachtete Resorptionssteigerung zu erwägen ist, sollten unsere Untersuchungen klären, ob eine exogene Hyperglucagonämie überhaupt zu Resorptionsänderungen von Zuckern, Wasser und Elektrolyten im Rattendünndarm führt.

Methoden

Weiblichen Wistarratten (180 ± 20 g) wurde 2mal täglich über 5 Tage 10 und 100 µg Glucagon (Fa. Lilly, Gießen) i.p. injiziert. Kontrollen wurden mit dem phenolhaltigen Glucagonlösungsmittel behandelt.

Die Resorption von 3-o-Methyl-Glucose, einem aktiven transportierten, aber nicht metabolisierbarem Zuckeranalog, von Wasser und Elektrolyten wurde mittels einer offenen intestinalen Perfusionstechnik unter Verwendung von Polyäthylenglykol (PEG) als nicht resorbierbarer Markersubstanz am Jejunum und Ileum der narkotisierten Ratte bestimmt.

Außerdem wurde die durch D-Glucose induzierbare transmurale elektrische Potentialdifferenz (PD) bei glucagonbehandelten und streptozotocindiabetischen Ratten gemessen [7 bis 9].

Ergebnisse

Nach 5tägiger Glucagonbehandlung waren die Blutglucosespiegel, die Gewichtszunahme und der Futterkonsum nicht unterschiedlich zu den Kontrolltieren.

Die chronische Glucagongabe führte zu einer signifikanten Steigerung der intestinalen Resorption von 3-o-M-Glucose, Wasser, Na^+, K^+ und Cl^- im Dünndarm der Ratte.

Abb. 1 zeigt diesen Effekt auf die Wasser- und 3-o-M-Glucoseresorption, bezogen auf 15 cm Darmlänge/30 min Perfusionszeit; die gleichen Resultate ergaben sich in bezug auf 1 g Darmgewicht.

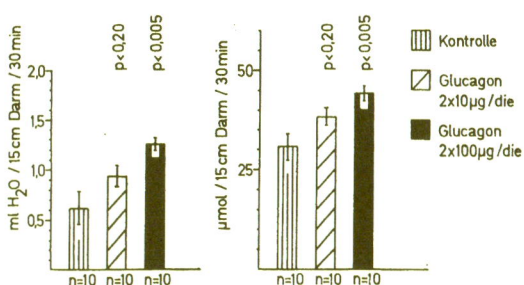

Abb. 1. Einfluß einer chronischen Glucagongabe auf die Resorption von Wasser und 3-o-M-Glucose im Dünndarm der Ratte. Ordinate links: H_2O-Resorption/15 cm Darm/30 min; Ordinate rechts: Resorption von 3-o-M-Glucose/15 cm Darm/30 min. Angegeben Mittelwerte ± SEM

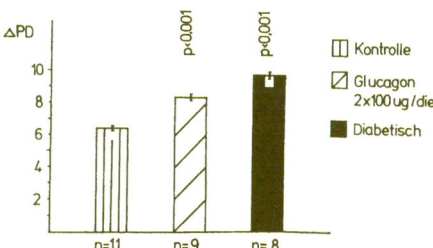

Abb. 2. Einfluß chronischer Glucagongabe und Streptozotocindiabetes auf transmurale Potentialdifferenzanstiege induziert durch D-Glucose im Rattendünndarm in vivo. Streptozotocindiabetische Ratten wurden 5 Tage nach Injektion von 80 mg/kg Streptozotocin untersucht. Angegeben Mittelwerte ± SEM

Die Resorptionssteigerung war in allen Untersuchungen bei Vorbehandlung mit 2×100 µg Glucagon ausgeprägter als nach Gabe von 2×10 µg/Tag. Auch die Nettoresorption von Na^+, K^+ und Cl^- war bei den mit 2×100 µg/Tag behandelten Ratten gegenüber den Kontrolltieren gesteigert.

Die akute i.v. Gage von 100 und 200 µg Glucagon nach einer 45minütigen Kontrollperfusionsperiode hatte keinen Einfluß auf das Ausmaß der intestinalen Resorption von 3-o-M-Glucose, Wasser und Elektrolyten.

Die Messung der Anstiege der transmuralen PD glucagonbehandelter und streptozotocindiabetischer Ratten zeigte eine deutliche Abhängigkeit der PD von der Glucosekonzentration im Medium. Der Anstieg der transmuralen PD war bei mit Glucagon behandelten Ratten bei 15 mM und 56 mM D-Glucose signifikant gesteigert. Er war allerdings beim Streptozotocindiabetes bei allen getesteten Glucosekonzentrationen höher als bei den mit Glucagon behandelten Ratten.

Diskussion

Die Untersuchungen zeigen in Übereinstimmung mit kürzlich veröffentlichten Befunden über die Stimulierung des aktiven Zucker- und Aminosäuretransportes in vitro nach chronischer Glucagongabe [10], daß unter in vivo-Bedingungen bei der Ratte die Resorption von Zucker, Wasser und Elektrolyten durch chronische Glucagongabe gesteigert ist.

Dieser Befund wird erhärtet durch die Steigerung der durch D-Glucose induzierten Anstiege der transmuralen PD, die ebenfalls als Parameter für eine gesteigerte Na^+-abhängige Zuckerresorption angesehen werden können.

Der höhere Anstieg der transmuralen PD beim experimentellen Diabetes mellitus läßt daran denken, daß beim Diabetes mellitus ein zusätzlicher resorptionssteigernder Mechanismus vorliegt.

Wir können keine sicheren Angaben über die erreichten mittleren Plasmaglucagonwerte machen. Da jedoch beim Diabetes mellitus eine endogene Hyperglucagonämie besteht und exogen induzierte Hyperglucagonämie zu Steigerungen der intestinalen Transportfunktionen führt, ist die beim experimentellen Diabetes mellitus der Ratte zu beobachtende Resorptionssteigerung möglicherweise oder zumindest teilweise durch Glucagon bedingt. Die Tatsache, daß akute i.v. Applikation im Gegensatz zur mehrtägigen Glucagonbehandlung zu keinen Veränderungen der Transportparameter führte, spricht gegen einen direkten Effekt von Glucagon auf Transportprozesse, aber für eine adaptative Veränderung der Dünndarmmukosafunktion durch langdauernde Hyperglucagonämie.

Unterstützt durch die Deutsche Forschungsgemeinschaft (Ca 71/3).

Literatur

1. Olsen, W. A., Rosenberg, I. H.: J. clin. Invest. **49**, 96 (1970). — 2. Kershaw, T. G., Neame, K. D., Wiseman, G.: J. Physiol. (Lond.) **152**, 182 (1960). — 3. Caspary, W. F., Rhein, A. M., Creutzfeldt, W.: Diabetologia 8, 412 (1972). — 4. Caspary, W. F.: Digestion **9**, 248 (1973). — 5. Unger, R. H., New Engl. J. Med. **258**, 443 (1971). — 6. Marliss, E. B., Aoki, T. T., Unger, R. H., Soeldner, J. S., Cahill, G. F.: J. clin. Invest. **49**, 2256 (1970). — 7. Lyon, I., Crane, R. K.: Biochim. biophys. Acta (Amst.) **112**, 278 (1966). — 8. Caspary, W. F., Stevenson, N. R., Crane, R. K.: Biochim. biophys. Acta (Amst.) **193**, 168 (1969). — 9. Barry, R. J. C., Dikstein, S., Mathews, J., Smyth, D. H., Wright, E. M.: J. Physiol. (Lond.) **171**, 316 (1961). — 10. Rudo, N. D., Rosenberg, I. H.: Proc. Soc. exp. Biol. (N. Y.) **142**, 521 (1973).

Diabetologie

DIETZE, G., WICKLMAYR, M., GRUNST, J., BRAUN, S., HEPP, K. D., MEHNERT, H. (III. Med. Abt. Krankenhaus München-Schwabing, Forschergruppe Diabetes u. I. Med. Univ.-Klinik München): **Untersuchungen zur Wirkung von Biguaniden am Gesunden: Die Glucoseutilisation des Muskels unter dem Einfluß von Phenformin**[*]

Biguanide senken erhöhte Blutzuckerspiegel beim Altersdiabetiker, vermögen jedoch normale Blutzuckerspiegel beim Gesunden nicht zu beeinflussen [1]. Trotzdem sie wegen dieses Effekts seit 15 Jahren erfolgreich in die Therapie des Altersdiabetes eingeführt sind [2], ist ihr Wirkungsmechanismus bisher noch nicht vollständig aufgeklärt. Aus den sehr unterschiedlichen Befunden der Tierversuche läßt sich nur vermuten, daß sie den Blutzucker über eine Hemmung der hepatischen Glucoseabgabe [3] und eine vermehrte Utilisation der Glucose durch die peripheren Organe [4] zu senken vermögen. Da diese Effekte beim gesunden und diabetischen Tier meist unter sehr hohen Dosen nachgewiesen wurden, meinte man bisher, daß ihnen in vivo keine Bedeutung zukäme. Heute ist jedoch bekannt, daß sich Biguanide unter therapeutischen Dosen in Leber und Muskel anreichern [5], so daß Konzentrationen in beiden Organen erreicht werden können, wie sie am Tier in vitro und in vivo verwendet wurden.

Die bisher an der menschlichen Leber durchgeführten Untersuchungen konnten unter therapeutischen Dosen die Befunde am Tier nicht bestätigen [6, 7]. Die am Unterarm des Menschen gemessenen Substratbilanzen zeigten im Akutversuch keinen Effekt [8], erst nach 7- bis 10tägiger Vorbehandlung konnte beim Diabetiker eine Zunahme der Glucoseutilisation nachgewiesen werden [9]. Aus neueren Untersuchungen [10,11] geht hervor, daß sich beim Gesunden nach 5tägiger oraler Biguanidverabreichung trotz einer Halbierung der hepatischen Glucoseabgabe der arterielle Glucosepool nicht ändert, so daß beim Gesunden eher eine Verminderung der Glucoseutilisation der peripheren Organe wahrscheinlich ist.

Um diese Frage zu klären, wurden im Rahmen einer größeren Studie über die Regulation der Glucosehomöostase [11] 5 Stoffwechselgesunde über 5 Tage mit 150 mg Phenformin vorbehandelt und dann 15 Std nach der letzten Mahlzeit die arteriellen, tiefvenösen und oberflächlichvenösen Konzentrationen der Substrate Glucose, Laktat, Pyruvat, Glycerin, Alanin, nichtveresterte Fettsäuren, β-Hydroxybutyrat, Azetazetat sowie der Hormone Insulin und Glukagon bestimmt. Die Durchblutung wurde mit Hilfe der Venenverschlußplethysmographie [12] gemessen. Zum Vergleich standen die Substratbilanzen von 14 unbehandelten Probanden zur Verfügung, die unter den gleichen Bedingungen untersucht worden waren. Die Bilanzen wurden aus den arterio-tiefvenösen Differenzen der Substrate und der Durchblutung kalkuliert.

Wie aus der Tabelle hervorgeht, sind die Daten der Unbehandelten gut mit denen der Gruppe in der Literatur vergleichbar, die ohne eine arterielle Manschette zum Ausschluß der Hand untersuchen [13]. Dabei liegt die gemessene Glucoseutilisation bei 0,87 µMol/100 g × min. Umgerechnet auf eine Gesamtmuskelmasse von 27 kg [11] entspricht dies einer täglichen Glucoseaufnahme von ca. 50 g, also etwa von 25 bis 30% der hepatischen Glucoseabgabe [11]. Diese Glucoseutilisation geht einher mit einer Lactatabgabe von 0,70 µMol/100 g × min. Wenn das Lactat nur aus der aufgenommenen Glucose stammen würde, wäre ihr Anteil an der Lactatproduktion ca. 30 bis 40%. Bei einer Glykogenolyserate von ca. 0,5 bis 1 µMol

---

[*] Mit Unterstützung des Sonderforschungsbereichs 51 der Deutschen Forschungsgemeinschaft.

Glykosyleinheiten/100 g × min [15] dürfte etwa ein Betrag, der etwa der Hälfte der aufgenommenen Glucose entspricht, aus der Glykogenolyse in die Glykolyse fließen. Von dieser würden also nur 25% als Lactat abgegeben, d. h. 75% der in die Glykolyse fließenden Glucose würden in die Endoxydation eingehen. Die Pyruvatproduktion ist sehr gering und fällt im Vergleich zur Abgabe der anderen C_3-Körper quantitativ kaum ins Gewicht. Von Alanin, das sowohl aus Glucose durch Aminierung des Pyruvats sowie aus der Proteolyse anfällt [16], werden 0,23 µMol/100 g min abgegeben. Nach der Glycerinproduktion zu urteilen, die als Maß der intrazellulären Lipolyse gilt [17], scheint nur ganz wenig Triglycerid abgebaut zu werden. Bei den Fettsäuren kann man sowohl geringe Aufnahmen als auch Abgaben verzeichnen, so daß sich als Mittelwert eine minimale Abgabe mit einer starken Streuung ergibt. Mit der Messung der av-Differenz erhält man jedoch nur die Gesamtbilanz, so daß die Utilisation einzelner Fettsäuren entgeht [17]. Immerhin werden entsprechend dem RQ beim ruhenden Muskel ca. 10 bis 20% der Energie aus Fettsäuren gewonnen [18].

Die Ketonkörper werden entsprechend ihrem arteriellen Angebot bereits gering vermehrt utilisiert; für die Energiebereitstellung haben sie jedoch noch keine Bedeutung.

Tabelle. Substratstoffwechsel des menschlichen Unterarms vor und nach 5tägiger oraler Behandlung mit Phenformin (150 mg/die)

	Glukose	Laktat	Pyruvat	Alanin
Kontrollen (n = 14)	+0,87 ± 0,04	−0,70 ± 0,02	−0,07 ± 0,02	−0,23 ± 0,02
Phenformin (n = 5)	−0,63 ± 0,09*	−0,37 ± 0,04*	−0,04 ± 0,01	−0,07 ± 0,01
	Glyzerin	FFA	β-HOB	AZAZ
Kontrollen (n = 14)	−0,05 ± 0,01	−0,22 ± 0,10	0,15 ± 0,02	0,11 ± 0,05
Phenformin (n = 5)	−0,15 ± 0,04*	−0,25 ± 0,07	0,30 ± 0,07*	0,13 ± 0,04

Es sind die Mittelwerte ± SEM der Substratutilisationen (+) bzw. -produktionen (−) in µMol bzw. µÄ/100 g × min angegeben. * gibt einen Unterschied zwischen beiden Gruppen mit einem $p < 0,05$ (t-Test) an.

Bei den Daten der Phenforminbehandelten fällt auf, daß die Glucoseaufnahme signifikant gegenüber dem Kontrollkollektiv vermindert ist (Tabelle). Dies steht ganz im Gegensatz zur bisherigen Auffassung der Wirkungsweise der Biguanide [5]. Diese Abnahme der Glucoseutilisation am Unterarm erklärt jedoch, warum beim Stoffwechselgesunden die Glucosehomöostase trotz der simultan registrierten Halbierung der hepatischen Glucoseabgabe erhalten bleibt [10, 11]. Entsprechend dieser geringeren Glucoseaufnahme werden die aus der Glucose stammenden C_3-Körper Lactat, Pyruvat und Alanin signifikant vermindert abgegeben. Wenn man den Anteil der aufgenommenen Glucose an der Lactatabgabe bestimmt, dann sind es wie beim Unbehandelten ca. 30%. Bei der unter chronischer Phenformingabe beschriebenen Entspeicherung der Glykogendepots [5] würde jedoch weniger Glucose aus der Glykogenolyse in die Glykolyse fließen, so daß der Anteil der Glykolyse an der Lactatproduktion von 25 auf 35% ansteigt. Damit gehen statt 75% nur noch 65% der in der Glykolyse fließenden Glucose in die Endoxydation.

Nach den Daten der Unbehandelten erhält der ruhende Muskel den größten Teil seiner Energie aus der Glucose, die ihm angeboten wird [19, 20]. Der unter dem Einfluß von Phenformin stehende Muskel scheint seine Energie jedoch zu diesem Zeitpunkt weniger aus den Kohlenhydraten als aus den Lipiden und

Ketonkörpern zu beziehen. Ein Hinweis für eine vermehrte Fettsäureutilisation ist die 3fach gesteigerte Glycerinabgabe bei unveränderter Fettsäureproduktion [17]. Hinzu kommt, daß es anscheinend über eine Zunahme des arteriellen Angebots [5] zu einer Verdoppelung der Ketonkörperutilisation kommt. Für eine direkte hemmende Wirkung der Biguanide auf den Glucosetransport über die Membran gibt es bisher keinen Anhalt [5]. Es ist deshalb wenig wahrscheinlich, daß die Umstellung des Stoffwechsels auf Fettsäureverwertung als Folge einer behinderten Glucoseaufnahme zu sehen ist. Viel eher kommt die gesteigerte Fettsäureverwertung durch eine direkte Wirkung des Biguanids auf den intramuskulären Triglyceridabbau zustande. Dafür würden auch die Daten aus Untersuchungen am Tier sprechen [5]. Daneben scheint jedoch auch eine vermehrte Ketonkörperutilisation des Muskels vonstatten zu gehen (Tabelle).

Es wäre deshalb denkbar, daß wie im Hunger [21] eine vermehrte Fettsäureutilisation die Umstellung des Muskelstoffwechsels unter Biguaniden hervorruft. Das bei der gesteigerten Fettsäure- und Ketonkörperoxydation vermehrt anfallende Azetyl-CoA und Citrat könnten zu einer Hemmung sowohl der Pyruvatdehydrogenase [22] als auch der Phosphofruktokinase [23] führen und damit zu einer verminderten Glykolyse und Endoxydation der Glucose. Daß es bei einer vermehrten Oxydation von Fettsäuren und Ketonkörpern tatsächlich zu einer Hemmung der Glucoseaufnahme kommen kann, vermochte Randle am Herzmuskel zu zeigen [24]. Auch beim Menschen war bei gleichbleibenden Insulinspiegeln ein Rückgang der Aufnahme und der Endoxydation der Glucose während einer starken Zunahme der Fettsäure- und Ketonkörperutilisation des Muskels im Fasten nachweisbar [21].

Zusammenfassend läßt sich sagen: Nach 5tägiger Vorbehandlung mit täglich 150 mg Phenformin zeigen 5 Stoffwechselgesunde eine verminderte Glucoseaufnahme des Skelettmuskels. Dieser Befund erklärt, warum trotz der simultan gemessenen Halbierung der hepatischen Glucoseproduktion die Glucosehomöostase beim Stoffwechselgesunden erhalten bleibt. Dagegen ist die Fettsäure- und Ketonkörperutilisation gesteigert. Damit scheint der Muskel weniger Kohlenhydrate und dafür mehr Fettsäuren und Ketonkörper zu utilisieren. Die Umstellung des Stoffwechsels dürfte durch die Wirkung des Biguanids auf den intramuskulären Triglyceridabbau zustande kommen. Für die verminderte Glucoseaufnahme könnte eine durch das vermehrt anfallende Citrat gehemmte Glykolyse verantwortlich sein.

Literatur

1. Fajans, S. S., Moorhouse, J. A., Doorenhos, H., Louis, L. H., Conn, J. W.: Diabetes **9**, 194 (1960). — 2. Mehnert, H.: Chemotherapia (Basel) **2**, 262 (1961). — 3. Haeckel, R., Haeckel, H.: In: Söling, H.-D., Wilems, B.: Regulation of gluconeogenesis, p. 127. Stuttgart: Thieme 1971. — 4. Jangaard, N. O., Pereira, J. M., Pinson, R.: Diabetes **17**, 96 (1968). — 5. Beckmann, R.: In: Haske, H.: Handbuch der experimentellen Pharmakologie, Bd. 29, S. 439. Berlin-Heidelberg, New York: Springer 1971. — 6. Searle, G. L., Gulli, R., Cavalieri, R. R.: Metabolism **18**, 148 (1969). — 7. Tranguada, R. E., Kleeman, C., Brown, J.: Diabetes **9**, 207 (1960). — 8. Butterfield, W. J. H., Whidelow, M. J.: Diabetes **11**, 281 (1962). — 9. Butterfield, W. J. H.: In: Oberdisse, K., Daweke, H., Michael, G.: 2. Internationales Biguanid Symposium, S. 33, Stuttgart: Thieme 1968. — 10. Dietze, G., Hepp, K. D., Wicklmayr, M., Grunst, J., Mehnert, H.: 8. Kongreß der Deutschen Diabetes-Gesellschaft, München, 21. bis 23. 6. 1973. — 11. Dietze, G.: Untersuchungen über den Stoffwechsel der menschlichen Leber mit Hilfe der Kathetertechnik sowie einer neuen Methodik zur Messung der Leberdurchblutung. Habilschrift, München 1974. — 12. Barbey, K., Barbey, P.: Z. Kreisl.-Forsch. **52**, 1129 (1963). — 13. Jorfeldt, L., Wahren, J.: Scand. J. clin. Lab. Invest. **22**, 73 (1968). — 14. Dickerson, J. W. T., Widdowson, E. M.: Biochem. J. **74**, 247 (1960). — 15. Hultmann, E., Bergström, J., Roch-Norlund, A. E.: In: Pernow, B., Saltin, B.: Muscle metabolism during exercise, p. 273. New York: Plenum Press 1971. — 16. Felig, P., Wahren, J.: In: Pernow, B., Saltin, B.: Muscle metabolism during exercise, p. 205. New York: Plenum Press 1971. —

17. Havel, R. J.: Ann. N. Y. Acad. Sci. **91** (1964). — 18. Havel, R. J., Naimark, A., Brochgrevink, C. F.: J. clin. Invest. **42**, 1054 (1963). — 19. Friedberg, S. J., Estes, E. H.: J. clin. Invest. **41**, 4 (1962). — 20. Keul, J., Doll, E., Keppler, D.: Energy metabolism of human muscle. London: University Park Press 1972. — 21. Wicklmayr, M., Dietze, G., Hepp, K. D., Böttger, I., Braun, S., Mehnert, H.: Excerpta med. (Amst.) **280**, 83 (1973). — 22. Garland, P. B., Randle, P. J.: Biochem. J. **91**, 66 (1964). — 23. Parmeggiani, A., Bowman, R. H.: Biochem. biophys. Res. Commun. **12**, 268 (1963). — 24. Newsholme, E. A., Randle, P. J.: Biochem. J. **93**, 641 (1964).

OHLEN, J., LÖFFLER, G., WIELAND, O. H. (Inst. f. Diabetesforschung, München): **Tierexperimentelle Untersuchungen zum Glucosestoffwechsel des Herzmuskels beim Diabetes**

Das klassische azidotische Coma diabeticum weist neben vielem anderen einen erniedrigten Blutdruck auf, zum einen Teil als Folge der Hypovolämie, zum anderen aber als Ausdruck einer energetisch-dynamischen Herzinsuffizienz. Diese Insuffizienz beruht auf einer zu Kontraktionsschwäche führenden Myokardstoffwechselstörung, die hier als sekundäre Mitbeteiligung des Herzmuskels bei allgemeiner Stoffwechselerkrankung aufzufassen ist. Das durch den Insulinmangel verminderte Angebot an intrazellulärer Glucose führt auch in der Herzmuskelzelle — trotz einiger Kompensationsmöglichkeiten wie z. B. der Lipolyse — zu einer empfindlichen Einschränkung in der Bereitstellung energiereicher Phosphate, die dringend für den Kontraktionsablauf benötigt werden.

Bei den vielfältigen Veränderungen des Kohlenhydratstoffwechsels, die bei relativem bis nahezu absolutem Insulinmangel zu beobachten sind, interessierte uns daher besonders die dehydrierende Decarboxylierung von Pyruvat zu Acetyl-Coenzym A als jene Schlüsselreaktion, die letztlich auch das Angebot an energiereichen Phosphaten wesentlich zu beeinflussen vermag. Dieser Abbau von Pyruvat zu Acetyl-Coenzym A stellt eine äußerst komplizierte Reaktion dar, bei der mehrere Enzyme, die in einem Multienzymkomplex auch räumlich zusammengefaßt sind, nacheinander wirken; insgesamt wird dieser Komplex als Pyruvatdehydrogenase, abgekürzt PDH, bezeichnet. Es ist einleuchtend, daß die verschiedensten möglichen, auch extremen Stoffwechselsituationen unterschiedliche katalytische Aktivitäten, d. h. Umsetzungsgeschwindigkeiten, dieses Enzymkomplexes erfordern und daß die Natur hierfür einen Kontrollmechanismus schaffen mußte, auf den einerseits lokale, andererseits den Gesamtorganismus koordinierende metabolische, ionale und hormonelle Faktoren Einfluß haben können. Die Natur hat dieses schwierige Problem sehr elegant und effektiv gelöst.

Die Pyruvatdehydrogenase des Herzens und anderer tierischer Gewebe existiert in 2 Formen nebeneinander [1 bis 3]: einer katalytisch aktiven, der PDH_a, und einer katalytisch inaktiven Form, der PDH_b, und zwar wird der aktive Enzymkomplex durch Phosphorylierung in die inaktive Form übergeführt. Die Phosphorylierung erfolgt mit Hilfe einer spezifischen PDH-Kinase, die fest an den Multienzymkomplex gebunden ist; die Dephosphorylierung, also die Reaktivierung zur PDH_a, wird durch eine spezifische Phosphatase katalysiert, die durch Gradientenzentrifugation vom Enzymkomplex abgetrennt und damit isoliert werden kann. Dieser Vorgang der Phosphorylierung und Dephosphorylierung — und damit der Inaktivierung und Aktivierung — wird als Interkonvertierung der Pyruvatdehydrogenase bezeichnet. Die Ionen Mg und Ca fördern über eine Aktivierung der PDH-Phosphatase die Bildung von aktiver PDH_a; und hohe Spiegel von Pyruvat selbst und ADP hemmen die PDH-Kinase und damit die Umwandlung von aktivem in inaktives Enzym. Darüber hinaus zeigt Acetyl-Coenzym A als Produkt der Reaktionen des PDH-Multienzymkomplexes eine kompetitive

Hemmwirkung auf die aktive PDH$_a$, ohne jedoch das Enzym zu interkonvertieren.

Um zum einen die Veränderungen von Glucoseaufnahme, Glucosestoffwechsel und PDH-Interkonvertierung bei nahezu absolutem Insulinmangel und zum anderen die Reversibilität dieser Veränderungen nach erneuter Insulingabe zu untersuchen, wurden Perfusionen von Herzen akut dekompensierter diabetischer Ratten durchgeführt.

Für unsere Untersuchungen verwendeten wir Langendorff-Herzen alloxandiabetischer Ratten, denen nach einwöchiger Substitution das Insulin 24 Std zuvor entzogen worden war. Nach Vorperfusion im offenen System wurden die Herzen über 30 min mit 10 mM Glucosemedium rezirkulierend perfundiert. Durch Markierung mit 3,4-^{14}C-Glucose war es möglich, mit der Messung des hieraus gebildeten $^{14}CO_2$ weitestgehend nur die echte Pyruvatdecarboxylierung zu erfassen. — Die PDH-Bestimmung erfolgte nach Gefrierstop mit dem Dismutationstest [3].

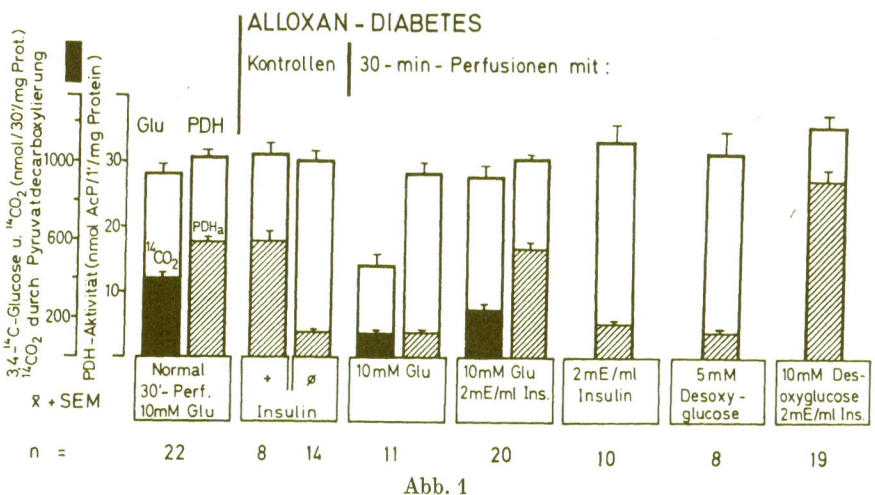

Abb. 1

Zur Auswertung gelangten nur die Herzperfusionen schwer diabetischer Tiere, die bei nahezu absolutem Insulinmangel hohe Plasmaspiegel von Glucose, Ketonkörpern und Fettsäuren aufwiesen.

Um das Ausmaß der Veränderungen von Stoffwechsel und PDH-Interkonvertierung alloxandiabetischer Rattenherzen beurteilen zu können, sind zunächst (Abb. 1) Glucoseaufnahme und $^{14}CO_2$-Bildung als Maß für die Pyruvatcarboxylierung sowie die PDH-Aktivitäten von Herzen normaler, nicht diabetischer Ratten dargestellt. In 30 min Perfusion mit 10 mM Glucose betrug die Glucoseaufnahme nahezu 1000 nmol/mg Protein und die $^{14}CO_2$-Bildung 400 nmol, d. h. etwa 20% der aufgenommenen Glucose wurden via PDH decarboxyliert. Unter diesen normalen Bedingungen betrug der Anteil der aktiven PDH, also der PDH$_a$, 58% der Gesamtaktivität. Dieses Verhältnis von aktiver zu inaktiver PDH ließ sich auch in den Herzen sorgfältig mit Insulin eingestellter alloxandiabetischer Ratten nachweisen. 6 Std nach der letzten Insulingabe zeigten die PDH-Aktivitäten direkt entnommener, nicht perfundierter Herzen durchaus vergleichbare Werte. Doch 40 Std nach der letzten Insulingabe waren die Plasmaspiegel von Glucose, Ketonkörpern und Fettsäuren auf jene Werte gestiegen, die ich Ihnen zu Beginn zeigte, und der Anteil der aktiven PDH in den direkt entnommenen, nicht perfundierten Herzen war auf 12,8% der Gesamtaktivität zurückgegangen — ein

1287

der Stoffwechselsituation, nämlich intrazellulärem Glucosemangel, durchaus angepaßter Vorgang.

Diese Interkonvertierung, die sich übrigens gleichermaßen nach 30stündigem Hungern beobachten läßt [3], blieb auch bei Perfusion n mit 10 mM Glucose unverändert. Entsprechend gering war die $^{14}CO_2$-Bildung aus der Pyruvatdecarboxylierung, die ebenso wie die durch den Insulinmangel bedingte Verminderung der Glucoseaufnahme im Vergleich zu den Perfusionen nichtdiabetischer Rattenherzen auf weniger als die Hälfte erniedrigt war.

Zugabe von 2 mE Insulin/ml Perfusionsmedium normalisierte die Glucoseaufnahme. Auch der Anteil der aktiven PDH erreichte mit 54% der Gesamtaktivität fast den Normalwert und entsprechend wurde mehr Pyruvat decarboxyliert.

Dieser Insulineinfluß auf die PDH-Interkonvertierung erwies sich als glucoseabhängig, da Perfusionen mit Insulin allein in substratfreiem Medium keine Erhöhung des aktiven PDH-Anteils bewirkten.

Die Glucoseabhängigkeit dieser Insulinwirkung ließ uns folgende Hypothese über den Wirkungsmechanismus des Hormons beim Interkonvertierungsvorgang aufstellen: Insulin führt über eine gesteigerte Glucoseaufnahme und nachfolgende erheblich ATP-verbrauchende Glykogenprekursoren- und Glykogenbildung (dies Faktum konnten wir messen) zu einer Verschiebung des intramitochondrialen ATP-ADP-Quotienten, also der energiereichen Phosphate, im Sinne einer ADP-Vermehrung und beeinflußt hierdurch die Interkonvertierung (vgl. [4]). Und wirklich zeigte sich bei Versuchen an der nächstkleineren Einheit, den Herzmuskelmitochondrien, daß es bei Erhöhung der ADP-Spiegel zu einer Aktivierung, also Dephosphorylierung, von bislang inaktivem PDH-Enzymkomplex kommt [5].

Einen weiteren experimentellen Beweis für die Richtigkeit unserer Überlegungen brachten Herzperfusionen mit 2-Desoxyglucose, einem Zucker, der insulinabhängig wie einfache Glucose in die Zellen aufgenommen und phosphoryliert wird, dann aber liegenbleibt, nicht weiter abgebaut werden kann und daher lediglich große Mengen an ATP verbraucht, ohne selbst energiereiche Phosphate zu liefern. Es zeigte sich, daß 5 mM Desoxyglucose noch nicht genügend ATP aus den Mitochondrien abzog, um die Interkonvertierung beeinflussen zu können, daß aber 10 mM Desoxyglucose + Insulin durch erheblichen ATP-Verbrauch zur Dephosphorylierung katalytisch inaktiven Enzyms und damit zur Reaktivierung des PDH-Komplexes führten.

Somit scheint im Herzmuskel das Insulin über seine Wirkung auf Glucosetransport und -stoffwechsel entscheidenden Einfluß auf die PDH-Interkonvertierung zu nehmen und letztlich stets das intramitochondriale ATP/ADP-Verhältnis für den Aktivitätszustand des Enzymkomplexes bestimmend zu sein. Die Untersuchungen zeigen, daß im Herzmuskel das Insulin, neben seinen bekannten anderen Wirkungen, auch durch seinen Einfluß auf die PDH-Interkonvertierung die beim schweren Diabetes auftretenden Veränderungen des Glucosestoffwechsels — mit allen Konsequenzen für den energetisch-dynamischen Zustand des Myokards — zu normalisieren vermag.

Literatur

1. Linn, T. C., Pettit, F. H., Reed, L. J.: Proc. nat. Acad. Sci. (Wash.) **62**, 234 (1969). — 2. Wieland, O. H., Siess, E.: Proc. nat. Acad. Sci. (Wash.) **65**, 947 (1970). — 3. Wieland, O. H., Siess, E., Schulze-Wethmar, F. H., v. Funcke, H. G., Winton, B.: Arch. Biochem. Biophys. **143**, 593 (1971). — 4. Wieland, O. H.: Soc. Exp. Biol. Sympos. 27, p. 331. Cambridge: Univ. Press (1973). — 5. Portenhauser, R.: Pers. Mitteilung.

KERP, L., STEINHILBER, S., KASEMIR, H., HENRICHS, H. R., PETERSEN, K.-G., HAHN, J., GEIGER, R. (Abt. f. Endokrinologie Med. Univ.-Klinik Freiburg): **Starke Herabsetzung von Antigenität und Immunogenität des Rinderinsulins durch Abspaltung der Aminosäuren B_1, B_2 und B_3 unter weitgehender Erhaltung der biologischen Aktivität***

Untersuchungen von Insulinen, die systematischen chemischen Modifikationen unterzogen wurden, sind geeignet, die biologischen und immunologischen Eigenschaften des intakten Insulins bestimmten Teilbereichen der primären und der räumlichen Struktur des Moleküls topographisch zuzuordnen. Derartige Untersuchungen zielen auf molekulare Strukturwirkungsbeziehungen und liefern gleichzeitig Ansatzpunkte für planmäßige Änderungen einzelner Moleküleigenschaften. Dabei ist vor allem eine Verminderung von unerwünschten immunogenen und antigenen Eigenschaften ohne Beeinträchtigung der Hormonwirkungen des Insulins von Interesse.

Modifikationen am N-terminalen Ende der Insulin-A-Kette führen — wahrscheinlich auf Grund der zwangsläufig damit verbundenen Störung der Raumstruktur des Moleküls — gleichzeitig zu drastischen Verlusten von biologischer Wirkung und Antigenität (Brandenburg et al., 1971). Auch Modifikationen an den carboxyterminalen Kettenenden, in den Positionen A^{21} oder B^{30}, führen nicht zur sicheren Dissoziation von biologischen und immunologischen Eigenschaften. — Die vorliegenden Untersuchungen betreffen das N-terminale Ende der Insulin B-Kette, dessen Aminosäuren Phenylalanin, Valin und Asparagin in den Positionen B_1, B_2 und B_3 im räumlichen Strukturmodell des Insulins relativ frei beweglich sind (Hodgkin, 1972). Diese Region ist aus 2 Gründen besonders interessant. Erstens sind chemische Modifikationen in diesem Bereich ohne schwerwiegende Änderungen der Raumstruktur des Gesamtmoleküls durchführbar (Brandenburg et al., 1971). Zweitens lassen Modifikationen der B-Kette Änderungen der immunologischen Eigenschaften erwarten, da in Untersuchungen mit isolierten Insulinketten gezeigt worden war, daß die isolierte Insulin B-Kette bevorzugt als Träger antigendeterminanter Bereiche des Insulins in Frage kommt (Kerp et al., 1970).

Methoden

Von Rinderinsulin wurden durch wiederholten, modifizierten Edmanabbau schrittweise die N-terminalen Aminosäuren B_1, B_2 und B_3 abgespalten (Geiger u. Langner, 1973). Die Reaktionsendprodukte konnten zur Kristallisation gebracht werden, wobei sich das um 3 Aminosäuren verkürzte Des-(Phe-Val-Asn)$^{B1-3}$-[Pyr^{B4}]-Insulin von den beiden ersten Stufen, dem Des-Phe^{B1}-Insulin und dem Des-(Phe-Val)$^{B1-2}$-Insulin, durch eine erschwerte Kristallisierbarkeit unterschied.

Zur biologischen und immunologischen Charakterisierung der genannten Insulinmodifikationen wurden die folgenden Untersuchungen durchgeführt. Die *biologische* Wirkung wurde *in vivo* an der Fähigkeit, den Blutzuckerspiegel von Kaninchen zu senken und *in vitro* an der Stimulation der ^{14}C-Glukoseoxydation in isolierten, epididymalen Fettzellen von Ratten gemessen. Ebenfalls mit isolierten Rattenfettzellen als Substrat wurde die Bindung von ^{125}J-Insulin an membranständige Insulinrezeptoren und ihre Verdrängbarkeit durch die Insulinmodifikationen *in vitro* bestimmt.

Zur immunologischen Charakterisierung wurde die Antigenität der insulinanalogen Substanzen durch Messung der Bindung an Rinderinsulinantikörper von Meerschweinchen in Kompetition mit nicht modifiziertem Rinderinsulin mit Hilfe der Ultrazentrifugentechnik (Kerp et al., 1974) ermittelt.

Durch Immunisierung von Meerschweinchen mit Rinderinsulin oder Des-Phe^{B1}-Rinderinsulin wurde der Einfluß der Phe^{B1}-Abspaltung auf die Immunogenität untersucht. Hierzu wurden die Konzentrationen der spezifischen Antikörperbindungsstellen für das zur Immunisierung verwendete Insulinantigen und die Assoziationskonstanten mit der Cellulosedifferentialadsorption (Kerp et al., 1966) gemessen.

---

* Mit Unterstützung der deutschen Forschungsgemeinschaft.

Ergebnisse

Die biologischen Aktivitäten der untersuchten Insulinmodifikationen sind in Tabelle 1 zusammengestellt. Die Fähigkeit, den Blutzuckerspiegel des Kaninchens zu senken, ist für Des-Phe^{B1}-Insulin und Des-(Phe-Val)$^{B1-2}$-Insulin nicht signifikant von Rinderinsulin verschieden, für Des-(Phe-Val-Asn)$^{B1-3}$-[Pyr^{B4}]-Insulin dagegen auf 70 ± 7% eingeschränkt. — Im *in vitro*-Ansatz ist die biologische Aktivität für Des-Phe^{B1}-Insulin und Des-(Phe-Val)$^{B1-2}$-Insulin jeweils auf 89 und 86% gegenüber intaktem Insulin geringfügig reduziert. Ein wiederum stärkerer Wirkverlust auf 68% tritt als Folge der Abspaltung der 3 terminalen Aminosäuren auf. Bezüglich des Des-Phe^{B1}-Insulins entsprechen diese Befunde Mitteilungen von Weber und Weitzel (1968) sowie von Brandenburg et al. (1971).

Die *Rezeptorbindung* der modifizierten Insuline entsprach für Des-Phe^{B1}-Insulin 100%, für Des-(Phe-Val)$^{B1-2}$-Insulin 90% und für Des-(Phe-Val-Asn)$^{B1-3}$-[Pyr^{B4}]-Insulin 59% im Vergleich zu intaktem Rinderinsulin.

Tabelle 1. Änderung der biologischen Wirksamkeit von Rinderinsulin (100%) durch Verkürzung des N-terminalen Endes der B-Kette

	in vivo BZ-Senkung (Kaninchen) (%)	in vitro ^{14}C-Glukose-ox. (Fettzelltest) (%)	Rezeptorbindung (Fettzelltest) (%)
Des-Phe^{B1}-Insulin	97 ± 5	89 ± 8	100
Des-(Phe-Val)$^{B1-2}$-Insulin	95 ± 5	86 ± 3	90/89
Des-(Phe-Val-Asn)$^{B1-3}$-[Pyr]^{B4}-Insulin	70 ± 7	68 ± 4	55/59

Tabelle 2. Änderung der Antigenreaktivität von Rinderinsulin durch Verkürzung des N-terminalen Endes der B-Kette. (Komplexbildung mit Rinderinsulinantikörpern vom Meerschweinchen)

	k_1 [l/Mol]	$-\Delta F_1^0$ [kcal/Mol] (4 °C)	k_2 [l/Mol]	$-\Delta F_2^0$ [kcal/Mol] (4 °C)
Rinderinsulin	$8{,}32 \times 10^6$	11,30	$1{,}34 \times 10^6$	7,76
Des-Phe^{B1}-Insulin	$7{,}39 \times 10^6$	8,70	$0{,}92 \times 10^3$	3,76
Des-(Phe-Val)$^{B1-2}$-Insulin	$6{,}40 \times 10^6$	8,62	0	0
Des-(Phe-Val-Asn)$_B^{1-3}$-[Pyr]^{B4} Insulin	$1{,}16 \times 10^6$	7,68	0	0

Die *immunologischen* Befunde sind in der Tabelle 2 aufgeführt. Im Vergleich zu Rinderinsulin ist die freie Bindungsenergie — ΔF_1^0 der Komplexbildung zwischen der hochaffinen Antikörperhauptkomponente Ak$_1$ der Insulinantikörper und Des-Phe^{B1}- bzw. Des-(Phe-Val)$^{B1-2}$-Insulin von 11,3 auf 8,7 bzw. 8,6 kcal/Mol und für Des-(Phe-Val-Asn)$^{B1-3}$-[Pyr^{B4}]-Insulin auf 7,7 kcal/Mol reduziert. — Die freie Bindungsenergie — ΔF_2^0 für die Komplexbildung zwischen der minderaffinen Antikörperhauptkomponente Ak$_2$ und Des-Phe^{B1}-Insulin fällt um mehr als 50% des Vergleichsinsulins. Die zusätzliche Abspaltung von B$_2$ und B$_3$ hebt die Insulinbindung an Ak$_2$ ganz auf. — Im Vergleich zur Antikörperbildung gegen Rinderinsulin führten Immunisierungen von Meerschweinchen mit Des-Phe^{B1}-Rinderinsulin nur zu 3fach niedrigeren Konzentrationen an spezifischen Antikörperbindungsstellen. Die Abspaltung des Phenylalanins in Position B1 bewirkt also eine erhebliche Verminderung auch der Immunogenität des Insulinmoleküls.

Der Vergleich der biologischen und immunologischen Eigenschaften der untersuchten Insulinmodifikationen läßt erkennen, daß es infolge der Abspaltung der

Aminosäuren B_1 und B_2 zu einer Dissoziation der immunologischen und biologischen Eigenschaften des Rinderinsulins kommt mit einer relativ starken Herabsetzung der Antigenität bei weitgehend erhaltener biologischer Wirksamkeit. — Die Assoziationskonstanten, die zur freien Bindungsenergie $-\Delta F^0$ in einer logarithmischen Abhängigkeit stehen, liegen für die Komplexbildung von Des-Phe^{B1}- und Des-(Phe-Val)$^{B1-2}$-Insulin mit hochaffinen Rinderinsulinantikörpern um 2 Zehnerpotenzen niedriger als für Rinderinsulin. Die Verringerung von k_2 ist noch stärker ausgeprägt. — Nach Abspaltung der Sequenz B 1—3 im Des-(Phe-Phe-Val)$^{B1-3}$-[Pyr^{B4}]-Insulin sind die biologische Wirksamkeit und $-\Delta F_1^0$ in gleichem Ausmaß vermindert. Für diese chemische Modifikation ist jedoch in Anbetracht der erschwerten Kristallisierbarkeit des Produkts mit wahrscheinlich noch tiefergreifenden Strukturänderungen des Moleküls zu rechnen. Daher können die mit dieser Substanz erhaltenen Befunde für eine Topographie der biologischen und immunologischen Eigenschaften des Insulins nicht sicher verwendet werden.

Zusammenfassend läßt sich also zeigen, daß der N-terminale Bereich der Insulin B-Kette an der Bildung einer antigendeterminanten Gruppe beteiligt ist. Die trotz der Abspaltung von B_1 oder B_{1-2} weitgehend intakte Hormonwirkung dieser Insulinmodifikationen bedeutet, daß die N-terminale B-Kettenregion nicht maßgeblich an der Struktur der receptor-site oder des aktiven Zentrums des Insulinmoleküls beteiligt ist.

Literatur

Brandenburg, D., Gattner, H.-G., Weinert, M., Herbertz, L., Zahn, H., Wollmer, A.: Excerpta med. (Amst.), Int. Congr. Ser. **231**, 365 (1971). — Geiger, R., Langner, D.: Hoppe-Seylers Z. physiol. Chem. **354**, 1285 (1973). — Hodgkin, D. C.: Diabetes **21**, 1131 (1972). — Kerp, L., Steinhilber, S., Kasemir, H.: Klin. Wschr. **44**, 560 (1966). — Kerp, L., Steinhilber, S., Kasemir, H.: Naturwissenschaften **57**, 196 (1970). — Kerp, L., Steinhilber, S., Kasemir, H., Hahn, J., Henrichs, H. R., Geiger, R.: Diabetes (im Druck). — Weber, V., Weitzel, G.: Hoppe-Seylers Z. physiol. Chem. **349**, 1431 (1968).

SCHAUDER, P., FRERICHS, H. (Med. Univ.-Klinik Göttingen, Abt. Gastroenterologie u. Stoffwechselkrankheiten): **Langzeitwirkung von Tolbutamid auf DNS-, Protein- und Insulingehalt sowie Insulinsekretion isolierter Inseln des Rattenpankreas**

Nahezu 20 Jahre nach der Einführung blutzuckersenkender Sulfonamide (SH) in die Therapie des Diabetes mellitus wird ihr Wirkungsmechanismus noch immer diskutiert. SH steigern im Kurzzeitversuch die Insulin (IRI)-Abgabe durch direkte Stimulierung der IRI-Sekretion der B-Zellen des Pankreas (β-cytotroper Effekt) und führen so zu dem therapeutisch erwünschten Blutglukoseabfall. Die auch bei Daueranwendung von SH nachweisbare Blutglukosesenkung läßt sich jedoch durch den β-cytotropen Effekt allein nicht erklären (Creutzfeldt, 1969). Daher hat man immer wieder extrapankreatische Wirkungen von SH diskutiert: insulinunabhängige Effekte auf die Glukoseaufnahme und -abgabe der Leber oder auch permissive Effekte auf die Wirkung von Insulin an Fett-, Leber- und Muskelzellen. Die relative Bedeutung einerseits pankreatischer und andererseits extrapankreatischer Wirkungen langzeit verabfolgter SH für die Blutglukosehomöostase ist nicht bekannt. Eine genaue Charakterisierung des pankreatischen Effekts der SH setzt u. a. Kenntnisse voraus über das Sekretionsverhalten, den allgemeinen Stoffwechsel (Proteinsynthese, CO_2-Bildung etc.), den spezifischen Stoffwechsel (Insulinsynthese) und die chemische Zusammensetzung von Pankreasinseln (Dunbar u. Foa, 1974).

Wir möchten über Befunde zur chemischen Zusammensetzung und ihre mögliche Beziehung zur glukoseinduzierten IRI-Abgabe isolierter Inseln von Ratten nach Langzeitgabe von Tolbutamid berichten.

Methoden

Männliche Wistarratten wurden per Schlundsonde 29 bis 54 Tage mit Tolbutamid (Rastinon®, 500 mg/kg, 2mal tägl.) gefüttert. Die Kontrolltiere erhielten 0,9% NaCl (2 ml pro Ratte, 2mal tägl.). Inseln wurden aus dem 2 bzw. 24 Std nach der letzten Dosis gewonnenen Pankreas mit Kollagenase isoliert (Lacy et al., 1967) und durch Zentrifugieren über einen diskontinuierlichen Ficoll®-Gradienten gereinigt (Gerner et al., 1969). Protein wurde mit 0,1 N NaOH aus isolierten Inseln extrahiert und kolorimetrisch bestimmt mit Rinderalbumin als Standard (Lowry et al., 1951). DNS wurde extrahiert und fluorimetrisch bestimmt mit Lachssperma-DNS als Standard (Hinegardner, 1971). Insulin wurde mit Säurealkohol extrahiert (375 ml 95% Äthanol, 7,5 ml konz. HCl) und radioimmunochemisch mit Ratteninsulin als Standard gemessen (Melani et al., 1965). Nach Vorinkubation (15 min) erfolgte die Inkubation der Inseln (10 Inseln/500 μl, 37 °C, 95% O_2/5% CO_2, Schüttelfrequenz 72/min) über 45 min in Krebs-Ringer HCO_3^--Puffer (1 mg Rinderalbumin/ml; Glukosekonzentration 2, 8 bzw. 16,6 mM).

Tabelle 1. Der Einfluß einer Langzeitbehandlung mit Tolbutamid auf extrahierbares Protein, DNS und Insulin isolierter Inseln des Rattenpankreas 2 Std nach der letzten Dosis

±	DNS (ng/Insel)	Protein (ng/Insel)	Protein-/DNS (Quotient)	Insulin (ng/Insel)
Tolbutamid	59,0 ± 1,1 [37]	774 ± 17 [23]	13,9	56 ± 7 [11]
Kontrollen	40,8 ± 1,0 [33]	570 ± 16 [25]	13,5	74 ± 5 [11]
P	< 0,01	< 0,01	n. s.	< 0,05

Angegeben sind die Mittelwerte ± SEM und die Anzahl der Beobachtungen (n).

Tabelle 2. Verminderung der glukoseinduzierten IRI-Abgabe isolierter Pankreasinseln der Ratte nach Langzeitbehandlung mit Tolbutamid

Letzte Tolbutamidgabe vor Versuchsbeginn (Std)	Glukose (mM)	IRI-Abgabe (ng/10 Inseln/45 min) Tolbutamid	IRI-Abgabe (ng/10 Inseln/45 min) Kontrollen	Hemmung (%)	IRI-Abgabe/IRI-Gehalt (%) Tolbutamid	IRI-Abgabe/IRI-Gehalt (%) Kontrollen
2	2,0	9,3 ± 0,5 [34]	12,9 ± 0,7 [31]	28 [a]	—	—
2	8,0	14,5 ± 1,0 [17]	23,2 ± 2,2 [14]	38 [a]	3,2	3,3
2	16,6	29,0 ± 2,4 [17]	39,6 ± 2,6 [17]	26 [b]	6,6	5,8
24	2,0	5,4 ± 0,7 [22]	10,8 ± 1,1 [15]	50 [a]	—	—
24	8,0	10,0 ± 2,4 [11]	21,7 ± 1,2 [12]	54 [a]	—	—
24	16,6	20,0 ± 1,4 [12]	53,0 ± 2,4 [12]	63 [a]	—	—

[a] $p < 0,01$ [b] $p < 0,02$
Angegeben sind die Mittelwerte ± SEM und die Anzahl der Beobachtungen (n).

Ergebnisse

Tolbutamidbehandelte Ratten und Kontrolltiere zeigten während der Fütterungsperiode die gleiche mittlere Gewichtszunahme (von 225 auf 270 g bzw. von 223 auf 275 g). 2 Std nach der letzten Dosis lagen bei den tolbutamidbehandelten Ratten (n = 12) die Konzentrationen des Serum-IRI und der Blutglukose eindeutig niedriger als bei den Kontrolltieren (n = 12) (43 ± 2 vs. 68 ± 2 mg/100 ml bzw. 21 ± 4 vs. 51 ± 10 μE/ml). Langzeitbehandlung mit Tolbutamid führte zu einer Änderung der Konzentrationen von DNS, Protein und Insulin in den Inseln. Bei der Tolbutamidgruppe lag der Protein- und DNS-Gehalt der Inseln über den Vergleichswerten der Kontrollgruppe, der IRI-Gehalt lag darunter (Tabelle 1).

Diese Ergebnisse lassen vermuten, daß eine Langzeitbehandlung mit Tolbutamid zu einer Hypertrophie der Pankreasinseln führt. Da der Protein/DNS-Quotient jedoch unverändert bleibt, liegt vermutlich eine Zunahme der Zellzahl pro Insel und nicht eine Zunahme der durchschnittlichen Zellgröße vor.

Die glukoseinduzierte IRI-Freisetzung isolierter Inseln wurde durch die Langzeitbehandlung mit Tolbutamid gehemmt (Tabelle 2). Sowohl 2 als auch 24 Std nach der letzten Dosis sezernierten die Inseln der Tolbutamidgruppe bei jeder der untersuchten Glukosekonzentrationen eindeutig weniger IRI als die Kontrollinseln. Bezogen auf den IRI-Gehalt war jedoch die IRI-Abgabe bei tolbutamidbehandelten und bei unbehandelten Inseln gleich. Damit scheint es nach Langzeitbehandlung mit Tolbutamid nicht zu einer Störung des eigentlichen Sekretionsmechanismus zu kommen.

Zusammenfassung

Nach Langzeitgabe von Tolbutamid ist in den Inselzellen des Rattenpankreas der Proteingehalt sowie der DNS-Gehalt erhöht, der Insulingehalt jedoch erniedrigt. Der Protein/DNS-Quotient bleibt aber, einer Hyperplasie der Inseln entsprechend, unverändert. Der niedrige Insulingehalt der Inseln scheint nicht Folge von Überlastung bei ständig *vermehrter* Sekretionsleistung zu sein, denn sowohl in vivo als auch in vitro ist bis zu 24 Std nach der letzten Tolbutamiddosis die Insulinsekretion im Vergleich zu den Kontrollen eher *vermindert*. Ferner spricht der unveränderte Quotient Insulinabgabe/Insulingehalt gegen eine Störung im eigentlichen Sekretionsmechanismus. Es liegt deswegen die Vermutung nahe, daß der erniedrigte IRI-Gehalt Folge einer verminderten Syntheseleistung ist, wie sie kürzlich nach Langzeitgabe von Tolbutamid in Inseln verschiedener Nager beobachtet wurde (Dunbar u. Foa, 1974).

Bei den tolbutamidbehandelten Ratten liegen nicht nur die Blutglukosekonzentrationen, sondern auch die Konzentrationen des Serum-IRI unter den bei den Kontrolltieren gefundenen Werten.

Insgesamt scheinen unsere Befunde die Theorie zu stützen, daß der Langzeiteffekt von SH auf die Blutglukose durch einen β-cytotropen Effekt allein nicht erklärbar ist, sondern daß extrapankreatische Effekte der SH hier eine Rolle spielen müssen.

Literatur

Creutzfeldt, W.: Acta diabet. lat. **6**, Suppl. 1, 201 (1969). — Dunbar, J. C., Foa, P. P.: Diabetologia **10**, 27 (1974). — Lacy, P. E., Kostianovsky, M.: Diabetes **16**, 35 (1967). — Gerner, R., L'Age-Stehr, J., Tjwan Oen Tjioe, Wacker, A.: Hoppe-Seylers Z. physiol. Chem. **351**, 309 (1970). — Lowry, O. H., Rosebrough, N. J., Farr, A. L., Randall, R. J.: J. biol. Chem. **193**, 265 (1951). — Hinegardner, R. T.: Analyt. Biochem. **39**, 197 (1971). — Melani, F., Ditschuneit, H., Bartelt, K. M., Friedrich, H., Pfeiffer, E. F.: Klin. Wschr. **43**, 1000 (1965).

Fussgänger, R. D., Schwaier, A., Ditschuneit, H. H., Faulhaber, J. D. (Zentrum Innere Med. u. Kinderheilkunde Univ. Ulm): **Untersuchungen an Präprimaten mit Diabetes mellitus**

Manuskript nicht eingegangen.

Haslbeck, M., Löffler, G., Förster, H., Mehnert, H. (Forschergruppe Diabetes, München, III. Med. Abt. Krankenhaus München-Schwabing): **Insulinsekretion bei subklinischem Diabetes nach oraler Glucosebelastung**

Die allgemein gültige Ansicht, eine verzögerte oder gehemmte Insulinfreisetzung sei die grundlegende metabolische Störung des Diabetes mellitus [1], scheint nach neueren Untersuchungen nicht unbedingt für das diabetische Frühstadium zu gelten [2, 3, 4]. Es konnte gezeigt werden, daß nach Stimulation mit Glucose bei subklinischem Diabetes initial mit keiner wesentlichen Verzögerung der Insulinfreisetzung und insgesamt mit höheren Seruminsulinkonzentrationen im Vergleich zu Stoffwechselgesunden zu rechnen ist. Voraussetzung ist jedoch eine ausreichende Glucosedosis [4, 5, 6]. Bei kleineren Glucosemengen kann die Insulinfreisetzung gleich oder vermindert im Vergleich zu Stoffwechselgesunden sein [7]. Es ist allgemein anerkannt, daß bei der Adipositas eine Hyperinsulinämie vorliegt, die bereits im Nüchternzustand mit dem Grad des Übergewichtes zunimmt und die häufig mit einer Störung der Glucosetoleranz einhergeht [1, 8, 9].

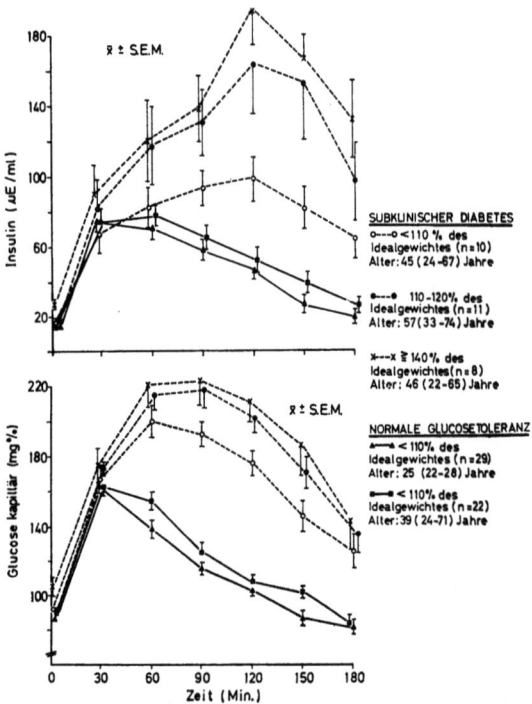

Abb. 1. Verhalten der Konzentration des Seruminsulins (IRI) und der Glucose (Kapillarblut) bei subklinischem Diabetes und bei normaler Glucosetoleranz nach oraler Verabreichung von 100 g Glucose

Ziel der vorliegenden Untersuchung war es, die Insulinsekretion und deren metabolische Wirkung beim subklinischen Diabetes in Abhängigkeit vom Körpergewicht, insbesondere bei Idealgewicht und bei geringem Übergewicht, zu untersuchen. Eine Standarddosis von 100 g Glucose in 25%iger Lösung wurde deshalb gewählt, da nur mit dieser oder höheren Glucosemengen ein ausreichendes Substratangebot und damit eine anhaltende Provokation über den gewählten Untersuchungszeitraum von 3 Std gewährleistet ist [4, 5].

Es wurden junge, stoffwechselgesunde Versuchspersonen (n = 29), Probanden höheren Alters mit normaler Glucosetoleranz (n = 22) sowie subklinische Diabetiker (n = 29) untersucht, die entsprechend ihrem Körpergewicht in 3 Gruppen aufgeteilt wurden (Abb. 1 u. 2). Die Glucose wurde im Kapillar- und Venenblut enzymatisch bestimmt [10]. Die freien Fettsäuren wurden nach Duncombe [11], das Seruminsulin radioimmunologisch mit einer modifizierten Methode nach Herbert [12] analysiert. Nach einer 3tägigen Vorbereitung mit einer kohlenhydratreichen Kost erfolgten Blutabnahmen nüchtern sowie nach Verabreichung von 100 g Glucose aus einem in der tiefen Armvene liegenden Polyäthylenkatheter. Kapillarblut wurde aus einer angewärmten Fingerbeere entnommen.

Definitionsgemäß unterscheiden sich die Blutglucosekonzentrationen der subklinischen Diabetiker von denen der Gruppe mit normaler Glucosetoleranz ab der 60. min nach Untersuchungsbeginn signifikant (P < 0,001). Um die bekannte Beeinträchtigung der Glucoseverwertung bei zunehmendem Lebensalter auszuschließen, wurden bewußt 2 Vergleichskollektive mit normaler Glucosetoleranz untersucht. Quantitativ ist auf Grund eigener Punktionsuntersuchungen bei Nichtdiabetikern nach Zufuhr von 100 g Glucose mit einem Einbau von etwa 1 g Glykogen/100 g Lebergewebe/Std zu rechnen.

Die Seruminsulinkonzentrationen steigen nach Beginn der oralen Glucosezufuhr rasch an, ohne daß 30 min nach Untersuchungsbeginn signifikante Unterschiede auftreten (Abb. 1). Nur in der Gruppe mit starkem Übergewicht sind die Ausgangswerte des Seruminsulins deutlich gegenüber den anderen Gruppen erhöht (p < 0,05). Idealgewichtige, subklinische Diabetiker zeigen im Vergleich zu den beiden Kollektiven mit normaler Glucosetoleranz ab der 90. min nach Unter-

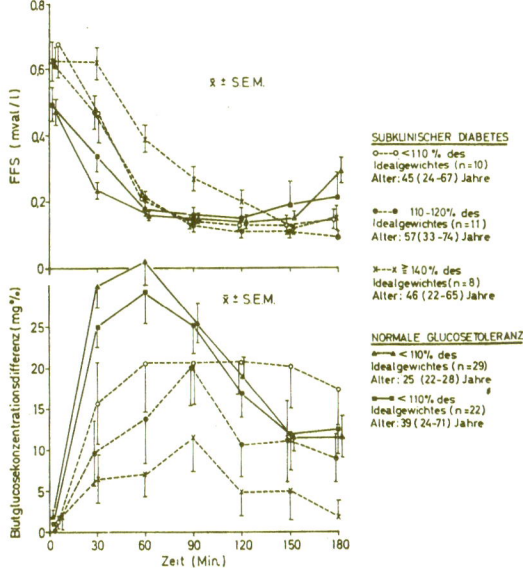

Abb. 2. Verhalten der Konzentrationen der freien Fettsäuren und der kapillarvenösen Differenzen der Blutglucose bei subklinischem Diabetes und bei normaler Glucosetoleranz nach oraler Verabreichung von 100 g Glucose

suchungsbeginn signifikant höhere Seruminsulinkonzentrationen (p < 0,05 bis 0,005). Schon eine geringe Zunahme des Körpergewichtes von 110 bis 120% des Idealgewichtes führt bei normalen Seruminsulinwerten nach 12 Std Hunger (um 18 μE/ml) nach Glucosereiz zu höheren Konzentrationen des Seruminsulins im Vergleich zu idealgewichtigen Patienten. Es treten stärkere individuelle Schwankungen der Insulinkonzentration auf, wie sie, wahrscheinlich bedingt durch das neben der Glucosetoleranzstörung hinzukommende Übergewicht, auch von anderen beschrieben wurden [13, 14]. Bei deutlichem Übergewicht (über 40%) steigen die Seruminsulinkonzentrationen am stärksten und gegenüber der Gruppe der idealgewichtigen Probanden mit subklinischem Diabetes ab der 90. min nach Untersuchungsbeginn signifikant an (p < 0,05 bis 0,001). Die Auswertung der Flächen unter den Insulin und Glucosekurven über den gesamten Untersuchungszeitraum sowie nach 60 und 120 min bestätigen die beschriebenen Ergebnisse.

Die biologische Wirkung des Insulins zeigt sich am Verhalten der freien Fettsäuren und der kapillär-(arteriell)-venösen Differenzen der Blutglucosekonzentrationen (Abb. 2). Inwieweit Proinsulin, das sich nach Glucosereiz in konstantem Verhältnis zum Insulin ändert, die Wirksamkeit des Insulins beeinflußt, ist noch nicht geklärt [15]. Die bei subklinischem Diabetes erhöhten Ausgangswerte der freien Fettsäuren ($p < 0,05$) fallen, abgesehen von Unterschieden unmittelbar nach Untersuchungsbeginn, nur in dem Kollektiv mit deutlichem Übergewicht signifikant langsamer im Vergleich zu den anderen Gruppen ab (60 und 90 min: $p < 0,01$ bzw. 0,05). Während bei beiden Gruppen mit normaler Glucosetoleranz 2 Std nach Untersuchungsbeginn mit Normalisierung der Insulinwerte und damit Nachlassen der antilipolytischen Wirkung ein Anstieg der freien Fettsäuren zu beobachten ist, bleiben die Konzentrationen der freien Fettsäuren in den Gruppen mit subklinischem Diabetes mit anhaltend erhöhter Seruminsulinkonzentration basal.

Da die Glucose im Kapillarblut praktisch der Glucose im arteriellen Blut entspricht, sind die kapillar-venösen Differenzen der Blutglucosekonzentration ein guter Parameter für die Beurteilung der peripheren Glucoseaufnahme [4, 5, 16]. Bei minimalen Unterschieden nach 10 bis 12 Std Hunger ($2 \pm 0,58$ mg-%, n = 100) werden bereits 30 min nach Glucosezufuhr bei Gesunden Maximalwerte um 30 mg-% erreicht. In den Gruppen mit subklinischem Diabetes zeigt sich die von uns bereits schon früher festgestellte verzögerte Glucoseaufnahme in der 1. Std nach oraler Glucoseverabreichung [4], die mit zunehmendem Übergewicht initial weiter abnimmt und die in der Gruppe mit einem Übergewicht von 40% oder mehr anfänglich nur um 6 mg-% beträgt. Mit steigenden Insulinkonzentrationen nähert sich dann die periphere Glucoseaufnahme trotz der Glucosetoleranzstörung den Normalwerten an. Nur bei starkem Übergewicht zeigen die kapillar-venösen Differenzen der Blutglucose auch am Ende der Untersuchung trotz höchster Insulinkonzentrationen niedrige Werte.

Die Ergebnisse unterstützen die Vermutung, daß im Frühstadium des Diabetes mellitus eine Insulinresistenz vorliegt, deren Ausmaß mit zunehmendem Übergewicht zunimmt und deren Ursache vorläufig noch unklar ist [3, 4, 17]. Auch ohne Übergewicht besteht bei einer gestörten Glucosetoleranz im Rahmen eines sog. subklinischen oder asymptomatischen Diabetes im Vergleich zu Stoffwechselgesunden zunächst keine verzögerte, jedoch später eine signifikant höhere Insulinsekretion nach Glucosereiz.

Literatur

1. Plasma insulin in diabetes. Lancet **1970** I, 1211. — 2. Reaven, G. M., Shen, S. W., Silvers, A., Farquhar, J. W.: Diabetes **20**, 416 (1971). — 3. Ryan, W. G., Schwartz, T. B., Nibbe, A. F.: Diabetes **20**, 404 (1971). — 4. Haslbeck, M., Pröls, H., Förster, H., Mehnert, H.: Z. Ernährungsw., Suppl. **15**, 108 (1973). — 5. Förster, H., Haslbeck, M., Mehnert, H.: Diabetes **21**, 1102 (1972). — 6. Petersen, D. T., Reaven, G. M.: Diabetes **20**, 729 (1971). — 7. Cerasi, E., Luft, R., Efendie, S.: Diabetes **21**, 224 (1972). — 8. Ditschuneit, H.: In: Diabetes, Proceedings of the Seventh Congress of the International Diabetes Federation (Rodriguez, R. R., Vallance-Owen, J., Eds.). Excerpta Med. (Amst.), p. 526 (1971). — 9. Bagdade, J. D., Biermann, E. L., Porte, D.: J. clin. Invest. **46**, 1549 (1967). — 10. Schmidt, F. H.: Klin. Wschr. **39**, 1244 (1961). — 11. Duncombe, W. G.: Biochem. J. **88**, 7 (1963). — 12. Herbert, V., Lan, K., Gottlieb, C., Bleicher, S. J.: J. clin. Endocr. **25**, 1375 (1965). — 13. Berson, S. A., Yealow, R. S.: Diabetes **14**, 549 (1965). — 14. Reaven, G., Miller, R.: Diabetes **17**, 560 (1968). — 15. Melani, F., Rubenstein, A. H., Steiner, D. F.: J. clin. Invest. **49**, 497 (1970). — 16. Jackson, R. A., Peters, N., Advani, U., Perry, G., Rogers, J., Brough, W., Pilgington, T.: Diabetes **22**, 442 (1973). — 17. Yealow, R. S., Berson, S. A.: Early diabetes, p. 95 (Camerini-Davalos, R. A., Cde, H. S., Eds.). London-New York: Academic Press 1970.

DÖRFLER, H., WOLFRAM, G., ZÖLLNER, N. (Med. Poliklinik Univ. München):
Primärer Verteilungsraum und Plasmahalbwertszeit von intravenös verabreichtem Insulin

Eine intravenös zugeführte Insulinmenge ist nach etwa 15 min in einem Volumen verteilt, das zahlenmäßig dem Extrazellulärvolumen entspricht [5, 6, 7]. Für bestimmte Fragestellungen ist es jedoch wichtig, das Volumen zu kennen, in welchem sich endogenes Insulin unmittelbar nach rascher Freisetzung bzw. Fremdinsulin unmittelbar nach bolusartiger Injektion verteilt. Wir haben daher aus dem Verlauf der arteriellen Insulinspiegel in den ersten 5 min nach Injektion einer Einheit nicht markierten Insulins diesen primären Verteilungsraum ermittelt. Größenmäßig ist dieser Verteilungsraum keinem der üblichen Flüssigkeitsräume des Körpers zuzuordnen. Seine Ermittlung ist aber eine Voraussetzung für die Berechnung der Insulininkretion in der frühen Phase.

Versuchspersonen waren gesunde 20- bis 30jährige Freiwillige. Unmittelbar nach rascher Injektion von einer Einheit Insulin (MC Actrapid®) in die V. cubitalis wurde begonnen, aus der Art. brachialis des anderen Armes kontinuierlich Blut zu entnehmen, wobei alle 8 sec die Vorlage gewechselt wurde; nach 5 min erfolgten die Blutabnahmen in größeren Abständen. Die Insulinbestimmungen erfolgten aus dem Serum radioimmunologisch nach Hales u. Randle [1, 3].

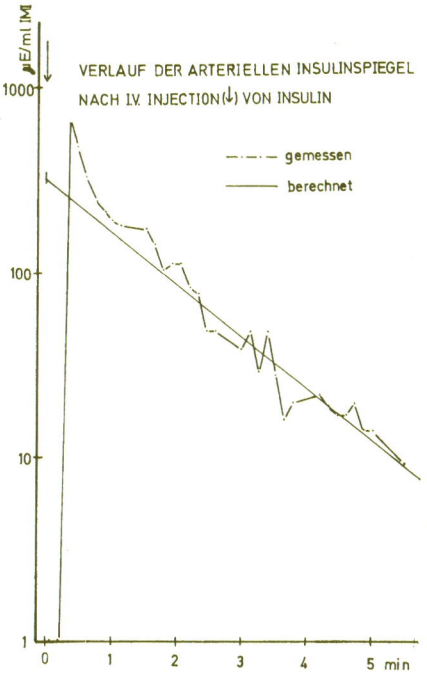

Abb. 1. Die arteriellen Insulinspiegel nach bolusartiger Injektion von einer Einheit Insulin (semilogarithmische Darstellung)

Die semilogarithmische graphische Darstellung der gemessenen Insulinspiegel nach Abzug der Nüchternspiegel läßt spätestens 2 min nach der Injektion einen Abfall der Insulinspiegel nach einer Exponentialfunktion vermuten. Um jedoch die Unsicherheiten einer graphischen Auswertung zu umgehen, setzten wir die arteriellen Insulinspiegel vom Ende der 2. bis zum Ende der 5. min nach Injektion in Berechnungen mit dem Computer ein. Die Steigung (k) der Funktion $y_t = y_{t'} \cdot e^{k \cdot t}$ ergab sich nach einem korrelationsrechnerischen Verfahren [2]. Für jeden Zeitpunkt (t) läßt sich nach Einsetzen des Insulinspiegels zu einem mittleren Zeitpunkt ($y_{t'}$) in die angegebene Funktion ein zugehöriger Insulinspiegel berechnen. Wie der Vergleich der so berechneten mit den gemessenen

Insulinspiegeln zeigt, wird der Abfall der Insulinspiegel im Zeitraum 2 bis 5 min nach i.v. Injektion gut mit obiger Funktion beschrieben. Durch rechnerische Rückwärtsextrapolation zum Ende der Injektion erhält man eine fiktive Anfangskonzentration. Dividiert man die verabreichte Insulinmenge durch diese errechnete Anfangskonzentration, so erhält man den gesuchten Verteilungsraum für eine kleine Insulinmenge. Die Halbwertzeiten für den Abfall der arteriellen Insulinspiegel im beobachteten Zeitabschnitt wurden aus den k-Werten berechnet.

Nach unseren Berechnungen liegen die Werte für den primären Verteilungsraum von Insulin zwischen 1,79 und 3,28 l, im Mittel bei 2,26 l. Bezogen auf die Körperoberfläche liegen die Zahlenwerte zwischen 1 und 1,63 l/m², im Mittel bei 1,2 l/m². Bei einem Mittelwert von 2,86% des Körpergewichtes beträgt der primäre Verteilungsraum für Insulin zwischen 2,5 und 3,9% des Körpergewichtes. Die Größe des Plasmavolumens wird von verschiedenen Autoren je nach Bestimmungsmethode im Mittel zwischen 3,7 und 4,9% des Körpergewichtes angegeben bzw. zwischen 1,41 und 1,74 l/m² Körperoberfläche [4]. Der primäre Verteilungsraum für Insulin ist damit nach unserer Methode kleiner als das Plasmavolumen.

Tabelle. Der primäre Verteilungsraum für Insulin, seine absolute Größe und seine Beziehung zu weiteren Parametern

Versuch Nr.	Primärer Verteilungsraum für Insulin			t/2 Insulin sec
	Größe (l)	l/m² KOfl.	% des KGew.	
I	2,63	1,20	2,9	87,7
II	3,28	1,63	3,9	64,8
III	2,04	1,36	2,5	94,9
IV	1,79	1,05	2,9	78,8
V	2,04	1,09	2,7	72,2
VI	2,15	1,05	2,6	69,3
VII	1,90	1,00	2,5	77,9

Die mangelnde Übereinstimmung mit diesem anatomisch definierten Flüssigkeitsraum des Körpers weist die Bedeutung des primären Verteilungsraums für Insulin als Rechengröße aus. Diese Rechengröße wird gebraucht als Grundlage für Berechnungen der Insulinfreisetzung der frühen Phase z. B. nach intravenöser Gabe von Sulfonylharnstoffen. Das pharmakokinetische Verhalten des Insulins, wie es sich aus unseren Versuchen ergibt, zeigt, daß das Einsetzen des Plasmavolumens in Berechnungen der frühen Phase der Insulinfreisetzung zu falschen Ergebnissen führen muß.

Nach Injektion der von uns gewählten kleinen Insulindosis werden die Ausgangsspiegel zum Teil schon erreicht, bevor die Verteilung im Organismus abgeschlossen ist; bei einem anderen Teil der Versuchspersonen läßt sich der Zeitpunkt der Verteilung in einem größeren Volumen, ausgewiesen durch einen weniger steilen Abfall der arteriellen Insulinspiegel, noch erfassen. Im Zeitraum 2 bis 5 min nach der Injektion ergeben sich für den Abfall der Insulinspiegel im Arterienblut Halbwertzeiten zwischen 64,8 und 94,9 sec.

Die Bestimmung des Verteilungsraums von Insulin in den ersten 5 min nach Injektion einer kleinen Dosis von Insulin ist eine Voraussetzung für die Berechnung der frühen Phase der Insulinfreisetzung. Wir haben gezeigt, daß dieser Raum kleiner ist als das Plasmavolumen.

Literatur

1. Dörfler, H., Marshall, M., Wolfram, G., Zöllner, N.: Verh. dtsch. Ges. inn. Med. **79**, 1208 (1973). — 2. Dost: Grundlagen der Pharmakokinetik. Stuttgart: Thieme. — 3. Hales, C. N., Randle, P. J.: Biochem. J. 88, 137 (1963). — 4. Hegglin, R., Rutishauser, W., Kaufmann,

G., Lüthy, E., Schen, H.: Kreislaufdiagnostik mit der Farbstoffverdünnungsmethode. Stuttgart: Thieme 1962. — 5. Orskov, H., Christensen, N. J.: Lancet **1966 II**, 701. — 6. Samols, E., Mark, V.: Lancet **1966 II**, 700. — 7. Stern, M. P., Farquar, J. W., Silvers, A., Reaven, G. M.: J. clin. Invest. **47**, 1947 (1968).

ZILKER, TH., WALDTHALER, A., LÜDERS, TH., ERMLER, R., BOTTERMANN, P. (II. Med. Klinik d. TU München): **Beeinflussung des Blutzuckers, des Seruminsulinspiegels und der nicht veresterten Fettsäuren während kontinuierlicher Nahrungszufuhr nach oraler Gabe der Sulfonylharnstoffpräparate ARDF 26 und Glibenclamid**

Zur klinischen Prüfung des neuen Sulfonylharnstoffderivates ARDF 26 führten wir an 3 verschiedenen Kollektiven Untersuchungen des Kohlenhydrat- und Fettstoffwechsels während kontinuierlicher Kohlenhydratgabe durch. Alle Probanden wurden unter gleichen Versuchsbedingungen untersucht. Es wurde ihnen am 1. Tag halbstündlich über 4 Std eine bestimmte Kohlenhydratmenge in Form von 3 Keksen verabreicht. Am nächsten Tag erhielten die Probanden zu Versuchsbeginn zusätzlich 30 mg ARDF oral. 2 Tage später wurde wiederum bei dem gleichen Patienten die Untersuchung nach initialer Gabe von 5 mg Glibenclamid durchgeführt.

Während der Versuchsdauer wurde zur Bestimmung des radioimmunologisch meßbaren Insulins, der nicht veresterten Fettsäuren im Serum sowie des Blutzuckerspiegels zunächst alle Viertelstunden, nach 1 Std halbstündlich bis zur 240. min venös Blut entnommen.

Das erste von uns untersuchte Kollektiv bestand aus 13 stoffwechselgesunden Versuchspersonen ohne familiäre Diabetesbelastung mit normaler oraler Glukosetoleranz.

Die Untersuchungsergebnisse sind in Abb. 1 und 2 wiedergegeben. Die Insulinspiegel sind beim Vergleich der Mittelwertsdifferenzen des Kontrollversuches zur Untersuchung mit Glibenclamid ab der 45. min unter diesem Sulfonylharnstoffpräparat signifikant höher als nach alleiniger Kohlenhydratgabe. Beim Vergleich der Kontrolluntersuchung zur Untersuchung mit ARDF läßt sich nur zur 60. min eine signifikante Differenz errechnen. Vergleicht man die Werte beider Sulfonylharnstoffderivate, so finden sich ab der 120. min signifikant höhere Insulinspiegel unter Glibenclamid.

Der Blutzucker fällt unter ARDF ab der 90. min signifikant im Vergleich zur Kontrolluntersuchung ab. Unter Glibenclamid lagen die Blutzuckerspiegel bereits ab der 60. min signifikant niedriger. Beim Vergleich der blutzuckersenkenden Wirkung der Sulfonylharnstoffpräparate untereinander fand sich erst ab der 150. min eine Differenz. Während also durch Glibenclamid eine ausgeprägtere Insulinsekretion zu erzielen ist, fällt der Blutzucker im Vergleich zu ARDF 26 nur geringfügig stärker ab.

Die freien Fettsäuren fielen bei stoffwechselgesunden Probanden jeweils nahezu gleich stark ab.

Das zweite Kollektiv umfaßte 12 Probanden mit pathologischem oralem Glucosetoleranztest. Wir fanden dabei im Vergleich vom Kontrollversuch zur Untersuchung mit beiden Präparaten ab der 45. min eine Mehrausschüttung von Insulin. Zwischen den beiden Sulfonylharnstoffderivaten ergab sich zu keinem Zeitpunkt eine signifikante Differenz.

Während der Glucosespiegel bei alleiniger Kohlenhydratgabe bis auf Werte um 170 mg-% anstieg, ist unter beiden Sulfonylharnstoffpräparaten ab der 45. min eine signifikante Hemmung des Blutzuckeranstiegs festzustellen. Im weiteren Versuchsverlauf bleibt der Blutzuckerspiegel unter ARDF konstant bei Werten um 120 mg-%, während unter Glibenclamid ein weiterer Abfall auffällt.

Im Gegensatz zu den stoffwechselgesunden Probanden fanden wir bei diesem Kollektiv im Verhalten der freien Fettsäuren von der 60. bis zur 180. min signifikant niedere Werte unter beiden Sulfonylharnstoffderivaten.

Das dritte von uns untersuchte Kollektiv bestand aus sulfonylharnstoffbedürftigen manifesten Diabetikern. Wiederum ab der 45. min sahen wir bei den Sulfonylharnstoffderivaten signifikant höhere Insulinspiegel als nach alleiniger Kohlenhydratgabe. Die Insulinspiegel waren nach Glibenclamid dagegen nur zur 180. und 210. min signifikant höher als nach ARDF.

Bei diesem Patientengut stieg der Blutzucker bei bereits deutlich erhöhten Nüchternwerten nach alleiniger Kohlenhydratgabe bis auf 300 mg-% an. Durch gleichzeitige Sulfonylharnstoffgabe konnte der Blutzucker jeweils ab der 90. min signifikant unter den Werten nach alleiniger Kohlenhydratgabe gehalten werden.

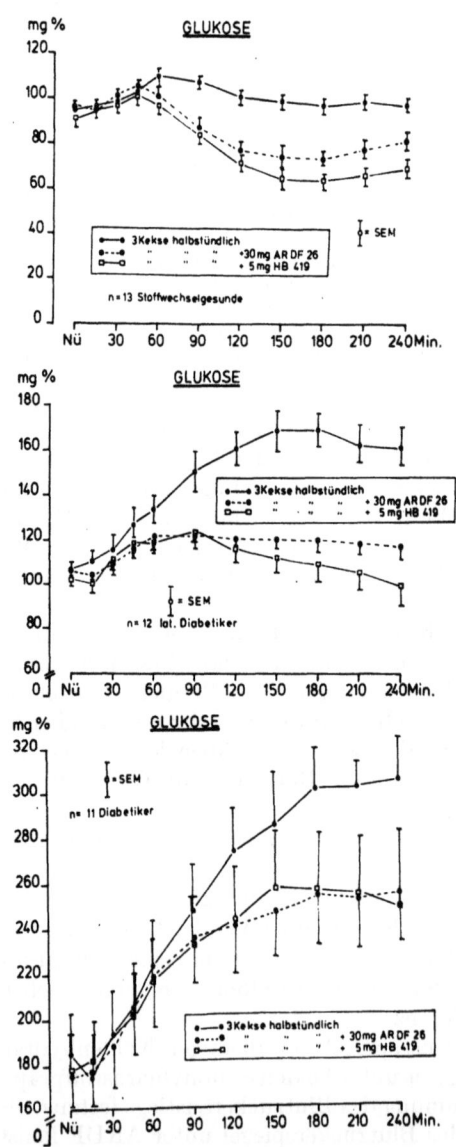

Abb. 1. Verhalten des Blutzuckers während kontinuierlicher Kohlenhydratgabe. Oberer Teil: Mittelwertkurve von 13 stoffwechselgesunden Probanden; mittlerer Teil: Mittelwertkurve von 12 Pat. mit latentem Diabetes mellitus; unterer Teil: Mittelwertkurve von 11 Pat. mit manifestem Diabetes. ●————● Kekse allein; ●— — —● Kekse + ARDF 26; □————□ Kekse + Glibenclamid

Bezüglich der antihyperglykämischen Wirkung fand sich keinerlei Unterschied zwischen den beiden Sulfonylharnstoffderivaten.

Auch bei diesem Kollektiv wurden die freien Fettsäuren ab der 90. min unter beiden Präparaten stärker gesenkt.

Zusammenfassung

Bei stoffwechselgesunden Personen ist die Insulinsekretion unter der gewählten Dosierung nach Glibenclamid stärker ausgeprägt als nach ARDF. Bei den beiden Patientengruppen wird die Insulinsekretion dagegen durch beide Sulfonylharnstoff-

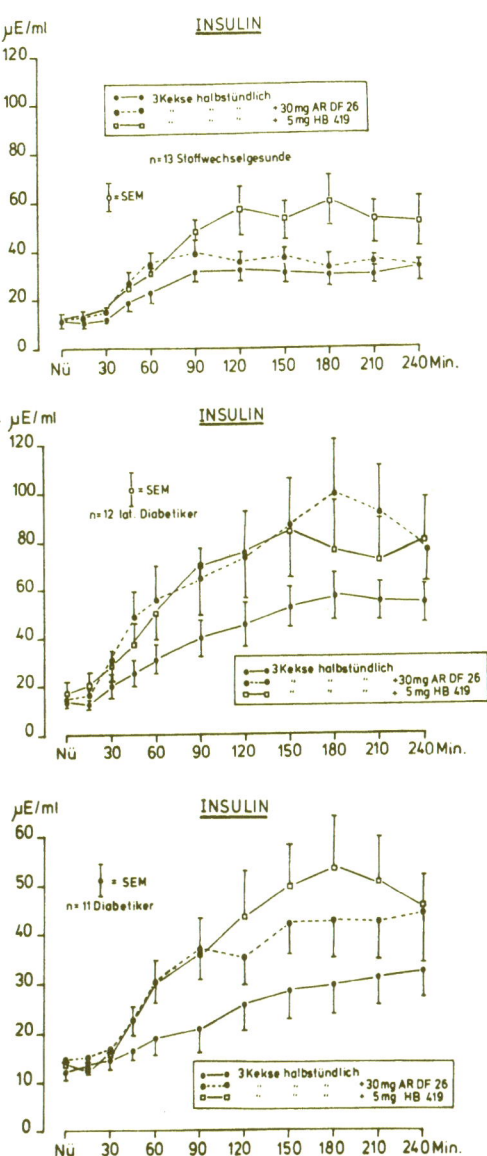

Abb. 2. Verhalten des Seruminsulins während kontinuierlicher Kohlenhydratgabe. Oberer Teil: Mittelwertkurve von 13 stoffwechselgesunden Probanden; mittlerer Teil: Mittelwertkurve von 12 Pat. mit latentem Diabetes mellitus; unterer Teil: Mittelwertkurve von 11 Pat. mit manifestem Diabetes. ●———● Kekse allein; ●— — —● Kekse + ARDF 26; □———□ Kekse + Glibenclamid

präparate etwa gleich stark stimuliert. Bei den stoffwechselgesunden Probanden wird der Blutzuckerspiegel durch Glibenclamid stärker gesenkt als durch ARDF. Beim ersten Patientenkollektiv ist dieser stärker senkende Blutzuckereffekt von Glibenclamid ebenfalls noch vorhanden, beim zweiten Patientenkollektiv mit erhöhten Nüchternblutzuckerwerten dagegen nicht mehr zu beobachten. Bei den stoffwechselgesunden Probanden wird der Abfall der freien Fettsäuren durch Sulfonylharnstoffgabe im Vergleich zum Kontrollwert nicht signifikant beeinflußt. Dagegen kommt es bei den 2 Patientengruppen unter beiden Sulfonylharnstoffpräparaten im Vergleich zur Kontrolle zu einem stärkeren Abfall des freien Fettsäurespiegels. Das neue Sulfonylharnstoffpräparat zeigt unter der hier gewählten Versuchsbedingung eine gute Wirksamkeit und läßt daher therapeutische Erfolge bei sulfonylharnstoffpflichtigen Diabetikern erwarten. Die blutzuckersenkende Wirkung beim manifesten Diabetes entspricht dem des Glibenclamids.

JUNGMANN, E., BEYER, J., HAPP, J., SCHERER, U., SCHÖFFLING, K. (Zentrum Innere Med., Klinikum Univ. Frankfurt, Abt. f. Endokrinologie): **Laktatspiegel im Blut nach intravenöser Gabe von Sulfonylharnstoffen in äquipotenten Dosen, Glucose und Kombinationen von Glucose und Sulfonylharnstoffen bei Stoffwechselgesunden**

In vivo-Untersuchungen zum Glucosestoffwechsel im Menschen ergaben, daß 66% der Glucose einer radioaktiv markierten Glucosedauerinfusion anaerob zu Laktat verbrannt werden [1]. Obwohl die anaerobe Glykolyse der umsatzmäßig größte Faktor der Glucoseelimination zu sein scheint, gibt es bislang nur wenige Untersuchungen über den Laktatspiegel im Blut nach Gabe von Sulfonylharnstoffen. Bei diabetischen Patienten soll der Laktatspiegel im Serum während peroraler Glucosebelastungen durch Tolbutamid geringfügig gesenkt werden [2]. In der vorliegenden Untersuchung wird der Frage nachgegangen, wie sich bei stoffwechselgesunden Versuchspersonen der Laktatspiegel im Blut nach intravenöser Stoßinjektion von Glucose und Sulfonylharnstoffen und Kombinationen von Glucose und Sulfonylharnstoffen verändert.

Die verwandten Sulfonylharnstoffpräparate Glibenclamid, Tolbutamid, Gliquidone (ARDF 26) und Glibornurid wurden in den äquipotenten Dosierungen ED 30 und ED 40 injiziert. Glucose wurde in den drei Konzentrationen 0,2, 0,33 und 0,5 g/kg Körpergewicht intravenös gegeben. In Kombination mit den Sulfonylharnstoffen wurde nur 0,33 g/kg Glucose verwendet.

Abb. 1a: Bei allen Sulfonylharnstoffpräparaten kommt es in beiden Dosierungen zu einem deutlichen Anstieg des Laktatspiegels. Nach Gabe der ED 30-Dosierung ist der Zeitpunkt der höchsten Laktatkonzentration für die verwandten Präparate nicht einheitlich: Gipfel bei 40 bzw. 90 min gibt es nach Tolbutamid bzw. Glibenclamid, einen langsam kontinuierlichen Anstieg mit Maximalwerten bei 120 bzw. 150 min für Glibornurid bzw. Gliquidone. Bei der ED 40-Dosierung ist das Verlaufsbild deutlich einheitlicher mit Gipfelwerten bei 60 min, nur für Gliquidone bei 90 min.

Bei allen Sulfonylharnstoffbelastungen fällt ein rascher initialer Anstieg mit einem ersten Gipfel bei 5 bzw. 10 min auf, für den es keine Erklärung gibt. Die höchsten gemessenen Werte bei allen Belastungen liegen unter dem Bereich von physischem und psychischem Streß. Der Laktatanstieg nach Glibenclamid ist deutlich kürzer als nach den anderen Sulfonylharnstoffpräparaten. Die langsamer einschleichende Hypoglykämie nach Glibenclamid scheint dafür nicht der Grund zu sein, da keine zeitliche Korrelation zwischen Laktatfreisetzung und Blutzuckersenkung besteht.

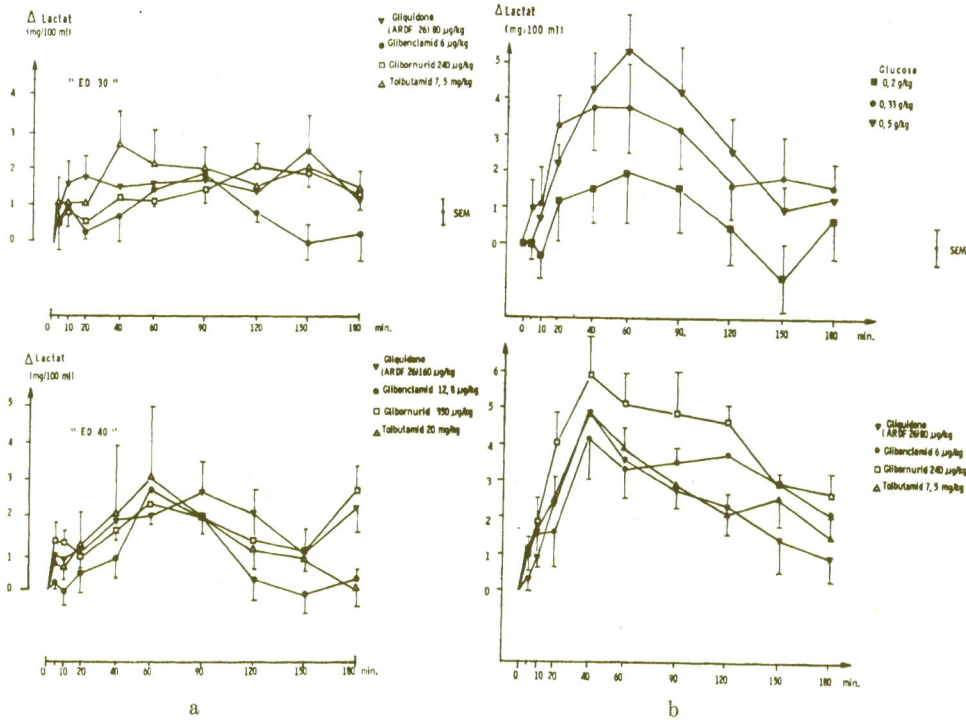

Abb. 1. a) Laktatspiegel im Blut nach i.v. Gabe von Sulfonylharnstoffen in äquipotenten Dosierungen (ED 30 und ED 40) bei 5 Stoffwechselgesunden. b) Laktatspiegel im Blut nach i.v. Gabe von Glucose (0,2, 0,33 und 0,5 g/kg) und kombinierter Anwendung von Glucose (0,33 g/kg) und Sulfonylharnstoffen in einer äquipotenten Dosierung (ED 30) bei 5 Stoffwechselgesunden

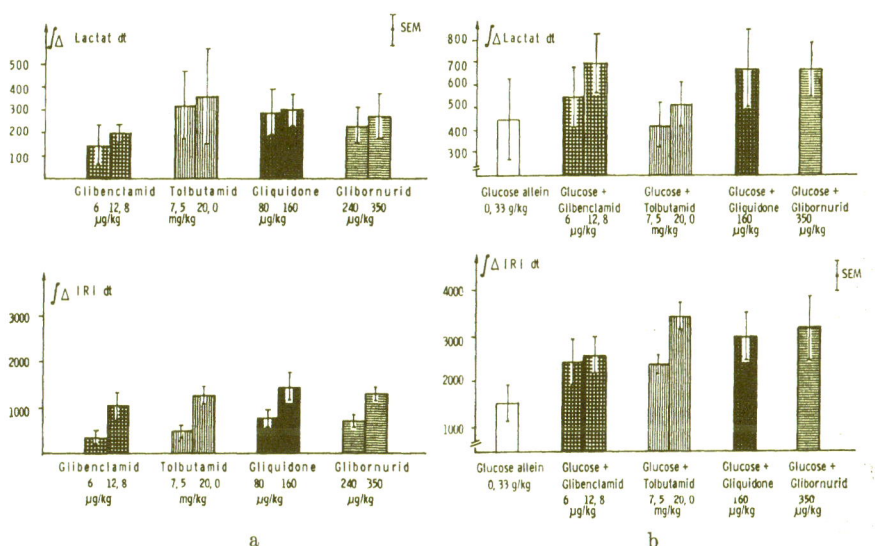

Abb. 2. a) Flächenintegrale der Blut-Laktat- und Seruminsulinspiegel nach i.v. Gabe von Sulfonylharnstoffen in äquipotenten Dosierungen (ED 30 und ED 40). b) Flächenintegrale der Blut-Laktat- und Seruminsulinspiegel nach i.v. Gabe von Sulfonylharnstoffen in äquipotenten Dosierungen (ED 30 und ED 40) in Kombination mit Glucose (0,33 g/kg)

Abb. 1b: Nach intravenöser Gabe von Glucose steigt der Laktatspiegel 60 min lang stetig an. Die erreichten Maximalwerte sind der injizierten Glucosemenge proportional. Wird die Glucosegabe mit Sulfonylharnstoffen kombiniert, bleibt die Verlaufsform des Laktatanstiegs erhalten. Der Gipfelwert liegt einheitlich bei 40 min. Zwischen den Präparaten besteht kein Verlaufsunterschied. Die Maximalwerte unterscheiden sich nicht signifikant von den durch Glucose allein erreichten. Die Zugabe der Sulfonylharnstoffe bewirkt eine Verlängerung der Laktatfreisetzung.

Abb. 2a: Werden die Änderungen des Laktatspiegels über die gesamte Versuchsdauer planimetriert, ergibt sich das folgende Bild: Bei beiden Sulfonylharnstoffdosierungen ist die Laktatmenge nach Glibenclamid deutlich geringer als nach den anderen Präparaten. Bezüglich der Freisetzung von Insulin bestehen keine Unterschiede. Die ED 40-Dosierungen stimulieren einheitlich die Insulinsekretion stärker als die anaerobe Glykolyse. Gliquidone und Glibornurid liegen mit ihrer Wirksamkeit in der Mitte.

Abb. 2b: Bei den Kombinationen mit Glukose ist die Laktatfreisetzung nach Tolbutamid schwächer stimuliert als nach den anderen Präparaten. Einheitlich wird durch die Kombination von Glucose und Sulfonylharnstoffen die Insulinsekretion stärker stimuliert als die anaerobe Glykolyse.

Die Diskrepanzen zwischen Glibenclamid und Tolbutamid sind nur erklärbar, wenn eine zusätzliche insulinunabhängige oder insulinbeeinflussende extrapankreatische Wirkung der Sulfonylharnstoffe auf die anaerobe Glykolyse bei stoffwechselgesunden Versuchspersonen angenommen wird. Der Laktatspiegel wird in der Leber nicht durch Insulin beeinflußt [3, 4]. Offensichtlich ist der zusätzliche Effekt der Sulfonylharnstoffe vom Blutzuckerspiegel abhängig. In weiteren in vivo-Untersuchungen soll dieser Frage nachgegangen werden.

Literatur

1. Kreisberg, R. A., Pennington, L. F., Boshell, B. R.: Diabetes **19**, 53 (1970). — 2. Stowers, J. M., Constable, L. W., Hunter, R. B.: Ann. N.Y. Acad. Sci. **74**, 689 (1959). — 3. Johnson, M., Das, N. M., Butcher, F., Fain, J.: J. biol. Chem. **247**, 3229 (1972). — 4. Söling, H. D., Kneer, P., Dragert, W., Creutzfeldt, W.: Diabetologia **2**, 32 (1966).

KRAUSE, U., BEYER, J. (Zentrum Innere Med. Univ. Frankfurt, Abt. f. Endokrinologie): **Reinheit handelsüblicher Insulinzubereitungen**

Vergleichende Untersuchungen über die Reinheit handelsüblicher Insulinzubereitungen sind bereits vor 3 Jahren von Tijoe u. Wacker [1] vorgelegt worden. Aus Tijoes Untersuchungen ging hervor, daß die in Deutschland vertriebenen Insulinzubereitungen neben Insulin eine Menge Begleitproteine enthielten. Schlichtkrull u. Mitarb. [2] haben gezeigt, daß für die Antigenität nicht das Insulinmolekül selbst, sondern die hochmolekularen Begleitproteine verantwortlich sind, die man in Handelsinsulinen findet. Selbst mehrfache Kristallisation von Insulin führt nicht zu einer Reinheit, wie sie üblicherweise von Arzneimitteln gefordert wird.

Aus diesen Gründen sind inzwischen einige Hersteller von Insulinzubereitungen dazu übergegangen, nach verschiedenen Verfahren weiter gereinigte Insulinzubereitungen in den Handel zu bringen. Uns interessierte in diesem Zusammenhang weniger die klinische Bedeutung der Insulinreinigung, als vielmehr die Frage: Wie sauber sind die neuen Insuline wirklich, hat sich die Qualität, auch der als nicht besonders gereinigt bezeichneten Insuline verbessert?

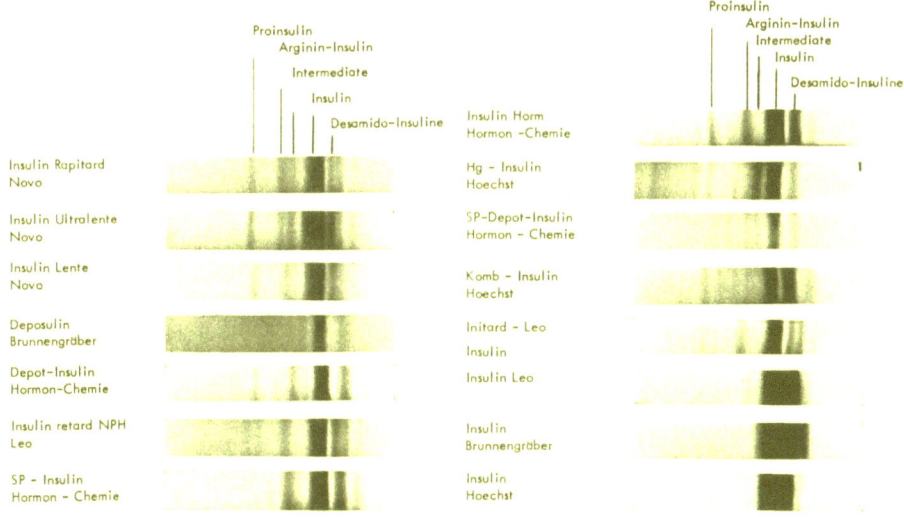

Abb. 1. Durch Kristallisation „gereinigte" Handelsinsuline

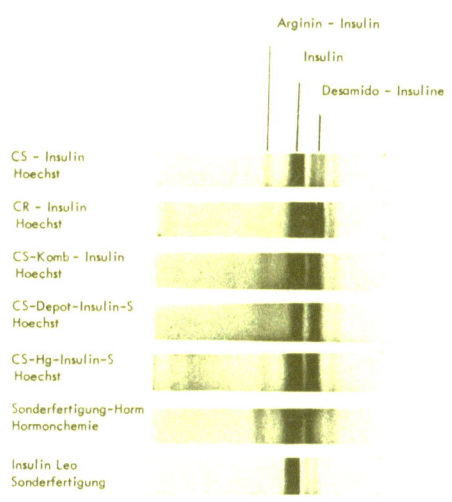

Abb. 2a. Durch Gelchromatographie gereinigte Handelsinsuline

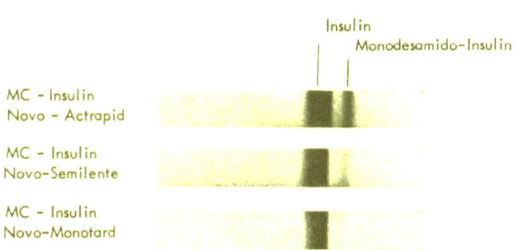

Abb. 2b. Durch Ionenaustauschchromatographie gereinigte Handelsinsuline

Aus diesem Grunde untersuchten wir handelsübliche Insulinzubereitungen mittels der Polyacrylamid-Disk-Elektrophorese [3]. Jeweils 100 µl der handelsüblichen Zubereitungen wurden aufgetrennt.

Abb. 1 zeigt die Elektrophoresen von teilweise mehrfach umkristallisierten, jedoch nicht weiter gereinigten Insulinen. Es sind deutlich starke Beimengungen von Begleitproteinen zu erkennen. Bei den Hg-Insulinen von Hoechst erscheinen zusätzliche Banden, die aus dem Humanglobin stammen. Obwohl ein quantitativer Vergleich der einzelnen Insuline nicht möglich ist wegen der nicht proportionalen Anfärbung der Proteine, muß auf die relativ große Einheitlichkeit der Zubereitungen der Firma Brunnengräber hingewiesen werden.

Abb. 2a zeigt die Elektrophoresen von Handelsinsulinen, die durch Gelchromatographie gereinigt wurden. Hochmolekulare Verunreinigungen sind weitestgehend entfernt, nur niedermolekulare Beimengungen von Argininsulin und Desamidoinsulinen sind noch vorhanden.

Abb. 2b zeigt die Elektrophoresen von durch Ionenaustauschchromatographie gereinigten Insulinen. Durch dieses Verfahren werden Insuline enthalten, die keinerlei Begleitproteine enthalten. Die Desamidoinsulinbanden sind aus reinem Insulin während der Lagerung entstanden. Es ergibt sich daher auch die Frage, ob es überhaupt sinnvoll ist, das Desamidoinsulin zu entfernen, da auch reinstes Insulin bei der Lagerung desamidiert.

Unsere Untersuchungen haben gezeigt, daß ein Großteil der auf dem deutschen Markt befindlichen Präparate nicht die Reinheit aufweist, wie man sie üblicherweise von Arzneimitteln fordert. Einige Präparate zeigen jedoch, daß es durchaus möglich ist, saubere Insuline in den Handel zu bringen. Auf einen größtmöglichen Reinheitsgrad von Handelsinsulinzubereitungen sollte daher in Zukunft nicht verzichtet werden.

Literatur

1. Tjioe, T. O.: Dissertation. Frankfurt a. M. 1970; Tjioe, T. O., Wacker, A.: Klin. Wschr. **50**, 882 (1972). — 2. Schlichtkrull, J.: 5th annual Meeting of the European Association for the Study of Diabetes. Montpellier, 16.—18. Sept. 1969. — 3. Davis, B. J.: Ann. N.Y. Acad. Sci. **121**, 404 (1964); Ornstein, L.: Ann. N.Y. Acad. Sci. **121**, 321 (1964).

LAUBE, H., FUSSGÄNGER, R. D., MAIER, V., PFEIFFER, E. F. (Dept. f. Endokrinologie u. Stoffwechsel, Zentrum Innere Med. u. Kinderheilkunde, Univ. Ulm): **Insulin- und Glucagonsekretion in Abhängigkeit von unterschiedlichen Ernährungsfaktoren**

Das Sekretionsverhalten des endokrinen Pankreas wird nicht nur durch die Art und Länge eines akuten Reizes, sondern auch durch die Zusammensetzung der über längere Zeit zugeführten Ernährungsbestandteile wesentlich beeinflußt. Nach saccharose- bzw. rohrzuckerreicher Kost steigt die basale und reaktive Insulinsekretion in vivo deutlich an (Szanto u. Yudkin, 1969) während gleichzeitig eine diabetische Stoffwechsellage entsteht (Cohen u. Teitelbaum, 1964). Beim Diabetes mellitus verschiedenster anderer Genese kommt es jedoch außerdem zu erhöhten Glucagonspiegeln. Wir untersuchten deshalb im folgenden inwieweit bei einer saccharosenreichen diabetogenen Kost neben erhöhten Insulinspiegeln auch entsprechend andere Veränderungen in der Dynamik der Glucagonsekretion auftreten.

Männliche Wistarratten wurden ab der 4. Lebenswoche mit einer 72 cal-%igen saccharose- bzw. stärkereichen Diät isokalorisch ernährt (Altromin, C-1000, Fa. Altrogge). Der Anteil an Casein (22%) und Sojaöl (5%) war in beiden Diäten gleich. Nach 2 Monaten wurde das Pankreas dieser Tiere isoliert (Sussman, Vaughan, Timmer, 1966) und in vitro mit einem

1%igen Albuminumbreitpuffer perfundiert. Glucose (2,75 bzw. 11 mM), Fructose (11 mM), Arginin (8,25 bzw. 55 mM) und Glibenclamid (2,75 µg/min) wurden über verschiedene Zeitintervalle infundiert. Insulin und Glucagon wurden radioimmunologisch im Perfusat bestimmt.

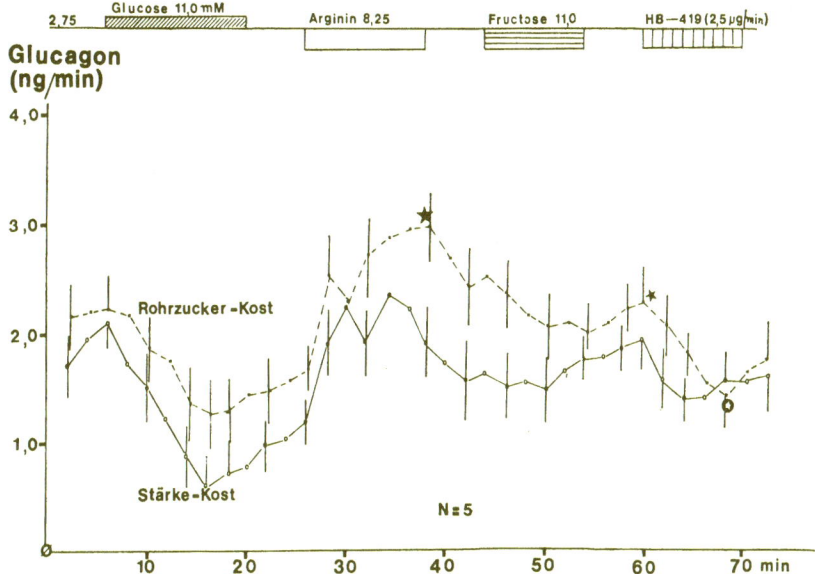

Abb. 1. Glucagonsekretion des perfundierten Pankreas von Ratten nach Langzeitfütterung mit rohrzucker- bzw. stärkereicher Kost

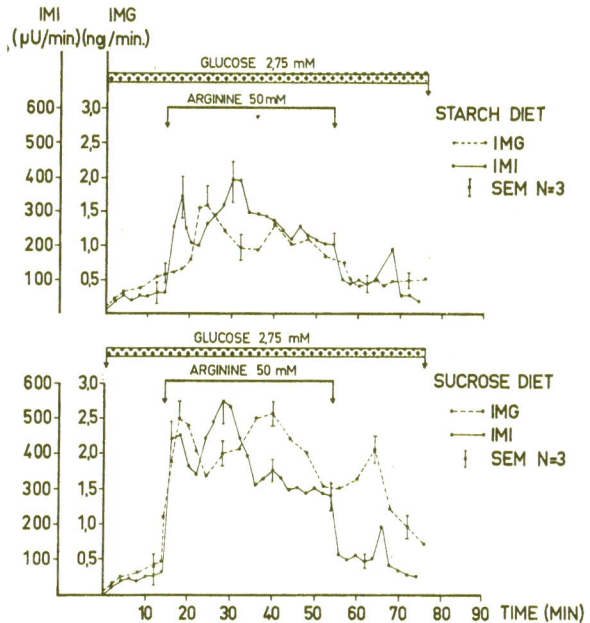

Abb. 2. Insulin- und Glucagonsekretion des perfundierten Rattenpankreas nach Gabe von Arginin

Die Ergebnisse zeigen, daß Glucose am isoliert perfundierten Rattenpankreas eine gleichsinnige biphasische Sekretionsdynamik für Insulin bewirkt, unabhängig, ob zuvor saccharose- oder stärkereich ernährt worden war. Bei den saccharosereich gefütterten Tieren ist der „primäre Insulinanstieg" jedoch geringer und erst im weiteren Sekretionsverlauf ist ein deutlicher Hyperinsulinismus zu erkennen. Auch nach Gabe von Arginin und Glibenclamid tritt bei saccharosereich ernährten Ratten ein signifikanter Hyperinsulinismus auf. Fructose hingegen hat auch in Anwesenheit von Glucose 2,75 mM bei beiden Diätgruppen keinen Einfluß auf die Insulinsekretion. Glucagon wird durch Glucose 11 mM signifikant unterdrückt. Bei saccharosegefütterten Tieren ist diese Suppression jedoch geringer als bei stärkeernährten Tieren. Nach Arginin stieg das radioimmunologisch meßbare Glucagon in beiden Diätgruppen deutlich an, nach Saccharosekost jedoch wiederum stärker als nach Stärke. Glibenclamid führte zu einer Unterdrückung von Glucagon, nach Saccharose nur unwesentlich stärker als nach Stärkefütterung (Abb. 1). Bei einem unterschiedlichen Versuchsansatz mit Arginin 50 mM trat ebenfalls in der Saccharosegruppe eine signifikant stärkere Sekretion von Insulin und Glucagon auf, als wenn zuvor stärkereich ernährt wurde (Abb. 2).

Die Untersuchungen am perfundierten Rattenpankreas in vitro bestätigen frühere Beobachtungen in vivo, daß ein hoher Anteil von Saccharose bzw. Stärke in der Nahrung unterschiedliche Effekte auf die Dynamik der Insulinsekretion haben. Saccharose- oder rohrzuckerreiche Ernährung bewirkt eine vermehrte Insulinsekretion nach Gabe von Glucose, Arginin und Glibenclamid. Gleichzeitig ist der primäre Insulinanstieg nach Glucose jedoch geringer, ähnlich, wie das auch als Ausdruck einer lat. diabetischen Stoffwechselstörung beim Menschen beschrieben wurde (Cerasi u. Luft, 1967). In der „Saccharosegruppe" ist außerdem die Glucagonsekretion, wie bei diabetischen Stoffwechselstörungen anderer Genese, durch Glucose nur unvollständig hemmbar. Solche Veränderungen waren bisher entweder als Ausdruck eines genetischen Schadens oder als Folge eines Insulinmangels gedeutet worden. Die vorliegenden Befunde zeigen jedoch, daß auch nach Anreicherung bestimmter Nahrungsbestandteile unserer täglichen Ernährung, bei vormals gesunden Ratten, diabetische Stoffwechselstörungen auftreten können, die mit denselben Veränderungen in der Insulin- und Glucagonsekretion einhergehen, wie ein genetisch determinierter Diabetes mellitus.

Literatur

Cerasi, E., Luft, R.: Acta endocr. (Kbh.) **55**, 278 (1967). — Cohen, A. M., Teitelbaum, A.: Amer. J. Physiol. **206**, 105 (1964). — Sussman, K. E., Vaughan, G. D., Timmer, R. F.: Metabolism **15**, 466 (1966). — Szanto, S., Yudkin, J.: Proc. Nutr. Soc. **28**, 11 A (1969).

Hinz, M., Schatz, H., Maier, V., Pfeiffer, E. F. (Zentrum Innere Med. u. Kinderheilkunde Univ. Ulm): **Die Proinsulinbestimmung im Serum und ihre Bedeutung für die Diagnose von β-Zelltumoren**

Manuskript nicht eingegangen.

Dieterle, C., Oberndorfer, H., Dieterle, P. (II. Med. Klinik Univ. München u. III. Med. Abt. Städtisches Krankenhaus München-Neuperlach): **Fixation und Dissoziation von Insulin am peripheren Gewebe während Ruhe und Arbeit. Untersuchungen am perfundierten Hinterbein der Ratte***

Die arbeitende Muskulatur hat einen erhöhten Energiebedarf, der zum Teil aus dem Abbau muskeleigener Energiedepots [1, 2], zum Teil durch eine vermehrte

---

* Mit Unterstützung der Deutschen Forschungsgemeinschaft.

Substrateinschleusung in die arbeitende Muskulatur gedeckt wird. Der Mechanismus der vermehrten Substrateinschleusung ist bisher nicht geklärt. Es liegen jedoch genügend Anhaltspunkte dafür vor, daß in vivo eine vermehrte Glucoseaufnahme an die Anwesenheit von Insulin geknüpft ist [3, 4]. Da eine pankreatische Mehrsekretion von Insulin während muskulärer Tätigkeit sicher nicht vorliegt [5], scheiden zentrale Steuerungsmechanismen für eine vermehrte Glucoseeinschleusung offensichtlich aus. In den letzten Jahren wurde mehrfach über eine Bindung und Wiederfreisetzung von Insulin am peripheren Gewebe berichtet [6, 7, 8]. Wir selbst konnten am Menschen eine durch Muskelarbeit bedingte periphere Insulinfreisetzung beobachten [9]. Diesem Problem der peripheren Bindung von Insulin und seiner Wiederfreisetzung durch Muskelarbeit, gingen wir im Tierexperiment nach.

Unsere Untersuchungen wurden an männlichen Wistarratten mit einem Gewicht von 150 bis 200 g durchgeführt. Die Tiere wurden in Äther-Barbitalnarkose evisceriert, nachdem die Seitengefäße von Aorta und V. cava unterbunden waren. Nach Einführen von Polyäthylenkathetern in Aorta bzw. V. cava wurde im offenen System über die Aorta perfundiert. Das Perfusat wurde in 5minütigen Abständen gleichzeitig arteriell und venös gesammelt. Perfusionstechnik wurde mit geringen Modifikationen von Rudermann [10] übernommen. Als Perfusionsmedium diente Krebs-Ringer-Bicarbonatpuffer, pH 7,4, mit einem Albumingehalt von 4 g-%, einem Glucosegehalt von 200 mg-%, Insulin 100 µE/ml und gewaschenen Erythrocyten als Sauerstoffträger. Der Hämatokrit lag um 30%. Die Flowrate wurde um 6 ml/min konstant gehalten. Nach einer jeweils durchgeführten 15minütigen Äquilibrierungsphase wurden in einer 1. Serie (n = 12) Glucose, Lactat, Glycogen und IRI über eine Dauer von 45 min unter Ruhebedingungen beobachtet. In einer 2. Serie (n = 20) wurde nach 15 min Ruheperfusion eine 10minütige Arbeitsphase angeschlossen und danach eine 20 min dauernde Erholungsphase gemessen. Die muskuläre Arbeit erzielten wir durch direkte muskuläre Reizung (1 Imp./sec), wobei wir uns im wesentlichen an die Angaben von Bühring [11] hielten.

Während der Ruheperfusion fanden wir eine mittlere Glucoseaufnahme von $4,2 \pm 0,5$ µMol/min ($\bar{x} \pm SE$), die gleichzeitige Lactatproduktion lag bei $2,88 \pm 0,15$ µMol/min (alle Angaben beziehen sich auf beide Hinterbeine = etwa 30 g). Die Glucoseaufnahme lag stets über der gleichzeitigen Lactatproduktion. Statistisch signifikante Unterschiede waren zu keinem Zeitpunkt nachweisbar. Bei Kontrollen fand sich ein mittlerer Glykogengehalt von $4,4 \pm 0,2$ mg/g der Oberschenkelmuskulatur. Nach einer Ruheperfusion von 30 min Dauer fand sich ein Anstieg auf $5,01 \pm 0,25$ mg/g; dieser Anstieg war statistisch signifikant ($p < 0,05$). Während der Ruheperfusion fanden sich zu jedem Zeitpunkt positive a-v-Differenzen für Insulin (IRI); bei Berücksichtigung des konstant bleibenden Flow fanden wir eine Insulinbindung ans periphere Gewebe von $15,2 \pm 2,9$ µE pro min. Statistisch signifikante Unterschiede waren zu keinem Zeitpunkt nachweisbar.

Während der muskulären Arbeit stieg die Glucoseaufnahme auf $6,3 \pm 1,5$ µMol pro min an. In der nachfolgenden Erholungsphase blieb der vermehrte Glucoseeinstrom erhalten und betrug nach 20 min noch $4,8 \pm 0,9$ µMol/min. Die gleichzeitige Lactatproduktion stieg bis zum Ende der Arbeit bis auf $8,8 \pm 0,86$ µMol pro min an; in der Erholungsphase erfolgte ein kontinuierlicher Abfall (Abb. 1); Ruheausgangswerte wurden erst nach 30 min nach Arbeitsende gefunden (2,5 $\pm 0,25$ µMol/min). Entsprechend dem erhöhten Energiebedarf während der Muskelarbeit fanden wir einen statistisch signifikanten Glykogenabfall auf $3,06 \pm 0,51$ mg/g bis zum Ende der muskulären Reizung (2 $p < 0,001$); ferner fand sich ein Glykogenneuaufbau auf $4,3 \pm 0,24$ mg/g in der Erholungsphase ($p < 0,0025$). In der 15minütigen Ruhephase fanden sich auch diesmal wieder positive a-v-Differenzen für Insulin. Mit Beginn der Muskelarbeit jedoch kam es zu einer signifikanten Umkehr der vorbestehenden Verhältnisse. Bei gleichbleibenden arteriellen Insulinspiegeln fand sich ein signifikanter Anstieg der venösen Spiegel und somit ein Auftreten negativer a-v-Differenzen. Dieses Verhalten blieb über die Dauer der Arbeit bestehen; in der Erholungsphase stellten sich die ursprünglichen Verhältnisse wieder her (Abb. 2).

In den vorliegenden tierexperimentellen Untersuchungen konnten wir die Bindung von Insulin an das periphere Gewebe und seine Wiederfreisetzung durch Muskelarbeit erneut nachweisen und somit die von uns am Menschen erhobenen Befunde [9] eindrücklich untermauern.

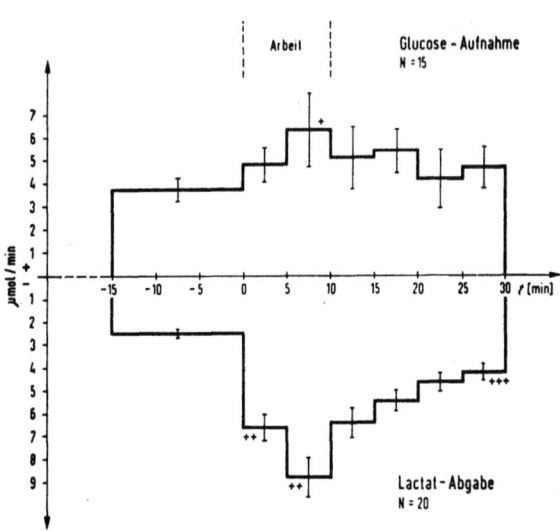

Abb. 1. Muskelperfusion am Hinterbein der Ratte vor, während und nach Muskelarbeit; Glucoseaufnahme (oben) und Lactatproduktion (unten) in µMol/min; x̄ ± SE. + p < 0,05 gegen Ruhe; + + 2 p < 0,001 gegen Ruhe; + + + 2 p < 0,002 gegen 10 min

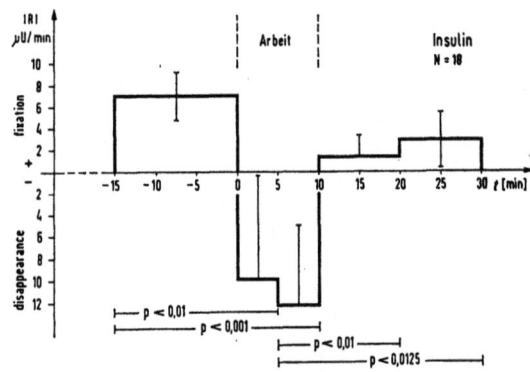

Abb. 2. Muskelperfusion am Hinterbein der Ratte vor, während und nach Muskelarbeit; Insulin in µU/min; x̄ ± SE. Die während der Muskelarbeit hochsignifikanten negativen Werte sprechen für eine durch Arbeit bedingte periphere Insulinfreisetzung

Am typischen Verhalten von Glucoseaufnahme, Lactatabgabe, Glykogenverbrauch und -neuaufbau ließ sich die Intaktheit des perfundierten Gewebes zeigen; eine Gewebszerstörung oder Ischämie scheidet also für die beobachtete periphere Insulinfreisetzung als Ursache aus. Bei konstant gehaltener „Flowrate" kommt der Anstieg der venösen Insulinspiegel auf Grund von Durchblutungsänderungen nicht in Frage; gleichfalls scheidet eine Hämokonzentration wegen des konstant gebliebenen Hämatokrits aus. Folglich muß man annehmen, daß entweder durch die Muskelkontraktion selbst oder durch einen dabei freiwerdenden humoralen Faktor die Freisetzung vorher gebundenen Insulins bewirkt wird. Die Existenz von Insulinrezeptoren an Hepatocyten, Fettzellen, Lymphocyten und Muskelzellen [12] konnte in den letzten Jahren gezeigt werden. Ob es sich bei der von uns beobachteten Bindung und Wiederfreisetzung von Insulin um eine solche an Muskelrezeptoren oder um eine unspezifische an das Gefäßendothel handelt, kann nicht entschieden werden. Darüber hinaus erhebt sich die Frage, ob der durch Muskelarbeit bewirkten Insulinfreisetzung eine physiologische Bedeutung zukommt. Daß während muskulärer Arbeit bei Anwesenheit von Insulin ein vermehrter Glucoseeinstrom ins periphere Gewebe stattfindet [3], ist bekannt. Ob die durch Muskelarbeit bedingte periphere Insulinfreisetzung dafür eine Rolle spielt, bleibt zunächst offen. Rasio et al. [7] haben den Verdacht geäußert, daß peripher gespeichertes Insulin möglicherweise eine Bedeutung für eine Autoregulation der peripheren Glucoseaufnahme haben könnte.

Literatur

1. Ahlborg, B., Bergström J., Ekelund, L. G., Hultman, E.: Act. physiol. scand. **70**, 129 (1967). — 2. Issekutz, B., Miller, H. I., Paul, P., Rodahl, K.: Amer. J. Physiol. **207**, 583 (1964). — 3. Whichelow, M. J., Butterfield, W. J. H., Abrams, M. E., Sterky, G., Garrant, C. J.: Metabolism **17**, 84 (1968). — 4. Moxness, K. E., Molnar, G. S.: Diabetes **13**, 37 (1964). — 5. Reinheimer, W., Davidson, P. C., Albrink, M. J.: J. Lab. clin. Med. **71**, 429 (1968). — 6. Rasio, E.: Diabetologia **5**, 416 (1969). — 7. Rasio, E., Whichelow, M. J., Butterfield, W. J. H., Hicks, B. H.: Diabetologia **8**, 244 (1972). — 8. Metzger, R., Rogister, C., Tinant, A., Conrad, V.: Diabetologia **8**, 58 (1972). — 9. Dieterle, P., Birkner, B., Gmeiner, K. H., Wagner, P., Erhardt, F., Henner, J., Dieterle, C.: Horm. Metab. Res. **5**, 316 (1973). — 10. Rudermann, N. B., Houghton, C. R. S., Hems, R.: Biochem. J. **124**, 639 (1971). — 11. Bühring, H., Hockemeyer, F.: Biochem. Z. **346**, 50 (1966). — 12. Renner, R.: FEBS Letters, **32**, 87 (1937).

STANDL, E., FACH, A., HASLBECK, M., MEHNERT, H. (Forschergruppe Diabetes u. III. Med. Abt. Krankenhaus München-Schwabing): **Die Bestimmung der Blutglucose mit dem verbesserten Dextrostix®-Reflektometersystem (Eyetone™)** *

Die Bestimmung der Blutglucose mit dem ursprünglichen Dextrostix® Reflektometersystem wurde übereinstimmend als für den praktischen Gebrauch noch nicht ausreichend zuverlässig verurteilt [1, 2, 3]. Eine verbesserte Ausführung des Reflektometers (Eyetone™) sollte daher auf seine Eignung untersucht werden. Als Neuerungen wurden vor allem eine Zweipunkteichung bei 50 und 400 mg Glucose/100 ml Blut, ausschließlicher Netzbetrieb sowie die Messung auf nur einer Skala bis 400 mg/100 ml eingeführt. Besonders die Zweipunkteichung im Gegensatz zu der bisherigen Einpunkteichung bei einer Blutzuckerkonzentration von 110 mg/100 ml war bei den kritischen Auseinandersetzungen mit dem Vorläufermodell des Eyetone™ immer wieder gefordert worden.

Insgesamt wurden mehr als 1000 Blutzuckerbestimmungen mit dem neuen Dextrostix-Eyetonesystem durchgeführt und jeweils mit Hexokinasemethoden [4] in zwei verschiedenen Labors — im internen Sprachgebrauch als Hexokinasemethode E u. Z bezeichnet — sowie einer o-Toluidinmethode [5] als Referenzbestimmungen verglichen. Generell erschien die Übereinstimmung der reflektometrisch bestimmten Werte mit allen drei Vergleichsmessungen bei Gesamtkorrelationskoeffizienten r zwischen 0,928 und 0,945 als recht brauchbar, wobei die Korrelation mit der Hexokinasemethode E meist, d. h. auch in Unterbereichen am besten ausfiel (Abb. 1) und die mit der o-Toluidinmethode nur in höheren Blutzuckerbereichen etwas abfiel. Miteingezeichnet in die Abbildungen sind die Vertrauensgrenzen zur Regression sowie die Toleranzgrenzen (95%) für den Einzelwert. Beim Betrachten der absolut gemessenen Werte war feststellbar, daß

---
* Fa. Ames

die mit Eyetone bestimmten Blutglucosekonzentrationen gegenüber den mit o-Toluidin ermittelten Werten etwas zu hoch, was sich auch in einem Regressionskoeffizienten von 1,13 ausdrückte, gegenüber den Hexokinasemethoden jedoch etwas zu tief lagen. Das zweite Phänomen machte sich besonders im Blutzuckerbereich unter 100 mg/100 ml bemerkbar, wo beispielsweise einem mit der

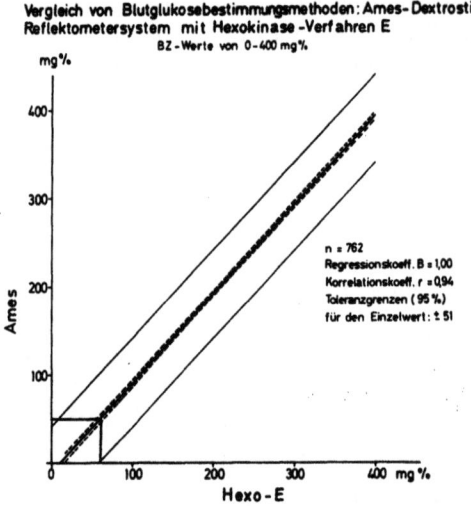

Abb. 1. Regressionsgerade, Konfidenzgrenzen für die Regression sowie Toleranzgrenzen für den Einzelwert (95%). Ein mit der Hexokinasemethode E gemessener Wert von 60 mg-% entspricht im Mittel einem mit der Ames-Methode bestimmten Wert von 49 mg-%

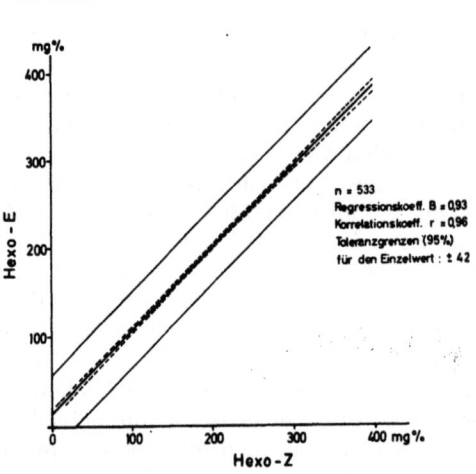

Abb. 2. Regressionsgerade, Konfidenzgrenzen für die Regression sowie Toleranzgrenzen für den Einzelwert (95%)

Hexokinasemethode E gemessenen Blutglucosewert von 60 mg/100 ml im Mittel ein mit Eyetone gemessener Wert von 49 mg/100 ml entspricht (s. auch Abb. 1). Dies muß natürlich bei der Beurteilung von Hypoglykämien berücksichtigt werden. Interessant war, daß zwar die Referenzmethoden im Vergleich untereinander durchaus höhere Gesamtkorrelationskoeffizienten als im Vergleich mit Eyetone aufwiesen, aber die Übereinstimmung mit Werten für r zwischen 0,955 und 0,961 auch nur bei etwa 96% lag (Abb. 2). Der Toleranzbereich für den Einzelwert (95% Konfidenz) fiel bei den Vergleichsmethoden um gut ein Viertel schmäler aus. Man wird daraus schließen dürfen, daß die Schnellbestimmung des Blutzuckers mit Eyetone die zeitlich aufwendigeren herkömmlichen Methoden, vor allem das Hexokinaseverfahren, sicherlich nicht gleichwertig ersetzen kann, daß aber auch diese nicht in jedem Fall absolut zuverlässige Ergebnisse liefern. In der Notfallsdiagnostik jedenfalls scheint das neue System eine rasche und relativ exakte — von Einzelfällen abgesehen — Orientierung über die Höhe des Blutglucosespiegels zu ermöglichen, auch zur Unterstützung bei der Therapiekontrolle von massiv entgleisten oder sehr instabilen Diabetikern mag das Eyetone-Verfahren seine Berechtigung haben. Nachteilig wirkt sich aus, daß nur Werte bis 400 mg pro 100 ml Blut bestimmt werden können — höhere Werte können durch Verkürzen der Reaktionszeit auf 30 sec nur überschlagsmäßig abgeschätzt werden — und daß die logarithmische Skaleneinteilung das exakte Ablesen im Bereich ab 200 mg/100 ml unnötig erschwert. Dies macht sich auch beim Einstellen des Eichpunktes bei 400 mg/100 ml bemerkbar.

Schwieriger ist die Problematik bei der Erstdiagnostik eines Diabetes mellitus; dabei kommt es oft auf die exakte Diskriminierung von Blutzuckerkonzentrationen in einem eng begrenzten Bereich an, beispielsweise ist ein Blutzuckerwert von über 160 mg/100 ml 1 Std nach einer kohlenhydratreichen Mahlzeit sehr verdächtig auf das Vorliegen eines Diabetes, während ein Wert unter 140 mg/100 ml einen manifesten Diabetes in der Regel ausschließt. Greift man zur Illustration der Methodengenauigkeit bei den mit Hexokinase Z bestimmten Werten den Blutzuckerbereich 140 bis 160 mg/100 ml heraus und vergleicht diese Werte mit den dazugehörigen Hexokinase-E-Werten, so erweitern sich die Toleranzgrenzen dieses Bereiches bei einer Konfidenzsicherheit von 95% auf 121 bis 185 mg/100 ml. Zieht man den analogen Vergleich zwischen dem Hexokinase-E- und dem Eyetone-Verfahren, so kommt der gleiche Bereich zwischen die Grenzen 87 und 187 mg/100 ml zu liegen, d. h. man erhält einen wesentlich breiteren Bereich, in dem eine diagnostisch eindeutige Aussage nicht möglich ist. Eine solch ungenügende Trennschärfe schränkt natürlich die Brauchbarkeit des Eyetone für die Erstdiagnostik sehr stark ein. Allerdings zeigt sich auch bei den Referenzmethoden eine größere Ungenauigkeit, als gemeinhin angenommen wird. Es bietet sich daher anläßlich dieser vergleichenden Methodenkritik an, nochmals darauf hinzuweisen, wie praktisch wichtig es ist, die Diagnose eines Diabetes nicht auf einen einzigen Blutzuckerwert zu begründen und auch bei den sogenannten Belastungsproben möglichst viele Bestimmungen der Blutglucose durchzuführen.

Ob durch den Einsatz von blutähnlichen Kontrollösungen mit einer definierten Glucosekonzentration, wie es die Herstellerfirma des Eyetone plant, die Zuverlässigkeit dieser Methodik sich verbessern wird und damit auch die bedenkenlose Verwendung in der präzisen Diagnostik ermöglicht wird, bleibt abzuwarten.

Literatur

1. Kattermann, R., Schlaeger, R.: Dtsch. med. Wschr. **96**, 1929 (1971). — 2. Kutter, D.: Diagnostik **5**, 264 (1972). — 3. Simon, B., Haslbeck, M., Mehnert, H.: Verh. dtsch. Ges. inn. Med. **78**, 1253 (1972). — 4. Bergmeyer, H. U., Bernt, E., Schmidt, F., Stork, H.: In: Methoden der enzymatischen Analyse, S. 1163 (Bergmeyer, H. U., Hrsg.). Weinheim: Verlag Chemie 1970. — 5. Hultmann, E.: Nature (Lond.) **183**, 108 (1959).

KREMER, G. J., JACOBI, H., ATZPODIEN, W., FRIEDRICHS, M., BRODERSEN, H. CH. (II. Med. Univ.-Klinik Mainz): **Untersuchungen zur Pathogenese der sogenannten Insulinresistenz bei akuter Hepatitis**

Einleitung

Der verminderte blutzuckersenkende Effekt von exogenem und endogenem Insulin bei Patienten mit akuten oder chronischen Lebererkrankungen ist ein seit langem bekanntes Phänomen. Gleichzeitig besteht meistens eine gestörte Glucosetoleranz. Die Pathogenese dieser Insulin- und Glucosetoleranzstörung ist letztlich ungeklärt, obwohl im vergangenen Jahrzehnt vielseitige und vielfältige Untersuchungen zu diesem Problem, namentlich bei Patienten mit Lebercirrhosen publiziert wurden [1]. Zu den wesentlichen Mechanismen, die für die verminderte Insulinwirkung ursächlich in Frage kommen können, gehört einmal die tatsächsächliche Insulinunterempfindlichkeit von Muskulatur, Leber oder Fettgewebe; zum anderen kommen insulinantagonistisch wirkende Faktoren, wie z. B. erhöhte Konzentrationen von freien Fettsäuren oder von Wachstumshormon im Plasma in Betracht; schließlich müssen abnorme Plasmaeiweißbindungen des Insulins, Zerstörung oder Strukturänderungen des Insulinmoleküls mit verminderter biologischer Wirksamkeit in Erwägung gezogen werden [2]. — Am Modell der reversiblen schweren Leberparenchymschädigung, nämlich bei akuter Hepatitis infektiosa, haben wir einige der genannten möglichen Pathomechanismen geprüft; dabei wurden die jeweiligen Untersuchungen im Stadium der floriden Entzündung sowie später nach Normalisierung der Transaminasen im Ausheilungsstadium, im sogenannten postakuten Stadium, vorgenommen.

Krankengut und Methodik

Die folgenden Untersuchungen wurden bei insgesamt 36 normalgewichtigen ($\pm 10\%$ Idealgewicht) männlichen und weiblichen Pat. unter 40 Jahren (20 bis 37 Jahre) mit akuter infektiöser Hepatitis in der akuten Krankheitsphase (SGOT: $578 \pm 156\,\mu U/ml$, SGPT: $848 \pm 149\,\mu U/ml$, Bilirubin: $7,2 \pm 3,8$ mg/100 ml) sowie im postakuten Stadium (SGOT: 18 ± 6 $\mu U/ml$, SGPT: $28 \pm 9\,\mu U/ml$, Bilirubin: $0,9 \pm 0,2$ mg/100 ml) durchgeführt. a) I.v. Insulinbelastungstest mit 0,1 E Altinsulin/kg KG; venöse Blutabnahmen vor und in 15minütigen Abständen bis 120 min nach der Injektion; b) i.v. Insulinbelastungstest und gleichzeitige Lipolysestimulation mit 10 E Heparinnatrium/kg KG (Liquemin® Roche), Blutentnahmen wie unter a); c) oraler Glucosebelastungstest mit 100 g Glucose, venöse Blutentnahmen vor und in 30minütigen Abständen bis 180 min nach Testbeginn. — Im Blut bzw. Plasma wurden bestimmt: Glucose, freie Fettsäuren (FFS), freies Glycerin (fr. Glyc.), Wachstumshormon und Insulin (Radioimmunoassay). 30 gesunde Kontrollpersonen gleichen Alters und Gewichts dienten als Vergleichskollektiv (Analysenmethoden siehe [3]).

Ergebnisse

1. Nach Insulingabe sinkt der Blutzucker in der 15. und 30. min bei akuter Hepatitis signifikant ($p < 0,001$) geringer ab als im postakuten Stadium oder bei Gesunden. Die Rückkehr zum Ausgangswert erfolgt im akuten Hepatitisstadium langsamer als bei den Kontrollen. Die im akuten Stadium signifikant erhöhten Konzentrationen der FFS und des fr. Glyc. ($950 \pm 340\,\mu Eq/l$ bzw. $76,6 \pm 34\,\mu Mol/l$) fallen nach Insulin im gleichen Maße, allerdings auf insgesamt höherem Niveau ab wie bei Gesunden oder im postakuten Stadium; dieser Abfall beträgt in der 30. min in allen drei Gruppen im Mittel $290 \pm 90\,\mu Eq/l$ bzw. $41 \pm 25\,\mu Mol/l$.

2. Auch durch zusätzliche Erhöhung der Konzentration der FFS und des fr. Glyc. mittels Heparininjektion auf maximal $1900\,\mu Eq/l$ bzw. $417\,\mu Mol/l$ wird weder bei Gesunden noch bei Patienten in der akuten oder in der postakuten Phase der jeweils typische zuvor beschriebene Ablauf der Blutzuckerkurve beeinflußt. Beginnt man bei Gesunden mit der Steigerung der Konzentration der FFS und des fr. Glyc. bereits 90 min vor Insulinapplikation, so wird die blutzuckersenkende Wirkung des Insulins auch dadurch nicht beeinträchtigt.

3. Die Wachstumshormonspiegel im Plasma zeigen weder bezüglich der Nüchternwerte noch im Ablauf nach Insulinhypoglykämie signifikante Unterschiede zwischen Patienten im akuten und im postaktiven Hepatitisstadium; sie steigen in beiden Fällen regelrecht in der 60. bis 90. min zu einem Maximum an, und fallen beide etwa gleichmäßig bis zur 120. min wieder ab.

4. Die Insulinspiegel sind im Nüchternzustand sowie in der 15. min nach Insulingabe bei akuter Hepatitis signifikant höher als im postakuten Stadium und bei Gesunden.

5. Nach oraler Glucosebelastung steigen die Blutzucker- und Insulinspiegel bei akuter Hepatitis signifikant ($p < 0{,}05$) höher an und kehren ebenfalls verzögert zum Ausgangspunkt zurück im Vergleich zum Verhalten im postakuten Stadium. Ein entsprechendes Verhalten zeigen beide Meßwerte auch nach i.v. Glucosebelastung [3]. Der Wachstumshormonspiegel im Plasma verläuft nach oraler Glucosebelastung im akuten Stadium der Hepatitis zwar auf einem insgesamt höheren Niveau und zeigt einen im Vergleich zum postakuten Stadium verzögerten Abfall; doch sind diese Unterschiede im vorliegenden Kollektiv statistisch nicht zu sichern. Ein paradoxer Anstieg des HGH fand nicht statt.

Diskussion

Auf Grund dieser Ergebnisse ist ein insulinantagonistischer Effekt seitens erhöhter Konzentration von FFs oder durch abnorme Wachstumshormonspiegel nicht als Ursache für die Insulinresistenz bei akuter Hepatitis anzuschuldigen. Vielmehr kommt angesichts der prompten Reversibilität der gestörten Insulin- und Glucosetoleranz nach Abklingen der akuten Hepatitis in erster Linie der funktionelle und morphologische Parenchymausfall der Leber als ätiopathogenetischer Faktor in Betracht. Dabei ist in erster Linie die herabgesetzte Fähigkeit zu Glykogensynthese und Glucoseaufnahme in der hepatitiskranken Leber zu nennen. Es sei ausdrücklich vermerkt, daß Insulin- und Wachstumshormonspiegel nach Glucosegabe bei Patienten mit akuter Hepatitis entscheidend anders verlaufen (keine Hyperinsulinämie über das Maß des Glucosestimulus hinaus, kein paradoxer Anstieg von Wachstumshormon) als bei Lebercirrhose.

Literatur

1. Creutzfeldt, W., Frerichs, H., Sickinger, K.: Progr. Liver Dis. **3**, 371 (1970). — 2. Berson, R.: Insulinresistance. In: Diabetes mellitus, theory and practice (Ellenberg, M., Rifkind, H., Eds.). New York: McGraw Hill 1970. — 3. Kremer, G. J., Nieschlag, E., Mußgnug, U.: Verh. dtsch. Ges. inn. Med. **76**, 387 (1970).

Endokrinologie

BIRK, J., ROTHENBUCHNER, G., LOOS, U., RAPTIS, S., PFEIFFER, E. F. (Zentrum Innere Med. u. Kinderheilkunde, Abt. f. Endokrinologie u. Stoffwechsel, Univ. Ulm): **TSH-Reservekapazität der Hypophyse als diagnostisches Kriterium bei Patienten mit hormonaktiven und inaktiven Tumoren der Hypophyse**

Der TRH-Test hat sich als Maßstab für die hypophysäre TSH-Reserve einen festen Platz unter den klinisch-endokrinologischen Untersuchungsmethoden erworben.

Neben der allgemein üblichen Anwendung bei Patienten mit Schilddrüsenerkrankungen lag es nahe, die TSH-Reservekapazität der Hypophyse auch bei Erkrankungen der Hypophyse zu messen. Die Ergebnisse einer Reihe von Autoren waren jedoch nicht homogen und zeigten ein sehr variables, individuell verschiedenes Bild der reaktiven TSH-Sekretion.

Material und Methoden

Wir untersuchten 17 Pat. mit eosinophilem Adenom sowie 19 Pat. mit hormoninaktiven Tumoren im Hypophysenbereich, die im Laufe der routinemäßigen klinischen Abklärung oder Überwachung ihrer Krankheitsbilder erfaßt worden waren. Als Kontrollkollektiv dienten 20 freiwillige euthyreote Testpersonen (10 Männer, 10 Frauen) im Alter von 18 bis 30 Jahren. Allen untersuchten Personen wurde nach Abnahme eines 0-Wertes 200 µg TRH (Fa. Hoechst) rasch i.v. verabreicht. Weitere Abnahmen erfolgten bei 15, 30, 60 und 120 min nach der TRH-Gabe.

TSH wurde radioimmunologisch mit einer Doppelantikörpermethode nach Odell u. Mitarb. mit TSH-Antiserum und Markierungshormon vom NIH, Bethesda, USA gemessen.

Die übrigen Hormonbestimmungen erfolgten mit den bei uns üblichen Routinemethoden.

Ergebnisse

Normalpersonen: Bei den stoffwechselgesunden Personen steigt TSH nach rascher i.v. Gabe von 200 µg TRH in typischer Weise von basal 5 µU auf maximal 24 µU nach 15 min an und fällt dann bis 120 min allmählich wieder ab.

Patienten mit eosinophilem Adenom: In die Gruppe mit floridem eosinophilem Adenom wurden die Patienten auch nach erfolgter Radiotherapie aufgenommen, wenn an Hand erhöhter STH-Werte im Serum die Aktivität des Tumors noch nachweisbar war. Das Alter der 5 Männer und 6 Frauen lag zwischen 32 und 55 Jahren. Bei diesen Patienten waren die übrigen Partialfunktionen des Hypophysenvorderlappens, gemessen an der Ausscheidung der Metaboliten der Nebennierenrindenhormone und der Gonadotropine im Urin, nur wenig gestört. Die nach Argininbelastung oder nach Insulinhypoglykämie gemessenen STH-Werte waren bei allen Fällen sehr stark erhöht. Eine Hypothyreose bestand in keinem Fall.

Zum Vergleich wurden 6 Patienten untersucht, bei denen gemessen am STH-Spiegel ein Therapieerfolg erzielt worden war. Bei diesen Patienten war als therapeutische Maßnahme ein- oder zweimal eine Yttrium-Iridiumeinlage vorgenommen worden. Die Nebennierenrindenfunktion war nur in 2 Fällen leicht verringert. Die Gonadotropinausscheidung im Urin war in 3 Fällen deutlich erniedrigt, in den 3 übrigen normal. In allen Fällen bestand gemessen am PBJ-Euthyreose.

Vergleicht man die TSH-Mittelwertskurven (Abb. 1) bei diesen beiden Kollektiven, so liegen die Basalwerte im Normbereich ($5 \pm 0{,}64$ und $4{,}36 \pm 0{,}83$ µU/ml). Bei den Patienten mit florider Akromegalie steigt TSH bis 30 min auf $12{,}8 \pm 2{,}6$ µU pro ml an und fällt dann kontinuierlich wieder ab. Gegenüber dem Normalkollektiv findet sich ein verspäteter Anstieg, der bei 15 und 60 min signifikant erniedrigt ist ($p < 0{,}005$; $p < 0{,}025$). Bei den erfolgreich behandelten Akromegalen findet sich eine flache Kurve der TSH-Sekretion ohne statistisch signifikanten Anstieg.

Patienten mit hormoninaktiven Tumoren der Hypophyse: Das Kollektiv der 14 unbehandelten Patienten mit hormoninaktiven Tumoren der Hypophyse war etwas inhomogen, da es sich aus chromophoben Adenomen, Kraniopharyngeomen und nicht näher klassifizierten Tumoren der Hypophyse oder Sella zusammensetzte. Das Alter der 5 Frauen und 9 Männer lag zwischen 12 und 74 Jahren. Die Diagnose wurde in erster Linie aus dem klinischen Symptomenbild, Röntgenaufnahmen der Sella und durch Ausschluß eines hormonaktiven Tumors gestellt. Zum Teil konnte sie postoperativ bestätigt werden.

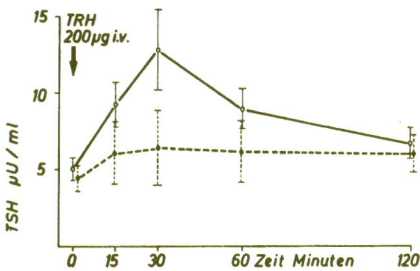

Abb. 1. TSH-Serumspiegel bei 11 Pat. mit aktiver Akromegalie (○─────○) und 6 Pat. nach erfolgreicher Radiotherapie (●─ ─ ─●) nach 200 µg TRH i.v.

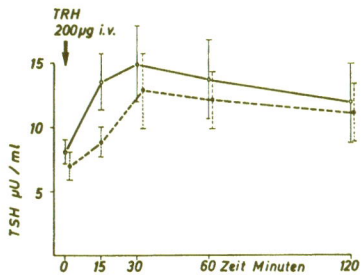

Abb. 2. TSH-Serumspiegel bei 13 Pat. vor (○─────○) und 4 Pat. nach (●─ ─ ─●) chirurgischer Behandlung von hormoninaktiven Tumoren der Hypophyse nach 200 µg TRH i.v.

Die übrigen Partialfunktionen des HVL waren auffallend wenig beeinflußt. Eine Verminderung der Nebennierenrindenfunktion wurde nur in einem Fall nachgewiesen. Bei diesem Patienten mit chromophoben Adenom waren allerdings auch die Gonadotropine und STH vermindert. Gleichzeitig bestand eine ausgeprägte Hypothyreose (PBJ 1 µg/100 ml). Erstaunlicherweise waren bei diesem Fall die TSH-Werte wie bei einer primären Hypothyreose mit über 500 µU/ml weit außerhalb des Meßbereiches. Die TSH-Werte der anderen Patienten lagen im Normbereich. Gemäß dem PBJ-Wert und dem klinischen Bild bestand bei allen Patienten mit Ausnahme des schon besprochenen eine euthyreote Stoffwechsellage.

5 Patienten mit hormoninaktivem Tumor der Hypophyse wurden nach operativer Beseitigung des Hypophysentumors getestet. Bei den Kontrollen der NNR, von STH und den Uringonadotropinen wurden bis auf einen Patienten erniedrigte Werte gefunden, die später eine Substitution mit Cortison, Testoviron notwendig machte.

Die TSH-Basalwerte waren bei dieser Patientengruppe durchweg im oberen Normbereich. Bei dem Fall mit manifester Hypothyreose (PBJ 2,8 µg/100 ml) bestanden auch nach operativem Eingriff die über den Meßbereich erhöhten TSH-Werte von 500 μU/ml. Bei späteren Kontrollen unter Vollsubstitution mit Novothyral fanden sich jedoch normale Werte, so daß ein autonomer, TSH-produzierender Tumor ausgeschlossen werden kann.

In Abb. 2 werden die Mittelwertkurven der 13 einbezogenen unbehandelten Patienten und der 4 postoperativ untersuchten miteinander verglichen. Die Kurve der unbehandelten unterscheidet sich nicht wesentlich von der der unbehandelten Akromegalen mit normalen Basalwerten von 8 μU/ml und einem Sekretionsmaximum bei 30 min. Auch hier fanden sich gegenüber dem Normalkollektiv signifikant erniedrigte Werte ($p < 0{,}0125$ bei 15 min). Die Kurve des kleinen Kollektivs der 4 behandelten Patienten zeigt abgesehen von geringfügig niedrigeren Werten ein identisches Verhalten.

Zusammenfassung

Bei den Patienten mit hormonell inaktiven Tumoren findet sich also, ähnlich wie bei den Patienten mit eosinophilem Adenom, nachweislich eine subnormale TSH-Reservekapazität. Die chirurgischen Eingriffe wirkten sich weniger auf die TSH-Sekretion aus als auf die anderen Partialfunktionen. Bei den Akromegalen hingegen war das Ergebnis genau umgekehrt.

Zusammenfassend fanden wir bei unseren Untersuchungen eine subnormale TSH-Reservekapazität unabhängig von der Natur des Tumors, obwohl klinische und Laboruntersuchungen noch keinen Hinweis auf eine sekundäre Hypothyreose ergeben hatten. Nach unserer Erfahrung ist der TRH-Test geeignet, auch eine teilweise gestörte Vorderlappenfunktion bei Erkrankungen der Hypophyse zu erfassen. Er ist damit ein wertvoller Kontrollparameter für Ausmaß und Progredienz einer tumorbedingten oder therapeutischen Schädigung.

Literatur

Hall, R., Ormston, B. J., Besser, G. M., Cryer, R. J., McKendrick, M.: Lancet **1972** I, 759. — Faglia, G., Beck-Peccoz, Ferrari, C., Ambrosi, B., Spada, A., Travaglini, P., Parachi, S.: J. clin. Endocr. **37**, 595 (1973). — Schalch, D. S., Gonzales-Barcena, D., Kastin, A. J., Schally, A. V., Lee, L. A.: J. clin. Endocr. **35**, 609 (1972). — Odell, W. D., Rayford, P. L., Ross, G. T.: J. Lab. clin. Med. **70**, 973 (1967). — Pickardt, C. R., Geiger, W., Fahlbusch, R., Scriba, P. C.: Klin. Wschr. **50**, 42 (1972). — Rothenbuchner, G., Vanhaelst, L., Birk, J., Golstein, J., Voigt, H. K., Fehm, H. L., Loos, U., Winkler, G., Schleyer, M., Raptis, S., Pfeiffer, E. F.: Horm. Metab. Res. **3**, 139 (1971). —

ROTHENBUCHNER, G., SCHRÖDER, K. E., BIRK, J., RAPTIS, S., PFEIFFER, E. F. (Zentrum Innere Med. u. Kinderheilkunde Univ. Ulm): **Das Verhalten des TRH-Testes bei Patienten mit hypophysärem Minderwuchs**

Manuskript nicht eingegangen.

BÖCKEL, K., WAGNER, H., GROTE, G., DEGENHARDT, G., WENNING, N. (Med. Klinik u. Poliklinik Univ. Münster): **Rationelle Hypophysendiagnostik durch Kombination verschiedener Funktionsteste**

Die Diagnostik hypophysärer Erkrankungen wurde durch dynamische Funktionsteste, wie dem TSH-Releasing-Hormon-(TRH)-, LH-Releasing-Hormon-(LH-RH)-, Vasopressin- und dem Insulin-Hypoglykämietest, bei Kontrolle der entsprechenden HVL-Hormone im Plasma/Serum mittels radioimmun-chemischer

Bestimmungsmethoden, erleichtert [2, 3, 5, 6, 11, 15, 16, 18, 20, 22]. Häufig wurden diese Funktionsteste an aufeinanderfolgenden Tagen nacheinander durchgeführt. Da dieser Untersuchungsgang sehr zeitaufwendig ist, sollte überprüft werden, ob und in welchem Ausmaß die verschiedenen Teste sich gegenseitig beeinflussen.

Patientengut und Methoden

An 8 gesunden männlichen Probanden wurde eine intraindividuelle Studie mit Kombination verschiedener Funktionsteste vorgenommen, wobei TSH, LH, FSH, ACTH, STH, Gesamtcorticoide und Blutzucker im Serum gemessen wurden. Die Wirkung der einzelnen Funktionsteste bei gesunden männlichen Probanden auf die entsprechenden Parameter war bereits früher kontrolliert worden. (TRH/TSH: n = 20; LH-RH/LH, FSH: n = 24; Vasopressin/ACTH, Cortisol: n = 15; Insulinhypoglykämie/ACTH, STH, Cortisol, BZ: n = 15). Kombiniert wurden der Insulin-Hypoglykämietest mit dem TRH- und LH-RH-Test; weiterhin wurde der TRH- mit dem LH-RH-Test sowie in einer nächsten Versuchsserie der Vasopressintest mit dem TRH- und LH-RH-Test gemeinsam durchgeführt. Der Zeitraum zwischen den Untersuchungstagen betrug 2 Wochen. Die Probanden kamen nach einem 12stündigen Fasten morgens zwischen 8 und 8.30 Uhr nüchtern zur Untersuchung. Eine Braunüle (R) (Größe 0,5) wurde zum Zeitpunkt −30 min in eine Cubitalvene gelegt. TRH, LH-RH und Insulin wurden rasch nacheinander in den o. a. Kombinationen intravenös, Vasopressin intramuskulär injiziert.

Dosierung der Testsubstanzen: TRH 500 mcg (Hoe 50011), LH-RH 25 mcg (Hoe 471), Alt-Insulin 0,1 IE/kg KG und L-8-Vasopressin 10 PU. Die Blutentnahme erfolgte zu den Zeitpunkten: unmittelbar vor (= 0 min) sowie 10, 20, 40, 60, 90 und 120 min nach Applikation der Substanzen. Blut zur ACTH-Bestimmung wurde mit Liquemin und Trasylol 5000 KIE abgenommen.

Nach Zentrifugieren wurde das Serum/Plasma fraktioniert bei −20 °C bis zur Bestimmung tiefgefroren. TSH, LH, FSH und STH wurden radioimmunologisch nach der Doppelantikörpermethode bestimmt. (13, 9, 10, 8; Präparation vom NIH; LH und FSH Ergebnisse als mIU/ml bezogen auf das IRP 2 HMG.) ACTH wurde nach von Ratcliff u. Edwards [14] und Berson u. Yalow [1] angegebenen Methoden aus dem Plasma extrahiert und gemessen. Die Bestimmung der Gesamtcorticoide erfolgte durch die konkurrierende Eiweißbindungsmethode nach Murphy [12], die des Blutzuckers nach der GOD-Methode.

Ergebnisse

Die Untersuchungsergebnisse sind in den Abb. 1a, b und 2a, b graphisch dargestellt. Im nachfolgenden werden die Ausgangswerte sowie die Maximalwerte mitgeteilt:

1. TSH (µE/ml) Abb. 1a

a) Unter Insulin/TRH/LH-RH wurde nach 20 min das Maximum der TSH-Sekretion von 18,2 (= $\bar{x}$, SEM ± 1,5) gemessen. Der Ausgangswert betrug 5,4 (= $\bar{x}$, SEM ± 0,5).

b) Unter TRH/LH-RH wurde das Maximum ebenfalls nach 20 min mit 20 (= $\bar{x}$, SEM ± 1,8) erreicht, wobei der Basiswert bei 5,6 (= $\bar{x}$, SEM ± 0,4) lag.

c) Unter Vasopressin/LH-RH/TRH stieg der TSH-Spiegel von 5,7 (= $\bar{x}$, SEM ± 0,3) nach 20 min auf 18,7 (= $\bar{x}$, SEM ± 1,5).

2. LH (mIE/ml) Abb. 1b

a) Anstieg des LH im Serum unter Insulin/TRH/LH-RH vom Basalwert 3,5 (= $\bar{x}$, SEM ± 0,7) auf 22,8 (= $\bar{x}$, SEM ± 2,8) im 20 min-Wert.

b) Auch unter TRH/LH-RH wurde nach 20 min der maximale Wert mit 20,5 (= $\bar{x}$, SEM ± 3,1) ausgehend von 5,2 (= $\bar{x}$, SEM ± 2,5) erreicht.

c) Die Kombination Vasopressin/TRH/LH-RH stimuliert die LH-Ausschüttung von 0 min 3,4 (= $\bar{x}$, SEM ± 1,6) auf 22,8 (= $\bar{x}$, SEM ± 2,8).

3. FSH (mIE/ml) Abb. 1b

a) Nach Insulin/TRH/LH-RH wurde der Gipfel mit 10 (= $\bar{x}$, SEM ± 1,5) erreicht, wobei der Ausgangswert bei 2,7 (= $\bar{x}$, SEM ± 0,9) lag.

b) Bei der Kombination TRH/LH-RH war der Anstieg bis auf 10,2 (= $\bar{x}$, SEM ± 1,5) nach 40 min meßbar. Basalwert 3,3 (= $\bar{x}$, SEM ± 1).

c) Vasopressin/TRH/LH-RH stimuliert eine Sekretion von 3,1 ($=\bar{x}$, SEM $\pm$ 1) auf 10 ($=\bar{x}$, SEM $\pm$ 1,1) nach 20 min.

4. *ACTH (pg/ml) Abb. 2a*

a) Insulin/TRH/LH-RH provoziert ausgehend von 38 ($=\bar{x}$, SEM $\pm$ 5) eine Maximalsekretion von 73,2 ($=\bar{x}$, SEM $\pm$ 8,8) nach 60 min.

b) Eine Wirkung TRH/LH-RH auf den ACTH-Spiegel ließ sich statistisch nicht sichern. Der Ausgangswert von 38,3 ($=\bar{x}$, SEM $\pm$ 2,3) wie es zu den nachfolgenden Werten keinen signifikant sichtbaren Unterschied auf.

c) Unter Vasopressin/TRH/LH-RH kam es zu einer Stimulation von ACTH. Nach 60 min war das Maximum mit 68,3 ($=\bar{x}$, SEM $\pm$ 6,5) erreicht. 0 min-Wert 37,5 ($=\bar{x}$, SEM $\pm$ 4,2).

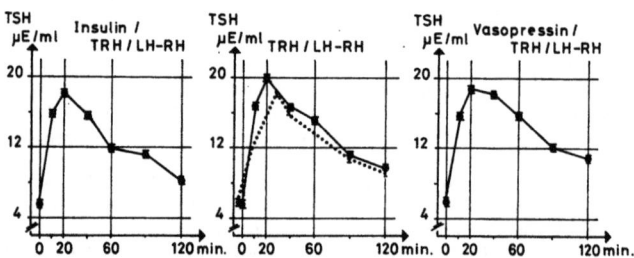

Abb. 1a. Mittelwertskurven $\pm$ SEM der TSH-Serumspiegel unter den verschiedenen Funktionstestkombinationen. Die gepunktete Kurve zeigt die TSH-Sekretion unter alleiniger TRH-Applikation

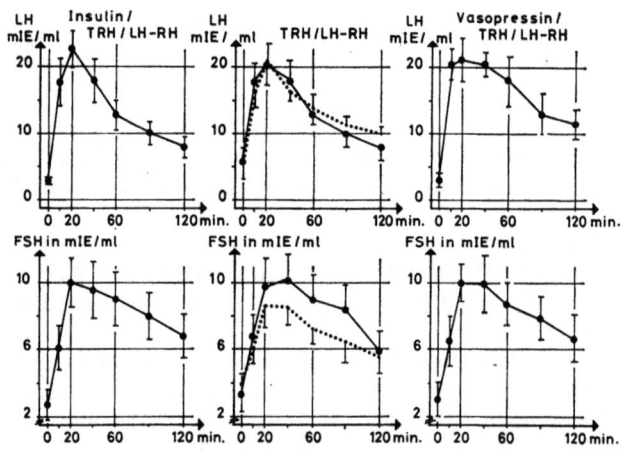

Abb. 1b. LH/FSH-Ausschüttung nach Stimulation durch LH-RH-Gabe in Kombination mit den aufgeführten Substanzen. Die gepunktete Kurve zeigt die Reaktion eines Normalkollektivs unter alleiniger LH-RH-Injektion

5. *Gesamtcorticoide (pg/ml) Abb. 2a*

a) Korrespondierend zu der ACTH-Sekretion erreichten die Gesamtcorticoide unter Insulin/TRH/LH-RH einen Höchstwert nach 60 min von 149,2 ($=\bar{x}$, SEM $\pm$ 12,3). Als Ausgangswert wurde 78,3 ($=\bar{x}$, SEM $\pm$ 12,5) ermittelt.

b) Vor TRH/LH-RH-Injektion wurde ein 0 min-Wert von 76,2 ($=\bar{x}$, SEM $\pm$ 9,5) gemessen. Der optisch sichtbare Abfall nach 60 min ist statistisch nicht signifikant zu sichern.

c) Unter Vasopressin/TRH/LH-RH wurde das Maximum der Gesamtcorticoid-Ausschüttung nach 90 min von 126,5 ($\bar{x}=$, SEM $\pm$ 9,3) erreicht.

6. *STH (ng/ml) Abb. 2b*

a) Insulin/TRH/LH-RH bewirkte einen STH-Anstieg von 1,6 (= x̄, SEM ± 0,6) ausgehend, auf 17,2 (= x̄, SEM ± 2,8) nach 60 min.

b) Eine signifikant meßbare Veränderung des STH-Ausgangswertes von 1,8 (= x̄, SEM ± 0,3) zu den nachfolgenden Zeitpunkten durch TRH/LH-RH war nicht feststellbar.

c) Unter Vasopressin/TRH/LH-RH findet sich ein nicht signifikanter Anstieg nach 40 min von 3,3 (= x̄, SEM ± 0,9) bei einem Basalwert von 1,8 (= x̄, SEM ± 0,3).

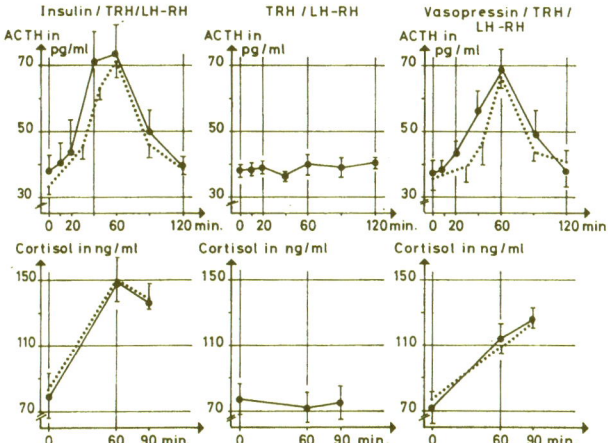

Abb. 2a. In den linken Diagrammen stellt die gepunktete Kurve von ACTH/Gesamtcorticoide das Sekretionsmuster unter alleiniger Insulinhypoglykämie dar, in den rechten bei isolierter Vasopressingabe

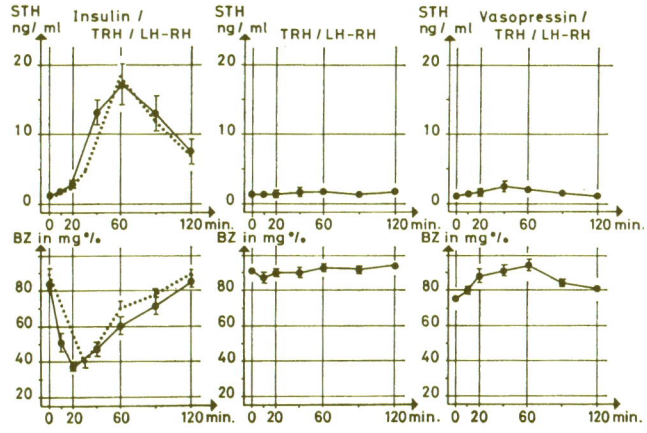

Abb. 2b. Die gepunkteten Kurven zeigen die STH-Ausschüttung unter Insulininjektion bei Kontrolle der Hypoglykämie durch den Blutzuckerabfall. Die durchgezogenen Kurven veranschaulichen das Verhalten der STH-Titer unter den Kombinationen

7. *Blutzucker (mg-%) Abb. 2b*

a) Ein Blutzuckerabfall von 84,8 (= x̄, SEM ± 2,7) auf 38,4 (= x̄, SEM ± 1,8) nach 20 min war unter Insulin/TRH/LH-RH zu messen.

b) Bei TRH/LH-RH-Applikation war kein nachfolgender zum 0 min-Wert 91 (= x̄, SEM ± 2,3) signifikant verändert.

c) Unter Vasopressin/TRH/LH-RH zeigte sich ein Anstieg von 75,1 (= x̄, SEM ± 1,7) nach 60 min auf 94,8 (= x̄, SEM ± 2,9).

Diskussion und Zusammenfassung

Die TSH-freisetzende Wirkung des Thyreotropin-Releasing-Hormons ist häufig beschrieben worden [3, 18]. Eine Beeinflussung der ACTH-, FSH-, LH-, STH-Sekretion durch TRH konnte nicht nachgewiesen werden [17, 19]. Die TSH-Serumspiegel nach Gabe von TRH in den verschiedenen Testkombinationen unterscheiden sich nicht signifikant von den Werten nach Einzelapplikation von TRH (Abb. 1a).

LH-RH bewirkt sowohl eine Ausschüttung des LH wie auch des FSH [11, 20]. Die Sekretion von ACTH, TSH und STH wird durch LH-RH nicht beeinflußt [21]. Der an 25 Probanden vorgenommene isolierte LH-RH-Test wies im LH einen Gipfel nach 20 min auf. Ebenfalls nach 20 min war das FSH auf einen Maximalwert von 8,2 mIE/ml gestiegen. Der Vergleich dieses Monotests mit den kombinierten Provokationstesten ergab keine statistisch nachweisbare Abweichung der kontrollierten Hormone (Abb. 1b). Die Kombination TRH/LH-RH beeinflußt nicht die Hormonspiegel von ACTH und STH; der Blutzucker ist ebenfalls unverändert (Abb. 2a, b).

Die durch Insulinhypoglykämie in Kombination TRH/LH-RH stimulierte Sekretion von ACTH weist keinen Unterschied zu der alleinigen Insulinprovokation auf (Abb. 2a). Die Cortisolsekretion erreicht bei dieser Versuchsanordnung wie auch beim isolierten Insulinhypoglykämietest ihr Maximum nach 60 min (Abb. 2a). Der durch Insulin induzierte Blutzuckerabfall mit konsekutivem STH-Anstieg bei einem Normalkollektiv ist statistisch nicht signifikant verschieden von dem nachweisbaren Abfall bzw. Anstieg von Blutzucker bzw. STH unter der Kombination Insulin/TRH/LH-RH (Abb. 2b).

Vasopressin bewirkt eine ACTH-Ausschüttung im Serum nach 60 min auf 66,1 pg/ml bei einem Vergleichskollektiv von 15 Probanden. Das Maximum der Cortisolsekretion wurde nach 90 min mit 124,5 pg/ml gemessen. Ein statistisch zu sichernder Unterschied zur Kombination Vasopressin/TRH/LH-RH besteht nicht (Abb. 2a). Im Blutzucker- und STH-Spiegel waren unter dieser Kombination geringfügige Anstiege zu messen (Abb. 2b).

Zusammenfassend haben somit die hier vorgestellten Untersuchungen ergeben, daß die Kombination der verschiedenen Testsubstanzen zu Änderungen der Hormontiter führt, die sich nicht signifikant vom Monotest, d. h. alleiniger Verabreichung der Substanzen, unterscheiden. Zu ähnlichen Ergebnissen kommen auch Girard et al. [4] bei Kindern, die die Kombination Insulin/TRH/LH-RH erhielten, wobei TRH in der Dosis von 200 mcg, LH-RH in der Dosis von 100 mcg verabreicht wurde, Lüddecke et al. [7] setzten die Kombination TRH/LH-RH in der Diagnostik hypophysärer Erkrankungen und zur Kontrolle des Operationserfolges hypophysärer Tumore ein und konnten ebenfalls eine gegenseitige Beeinflussung der beiden Testsubstanzen nicht beobachten.

Wiegelmann et al. [23] konnten zeigen, daß durch Kombination von Insulinhypoglykämie und LH-RH bei Vergleich mit der Einzelapplikation der Substanzen, eine Beeinflussung der STH-, Gesamtcorticoide-, LH- und FSH-Sekretion nicht stattfindet.

Basierend auf den Befunden der zuvor genannten Autoren sowie der hier vorgestellten Untersuchungsreihe ist es somit sinnvoll und gerechtfertigt, die Kombination der verschiedenen Funktionsteste in der Diagnostik hypophysärer Erkrankungen einzusetzen.

Literatur

1. Berson, S. A., Yalow, R. S.: J. clin. Invest. **47**, 2725 (1968). — 2. Besser, G. M., Marshall, J. C., McNeilly, A., Mortimer, C., Tombridge, M.: Acta endocr. (Kbh.) Suppl. **177**, 258 (1973). — 3. Bowers, C. Y., Schally, A. V., Schalch, D. S., Gual, C., Kastin, A. J.: Biochem. biophys. Res. Commun. **39**, 352 (1970). — 4. Girard, J., Staub, J., Baumann, J. B., Stahl, M.,

Nars, P. W.: Acta endocr. (Kbh.) Suppl. **184**, 22 (1974). — 5. Hedge, G. A., Yates, M. B., Marens, R., Yates, F. E.: Endocrinology **79**, 328 (1966). — 6. Landon, J., James, V. H. T., Stoker, D. J.: Lancet **1965 II**, 1156. — 7. Lüddecke, D., Cyzgan, P.-C., Hehrmann, R., Schrader, D.: Acta endocr. (Kbh.) **184**, 23 (1974). — 8. Melani, F., Gröschel-Steward, U., Lawecki, J.: Acta endocr. (Kbh.) **57**, 549 (1968). — 9. Midgley, A. R.: J. clin. Endocr. **27**, 295 (1967). — 10. Midgley, A. R.: Endocrinology **79**, 10 (1968). — 11. von zur Mühlen, A., Köbberling, J., Warnecke, M., Baiker, H.: Dtsch. med. Wschr. **97**, 482 (1972). — 12. Murphy, B. E. P.: J. clin. Endocr. **27**, 973 (1967). — 13. Odell, W. D., Rayford, P. L., Ross, G. T.: J. Lab. clin. Med. **70**, 973 (1967). — 14. Ratcliff, J. G., Edwards, C. R. W.: In: Kirkham, K. E., Hunter, D. M., Livingstone, E., Livingstone, S. (Eds.): Radioimmunoassay methods, p. 502. — 15. Roth, J., Glick, S. M., Yalow, R. S., Berson, S. A.: Metabolism **12**, 577 (1963). — 16. Schally, A. V., Arimura, A., Kastin, A. J., Matsuo, H., Baba, Y., Redding, T. W., Nair, R. M. G., Debeljuk, L., White, F. W.: Science **173**, 1036 (1971). — 17. Wagner, H., Hrubesch, M., Vosberg, H., Böckel, K., Junge-Hülsing, G., Hauss, W. H.: Acta endocr. (Kbh.) Suppl. **152**, 80 (1971). — 18. Wagner, H., Böckel, K., Grote, G., Hrubesch, M., Vosberg, H., Junge-Hülsing, G., Hauss, W. H.: Med. Welt (N.F.) **23**, 1419 (1972). — 19. Wagner, H., Hrubesch. M., Böckel, K., Vosberg, H., Junge-Hülsing, G., Hauss, W. H.: In: Horster, F. A., Wildmeister, W., Pausch, F. E. (Hrsg.): Thyreotropin-releasing-hormon, S. 141. Stuttgart: Schattauer 1972. — 20. Wagner, H., Böckel, K., Hrubesch, M., Grote, G.: In: Gual, C., Rosemberg, E. (Eds.). Excerpta med. (Amsterdam) **1973**, 257. — 21. Wagner, H., Böckel, K., Hrubesch, M., Grote, G., Hauss, W. H.: Horm. Metab. Res. **4**, 403 (1972). — 22. Wagner, H., Adams, M., Wenning, N., Böckel, K., Hrubesch, M., Hauss, W. H.: Verh. dtsch. Ges. inn. Med. **79**, 1245 (1973). — 23. Wiegelmann, W., Kley, H. K., Solbach, H. G., Krüskemper, H. L.: Klin. Wschr. **52**, 194 (1974).

GOTTSMANN, M., v. WERDER, K., HUFF, H., ERHARDT, F., SOUVATZOGLOU, A., KLEMM, J., SCRIBA, P. C. (II. Med. Klinik Univ. München): **Somatotropin-, TSH-, LH- und Prolactinspiegel im Bulbus cranialis venae jugularis***

Adipöse Patienten zeigen im Insulintoleranztest (ITT) einen geringeren Anstieg des Wachstumshormons (hGH) als Normalgewichtige [1]. Der Grund dafür könnte eine echte hGH-Mindersekretion sein, oder aber durch eine vermehrte Bindung am peripheren Wirkort, dem vergrößerten Fettorgan, bedingt sein. Wenn letzteres zuträfe, müßte die Differenz zwischen gemessenen hGH-Serumspiegeln im venösen Abfluß der Hypophyse und Venenblut der Peripherie bei Adipösen größer sein als bei normalgewichtigen Probanden. Wir haben deshalb die hGH-Serumkonzentration im Bulbus cranialis venae jugularis (B.c.v.j.) und in einer Cubitalvene gleichzeitig während eines Insulintoleranztestes (ITT) bestimmt.

Bei 2 Pat. mit einem durchschnittlichen Übergewicht von 83% und 2 normalgewichtigen Probanden haben wir die Vena jugularis interna punktiert und einen Katheter unter Bildwandlerkontrolle bis in den Bulbus cranialis vorgeschoben. Der Katheter wurde durch eine Infusion mit physiologischer Kochsalzlösung offengehalten. Zusätzlich wurde eine Kubitalvene punktiert und der Zugang ebenfalls mit einer langsam tropfenden physiologischen Kochsalzlösung offengehalten. Etwa 30 min nach den Punktionen wurde mit dem ITT begonnen. Im Abstand von 15 min wurden zwei Blutproben als Ausgangswerte gewonnen, anschließend wurden 0,1 bis 0,2 I.E. Altinsulin/kg Körpergewicht i.v. appliziert [2]. Nach 30, 45, 60 und 90 min wurden gleichzeitig aus der Cubitalvene und aus dem Jugulariskatheter Blutproben entnommen. Die Bestimmungen der hGH-, LH-, TSH- und Prolactin (hPRL)-Spiegel erfolgten radioimmunologisch mit einer Doppelantikörpermethode. Dabei wurde LH nur zu Versuchsbeginn gemessen. Im Cubitalvenenblut haben wir zusätzlich die nicht veresterten Fettsäuren (FFA) und den Serumcortisolspiegel (11-OHCS) bestimmt. Bei 3 Patientinnen mit aktiver Akromegalie und im oralen Glucosetoleranztest nicht supprimierbarer hGH-Sekretion haben wir jeweils nur die hGH-Basalspiegel sowohl zentral wie peripher bestimmt.

Während der Insulinhypoglykämie kam es, wie erwartet, zu einem Abfall der FFA sowie zu einem Anstieg des Serumcortisols [2, 3] (Abb. 1). Die LH-Basalspiegel bei den 5 Adipösen und 2 Normalgewichtigen waren zentral und peripher nahezu identisch. Die TSH-Spiegel änderten sich während des ITT nicht signi-

---
* Mit Unterstützung der Deutschen Forschungsgemeinschaft.

fikant, und es bestand keine zentral-periphere Differenz der TSH-Spiegel. Die Insulinhypoglykämie führte mit einer Ausnahme zu einer Stimulation der Prolactinsekretion [4]. Dabei fand sich keine signifikante Differenz zwischen zentralen und peripheren Prolactinspiegeln (Abb. 1). Die insulinhypoglykämiestimulierte hGH-Sekretion war bei den adipösen Patienten weniger ausgeprägt als bei den Normalgewichtigen. Bemerkenswert ist auch hier, daß keine konstanten zentral-peripheren Differenzen für die hGH-Spiegel gefunden werden konnten. Das Verhältnis von hGH im B.c.v.j. zur hGH-Konzentration im peripheren Venenblut schwankte von 0,25 bis 4.

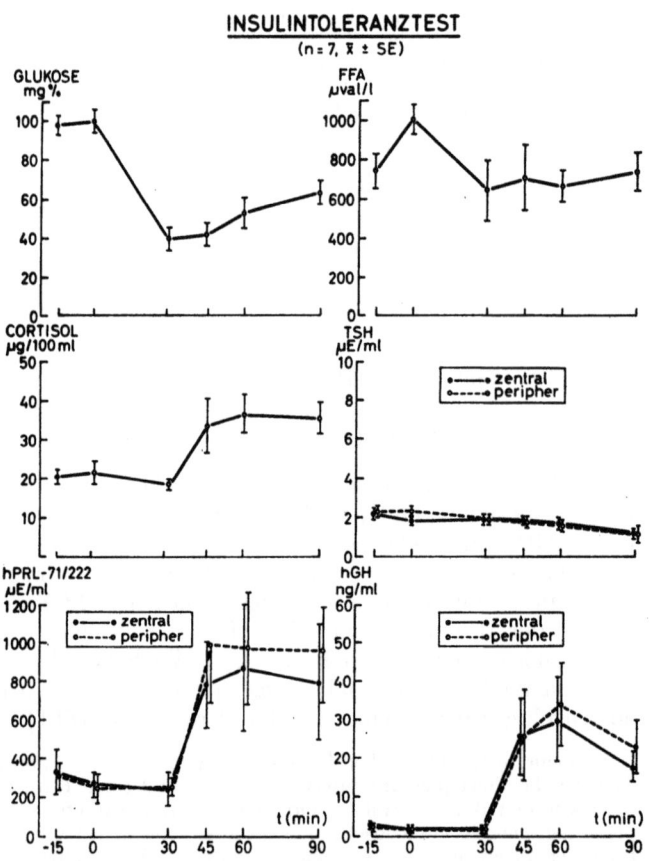

Abb. 1. Insulintoleranztest von 5 adipösen und 2 normalgewichtigen Pat.: Glucose-, freie Fettsäuren (FFA)- und Cortisolspiegel in einer Cubitalvene (peripher). Wachstumshormon (hGH)-, Prolactin (hPRL)- und TSH-Spiegel in einer Cubitalvene und im Bulbus c. v. j. (zentral).

Tabelle. Zentrale und periphere Hormonspiegel bei 3 Patientinnen mit aktiver Akromegalie

Patient		hGH (ng/ml)	Quotient (hGH) z/p	LH (ng/ml)	TSH (µE/ml)	hPRL (µE/ml)
K. W.	zentral	16,8	1,9	—	—	—
	peripher	8,8	—	—	—	—
J. G.	zentral	136	2,4	2,9	3,2	412
	peripher	57	—	0,5	2,9	405
	zentral	117	2,2	2,7	2,8	450
	peripher	54	—	2,4	2,5	465
I. B.	zentral	79	1,1	3,5	3,7	5040
	peripher	70	—	2,7	2,7	4740

Bei 2 von den 3 akromegalen Patientinnen fanden wir hingegen einen im Vergleich zur peripheren hGH-Konzentration doppelt so hohen hGH-Spiegel im B.c.v.j. (Tabelle). Bei der dritten Patientin, bei der keine so deutliche zentralperiphere hGH-Differenz gefunden wurde, konnte der Jugulariskatheter aus technischen Gründen nicht bis in den B.c.v.j. vorgeschoben werden. Die LH-, TSH- und hPRL-Spiegel waren bei den Akromegalen zentral und peripher nicht signifikant voneinander verschieden (Tabelle).

Diese Befunde hinsichtlich der fehlenden oder zumindest stark schwankenden Differenz zwischen zentralen und peripheren hGH-Spiegeln bei Akromegalen und Probanden mit normaler Hypophysenvorderlappenfunktion könnten am ehesten durch eine kurzfristig fluktuierende, phasenhafte Hormonsekretion erklärt werden. Nicoll et al. [5] haben beim Rhesusaffen ebenfalls stark schwankende zentralperiphere GH- und Prolactinspiegel gemessen. Huff et al. konnten durch kontinuierliche Messung der peripheren hGH-Spiegel über 40 min zeigen, daß sowohl Patienten mit florider Akromegalie als auch gesunde Kontrollpersonen nach Stimulation der hGH-Sekretion eine kurzfristige phasenhafte Hormonsekretion von 3 bis 5 min Dauer aufweisen [6]. Bei der bis zu 2 min dauernden Blutabnahme aus dem Jugulariskatheter muß es demnach zu Rückverteilungsphänomenen kommen, so daß die zentral-periphere Differenz der Hormonspiegel nicht zum Tragen kommt. Ähnliche Verhältnisse müssen für die Prolactinsekretion angenommen werden. Es ist ferner nicht möglich, aus den bei den Akromegalen gewonnenen zentral-peripheren hGH-Differenzen die endogene Halbwertzeit des hGH zu berechnen, wie es für das ACTH gezeigt wurde [7]. Außerdem ist diese Untersuchung nicht geeignet, die Frage zu beantworten, ob bei der Adipositas tatsächlich eine verminderte hGH-Sekretion oder eine vermehrte Bindung des Hormons am Wirkort vorliegt.

Literatur

1. Beck, P., Koumans, J. H. T., Winterling, C. A., Stein, M. F., Daughaday, W. H., Kipnis, D. M.: J. Lab. clin. Med. **64**, 654 (1964). — 2. Greenwood, F. C., Landon, J., Stamp, T. C. B.: J. clin. Invest. **45**, 429 (1966). — 3. Roth, J. S., Glick, M., Yalow, R. S., Berson, S. A.: Science **140**, 987 (1963). — 4. L'Hermite, M., Delvoye, P., Nokin, J., Vekemans, M., Robyn, C.: In: Prolactin and carcinogenesis. (Boyns, A. R., Griffiths, K., Eds.). Cardiff, V.K.: Alpha Omega Alpha Publ. 1972. — 5. Nicoll, C. S., Blair, S. M., Nichols, C. W., Russel, S. M., Taylor, M.: J. clin. Endocr. **34**, 1087 (1972). — Huff, H., Marschner, I., v. Werder, K.: Verh. dtsch. Ges. inn. Med. **80**, 0— (1974). — 7. Scriba, P. C., Hacker, R., Dieterle, P., Kluge, F., Hochheuser, W., Schwarz, K.: Klin. Wschr. **44**, 1393 (1966).

DE LA FUENTE, E., SOUVATZOGLOU, A., V. WERDER, K. (II. Med. Klinik Univ. München): **Einfluß von L-DOPA, Phentolamin, Aminophyllin und Propranolol auf die Wachstumshormonsekretion bei Patienten mit normaler HVL-Funktion und Akromegalen***

Auf Grund neuroendokrinologischer tierexperimenteller Befunde bestehen keine Zweifel an der Bedeutung adrenerger Neurotransmitter im Hypothalamus für die Regulation der Hypophysenvorderlappenfunktion [1]. Besonders bei der Regulation der Wachstumshormonsekretion scheinen die Katecholamine eine wichtige Rolle zu spielen [2]. So konnte auch beim Menschen gezeigt werden, daß die Sekretion von Wachstumshormon (hGH) durch adrenerge rezeptorenblockierende Substanzen zu beeinflussen ist; α-Blocker führen zu einer Hemmung der

---

* Mit Unterstützung der Deutschen Forschungsgemeinschaft, SFB 51.

stimulierten hGH-Sekretion, wohingegen β-Blocker die hGH-Sekretion nach Stimulation verstärken [3].

Von L-DOPA, einem die Blut-Hirnschranke passierenden Präcursor von Dopamin und Noradrenalin, ist bekannt, daß es zu einer Stimulation der hGH-Sekretion führt [4, 5]. Da allerdings sowohl die orale wie die intravenöse Applikation von L-DOPA im Vergleich zu anderen hGH-Stimulationstests oft nur eine geringgradige, gelegentlich auch gar keine hGH-Sekretion hervorruft [6], haben wir versucht, den L-DOPA-induzierten Anstieg des hGH durch α- und β-Rezeptorenblocker zu modifizieren. Ferner wurde der Einfluß von Aminophyllin auf die L-DOPA-stimulierte Wachstumshormonsekretion untersucht, nachdem Hinweise vorliegen, daß cyclisches 3'-5'-AMP zu einer vermehrten hGH-Sekretion führt [7].

47 Probanden mit normaler Hypophysenvorderlappenfunktion und 10 Pat. mit einer aktiven Akromegalie wurden untersucht. 15 Probanden mit normaler HVL-Funktion wurde 25 mg L-DOPA injiziert. 8 Kontrollpersonen bekamen gleichzeitig 20 mg Phentolamin im Dauertropf, 7 Kontrollpersonen nach einer Injektion von 120 mg Aminophyllin weitere 480 mg Aminophyllin im Dauertropf über 2 Std. Weiteren 7 Kontrollpersonen wurde zu dem Aminophyllin 40 mg Propranolol per os 15 min vor der L-DOPA-Applikation gegeben.

10 Pat. mit gesunder HVL-Funktion und 10 Akromegalen wurde 0,5 g L-DOPA per os gegeben. Die hGH-Spiegel, freie Fettsäuren und Serumklucose wurden bis 150 min nach der L-DOPA-Gabe gemessen. Ein Anstieg der hGH-Spiegel über 5 ng/ml wurde als positives Testergebnis gewertet.

Ergebnisse

Von den 15 Probanden, die 25 mg L-DOPA i.v. bekommen hatten, zeigten 6 einen hGH-Anstieg, 9 keine signifikante Stimulation der hGH-Sekretion (Δ-hGH-max: $7,3 \pm 2$ ng/ml $\pm$ SE) (Abb. 1). Bei den Probanden, die neben L-DOPA Phentolamin erhielten, kam es in keinem Fall zu einem signifikanten hGH-Anstieg (Δ-hGH-max: $2,5 \pm 0,6$ ng/ml $\pm$ SE). L-DOPA i.v. und Aminophyllin führte bei 4 Probanden zur hGH-Sekretion und bei 3 zu keinem Anstieg der hGH-Spiegel (Δ-hGH-max: $8,3 \pm 2,8$ ng/ml $\pm$ SE). Die Probanden, die zusätzlich noch Propranolol bekamen, zeigten 5 positive und 2 negative Testergebnisse (Δ-hGH-max: $18,7 \pm 7,3$ ng/ml $\pm$ SE).

L-DOPA per os führte nur bei 2 von 10 Probanden zu einer signifikanten Stimulation der hGH-Sekretion. Bei den Akromegalen fand sich nur bei 2 Patienten ein weiterer Anstieg und bei 2 Patienten ein deutlicher Abfall der hGH-Spiegel im Serum (Abb. 2). Bei 1 Patientin, bei der der hGH-Spiegel von 23 auf 4 ng/ml abfiel, wurde versuchsweise eine Therapie mit L-DOPA über 4 Wochen (bis zu 2,5 g L-DOPA/Tag) durchgeführt. Allerdings lagen die hGH-Spiegel auch nach 4 Wochen wieder deutlich im akromegalen Bereich (40 ng/ml).

Unsere Befunde zeigen, daß sowohl die orale wie auch die intravenöse Gabe von L-DOPA kein zuverlässiger Provokationstest für die hGH-Sekretion darstellt. Die Ergebnisse hinsichtlich der Beeinflussung der L-DOPA-stimulierten hGH-Sekretion durch adrenerge rezeptorblockierende Pharmaka stimmen mit denen von Imura et al. [8] überein. α-adrenerge Blocker führen in jedem Fall zum Ausbleiben des hGH-Anstiegs, β-Blocker hingegen auch in Kombination mit Phosphodiesterasehemmern (Aminophyllin) nicht zu einer Verbesserung der Zuverlässigkeit des hGH-Stimulationstests. Bei Patienten mit aktiver Akromegalie scheint eine gestörte adrenerge Regulation der hGH-Sekretion vorzuliegen [9]. Hier führt L-DOPA in der Regel nicht zu einem weiteren Anstieg der hGH-Sekretion, sondern gelegentlich zu einem akuten Abfall der hGH-Spiegel. Daraus ist allerdings keine erfolgreiche medikamentöse Therapie der hGH-Sekretion abzuleiten, da sich durch langfristige Behandlung mit L-DOPA die hGH-Sekretion nicht effektiv hemmen läßt.

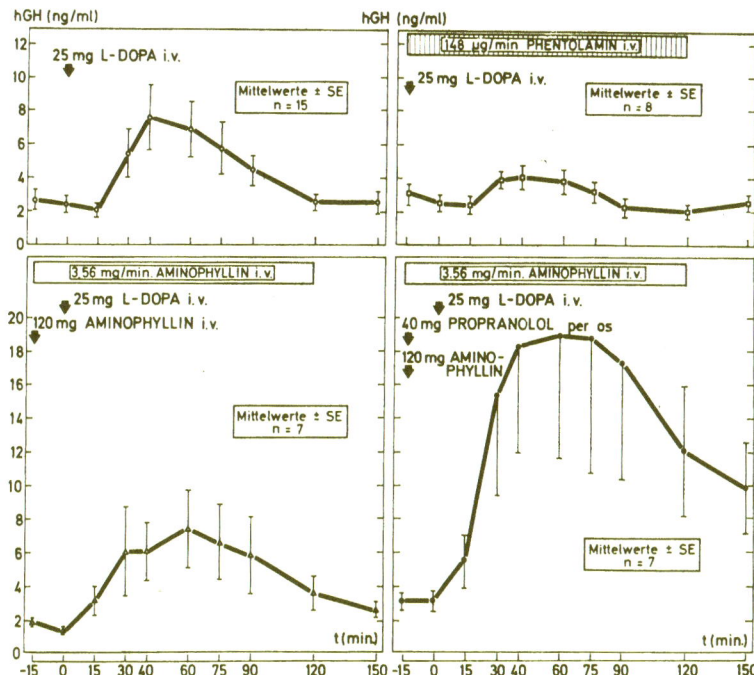

Abb. 1. Anstieg der hGH-Sekretion nach L-DOPA, L-DOPA + Phentolamin, L-DOPA + Aminophyllin, L-DOPA + Aminophyllin + Propranolol ($\bar{x} \pm SE$)

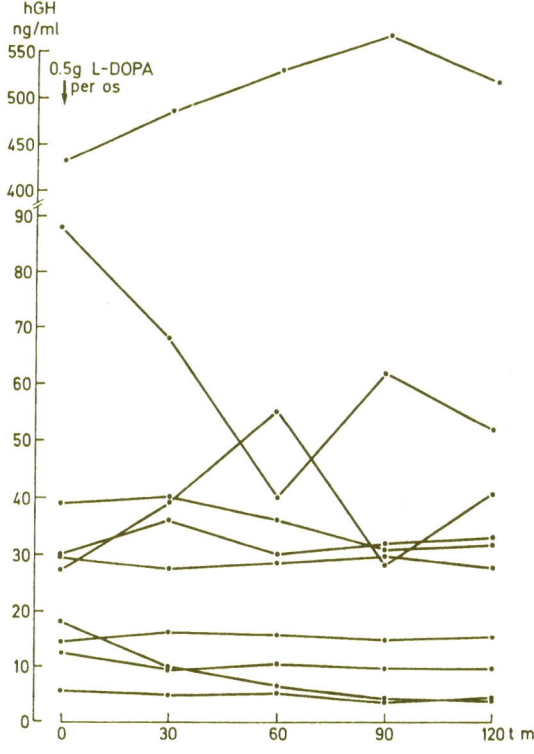

Abb. 2. hGH-Spiegel nach oraler Gabe von L-DOPA (0,5 g) bei Patienten mit aktiver Akromegalie

Literatur

1. Fuxe, K., Hökfelt, T.: In: Frontiers in neuroendokrinology (Ganong, W. F., Martini, L., Eds.). New York 1969. — 2. Müller, E. E.: In: Aspects of neuroendokrinology (Bargmann, W., Scharrer, B., Eds.). Berlin 1970. — 3. Blackard, W. G., Heidingsfelder, S. A.: J. clin. Invest. **47**, 1407 (1968). — 4. Boyd, A. E., Lebovitz, H. E., Pfeiffer, J. B.: New Engl. J. Med. **283**, 1425 (1970). — 5. Souvatzoglou, A., v. Werder, K., Bottermann, P.: Acta endocr. (Kbh.) **73**, 259 (1973). — 6. Gomez-Sanchez, C., Kaplan, N. M.: J. clin. Endocr. **34**, 1105 (1972). — 7. Butcher, R. W. Robinson, G. A., Sutherland, E. W.: In: Biochemical actions of hormones, Vol. II. New York 1972. — 8. Imura, H., Nakai, Y., Matsukura, S., Matsuyama, H.: Horm. Metab. Res. **5**, 41 (1973). — 9. Mims, R. B., Stein, R. B., Bethune, J. E.: J. clin. Endocr. **37**, 34 (1973).

LUCKE, C., HÖFFKEN, B., MORGNER, K.-D. (Abt. f. Klin. Endokrinologie, Dept. Innere Med. Med. Hochschule Hannover): **Die Stimulation der Wachstumshormonsekretion des Hypophysenvorderlappens mit L-DOPA im Vergleich zur Wachstumshormonsekretion nach Arginin, Insulin und Schlaf**

Zahlreiche Tests sind für die Stimulation zur Ausschüttung von Wachstumshormon beschrieben worden, und insulininduzierte Hypoglykämie und Arginininfusion haben sich in der Klinik am weitesten durchgesetzt. Vor nunmehr 4 Jahren beschrieben Boyd u. Mitarb. den stimulatorischen Effekt von L-DOPA auf die Sekretion von Wachstumshormon bei Patienten mit Parkinsonscher Krankheit. Inzwischen wurde der stimulatorische Effekt auch beim Gesunden von zahlreichen Arbeitsgruppen beschrieben. Im folgenden werden wir einen Vergleich ziehen zwischen der Wachstumshormonsekretion nach L-DOPA und jener nach den Standardreizen insulininduzierter Hypoglykämie und Arginininfusion. Weiterhin wird die Sekretion mit der während des nächtlichen Schlafes verglichen.

Methodik

Die Versuche wurden an 7 männlichen und 6 weiblichen normalgewichtigen Personen durchgeführt. Sämtliche Versuche (außer jenen an schlafenden Personen) wurden während der Morgenstunden an nüchternen Probanden durchgeführt. Der L-DOPA-Test wurde an allen Versuchspersonen durchgeführt: ein venöser Zugang wurde durch eine Kochsalzinfusion offengehalten. 30 min nach der Kanulation wurden 500 mg L-DOPA oral verabreicht, und Blut wurde direkt vor sowie 30, 45, 60, 75, 90, 105 und 120 min danach abgenommen.
Der Insulintoleranztest wurde bei 11 Versuchspersonen durchgeführt. 0,1 E/kg Alt-Insulin wurde verabreicht. Beim Argininstimulationstest wurden 30 g Arginin infundiert. Bei den Schlafstudien wurde das Blut mittels eines langen Venenkatheters vom Nebenraum her abgenommen, um den ungestörten Schlaf zu garantieren. Die Schlaftiefe wurde elektroenzephalographisch kontrolliert.

Ergebnisse

Die Stimulation mit L-DOPA wurde bei 13 Gesunden durchgeführt. Zu einer Ausschüttung von Wachstumshormon kam es bei 11 Probanden. Die Spitzenwerte lagen zwischen 5 und 32 ng/ml bei einem Mittelwert von 15,2 ng/ml.
Ein Insulintoleranztest wurde bei 11 Probanden durchgeführt. Bei sämtlichen Probanden kam es zu einer Sekretion von Wachstumshormon, die Spitzenwerte lagen zwischen 7,5 und 42 ng/ml mit einem durchschnittlichen Wert von 24,9 ng pro ml. Die Ausschüttung war signifikant höher als die nach L-DOPA sowie die durch Schlaf induzierte STH-Sekretion, jedoch nicht signifikant unterschiedlich von der nach Arginininfusion.

Arginininduzierte STH-Sekretion

Ein Argininintoleranztest wurde bei 9 Probanden durchgeführt, und es kam zu einer Wachstumshormonausschüttung bei allen Probanden; die Spitzenwerte lagen zwischen 6 und 30 ng/ml bei einem Mittelwert von 16,4 ng/ml. Diese Ergebnisse sind nicht signifikant unterschiedlich von denen nach L-DOPA.

Schlafinduzierte STH-Sekretion

Die schlafinduzierte Sekretion wurde in 12 Nächten bei 5 Probanden untersucht. Die Spitzenwerte schwankten zwischen 8 und 20 ng/ml bei einem Mittel-

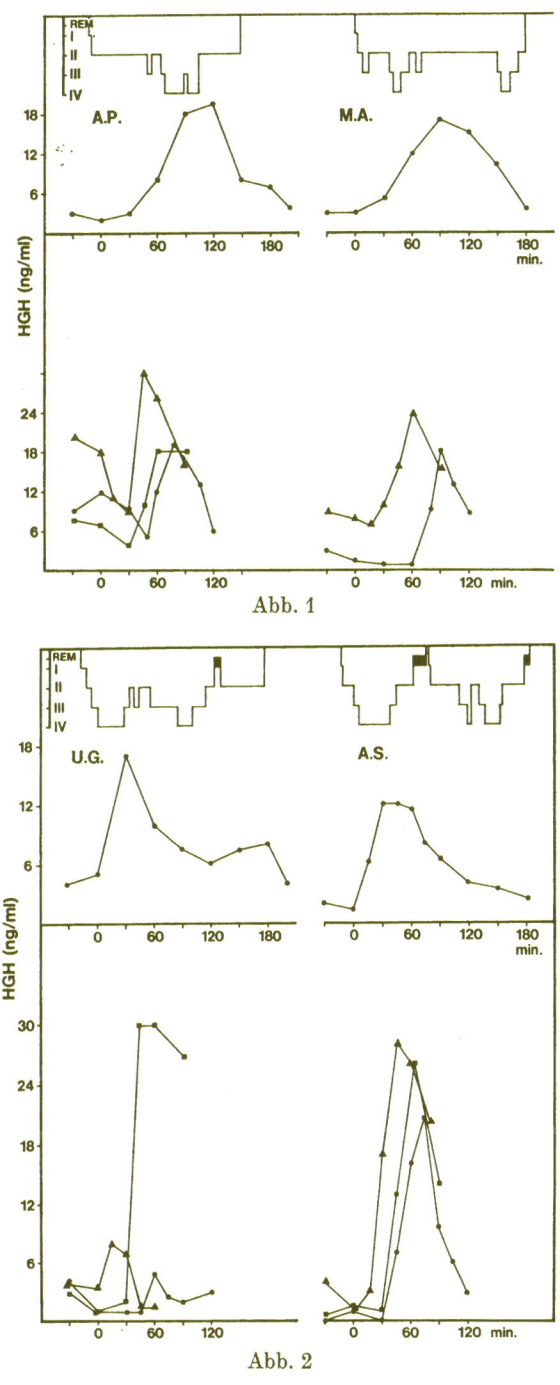

Abb. 1

Abb. 2

wert von 14,7 ng/ml. Diese Ergebnisse unterscheiden sich nicht signifikant von denen nach L-DOPA und Arginin, sie sind jedoch signifikant niedriger als die während des Insulintoleranztestes. Abb. 1 und 2 zeigen STH-Sekretionskurven während des nächtlichen Schlafes sowie nach L-DOPA (Punkte), während des Insulintoleranztestes (Quadrate) und nach Arginin (Dreiecke).

Wir schließen nach unseren Untersuchungen, daß der L-DOPA-Test eine wertvolle Bereicherung der Möglichkeiten zur STH-Sekretion darstellt. Die Ausschüttung nach L-DOPA liegt in der gleichen Größenordnung wie die nach Arginin und die während des Schlafes, sie ist jedoch signifikant niedriger als die während des Insulintoleranztestes. — Falsch negative Resultate haben wir in 15% der Fälle beobachten müssen, und die Rate der falsch negativen Ergebnisse scheint etwas höher zu sein als nach anderen Stimulationstests. Wir haben jedoch den Eindruck, daß dieser Nachteil durch 3 Vorteile aufgewogen wird:

1. läßt sich der Test außerordentlich leicht durchführen,
2. sind weder eine Infusion noch die Induktion einer Hypoglykämie notwendig, und
3. stellt die Tatsache, daß ein Arzt nicht während des Testes anwesend sein muß, einen großen Vorteil dar.

Wie bei jedem anderen Stimulationstest bedeutet ein negatives Resultat natürlich nicht einen Mangel an Wachstumshormon. Für diese Diagnose muß neben der klinischen Symptomatik ein Mangel an Wachstumshormon bei 2 oder besser 3 Stimulationstestes nachgewiesen werden.

Ende des Jahres 1972 berichteten Liuzzi u. Mitarb. über die supprimierende Wirkung von L-DOPA auf die STH-Spiegel bei Patienten mit Akromegalie. Auch wir haben inzwischen den L-DOPA-Test bei 6 Patienten mit zuvor nicht behandelter Akromegalie durchgeführt und haben eine supprimierende Wirkung dieser Substanz bei 5 Patienten beobachten können. Im Gegensatz zu dem stimulatorischen Effekt beim Gesunden führte L-DOPA bei 5 der 6 Akromegalen zu einer eindeutigen Suppression der STH-Werte. Über den Mechanismus dieser supprimierenden Wirkung können wir zur Zeit nur spekulieren, jedoch ist die Vermutung, daß L-DOPA möglicherweise den im Vorjahr beschriebenen Wachstumshormon-Inhibiting-Factor, Somatostatin, zur Ausschüttung bringt, eine attraktive Erklärungsmöglichkeit. Da es sehr unwahrscheinlich ist, daß L-DOPA auf die Zellen der Hypophyse direkt wirkt, bieten diese Untersuchungen einen weiteren Hinweis dafür, daß die Adenome der Hypophyse auch unter der Beeinflussung des Hypothalamus stehen.

HEESEN, D., HADAM, W., FINKE, K., MIES, R., WINKELMANN, W.* (Med. Klinik Köln-Merheim, Lehrstuhl Innere Med. II Univ. Köln u. Med. Klinik I Köln-Merheim): **Unspezifischer TRH-Effekt auf die HGH-Sekretion bei Patienten mit chronischer Niereninsuffizienz**

Das hypophysiotrope Hypothalamushormon TRH (Thyreotropin-Releasing-Hormone) steht schon seit einigen Jahren als synthetisches Polypeptid zur Verfügung. Im Rahmen der zahlreichen Untersuchungen der Hypothalamus-Hypophysen-Schilddrüsenachse bei Gesunden und bei Patienten mit Störungen des Endokriniums und des Stoffwechsels wurde als unerwarteter Befund eine Beeinflussung der Wachstumshormon-(HGH)-Sekretion durch TRH unter bestimmten pathologischen Bedingungen festgestellt.

---

* Mit freundlicher Unterstützung durch das Landesamt für Forschung Nordrhein-Westfalen (D. H., W. W.).

1973 fanden Gonzales-Barcena u. Mitarb. [1] Hinweise für einen Anstieg der HGH-Konzentration im Plasma nach intravenöser TRH-Injektion bei einzelnen Patienten mit chronischer Niereninsuffizienz. Bei einer Untersuchung an einem größeren Kollektiv, über die wir im Februar 1974 berichtet haben [2], konnten wir ähnliche Ergebnisse erzielen. Inzwischen haben wir unsere Untersuchungen fortgeführt und vor allem durch Hinzunahme von Patienten mit weniger stark ausgeprägter, noch kompensierter Niereninsuffizienz erweitert. Außerdem wurde der Effekt eines weiteren hypothalamischen Hormons, des LH-RH (Luteinizing-Hormone-Releasing-Hormone) auf die HGH-Sekretion bei niereninsuffizienten Patienten geprüft.

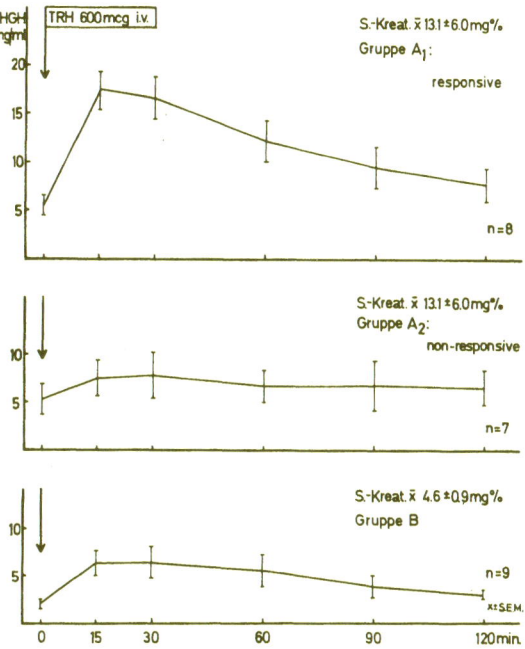

Abb. 1. HGH-Konzentrationen nach TRH bei Patienten mit chronischer Niereninsuffizienz

Bei 15 Pat. (Gruppe A) mit einer fortgeschrittenen Niereninsuffizienz, 11 männlichen und 4 weiblichen, mit einem Durchschnittsalter von 47 Jahren und einem mittleren Serumkreatinin von 13,1 ± 6 mg-%, wurde die Wachstumshormonkonzentration im Plasma nach i.v. Gabe von 600 mcg TRH gemessen. Der gleiche Test wurde bei einer zweiten Patientengruppe von 9 Pat. (Gruppe B) mit weniger stark ausgeprägter chronischer Niereninsuffizienz, 7 männlichen und 2 weiblichen, mit einem Durchschnittsalter von 51 Jahren und einem mittleren Serumkreatinin von 4,6 ± 0,9 mg-% ebenso wie bei 6 gesunden Versuchspersonen durchgeführt. Außerdem wurden die HGH-Plasmakonzentrationen bei 7 chronisch niereninsuffizienten Pat., 4 männlichen und 3 weiblichen, mit einem Durchschnittsalter von 55 Jahren und einem mittleren Serumkreatinin von 10,2 ± 2,7 mg-% nach i.v. Injektion von 500 mcg LH-RH gemessen. Die Injektion von TRH und LH-RH wie auch die wiederholten Blutentnahmen erfolgten durch einen 30 min vor der Injektion gelegten Venenkatheter, der durch eine Infusion mit physiologischer Kochsalzlösung offengehalten wurde. Die HGH-Konzentration wurde radioimmunologisch mit einer Doppelantikörpermethode bestimmt. Medikamente, vor allem Antihypertensiva, wurden 8 Tage vor Durchführung der Teste abgesetzt. Nennenswerte subjektive Mißempfindungen der Patienten wurden weder nach TRH noch nach LH-RH beobachtet.

Bei Normalpersonen ließ sich keine signifikante Änderung der Wachstumshormonsekretion durch die TRH-Applikation feststellen. Wie die Abb. 1 zeigt, ließ sich bei Patienten mit fortgeschrittener Niereninsuffizienz (Gruppe A, Serumkreatinin 13,1 ± 6 mg-%) in etwas mehr als 50% der Fälle ein deutlicher Anstieg der HGH-Plasmakonzentrationen nach TRH nachweisen. Als Kriterium für eine positive Reaktion auf TRH wurde ein Anstieg der HGH-Plasmaspiegel auf mindestens das Doppelte des Ausgangswertes und über 10 ng/ml gefordert. Es läßt sich zwar nicht ausschließen, daß auch bei einigen der übrigen Patienten ein geringerer Anstieg der HGH-Sekretion Folge der TRH-Injektion ist, andererseits sind strenge Kriterien notwendig, da spontane Schwankungen der HGH-Konzentrationen und leichte Anstiege der Plasmawerte unter dem, wenn auch geringen, Streß der Testsituation bekannt sind.

Die Patienten mit weniger ausgeprägter Niereninsuffizienz (Gruppe B, Serumkreatinin 4,6 ± 0,9 mg-%) zeigten mit einer Ausnahme unter TRH keine eindeutige Sekretionssteigerung. Durch Injektion von 500 mcg LH-RH ließ sich, wie Abb. 2 zeigt, unter Zugrundelegung der oben genannten Kriterien bei keinem der 7 niereninsuffizienten Patienten mit einem durchschnittlichen Serumkreatinin von 10,2 ± 2,7 mg-% ein Anstieg der HGH-Sekretion erzielen.

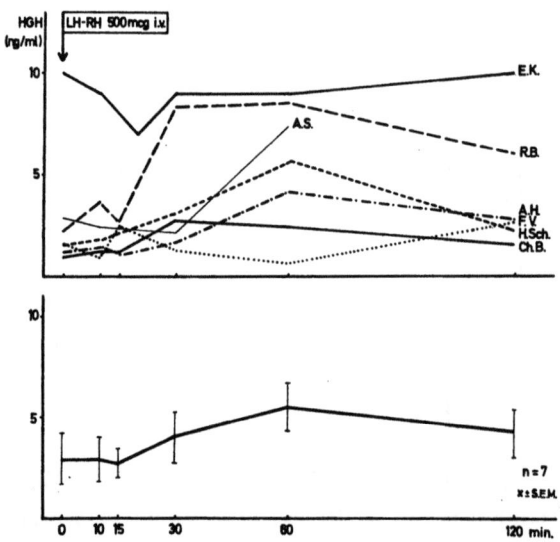

Abb. 2. HGH-Konzentrationen nach LH-RH bei Patienten mit chronischer Niereninsuffizienz

Ein Vergleich unserer Ergebnisse mit den in der Literatur mitgeteilten Daten zeigte Übereinstimmung in bezug auf die fehlende Ansprechbarkeit der HGH-Sekretion auf TRH bei Normalpersonen. Gonzales-Barcena u. Mitarb. untersuchten 8 Patienten mit fortgeschrittener Niereninsuffizienz. Es kam zwar bei allen 8 Patienten zu einem Anstieg der HGH-Konzentration nach TRH, dieser war jedoch nach unseren oben angegebenen Kriterien auch nur 4mal, d. h. in der Hälfte der Fälle als sicherer TRH-Effekt, anzusehen. Eine genaue Beurteilung des Sekretionsverhaltens von HGH bei diesen Patienten ist jedoch wegen der spärlich mitgeteilten Daten nicht möglich. Aus unseren Untersuchungen läßt sich schließen, daß das Ausmaß der Niereninsuffizienz für die TRH-Wirkung auf die HGH-Sekretion von Bedeutung ist. Bei mäßiger, noch kompensierter Niereninsuffizienz ist ein Ansprechen auf TRH unwahrscheinlich.

Unspezifische Effekte von hypophyiotropen Hormonen konnten bisher nur für das TRH nachgewiesen werden. Bei Patienten mit florider Akromegalie führt die intravenöse Injektion von TRH, wie wir und verschiedene andere Arbeitsgruppen zeigen konnten [2, 3, 4], bei der Hälfte der Patienten zu einem signifikanten Anstieg der HGH-Konzentrationen. LH-RH führte in unserer Patientengruppe mit chronischer Niereninsuffizienz nicht zu einer Änderung der Wachstumshormonkonzentration.

Der Mechanismus der unspezifischen TRH-Wirkung ist unbekannt. Vielleicht verlieren die Rezeptoren der Hypophyse unter den pathologischen Bedingungen der chronischen Niereninsuffizienz und der Akromegalie ihre Spezifität für GH-RH (Growth-Hormone-Releasing-Hormone) oder TRH beeinflußt unter diesen Bedingungen im Hypothalamus die Sekretion von GH-RH und GH-IH (Growth-Hormone-Inhibiting-Hormone). Weitere, weniger wahrscheinliche Hypothesen werden außerdem diskutiert.

Literatur

1. Gonzales-Barcena, D., Kastin, A. J., Schalch, D. S., Torres-Zamora, M., Percz-Pasten, E., Kato, A., Schally, A. V.: J. clin. Endocr. **36**, 117 (1973). — 2. Heesen, D., Hadam, W., Finke, K., Mies, R., Winkelmann, W.: Acta endocr. (Kbh.) Suppl. **184,** 13 (1974). — 3. Irie, M., Tsushina, T.: J. clin. Endocr. **35**, 97 (1972). — 4. Faglia, G., Beck-Peccoz, P., Ferrari, C., Travaglini, P., Ambrosi, B., Spada, A.: J. clin. Endocr. **36**, 1259 (1973).

Huff, H., Marschner, I., v. Werder, K. (II. Med. Klinik Univ. München): **Dynamik der Wachstumshormonsekretion bei Akromegalie und normaler Hypophysenvorderlappenfunktion***

Zirkadiane Rhythmen der Sekretion einzelner Hypophysenvorderlappenhormone sind beschrieben in [1]. Ein tageszeitlicher Rhythmus für die Sekretion von Wachstumshormon (hGH) liegt beim Menschen nicht vor. Die vermehrte hGH-Sekretion nach dem Einschlafen ist nicht wie der Cortisoltagesrhythmus an die Tageszeit gekoppelt, sondern steht in direktem Zusammenhang mit dem Schlafstadium, mit dem sich die hGH-Sekretion parallel verschieben läßt [2, 3]. Neben den zirkadianen Rhythmen der Hormonsekretion sind kürzer andauernde, phasenhafte Sekretionsmuster bekannt [4]. Solche kurzfristigen Messungen der hGH-Spiegel liegen weder bei Probanden mit normaler Hypophysenvorderlappenfunktion noch bei Patienten mit Akromegalie und pathologisch gesteigerter hGH-Sekretion vor. Da die Effektivität des therapeutischen Vorgehens bei Patienten mit Akromegalie häufig an Hand der Änderung von hGH-Basalspiegeln beurteilt wird, ist die exakte Bestimmung der Basalsekretion eine wichtige Voraussetzung. Eine Spontanfluktuation der hGH-Spiegel könnte die Interpretation des therapeutischen Effekts erschweren oder sogar unmöglich machen, wenn dazu nur einzelne Messungen von hGH-Serumspiegeln vorliegen.

Wir haben deshalb bei 7 Pat. mit akuter Akromegalie sowie bei 6 Pat. mit inaktiver Akromegalie die hGH-Serumspiegel kontinuierlich bestimmt. Den Patienten wurde ein kurzer Katheter in die V. cubitalis eingeführt und das Blut hämolysefrei mit einer Flußrate von 2 ml/min über 40 min kontinuierlich abgepumpt und in Intervallen von jeweils 1 min fraktioniert aufgefangen. In sämtlichen Fraktionen wurden die hGH-Spiegel (5fach-Bestimmung) gemessen. Nach dem gleichen Verfahren wurde bei 5 Probanden mit normaler HVL-Funktion die insulinhypoglykämiestimulierte hGH-Sekretion und bei weiteren 5 die hGH-Sekretion nach Argininstimulation erfaßt.

Bei den Patienten mit aktiver Akromegalie fanden sich ausgeprägte Schwankungen der hGH-Spiegel, die auf sekretorische Episoden von 3 bis 6 min Dauer hinwiesen (Abb. 1). Die Maximalschwankungen vom Mittelwert (66,1 ng hGH pro ml $\pm$ 57,5; $\bar{x} \pm S$) bei den einzelnen Patienten betrugen 24,5 ng/ml $\pm$ 21,7 ($\bar{x} \pm S$). Die prozentualen Schwankungen vom jeweiligen Mittelwert der einzelnen Patienten zeigt Abb. 1. Bei den Patienten mit inaktiver Akromegalie betrug der Mittelwert sämtlicher Einzelbestimmungen 7,3 ng/ml $\pm$ 2,9 ($\bar{x} \pm S$), die Maximal-

* Mit Unterstützung der Deutschen Forschungsgemeinschaft, SFB 51.

schwankungen vom Mittelwert der einzelnen Patienten betrugen 2,1 ng/ml ± 1,8 ($\bar{x}$ ± 'S). Die prozentualen hGH-Schwankungen der Patienten mit inaktiver Akromegalie sind in Abb. 2 zusammengefaßt.

Auch bei den Patienten mit normaler Hypophysenvorderlappenfunktion ließen sich sowohl während der Insulinhypoglykämie als auch während der argininstimulierten hGH-Sekretion mehrere sekretorische Phasen von 3 bis 6 min Dauer nachweisen. Diese Befunde weisen darauf hin, daß es sich sowohl bei der pathologisch gesteigerten hGH-Sekretion der Akromegalen als auch bei der stimulierten hGH-Sekretion von Probanden mit normaler Hypophysenvorderlappenfunktion

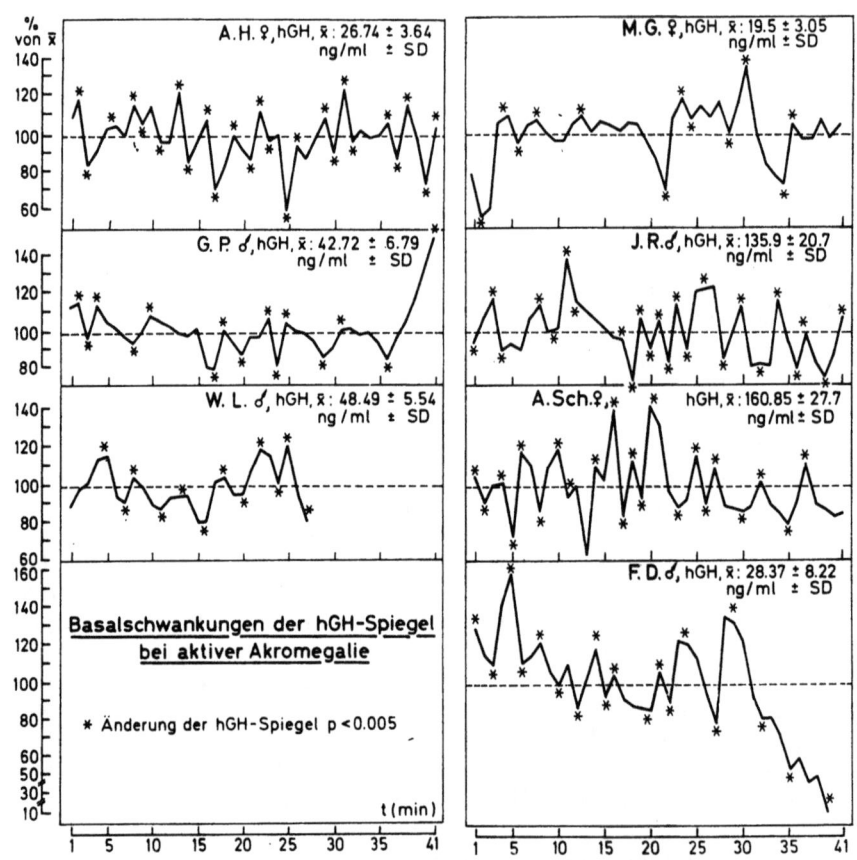

Abb. 1. Basalschwankungen der hGH-Spiegel bei aktiver Akromegalie in Prozent vom Mittelwert ($\bar{x}$) sämtlicher Einzelproben. Die Sternchen über den Kurven zeigen signifikante Änderungen der hGH-Spiegel an (p < 0,005)

um eine kurzandauernde, phasenhafte Hormonausschüttung handelt. Bei der inaktiven Akromegalie sind diese Phasen sekretorischer Aktivität entsprechend vermindert. Die phasenhafte Sekretion des hGH bei der Akromegalie läßt den diagnostischen Wert der Messungen einzelner hGH-Spiegel sowie eine einzig darauf beruhende Beurteilung des therapeutischen Erfolges fraglich erscheinen. Dies wird bei den von uns untersuchten Patienten besonders deutlich, bei denen die spontanen Schwankungen der hGH-Basalspiegel in einem Zeitraum von 40 min bis zu maximal 100% betrugen, wenn der in diesem Zeitraum gemessene niedrigste mit dem höchsten hGH-Wert verglichen wurde. Auch scheint uns nach den vorliegenden Ergebnissen eine Klassifizierung der Patienten nach dem Verhalten der hGH-Spiegel [5] unter einer oralen Glucosebelastung (Suppression, fehlende Suppression, paradoxer Anstieg) problematisch. Das gleiche gilt unserer Ansicht nach für die Interpretation von Ergebnissen der hGH-Stimulationstests bei der aktiven Akromegalie und daraus folgender Einteilung in hypothalamische und hypophysär-autonome Formen dieser Erkrankung [6, 7]. Um die wirkliche hGH-Sekretion bei der Akromegalie sowohl prä- als auch postoperativ beurteilen zu können, sind deshalb entweder möglichst viele Messungen peripherer hGH-Spiegel oder eine Einzelbestimmung in einer über einen Zeitraum von mindestens 15 min kontinuierlich abgepumpten Blutprobe [8] erforderlich.

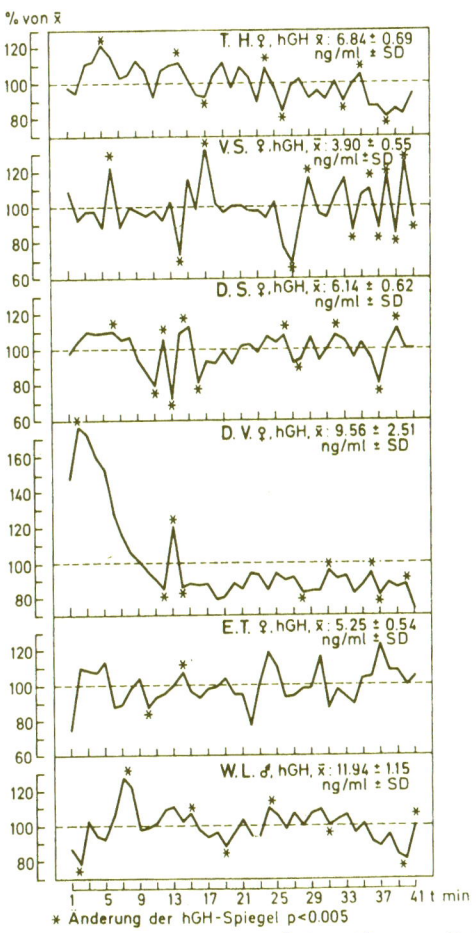

Abb. 2. Basalschwankungen der hGH-Spiegel bei inaktiver Akromegalie in Prozent vom Mittelwert ($\bar{x}$) sämtlicher Einzelbestimmungen. Die Sternchen über den Kurven zeigen signifikante Schwankungen der hGH-Spiegel an ($p < 0{,}005$)

Literatur

1. Faiman, C., Winter, J. S. D.: J. clin. Endocr. **33**, 186 (1971). — 2. Quabbe, H. J., Schilling, F., Helge, H.: J. clin. Endocr. **26**, 1173 (1966). — 3. Sassin, J. F., Parker, D. C., Mace, J. W., Gotlin, R. W., Johnson, L. C., Rossman, L. G.: Science **165**, 513 (1969). — 4. Nankin, H. R., Troen, P.: J. clin. Endocr. **33**, 558 (1971). — 5. Lawrence, A. M., Goldfine, J. D., Kirsteins, L.: J. clin. Endocr. **31**, 239 (1970). — 6. Hartmann, K. P., Bottermann, P., Souvatzoglou, A., Hofmann, G. G., Fahlbusch, R., Kratzl, G., Schwarz, K.: Verh. dtsch. Ges. inn. Med. **77**, 1037 (1971). — 7. Althoff, P. H., Happ, J., Grabs, V., Schneider, B., Beyer, J., Schöffling, K.: Acta endocr. (Kbh.) Suppl. **184**, 7 (1974). — 8. Thompson, R. G., Rodriguez, A., Kowarski, A., Blizzard, R. M.: J. clin. Invest. **51**, 3193 (1972).

ALTHOFF, P. H., BEYER, J., HAPP, J., SCHÖFFLING, K. (Zentrum Innere Med. Abt. f. Endokrinologie Univ. Frankfurt): **Zur medikamentösen Beeinflussung der sekundären, hypothalamischen Akromegalie**

Mit den heutigen Methoden der radioimmunologischen Wachstumshormonbestimmung und den verschiedenen Provokations- und Suppressionstests — insbesondere dem von uns empfohlenen Glucagonstimulationstest [2, 3] — lassen sich bei der Akromegalie 2 Formen unterscheiden [3, 4]:

a) eine primär-hypophysäre, autonome Akromegalie mit erhöhten, aber starren Wachstumshormonwerten — der klassischen Vorstellung vom HVL-Adenom entsprechend — und

b) eine hypothalamische, sekundäre Form mit z. T. paradoxer Sekretionsdynamik in den verschiedenen Tests — z. B. einen frühen paradoxen Wachstumshormonanstieg nach Glucagon —, deren Symptomatik sich auf eine fehlerhafte Sekretion der entsprechenden Hypothalamushormone zurückführen läßt [16, 21, 33].

So konnte man zeigen, daß das Serum von einem Teil der Akromegalen, im Vergleich zum Normalserum, die Sekretion von Wachstumshormon aus Affenhypophysenschnitten in vitro stimuliert und damit das Fehlen von Somatostatin oder vermehrtes GH-RH demonstrieren [15].

Die Behandlung der Akromegalie ist auch heute noch ein schwieriges therapeutisches Problem, und zwar nicht nur, weil die Einsicht des Patienten zu therapeutischen Maßnahmen — die Akromegalie tut primär ja nicht weh — fehlt, sondern weil es mit keiner der existierenden Möglichkeiten zuverlässig und risikolos gelingt, einen Stillstand und Rückbildung der Weichteil- und Stoffwechselveränderungen zu erzielen, ohne das Risiko und die Nachteile — z. B. Kinderlosigkeit — einer Ausschaltung anderer Regelkreise sowie lebenslange Substitution in Kauf zu nehmen. Die Spätresultate der transphenoidalen, selektiven Adenomexstirpation müssen abgewertet werden [17].

Im Gegensatz zur primär hypophysen Akromegalie beseitigt bei der genannten sekundären, hypothalamischen Akromegalie eine Ausschaltung der Hypophyse nicht die Ursache der Erkrankung, daneben besteht eine sehr große Rezidivgefahr, da geringste Hypophysenreste erneut unter hypothalamischem Einfluß hyperplasieren können [3, 4, 14].

Es war daher naheliegend zu versuchen, die bei dieser Form der Akromegalie als ursächlich anzunehmende Dysbalance zwischen den Hypothalamushormonen medikamentös zu beeinflussen und auszugleichen. Frühere und neuere Untersuchungen in medikamentösen Suppressionsversuchen der erhöhten Wachstumshormonspiegel durch Östrogene [19, 27, 32], Chlorpromazin [14, 20, 34], Progesteronderivate [14, 18, 20, 21, 24] wie Medroxyprogesteronacetat und L-DOPA [22, 26] zeigten wechselnde Erfolge.

Medroxyprogesteronacetat und Medrogestone werden seit vielen Jahren bei der Behandlung des metastasierenden Adenocarcinoms des Uterus mit sehr gutem Erfolg eingesetzt [8]. Unabhängig davon wurden 1969 bei Patienten mit Endometriumcarcinom erhöhte Wachstumshormonwerte mit paradox frühem Anstieg nach Glucose beschrieben [6]. Da Progesteron, Medroxyprogesteronacetat und Medrogestone bei Normalpersonen [7, 23, 36] bzw. Diabetikern [12] die Wachstumshormonsekretion in den verschiedenen Tests z. T. supprimiert und von Medroxyprogesteronacetat vereinzelt positive Suppressionsversuche bei Akromegalen beschrieben wurden [21, 24], war es interessant, ob auch Medrogestone — ein 6,17-α-Dimethyl-6-dehydro-progesteron (GA 258) —, welches uns freundlicherweise von der Kali-Chemie-Pharma zur Verfügung gestellt wurde, ein potentes Pharmakon zur Suppressionsbehandlung der Akromegalie darstellt.

8 weibliche Akromegale mit aktiver hypothalamischer Akromegalie wurden mit 100 bzw. 150 mg Medrogestone über 4 bis 24 Wochen behandelt. Dabei wurden vor und unter der Behandlung neben den üblichen Laboruntersuchungen unter Ruhebedingungen stationär der Wachstumshormonspiegel als 24 Std-Profil verfolgt. Bei der Hälfte der Patienten wurden die Versuchsbedingungen weiter standardisiert (Abb. 1) und die 24 Std-Periode mit einer oralen Glucosebelastung über 5 Std eingeleitet und einer Argininbelastung beendet. Dazwischen wurden normierte Mahlzeiten verabreicht. Bei dem 2. Kollektiv wurden die Blutentnahmen in z. T. 15 min-Abständen durchgeführt, so daß jedes Tagesprofil aus 36 Blutentnahmen besteht. Neben Wachstumshormon wurden Blutzucker, Insulin, unveresterte Fettsäuren sowie teilweise LH und FSH bestimmt.

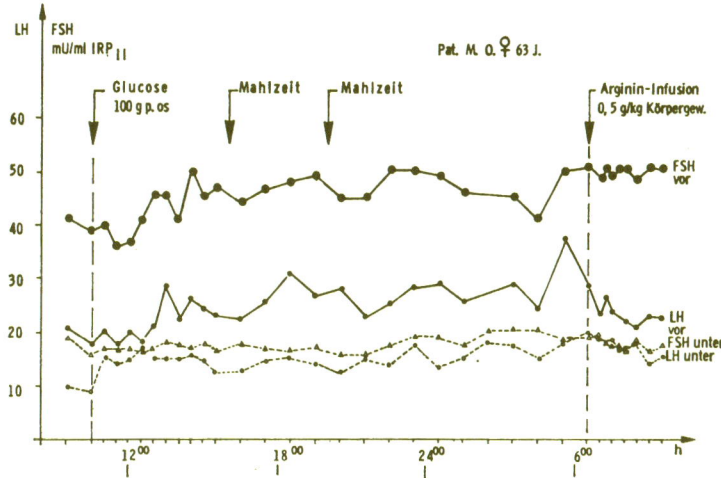

Abb. 1. Einfluß von Medrogestone (150 mg/die) auf LH und FSH-Sekretion im Tagesprofil bei einer Patientin mit aktiver Akromegalie

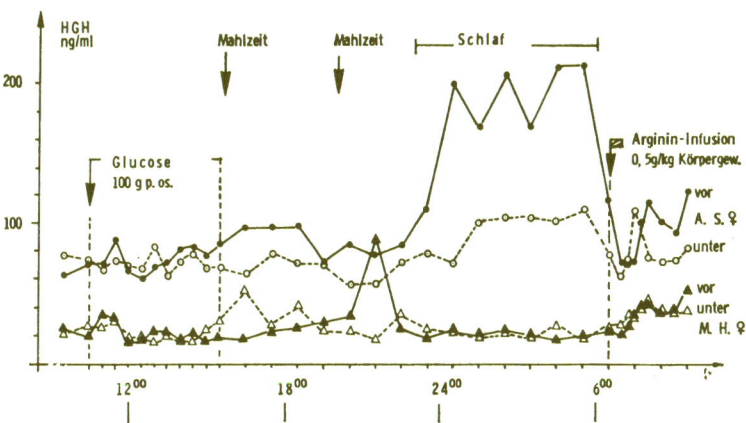

Abb. 2. Wachstumshormonspiegel im 24 Std-Profil (inklusive oraler Glucose- und Argininbelastung) bei akromegalen Patientinnen vor (●———● bzw. ▲———▲) und unter (○- - - -○ bzw. △- - - - -△) Gestagenbehandlung (150 mg Medrogestone/die)

Auf Abb. 1 ist der zeitliche Ablauf jedes 24 Std-Tagesprofils sowie exemplarisch der deutliche Suppressions-Effekt von 150 mg Medrogestone auf LH- und FSH-Profil bei einer postmenopausalen Patientin mit Akromegalie dargestellt.

Der sich abzeichnende hyperglykämisierende, glucosetoleranzverschlechternde Effekt von Medrogestone bei gleichzeitiger Zunahme der Insulinsekretion nach oraler Glucose, den Mahlzeiten und Arginin soll — wie auch bei Medroxyprogesteronacetat — speziell an die 6-α-Methylgruppe gebunden sein]13]. Bei den 8 behandelten Patientinnen ließ sich nur in einem Fall eine signifikante Senkung der mittleren Wachstumshormonkonzentration darstellen. Die Wachstumshormonverläufe dieser einen Patientin und einer anderen sind auf Abb. 2 exemplarisch dargestellt.

Dabei ist einmal die fehlende Suppression mit z. T. paradoxem Anstieg des Wachstumshormonspiegels nach Glucose und die deutlich erhaltene Reaktion auf Arginin erkennbar. Daneben fällt der ausgeprägte schlafinduzierte Wachstumsanstieg auf [23, 29], wie er bei Gesunden bekannt ist [23], bei Akromegalen jedoch als gerade nicht vorhanden beschrieben wurde [9]. Nach Medrogestone ist dieser schlafinduzierte Anstieg weitgehend unterdrückt.

Unsere Ergebnisse mit Medrogestone sind ebenso wie die anderer Untersucher mit Medroxyprogesteronacetat nicht besonders ermutigend. Von amerikanischen Untersuchergruppen wurden in Einzelfällen mit Medroxyprogesteronacetat, zumindest über die relativ kurzen Beobachtungszeiträume, günstigere Suppressionen z. T. bis auf Normalwerte mit klinischer Besserung erzielt [20, 21, 24]. Ähnlich steht es um die Suppressionsergebnisse mit Chlorpromazin [5, 11, 14] und L-DOPA [22, 26].

Die Mechanismen der medikamentösen Therapie werden sowohl auf der Ebene des Hypothalamus als auch peripher diskutiert und vermutet [21].

So nimmt man teilweise als Ursache die Suppression der Gonadotropine an [21], dafür spricht das Fehlen einer provozierbaren STH-Sekretion bei Hypogonadalen, was nach Gabe von peripheren Geschlechtshormonen schwindet [10, 25].

Die größte Bedeutung hat wohl der bereits früher beschriebene [1] und kürzlich erneut gezeigte Suppressionseffekt einer Östrogen-Progesteronbehandlung auf den Sulphationfaktor, das Somatomedin.

Ob andere Verbindungen mehr positive Effekte zeigen, ob eine totale Ruhigstellung des Hypothalamus mit Suppression sämtlicher Regelkreise durch höchste Gabe von Derivaten der peripheren Hormone — z. B. von Dexamethason wird immer wieder ein Suppressionseffekt beschrieben [26] — Erfolge zeigen wird, muß erst untersucht werden. Sicher ist dies nur bei Patienten ohne gravierende Nebenerkrankungen und ohne Anzeichen von Komplikationen (Visusstörungen, Hirndruck usw.) gerechtfertigt.

Vielleicht nimmt uns Somatostatin (GH-IH = Growth-Hormone-Inhibitory-Hormone) in geeigneter Depotform bald dieses Problem ab [16, 35].

Literatur

1. Almqvist, S., Ikkos, D., Luft, R.: Acta endocr. (Kbh.) **37**, 138 (1961). — 2. Althoff, P. H., Beyer, J., Bartelt, K. M., Cordes, U., Grabs, V., Retiene, K., Schöffling, K.: Second International Symposium on Growth Hormone, Milan, Italy, 5—7 May 1971. Excerpta Medica, International Congress Series No. 236 (Abstract 98), p. 47. — 3. Althoff, P. H., Schneider, B., Bartelt, K. M., Retiene, K., Schöffling, K.: 18. Symp. dtsch. Ges. Endokr., Hannover, 1. bis 4. 3. 1972. — 4. Althoff, P. H., Happ, J., Grabs, V., Beyer, J., Schöffling, K.: Acta endocr. (Kbh.) **75**, Suppl. 184, 7 (1974). — 5. AvRuskin, T. W., Sau, K., Tang, S., Juan, C.: J. clin. Endocr. **37**, 380 (1973). — 6. Benjamin, F., Casper, D. J., Sherman, L., Kolodny, H. D.: New Engl. J. Med. **281**, 1448 (1969). — 7. Bhatia, S. K., Moore, D., Kalkhoff, R. K.: J. clin. Endocr. **35**, 364 (1972). — 8. Bonte, J.: I. Intern. Symp. über Medroxyprogesteronacetat in der Krebsbehandlung und in der Empfängnisverhütung, Brüssel, 22. 11. 1969. — 9. Carlson, H. E., Gillin, J. C., Gordon, P., Snyder, F.: J. clin. Endocr. **34**, 1102 (1973). — 10. Deller, J. J., Plunket, D. C., Forsham, P. H.: Calif. Med. **104**, 359 (1966). — 11. Dimond, R. C., Brammer, Sh. R., Atkinson, R. L., Jr., Howard, W. J., Earll, J. M.: J. clin. Endocr. **36**, 1189 (1973). — 12. Gershberg, H., Zorilla, E., Hernandez, A., Hulse, M.: Obstet. Gynec. **33**, 383 (1969). — 13. Glenn, E. M., Richardson, S. L., Bowman, B. J.: J. metab. Res. **8**, 265 (1959). — 14. Guyda, H., Robert, F., Colle, E., Hardy, J.: J. clin. Endocr. **36**, 531 (1973). — 15. Hagen, Thad C.,

Lawrence, A. M., Kirsteins, L.: J. clin. Endocr. **33**, 448 (1971). — 16. Hall, R., Schally, A. V., Evered, D., Kastin, A. J., Mortimer, C. H., Turnbridge, W. M. G., Besser, G. M., Coy, D. H., Goldie, D. J., McNeilly, A. S., Phenekos, C., Weightmen, D.: Lancet **1972** II, 581. — 17. Hardy, J.: Clin. Neurosurg. **16**, 185 (1969). — 18. Jackson, J., Ormston, B. J.: J. clin. Endocr. **35**, 413 (1972). — 19. Josimovich, J. B., Mintz, D. H., Finster, J. L.: Endocrinology **81**, 1428 (1967). — 20. Kolodny, H. D., Sherman, L., Singh, A., Kim, S., Benjamin, F.: New Engl. J. Med. **284**, 819 (1971). — 21. Lawrence, A. M., Kirsteins, L.: J. clin. Endocr. **30**, 646 (1970). — 22. Liuzzi, A., Chiodini, P. G., Botalla, L., Cremascoli, G., Silvestrini, F.: J. clin. Endocr. **35**, 941 (1972). — 23. Lucke, Chr., Glick, S. M.: J. clin. Endocr. **33**, 851 (1971). — 24. Malarkey, W. B., Daughaday, W. H.: J. clin. Endocr. **33**, 424 (1971). — 25. Martin, L. G., Clark, J. W., Connor, T. B.: Clin. Res. **14**, 477 (1966). — 26. Mims, R. B., Stein, R. B., Bethune, J. E.: J. clin. Endocr. **37**, 34 (1973). — 27. Mintz, D. H., Finster, J. L., Josimovich, J. B.: J. clin. Endocr. **27**, 1321 (1967). — 28. Nakagawa, K., Mashimo, K.: J. clin. Endocr. **37**, 238 (1973). — 29. Parker, D. C., Rossman, L. G.: J. clin. Endocr. **32**, 65 (1971). — 30. Rangno, R. E., McLeod, P. J., Ruedy, J., Ogilvie, R. J.: Clin. Pharmacol. Ther. **12**, 658 (1971). — 31. Schreibman, P. H.: Diabetes **17** (Suppl. 1) 341 (1968). — 32. Schwartz, E., Echemendia, E., Schiffer, M., Panariello, V. A.: J. clin. Invest. **48**, 260 (1969). — 33. Sherman, L., Kolodny, H. D.: Lancet **1971** I, 682. — 34. Sherman, L., Sooseng, K., Benjamin, F., Kolodny, H. D.: New Engl. J. Med. **284**, 72 (1971). — 35. Siler, T. M., Vandenberg, G., Yen, S. S. C.: J. clin. Endocr. **37**, 632 (1973). — 36. Simon, S., Schiffer, M., Glick, S. M., Schwartz, E.: J. clin. Endocr. **27**, 1633 (1967).

HERRMANN, J., RUSCHE, H. J., KRÜSKEMPER, H. L. (2. Med. Univ.-Klinik Düsseldorf): **Trijodthyronin: Abnahme der Serumkonzentration mit zunehmendem Alter**

Die bisher publizierten radioimmunologisch gemessenen „Normal"-Konzentrationen für das Serum Trijodthyronin (T_3) bei Euthyreose differieren erheblich. Als Ursache wurden neben methodischen Differenzen vor allem regionale Unterschiede in der täglichen Jodzufuhr diskutiert. Über Altersabhängigkeit der T_3-Serumkonzentrationen liegen divergierende Befunde vor.

Deshalb wurden bei insgesamt 368 schilddrüsengesunden Personen im Alter von 3 Tagen bis 92 Jahren die T_3-Serumkonzentrationen radioimmunologisch bestimmt. Die Mittelwerte ($\pm$ 1s) der T_3-Werte in den einzelnen Altersklassen sind in der Tabelle dargestellt.

Tabelle

	3 Tage bis 11 Mon.	Jahre									
		1 bis 4	5 bis 9	10 bis 14	15 bis 19	20 bis 29	30 bis 39	40 bis 49	50 bis 59	60 bis 69	70 bis 79	80 bis
T_3 (ng/dl)	138 $\pm$ 51 (56)	136 $\pm$ 44 (30)	131 $\pm$ 36 (47)	112 $\pm$ 33 (61)	110 $\pm$ 22 (8)	112 $\pm$ 33 (59)	100 $\pm$ 17 (20)	95 $\pm$ 20 (10)	86 $\pm$ 24 (8)	74 $\pm$ 20 (11)	66 $\pm$ 25 (40)	64 $\pm$ 19 (18)

Es zeigte sich ein kontinuierlicher Abfall der T_3-Werte mit fortschreitendem Alter. Aus der Regressionsgeraden zwischen Altersgruppe und entsprechendem T_3-Mittelwert ließ sich ein jährlicher T_3-Abfall um ca. 0,8 ng/dl ablesen.

Die Ursache für den nach dem 70. Lebensjahr verzeichneten T_3-Abfall auf die Hälfte des Wertes des Adoleszenten- und jüngeren Erwachsenenalters (10 bis 29 Jahre) ist unklar. Eine Verminderung der T_3-Bindungsproteine im Serum konnte als Ursache ausgeschlossen werden: In einer Gruppe von 77 Personen der Altersgruppe 65 bis 92 Jahre war die dialysable T_3-Fraktion nicht kompensatorisch erhöht, so daß sich auch für die Konzentration des freien T_3 eine signifikante Senkung im Alter gegenüber einem jüngeren Kontrollkollektiv ergab (0,118 ± 0,054 bis 0,240 ± 0,056 ng/dl). — Die Konzentrationen des Gesamtthyroxins (T_4) (6,4 bis 7,9 µg/dl) und des freien Thyroxins (1,86 bis 2,38 ng/dl) fanden sich im Alter zwar ebenfalls erniedrigt, aber bei weitem nicht in dem Maße, wie die T_3-Fraktionen. Es ist demnach zu fordern, daß bei Angaben von „T_2-Normalkonzentrationen" neben Hinweisen zur Methodik der T_3-Bestimmung Daten über die Altersverteilung des Kollektivs, aus dem die Werte erstellt wurden, unabdingbar sind.

Die im Alter stark abgefallenen T_3-Serumspiegel sollten im Zusammenhang mit den älteren Befunden eines erniedrigten Grundumsatzes und erhöhter Cholesterinwerte im Blut die Diskussion, ob die pathophysiologischen Veränderungen des Alterns nicht durch eine Minderversorgung des Organismus mit Schilddrüsenhormonen mitbedingt sein können, neu beleben. Auf Grund kinetischer Untersuchungen ist schon lange bekannt, daß trotz unverändert normaler Thyroxinspiegel im Serum die Produktionsraten von T_4 kontinuierlich von 120 µg/Tag im 20. Lebensjahr auf etwa 60 µg/Tag im 80. Lebensjahr zurückgehen. Entsprechende Studien zur Kinetik von T_3 wurden z. Z. von uns durchgeführt. Wenn es auch für die Verhältnisse im Alter zutrifft, daß der größte Teil des zirkulierenden T_3 (etwa 40 bis 80%) aus der peripheren Konversion von T_4 entsteht, könnte die beschriebene Verminderung der T_4-Produktion als Erklärung für die niedrigen T_3-Spiegel bei alten Personen herangezogen werden. — Die Ursache für die verminderte Funktion der Schilddrüse im Alter ist ebenfalls noch unklar. Eine geringere Ausschüttung von TSH nach Applikation des Thyreotropin-Releasing-Hormons (TRH) und eigene Untersuchung, daß auch der T_3-Anstieg im Serum im Alter nach TRH-Gabe vermindert ist (2 Std nach TRH: bei jüngeren Erwachsenen Anstieg um 78 ng T_3/dl, bei Alten 50 ng/dl), würde in erster Annäherung an das Problem für eine herabgesetzte hypophysäre Stimulation der Schilddrüse sprechen. Wenn auch die hier beschriebenen neueren Befunde die auf älteren Beobachtungen beruhende Hypothese, daß ein Zusammenhang zwischen Schilddrüsenfunktion und Altern besteht, stützen, so besteht ebenso einleuchtend die Möglichkeit, daß die Verminderung der Hormonproduktion nicht Ursache, sondern Folge — im Sinne eines Adaptationsprozesses — der unbekannten Mechanismen ist, die im Alter zu einer Herabsetzung des Gesamtstoffwechsels führen.

Loos, U., Rothenbuchner, G., Birk, J., Ishihara, A., Pfeiffer, E. F. (Abt. f. Innere Med., Endokrinologie u. Stoffwechsel, Zentrum Innere Med. u. Kinderheilkunde Univ. Ulm): **Die endokrine Ophthalmopathie — neue pathophysiologische Gesichtspunkte durch die Bestimmung von T_3, T_4 und TSH nach TRH-Stimulation**

Das Krankheitsbild der endokrinen Ophthalmopathie ist im deutschen Sprachraum allgemein bekannt als Morbus Basedow. Es war nämlich der Merseburger Arzt von Basedow, der 1840 das Krankheitsbild mit der klassischen Beschreibung der Merseburger Trias, bestehend aus Kropf, Tachykardie und Exophthalmus, prägte. Heute wissen wir, daß der Symptomenkomplex bunter sein kann. Die Intensität der einzelnen Symptome und auch das chronologische Auftreten derselben können sehr unterschiedlich sein. Die hyperthyreote Symptomatik kann leicht sein im Vergleich zum Exophthalmus und umgekehrt. Der Exophthalmus kann gleichzeitig mit der Hyperthyreose auftreten, ihr vorangehen oder folgen (Werner, 1971). Nur eine Regel scheint nach unseren Erfahrungen zu existieren, nämlich, daß der endokrin bedingte Exophthalmus immer, wenn auch chronologisch dissoziierend, mit einer Hyperthyreose gekoppelt ist.

Uns fiel aber auch auf, daß es neben den klassischen hyperthyreoten Patienten mit endokriner Ophthalmopathie auch einige Fälle gab, die zwar klinisch eindeutig hyperthyreot wirkten, bei denen aber die routinemäßige Bestimmung des PBI euthyreote oder sogar leicht hypothyreote Werte ergab. Da das PBI normalerweise nur den Jodgehalt des Thyroxins (T_4) repräsentiert, vermuteten wir als Ursache für diese Diskrepanz veränderte Trijodthyronin-(T_3)-Serumspiegel. Diese kommen selbst bei hyperthyreoten Serumkonzentrationen im PBI nicht zum Ausdruck, denn das Verhältnis $T_3:T_4$ beträgt etwa 1:50. Andererseits ist das T_3 jedoch das biologisch aktivere Schilddrüsenhormon, sowohl die periphere Stoffwechselwirksamkeit als auch die Intensität der Rückkopplung in der Hypophysenschilddrüsenachse betreffend.

Es erschien uns daher interessant, die Hypophysenschilddrüsenachse komplett auszutesten, d. h. die Stimulierbarkeit der thyreotropen Funktion der Hypophyse und das konsekutive Verhalten des T_4 und T_3 durch die Applikation des Thyreotropin-Releasing-Hormons (TRH) zu überprüfen. Das ist auch deshalb bedeutungsvoll, weil zumindestens im Tierexperiment das Thyreotropin (TSH) exophthalmogen wirken kann.

Methoden

In den Jahren 1971 und 1972 wurden 18 Pat. mit endokrinem Exophthalmus untersucht, bevor eine Schilddrüsenbehandlung durchgeführt wurde. Zwischen 8 und 8.30 Uhr wurden 200 µg TRH rasch i.v. injiziert und serienmäßig Blutproben über 180 min entnommen.

T_3 und T_4 wurden säulenchromatographisch aus einer Serumprobe simultan isoliert. Durch Messung des Jodgehalts erfolgte die Hormonbestimmung (Knapp, Spitzy u. Leopold, 1974).

Bei einem Fall wurden zusätzlich nach Gabe von ^{131}J die in das T_3 und T_4 inkorporierten Radioaktivitäten gemessen (Loos et al., 1974).

TSH wurde radioimmunologisch mittels einer Doppelantikörpermethode bestimmt (Odell, Rayford, and Ross, 1967).

Die exophthalmogenen Aktivitäten wurden photometrisch bei Goldfischen nach Brouhon-Massillon (1963) bestimmt (Rothenbuchner et al., 1971).

Ergebnisse

Nach den T_4-Werten konnten wir 3 Gruppen unterscheiden (Abb. 1). Bei 6 Patienten lag das T_4 im stark hyperthyreoten Bereich (Mittel ± SEM = 18,3 ± 2,7 µg pro 100 ml Serum). Entsprechend hyperthyreot war das klinische Erscheinungsbild. Die zweite Gruppe mit 7 Patienten war klinisch auch eindeutig hyperthyreot, während das T_4 jedoch im euthyreoten Bereich lag (7,5 ± 1,8 µg/100 ml). Eine thyreostatische Behandlung war bei beiden Gruppen erforderlich. Obwohl bei der dritten Gruppe mit 5 Patienten das T_4 im unteren Normalbereich oder sogar im leicht hypothyreoten Bereich lag (4,2 ± 1,2 µg/100 ml), sprach das klinische Bild aber für eine Hyperthyreose und eine thyreostatische Behandlung war zumindestens in niedriger Dosierung notwendig. Auffallenderweise zeigten die Summenkurven des T_4 bei keiner der 3 Gruppen eine Reaktion nach der TRH-Injektion, wie sie bei euthyreoten Personen gefunden wird (Loos et al., 1973).

Eine Erklärung für die Diskrepanz zwischen der hyperthyreoten Symptomatik einerseits und den teilweise euthyreoten oder sogar hypothyreoten T_3-Werten andererseits erfolgte durch die Bestimmung der T_3-Serumspiegel (Abb. 2).

In der ersten Gruppe mit den hyperthyreoten T_4-Werten lagen die T_3-Spiegel ebenfalls im stark hyperthyreoten Bereich (310 ± 36 ng/100 ml). Auch bei der zweiten Gruppe war das T_3 im Gegensatz zu dem im euthyreoten Bereich liegenden T_4 deutlich hyperthyreot (210 ± 32 ng/100 ml). Sogar bei der Gruppe von Patienten, deren T_4-Werte im hypothyreoten Grenzbereich lagen, war das T_3 leicht erhöht oder im hyperthyreoten Grenzbereich (140 ± 18 ng/100 ml). Auffallenderweise war hier das Verhältnis $T_3:T_4$ mit 1:28 deutlich erhöht. — Ebenso wie beim

T$_4$ erfolgte auch beim T$_3$ nach TRH-Gabe kein Anstieg, wie er bei Schilddrüsengesunden zu beobachten ist (Loos, 1973).

Als Ursache für die fehlende Reaktion sowohl des T$_4$ als auch des T$_3$ fanden wir eine negative Antwort des TSH auf die Stimulation mit TRH. Die TSH-Serumspiegel zeigten bei den Einzelkurven keine auffallende Reaktion, und die

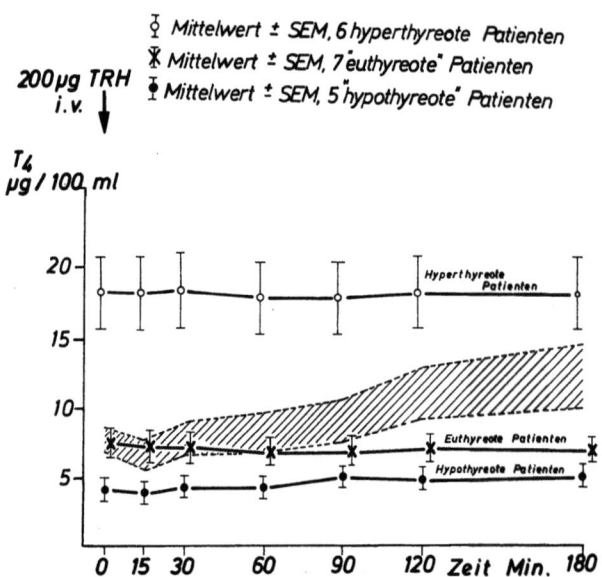

Abb. 1. T$_4$-Serumwerte von 6 hyperthyreoten, 7 „euthyreoten" und 5 „hypothyreoten" Pat. mit endokrinem Exophthalmus nach rascher i.v. Injektion von 200 µg TRH, euthyreote Probanden (gestreifte Fläche)

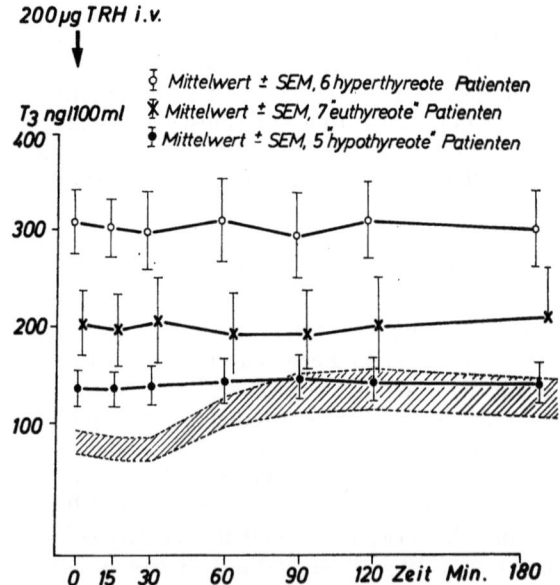

Abb. 2. T$_3$-Serumwerte von 6 hyperthyreoten, 7 „euthyreoten" und 5 „hypothyreoten" Pat. mit endokrinem Exophthalmus nach rascher i.v. Injektion von 200 µg TRH, euthyreote Probanden (gestreifte Fläche)

Summenkurve der 3 Gruppen erbrachte keine signifikanten Veränderungen vom Mittelwert (5,8 ± 1,1 µU/ml).

Lediglich bei 2 Patienten, die von den beschriebenen Kollektiven abgesondert wurden, fanden wir bei hyperthyreoter Symptomatik einen TSH-Anstieg nach TRH-Gabe. Die TSH-Reaktion war in dem einen Fall verzögert (Anstieg von 8 auf 22 µU/ml in der 90. min) und in dem anderen Fall deutlich verstärkt (Anstieg von 8,2 auf 45 µU/ml zwischen der 15. bis 90. min). Ähnliche Beobachtungen wurden auch von Chopra et al. (1973) und unserer Arbeitsgruppe (Rothenbuchner et al., 1971) gemacht.

Eine Patientin mit endokriner Ophthalmopathie, die klinisch hyperthyreot wirkte, wies neben normalen Werten für das T_4 und den TBI (Thyroxine-Binding-Index) aber auch einen im euthyreoten Bereich liegenden T_3-Wert auf. Hier fanden wir als Erklärung für die hyperthyreote Symptomatik den Hinweis für einen beschleunigten Umsatz der beiden Schilddrüsenhormone, da nach Radiojodgabe wie bei hyperthyreoten Patienten eine rasche und sehr hohe radioaktive Markierung des T_3 und T_4 in den Serumproben auftrat, jedoch auch nach 48 Std, wohl als Zeichen einer verstärkten Clearance, wieder abklang.

Die Seren der Patienten zeigten im Fischversuch eine signifikante exophthalmogene Wirkung; Seren nach TRH-Stimulation führten nicht zu einer Verstärkung des exophthalmogenen Effektes. Zu betonen ist, daß auch bei keinem der Patienten nach TRH-Gabe der nach Hertel gemessene Exophthalmus zunahm.

Zusammenfassung

In der zusammenfassenden Beurteilung unserer Ergebnisse können wir feststellen, daß es unter Patienten mit endokriner Ophthalmopathie in einem großen Prozentsatz Fälle gibt, die trotz hyperthyreoter Symptomatik ein normales oder sogar erniedrigtes PBI bzw. T_4 aufweisen. Als Erklärung dafür können erhöhte Serumspiegel des stoffwechselaktiveren T_3 oder zumindestens ein erhöhter $T_3:T_4$-Quotient geltend gemacht werden. Eine relative Mehrsekretion von T_3 ist auch auf Grund einer stärkeren Rückkopplung für die negative TSH-Antwort nach TRH-Gabe verantwortlich zu machen.

Die Ergebnisse zeigen, daß mit der Bestimmung von T_3, T_4 und TSH vor und nach TRH-Gabe die Schilddrüsenfunktion und die gestörte Regelfunktion in der Hypophysenschilddrüsenachse bei endokrinen Ophthalmopathien differenziert beurteilt und somit auch maskierte Fälle diagnostiziert werden können. Eine besondere Bedeutung wird hier von der Bestimmung der Umsatzraten erwartet. Derartige Untersuchungen werden eine exaktere Behandlung der Hyperthyreose dieser Patienten ermöglichen. Das ist deshalb von besonderer Bedeutung, da nach unseren Erfahrungen eine euthyreote Einstellung die Rückbildung eines Exophthalmus begünstigt.

Die Autoren danken Frl. G. Reitzle und Frl. H. Kohler für die wertvolle technische Mitarbeit.

Literatur

v. Basedow, K.: Wschr. ges. Heilkunde **13**, 177; **14**, 220 (1840). — Brouhon-Massillon, L.: Docum. ophthal. (Den Haag) **17**, 243 (1963). — Chopra, I. J., Chopra, U., Orgiazzi, J.: J. clin. Endocr. **37**, 955 (1973). — Knapp, G., Spitzy, H., Leopold, H.: Separation and determination of thyroid hormones in blood serum. Eingereicht zur Veröffentlichung in Analytical chemistry. — Loos, U., Rothenbuchner, G., Birk, J., Pfeiffer, E. F., Knapp, G., Schreiber, B. E.: Serum levels of T_3, T_4 and TSH after different modes of TRH administration. In: Hypothalamic hypophysiotropic hormones. (Gual, C., Rosenberg, E., Eds.). Excerpta Medica (Amst.), International congress series **263**, 136 (1973). — Loos, U., Rothenbuchner, G., Birk, J., Knapp, G., Ishihara, A., Pfeiffer, E. F.: Acta endocr. (Kbh.) Suppl. **177**, 216 (1973). — Loos, U., Ishihara, A., Rothenbuchner, G., Adam, W. E., Pfeiffer, E. F.: Measurements of endogenously labelled thyroxine (T_4) and triiodothyronine (T_3) in serum after administration of tracer amounts of radioiodine in man. Submitted for publication. — Odell, W. D., Rayford,

P. L., Ross, G. T.: J. Lab. clin. med. 70, 973 (1967). — Rothenbuchner, G., Birk, J., Raptis, S., Loos, U., Schleyer, M., Pfeiffer, E. F.: Acta endocr. (Kbh.) Suppl. 155, 2 (1971). — Rothenbuchner, G., Loos, U., Birk, J., Pfeiffer, E. F.: Therapiewoche 21, 3928 (1971). — Werner, S. C.: Hyperthyroidism, ocular manifestations. In: The thyroid, p. 528 (Werner, S. C., Ingbar, S. H., Eds.). New York: Harper and Row 1971.

WUTTKE, H., KESSLER, F. J. (Med. Univ.-Poliklinik Bonn u. Malteser-Krankenhaus Bonn): **Zur Frage des TSH-Einflusses auf die Immunphänomene bei der diffusen Hyperthyreose**[*]

Die konventionelle medikamentöse Therapie der diffusen Hyperthyreose sieht neben der Blockierung der Schilddrüsenhormonsekretion die gleichzeitige Gabe von Schilddrüsenhormonen in physiologischer Dosierung zur Suppression der endogenen TSH-Sekretion vor. Die präventiv verabfolgten Schilddrüsenhormone sollen die strumigenen Nebenwirkungen der thyreostatischen Behandlung, hypothyreote Zustände und möglicherweise das Auftreten oder die Verschlimmerung der endokrinen Orbitopathie verhüten. Im Gegensatz dazu verzichtet man bei der Radiojodtherapie der diffusen Hyperthyreose auf die Suppression der endogenen TSH-Sekretion. Häufig wird aber bei diesen Patienten ein Titeranstieg von Schilddrüsenantikörpern sowie eine hohe LATS-Aktivität beobachtet [6]. Es stellt sich die Frage, ob die Ursache hierfür in einer gesteigerten Freisetzung antigenen Materials aus der Schilddrüse durch die gewebsaggressive Isotopenbehandlung gesehen werden muß, oder ob eine zunehmende TSH-Sekretion unter der Therapie den die Krankheit begleitenden immunologischen Prozeß durch Stimulation der Schilddrüse akzentuiert. Unter diesem Aspekt sind wir der Frage nachgegangen, welchen Einfluß die Stimulation der endogenen TSH-Sekretion auf die die Hyperthyreose begleitenden Immunphänomene hat.

6 Pat. mit einer diffusen Hyperthyreose und positivem LATS-Nachweis im Serum wurden unter engmaschiger ambulanter Kontrolle oder stationärer Beobachtung einer thyreostatischen Therapie mit Thiamazol (Favistan®) ohne gleichzeitige Gabe von Schilddrüsenhormonen zugeführt. Die Behandlung begann mit einer Dosierung von 100 mg Thiamazol täglich, wobei die Dosis um 20 mg wöchentlich je nach Rückbildung der klinischen Symptomatik bis auf 20 mg täglich reduziert wurde. Vor Beginn der Behandlung sowie in wöchentlichen Abständen wurde den Patienten während dieses Beobachtungszeitraumes Blut entnommen und folgende Untersuchungen durchgeführt:
1. Bestimmung der LATS-Aktivität (nach der Methode von McKenzie in der Modifikation nach Weissbecker u. Schemmel et al. [7]).
2. Bestimmung des TSH-Spiegels (nach der Methode von Utiger in der Modifikation nach v. z. Mühlen [5]).
3. Bestimmung der gegen Thyreoglobulin gerichteten Antikörper mittels der passiven Hämagglutination nach Fulthorpe et al. [2].
4. Bestimmung der gegen mikrosomales Antigen gerichteten Antikörper mittels der Komplementbindungsreaktion nach Belayavin et al. [1]. Antigen der Fa. Burroughs-Wellcome.
5. Bestimmung der Hormonbindungskapazität (T_3-in-vitro-Test) und des Serum-Gesamt-Thyroxins (T_4-in-vitro-Test). Test-Kits der Fa. Amersham-Bucheler.

Die objektiven Parameter der Schilddrüsenüberfunktion sind in Tabelle 1 aufgeführt. Die Hyperthyreose sind durch eine beschleunigte Radiojodaufnahme und einen erhöhten Radiojodumsatz im Radiojod-2-Phasen-Test, einer homogenen Speicherung im Szintigramm sowie durch den T_3- und T_4-in-vitro-Test definiert. Darüber hinaus sind in dieser Tabelle die LATS-Aktivität, die Thyreoglobulinantikörpertiter und der Titer der Komplementbindungsreaktion gegen mikrosomales Schilddrüsenantigen angegeben.

Unter der Behandlung mit Thiamazol (Favistan®) kommt es zu einem Abfall des Gesamt-Thyroxins im T_3-Test sowie zu einem Anstieg der TSH-Sekretion. In der Tabelle 2 sind die Ergebnisse für die untersuchten 6 Patienten zusammen-

---

[*] Mit Unterstützung durch die Deutsche Forschungsgemeinschaft, 53 Bonn-Bad Godesberg.

gestellt. Dabei wurden jeweils die vor Beginn der Behandlung ermittelten Werte für den T_4-Test, den TSH-Spiegel, die LATS-Aktivität und die Titerhöhen der Schilddrüsenantikörper den Untersuchungsbefunden zum Zeitpunkt des höchsten TSH-Spiegels gegenübergestellt. Dieser Zeitpunkt korreliert mit dem niedrigsten Thyroxinwert im T_4-Test. Die Befunde zeigen, daß bei allen Patienten die endogene TSH-Sekretion bei unbehandelter Hyperthyreose supprimiert ist und unter der antithyreoidalen Therapie stimuliert wird. Trotz dieser Stimulation kommt es zu keiner signifikanten Änderung der LATS-Aktivität und zu keiner Änderung der Titerhöhen der untersuchten Schilddrüsenantikörper. Die Dissoziation von

Tabelle 1. Parameter der Schilddrüsenüberfunktion. LATS-Aktivität und Antikörpertiter gegen Thyreoglobulin und die mikrosomale Fraktion aus Schilddrüsen. (Titerangabe als reziproker Wert der Serumverdünnung)

	2 Std- ^{131}J- Aufn. (%)	48 Std PB ^{131}J	T_3-Test	T_4-Test (µg/100 ml)	LATS (%)	TRC	CFT
D. H. 31 m	62	1,96	90	16,7	386	$2,5 \cdot 10^4$	32
K. M. 71 f	71	4,16	88	17,2	626	$2,5 \cdot 10^5$	64
R. A. 59 f	57	0,74	105	15,0	327	∅	16
T. K. 32 m	68	0,66	78	18,5	247	$2,5 \cdot 10^4$	128
U. A. 70 f	63	2,54	76	18,6	210	$2,5 \cdot 10^3$	8
W. L. 30 m	75	0,52	68	14,4	248	$2,5 \cdot 10^4$	32

Tabelle 2. Serum-Gesamt-Thyroxin, TSH-Spiegel, LATS-Aktivität und Antikörpertiter bei den untersuchten Patienten mit diffuser Hyperthyreose zu Beginn der antithyreoidalen Therapie (a) und zum Zeitpunkt des TSH-Gipfels (b)

		T_4-Test (µg/100 ml)	TSH (µU/ml)	LATS (%)	TRC	CFT
D. H.	a	16,7	<1,5	386	$2,5 \cdot 10^4$	32
	b	1,6	14,4	392	$2,5 \cdot 10^3$	32
K. M.	a	17,4	<1,5	626	$2,5 \cdot 10^5$	64
	b	2,3	13,2	652	$2,5 \cdot 10^4$	64
R. A.	a	15,0	<1,5	362	∅	16
	b	2,4	12,5	347	∅	8
K. T.	a	18,5	<1,5	247	$2,5 \cdot 10^4$	128
	b	3,2	7,6	240	$2,5 \cdot 10^4$	128
U. A.	a	18,6	<1,5	210	$2,5 \cdot 10^2$	8
	b	1,8	18,4	236	$2,5 \cdot 10^3$	8
W. L.	a	14,4	<1,5	248	$2,5 \cdot 10^4$	32
	b	2,5	12,9	281	$2,5 \cdot 10^4$	64

TSH-Spiegel und LATS-Aktivität während der medikamentösen Behandlung der diffusen Hyperthyreose beweist die Intaktheit der thyreohypophysären Kybernetik. Die Befunde bestätigen darüber hinaus frühere Beobachtungen von Weissbecker et al. [7]. Danach besteht eine hohe Koinzidenz von LATS-Aktivität und Schilddrüsenantikörpertitern bei bestimmten Formen der Hyperthyreose. Hinsichtlich des Verlaufes von Titerhöhen der Schilddrüsenantikörper unter thyreostatischer Behandlung bestätigen unsere Befunde Beobachtungen von Krüskemper et al. [4] und Hackenberg et al. [3]. Die naheliegende Vermutung, eine vermehrte TSH-Sekretion als Folge therapeutischer Maßnahmen bei der Hyperthyreose könne über die Freisetzung antigenen Schilddrüsenmaterials den immunologischen Prozeß aktivieren (so wie dies analog für die Immunthyreoiditis angenommen wird), läßt sich auf Grund der vorliegenden Befunde nicht stützen.

Wir sind Herrn Dr. R. W. Bates, National Pituitary Agency and Endocrinology Study Section of the National Institute of Arthritis and Metabolic Disease, Bethesda, USA, und Herrn Dr. R. Bangham, National Institute for Medical Research, London, für die freundliche Überlassung von h-TSH, h-TSH-Antiserum und einem h-TSH-Standard sehr verbunden.

Literatur

1. Belyavin, G., Trotter, W. R.: Lancet **1959** I, 648. — 2. Fulthorpe, A. J., Roitt, J. M., Doiniach, D., Couchman, K.: J. clin. Path. **14**, 654 (1961). — 3. Hachenberg, K., Schneider, K. R., Rheinwein, D.: Dtsch. med. Wschr. **97**, 1264 (1972). — 4. Krüskemper, H. L., Beisenherz, W., Gillich, K. H.: Schweiz. med. Wschr. **100**, 376 (1970). — 5. v. z. Mühlen, A., Emrich, D.: Int. Atomic Energy Agencies (Wien) **1970**, 585. — 6. Pinchera, A., Pinchera, M. G., Stanbury, J. B.: J. clin. Endocr. **25**, 189 (1965). — 7. Weissbecker, L., Uthgenannt, H., Schemmel, K., Müller, W., Heesen, H., Eickenbusch, W., Bindeballe, W.: Schweiz. med. Wschr. **97**, 898 (1967).

HOFMANN, G.-G., STROHMEIER, E., PICKARDT, C. R., HORN, K., SCRIBA, P. C. (II. Med. Klinik Univ. München): **Die Schilddrüsenfunktion bei der Fettsucht und Wirkung einer Schilddrüsenhormontherapie am Fastenden**

Beim Vergleich der Schilddrüsenfunktion von Übergewichtigen mit einem Kollektiv Normalgewichtiger mit Hilfe der konventionellen Methoden der Schilddrüsenfunktionsdiagnostik, der Bestimmung des proteingebundenen Jods sowie des T_3-in-vitro-Testes war 1967 aufgefallen, daß bei den Adipösen signifikant niedrigere Werte als bei den Normalgewichtigen vorlagen, obwohl der Mittelwert des Adipösenkollektivs gerade noch im Normbereich lag [1]. Seit der TRH-Stimulationstest mit anschließender radioimmunologischer TSH-Bestimmung und die Bestimmung des Serum-T_3-Spiegels in die Schilddrüsenfunktionsdiagnostik Eingang gefunden haben, lag es nahe, diesem Befund einer gegenüber Normalgewichtigen niedrigeren peripheren Schilddrüsenhormonkonzentration nachzugehen. Die klinische Bedeutung einer genauen Aussage über die Schilddrüsenfunktion beim Adipösen erscheint vor dem Hintergrund der häufigen therapeutischen Anwendung von Schilddrüsenhormonen in der Adipositastherapie von besonderem Interesse.

Methodik

Die Untersuchung wurde an 23 Fettsüchtigen durchgeführt, die sich zur Einleitung einer Nulldiät in stationäre Behandlung begeben hatten, hiervon waren 17 Frauen und 6 Männer. Das mittlere relative Übergewicht im Vergleich zum Idealgewicht betrug 72%. Bei sämtlichen Probanden war vor der stationären Aufnahme keinerlei Schilddrüsenhormontherapie vorausgegangen. Das Gesamtthyroxin wurde durch die kompetitive Proteinbindungsanalyse bestimmt [2]. Das Gesamttrijodthyronin im Serum wurde radioimmunologisch bestimmt [3]. Die Stimulation der TSH-Sekretion der Hypophyse wurde nach Injektion von 200 µg Thyrotropin Releasing Hormon überprüft. Vor der Injektion sowie 30 min danach wurde das TSH mit einer radioimmunologischen Bestimmung im Serum gemessen [4].

Vor Beginn der Fastenperiode sowie in der 3. Woche des totalen Fastenzustandes wurden die Glycerinspiegel im Serum nach der enzymatischen Methode bestimmt. Neben dem basalen Spiegel wurden die Werte 2, 15 und 85 min nach einer glukosestimulierten Insulinsekretion bestimmt.

Ergebnisse und Diskussion

Bei den basalen TSH-Spiegeln sind nur erhöhte Werte erkennbar, erniedrigte TSH-Spiegel lassen sich nicht mit genügender Zuverlässigkeit abgrenzen. Deshalb sind sichere diagnostische Aussagen nur nach Belastung mit TRH zu erwarten. Die gefundenen TSH-Anstiege 30 min nach intravenöser Gabe von 200 µg TRH wurden auf die bei denselben Patienten gefundenen T_4-Werte bezogen (Abb. 1). Auf Grund eines großen normalgewichtigen, nicht schilddrüsenerkrankten Kollektivs konnte der viereckige schraffierte Normalbereich gefunden werden. Die

Werte der Adipösen lagen innerhalb dieses Normalbereiches. Bei primärer, thyreogener Hypothyreose wäre damit zu rechnen, daß bereits der basale TSH-Spiegel erhöht läge, was nicht der Fall war. Nach TRH-Stimulation sollte dann ein Anstieg weit über den hier dargestellten Normalbereich zu finden sein. Unter der Prämisse einer normalen hypothalamisch-hypophysären Funktion ist hiermit eine

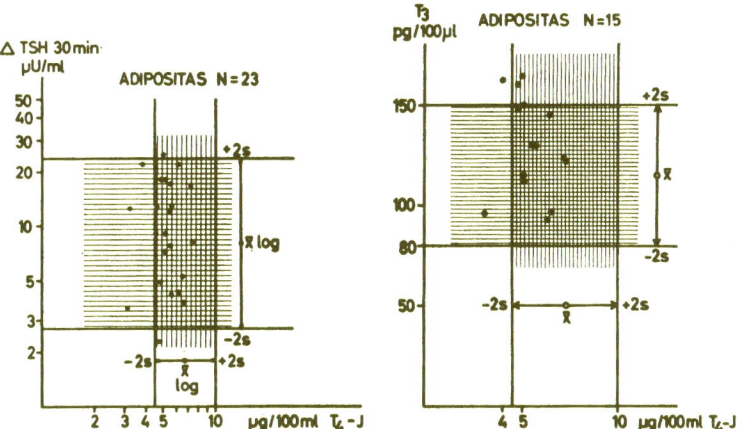

Abb. 1. Linke Spalte: TSH-Anstieg nach 200 µg TRH bezogen auf den Gesamtthyroxinspiegel derselben Adipösen. Rechte Spalte: Gesamttrijodthyroninspiegel bezogen auf den Gesamtthyroxinspiegel derselben Adipösen. Das schraffierte Viereck = Normalbereich

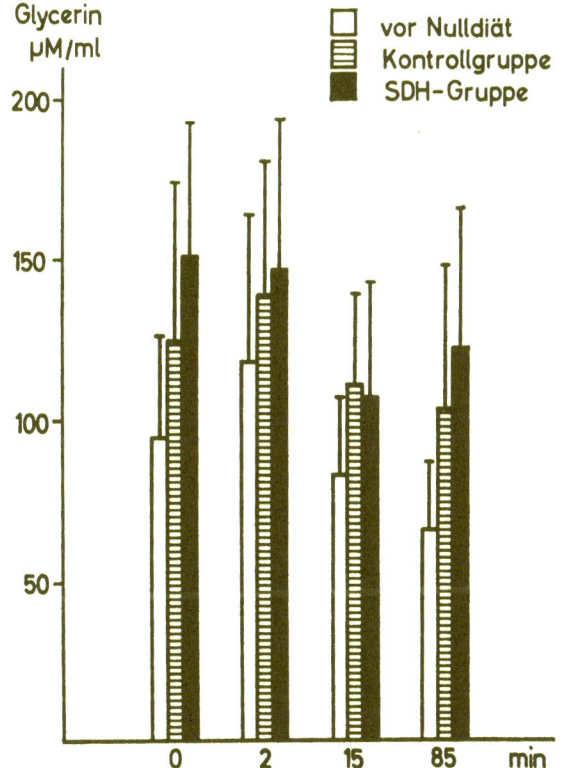

Abb. 2. Serumglycerinspiegel bei 23 Adipösen vor Einleitung einer Nulldiät sowie in der 3. Woche einer totalen Fastenkur mit und ohne Schilddrüsenhormontherapie

primäre Hypothyreose bei Adipositas ausgeschlossen. Allerdings fällt auch hier auf, daß, wie früher das proteingebundene Jod, jetzt die Thyroxinspiegel im unteren Bereich der Norm liegen.

Die Werte des Gesamttrijodthyronins bei den Adipösen finden sich ebenfalls im Normalbereich, der ebenfalls schraffiert dargestellt ist (Abb. 1). Diesmal liegen die Werte verstreut innerhalb des Normalbereiches.

Zusammenfassend läßt sich also sagen, daß bei der Adipositas eine normale Schilddrüsenfunktion vorliegt.

Wie bereits auf dem Kongreß der Deutschen Gesellschaft für Innere Medizin 1972 mitgeteilt, führt eine niedrig dosierte zusätzliche Schilddrüsenhormontherapie während der Fastenkur zu einem signifikant stärkeren Gewichtsverlust [5]. Wir führten diese Zusatztherapie auf Grund des früher in vitro erhobenen Befundes einer durch Trijodthyronin ausgeprägt stimulierbaren Lipolyse der isolierten Rattenfettzelle durch. Inzwischen konnte nachgewiesen werden, daß die isolierte menschliche Fettzelle diese vermehrte lipolytische Aktivität unter T_3-Einwirkung ebenfalls zeigt [6]. Beim Vergleich Normalgewichtiger und Adipöser fand sich kein Unterschied im Ausmaß der T_3-stimulierten lipolytischen Aktivität.

Zur Überprüfung der Lipolyse während der Fastenkur bestimmten wir bei unserem Adipösenkollektiv den Spiegel des freien Glycerins basal unter Grundumsatzbedingungen sowie 2, 15 und 85 min nach einer glukosestimulierten Insulinsekretion. Wie zu erwarten war, fand sich bei einem so polyfaktoriell beeinflußten Geschehen wie der in vivo Lipolyse ein breiter Streubereich bei unseren Adipösen. Eine Hälfte unseres Adipösenkollektivs erhielt während der Fastenkur täglich 60 µg Trijodthyronin in 3 Einzeldosen über den Tag verteilt. In dieser Gruppe wurde der Glycerinspiegel in der dritten Woche der Fastenkur 1 bis 2 Std nach Einnahme von 20 µg Trijodthyronin gemessen (Abb. 2). Der Anstieg des peripheren Glycerinspiegels im Vergleich zur Bestimmung vor Einleitung der Fastenkur zeigt, daß in der mit Schilddrüsenhormon behandelten Gruppe im Mittel ein höherer Glycerinspiegel basal und 85 min nach der insulininduzierten Antilipolyse zu finden ist. Am Gipfelpunkt der Insulinwirkung 15 min nach glukosestimulierter Insulinsekretion war dieser Unterschied ausgeglichen. Dieser allerdings bislang noch nicht statistisch zu sichernde Befund entspricht unseren in vitro an der isolierten Fettzelle erhobenen Ergebnissen. Hier wurde der lipolytische Effekt von Trijodthyronin durch Zugabe einer Insulinkonzentration von 30 µU/ml an ebenfalls aufgehoben.

Auf dem Hintergrund dieser Befunde sei nochmals die Frage einer zusätzlichen Schilddrüsenhormontherapie in der Adipositasbehandlung aufgegriffen. Da bei Adipösen eine normale Schilddrüsenfunktion vorliegt, handelt es sich bei einer solchen zusätzlichen Schilddrüsenhormontherapie nicht um den Ausgleich eines Hormondefizits. Weiterhin erscheint eine zusätzliche Therapie mit niedrigen Schilddrüsenhormongaben nur im totalen Fastenzustande erklärbar, da nur hier Insulinspiegel vorliegen, die eine gewünschte lipolytische Aktivität von Trijodthyronin nicht überdecken.

Selbstverständlich sind Schilddrüsenhormongaben, die zu einer Hyperthyreosis factitia führen (wie sie z. T. in drastischem Ausmaß in der Literatur beschrieben worden sind), ein unverantwortbares Vorgehen. Wegen der Umwandelbarkeit von Thyroxin in Trijodthyronin ist die Wahl des Schilddrüsenhormonpräparates letztlich gleichgültig, wesentlich ist nur die Dosierung. Nach unseren bisherigen Erfahrungen hat sich eine tägliche Dosierung von 50 µg T_4 und 10 µg T_3 am besten bewährt.

Abschließend sei noch einmal festgehalten, daß wir die Schilddrüsenhormongabe in der Adipositastherapie als einen Zusatz betrachten, der in keiner Weise einen Ersatz für die grundlegende Maßnahme einer reduzierten Kalorienzufuhr darstellt. Der während einer totalen Fastenkur zu erzielende Zugewinn in der Gewichtsreduktion durch die beschriebene zusätzliche Schilddrüsenhormontherapie stellt jedoch nach unseren Erfahrungen für den Patienten ein höchst erfreuliches Ergebnis dar.

Literatur

1. Scriba, P. C., Richter, J., Horn, K., Beckeband, J., Schwarz, K.: Klin. Wschr. **45**, 323 (1967). — 2. Habermann, J., Henner, J., Horn, K., zur Horst, I., Scriba, P. C.: Acta endocr. (Kbh.) Suppl. **159**, 7 (1972). — 3. Horn, K., Blümel, K. R., Koeppen, D., Scriba, P. C.: Acta endocr. (Kbh.) Suppl. **184**, 73 (1974). — 4. Pickardt, C. R., Erhardt, F., Grüner, J., Horn, K., Scriba, P., C.: Klin. Wschr. **50**, 1134 (1972). — 5. Hofmann, G.-G., Lampl., L. L., Horn, K., Rahlphs, V., Schwarz, K.: Verh. dtsch. Ges. inn. Med. **78**, 1294 (1972). — 6. Hofmann, G.-G., Schneider, G., Krick, L.: Acta endocr. (Kbh.), Suppl. **184**, 103 (1974).

GRABS, V., SCHUMANN, J., BEYER, J., RETIENE, K. (Zentrum Innere Med. Univ. Frankfurt, Abt. f. Endokrinologie u. Zentrum d. Chirurgie, Abt. f. Allgemein- u. Abdominalchirurgie): **Verhalten von TSH und RIA-T_3 nach subtotaler Strumaresektion bei Hyperthyreose mit endokriner Ophthalmopathie**

Die Pathogenese der endokrinen Ophthalmopathie und ihre Beziehung zu Erkrankungen der Schilddrüse sind auch heute noch nicht geklärt. Verbreitet ist die Ansicht, daß eine Strumaresektion bei Hyperthyreose eine Ophthalmopathie auslösen oder verschlimmern könne [4, 11]. Als Ursache wird ein schneller Hormonabfall mit reaktiver thyreotroper Stimulation und vermehrter Ausschüttung des exophthalmusproduzierenden Faktors (EPF) angesehen. Dagegen sprechen neuere Untersuchungen für die pathogenetische Bedeutung eines immunologischen Geschehens an Schilddrüse und Retrobulbärgewebe [1, 5, 8, 9]. Die Unabhängigkeit der Erkrankung von der hypophysären Steuerung ergibt sich auch aus neueren Befunden der Funktionsdiagnostik wie einer fehlenden Stimulierbarkeit der TSH-Sekretion durch TRH sowie einer Störung der T_3/T_4-Relation [2, 3, 6, 7]. Dies regte uns an, die endokrine Regulation nach subtotaler Strumaresektion wegen Hyperthyreose mit endokriner Ophthalmopathie zu überprüfen und die Befunde auf den postoperativen Verlauf der Ophthalmopathie zu beziehen.

Krankengut und Methodik

Im Zeitraum 1965 bis 1972 wurden wegen einer Hyperthyreose an der Chirurgischen Universitätsklinik Frankfurt 55 Pat. strumektomiert. 39 konnten nachuntersucht werden. Bei 15 Pat. fehlten präoperativ Augenveränderungen, bei 2 entwickelte sich erst postoperativ eine Ophthalmopathie des Grades III der neuen Klassifikation. 24 Kranke hatten bereits präoperativ eine Augenbeteiligung. Dabei lag bei 19 der Grad III, bei 4 der Grad IV und einmal der Grad V vor. Postoperativ trat zweimal unter Zunahme der Protrusio bzw. Auftreten von Augenmuskelparesen eine Verschlechterung ein. Achtmal blieb der Zustand unverändert, bei 14 Pat. besserte er sich.
Von diesen insgesamt 26 Pat. mit Ophthalmopathie konnte bei 17 eine TSH-Bestimmung vor und nach Stimulation mit 200 µg TRH[1] sowie eine Messung des basalen T_3-Serumspiegels durchgeführt werden. 10 von ihnen waren bis zum Untersuchungstag mit einer unterschiedlich hohen Hormondosis substituiert (50 µg T_4 + 10 µg T_3 bis 125 µg T_4 + 25 µg T_3). Die übrigen 7 Pat. hatten nach der bis zu 8½ Jahren zurückliegenden Operation keine Schilddrüsenhormone erhalten. 7 der substituierten Pat. wurden nach einem 4wöchigen Auslaßversuch nochmals getestet. Bei keinem der 17 Pat. war postoperativ eine konsequente Therapie der Ophthalmopathie erfolgt. Alle Patienten waren mit einer Ausnahme am Untersuchungstag

---

[1] Das Prüfpräparat Nr. Ro 8-6270 wurde uns freundlicherweise von der Fa. Hoffmann-La Roche, Basel, zur Verfügung gestellt.

klinisch und auf Grund der Routine-Laborparameter PBJ, T_3-in-vitro-Test und Gesamt-T_4 [2] euthyreot, 1 Pat. war hypothyreot. Von den 7 Pat. des Auslaßversuchs boten 4 Pat. bei den Routine-Laboruntersuchungen Grenzwerte zur Hypothyreose. Hinsichtlich des Schweregrades der Ophthalmopathie waren je 1 Pat. dem Grad IV und V, die anderen dem Grad III zuzuordnen; lediglich die Patientin mit dem Grad IV wies sichere Aktivitätszeichen auf.

TSH wurde radioimmunologisch in Abwandlung der von Odell et al. [10] angegebenen Doppelantikörpermethode bestimmt, wobei der Antikörper der Fa. Calbiochem, ^{125}J-markiertes TSH der Fa. Sorin sowie der Referenzstandard A des Medical Research Council London benutzt wurden (Normalbereich: basal <1,65 bis 6 µU/ml, stimuliert mit 200 µg TRH nach 30 min 4 bis 18 µU/ml). Zur T_3-Messung verwandten wir das RIA-mat-T_3-Testbesteck der Fa. Byk-Mallinckrodt (Normalbereich: 100 bis 183 ng/100 ml).

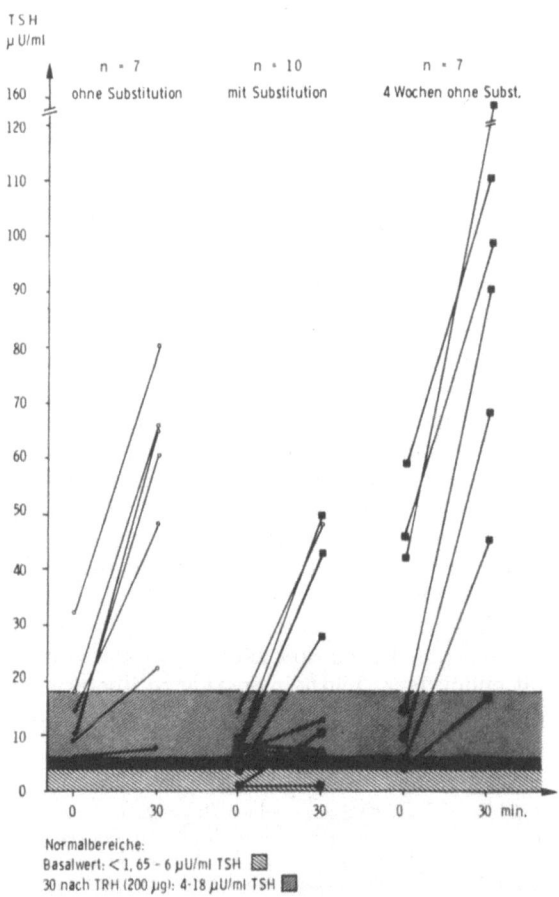

Abb. 1. Serum-TSH vor und 30 min nach 200 µg TRH i.v. nach Strumaresektion bei Hyperthyreose und endokriner Ophthalmopathie

Ergebnisse und Diskussion

Die Analyse der Serum-TSH-Konzentrationen ergab folgendes Bild (Abb. 1): Mit einer Ausnahme waren bei allen unsubstituierten Patienten die basalen TSH-Werte über die Norm erhöht. Nach TRH-Stimulation kam es in der Regel zu einer überschießenden Reaktion, in dem genannten Ausnahmefall erfolgte von einem

---

[2] Wir danken Herrn Prof. Dr. W. Lorenz, Zentrum der Radiologie, Abt. für Strahlentherapie und onkologische Nuklearmedizin der Universität Frankfurt a. M. für die Bestimmung von PBJ, T_3-in-vitro-Test und Gesamtthyroxin.

hochnormalen TSH-Wert kein Anstieg. Hier handelte es sich um die Patientin, die klinisch eine deutliche Aktivität der Ophthalmopathie mit postoperativer Verschlimmerung bot. In der Gruppe der 10 Patienten unter Substitution fanden wir ohne exakte Korrelation zur Dosis unterdrückte, normale oder leicht erhöhte Basalwerte; die Stimulierbarkeit fehlte, war normal oder überschießend. Bei den Patienten dieser Gruppe zeigten sich nach der vierwöchigen Substitutionskarenz überwiegend erhöhte basale TSH-Konzentrationen sowie im Vergleich mit den anderen Gruppen extreme Stimulationswerte.

Auf der nächsten Abbildung (Abb. 2) ist das Ergebnis der T_3-Bestimmung bei 13 Patienten dargestellt, die mindestens 4 Wochen unsubstituiert waren. Die gefundenen Werte wurden mit dem jeweiligen Anstieg des TSH nach Stimulation verglichen. Im einzigen Falle einer fehlenden Stimulierbarkeit des TSH lag der zugehörige T_3-Wert im hyperthyreoten Bereich. Alle übrigen T_3-Spiegel lagen im Normbereich, die Mehrzahl an dessen oberer Grenze. Zweimal waren bei stark überschießender TSH-Antwort T_3-Konzentrationen im unteren Normbereich auffällig. Einmal handelte es sich um den manifest hypothyreoten Patient, im anderen Falle war aus der Anamnese bekannt, daß ohne Substitution eine Hypothyreose entstanden war.

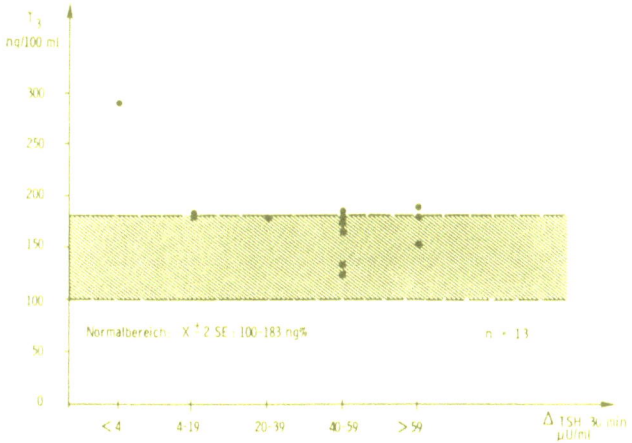

Abb. 2. Serum-T_3 und TSH-Anstieg nach TRH (200 µg) bei strumaresezierten Patienten mit endokriner Ophthalmopathie

Die vorliegenden Untersuchungen lassen folgendes erkennen:

1. In der Regel entstand durch die subtotale Strumaresektion eine präklinische Hypothyreose, gekennzeichnet durch klinisch euthyreoten Zustand bei erhöhten basalen und stimulierten TSH-Werten.

2. In der Gruppe mit postoperativ fehlender Substitution kam es trotz der erhöhten TSH-Konzentrationen zu keiner Aktivierung einer präoperativ bestandenen Ophthalmopathie. Im einzigen Fall einer Verschlimmerung einer präoperativ bestandenen und noch jetzt aktiven Ophthalmopathie war die TSH-Stimulation nach TRH unterdrückt. Bei den 2 Patienten, die erst postoperativ über eine beginnende, jetzt schon lange aber inaktive Ophthalmopathie klagten, lagen unterschiedliche Verhältnisse vor; bei dem einen war postoperativ bis jetzt eine die TSH-Sekretion unterdrückende Dauersubstitution durchgeführt worden, bei dem anderen war eine mit Auftreten der Augensymptomatik eingeleitete Substitution bald unterbrochen worden, ohne daß die entstehende latent hypothyreote Stoffwechsellage eine Aktivierung der Ophthalmopathie hervorgerufen hatte.

3. Die Mehrzahl der unter hoher TSH-Stimulation stehenden Patienten hatte hochnormale T_3-Serumkonzentrationen. Diese waren in der Lage, bei niedrigen T_4-Werten eine klinisch euthyreote Stoffwechsellage aufrechtzuerhalten. Zur Manifestation einer Hypothyreose kam es dann, wenn es der gesteigerten TSH-Sekretion nicht gelang, entsprechend hohe T_3-Konzentrationen zu erreichen. In dem einen Fall mit hyperthyreoter T_3-Konzentration war entsprechend die TSH-Regulation unterdrückt. Hier allein war die Ophthalmopathie noch aktiv.

Zusammenfassend sprechen die Untersuchungsergebnisse gegen die Ansicht, bei einer postoperativ verschlimmerten Ophthalmopathie die primäre Ursache in einer vermehrten hypophysären Aktivität zu sehen. Entsprechend sollte die unter der Begründung einer hypophysären Bremsung vorgenommene Therapie mit rechts- und linksdrehenden Schilddrüsenhormonpräparaten neu überdacht werden, wie dies bereits von Hesch [3] angeregt wurde.

Literatur

1. Donaldson, S. S., Bagshaw, M. A., Kriss, J. P.: J. clin. Endocr. **37**, 276 (1973). — 2. Hesch, R.-D., Hüfner, M., von zur Mühlen, A.: Vth Annual Meeting, European Thyroid Association 1972 (Abstr.). — 3. Hesch, R.-D.: Dtsch. med. Wschr. **97**, 1837 (1972). — 4. Horster, F. A.: Verh. dtsch. Ges. inn. Med. **76**, 771 (1970). — 5. Kriss, J. P., Pleshakov, V., Rosenblum, A. L., Holderness, M., Sharp, G., Utiger, R.: J. clin. Endocr. **27**, 582 (1967). — 6. Loos, U., Rothenbuchner, G., Birk, J., Knapp, G., Ishihara, A., Pfeiffer, E. F.: Acta endocr. (Kbh.) Suppl. **177**, 216 (1973). — 7. von zur Mühlen, A., Hesch, R.-D., Köbberling, J., Emrich, D.: Acta endocr. (Kbh.) Suppl. **155**, 6 (1971). — 8. Munro, R. E., Lamki, L., Row, V. V., Volpé, R.: Meeting American Thyroid Association 1972 (Abstr. 58). — 9. Munro, R. E., Lamki, L., Row, V. V., Volpé, R.: J. clin. Endocr. **37**, 286 (1973). — 10. Odell, W. D., Wilber, J. F., Paul, W. E.: J. clin. Endocr. **25**, 1179 (1965). — 11. Vail, D.: Amer. J. Ophthal. **52**, 145 (1961).

PICKARDT, C. R., ERHARDT, F., HORN, K., LEHNERT, P., SCRIBA, P. C. (II. Med. Klinik Univ. München): **Therapeutische Suppression der TSH-Sekretion bei blander Struma, Rezidivstruma und zur Rezidivprophylaxe nach Strumaresektion**

Das therapeutische Ziel der Schilddrüsenhormonbehandlung der blanden Struma und des Strumarezidivs ist die Rückbildung der Schilddrüsenvergrößerung, in der wir eine adaptative Vermehrung des Gewebes zur Vermeidung eines peripheren Schilddrüsenhormonmangels sehen müssen. Zur Unterhaltung einer bereits ausgebildeten Schilddrüsenvergrößerung reichen normale Thyreotropinspiegel aus [3, 4]. Dementsprechend ist mit der Rückbildung einer Struma erst zu rechnen, wenn durch exogene Schilddrüsenhormonzufuhr die endogene thyreotrope Stimulation supprimiert wird. Zur Vermeidung eines Strumarezidivs genügt es, die endogene TSH-Sekretion lediglich zu normalisieren. Es ging bei dieser Untersuchung darum, die Richtdosen von Schilddrüsenhormon zu finden, die es erlauben, diese therapeutischen Ziele zu erreichen, ohne eine Thyreotoxicosis factitia zu induzieren.

Methoden

Die Thyroxinspiegel wurden mit der competitiven Proteinbindungsanalyse [2] gemessen (Normalbereich: 4,5 bis 10 µg/100 ml). Die TSH-Bestimmung im Serum erfolgte mit der radioimmunologischen Doppelantikörpermethode [1]. Der Normalbereich für die basalen TSH-Spiegel beträgt <1 bis 3,8 µE/ml; für den TSH-Anstieg 30 min nach i.v. Stimulation mit 200 µg Thyreotropin Releasing Hormon (ΔTSH 30 min) 2,7 bis 23,6 µE/ml.

Untersucht wurden ambulante Patienten mit blanden Strumen, Rezidivstrumen und nach Strumaresektion ohne Rezidiv. Die Schilddrüsenhormonbehandlung erfolgte mit Kombinationspräparaten, die Thyroxin und Trijodthyronin im Verhältnis 5:1 enthalten. Die Dosierung wurde in 2- bis 4wöchigen Abständen nach folgendem Schema gesteigert:

Tabl.	$1/2$	$3/4$	1	$1\,1/4$	$1\,1/2$
T_4	50	75	100	125	150
T_3	10	15	20	25	30

Ergebnisse

Schilddrüsenhormonspiegel und TSH-Anstieg vor der Behandlung mit Schilddrüsenhormonen.

Vor der Behandlung wurden 180 Patienten mit blander Struma, 41 Patienten mit Rezidivstrumen und 21 Patienten nach Strumaresektion ohne Rezidiv untersucht.

Die Thyroxinspiegel dieser 3 Gruppen lagen im Mittel signifikant unter dem Mittelwert schilddrüsengesunder Kontrollpersonen (Abb. 1), zeigten aber in diesen 3 Gruppen keine signifikanten Unterschiede zueinander. Die TSH-Anstiege zur 30. min waren aber im Gegensatz zu den Thyroxinspiegeln in den 3 Gruppen verschieden hoch. Der mittlere TSH-Anstieg (Abb. 1) bei blanden Strumen war normal. Im einzelnen hatten nur knapp 10% der Patienten erhöhte basale TSH-Spiegel und eine erhöhte TSH-Antwort nach TRH-Stimulation.

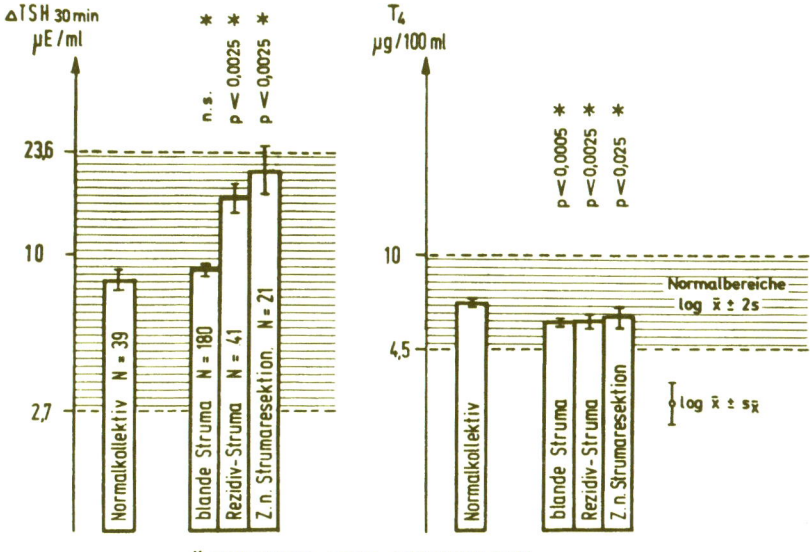

Abb. 1. TSH-Anstieg nach TRH-Stimulation (linke Hälfte) und Thyroxinspiegel (rechte Hälfte) bei blanden Strumen, Rezidivstrumen und bei Zustand nach Strumaresektion im Vergleich zu schilddrüsengesunden Kontrollpersonen

Bei den 41 Patienten mit Rezidivstrumen war der mittlere TSH-Anstieg gegenüber dem Kontrollkollektiv signifikant erhöht (p < 0,0025). Von diesen hatten etwa ein Drittel als Ausdruck des peripheren Schilddrüsenhormonmangels schon erhöhte basale TSH-Spiegel bzw. einen erhöhten TSH-Anstieg.

Dieses Zeichen des peripheren Schilddrüsenhormonmangels fanden wir in der Gruppe der 21 unbehandelten Patienten nach Strumaresektion ohne Rezidiv, schon in der Hälfte der Fälle. Dementsprechend war der mittlere TSH-Anstieg deutlicher, im Mittel aber nicht signifikant höher als bei den Rezidivstrumen.

Diese Befunde zeigen im Hinblick auf die wachstumsfördernde Wirkung des TSH auf das Schilddrüsengewebe die Notwendigkeit einer kontrollierten suppressiven Schilddrüsenhormonbehandlung viel krasser als die in Einzelfällen erniedrigten Thyroxinspiegel.

Wir berichten hier über Untersuchungen zur Dosierung der Schilddrüsenhormonkombinationspräparate.

Suppressive Schilddrüsenhormonbehandlung

Blande Strumen: 61 Patienten mit blanden Strumen konnten unter der stufenweise gesteigerten Schilddrüsenhormonbehandlung bis zur Suppression des TSH-Anstiegs nach TRH-Stimulation verfolgt werden (Abb. 2). Knapp ein Drittel von diesen benötigte 50 µg T_4 + 10 µg T_3 und je ein weiteres Drittel 75 µg T_4 + 15 µg T_3 bzw. 100 µg T_4 + 20 µg T_3. Nur bei 3 Patienten waren die TSH-Anstiege erst bei einer Dosis von 125 µg T_4 + 25 µg T_3 und bei 4 Patienten bei 150 µg T_4 + 30 µg T_3 supprimiert.

Rezidivstrumen: Die suppressive Schilddrüsenhormondosis konnte bei 21 Patienten mit Rezidivstrumen ermittelt werden (Abb. 2). Der TSH-Anstieg war nur bei je einem Fünftel der Patienten mit 50 µg T_4 + 10 µg T_3 bzw. 75 µg T_4 + 15 µg T_3 zu supprimieren. Ein weiteres Drittel benötigte 100 µg T_4 + 20 µg T_3, und schon je 3 der 21 Patienten waren erst bei einer Dosis von 125 µg T_4 + 25 µg T_3 bzw. 150 µg T_4 + 30 µg T_3 supprimiert.

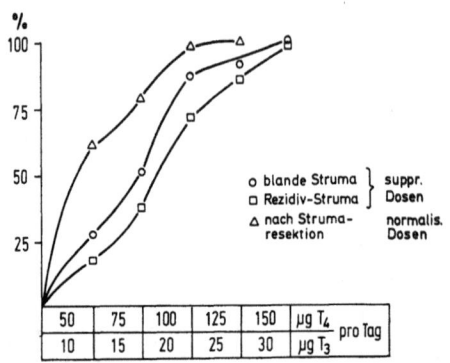

Abb. 2. Suppression bzw. Normalisierung des TSH-Anstiegs nach TRH-Stimulation in Abhängigkeit von der Schilddrüsenhormondosierung. Auf der Ordinate ist kumulativ der prozentuale Anteil der Patienten aufgetragen, bei dem das jeweilige therapeutische Ziel erreicht wurde. Die zugehörigen Schilddrüsenhormondosen sind auf der Abszisse angegeben

Patienten nach Strumaresektion ohne Rezidiv: Das Behandlungsziel der Normalisierung des TSH-Anstiegs nach TRH-Stimulation konnte bei insgesamt 62 Patienten erreicht werden (Abb. 2). Dazu benötigten 60% nicht mehr als 50 µg T_4 + 10 µg T_3, weitere 15% der Patienten 75 µg T_4 + 15 µg T_3. Bei 20% war eine Dosis von 100 µg T_4 + 20 µg T_3 notwendig. Nur bei 1 Patienten konnte eine Normalisierung erst unter 125 µg T_4 + 25 µg T_3 erreicht werden.

Diskussion

Diese Untersuchung zeigt erneut, daß die TSH-Spiegel bei der blanden Struma in der Regel normal sind und zur Unterhaltung der Schilddrüsenvergrößerung ausreichen [3]. Die erhöhten TSH-Spiegel bei knapp 10% der blanden Strumen, bei einem Drittel der Rezidivstrumen und bei etwa der Hälfte der Patienten nach Strumaresektion ohne Rezidiv zeigen, daß das Schilddrüsengewebe unter einem endogenen Proliferationsreiz steht, der zum Ausgleich eines klinisch meist latenten Schilddrüsenhormonmangels unter Zunahme der Schilddrüsengröße führt.

Die Dosierung der Schilddrüsenhormontherapie muß so gewählt werden, daß die endogene thyreotrope Funktion im Fall der ausgebildeten Struma ruhiggestellt wird. Diese suppressiven Dosen sind bei Rezidivstrumen infolge höherer Ausgangswerte des TSH-Anstiegs etwas höher als bei blanden Strumen, während zur Senkung des TSH-Anstiegs in den mittleren Normalbereich nach Resektion einer blanden Struma in der Mehrzahl der Fälle die benötigte Dosis etwas unterhalb der Dosierung bei blanden Strumen liegt.

Die hier angegebenen suppressiven Dosen liegen unter den Schilddrüsenhormonmengen, die zur Vollsubstitution eines athyreoten Patienten benötigt werden. Sie sprechen daher dagegen, daß als Ursache einer TSH-induzierten Schilddrüsenvergrößerung im Endemiegebiet eine periphere Schilddrüsenhormonunterempfindlichkeit diskutiert werden muß.

Literatur

1. Erhardt, F., Marschner, I., Pickardt, C. R., Scriba, P. C.: Z. klin. Chem. **11**, 381 (1973). — 2. Horn, K., Habermann, J., Henner, J., zur Horst, I., Scriba, P. C.: Z. analyt. Chem. **259**, 222 (1972). — 3. Pickardt, C. R., Erhardt, F., Grüner, J., Horn, K., Scriba, P. C.: Klin. Wschr. **50**, 1134 (1972). — 4. Pickardt, C. R., Erhardt, F., Horn, K., Scriba, P. C.: Klin. Wschr. **50**, 1138 (1972).

BOMMER, J., RITZ, E., SCHULZE, B., MEHLS, O. (Ludolf-Krehl-Klinik u. Univ.-Kinderklinik, Heidelberg): **Wachstumsstörungen bei experimenteller Hypothyreose***

Seit der klassischen Beschreibung von Paracelsus aus dem Jahre 1606 [3] ist bekannt, daß ein Ausfall der Schilddrüsenfunktion eine Hemmung des Längenwachstums der Knochen bewirkt, während das Querwachstum verhältnismäßig ungestört verläuft. Die nahezu selektive Hemmung des enchondralen Knochenwachstums infolge Schilddrüsenhormonmangels bei fast ungestörtem periostalen Knochenwachstum legt nahe, daß der Chondrozyt der knorpeligen Epiphysenfuge die Zelle darstellt, die am empfindlichsten auf die wachstumsfördernde Wirkung des Schilddrüsenhormons reagiert.

Wir maßen daher den Einfluß einer experimentellen Hypothyreose auf den Chondroitinsulfatumsatz in der proximalen Tibiaepiphyse und Metaphyse der Ratte. Chondroitinsulfat (Ch-S), welches sich in hoher Konzentration in der interzellulären Knorpelmatrix findet, stellt einen chemisch gut zu bestimmenden Indikator für die Syntheseleistung der Chondrozyten dar.

Material und Methoden

Die Hypothyreose wurde bei 80 g schweren männlichen Wistarratten durch totale Thyreoidektomie 3 Wochen vor Versuchsende herbeigeführt. Die Parathyreoideae wurden gleichzeitig entweder mit der Thyreoidea entfernt oder in die Halsmuskulatur transplantiert. Bei Kontrolltieren erfolgte lediglich eine Parathyreoideatransplantation. Die Funktion der transplantierten Parathyreoideae wurde durch Bestimmung der Serum-Calciumspiegel am fastenden Tier überprüft. Die Hypothyreose wurde durch Messung des Serum-PBJ-Spiegels und durch ^{131}J-Ganzkörper-Autoradiographie gesichert.

Alle Tiere erhielten am 21. Tag nach Operation 50 μCi Radiosulfat (S 35 c.f.) intraperitoneal pro 100 g Körpergewicht. 2, 12, 48 Std später wurde die Radiosulfataktivität im Serum bestimmt. 48 Std nach Radiosulfatgabe wurden die Tiere getötet. Gelenkknorpel, Epiphysenfugenknorpel und Metaphyse der proximalen Tibia beiderseits wurden sorgfältig präpariert, mit kalter physiologischer Kochsalzlösung gespült und konserviert. Anschließend wurden die Proben folgendermaßen getrennt aufgearbeitet: 1. Entkalkung (10% EDTA, pH 7,4, 7 °C, 48 Std). 2. Entfettung (Chloroform/Methanol 2:1 (Vv) bei 80 °C, 6 Std). 3. Nach Bestimmung

---

* Mit der freundlichen Unterstützung der DFG.

des Trockengewichtes enzymatische Verdauung (Papain 1 Manson U/mg in 0,5% EDTA, Cystinchlorid 0,05 M, Phosphat 0,1 M, ph 6,4, 5 Tage). 4. Dialyse in Visking-Zelluloseschläuche gegen H_2O (48 Std). 5. Nach Zentrifugation erfolgte die Lyophilisation des Überstandes. Anschließend wurde in einem Aliquot des in Aqua dest. gelösten Lyophilisats die S35-Aktivität gemessen. In einem anderen Aliquot wurde Ch-S mittels Zelluloseacetatelektrophorese aufgetrennt. Nach Alcianblaufärbung (0,5% saure Alcianblaulösung) konnte der Ch-S-Gehalt durch Extinktionsvergleich (Vitatron-Densitometer) mit einem käuflichen Ch-S-Standard quantitativ bestimmt werden. Zur Messung des Radiosulfateinbaus in vitro wurden die proximale Tibiaepiphyse, Epiphysenfuge und Metaphyse 3 Std in 2 ml KBR-Phosphatpuffer mit 5,5 mM/l Glucose und 20 µCi S35 oder 5 µCi U-C14-D-Glucose inkubiert. Anschließend erfolgte die Aufarbeitung des Materials in der oben beschriebenen Weise. Die Aktivität des „sulfation-factors" im Serum wurde mit dem Bioassay nach McConaghey [2] durch Bestimmung des S35-Einbaus im Rippenknorpel von Testratten gemessen.

Tabelle 1. Übersicht der Radiosulfataktivität im Serum, Chondroitinsulfatgehalt und in vivo-Radiosulfateinbau in Gelenkknorpel, Epiphysenfuge und Metaphyse der proximalen Tibiae bei euthyreoten Kontrolltieren (eu, n = 14) und hypothyreoten Tieren mit (hypo, n = 10) und ohne Nebenschilddrüsen (hypo PTx, n = 8) ($\bar{x} \pm SD$)

		eu	hypo	hypo PTx
Radiosulfataktivität im Serum	[cpm/µl]			
[2 Std]		779,3 ± 192,4	1549,9 ± 260,2	1228,1 ± 400,4
[12 Std]		32,9 ± 5,5	137,4 ± 40,2	75,6 ± 27,8
[48 Std]		12,4 ± 4,8	17,7 ± 4,1	12,3 ± 5,1
Gelenkknorpel				
Trockengewicht	[mg]	7,6 ± 1,8	4,1 ± 0,7	6,3 ± 1,1
Ch-S-Gehalt	[µg/mg Tg.]	6,4 ± 0,25	44,0 ± 2,1	28,8 ± 0,5
Einbaurate	[cpm/mg Tg.]	1661 ± 97	10462 ± 1424	6511 ± 1440
spez. Einbaurate	[cpm/µg Ch-S]	259 ± 19	236 ± 24	226 ± 54
Epiphysenfuge				
Trockengewicht	[mg]	14,1 ± 5,31	5,0 ± 1,4	5,8 ± 1,6
Ch-S-Gehalt	[µg/mg Tg.]	9,0 ± 0,69	23,2 ± 2,7	13,5 ± 1,0
Einbaurate	[cpm/mg Tg.]	7087 ± 765	20978 ± 2060	10433 ± 1667
spez. Einbaurate	[cpm/µg Ch-S]	784 ± 119	909 ± 104	778 ± 175
Metaphyse				
Trockengewicht	[mg]	39,7 ± 3,3	31,9 ± 7,2	28,3 ± 7,3
Ch-S-Gehalt	[µg/mg Tg.]	0,4 ± 0,3	1,7 ± 0,2	1,5 ± 0,05
Einbaurate	[cpm/mg Tg.]	171 ± 159	1173 ± 130	976 ± 90
spez. Einbaurate	[cpm/µg Ch-S]	366 ± 58	700 ± 165	644 ± 47

Ergebnisse und Diskussion

Der Ch-S-Gehalt war bei hypothyreoten Tieren mit und ohne Parathyreoideae sowohl im Gelenkknorpel als auch im Epiphysenfugenknorpel und der primären Spongiosa der Metaphyse erhöht (Tabelle 1). Die Radiosulfateinbaurate, bezogen uf Gewichtseinheit entkalkten, entfetteten und getrockneten Gewebes, war bei hypothyreoten Tieren sowohl im Gelenkknorpel als auch Epiphysenfugenknorpel und Metaphysenspongiosa signifikant erhöht (Tabelle 1). Der vermehrte Einbau von Radiosulfat wurde sowohl in Anwesenheit als auch in Abwesenheit endogenen Parathormons beobachtet. Demgegenüber verschwand der Unterschied zwischen hypo- und euthyreoten Tieren, wenn der Radiosulfateinbau als spezifische Einbaurate (d. h. Einbau bezogen auf Gewichtseinheit Ch-S) berechnet wurde.

Hypo- und euthyreote Tiere sind in diesem Versuch jedoch nicht streng vergleichbar, da die mittlere Radiosulfataktivität im Serum ($_0^{48}\!\int$ cpm × dt) in beiden Gruppen unterschiedlich war (Tabelle 1). Unter Berücksichtigung der höheren Radiosulfatspiegel bei hypothyreoten Tieren legen die Ergebnisse des in vitro-Radiosulfateinbaus nahe, daß bei hypothyreoten Tieren eine größere Menge Ch-S mit verminderter Geschwindigkeit umgesetzt wird. Die Annahme konnte durch in vitro-Inkubationsstudien direkt bestätigt werden. Nach Inkubation in KBR-Bicarbonatpuffer mit trägerfreiem Radiosulfat wurde in der proximalen Tibia ein verminderter Radiosulfateinbau bei Hypothyreose gemessen. Die spezifische Einbaurate (cpm/µg Ch-S) war bei hypothyreoten Tieren erniedrigt (Tabelle 2).

Der Gesamtradiosulfateinbau in die Wachstumszone pro Gewichtseinheit entkalkten, entfetteten und getrockneten Gewebes war ebenfalls gegenüber euthyreoten Tieren erniedrigt. Als Ursache für die Erniedrigung des Radiosulfateinbaus konnte bei hypothyreoten Tieren eine Änderung des Sulfatierungsgrades oder eine Änderung des intrazellulären Sulfatkompartments unwahrscheinlich gemacht werden, da mit der Verminderung des Radiosulfateinbaus eine Verminderung des Radioglucoseeinbaus einherging (Tabelle 2). Eine entsprechende Erniedrigung der „sulfation factor"-Aktivität konnte im Serum hypothyreoter Ratten gegenüber euthyreoten Kontrolltieren nicht nachgewiesen werden [1].

Tabelle 2. Spezifische Einbaurate in vitro von S35 bzw. U-C14-D-Glucose bei euthyreoten (eu, n = 6) und hypothyreoten (hypo, n = 5) in cpm/µg Ch-S ($\bar{x} \pm SD$)

	S35	U-C14-D-Glucose
eu	7208 ± 2597	11708 ± 3762
hypo	2714 ± 308	6744 ± 1731

Der Erniedrigung der Ch-S-Synthese entsprach bei den Versuchstieren ein verzögertes Längenwachstum sowohl bei Messung der Gesamtkörperlänge (eu: 18,5 ± 0,6; hypo: 15,7 ± 0,8; hypo PTx: 15 ± 0,4 cm) wie auch der Unterschenkellänge (eu: 4,45 ± 0,12; hypo: 3,9 ± 0,15; hypo PTx: 3,83 ± 0,09 cm). Morphometrische Messungen der Wachstumszone der proximalen Tibia zeigten, daß bei hypothyreoten Tieren die Epiphysenfuge, bezogen auf die Unterschenkellänge, verbreitert ist.

Die vorgelegten Befunde sind vereinbar mit der Annahme, daß der einzelne Chondrozyt pro Zeiteinheit weniger Ch-S produziert, jedoch infolge seiner verlängerten Lebensdauer in der Lage ist, eine normale Gesamtmenge Ch-S zu synthetisieren. Offensichtlich wird bei der Hypothyreose die verminderte Zelleistung, d. h. Ch-S-Syntheserate, ausgeglichen durch eine Verlängerung der Lebensdauer der Zelle, so daß die pro Zelle synthetisierte Matrixmenge in etwa normal bleibt.

Literatur

1. Bommer, J., Ritz, E., Krempien, B., Mehls, O., Schulze, B.: Synthesis of Chondroitinsulfate in experimental Hypothyroidism. 20. Symp. dtsch. Ges. f. Endokrin., Abstr. in Acta endocr. Suppl. 1974. — 2. McConaghey: J. Endocr. 52, 1 (1972). — 3. Paracelsus: Aschner, B. (Hrsg.): Sämtliche Werke, Bd. 4, S. 32.

HRUBESCH, M., WAGNER, H., VOSBERG, H., LOEW, H., HAUSS, W. H. (Med. Klinik u. Poliklinik u. Med. Poliklinik Univ. Münster): **Serum-Parathormonspiegel und Nebenschilddrüsenszintigraphie. Ein Beitrag zur Diagnostik des Hyperparathyreoidismus**

Einleitung

Noch immer bereitet die Abgrenzung eines Hyperparathyreoidismus gegenüber anderen Erkrankungen, die mit Hyperkalzämie, Nephrolithiasis, Nephrokalzinose oder Osteopathien einhergehen, häufig Schwierigkeiten. Ist die Diagnose Hyperparathyreoidismus richtig gestellt, gelingt es oft nicht, das zwar vergrößerte, aber immer noch kleine Organ bei der Operation aufzufinden.

In der vorliegenden Arbeit werden die Serum-Parathormonbestimmung zur Funktions- und das Nebenschilddrüsenszintigramm zur Lokalisationsdiagnostik untersucht.

Methoden

Bei Patienten, bei denen auf Grund der klinischen Symptomatik und der bisher üblichen Laboruntersuchungen ein Hyperparathyreoidismus in Frage kam und bei 72 Pat., die einer chronischen Niereninsuffizienz wegen regelmäßig hämodialysiert werden, wurde der Serum-Parathormonspiegel (iPTH) radioimmunologisch gemessen. Verwendet wurden ein Meerschweinchenantiserum gegen bovines PTH (AS 211/32 der Fa. Wellcome), das mit menschlichem OTH kreuzreagiert (O'Riordan), ein nach der von Berson u. Yalow [9] modifizierten Methode von Hunter u. Greenwood [17] mit ^{125}J-markiertes Rinder-PTH (Fa. Wilson, Chicago, USA) und als Bezugsgröße die Rinder-PTH-Standardpräparation des National Institute for Medical Research, Mill Hill, London, in einem sog. Non-Äquilibriumsystem mit einer Inkubationszeit von 48 und weiteren 72 Std nach Zugabe des markierten Antigens. Die Trennung des gebundenen vom ungebundenen Antigen erfolgte mit dextrangesättigter Aktivkohle. Bei 96% von gesunden Probanden läßt sich der Serum-PTH-Spiegel messen, der Normbereich liegt zwischen 0,5 und 5 mU/ml und ist gegeben durch den Mittelwert der PTH-Spiegel von 42 gesunden Probanden ± 2 S (2,33 ± 2,6). Die sog. Inassayvarianz liegt bei 6,4%, die Interassayvarianz bei 11,3%. Bei solchen Patienten, die einen erhöhten PTH-Spiegel aufweisen, wurde in Anlehnung an die von Ashkar et al. [5] angegebene Methode ein Nebenschilddrüsenszintigramm 35 min nach der intravenösen Injektion von 250 µCi ^{75}Se-Methionin und der intramuskulären Injektion von 2 mg Glucagon (Fa. Lilly bzw. Novo) aufgezeichnet. Die Registrierung erfolgte mit einem recti-linearen Scanner mit Impulsspeicherung und statistischer Verarbeitung in einem Kernspeicher mit Sichtgerät wie von Hundeshagen u. von Harsdorf [16] bereits ausführlich beschrieben. Die Suppression der Schilddrüse erfolgte durch die orale Gabe von je 20 Tropfen Lugolscher Lösung und 400 mg Natrium-Perchlorat (= 20 Tropfen IRENAT®) 90 und 30 min vor den Injektionen von Se-Methionin und Glucagon.

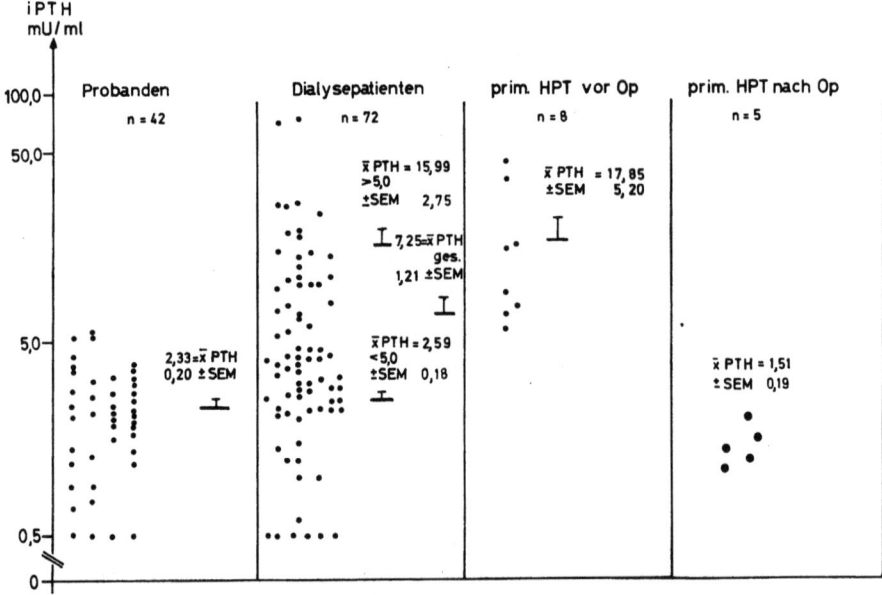

Abb. 1. Serum-Parathormonspiegel (iPTH) bei 42 Probanden, 72 Dialysepat., 8 Pat. mit primärem Hyperparathyreoidismus vor der Operation und bei 5 der 8 Pat. nach der Operation

Ergebnisse

In Übereinstimmung mit den übrigen Untersuchungen wurde bei 8 Patienten auf Grund des erhöhten PTH-Spiegels ein primärer Hyperparathyreoidismus (HPT) festgestellt (Abb. 1). Die PTH-Spiegel lagen bei 7 Patienten mit Werten von 7,2 bis 45 mU/ml deutlich oberhalb des Normbereiches. Bei einer Patientin schwankten die Spiegel bei mehrfacher Bestimmung an verschiedenen Tagen zwischen 4,9 und 6 mU/ml um die obere Normbereichsgrenze. Der Mittelwert in dieser Patientengruppe lag bei 17,85 ± 5,2 mU/ml ($\bar{x} \pm s_{\bar{x}}$). Bei 5 dieser Patienten wurde die Diagnose operativ und histologisch, bei 1 Patientin, die im hyperkalzämischen Koma verstarb, autoptisch gesichert. 2 Patienten entzogen sich bisher der Operation.

A

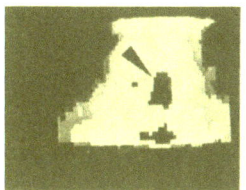

E.S. ♀ 53 J.
iPTH
7,2 mU/ml

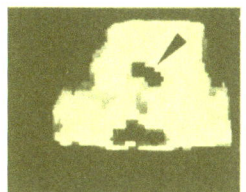

Sr.M. ♀ 62 J.
iPTH
6,0 mU/ml

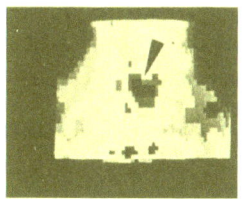

M.S. ♀ 68 J.
iPTH
7,5 mU/ml

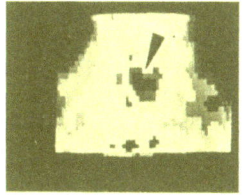

E.L. ♂ 43 J.
iPTH
45,0 mU/ml

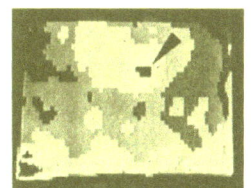

F.H. ♂ 49 J.
iPTH
9,4 mU/ml

Abb. 2a (Legende s. S. 1361)

Von 72 untersuchten Dauerdialysepatienten fanden sich 25 mit eindeutig erhöhtem PTH-Spiegel. In der gesamten Gruppe betrug der Mittelwert 7,25 ± 1,21 mU/ml. Teilt man die Gruppe in Patienten mit normalem PTH (<5) und solche mit erhöhtem PTH (>5), so ergeben sich Mittelwerte von 2,59 ± 0,18 bzw. 15,99 ± 2,75 mU/ml. Bei 5 Patienten mit primärem HPT und bei 21 Dauerdialysepatienten mit erhöhtem Serum-PTH wurde ein Nebenschilddrüsenszintigramm aufgezeichnet, wobei bei allen Patienten mit primärem HPT (Abb. 2a) und bei 20 Dauerdialysepatienten (Abb. 2b) eine deutliche Darstellung der hyperplastischen bzw. adenomatös vergrößerten Nebenschilddrüsen erreicht wurde. Die Kontrollszintigramme eines Patienten mit einem Epithelkörperchen-Ca. (Abb. 2c, links) und eines Dialysepatienten (Abb. 2c, rechts) nach erfolgreich durchgeführter Operation zeigten nur noch eine diffuse Aktivitätsverteilung. Die PTH-Spiegel aller Operierten sanken nach der Operation in den Normbereich ab.

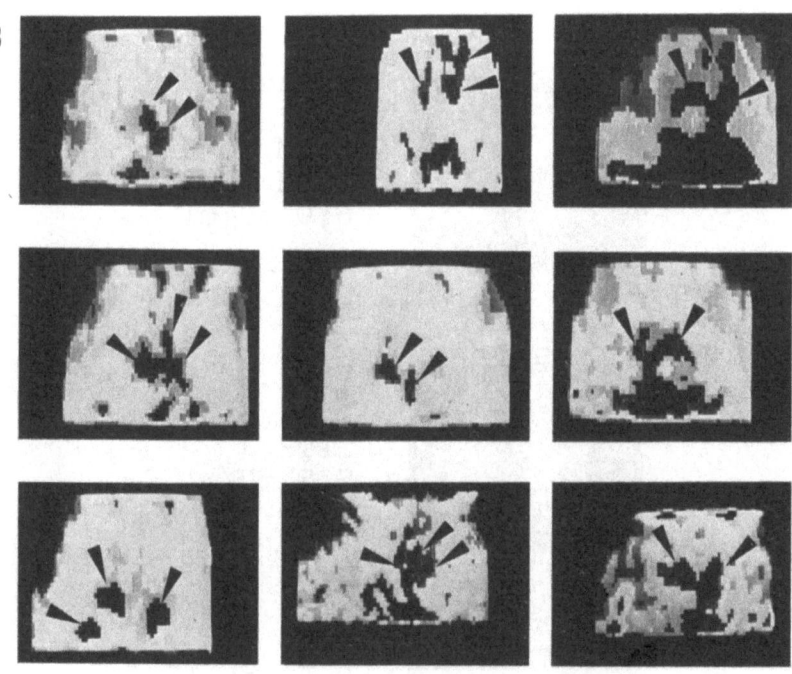

Abb. 2b (Legende s. S. 1361)

Besprechung der Ergebnisse

Die nachgewiesene PTH-Spiegelerhöhung bei Patienten mit primärem HPT stimmt gut mit den Ergebnissen anderer Autoren überein [3, 25, 26]. Während bei einem Teil der Untersucher eine breite Überlappung der PTH-Konzentrationen im Serum Gesunder und von Patienten mit primärem HPT besteht [4, 8, 22, 23], berichten andere über eine deutliche Trennung dieser 2 Gruppen [3, 25, 26]. Die bei uns festgestellte PTH-Erhöhung bei etwa einem Drittel der Dauerdialysepatienten wird ebenfalls von mehreren Autoren beschrieben [21] und stimmt mit histologischen Untersuchungen von Knochenbiopsiematerial durch W. Schulz et al. [29], die bei etwa einem Drittel der untersuchten Dialysepatienten eine Ostitis fibrosa fanden, überein. Von anderen Gruppen werden erhöhte PTH-Werte bei allen dialysierten Niereninsuffizienten beschrieben [7, 19, 27, 28]. Der Grund für die Diskrepanz der Ergebnisse der einzelnen Arbeitsgruppen mag, was die

Dialysepatienten angeht, in unterschiedlichen Dialysegewohnheiten und unterschiedlichen Lebensbedingungen liegen [13]. Das trifft für die gesunden Probanden und Patienten mit primärem HPT sicher nicht zu. Wahrscheinlicher ist der Grund für die unterschiedlichen Ergebnisse in den unterschiedlichen Methoden und vor

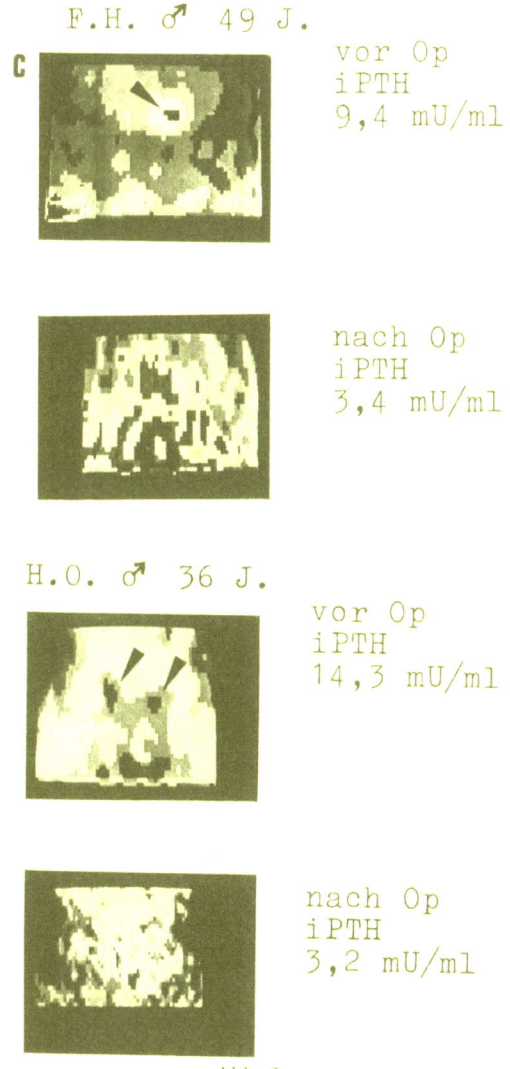

Abb. 2. Nebenschilddrüsenszintigramme (Pfeile ▶ weisen auf die adenomatösen bzw. hyperplastischen Epithelkörperchen) a) bei primärem Hyperparathyreoidismus, b) bei Dauerdialysepatienten mit erhöhtem Parathormonspiegel, c) bei einem Patienten mit primärem HPT (links) und bei einem Dauerdialysepatienten (rechts) vor und nach der Operation

allem in den Unterschieden der verwendeten Antiseren zu suchen [1, 2]. So wurde von Reiss [24], Arnaud [2] und kürzlich von Hesch [15] auf die besonderen Schwierigkeiten bei der PTH-Bestimmung hingewiesen. Trotz dieser Schwierigkeiten ist die PTH-Bestimmung bei Verwendung geeigneter Antiseren für klinische Zwecke wertvoll [2]. Die Szintigraphie nach ^{75}Se-Methionin ist schon länger üblich [11, 14], die Ergebnisse waren häufig aber unbefriedigend. Die Injektion von Glucagon führt über eine vermehrte Kalziumausscheidung [20] und über eine vermehrte Calcitoninsekretion zu einer relativen passageren Hypokalzämie [6, 30]. Gleichzeitig bewirkt Glucagon eine Stimulierung der Katecholaminsekretion [18]. Beide Effekte bewirken, wie verschiedene Autoren für die induzierte Hypokalzämie [4, 8, 22] und Fischer et al. für die Katecholamininfusion [12] nachgewiesen, eine Stimulation der PTH-Sekretion. Die Verbindung der Epithelkörperchenstimulation durch Glucagon mit der Verwendung eines neuen Zusatzgerätes zum Scanner ermöglicht eine kontrastreiche Darstellung hyperplastischer bzw. adenomatös vergrößerter Epithelkörperchen im Halsbereich. Bei ektopischer Lage, etwa im Thoraxraum, dürfte aber auch die Methode wegen des zu geringen Kontrastes bei erheblicher Background-Aktivität durch die großen Blutgefäße versagen. Hier ist sicher die von Davies et al. [10] angegebene Katheterisierung und selektive PTH-Bestimmung in den einzelnen Venenabschnitten vorzuziehen.

Literatur

1. Arnaud, C. D., Goldsmith, R., Sizemore, G., Bordier, P. H.: Clin. Res. **20**, 773 (1972). — 2. Arnaud, C. D.: Metabolism **22**, 1013 (1973). — 3. Arnaud, C. D., Goldsmith, R., Bischoff, J.: J. clin. Invest. **51**, 5 (1972). — 4. Arnaud, C. D., Tsao, H. S., Littledike, T.: J. clin. Invest. **50**, 21 (1971). — 5. Ashkar, F. S., Naya, J. L., Smith, E. M.: J. nucl. Med. **12**, 751 (1971). — 6. Bell, N. H., Kimble, G. B.: J. clin. Invest. **49**, 1368 (1970). — 7. Berson, S. A., Yalow, R. S.: New Engl. J. Med. **277**, 640 (1967). — 8. Berson, S. A., Yalow, R. S.: Science **154**, 907 (1966). — 9. Berson, S. A., Yalow, R. S., Aurbach, G. D., Potts, J. T., Jr.: Proc. nat. Acad. Sci. (Wash.) **49**, 613 (1963). — 10. Davies, D. R., Shaw, D. G., Ives, D. R., Thomas, B. M., Watson, L.: Lancet **1973 I**, 1079. — 11. Di Giulio, W., Beierwaltes, W.: J. nucl. Med. **5**, 417 (1964). — 12. Fischer, J. A., Blum, J. W., Binswanger, U.: J. clin. Invest. **52**, 2434 (1973). — 13. Goldsmith, R. S., Furszyfer, J., Johnson, W. J., Fournier, A. E., Arnaud, C. D.: Amer. J. Med. **50**, 692 (1971). — 14. Haymie, T. P., Otte, W. K., Wright, J. C.: J. nucl. Med. **5**, 710 (1964). — 15. Hesch, R. D.: 20. Symp. Dtsch. Ges. Endokrinol. 27. 1. bis 2. 3. 74. — 16. Hundeshagen, H., von Harsdorf, J.: Electromedica **2**, 56 (1973). — 17. Hunter, W. M., Greenwood, F. C.: Nature (Lond.) **194**, 495 (1962). — 18. Lawrence, A. M.: Ann. intern. Med. **66**, 1091 (1967). — 19. O'Riordan, J. L. W., Page, J.: Quart. J. Med. **39**, 155 (1970). — 20. Paloyan, E., Lawrence, A. M., Strauss, F. H., Paloyan, D., Harper, P. V., Cummings, D.: J. Amer. med. Ass. **200**, 757 (1967). — 21. Popovtzer, M. M., Pinggera, W. F., Hutt, M. P., Robinette, C. D.: Clin. Res. **20**, 219 (1972). — 22. Potts, J. T., Jr., Murray, T. M., Peacock, M.: Amer. J. Med. **50**, 639 (1971). — 23. Potts, J. T., Jr., Deftos, L. J.: In: Duncans Diseases of Metabolism, Vol. II, 6. Ed., p. 613 (Bondy, P. K., Ed.). Philadelphia: W. B Saunders Company 1969 — 24 Reiss, E : V. Intern. Kongr. Nephrol. Mexico City 8.—13. Okt. 1972. — 25. Reiss, E., Canterburg, J. M.: Proc. Soc. exp. Biol. (N.Y.) **128**, 501 (1968). — 26. Reiss, E., Canterburg, J. M.: New Engl. J. Med. **280**, 1381 (1969). — 27. Ritz, E., Krempien, B., Andrassy, K.: Verh. dtsch. Ges. inn. Med. **78**, 1456 (1972). — 28. Ritz, E., Andrassy, K., Krempien, B., Lenhard, V.: Med. Welt **24**, 517 (1973). — 29. Schulz, W., Delling, G., Soian, L., Schulz, A., Gessler, U.: IX. Symp. Ges. Nephrol., Vortrag Nr. 31. Basel 21. 9. 73. — 30. Tashjian, A. H., Howland B. G., Melvin, K. E. W., Hill, C. S., Jr.: New Engl. J. Med. **283**, 890 (1970).

DRINGS, P., SCHMIDT-GAYK, H., RITZ, E., KREMPIN, B., ANDRASSY, K., RÖHER, H. D. (Med. Univ.-Klinik, Chirurgische Univ.-Klinik, Patholog. Inst. Univ. Heidelberg): **Normokalzämischer primärer Hyperparathyreoidismus**

In klassischen Fällen von primärem Hyperparathyreoidismus (HPT) werden eine Hyperkalzämie, Hypophosphatämie und Hyperkalzurie gefunden [9]. Diese typische Konstellation fehlte bei einer 37jährigen Patientin mit hochgradiger Ostitis fibrosa cystica mit Spontanfrakturen und herdförmigen Skelettdestruktionen durch braune Tumoren.

Die Patientin kam zur stationären Abklärung wegen seit 2½ Jahren zunehmenden, sich bei Belastung verstärkenden Knochenschmerzen. Aus der früheren Anamnese ist eine mögliche Pankreatitis im Alter von 11 Jahren zu erwähnen.

Eine Nephrolithiasis bestand anamnestisch nicht (Röntgenaufnahmen der Nieren ergaben auch keine Nephrokalzinose). Die Patientin nahm in den letzten 5 Jahren Antikonzeptiva mit 0,05 mg Östrogen/Tag. Diuretika wurden nicht verabreicht. Die Patientin aß wegen einer Abneigung gegen Milchprodukte eine kalziumarme Kost. Sie mied Sonnenlichtexposition. Eine Nachtblindheit, Diarrhöen oder Fettstühle wurden nicht beobachtet.

Röntgenologisch waren Zeichen eines fortgeschrittenen Knochenumbaus bei Ostitis fibrosa zu erkennen: subperiostale Resorptionszonen an der Radialseite der Mittelphalangen des 2. Fingers, ausgeprägte corticale Längsstreifung und Verschmächtigung der Corticalis durch endostale Arrosionen am Handskelett. Der Schädel zeigte Resorptionsdefekte (Pfefferkornschädel). Es bestanden Akroosteolysen der lateralen Clavicula, des Os pubis und des Os ileum, die zu einer Pseudovergrößerung des akromeoclavicularen und sacroiliacalen Gelenkes sowie zu einer

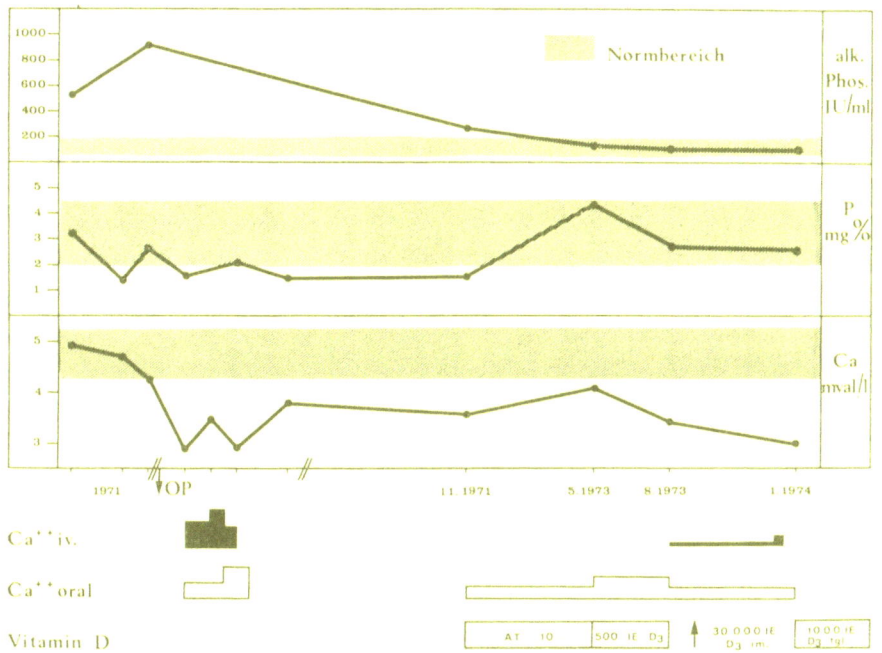

Abb. 1. Darstellung des Verlaufs eines primären und später sekundären Hyperparathyreoidismus mit den Werten des Kalziums, Phosphats und der alkalischen Phosphatase im Serum in Beziehung zur Therapie

Verbreiterung der Symphysenfuge geführt hatten. Im rechten Femur wurde eine ausgedehnte Knochencyste mit Verschmälerung der Corticalis und einer pathologischen Fraktur gefunden.

Histologisch (unentkalktes Beckenkammbiopsiepräparat) konnte ebenfalls eine schwere Ostitis fibrosa nachgewiesen werden (deutliche Markfibrose, zahlreiche An- und Abbaufronten, Faserknochen, jedoch keine verbreiterten osteoiden Säume).

Wiederholte Kontrollen ergaben eine mäßige Hypokalzämie und Normophosphatämie bei einer excessiven Erhöhung der Aktivität der alkalischen Serumphosphatase. Das Serumeiweiß lag im Normbereich. Es bestand kein Hinweis auf eine hyperchlorämische Azidose. Die Urinkalziumausscheidung betrug unter verminderter Kalziumzufuhr 2,7 mval/24 Std, die Phosphatclearance 6 ml/min, das

Urin-pH 5. Bei einem Serumkreatinin von 0,87 mg-%, einer Kreatininclearance von 80 ml/min, einem Serumharnstoff von 20 mg-% und einer Harnsäurekonzentration von 6 mg-% bestand kein Anhalt für eine verminderte Nierenfunktion. Der radioimmunologisch mit einem antibovinen Serum gemessene Serumparathormonspiegel war mit 590 pg aeq/ml (normal 25 bis 413) deutlich erhöht. Das Serumcalcitonin lag mit 175 pg aeq/ml im Normbereich (105 bis 395).

Es wurde operativ ein 3 × 1 × 0,5 cm großes und 7 g schweres Parathyreoideaadenom entfernt, das sich histologisch als typisches Hauptzelladenom ohne Infarktzonen erwies.

9 Monate post operationem wurde in der Beckenkammbiopsie eine ausgeprägte Osteomalazie mit Auftreten zahlreicher osteoider Säume (lamelläres Osteoid) nachgewiesen. Es bestand weiterhin eine Hypokalzämie mit Werten zwischen 3 und 4 mval/l, ein normaler bis erniedrigter Serumphosphatspiegel (1,8 bis 4 mg-%) und eine erhöhte alkalische Phosphatase (70 IU/ml) (Abb. 1). 2 Jahre post operationem wurde die gleiche Konstellation bestätigt.

Tabelle. Parameter des sekundären Hyperparathyreoidismus 2½ Jahre nach Entfernung eines Nebenschilddrüsenadenoms

		Norm	
Serumkalzium	3,4	4,5— 5,1	mval/l
Serumphosphat	2,8	2,5— 4,5	mg-%
Urinkalzium	1	5 —10	mval/24 Std
Phosphatclearance	15,5	6 —16	ml/min
Tubuläre Phosphatreabsorption	79	82	%
Zyklisches AMP	11,2	2,1— 4,8	μMol/g Kreatinin
Kalziuminfusionstest nach Kyle:			
Phosphatclearance vor Infusion		7,7 ml/min	
Phosphatclearance nach Infusion		0,9 ml/min	
Zyklisches AMP vor Infusion		8,3 μMol/g Kreatinin	
Zyklisches AMP während Infusion		2,1 μMol/g Kreatinin	

Die cAMP-Ausscheidung im Urin war gesteigert und wies im Zusammenhang mit der Hypokalzämie auf einen sekundären Hyperparathyreoidismus hin (Tabelle). Durch eine Kalziuminfusion nach Kyle [7] ließ sich die PO_4-Clearance um 88% senken. Ebenso war die gesteigerte cAMP-Ausscheidung während der Kalziuminfusion in den unteren Normbereich supprimierbar.

Ursächlich kommt für die fortbestehende Hypokalzämie eine Malabsorption in Frage. Sie dokumentiert sich in einer eingeschränkten Xyloseresorption (in 5 Std wurden nur 1,7 g im Urin ausgeschieden — normal mehr als 5 g-%).

Diskussion

Epidemiologische Studien an der Mayo-Klinik ergaben, daß röntgenologische Veränderungen am Skelett nur in etwa ein Viertel der Fälle mit chirurgisch gesichertem primärem HPT nachgewiesen sind [8]. Es ist bemerkenswert, daß Patienten mit Ostitis fibrosa in der Regel ein höheres Serumkalzium, niedriges Phosphat und eine höhere alkalische Phosphatase haben [4, 8]. Zusätzlich sind in dieser Patientengruppe die Spiegel des immunreaktiven Parathormons im Serum ebenso wie die Tumorgewichte höher. Daraus wird geschlossen, daß die Ostitis fibrosa sich erst im fortgeschrittenen Stadium des HPT entwickelt. Eine Normokalzämie stellt beim primären HPT mit Ostitis fibrosa die Ausnahme dar [5].

Verschiedene Umstände können zu einer Dissoziation zwischen der kalzämischen Wirkung des Parathormons und dem fibroosteoklastischen Umbau des

Skeletts führen. Es sind dies ein Vitamin D-, Magnesium- und Kalziummangel, eine vermehrte Östrogenzufuhr und eine Niereninsuffizienz [1, 2, 6, 10].

Die histologischen Veränderungen am Skelett und die Serumkalzium- und Phosphatwerte 9 Monate post operationem lassen darauf schließen, daß bei unserer Patientin ein Vitamin D-Mangel als Folge einer Malabsorption der Dissoziation dieser beiden Parathormonwirkungen zugrunde liegt. An diesem Fall lassen sich gewisse Besonderheiten des Verlaufs erkennen, die auch zum Verständnis der Osteopathie bei Niereninsuffizienz beitragen können:

1. In Anwesenheit von Faserknochen ist histologisch die Diagnose einer begleitenden Miniralisationshemmung (Osteomalazie) erschwert.

2. Bei Fortfall der für den hyperkalzämischen Effekt des Parathormons permissiven Wirkung des Vitamin D stellt die Hypokalzämie einen ständigen Sekretionsreiz für die Ausschüttung des Parathormons dar, welcher — auch in Abwesenheit von Vitamin D — durch fibroosteoklastischen Umbau zur fortschreitenden Zerstörung des Altskeletts führt. Es ist vorstellbar, daß die langjährige Malabsorption nicht nur, wie bekannt, eine Hyperplasie der Nebenschilddrüsen, sondern auch ein Nebenschilddrüsenadenom induzieren kann [3].

Herrn Dr. W. H. L. Hackeng, Bergwegziekenhuis, Rotterdam-11, danken wir für die Durchführung dieser Untersuchungen.

Literatur

1. Bodanski, A., Jaffe, H. L.: J. exp. Med. **53**, 591 (1931). — 2. Buckle, R. M.: Lancet **1970 II**, 234. — 3. Davies, D. R., Dent, C. E., Watson, L.: Brit. med. J. **1968 I**, 395. — 4. Dent, C. E., Harper, C. M.: Lancet 1962 I, 559. — 5. Frame, B., Foroozantar, F., Patton, R. B.: Ann. intern. Med. **73**, 253 (1970). — 6. Keynes, W. M., Caird, F. J.: Brit. med. J. **1970 I**, 208. — 7. Kyle, L. H., Canary, J. J., Mintz, D. H., de Leon, A.: J. clin. Endocr. **22**, 52 (1962). — 8. Purnell, D. C., Smith, L. H., Scholz, D. A., Elveback, L. R. Arnaud, C. D.: Amer. J. Med. **50**, 670 (1971). — 9. Raisz, L. R.: New Engl. J. Med. **285**, 1006 (1971). — 10. Woodhouse, N. J. Y., Doyle, F. H., Joplin, G. F.: Lancet **1971 II**, 283.

ZIEGLER, R., MINNE, H., SCHULTHEIS, K. H., FEYEN, H. (Abt. f. Inn. Med., Endokrinologie u. Stoffwechsel, Inn. Med. u. Psychosomatik, Inn. Med. u. Hämatologie, Zentrum f. Inn. Med. u. Kinderheilkunde, Univ. Ulm): **Das diagnostische Problem eines primären Hyperparathyreoidismus bei anderen hypercalcämischen Erkrankungen**

Hypercalcämische Syndrome konfrontieren den Arzt mit erheblichen differentialdiagnostischen Problemen, wobei dem Nachweis oder Ausschluß eines primären Hyperparathyreoidismus (PHPT) wegen der therapeutischen Konsequenzen eine besondere Bedeutung zukommt. An Hand der Schilderung eines klinischen Falles soll auf das gleichzeitige Vorkommen *mehrerer* möglicher Ursachen für eine Hypercalcämie hingewiesen werden.

Kasuistik

Die 40jährige Frau A. M. wurde mit dem typischen Verlauf und der knochenbioptisch gesicherten Diagnose einer Osteomyelosklerose mit myeloischer Metaplasie in unsere Klinik aufgenommen. Folgende Symptome standen im Vordergrund (vgl. Abb. 1): Appetitlosigkeit, Gewichtsabnahme, Temperatur bis 38 °C, Druck und Schmerzen im Oberbauch bei Milztumor, Hustenreiz. Die Laboratoriumsdiagnostik erbrachte eine starke Anämie (Hb 4,9 g- %), 24000 Leukocyten (mit 34 % Blasten), BSG mit 84/146 mm n. W. stark beschleunigt. Harnpflichtige Substanzen auf das doppelte der Norm angestiegen, Serumcalcium mit 6,4 mval und Serumphosphor mit 5 mg- % mäßig erhöht. Unter symptomatischer Therapie (mehrfache Transfusionen von Erythrocytenkonserven, vorsichtige Digitalisierung, hustenreizdämpfende Mittel) kam es bei konstanten sonstigen Laborparametern innerhalb von 10 Tagen zum Leukocytenabfall auf 9200, die diagnostischen Maßnahmen (Röntgenaufnahmen des Skelettes) erbrachten keinen Hinweis auf einen primären Hyperparathyreoidismus. Unter Knochenschmerzen, zunehmender Niereninsuffizienz, Blutungen aus dem Nasenraum verschlechterte sich das Bild, die Leukocyten stiegen auf 23400 an (davon 57% Blasten). Gleichzeitig entwickelte sich eine hypercalcämische Krise (Serumcalcium 9 mval/l, Serumphosphor 5,1 mg-%), die als Begleiterscheinung des Blastenschubes angesehen wurde. Durch intravenöse Phosphatinfusion (vgl. Ziegler et al., 1973) und Glucocorticoidgabe gelang zwar eine rasche Senkung des Calciumspiegels auf 5,5 mval/l, unter den Zeichen des Lungenödems und Herzversagens kam es aber dennoch zum Exitus letalis.

Bei der Autopsie[1] wurden folgende Befunde erhoben:

Im Knochenmark noch deutlich nachweisbare Osteomyelofibrose mit Überwucherung der Fibrose durch leukämische Zellagen (vorwiegend Blasten); Osteoklastennester; Splenomegalie (3850 g) mit extramedullärer Hämatopoese; extra-

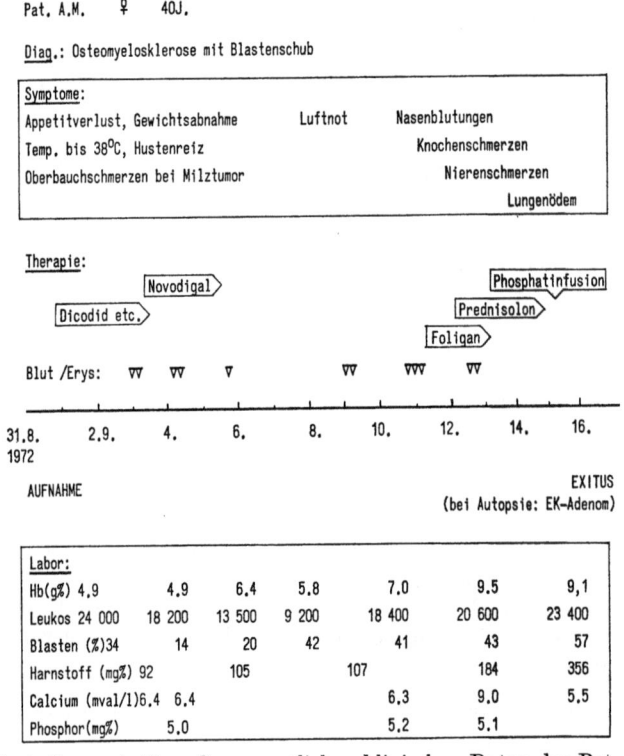

Abb. 1. Synopsis über die wesentlichen klinischen Daten der Pat. A.M.

medulläre Hämatopoese auch in der Leber und in den besonders paraaortal stark vergrößerten Lymphknoten; Lungenödem; Rechtshypertrophie; Schleimhautblutungen; frische Pankreasnekrosen, Nephrocalcinose mit Tubulusnekrosen; *Nebenschilddrüsenadenom* (Größe 20 × 8 mm) linksseits. —

Aus diesem Verlauf geht hervor, daß eine gewisse Gefahr besteht, nach dem Vorliegen einer ausreichenden Erklärung für das Symptom „Hypercalcämie" auf dem Boden einer sicher diagnostizierten Erkrankung einen gleichzeitig bestehenden PHPT zu übersehen: Diese zweite Diagnose wurde im vorliegenden Fall erst nach der Autopsie gestellt.

Wie die Durchsicht der Literatur zeigt, kommt das Nebeneinander mehrerer von einer Hypercalcämie begleitender Erkrankungen in verschiedenen Kombi-

---

[1] Prof. Dr. W. Mohr, Abt. Pathologie II, Univ. Ulm.

nationen vor (vgl. Tabelle): Am häufigsten wurde das gleichzeitige Vorkommen einer Hyperthyreose, die fakultativ mit einer Erhöhung des Serumcalciumspiegels einhergehen kann, und eines PHPT beschrieben (25 Fälle). Ob hier Teilmanifestationen einer endokrinen Polyadenomatose vorliegen, erscheint jedoch zweifelhaft (Parfitt u. Dent, 1970). Eine weitere mehrfach beobachtete Konstellation betrifft die Sarcoidose und den PHPT (13 Fälle); ein causaler Zusammenhang beider Erkrankungen wurde hierbei bisher nicht ersichtlich. Natürlich ist schon aus statistischen Gründen gelegentlich mit dem Zusammentreffen des PHPT mit einer Krebserkrankung, die nicht selten durch Metastasierung in das Skelett eine Hypercalcämie bedingt, zu rechnen (vgl. Dent u. Watson, 1964). Auch bei einzelnen Knochenerkrankungen, die unter besonderen Bedingungen wie Immobilisierung hohe Calciumwerte aufweisen können, wurde gleichzeitig ein PHPT beschrieben, so bei M. Paget und Osteogenesis imperfecta. Das oben geschilderte eigene Beispiel einer leukämischen Erkrankung, die ja ebenfalls bei akuten Verläufen Hypercalcämien entwickeln können (Fröhlich et al., 1972), bezieht auch diesen Formenkreis in die Problematik ein.

Tabelle. Koinzidenz von primärem Hyperparathyreoidismus und anderen Erkrankungen mit Hypercalcämie

Erkrankung	Prim. Hyperparathyr. durch	Autoren (Fallzahl)
Hyperthyreose	23 × Adenom(e)[a]	Parfitt und Dent 1970 (2)
		(+ Übersicht über 21 F. der Lit.)
	2 × Hyperplasien	Raymond und Klotz 1971 (1)
	1 × Carcinom	Ghozlan et al. 1971 (1)
Sarcoidose	10 × Adenom(e)[a]	Winnacker et al. 1969 (1)
		(+ Übersicht über 10 F. der Lit.)
	2 × Hyperplasien	Bohnen et al. 1971 (1)
	1 × ? (mehr Tumoren)	Kuhlencordt et al. 1971 (1)
Uterus Carcinom	Adenom	Dent und Watson 1964 (1)
M. Paget	Adenom	Martin et al. 1964 (1)
		(+ 10 F. der Lit.)
Osteogenesis imperf.	Adenom	Gyay et al. 1968 (1)
Blastenschub bei Osteomyelosklerose	Adenom	Ziegler et al. 1974 (1) (vorliegender Fall)

[a] Dabei 1 Fall mit metast. Schilddrüsencarcinom, Nebenschilddrüsenadenom, Akromegalie, M. Paget und akuter Leukämie.

Hieraus ist zu folgern, daß beim Vorliegen einer Hypercalcämie auch dann mit einem zusätzlichen PHPT gerechnet werden muß, wenn sich die hohen Calciumspiegel zwanglos auf eine andersartige Erkrankung zurückführen lassen. Die gewöhnlichen diagnostischen Maßnahmen wie Calcium- und Phosphorspiegel im Blut und Urin, Hydroxyprolinausscheidung, Röntgenuntersuchungen etc. erlauben häufig keine Differenzierung, es sei denn, es liegt eine eindeutige Hypophosphatämie und Hyperphosphaturie vor. Besonderes Gewicht verdient daher die Knochenhistologie, obwohl auch hier die Osteoklastenvermehrung (s. obiger Fall) der richtigen Deutung entgehen kann. In Zukunft ist eine Sicherung der Diagnose des PHPT einmal von der Messung der Ausscheidung des cyclischen Adenosinmonophosphates im Urin zu erwarten, sobald ihre Spezifität auch im Falle der hier diskutierten Erkrankungen erwiesen ist; zum anderen von der direkten Parathormonbestimmung im Blute, sobald sie für Routinezwecke verläßlich und prompt zur Verfügung steht. Wichtigster Faktor innerhalb dieses Problemkreises bleibt jedoch die Aufgabe des Arztes, an die Möglichkeit *zweier* Ursachen einer Hypercalcämie zu denken.

Literatur

Bohnen, R. F., Jubiz, W., Rallison, M., Stevens, L. E., Tyler, F. H.: J. Amer. med. Ass. **217**, 1385 (1971). — Dent, C. E., Watson, L. C. A.: Brit. med. J. **1964 II**, 218. — Fröhlich, D., Lohrmann, P., Ziegler, R., Heimpel, H.: Verh. dtsch. Ges. inn. Med. **78**, 117 (1972). — Ghozlan, R., Brocheriou, C., Catz, G., Godeau, P.: Nouv. Presse méd. **2**, 771 (1973). — Gyay, F. G., MacNab, I., Yendt, E. R.: Canad. med. Ass. J. **98**, 960 (1968). — Kuhlencordt, F., Lozano-Tonkin, C., Altenähr, E., Kruse, H.: Schweiz. med. Wschr. **101**, 609 (1971). — Martin, M. M., Barr, A. B., Howe, J. S.: Arch. intern. Med. **114**, 482 (1964). — Parfitt, A. M., Dent, C. E.: Quart. J. Med. N.S. **39**, 171 (1970). — Raymond, J. P., Klotz, H. P.: Ann. Endocr. (Paris) **32**, 460 (1971). — Winnacker, J. L., Becker, K. L., Friedlander, M., Higgins, G. A., Jr., Moore, C. F.: Amer. J. Med. **46**, 305 (1969). — Ziegler, R., Minne, H., Bellwinkel, S., Fröhlich, D.: Dtsch. med. Wschr. **98**, 276 (1973).

KREMPIEN*, B., RITZ, E., GEIGER, G. (Patholog. Inst. u. Med. Klinik Univ. Heidelberg): **Veränderungen der Corticalisstruktur des Femur bei sekundärem Hyperparathyreoidismus und ihr Einfluß auf die Biomechanik des Knochengewebes**

Störungen der Biomechanik des Skelettes stellen eine klinisch wichtige Komplikation der chronischen Niereninsuffizienz dar. Sie können die durch eine Langzeithämodialyse angestrebte Rehabilitation niereninsuffizienter Patienten in Frage stellen (Ritz et al., 1971; Krempien u. Ritz, 1972; Tschöpe et al., 1973; Krempien et al., 1974; Griss et al., 1974). Ziel der vorliegenden Untersuchungen war es deshalb, die einer Störung der Biomechanik des Skelettes zugrunde liegenden Strukturveränderungen des Knochengewebes am Beispiel der Femurcorticalis genauer zu analysieren.

Zur Untersuchung gelangten Corticalisstücke aus der Femurdiaphyse (Mitte, vorderer Quadrant) von 40 urämischen Patienten und von 40 skelettgesunden Kontrollfällen. Alle Untersuchungen wurden an unentkalkten Knochendünnschliffen von 70 bis 100 µ Stärke durchgeführt.

Die Femurcorticalis wird aus gleichförmig angeordneten Lamellensystemen der interstitiellen Lamellen und der Haversschen Systeme aufgebaut. Kollagene Fasern und Mineralsalze sind die wichtigsten Bausteine. Ihre Verbindung stellt im Knochengewebe ein der technischen Verbundbauweise vergleichbares Konstruktionsprinzip dar (Knese, 1958). Zugfeste Kollagenfasern und druckfeste Mineralkristalle bilden einen Verbundwerkstoff mit neuen Eigenschaften. Durch den Wechsel der Stiegungswinkel und des Verlaufes der Kollagenfasern in den Einzellamellen wird ein hohes Maß an Festigkeit mit geringem Materialaufwand erreicht. Diese Leichtbauweise des Skelettes (Kummer, 1972) erfordert einen ständigen inneren Knochenumbau, da allein dadurch eine wirkungsvolle Adaptation des Skelettes an statisch-mechanische Anforderungen erreicht werden kann. Der unterschiedliche Verlauf der Kollagenfaserzüge in den Lamellensystemen ist unter polarisiertem Licht an Knochendünnschliffen gut zu erkennen (Abb. 1b). Die Corticalis skelettgesunder Patienten wird durch die Regelmäßigkeit der Strukturdoppelbrechung des Kollagens geprägt.

Der sekundäre Hyperparathyreoidismus führt zu einer beträchtlichen Steigerung der inneren Umbauprozesse im Knochengewebe (high-turnover Osteopathie). Die Steigerung des remodelling führt zum Auftreten von Faserknochen. Er läßt im Gegensatz zum reifen Lamellenknochen eine geordnete Kollagenfasertextur vermissen. Die polarisationsoptische Aufnahme des Knochenschliffes aus der Femurcorticalis bei sekundärem Hyperparathyreoidismus zeigt den Verlust der Strukturdoppelbrechung, während die ungeordnete Eigendoppelbrechung des

---

* Mit Unterstützung durch die Deutsche Forschungsgemeinschaft.

Kollagens erhalten ist (Abb. 1a). Faser- oder Geflechtknochen stellen eine primitive Knochenform dar, die im Skelett des Erwachsenen nur bei überstürzter Knochenneubildung in Erscheinung tritt. Die biomechanischen Eigenschaften des Faserknochens sind schlechter als die des lamellären Knochens (Pritchard, 1956). Da quantitative Untersuchungen über das Ausmaß eines Ersatzes lamellären

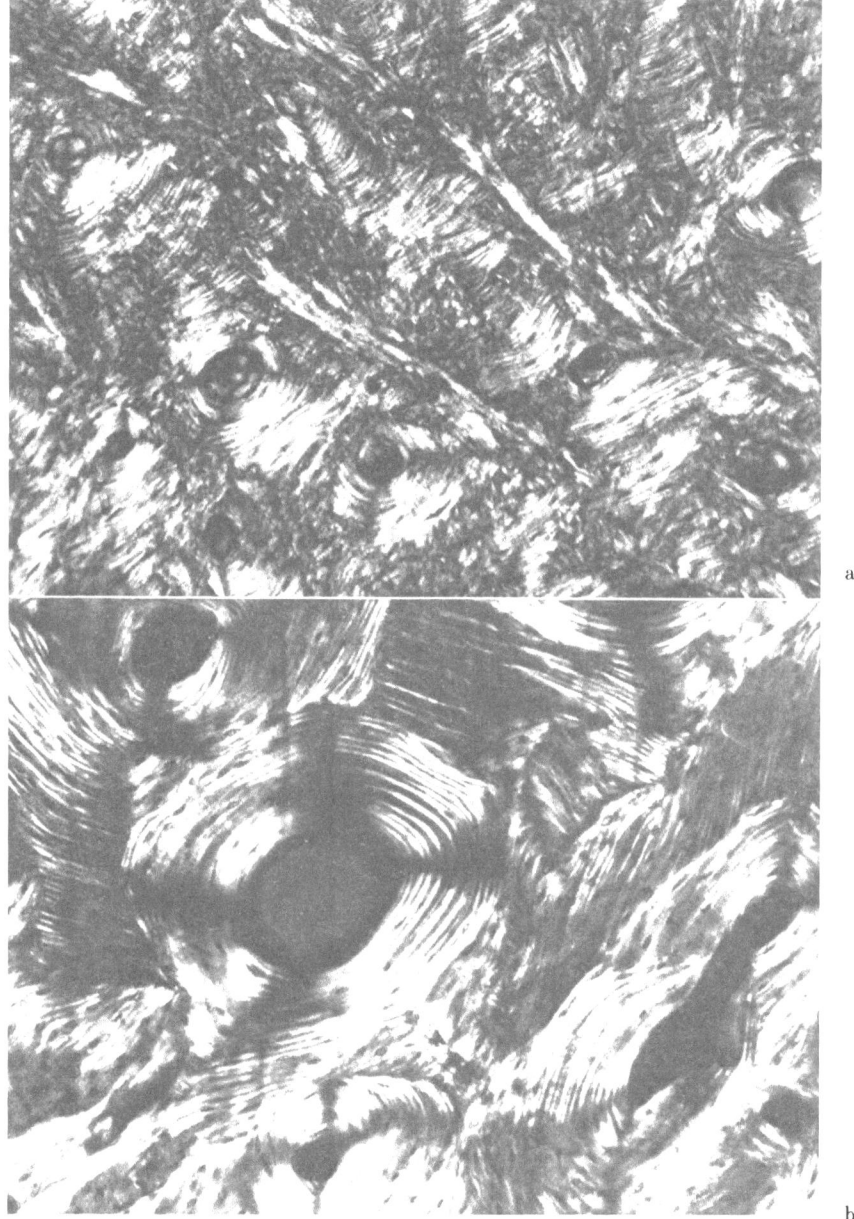

Abb. 1. a) 49 J. alte Frau, chronische Niereninsuffizienz. Unentkalkter Knochendünnschliff, Femurcorticalis. Faserknochen mit regellosem Verlauf der Kollagenfasern und Verlust der Strukturdoppelbrechung. b) 40 J. alter Mann, Kontrolle. Lamellärer Knochen mit geordneter Doppelbrechung. Mikrophotogramme, Polarisationsoptik, Vergr. 1:100

Knochengewebes durch Faserknochen bei sekundärem Hyperparathyreoidismus nicht vorliegen, haben wir bei 17 Patienten den Faserknochenanteil morphometrisch bestimmt. Es ergaben sich die folgenden Werte: Osteone Urämie

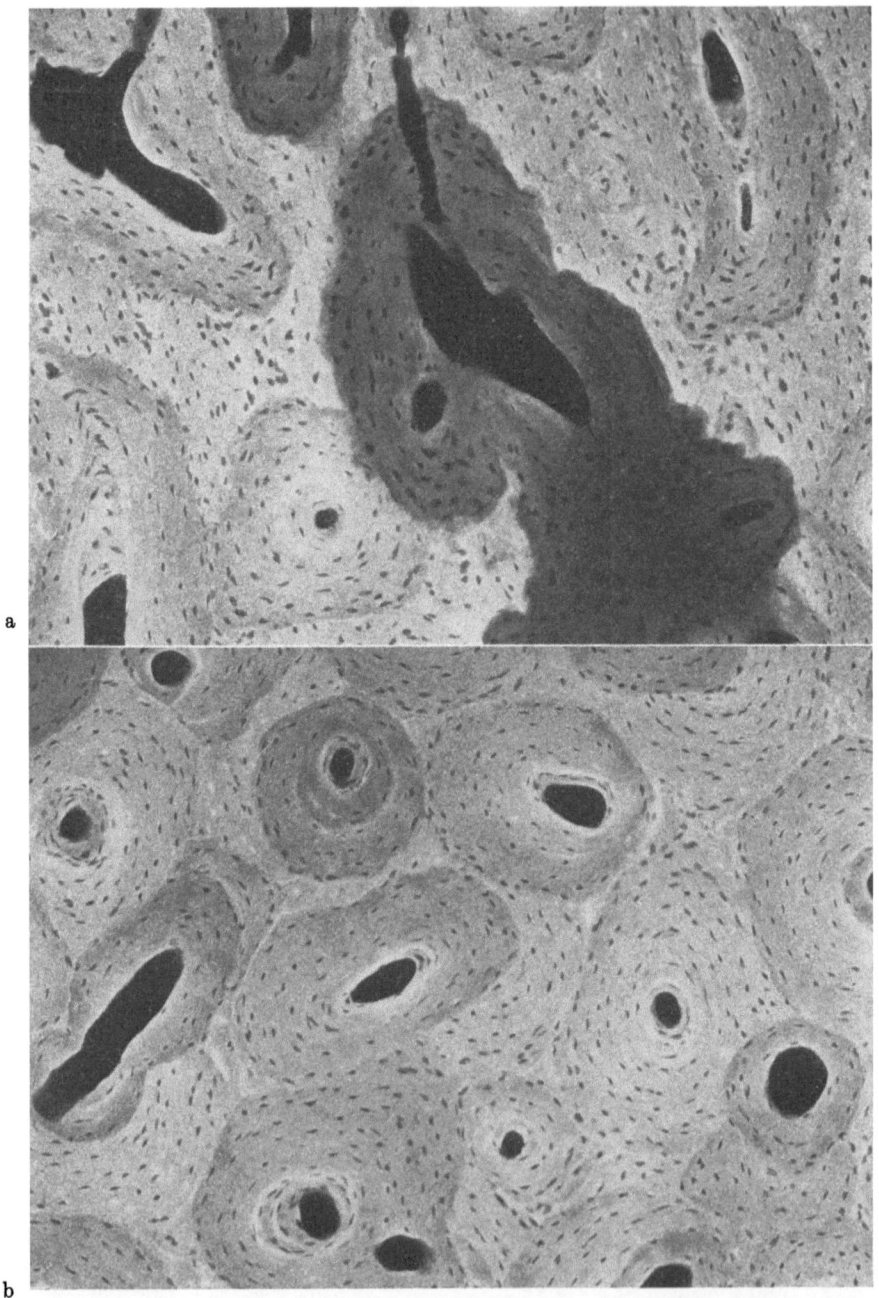

Abb. 2. a) 40 J. alte Frau, chronische Niereninsuffizienz. Mikrodiagramm, unentkalkter Knochendünnschliff. Untermineralisiertes neugebildetes Knochengewebe inmitten von dichtmineralisiertem prämorbidem Knochengewebe des Altskelettes. b) 40 J. alter Mann, Kontrolle. Gleichmäßig und dicht mineralisierte Osteone und interstitielle Lamellen. Mikrophotogramme, Vergr. 1:80

15,2 ± 4,25, Kontrollfälle 0,688 ± 0,165%, p < 0,001; Interstitium Urämie 27,9 ± 4,85%, Kontrollfälle 8,16 ± 1,16, p < 0,01. In allen untersuchten Fällen mit sekundärem Hyperparathyreoidismus liegt der Faserknochenanteil signifikant über den bei Kontrollen gefundenen Werten. Bei schwerem Hyperparathyreoidismus erreicht der Faserknochenanteil an der Corticalis fast 70%.

Zur Klärung der Frage, ob neben einer Störung der Kollagenfasertextur auch die Mineralisation des Knochengewebes bei chronischer Niereninsuffizienz verändert ist, führten wir Härtemessungen nach der Vickers-Methode durch. Die Knochenhärte wird durch den Kollagenfaserverlauf (Amprino, 1958) und durch die Dichte der Mineraleinlagerung bestimmt. An Haversschen Systemen und interstitiellen Lamellen ergaben sich folgende Mikrohärtewerte: Osteone Urämie 31,98 ± 5,76 kp/mm², Kontrolle 37,89 ± 6,09, p < 0,01; Interstitium Urämie 37,53 ± 5,07, Kontrolle 39,18 ± 5,86, p < 0,05.

Die Mikroradiographie der gleichen Knochenproben zeigt bei urämischen Patienten entsprechend zahlreiche untermineralisierte Bereiche, die vor allem durch neugebildetes Knochengewebe repräsentiert werden. Sie sind an ihrer vermehrten Strahlendurchlässigkeit gegenüber dem dicht mineralisierten prämorbiden Altskelett gut zu erkennen. In den Mikroradiogrammen aus der Femurcorticalis skelettgesunder Kontrollfälle findet sich eine hohe Dichte und eine weitgehend homogene Verteilung der Mineralsalze (Abb. 2a u. b).

Die vorgelegten Untersuchungen haben zusammenfassend folgendes ergeben: Bei chronischer Niereninsuffizienz mit sekundärem Hyperparathyreoidismus erfährt die Verbundstruktur des Knochengewebes eine fortschreitende Zerstörung. Das lamelläre Knochengewebe wird durch ein nicht-lamellär gebautes Faserknochengewebe ersetzt. Das neugebildete Knochengewebe weist eine inhomogene und geringere Dichte der Mineraleinlagerung auf. Die Knochenhärte — als wichtiger Materialfaktor — ist signifikant reduziert. Diese Befunde sind geeignet, die klinisch bekannte Insuffizienz der Biomechanik des Skelettes bei Langzeiturämie mit sekundärem Hyperparathyreoidismus durch Veränderungen in der Feinstruktur des Knochengewebes zu begründen.

Literatur

Amprino, R.: Acta anat. (Basel) **34**, 161 (1958). — Carlström, D.: Experientia (Basel) **10**, 171 (1954). — Griss, P., Krempien, B., Andrian-Werburg, H.: Z. Orthop. (im Druck). — Knese, K. H.: Knochenstruktur als Verbundbau. Stuttgart: Thieme 1958. — Krempien, B., Ritz, E.: Virchows Arch., Abt. A path. Anat. **356**, 119 (1972). — Krempien, B., Geiger, G., Ritz, E.: Hardness of bone in various ages and diseases, p. 95. Calc. Tiss. Proc., 9th Europ. Symp. Calc. Tiss. 1973. — Krempien, B., Mehls, O., Ritz, E.: Virchows Arch., Abt. A path. Anat. **362**, 129 (1974). — Kummer, B.: Trajectorial structures in the supporting apparatus; structural remodelling due to functional adaptation. 1st Colloquium of Biology and Building 1972. — Pritchard, J. J.: General anatomy and histology of bone. In: The biochemistry and physiology of bone, p. 1. (Bourne, G. H., Ed.). New York: Academic Press Inc. 1956. — Ritz, E., Krempien, B., Riedasch, G., Kuhn, H., Hackeng, W., Heuck, F.: Dialysis bone disease, p. 131. Proc. Europ. Dial. Transpl. Ass., Berlin 1971. — Tschöpe, W., Ritz, E., Bommer, J., Krempien, B., Andrassy, K., Mehls, O.: Dtsch. med. Wschr. **98**, 1471 (1973).

Schmidt-Gayk, H., Seitz, H., Stengel, R., Bommer, J. (Med. Klinik Univ. Heidelberg): **Sekundärer Hyperparathyreoidismus: renale Ausscheidung von cyclischem AMP**

Die im Urin ausgeschiedene Menge von cyclischem AMP (cAMP) hängt ab vom Plasmaspiegel, der glomerulären Filtrationsrate (GFR) und der tubulären Produktion. Bei gesunden Personen gelangt etwa die Hälfte des cAMP durch glomeruläre Filtration in den Urin. Der tubulär produzierte Betrag wird weitgehend vom

Serumparathormonspiegel und der Anzahl funktionsfähiger Tubuli bestimmt. Wir konnten in einer früheren Untersuchung nachweisen, daß bei Patienten mit primärem Hyperparathyreoidismus (HPT) die Ausscheidung von cAMP im Urin erhöht ist. Dabei fanden wir eine Abhängigkeit der cAMP-Ausscheidung von der GFR (Schmidt-Gayk, 1974). Die Plasmaspiegel an cAMP waren bei diesen Patienten nicht signifikant erhöht.

In der Literatur wurden bisher keine Ergebnisse über die Ausscheidung von cAMP bei sekundärem HPT mitgeteilt. Wir führten Untersuchungen aus an Patienten, bei denen auf Grund eines erniedrigten Serumcalciumspiegels und/oder einer erniedrigten tubulären Reabsorption von Phosphat (TRP) eine Stimulation der Nebenschilddrüsen angenommen werden konnte.

Die Ausscheidung von cAMP im 24 Std-Urin wurde mittels einer durch das Nucleotid aktivierbaren Proteinkinase nach der Methode von Kuo u. Greengard (1970) gemessen. Bestimmungen der GFR erfolgten mit der Kreatininclearance (C_{cr}), dabei wurde Kreatinin mit der spezifischen Methode nach Knoll u. Stamm (1970) bestimmt. Bei einigen Patienten wurde zusätzlich eine Clearance mit ^{169}Yb-DTPA ausgeführt.

Als Kontrollen dienten 25 gesunde Personen. Ferner wurden 25 Patienten untersucht, davon 23 mit Hypocalcämie (s. Abb. 1).

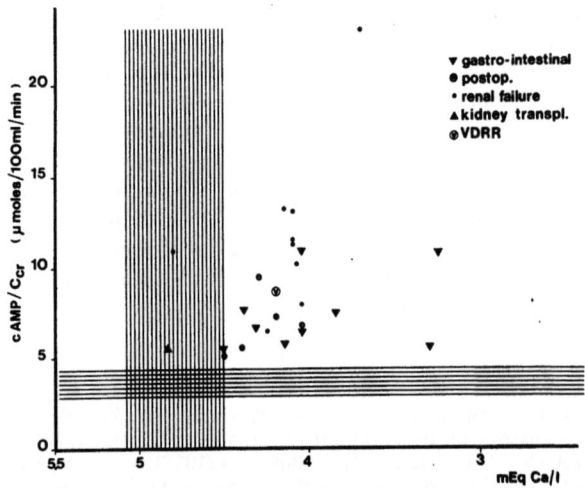

Abb. 1. Serumcalcium und renale Ausscheidung von cAMP bei Patienten mit sekundärem Hyperparathyreoidismus. Die renale Ausscheidung von cAMP wurde bezogen auf eine Kreatininclearance (C_{cr}) von 100 ml/min

Patienten mit gastrointestinalen Erkrankungen wiesen Serumcalciumwerte von 3,25 bis 4,5 mval/l auf. Die Ausscheidung von cAMP, bezogen auf die C_{cr}, war erhöht. Erniedrigte Serumcalciumwerte von 4 bis 4,5 mval/l fanden sich auch bei 5 Patienten 1 Woche bis 6 Monate nach Exstirpation von Nebenschilddrüsenadenomen. 8 Patienten mit eingeschränkter GFR (C_{cr} 6 bis 46 ml/min) zeigten bei Serumcalciumwerten von 3,7 bis 4,25 mval/l eine beträchtlich vermehrte Ausscheidung von cAMP. Bei gleichem Serumcalciumwert, hier um 4 mval/l, weist die Gruppe mit eingeschränkter GFR die höhere Ausscheidung an cAMP auf. Wir nehmen dafür ursächlich den Phosphatstau bei Niereninsuffizienz und somit ein tieferes ionisiertes Calcium im Serum an. Der Serumcalciumspiegel läßt jedoch allein keine Schlüsse auf die Nebenschilddrüsenaktivität zu: Dies zeigt ein Patient mit Normocalcämie von 4,8 mval/l, der bei einer C_{cr} von 10 ml/min eine auf 22% erniedrigte TRP und eine deutliche Vermehrung der renalen Ausscheidung von cAMP aufwies. Als Ursache für die Normocalcämie bei den Zeichen beträchtlich vermehrter Nebenschilddrüsenaktivität ist ein tertiärer HPT zu diskutieren. Der Patient mit der Nierentransplantation wurde 6 Wochen nach erfolgreicher Organübertragung untersucht, er war ebenfalls normocalcämisch. Präoperativ bestand eine Niereninsuffizienz, eine Hypocalcämie und eine erniedrigte TRP. 6 Wochen nach der Transplantation war trotz Anstieg des Serumcalciums auf normale Werte noch ein Fortbestehen des sekundären HPT nachweisbar: die TRP war erniedrigt und die Ausscheidung von cAMP erhöht. Über das Persistieren eines sekundären HPT nach Nierentransplantation, teilweise bis zu 3 Jahren, wurde berichtet (David, 1973).

Verschiedene Autoren beziehen die Ausscheidung von cAMP auf die von Kreatinin (Murad, 1972; Broadus, 1971). Wenden wir diese Darstellungsweise an, finden wir bei den verschiedenen Patientengruppen ebenfalls erhöhte Werte der cAMP-Ausscheidung; nur die Gruppe mit eingeschränkter Nierenfunktion weist

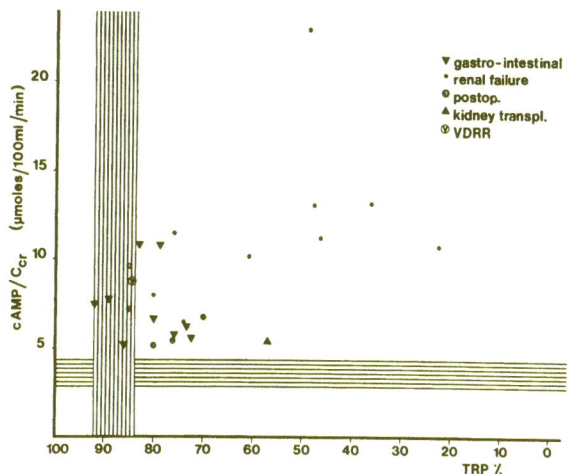

Abb. 2. Renale Ausscheidung von cAMP bezogen auf eine Kreatininclearance (C_{cr}) von 100 ml/min, und die tubuläre Reabsorption (TRP) von Phosphat bei Patienten mit sekundärem Hyperparathyreoidismus

z. T. normale cAMP-Ausscheidungen auf. Dies erklärt sich durch ein unterschiedliches Verhalten der renalen Elimination von cAMP und Kreatinin: Während die Ausscheidung von cAMP von der GFR abhängt, wird die ausgeschiedene Kreatininmenge von der Kreatininproduktion (Muskelmasse) und nicht direkt von der GFR determiniert. Als Beispiel sei angeführt, daß ein Patient mit einer Clearance von 100 ml/min und ein anderer mit einer von 10 ml/min den gleichen Betrag von Kreatinin (0,8 g) ausschieden. Es ist daher bei Einschränkung der Nierenfunktion erforderlich, die Ausscheidung von cAMP auf die GFR zu beziehen.

Eine vermehrte Ausscheidung von cAMP soll für eine verminderte TRP verantwortlich sein (Butlen, 1972) (s. Abb. 2).

Wieder weist die Gruppe mit eingeschränkter GFR die Zeichen eines sekundären HPT betonter auf als die Gruppe mit gastrointestinalen Erkrankungen. Ein Patient mit Vitamin D-resistenter Rachitis (VDRR) zeigt eine TRP von 84% (=untere Norm).

Bei 5 Patienten mit gastrointestinalen Ursachen eines sekundären HPT untersuchten wir die Ausscheidung von cAMP vor, während und nach einer Infusion von 10 mg Ca^{++}/kg KG/180 min. Durch diese Infusion wurde eine Hypercalcämie erzeugt. Dabei fanden wir eine Suppression der erhöhten cAMP-Ausscheidung im Normbereich.

Zusammenfassung

25 Patienten, bei denen auf Grund einer Hypocalcämie und/oder erniedrigten tubulären Reabsorption von Phosphat eine Stimulation der Nebenschilddrüsen angenommen werden konnte, wurden auf die renale Ausscheidung von cAMP hin untersucht. Als Kontrollen dienten 25 gesunde Personen. Wir fanden eine Abhängigkeit der cAMP-Ausscheidung von der Größe der glomerulären Filtrationsrate. Wird die Ausscheidung von cAMP auf die glomeruläre Filtrationsrate bezogen — in unserer Untersuchung auf die Kreatininclearance —, weisen Patienten mit sekundärem Hyperparathyreoidismus eine erhöhte Ausscheidung des Nucleotids auf. Diese ist durch Calciuminfusion supprimierbar.

Literatur

Broadus, A. E., Hardman, J. G., Kaminsky, N. I.: Ann. N.Y. Acad. Sci. **185**, 50 (1971). — Butlen, D., Jard, S.: Pflügers Arch. **331**, 172 (1972). — David, S. D., Sakai, S., Brennan, B. L.: New Engl. J. Med. **289**, 398 (1973). — Knoll, E., Stamm, D.: Z. klin. Chem. klin. Biochem. **8**, 582 (1970). — Kuo, J. F., Greengard, P.: J. biol. Chem. **245**, 4067 (1970). — Murad, F., Pak, C. Y. C.: New Engl. J. Med. **286**, 1382 (1972). — Schmidt-Gayk, H., Seitz, H., Ritz, E.: Acta endocr. (Kbh.) Suppl. **184**, 174 (1974).

BEYER, J., CORDES, U., HAHN, K., WOLF, R., NEUBAUER, M., EISSNER, D., KROEGER, F.-J. (Zentrum Innere Medizin Univ. Frankfurt, Abt. f. Endokrinologie u. Inst. f. Klinische Strahlenkunde Univ. Mainz): **Die Nebennierenszintigraphie als klinisch aussagekräftige Ergänzung in der Diagnostik verschiedener Nebennierenerkrankungen**

Die Nebennierenszintigraphie mit ^{131}J-Cholesterol wurde in den letzten Jahren von verschiedenen Arbeitsgruppen zur weiteren Diagnostik von Nebennierenfunktionsstörungen benutzt [1, 2, 5, 7, 9]. Cholesterol, eine Vorstufe der Nebennierenrindenhormone, zeigt nach parenteraler Gabe eine schwache, aber spezifische Anreicherung in der Nebenniere [1, 2, 7, 9]. Es konnte inzwischen gezeigt werden, daß bei Verwendung optimaler Strahlungsmeßtechnik sich im Gegensatz zur Angiographie [11] auch die gesunden Nebennieren regelmäßig darstellen lassen. Optimale Szintigramme der Nebennieren werden bei Nebennierenrindenhyperplasie als Folge einer vermehrten hypothalamisch-hypophysären oder medikamentösen Stimulation durch ACTH beobachtet [1]. Endokrin aktive Tumoren der Nebenniere sowie metastasisches Carcinommaterial zeigen ebenfalls eine vermehrte ^{131}J-Cholesterolanreicherung bei einer charakteristischen Suppression der kontralateralen Nebenniere [3, 7, 10].

Die Nebennierendarstellung wurde mit Hilfe von ^{131}J-Cholesterol bei insgesamt 31 Patienten durchgeführt. Injiziert wurden Dosen zwischen 0,8 und 2 mCi/Person. Vor und nach der ^{131}J-Cholesterolgabe wurde die Jodaufnahme der Schilddrüsen mit Lugolscher Lösung blockiert. Die aufgenommene Aktivität in die Schilddrüse betrug weniger als 10 µCi. Die Messungen erfolgten mit Hilfe einer γ-Kamera; standardisierte Aufnahmen, die als Abschätzung der Größe der Nebennieren gestatteten, wurden mit einem Farbscanner vorgenommen.

Da in der Leber ein großer Teil des ^{131}J-Cholesterins gespeichert wird und über Galle und Darm wesentliche Teile ausgeschieden werden [4, 6, 8], sind die ersten Tage nach der Injektion zur Szintigraphie wegen starker Überlagerung ungeeignet. Uns gelang es erst nach gründlicher Darmreinigung ab dem 4. bis 5. Tag nach der ^{131}J-Cholesterolinjektion diagnostisch verwertbare Szintigramme der Nebennieren zu erzielen (Abb. 1). Optimale Szintigramme können nach gründlicher Darmreinigung ab dem 6. Tag nach der Cholesterolinjektion aufgezeichnet werden [6]. Die Szintigramme bei den hier dargestellten Patienten mit Überfunktionszuständen der Nebennieren oder mit Nebennierentumoren wurden zwischen dem 4. bis 7. Tag aufgezeichnet.

Die folgenden Untersuchungen sollen zeigen, inwieweit sich Funktionszustand und Größe des Nebennierengewebes mit dieser Methode abschätzen lassen. Von 12 nebennierengesunden Vergleichspersonen, denen 1 bis 2 mCi ^{131}J-Cholesterol injiziert wurden, zeigten 11 eine eindeutige Darstellung beider Nebennieren, bei 1 Patienten war nur eine Nebenniere von der Untergrundaktivität abgrenzbar.

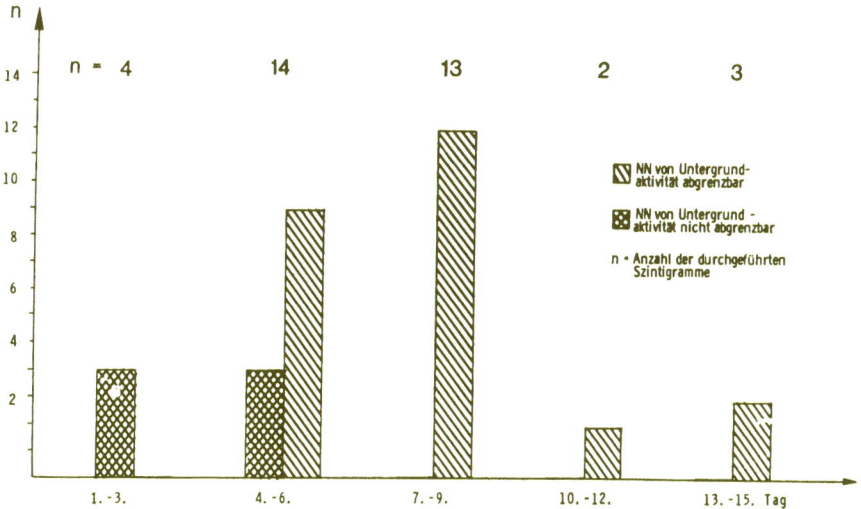

Abb. 1. Darstellbarkeit der Nebennieren in Abhängigkeit von der Zeit nach der ^{131}J-Cholesteringabe

	Kontrollpersonen				NNR-Hyperplasie bzw. Mikroadenomatose					NNR-Tumoren				
Pat.	Szintigraph. ermittelte mittlere Größe		Geschätzte Intensität d. Speicherung		Basale Cortisolausscheidung μg/24 h	Pat.	Szintigraph. ermittelte mittlere Größe		Geschätzte Intensität d. Speicherung		Basale Cortisolausscheidung μg/24 h	Pat.	Szintigraph. ermittelte mittlere Größe		Geschätzte Intensität d. Speicherung		Basale Cortisolausscheidung μg/24 h
	li.	re.	li.	re.			li.	re.	li.	re.			li.	re.	li.	re.	
D., W.	9,4	8,8	+	++	96	S., R.	11,8	Ø	+++	Ø	(108 *)	B., C.	6,8	-	+++	-	356
K., G.	7,8	16,5	+	++	56	F., H.	Ø	13,7	Ø	+++	281 **	S., L.	-	25,5	-	+++	959
M., K.	6,9	9,4	+	++	89	S., H.	23,6	Ø	(+)	Ø	357 **						
St., G.	12,6	12,4	+	++	73	H., L.	Ø	10,9	Ø	++	355 **						
Sp., M.	-	12,9	-	(+)	98	K., H.	13,7	11,8	++	++	482						
$\bar{x}$	9,2	12,0			82,4		16,4	12,1			368		6,8	25,5			657,5

* funktionelle Hyperplasie nach einseitiger Adrenalektomie
** einseitige Adrenalektomie bei M. Cushing

Abb. 2. Szintigraphische Darstellung der Nebennieren in Abhängigkeit von ihrer endokrinen Funktion

Vergleicht man Größe und Speicherungsintensität zwischen rechter und linker Nebenniere, so fällt auf, daß sich die rechte Nebenniere in der Regel etwas größer darstellt und intensiver speichert. Nach einseitiger Adrenalektomie wegen eines malignen Nierentumors eines nebennierengesunden Patienten ist die verbliebene Nebenniere gegenüber den szintigraphisch erhobenen Befunden der Kontrollgruppe vergrößert und intensiver speichernd. In gleichem Ausmaß trifft dies zu bei Patienten mit hypothalamisch bedingtem Cushing-Syndrom nach einseitiger Adrenalektomie oder bei bilateraler Nebennierenhyperplasie bei M. Cushing. Charakteristisch ist die ausgeprägte Speicherung im Bereich von Nebennierentumoren und die funktionelle Nebennierenhypoplasie der gegenüberliegenden Seite. Eine Gegenüberstellung von szintigraphisch ermittelter relativer Größe, der geschätzten Intensität der Speicherung sowie des Funktionszustandes, dargestellt an der basalen Cortisolausscheidung im 24 Std-Urin, zeigt ein paralleles Verhalten dieser 3 erhobenen Parameter. Die hypophysär maximal stimulierte Nebenniere ist größer, speichert intensiver das angebotene ^{131}J-Cholesterol und zeigt die höheren Hormonwerte. In ähnlicher Weise reagieren die dargestellten Tumoren (Abb. 2). Die Gegenüberstellung von szintigraphisch geschätzter Darstellbarkeit und angiologisch geschätzter Größe ergab ebenfalls eine weitgehende Parallelität. Dagegen entsprachen sich die geschätzten Größen der Nebennieren von Szintigraphie und Angiographie bei der zur Zeit verwendeten Technik nur in Einzelfällen.

Zusammenfassend kann festgestellt werden, daß mit Hilfe der Nebennierenszintigraphie Größe und Funktionszustand der Nebennieren erfaßt werden kann. Wie bereits von verschiedenen Voruntersuchern gezeigt und von uns bestätigt werden konnte, liegt die Grenze der Methodik bereits bei leichteren Unterfunktionszuständen. Patienten mit Hypophysenvorderlappeninsuffizienz oder einer Steroidtherapie zeigen wie vollständig adrenalektomierte Patienten keine Speicherung im Nebennierenrindengebiet. Ebenso wurden bei Patientinnen mit Hirsutismus trotz insgesamt vermehrter adrenaler Steroidproduktion keine weiteren Aussagen durch die Nebennierenszintigraphie gewonnen. Hyperplasien und Tumoren werden an Hand ihrer Überfunktion und Organvergrößerung gut dargestellt. Bei den Nebennierenhyperplasien ebenso wie bei der Darstellung kleinerer einseitiger Nebennierentumoren scheint die Szintigraphie hinsichtlich der Darstellbarkeit der Nebennieren gegenüber der Angiographie Vorteile zu besitzen. Eine Einschränkung in der Anwendung gebietet die relativ hohe Dosis des radioaktiven Isotops sowie die nach unseren Berechnungen am Gesamtkörperzähler relativ lange biologische Halbwertzeit von 8 Tagen bei Verabreichung von geringeren Konzentrationen. Die Gonadendosis ist für den Menschen noch nicht exakt bekannt und wird mit 34 mRad/mCi angegeben, so daß von einer Anwendung bei Kindern und Frauen vor dem 35. Lebensjahr abgesehen werden sollte. Durch weitere, in erster Linie technische Verbesserungen wird es möglich werden, mit einer niedrigeren Radioaktivitätsdosis auszukommen.

Literatur

1. Beierwaltes, W. H., Liebermann, L. M., Ansari, M., Nishiyama, H.: J. Amer. med. Ass. **216**, 275 (1971). — 2. Blair, R. J., Beierwaltes, W. H., Liebermann, L. M., Counsell, R. E., Weinhold, P. A., Boyd, C. M., Varna, V. M.: J. nucl. Med. **12**, 176 (1971). — 3. Conn, J. W., Morita, R., Cohen, E. L., Beierwaltes, W. H., McDonald, W. J., Herwig, K. R.: Arch. Intern. Med. **129**, 417 (1972). — 4. Counsell, R. E., Ranade, V. V., Blair, R. J.: Steroids **16**, 317 (1970). — 5. Fukuchi, S., Takeuchi, T., Nakajima, K., Nakamura, M., Nitta, K., Nakazacra, N.: Jap. med. J. **29**, 2531 (1972). — 6. Hebestreit, H. P., von Kaiser, D.: Fortschr. Röntgenstr. **119**, 296 (1973). — 7. Liebermann, L. M., Beierwaltes, W. H., Conn, J. W., Ansari, A. N., Nishiyama, H.: New Engl. J. Med. **285**, 1387 (1971). — 8. Morita, K., Liebermann, L. M., Beierwaltes, W. H., Conn, J. W., Ansari, A. M., Nishiyama, H.: J. clin. Endocr. **34**, 36 (1972). — 9. Nagai, T., Solis, B. A., Kob, C. S.: J. nucl. Med. **9**, 576 (1968). — 10. Nowakowski, H., Montz, R., Mischke, W., Hang, H. P., Höhne, K. H., Pfeiffer, E.: Acta endocr. (Kbh.) Suppl. **173**, 771 (1973). — 11. van de Weyer, K. H., Wolf, R.: Radiologe **10**, 205 (1970).

Dvorak, K., Helber, A., Heesen, D., Krause, D. K., Meurer, K. A., Saborowski, F., Winkelmann, W. (Röntgen-Inst. u. Strahlenklinik Köln-Merheim, Med. Univ.-Poliklinik Köln-Lindenthal u. Med. Klinik Köln-Merheim, Lehrstuhl Innere Med. II Univ. Köln): **Erfahrungen mit der Nebennierenszintigraphie mit Hilfe von ^{131}Jod-Cholesterol**

Röntgenologische und angiographische Darstellungsmethoden der Nebennieren (NN) sind für den Patienten belastend, teilweise nicht ganz ungefährlich und in ihrem Aussagewert nicht unumstritten. Die Entwicklung einer aussagefähigen szintigraphischen Methode mit Hilfe von ^{131}Jod-19-Cholesterol war deshalb zweifellos ein Fortschritt in der NN-Diagnostik. Beierwaltes u. Mitarb.

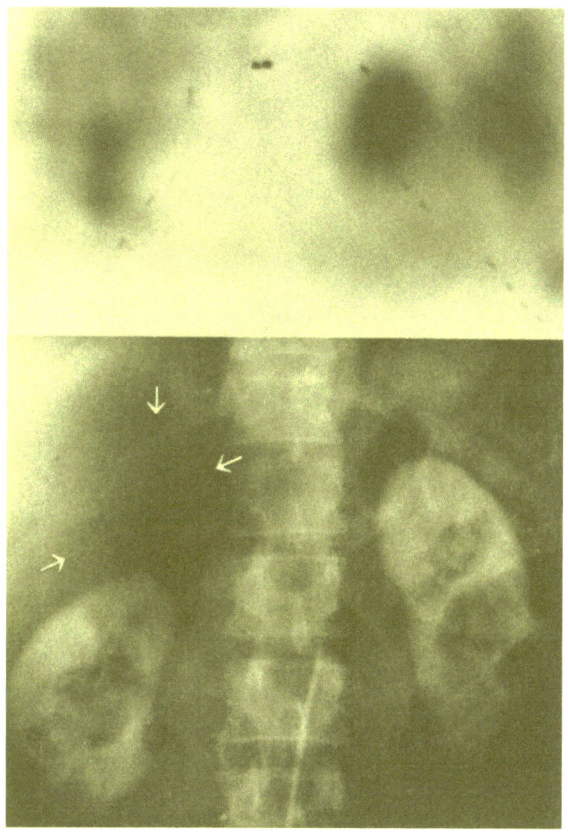

Abb. 1. NN-Szintigramm (oben) und Angiographie (unten) bei einem Patienten mit einem Phäochromocytom rechts

konnten erstmals gute Darstellungen der NN beim Menschen erreichen [1]; inzwischen liegen weitere Erfahrungsberichte vor [2, 3, 4, 5]. Bei einer spezifischen Radioaktivität des ^{131}Jod-Cholesterols von 0,5 bis 0,91 mCi/mg lassen sich — teilweise unter Berücksichtigung tierexperimenteller Ergebnisse — als Strahlenbelastung für das Blut 0,94, für die Leber 7,1, für die Ovarien 20 und für die Testes 4,8 rad/mCi berechnen [6]. In den NN werden pro Gramm Gewebe 0,05% des injizierten ^{131}Jod-Cholesterols gespeichert, so daß die Organbelastung etwa 50 rad beträgt [6].

Wir haben bisher bei 33 Patienten die NN-Szintigraphie durchgeführt; davon waren 20 nebennierengesund und bei 13 lagen NN-Erkrankungen vor: Phäochromozytom bei 3, Conn-Syndrom infolge eines Adenoms bei 3, metastasierendes NNR-Carcinom bei 2, primäre NNR-Insuffizienz bei 1 und hypothalamo-hypophysäres Cushing-Syndrom bei 3 Patienten. Die szintigraphische Darstellung erfolgte am 5., 6. und 7. Tag nach i.v. Applikation von 2 bis 2,5 mCi ^{131}Jod-19-Cholesterol. Zu diesem Zeitpunkt ist die NN-Darstellung durch Radioaktivität in Leber und Darm nur wenig überlagert und die Speicherung in den NN selbst noch ausreichend hoch.

Bei Gesunden stellen sich die NN szintigraphisch in angedeutet dreieckiger bzw. ovaler Form dar; sie liegen dem cranialen bzw. medio-cranialen Pol der Nieren direkt an und sind etwa 2,5 bis 3 cm von der Medianlinie entfernt. Die szintigraphische Größe lag bei unseren nebennierengesunden Patienten im Mittel bei 45 mm in der Längs- und bei 25 mm in der Querachse.

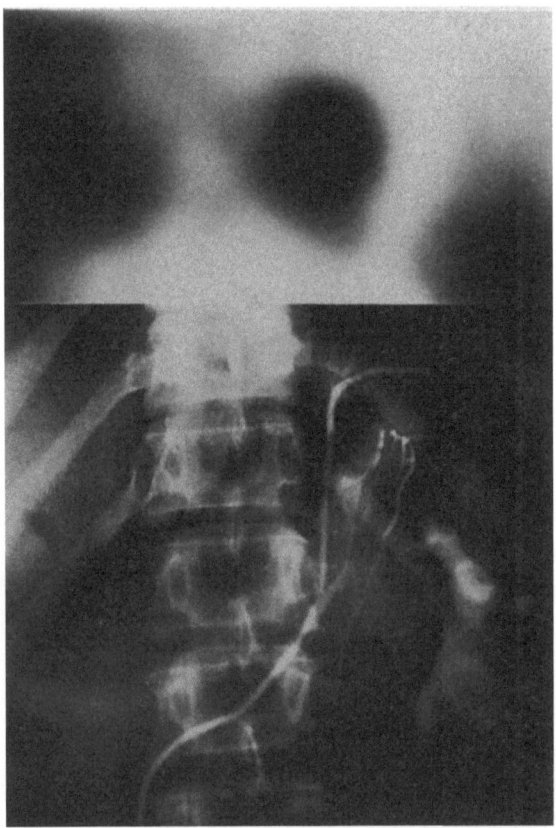

Abb. 2. NN-Szintigramm (oben) und Phlebographie (unten) bei einer Patientin mit einem Conn-Syndrom infolge eines linksseitigen Adenoms

Bei den 3 Patienten mit einem Phäochromocytom ließ sich jeweils ein Aussparreffekt bei teilweise erhaltenem NNR-Parenchym nachweisen. Abb. 1 zeigt bei einem dieser Patienten rechts nur einen kleinen sichelförmigen NNR-Rest, der nach lateral verlagert und etwa 7 cm von der Medianlinie abgedrängt ist. Im unteren Anteil der Abbildung ist der fast mannsfaustgroße Tumor angiographisch dargestellt.

Auf der Abb. 2 sind das Szintigramm und die Phlebographie der NN einer Patientin mit einem Conn-Syndrom infolge eines Adenoms zu sehen. Das Szintigramm zeigt eine typische rundförmige Anreicherung innerhalb der linken NNR, wobei der basale Abschnitt sich nur sehr schwach darstellt. In der Phlebographie kommt das Adenom am oberen Pol der linken NN zur Darstellung.

Bei einer Patientin mit einem NNR-Carcinom ließ sich eine Metastase im rechten proximalen Femur szintigraphisch eindeutig nachweisen, während bei einer anderen Patientin mit der gleichen Grunderkrankung pulmonale Metastasen nicht zu erfassen waren. Bei hypothalamo-hypophysärem Cushing-Syndrom und bilateraler NNR-Hyperplasie waren die NN szintigraphisch in der Regel größer als die von Normalpersonen.

Von großem Nutzen ist die NN-Szintigraphie bei der Lokalisation von ektopischem NNR-Gewebe. Bei einer Patientin, die wegen eines hypothalamo-hypophysären Cushing-Syndroms total adrenalektomiert worden war und die mehrere Jahre postoperativ Hinweise auf eine erneute endogene Steroidhormonproduktion bot, war die NN-Gegend szintigraphisch beiderseits stumm, es fand sich jedoch im linken Lumbalbereich ein konstant speichernder Bezirk, der sich am 5., 6., 7. und 8. Tag an der gleichen Stelle darstellen ließ, so daß ein Überlagerungseffekt durch intestinal gelegenes ^{131}Jod-Cholesterol praktisch nicht in Betracht kommt.

Die NN-Szintigraphie ermöglich auf einfache Weise eine gute Organdarstellung. Die Untersuchung bewährte sich insbesondere zur Seitenlokalisation endokrinologisch gesicherter NN-Tumoren und beim Nachweis von endokrin-aktivem ektopischen NNR-Gewebe. Die Ergebnisse sollten jedoch nur im Zusammenhang mit weiteren, d. h. insbesondere steroidanalytischen Befunden interpretiert werden. Außerdem ist darauf hinzuweisen, daß vereinzelt allergische Reaktionen nach Injektion des ^{131}Jod-Cholesterols mitgeteilt worden sind. Wegen der Strahlenbelastung ist die Indikation zur NN-Szintigraphie streng zu stellen, sie sollte sich besonders bei jüngeren Patienten auf die Seitenlokalisation von NN-Tumoren und den Nachweis von ektopischem NNR-Gewebe beschränken.

Literatur

1. Beierwaltes, W. H., Liebermann, L. M., Ansari, A. N., Nishiyama, H.: J. Amer. med. Ass. **216**, 275 (1971). — 2. Liebermann, L. M., Beierwaltes, W. H., Conn, J. W., Ansari, A. N., Nishiyama, H.: New Engl. J. Med. **285**, 1387 (1971). — 3. Morita, R., Liebermann, L. M., Beierwaltes, W. H., Conn, J. W., Ansari, A. N., Nishiyama, H.: J. clin. Endocr. **34**, 36 (1972). — 4. Conn, J. W., Morita, R., Cohen, E. L., Beierwaltes, W. H., McDonald, W. J., Herwig, K.: Arch. intern. Med. **129**, 417 (1972). — 5. Nowakowski, H., Montz, R., Mischke, W., Haug, H.-P., Höhne, K. H., Pfeiffer, E.: Acta endocr. (Kbh.) Suppl. **173**, 171 (1973). — 6. Kirschner, A. S., Ice, R. D., Beierwaltes, W. H.: J. nucl. Med. **14**, 713 (1973).

BURMEISTER, P.[*], HENRICHS, H. R., ARMBRUSTER, L., BAER, K., KERP, L. (Abt. f. Klin. Endocrinologie Med. Univ.-Klinik Freiburg): **Plasmacortisol und Cortisol-Sekretionsraten bei Patienten mit Bronchialcarcinom**

Das Krankheitsbild der ektopen ACTH-Produktion ist auf Grund von zahlreichen Beobachtungen in den letzten Jahren bekannter geworden und pathogenetisch gut definiert. In der Mehrzahl der Fälle liegt ihm ein Bronchialcarcinom, meist vom kleinzelligen Typ, zugrunde. Dieser Tumor, der die Fähigkeit hat, Substanzen zu produzieren, die sich biologisch und immunologisch in der Regel nicht von hypophysärem ACTH unterscheiden, kann die klinische Symptomatik eines Cushing-Syndroms erzeugen.

Wir haben in den letzten Jahren allein 7 dieser Fälle von ektoper ACTH-Produktion untersuchen können und haben den Eindruck, daß die Häufigkeit

---
[*] Mit Unterstützung durch die Deutsche Forschungsgemeinschaft.

dieses Syndroms wenigstens in unserem Krankengut an die des klassischen Cushing-Syndroms heranreicht.

Unter diesem Eindruck stellte sich uns die Frage, ob bei einer Gruppe unausgewählter Patienten mit Bronchialcarcinom oder auch bei anderen Tumoren Symptome einer latenten Mehrproduktion von ACTH nachzuweisen sind.

Methodik

Die Bestimmung der Cortisol-Sekretionsrate erschien uns als der beste Parameter zur Erfassung der ACTH-Sekretion über 24 Std. Neben der spontanen Cortisol-Sekretionsrate wurde diese auch unter einer Hemmdosis von Dexamethason gemessen in der Absicht, die Variationen der hypophysären ACTH-Sekretion auszuschalten und ausschließlich oder vorwiegend eine ektope ACTH-Produktion zu erfassen. Daneben wurde der Plasma-Cortisolspiegel zur Ermittlung der normalen Tagesschwankungen morgens und abends sowie nach einer abendlichen Dexamethasondosis noch einmal am nächsten Morgen gemessen.

Die Sekretionsrate von Cortisol wurde nach einer eigenen dünnschichtchromatographischen Methode [1] bestimmt. Die Wiederholung dieser Bestimmung unter Hypophysenhemmbedingungen erfolgte am 3. Tag einer täglichen Medikation von $4 \times 0{,}5$ mg Dexamethason oral. Plasmacortisol wurde mit einer modifizierten Proteinbindungsmethode nach Köbberling u. v. z. Mühlen gemessen [2]. Die Blutentnahmen erfolgten um 8 und 20 Uhr sowie noch einmal morgens nach Gabe von 2 mg Dexamethason oral am Vorabend um 23 Uhr.

Ergebnisse

Plasmacortisol wurde bei 5 Patienten mit kleinzelligem, 12 mit Pflasterzellcarcinom des Bronchus sowie 6 Patienten mit verschiedenen anderen Tumoren und bei einer Vergleichsgruppe von 10 endokrin Gesunden untersucht. Bei den Bronchustumoren betrug die Plasmacortisolkonzentration morgens im Mittel 21,6 µg/100 ml im Vergleich zu 22,7 µg/100 ml bei der Kontrollgruppe. Die Abendwerte lagen bei 9,8, bzw. 11,7 µg/100 ml, und nach Dexamethason betrugen die Werte 7,6 µg/100 ml bei den Tumorpatienten und 5,9 µg/100 ml bei der Vergleichsgruppe. Signifikante Unterschiede zwischen den kleinzelligen oder Pflasterzell- oder anderen nicht bronchialen Tumoren bestanden nicht. Auch gegenüber dem Vergleichskollektiv waren signifikante Differenzen nicht zu ermitteln. Allerdings fanden sich unter den Tumorpatienten 4 Fälle, bei denen das Plasmacortisol nach Dexamethason nicht oder nur unzureichend abfiel (auf maximal 70% des Ausgangswertes bzw. nicht unter 16 µg/100 ml).

Demgegenüber ließen sich durch Bestimmung der Cortisol-Sekretionsrate eindeutige Differenzen zwischen Tumor- und Vergleichskollektiv ermitteln. Diese Vergleichsgruppe bestand aus 11 stationären Patienten mit verschiedenen nicht endokrinen Krankheiten. Die spontane Cortisol-Sekretionsrate betrug bei dieser Gruppe im Mittel $16{,}8 \pm 3{,}2$ mg/24 Std (Abb. 1), was gut mit unserem früher ermittelten Normalwert von $16{,}4 \pm 4{,}68$ mg/24 Std übereinstimmt [1]. Am 3. Tag der Dexamethasonbremsung war die Sekretionsrate auf dann $2{,}29 \pm 0{,}49$ mg pro 24 Std zurückgegangen.

Im Vergleich dazu wurden 13 Patienten mit histologisch gesichertem Bronchialcarcinom untersucht. Bei 2 Fällen, die klinisch eindeutig als Bronchialcarcinom zu klassifizieren waren, konnte keine Histologie gewonnen werden. Die Ausdehnung des Tumors wurde nach klinischen Kriterien und gegebenenfalls auf Grund des Autopsiebefundes ermittelt. Bei 2 Fällen konnte autoptisch nicht ausgeschlossen werden, daß der Tumor nicht von der Schilddrüse bzw. vom Pankreas ausgegangen war. Aus Abb. 2 ist zu entnehmen, daß die Cortisol-Sekretionsraten spontan und unter Dexamethason mit einzelnen Ausnahmen deutlich höher lagen als bei dem Vergleichskollektiv. Sie betrug bei den Tumorpatienten im Mittel $30 \pm 7{,}8$ mg/24 Std und lag damit signifikant höher als bei der Kontrollgruppe ($2p < 0{,}001$). Unter Dexamethason ging die Sekretionsrate auf $11{,}2 \pm 9{,}76$ mg pro 24 Std zurück. Auch hier war der Unterschied zur Vergleichsgruppe signifikant ($2p < 0{,}01$).

Zusammenfassend läßt sich sagen, daß signifikante Differenzen zwischen Patienten mit Bronchialcarcinom oder anderen Tumoren und einer Vergleichsgruppe bei Bestimmung der Plasmacortisolkonzentration zu verschiedenen Tageszeiten und nach Dexamethasonbremsung nicht festgestellt werden konnten. Nur bei 4 Fällen war eine fehlende oder nur geringfügige Hemmwirkung des Dexamethasons be-

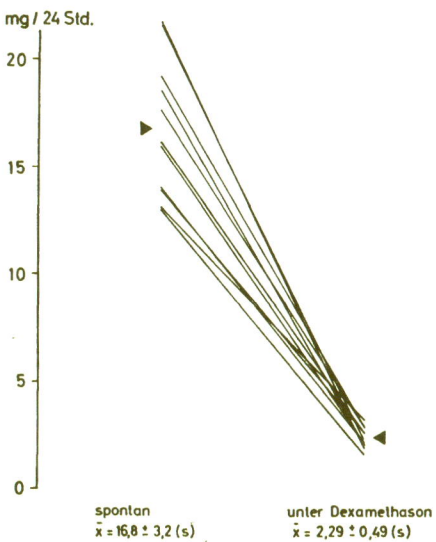

Abb. 1. Sekretionsraten von Cortisol. Patienten ohne Tumor (n = 11)

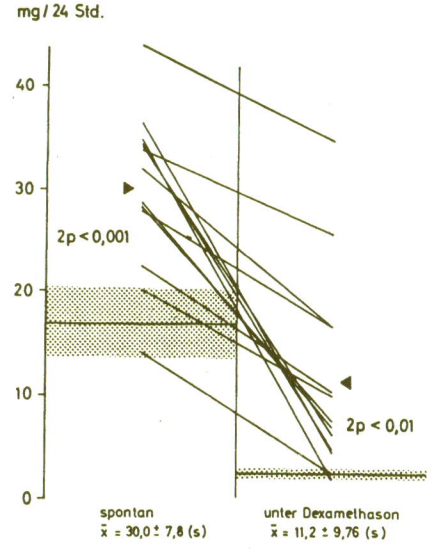

Abb. 2. Sekretionsraten von Cortisol. Patienten mit Bronchialcarcinom (n = 13)

merkenswert. Die Cortisol-Sekretionsraten dagegen waren bei Patienten mit Bronchialcarcinom sowohl spontan als auch unter Bremsung mit Dexamethason signifikant gegenüber einem Vergleichskollektiv erhöht.

Diese Befunde lassen den Schluß zu, daß bei Patienten mit Bronchialcarcinom im Mittel oder häufiger eine gesteigerte und nicht normal hemmbare Cortisolsekretion vorliegt. Dem kann nur eine entsprechend vermehrte ACTH-Sekretion zugrunde liegen. Befunde, die für eine vermehrte Aktivität der Nebennierenrinde beim Bronchialcarcinom sprechen, liegen von klinischer und pathologisch-anatomischer Seite vor [4, 5, 6].

Ursprung und Ursache der vermehrten Corticotropinsekretion sind damit allerdings nicht geklärt. In Frage kommen einerseits eine Stimulierung der hypophysären ACTH-Produktion durch einen im Tumor gebildeten corticotropin releasing factor oder näherliegend eine Produktion corticotroper Substanzen durch den Tumor selbst. Die Abgabe eines CRF-ähnlichen Faktors durch den Tumor erscheint wenig wahrscheinlich, da in Bronchialcarcinomen mit ausgeprägter Cushing-Symptomatik regelmäßig ACTH nachgewiesen wurde. Wahrscheinlicher ist eine Produktion von Substanzen mit corticotroper, also ACTH-ähnlicher Wirkung durch den Tumor. Es erscheint daher plausibel, daß neben klinisch manifesten Syndromen ektoper ACTH-Sekretion auch latente Übergangsformen vorkommen. Entsprechende Vermutungen äußerte Kracht, der „beim Bronchialcarcinom die Möglichkeit einer gleitenden Skala von erhöhter basaler Sekretionsrate der Nebennierenrindenhormone bis zum Vollbild des Cushing-Syndroms" annahm [3].

Die Frage, ob Bronchialcarcinome häufiger ACTH produzieren, muß durch radioimmunologische Bestimmung von ACTH im Tumormaterial entsprechender Fälle geprüft werden.

Literatur

1. Burmeister, P., Wisch, H. G., Hoffmann, G.: Eine dünnschichtchromatographische Methode zur Bestimmung der Cortisol-Sekretionsrate. In: Ergebnisse der klinischen Nuclearmedizin, S. 856 (Horst, Pabst, Hrsg.). Stuttgart-New York: Schattauer 1971. — 2. Köbberling, J., v. z. Mühlen, A.: Z. klin. Chem. klin. Biochem. 10, 67 (1972). — 3. Kracht, J.: Med. Klin. 63, 41 (1968). — 4. Sholiton, L. J., Incze, J. S., Werk, E. F., Jr.: Cancer 14, 105 (1961). — 5. Werk, E. E., Sholiton, L. J., Marnell, R. T.: Amer. J. Med. 34, 192 (1963). — 6. Williams, M. J., Sommers, S. C.: Cancer 15, 109 (1962).

Fehm, H. L., Voigt, K. H., Pfeiffer, E. F. (Abt. Innere Med., Endokrinologie u. Stoffwechsel, Zentrum f. Innere Med. u. Kinderheilkunde, Univ. Ulm): **Klinische und experimentelle Beobachtungen bei einem Cushing-Syndrom auf der Grundlage eines autonomen Nebennierenrindentumors***

Es gibt kaum Hinweise, die dafür sprechen, daß die Hypophyse bei der Pathogenese des Cushing-Syndroms auf der Grundlage eines Nebennierenrindentumors eine Rolle spielt. Vielmehr ist die „Autonomie" dieser Tumoren, d. h. die Unabhängigkeit von ACTH, ein wichtiges diagnostisches Kriterium. Die folgenden Untersuchungen wurden durchgeführt, um zu zeigen, ob diese Autonomie auch für die isolierte, trypsinbehandelte Zelle eines menschlichen Nebennierenrindentumors demonstriert werden kann, der bei den klinischen Funktionstesten als „autonom" imponierte.

Methodik

Kasuistik: Eine 36jährige Frau entwickelte die klassischen Symptome eines Cushing-Syndroms innerhalb von 6 Monaten. Die deutlich erhöhten Werte für die totalen 17-Hydroxykorticoide, totalen 17-Ketosteroide und die freien 11-Hydroxykorticosteroide im 24 Std-Urin konnten weder mit 2 noch mit 12 mg Dexamethason/Tag supprimiert werden (Tabelle). Während der Infusion von 50 I.U. ACTH stiegen Urinsteroide und Plasmacortisol nur gering an. ACTH konnte radioimmunologisch im Plasma nicht gefunden werden, weder vor noch nach Stimulation mit 5 I.U. Lysin-Vasopressin. Bei der Laparatomie wurde ein gutartiger

---

* Unterstützt durch die Deutsche Forschungsgemeinschaft, Bad Godesberg, SFB Endokrinologie 87.

Tumor, 6 cm Durchmesser, von der atrophischen rechten Nebenniere entfernt, worauf sich alle Symptome komplett zurückbildeten.

Isolierte Nebennierenrindenzellen: Von einem kleinen Stückchen des Tumors wurden Zellen isoliert entsprechend der Trypsinmethode wie sie Sayers u. Mitarb. (1971) für Rattennebennierenzellen beschrieben haben. Die endgültige Zellsuspension enthielt 100000 Zellen/ml in Krebs-Ringer-Bicarbonatpuffer mit 3% Rinderserumalbumin, 200 mg-% Glucose und 1 mg/ml Trypsininhibitor. 1,0 ml Zellsuspension wurden mit 0,1 ml ACTH-Lösung 2 Std bei 37° C inkubiert. Die Corticosteroide wurden fluorometrisch mit einer Modifikation der von Spencer-Peet u. Mitarb. (1965) für Plasmacortisol angegebenen Methode gemessen. Zu einigen Proben wurden Tracermengen von ACTH-J^{125} hinzugefügt und eine halbe Stunde inkubiert. Nach Abzentrifugation der Zellen wurde der Protentsatz an freiem, intakten ACTH-J^{125} im zellfreien Medium bestimmt durch Adsorption an 50 mg QUSO G 32 (mikrofein präzipitierte Silicagranula). Der Radioimmunoassay wurde durchgeführt wie kürzlich beschrieben (Voigt u. Mitarb. (1971).

Tabelle. Ergebnisse der klinischen Funktionsteste bei einem „autonomen" Nebennierenrindentumor

	Freie 11-OHCS µg/Tag	Totale 17-OHCS	Totale 17-KS
Dexamethason-Suppressionstest			
	346,6	23,7	8,0
Dexamethason			
2 mg/Tag	387,2	34,7	15,1
2 mg/Tag	368,8	32,3	9,7
Dexamethason			
12 mg/Tag	351,5	27,9	9,0
12 mg/Tag	454,5	28,4	7,7
8 Std-ACTH-Stimulationstest			
		38,0	11,2
ACTH[a]			
50 I.E. i.v.		59,9	10,1

[a] Plasmacortisol (µg-%), 0 Std 21,0; 4 Std 24,7; 6 Std 22,1; 8 Std 36,7.

Insulintoleranztest (0,1 E Altinsulin/kg Körpergewicht)				
Zeit min	Blutzucker mg-%	Plasmacortisol µg-%	HGH ng/ml	ACTH pg/ml
0	85	26,6	0,7	10
30	36	25,7	6,9	10
60	52	24,7	2,7	10
90	68	23,5	0,8	10
120	75	24,3	0,5	10

Ergebnisse

Die unstimulierte Produktion der isolierten Zellen an Corticosteroiden war niedrig (0,3 ± 0,04 µg/2 Std/10^5 Zellen) und im selben Bereich wie die spontane Produktion von Corticosteron durch dieselbe Zahl von isolierten Rattennebennierenrindenzellen in einem vergleichbaren Versuchsansatz (Abb. 1). Die Zugabe von ACTH bewirkte eine dosisabhängige Stimulation der Corticosteroidproduktion. Die maximale Produktion betrug 1,38 ± 0,07 µg/2 Std/10^5 Zellen. Markiertes ACTH, das mit der Zellsuspension inkubiert worden war, war verglichen mit den Kontrollen (Medium ohne Zellen, 85% der Gesamtaktivität an QUSO adsorbierbar), vollständig an QUSO adsorbierbar (85% der Gesamtaktivität) und erschien damit als intakt. Im Gegensatz dazu wurden durch Nebennierenrindenzellen von gesunden Ratten im gleichen Zeitraum etwa 40% des ACTH-J^{125} zerstört.

Diskussion

Die Ergebnisse der verschiedenen klinischen Untersuchungen der Nebennierenrindenfunktion zeigten, daß die Corticosteroidsekretion des Tumors in hohem Maße von ACTH unabhängig war: 1. Die Steroidsekretion konnte mit sehr hohen Dosen von Dexamethason nicht supprimiert werden. 2. Eine erhöhte Ausscheidung an Urinsteroiden fand sich in Abwesenheit von meßbaren ACTH-Spiegeln. 3. Bei der 8 Std-ACTH-Stimulation kam es nur zu einem mäßigen Anstieg der Corticosteroidsekretion. Dies steht im Widerspruch zu den Ergebnissen der in vitro-Untersuchungen mit isolierten, trypsinbehandelten Zellen aus dem Tumor: 1. Die spontane Produktion der Corticosteroide war offenbar nicht erhöht. 2. Die Produktion konnte mit ACTH gut stimuliert werden. 3. Die Dosis-Antwortkurve der Tumorzellen war ähnlich der mit Nebennierenrindenzellen von

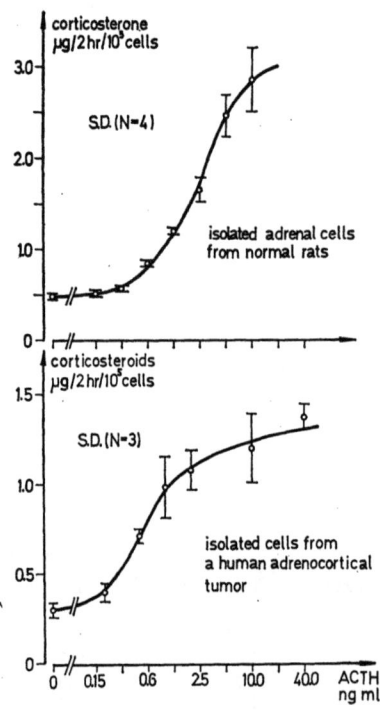

Abb. 1. Dosisantwortkurve von ACTH auf trypsinbehandelte isolierte Nebennierenrindenzellen von normalen Ratten (oberer Teil) und von aus einem menschlichen Nebennierenrindentumor isolierten Zellen

normalen Ratten. Die aus den in vivo-Untersuchungen postulierte Autonomie ließ sich in vitro nicht finden. Burke u. Szabo haben 1972 sehr ähnliche Ergebnisse mit Gewebsschnitten aus „autonomen" Schilddrüsenadenomen gefunden. Im Gegensatz zu den üblichen in vivo-Untersuchungen fanden sie in vitro eine gesteigerte Empfindlichkeit gegenüber TSH, gemessen an der Bildung von cyclo-AMP.

Vorläufige Ergebnisse aus unserem Labor zeigen, daß Nebennierenrindenzellen von normalen Ratten einen spezifischen „ACTH-zerstörenden Apparat" besitzen, der vom Rezeptor unterschieden werden kann (Voigt u. Mitarb., 1974). Nach Pohl u. Mitarb. (1972) besitzen Leberzellen einen ähnlichen Apparat für Glucagon. Die Zellen des untersuchten Nebennierenrindentumors haben diese Funktion offenbar verloren und damit möglicherweise die Fähigkeit, das Hormonsignal wieder abzustellen. Dies könnte eine Erklärung für die Diskrepanzen der in vivo- und in vitro-Untersuchungen geben: Subnormale, in unseren Assaysystemen nicht meßbare ACTH-Spiegel können für eine kontinuierliche Produktion von Corticosteroiden im Nebennierenrindentumor verantwortlich sein, wobei die Dauer der ACTH-Wirkung verlängert wäre. Durch die Trypsinbehandlung wird alles den Zellen anhaftende ACTH zerstört, so daß erst jetzt der Einfluß von zugegebenem ACTH beobachtet werden kann.

Literatur

Burke, G., Szabo, M.: J. clin. Endocr. **35**, 199 (1972). — Pohl, S. L., Krans, H. M. J., Birnbaumer, L., Rodbell, M.: J. biol. Chem. **247**, 2295 (1972). — Sayers, G., Swallow, R. L., Giordano, N. D.: Endocrinology **88**, 1063 (1971). — Spencer-Peet, J., Daly, I. R., Smith, V.: J. Endocr. **31**, 235 (1965). — Voigt, K. H., Fehm, H. L., Pfeiffer, E. F.: Horm. Metab. Res. **3**, 313 (1971). — Voigt, K. H., Fehm, H. L., Pfeiffer, E. F.: Acta endocr. (Kbh.) Suppl. **184**, 165 (1974).

GLESS, K.-H., HOBLER, H., HÜFNER, M., VECSEI, P. (Med. Poliklinik u. Pharmakolog. Inst. Univ. Heidelberg): **Radioimmunologische Bestimmung von Plasma Corticosteron**

Zur Gewinnung von Corticosteron-Antiserum immunisierten wir Kaninchen mit einem Komplex aus Corticosteron-C21-Hemisuccinat und Rinderserumalbumin, der entsprechend der von Erlanger et al. (1957) abgegebenen Methode synthetisiert wurde. Den Tieren wurde 1 mg des Antigens, das in 1 ml 0,9% Kochsalzlösung gelöst war, zusammen mit 1 ml Freundschem Adjuvans im Abstand von 3 bis 4 Wochen i.m. injiziert. Nach 6 Monaten ließen sich bei 3 von 4 immunisierten Tieren Antikörper nachweisen. Das für den Radioimmunoassay verwendete Serum hatte einen Antikörpertiter von 1:10000 und folgende Kreuzreaktionen: Aldosteron 0,36%, Cortisol 0,46%, Desoxycorticosteron 16,8%, 18-OH-Corticosteron 0,1%, 11-Desoxycortisol 5,6%, 11-OH-Progesteron 4,2% und Aldadien (= Metabolit von Spironolacton) 2,9% (Vecsei et al., 1972a).

Corticosteron (B) wurde aus 0,2 bis 0,4 ml Plasma mit Benzol extrahiert. Zu dem Plasma wurden 3 ml Benzol, 2 ml Wasser und 2000 bis 3000 cpm 1-2-H^3 B (in äthanolischer Lösung) pipettiert, der Ansatz mit einem Rotationsmixer gemischt und anschließend zentrifugiert. 2 ml des Benzolextraktes wurden im Vakuumtrockenschrank bei Zimmertemperatur eingeengt, der Rückstand in 1 ml 5% Äthanol gelöst. Zur Bestimmung des Verlustes von B wurde die Radioaktivität von 0,5 ml der äthanolischen Lösung gemessen. — Für den Radioimmunoassay wurden 0,1 ml des gelösten Extraktes (bzw. 0,1 ml Eichlösung mit 5 bis 5000 pg B) mit 0,1 ml 1-2-H^3 B (4—6000 cpm/0,1 ml; gelöst in 0,05 M pH 8 Boratpuffer mit 0,1% Lysozym) und 0,5 ml Antiserumlösung (L:12000 verdünnt mit Borat-Lysozympuffer) 2 Std bei 4° C inkubiert. Die Trennung von gebundener und freier Radioaktivität erfolgte mit einem Dextran-Aktivkohlegemisch (s. Vecsei et al., 1972b). — Die Leerwerte waren 0 pg, die Empfindlichkeit des Assays liegt bei 25 pg. Die „recovery" bekannter Mengen B war 96 ± 2,7%)m ± SD, n = 49); bei Bestimmung gleicher Proben in verschiedenen Serien betrug die Abweichung der Werte 14,3 ± 3,2% (n = 41).

Wir bestimmten die Plasmakonzentrationen von Corticosteron und Cortisol bei Kaninchen, die gegen Cortisol (F), Corticosteron, Desoxycorticosteron (DOC) oder Aldosteron (aldo) bzw. gegen alle 4 Steroide gleichzeitig immunisiert waren (Abb. 1). Die Plasmakonzentrationen von F und B lagen bei allen immunisierten Tieren höher als bei den nicht immunisierten Kontrollen. Bei Kaninchen, die gegen Corticosteron immunisiert waren, war Plasmacorticosteron stärker erhöht als Plasmacortisol. Umgekehrt verhielt es sich bei den gegen Cortisol immunisierten Tieren. Eine Ursache für die Erhöhung der Steroid-Plasmakonzentrationen nach der Immunisierung ist die für die entsprechenden Steroide erniedrigte Plasma-Clearance-Rate (Gless et al., 1974). Es gibt einige Anhaltspunkte, die dafür sprechen, daß es außerdem zu einer erhöhten Produktion von Steroiden in der Nebennierenrinde kommt, eine endgültige Klärung dieser Frage steht jedoch noch aus.

Bei nebennierengesunden Patienten lag die Corticosteron-Plasmakonzentration 8 Uhr morgens bei 0,97 ± 0,47 µg/100 ml (m ± SD; n = 40), 20 Uhr abends hatten sich die Werte bei 21 Personen um 54 ± 18% erniedrigt. 30 min nach intravenöser Injektion von 0,25 mg Synacthen stieg der Plasma-B-Spiegel durchschnittlich um das 3,8fache, nach 60 min um das 4,4fache auf Werte von 4,22 ± 1,7 µg/100 ml an (n = 34). Bei den untersuchten nebennierengesunden Patienten zeigten die Plasmaspiegel von Cortisol in bezug auf Tagesrhythmus und ACTH-Stimulation ein analoges Verhalten.

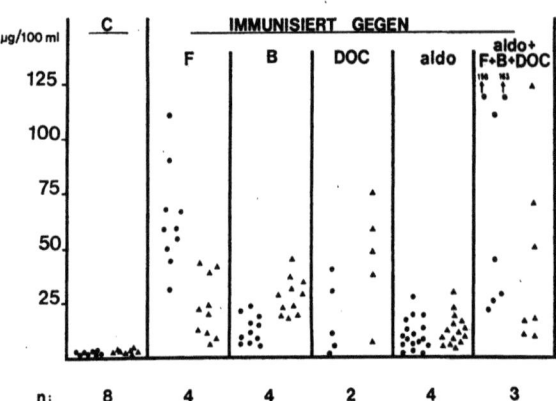

Abb. 1. Plasmakonzentrationen von Cortisol (●) und Corticosteron (▲) bei Kaninchen, die gegen verschiedene Steroide immunisiert waren. Während eines Immunisierungszeitraumes von einem Jahr wurden wiederholte Bestimmungen bei dem gleichen Tier vorgenommen. C: Kontrollen; F: Cortisol; B: Corticosteron; DOC: Desoxycorticosteron; aldo: Aldosteron

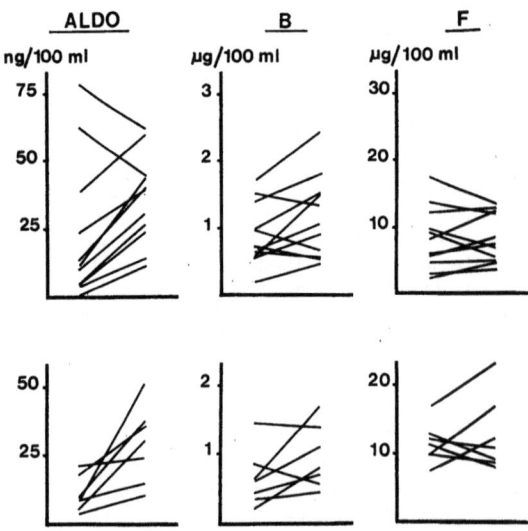

Abb. 2. Plasmakonzentrationen von Aldosteron (aldo), Corticosteron (B) und Cortisol (F) bei Personen mit normalem (unterer Teil der Abbildung) und erhöhtem Blutdruck (oberer Teil der Abbildung)

Bei 18 Patienten mit Hypercorticismus unterschiedlicher Genese, bei denen neben aufgehobenen Tagesrhythmen die um 8 Uhr morgens bestimmte Plasmakonzentration von Cortisol deutlich erhöht war, hatten die Plasma-B-Spiegel eine Höhe von 5 ± 1,98 µg/100 ml erreicht. In 10 von 17 Fällen von Nebenniereninsuffizienz war B im Plasma nicht nachweisbar. Bei Patienten mit Nebenniereninsuffizienz und Überfunktion zeigen die Plasmakonzentrationen von F und B in einigen Fällen ein divergentes Verhalten in dem Sinn, daß die Werte des einen Steroids noch im Normbereich lagen, während die des anderen erhöht bzw. erniedrigt waren. Divergenzen dieser Art traten insbesondere auf nach Dexamethasonsuppression und bei Patienten mit hypophysär-bedingter Nebenniereninsuffizienz.

Bei Personen mit normalem und erhöhtem Blutdruck untersuchten wir die Plasmakonzentration von Aldosteron, F (Methodik s. Vecsei et al., 1972, bzw. Gless et al., 1974) und B in Ruhe und nach 30 min Orthostase (Abb. 2). Zu einem deutlichen Anstieg der Plasmakonzentration von Aldosteron kam es bei allen Personen mit Ausnahme von 2 Patienten, bei denen dringender Verdacht auf einen primären Hyperaldosteronismus besteht. In einem Fall handelt es sich um eine 35jährige Patientin, bei der sich die Plasmakonzentration von B und F ebenfalls erniedrigte, während es in dem anderen Fall zu einem deutlichen Anstieg von Plasma B und keiner Veränderung von Plasma F kam. Bei 14 von 18 untersuchten Personen kam es nach Orthostase zu einem analogen Anstieg bzw. Abfall der Plasmakonzentrationen von B und Aldosteron, während sich die Plasmakonzentration von F nicht bzw. kaum veränderte. Diese Befunde lassen sich dadurch erklären, daß B teilweise auch von der Zona glomerulosa der Nebenniere gebildet wird und daß dadurch seine Sekretion zum Teil wie die von Aldosteron reguliert wird.

Literatur

Erlanger, B. F., Borek, F., Beiser, S. M., Liebermann, S.: J. biol. Chem. **228**, 713 (1957). — Vecsei, P., Akangbou, C., Joumaah, A., Sallum, N. I.: Acta endocr. (Kbh.) Suppl. **159**, 33 (1972a). — Vecsei, P., Penke, B., Katzy, R., Baek, L.: Experientia (Basel) **28**, 1104 (1972b). — Gless, K. H., Hanka, M., Vecsei, P., Gross, F.: Acta endocr. **75**, 342 (1974).

Sinterhauf, K., Herzog, P., Diedrichsen, G., Lommer, D. (I. Med. Klinik u. Poliklinik Univ. Mainz): **In vitro Corticosteroidbiosynthese in frischen und in tiefgefrorenen menschlichen Nebennieren**

Im folgenden wird über in vitro-Untersuchungen an menschlichen Nebennieren berichtet, deren Ziel es war, herauszufinden, unter welchen experimentellen Bedingungen relevante Ergebnisse über die Corticosteroidbiosynthese zu gewinnen sind, d. h. Ergebnisse, die Schlußfolgerungen über die adrenocorticale Steroidsekretion in vivo zulassen.

Gewebeschnitte und Gewebehomogenate wurden unter aeroben Bedingungen in Krebs-Ringer-Bikarbonat-Glukosepuffer pH 7,4 mit 4-^{14}C-Pregnenolon inkubiert. Für jede Art der Präparation wurde eine Nebenniere eingesetzt. Die Drüsen waren bei der Operation hypernephroider Nierenkarzinome angefallen. Sie waren makroskopisch und histologisch unauffällig. Um zu prüfen, ob und in welchem Ausmaß sofortiges Einfrieren und längere Lagerung des Gewebes in gefrorenem Zustand zu Veränderungen der Steroidsynthese führen, wurde ein Teil jeder Nebenniere sofort nach der Exstirpation, der jeweilige Rest nach 4 bis 5 monatiger Lagerung bei – 20° C inkubiert. Eine Kontrollprobe stand jeweils einer mit ACTH („Synacthen", Ciba) — Gewebeschnitte — bzw. dem NADPH-bildenden System [1] NADP$^+$ + G-6-P — Gewebehomogenate — stimulierten Probe gegenüber. Nach Inkubation wurden Progesteron, 11-Desoxycorticosteron (DOC), Corticosteron, 11-Desoxycortisol und Cortisol, sowie Aldosteron bei frischen Gewebeschnitten aus den Gesamtinkubaten isoliert, quantitativ bestimmt und auf Radioaktivitätseinbau untersucht. Die technischen Einzelheiten werden an anderer Stelle ausführlich beschrieben [2].

Abb. 1 zeigt die Ergebnisse der Untersuchungen an Gewebeschnitten. In frischem Gewebe wurde erwartungsgemäß sowohl aus endogenen Vorstufen als auch aus 4-^{14}C-Pregnenolon vorwiegend Cortisol und Corticosteron synthetisiert. ACTH hatte einen deutlich stimulierenden Effekt auf die Steroidmassen, veränderte dagegen den Radioaktivitätseinbau nur geringfügig. Bei gelagertem Gewebe fällt auf, daß Masse und Radioaktivität des Cortisols und der Radioaktivitätseinbau in das Corticosteron stark vermindert, Masse und Radioaktivität von Progesteron und 11-Desoxycorticosteron dagegen erhöht waren. Darüber hinaus scheint in gelagertem Gewebe die Stimulierbarkeit durch ACTH verlorengegangen zu sein.

Zum Vergleich der in vitro-Steroidsynthese mit der Steroidsekretion in vivo wurden die Ergebnisse aus der Inkubation frischer Gewebeschnitte, umgerechnet auf das Gesamtgewicht zweier Nebennieren und eine fiktive Synthesedauer

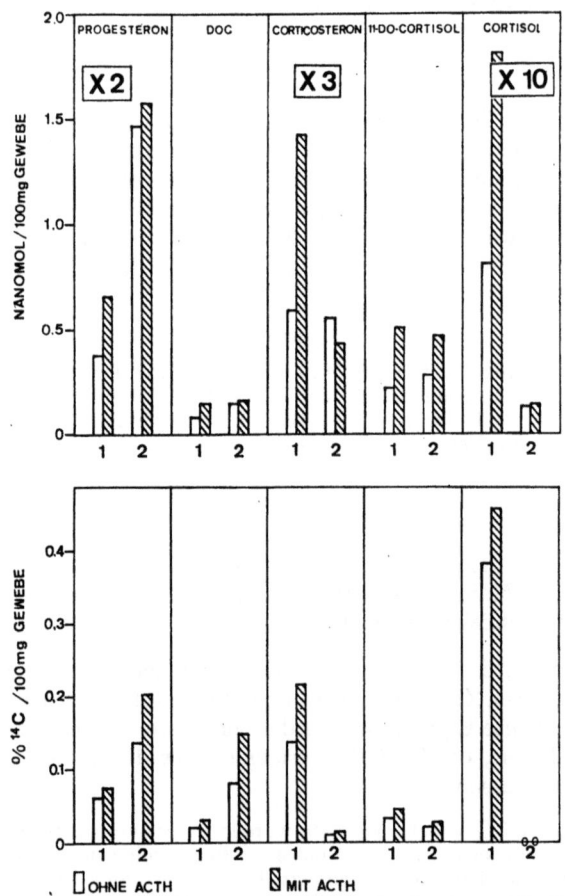

Abb. 1. Inkubation von Nebennierenschnitten. Masse (Nanomol) und Radioaktivität (% der eingesetzten ^{14}C-Radioaktivität) der pro 100 mg Gewebe isolierten Steroide. *1* frisches Gewebe, *2* 4 bis 5 Monate bei − 20 °C gelagertes Gewebe

von 24 Std (in vitro, mg/2 NN/24 Std), den aus der Literatur bekannten Steroidsekretionsraten von Normalpersonen (SR, mg/24 Std) gegenübergestellt: 11-Desoxycorticosteron, in vitro 0,06 (Kontrolle) und 0,11 (ACTH), SR 0,05 bis 0,25 [3]; Corticosteron, in vitro 1,47 (Kontrolle) und 3,55 (ACTH), SR 1,5 bis 6,5 [4]; Aldosteron, in vitro 0,06 (Kontrolle) und 0,06 (ACTH), SR 0,05 bis 0,20 [5]; 11-Desoxycortisol, in vitro 0,18 (Kontrolle) und 0,42 (ACTH), SR 0,20—0,88 [6]; Cortisol, in vitro 7,07 (Kontrolle) und 15,70 (ACTH), SR 5—25 [4]. Die gute Übereinstimmung zeigt, daß bei sofortiger Inkubation von Operationspräparaten in Schnitten ein Steroidsynthesemuster resultiert, das dem Steroidsekretionsmuster in vivo in Näherung entspricht.

Abweichungen von diesem Synthesemuster, die bei gelagertem Gewebe beobachtet wurden (Abb. 1), lassen vermuten, daß dort Defekte im Bereich einzelner Hydroxylierungsreaktionen vorliegen. Zur Definition dieser Defekte bietet es sich an, Quotienten aus Hydroxysteroiden und den entsprechenden Desoxysteroiden zu vergleichen. Ein Abfall der Massen- und Radioaktivitätsquotienten Corticosteron/11-Desoxycorticosteron von 22,1 (Kontrolle) und 30,5 (ACTH) auf 11 (K) und 8,1 (A) bzw. von 6,5 (K) und 7 (A) auf 0,1 (K) und 0,1 (A) sowie Cortisol/11-Desoxycortisol von 37 (K) und 35,4 (A) auf 4,7 (K) und 3 (A) bzw. von 12,4 (K) und 10,2 (A) auf 0 (K) und 0 (A) kann als sicherer Hinweis auf einen

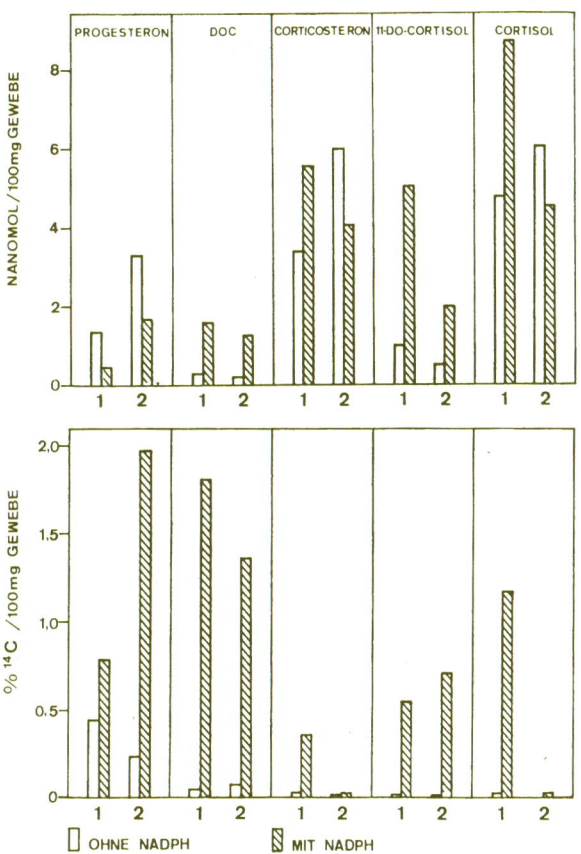

Abb. 2. Inkubation von Nebennierenhomogenat. Masse (Nanomol) und Radioaktivität (% der eingesetzten ^{14}C-Radioaktivität) der pro 100 mg Gewebe isolierten Steroide. *1* frisches Gewebe, *2* 4 bis 5 Monate bei − 20 °C gelagertes Gewebe

Defekt der 11-β-Hydroxylierung in gelagertem Gewebe angesehen werden. Ein Abfall der Massen- und Radioaktivitätsquotienten 11-Desoxycortisol/11-Desoxycorticosteron von 2,8 (K) und 3,6 (A) auf 1,9 (K) und 2,9 (A) bzw. von 1,5 (K) und 1,5 (A) auf 0,3 (K) und 0,2 (A) sowie Cortisol/Corticosteron von 4,6 (K) und 4,2 (A) auf 0,8 (K) und 1,1 (A) bzw. von 2,8 (K) und 2,1 (A) auf 0 (K) und 0 (A) läßt darüber hinaus darauf schließen, daß in gelagertem Gewebe auch die 17-α-Hydroxylierung gestört war.

Abb. 2 zeigt die Ergebnisse aus der Inkubation von Nebennierenhomogenaten. Die Steroidsynthese war gegenüber der in Gewebeschnitten offensichtlich alteriert. Das geht einmal aus den relativ zu den Vorstufen geringen Massen an Corticosteron und Cortisol hervor und zum anderen aus den aus den geringen Radioaktivitätseinbauraten der Kontrollproben. Im Gegensatz zu ACTH bei Gewebeschnitten (Stimulierung der Synthese aus endogenen Vorstufen, Abb. 1) stimulierte NADPH vorwiegend den Radioaktivitätseinbau aus 4-^{14}C-Pregnenolon. Dies unterstreicht die unterschiedliche Wirkungsweise von ACTH und NADPH. In gelagertem Gewebe stimulierte NADPH zwar noch die Synthese von 11-Desoxycorticosteron und 11-Desoxycortisol, hatte jedoch so gut wie keinen Effekt auf die Bildung von Corticosteron und Cortisol. Damit deuten sich zusätzliche, durch die Lagerung verursachte Hydroxylierungsdefekte an. Homogenat aus frischem Gewebe zeigte gegenüber Schnitten aus frischem Gewebe einen Abfall der Radioaktivitätsquotienten Corticosteron/11-Desoxycorticosteron von 6,5 auf 0,4 (Kontrolle) und 0,2 (NADPH) sowie Cortisol/11-Desoxycortisol von 12,4 auf 1,3 (K) und 2,2 (N). Damit zeigte frisches Homogenat gegenüber frischen Schnitten eine ausgeprägte Kapazitätsminderung der 11-β-Hydroxylierung. Der gleichzeitig festgestellte Abfall der Quotienten 11-Desoxycortisol/11-Desoxycorticosteron von 1,5 auf 0,4 (K) und 0,3 (N) sowie Cortisol/Corticosteron von 2,8 auf 1,2 (K) deutet eine zusätzliche Einschränkung der 17-α-Hydroxylierung in Gewebehomogenat an. Im Vergleich mit Homogenat aus frischem Gewebe ergab sich für Homogenat aus gelagertem Gewebe ein zusätzlicher Abfall der Radioaktivitätsquotienten Corticosteron/11-Desoxycorticosteron von 0,4 (K) und 0,2 (N) auf 0,2 (K) und 0,2 (N) und Cortisol/11-Desoxycortisol von 1,3 (K) und 2,2 (N) auf 0,5 (K) und 0,04 (N) sowie der Quotienten 11-Desoxycortisol/11-Desoxycorticosteron von 0,4 (K) und 0,3 (N) auf 0,1 (K) und Cortisol/Corticosteron von 1,2 (K) und 3,3 (N) auf 0,3 (K) und 1 (N). Es konnten damit auch im Gewebehomogenat Einschränkungen der 11-β- und 17-α-Hydroxylierung als Folge der Lagerung bei $-20\,°C$ nachgewiesen werden.

Schlußfolgerungen:

1. Die Inkubation von Schnitten frischer menschlicher Nebennieren (Operationspräparate) liefert sinnvolle Resultate über die Biosynthese der Corticosteroide, die Rückschlüsse auf den Funktionszustand der Drüsen in vivo zulassen.

2. Die Inkubation von Homogenat frischer Nebennieren ist für derartige Untersuchungen nicht geeignet, da in Homogenat gegenüber Schnitten eine Einschränkung der 11-β- und 17-α-Hydroxylierung vorliegt.

3. Die Inkubation von Gewebe, das in gefrorenem Zustand gelagert wurde, führt zu fehlerhaften Ergebnissen, da durch die Lagerung und/oder durch Einfrieren und Auftauen Kapazitätseinschränkungen im Bereich der 11-β- und 17-α-Hydroxylierung auftreten. Schnitte gefroren gelagerten Gewebes besitzen zudem nicht mehr die Eigenschaft der Stimulierbarkeit durch ACTH.

Literatur

1. Haynes, R. C., Berthet, L.: J. biol. Chem. **225**, 115 (1957). — 2. Sinterhauf, K., Herzog, P., Diedrichsen, G., Lommer, D.: Klin. Wschr. (im Druck). — 3. Biglieri, E. G., Slaton, P. E., Schambelan, M., Kornfield, S. J.: Amer. J. Med. **45**, 170 (1968). — 4. Siiteri, P. K.: Qualitative and quantitative aspects of adrenal secretion of steroids. In: The human adrenal cortex, p. 1 (Christy, N. P., Hrsg.). New York-Evanston-San Francisco-London: Harper & Row 1971. — 5. Wörsdörfer, O., Diedrichsen, G., Lommer, D.: Z. klin. Chem. **10**, 555 (1972). — 6. Vermeulen, A., Verdonck, G., van der Straeten, M., Daneels, R.: J. clin. Endocr. **27**, 365 (1967).

SINTERHAUF, K., HERZOG, P., DIEDRICHSEN, G., LOMMER, D. (I. Med. Klinik u. Poliklinik Univ. Mainz): **Gewebekonzentrationen und in vitro Biosynthese von Corticosteroiden in normalen und hyperplastischen (Cushing) menschlichen Nebennieren**

Im Gegensatz zur akuten Wirkung des adrenocorticotropen Hormones (ACTH) auf die Nebennierenrinde, die durch sofortige Stimulierung der Steroidsynthese [1 bis 3] bei gleichbleibendem Muster der synthetisierten Steroide [4, 5] gekennzeichnet ist, führt die chronische Einwirkung erhöhter ACTH-Konzentrationen zur Entwicklung einer Nebennierenrindenhyperplasie, in deren Verlauf es zu quantitativen Verschiebungen des Synthesemusters kommt [6 bis 10]. In der vorliegenden Untersuchung wurden die Steroid-Gewebekonzentrationen und die in vitro-Corticosteroidbiosynthese in normalen und hyperplastischen menschlichen Nebennieren verglichen, um weitere Informationen über Art und Ausmaß der biochemischen Veränderungen in hyperplastischen Nebennieren zu erlangen.

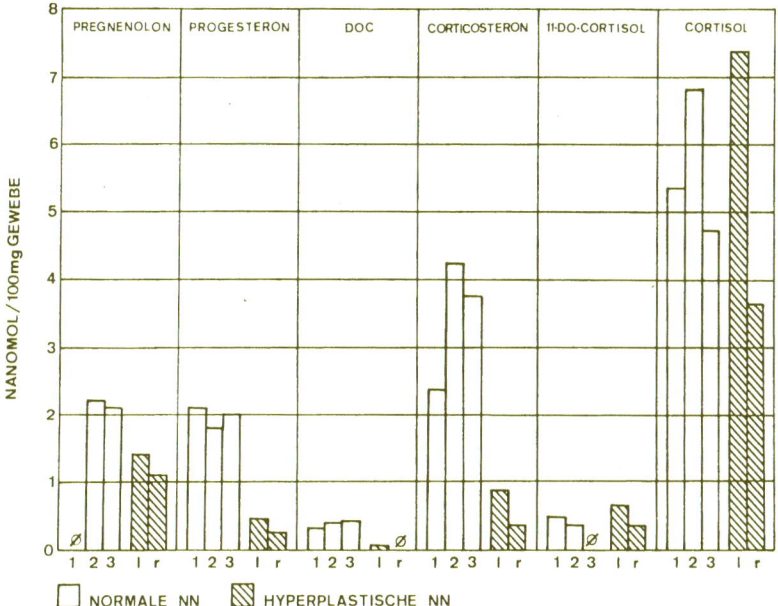

Abb. 1. Steroidkonzentrationen in drei normalen (1, 2, 3) Nebennieren und in den beiden hyperplastischen Nebennieren (l links, r rechts) einer Patientin mit Cushing-Syndrom

In drei nach makroskopischer und histologischer Beurteilung normalen Nebennieren, die bei der Operation hypernephroider Nierenkarzinome angefallen waren, und in den beiden hyperplastischen Nebennieren einer Patientin mit hyperadrenocorticotropem Cushing-Syndrom wurden die Gewebekonzentrationen von Pregnenolon, Progesteron, 11-Desoxycorticosteron (DOC), Corticosteron, 11-Desoxycortisol und Cortisol bestimmt. Schnitte einer weiteren normalen Nebenniere gleichen Ursprungs und der beiden hyperplastischen Drüsen wurden unter aeroben Bedingungen in Krebs-Ringer-Bikarbonat-Glucosepuffer pH 7,4 mit 4-^{14}C-Pregnenolon ohne und mit Zusatz des synthetischen ACTH-Präparates „Synacthen" (Ciba) inkubiert. Die genannten Steroide wurden aus den Inkubationsproben isoliert, quantitativ bestimmt und auf Radioaktivitätseinbau untersucht. Die technischen Einzelheiten werden an anderer Stelle ausführlich beschrieben [11].

Abb. 1 zeigt die in normalen und hyperplastischen Nebennieren gefundenen Steroid-Gewebekonzentrationen. In normalem Gewebe wurden erwartungsgemäß die höchsten Konzentrationen für Cortisol und Corticosteron gemessen. Verglichen mit den Zwischenstufen 11-Desoxycorticosteron und 11-Desoxycortisol lagen auch Pregnenolon und Progesteron relativ hoch. 11-Desoxycortisol und Cortisol zeigten in normalem und hyperplastischem Gewebe jeweils vergleichbare Werte. Die

Konzentrationen der 17-Desoxysteroide dagegen, insbesondere die des Corticosterons, waren in hyperplastischem Gewebe deutlich niedriger als in den normalen Drüsen.

In Abb. 2 sind die Ergebnisse der Inkubationsexperimente zusammengefaßt. Das Muster der pro Gewichtseinheit des inkubierten Gewebes analysierten Steroidmassen (Abb. 2a) war in Näherung dem Muster der Steroid-Gewebekonzentrationen (Abb. 1) vergleichbar. Die Massen von 11-Desoxycortisol und Cortisol

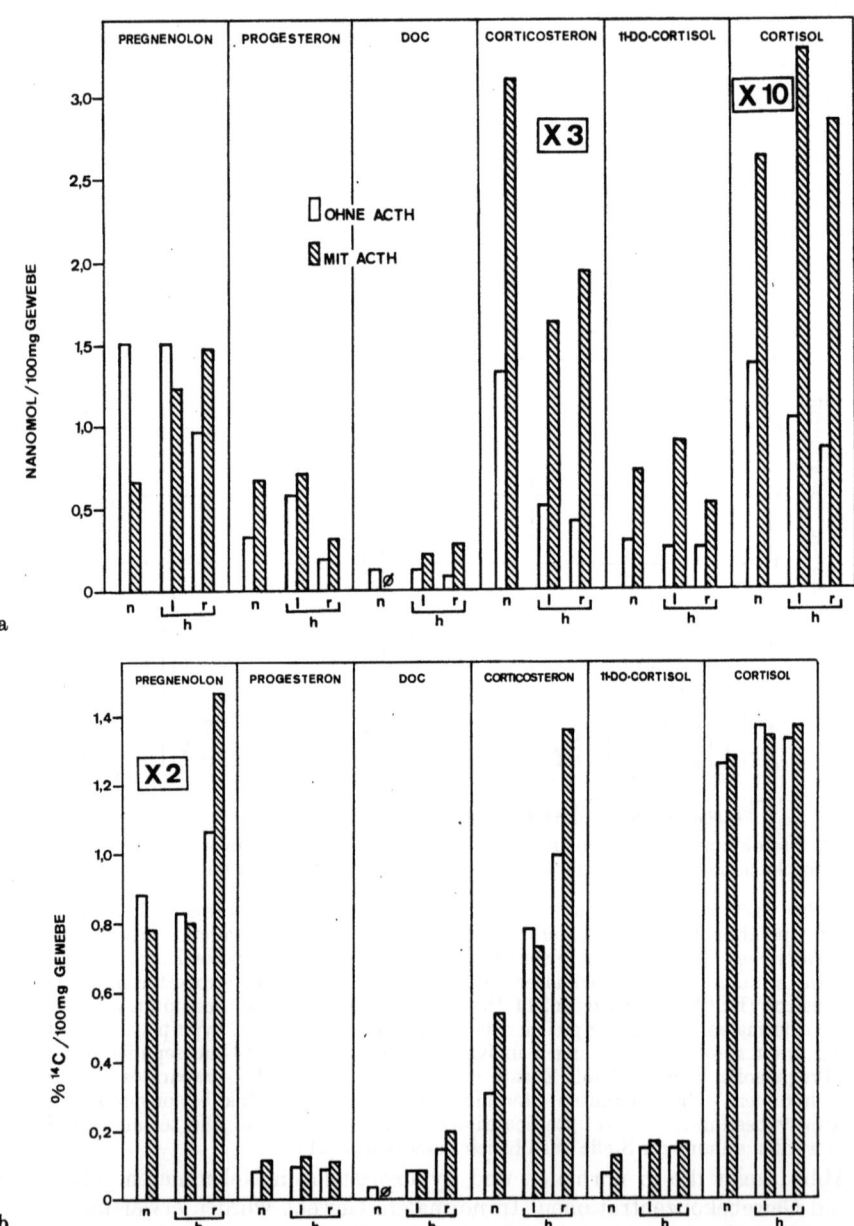

Abb. 2a—c. Inkubation von Schnitten einer normalen Nebenniere (n) und der beiden hyperplastischen (h) Nebennieren (*l* links, *r* rechts) einer Patientin mit Cushing-Syndrom. a Masse, b Radioaktivität, c spezifische Radioaktivität der pro 100 mg Gewebe aus den Inkubationsansätzen isolierten Steroide

zeigten in normalem und hyperplastischem Gewebe jeweils die gleiche Größenordnung. Dagegen war die Bildung des Corticosterons aus endogenen Vorstufen in hyperplastischem Gewebe deutlich eingeschränkt. ACTH bewirkte in normalem und hyperplastischem Gewebe eine Mehrbildung der 4-Pregnene, wobei die relative Stimulierung der Corticosteron- und Cortisolsynthese in hyperplastischem Gewebe stärker ausgeprägt war.

Steroid-Gewebekonzentrationen (Abb. 1) und in vitro-Corticosteroidsynthese aus endogenen Vorstufen (Abb. 2a) erlauben die gleichlautende Schlußfolgerung, daß die Cortisolsynthese relativ zum Gewebegewicht in hyperplastischen Nebennieren nicht verändert, die Synthese des Corticosterons jedoch eingeschränkt ist. Die erhöhte Cortisolsekretion bei Patienten mit bilateraler Nebennierenrindenhyperplasie scheint demnach nicht die Folge biochemischer Veränderungen zu sein, sondern vielmehr eine Folge der größeren Menge synthetisierenden Gewebes.

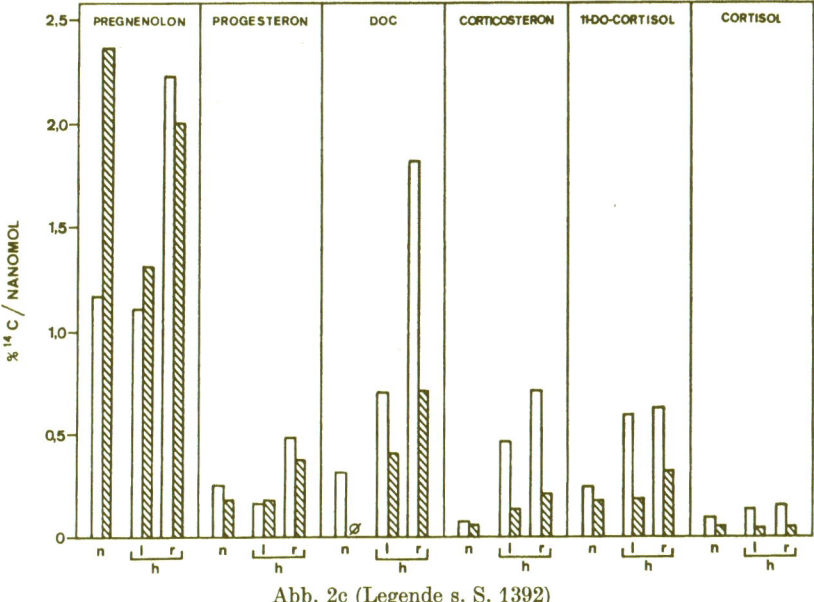

Abb. 2c (Legende s. S. 1392)

Die bei diesen Patienten bekannte Verschiebung des Cortisol/Corticosteron-Verhältnisses zugunsten des Cortisols [7, 10] scheint dagegen durch biochemische Veränderungen im Sinne einer relativen Einschränkung der Corticosteronsynthese bedingt zu sein.

Ähnlich der Synthese des Cortisols aus endogenen Vorstufen (Abb. 2a) war auch der Radioaktivitätseinbau in das Cortisol (Abb. 2b) in normalem und hyperplastischem Gewebe vergleichbar. Im Gegensatz zu den verminderten Corticosteronmassen (Abb. 2a) war jedoch die Radioaktivität des Corticosterons (Abb. 2b) in den Proben mit hyperplastischem Gewebe erhöht.

Diese Diskrepanz zwischen den Massen- und Radioaktivitätswerten des Corticosterons läßt den Schluß zu, daß die eingeschränkte Kapazität hyperplastischer Nebennieren, Corticosteron aus endogenen Vorstufen zu synthetisieren, nicht auf einer Einschränkung des Umsatzes von Pregnenolon zu Corticosteron beruht. Die Annahme eines alternativen Syntheseweges für die Bildung endogenen Corticosterons, etwa der für Rattennebennieren postulierte Weg über 21-Hydroxypregnenolon [12], würde den Widerspruch zwanglos erklären.

Ein weiterer Hinweis für die Existenz eines derartigen alternativen Syntheseweges ergibt sich aus dem Vergleich der spezifischen Radioaktivitäten (Abb. 2c). Es fällt auf, daß die spezifischen Radioaktivitäten des 11-Desoxycorticosterons unter allen Bedingungen und die des Corticosterons in den Proben mit hyperplastischem Gewebe ohne ACTH höher waren als die entsprechenden Werte des Progesterons. Danach scheint zumindest ein Teil der Radioaktivität aus 4-^{14}C-Pregnenolon unter Umgehung des Progesterons in 11-Desoxycorticosteron eingebaut worden zu sein.

Zusammenfassung

In vitro-synthetisierte hyperplastische Nebennieren in der Zeiteinheit bezogen auf das Gewebegewicht die gleiche Menge Cortisol wie normale Nebennieren. Die relative Produktion des Corticosterons dagegen war in hyperplastischem Gewebe deutlich eingeschränkt. Eine ähnliche Tendenz konnte beim Vergleich der Steroid-Gewebekonzentrationen festgestellt werden.

Widersprüchliche Resultate in bezug auf Radioaktivitätseinbau und die resultierenden spezifischen Radioaktivitäten deuten die Existenz eines alternativen Syntheseweges für Corticosteron an, in dem Progesteron als Zwischenstufe nicht vorkommt.

Literatur

1. Hechter, O., Zaffaroni, A., Jacobson, P. R., Levy, H., Jeanloz, R. W., Schenker, V., Pincus, G.: Recent Progr. Hormone Res. 6, 215 (1951). — 2. Lipscomb, H. S., Nelson, D. H.: Endocrinology 66, 144 (1960). — 3. Garren, L. D., Ney, R. L., Davis, W. W.: Proc. nat. Acad. Sci. (Wash.) 53, 1443 (1965). — 4. Bush, I. E.: J. Endocr. 9, 95 (1953). — 5. Bush, I. E.: Ciba Found. Coll. Endocr. 7, 210 (1953). — 6. Kass, E., Hechter, O., Macchi, I. A., Mou, T. W.: Proc. Soc. exp. Biol. (N.Y.) 85, 583 (1954). — 7. Raith, L., Macias-Alvarez, I., Karl, H. J.: Excerpta med. (Amst.) Int. Congr. S. 157, 139 (1968). — 8. Vecsei, P., Lommer, D., Steinacker, H. G., Vecsei-Görgenyi, A., Wolff, H. P.: Acta endocr. (Kbh.) 53, 24 (1966). — 9. Steinacker, H. G., Vecsei, P., Lommer, D.: Symp. dtsch. Ges. Endokr. 13, 279 (1967). — 10. Winkelmann, W., Bethge, H., Hackenberg, K., Heesen, D., Mies, R., Zimmermann, H.: Verh. dtsch. Ges. inn. Med. 77, 1051 (1971). — 11. Sinterhauf, K., Herzog, P., Diedrichsen, G., Lommer, D.: Klin. Wschr. (im Druck). — 12. Lommer, D., Diedrichsen, G.: Acta endocr. (Kbh.) Suppl. 177, 374 (1973).

DEMISCH, K., MAGNET, W., NEUBAUER, M., SCHÖFFLING, K. (Zentrum Innere Med., Univ. Frankfurt, Abt. f. Endokrinologie): **Androgenanalyse bei hirsuten Frauen**

In den letzten 1½ Jahren wurden 103 Frauen zur Abklärung eines Hirsutismus untersucht. Bei 11 dieser Frauen war der Hirsutismus Ausdruck einer definierten Grundkrankheit. In 4 Fällen lag ein Stein-Leventhal-Syndrom vor, zweimal ein Cushing-Syndrom, dreimal eine Akromegalie, einmal ein Nebennierenrindencarcinom und einmal ein Hiluscelltumor. Sämtliche gynäkologische Untersuchungen sowie entsprechende Laparoskopien bzw. gynäkologische Operationen wurden dankenswerterweise in der Abteilung für gynäkologische Endokrinologie (Leiter: Prof. Dr. Taubert) durchgeführt.

Bei den verbleibenden Frauen handelte es sich um einen sog. idiopathischen Hirsutismus (I. H.), den wir je nach Schweregrad einteilten:

1. Leichter H. (35 Patienten, 38%) = vermehrte Behaarung der Schnurrbartregion oder Koteletten, Grenzbereich zur Hypertrichosis, kosmetisch gut zu beeinflussen.

2. Mittelgradiger H. (28 Patienten, 30,5%) = virile Behaarung im Gesicht.

3. Ausgeprägter H. (29 Patienten, 31,5%) = virile Behaarung im Gesicht, am Rumpf und im Genitalbereich einschließlich Oberschenkelinnenseite.

Methodik

Routinemäßig bestimmten wir die 17-Ketosteroide, das freie Urincortisol sowie durchschnittlich zweimal die Basalspiegel des Plasmatestosterons. Das Plasmacortisol wurde zur Kontrolle der korrekten Stimulation und Suppression während der Funktionsteste gemessen. Ferner wurden, zumeist gleichfalls im Verlauf der Funktionsteste, folgende weitere C 19-Steroide bestimmt: 5 α-Dihydrotestoisteron [1], Androstendiol und Dehydroepiandrosteron. Die Steroidbestimmungen erfolgten mit radioimmunologischen Methoden [1, 2, 3, 4], wobei uns für die drei zuletztgenannten Steroide freundlicherweise Antikörper von Dr. E. Nieschlag, Düsseldorf, zur Verfügung gestellt wurden. Bei den Funktionstesten handelte es sich um die bereits beschriebenen kombinierten adrenal-ovariellen Stimulations- bzw. Suppressionsteste [5], die teilweise auch ambulant durchgeführt wurden.

Ergebnisse und Diskussion

Abb. 1 zeigt die Plasmaspiegel der 4 C19-Steroide bei den untersuchten hirsuten Frauen. Werte oberhalb der dunkel getönten Fläche sind pathologisch. Die

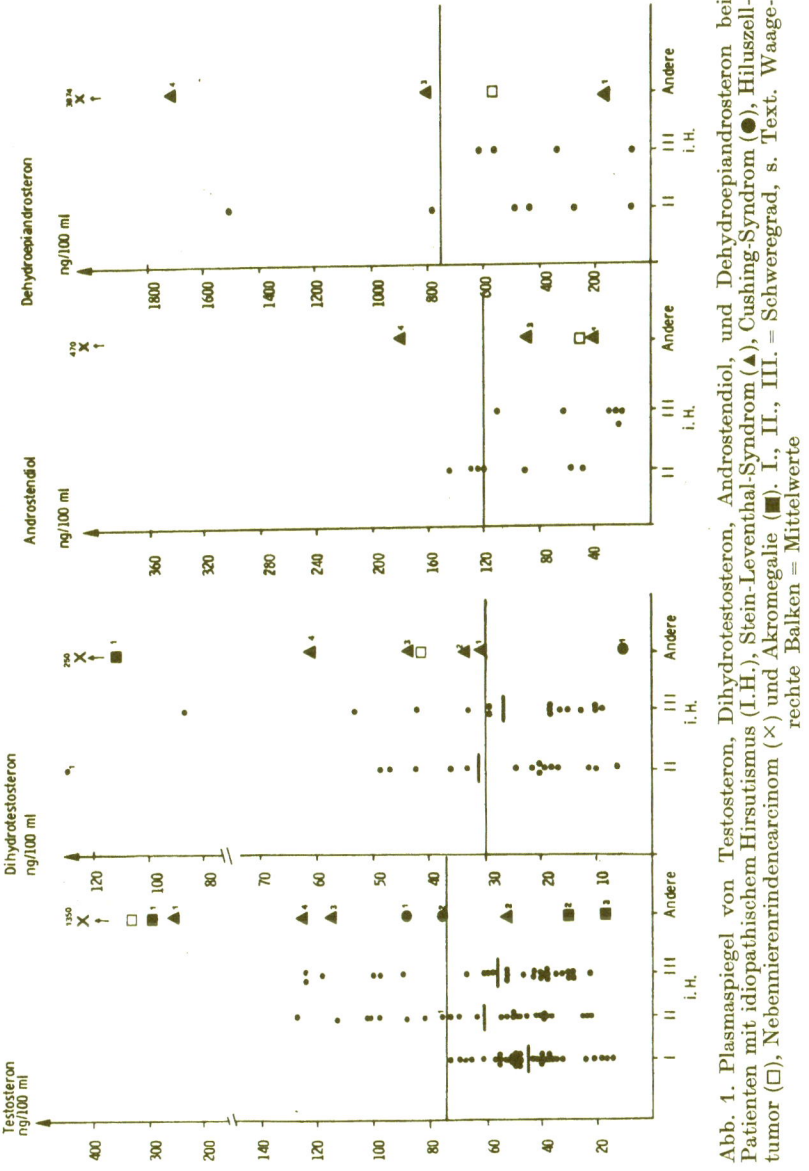

Abb. 1. Plasmaspiegel von Testosteron, Dihydrotestosteron, Androstendiol, und Dehydroepiandrosteron bei Patienten mit idiopathischem Hirsutismus (I.H.), Stein-Leventhal-Syndrom (▲), Cushing-Syndrom (●), Hiluszelltumor (□), Nebennierenrindencarcinom (×) und Akromegalie (■). I., II., III. = Schweregrad, s. Text. Waagerechte Balken = Mittelwerte

kleinen Ziffern an den jeweiligen Symbolen bezeichnen identische Patienten. In der Gruppe mit leichtem H. fanden wir einen mittleren Testosteronspiegel von 44,7 ± 14,4 ng/100 ml und keine pathologisch erhöhten Werte. Dieses Ergebnis entspricht dem eines Kollektivs gesunder Frauen. Obwohl die Mittelwerte bei mittelgradigem und ausgeprägtem H. mit 60,9 ± 28,3 ng/100 ml bzw. 56,1 ± 31 ng pro 100 ml ebenfalls noch im Normbereich lagen, fand sich häufiger ein Hypertestosteronismus, insgesamt bei 14 Patienten oder 24,5% des Kollektivs 2. und 3.

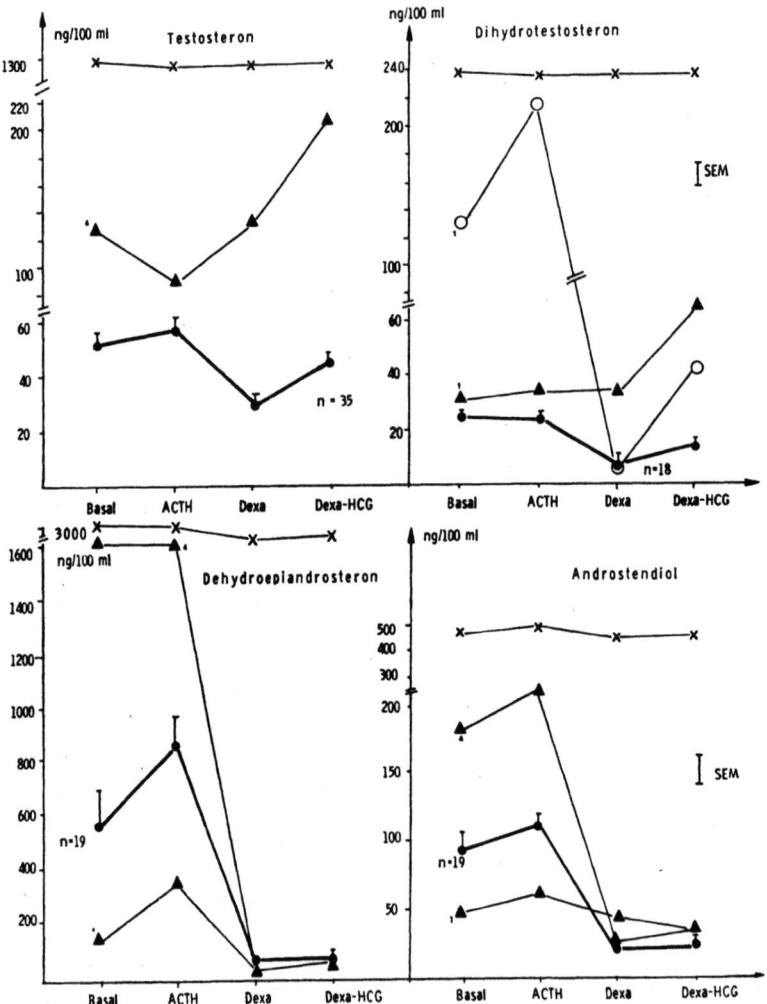

Abb. 2. Verhalten von Testosteron, Dihydrotestosteron, Androstendiol und Dehydroepiandrosteron im Funktionstest bei idiopathischem Hirsutismus (●), Stein-Leventhal-Syndrom (▲), Nebennierenrindencarcinom (×) und unklarem Reaktionstyp bei I.H. (○)

Einschließlich der Patienten mit erhöhtem Dihydrotestosteron ergaben sich in 35% pathologisch erhöhte Werte. Diese Zahl ist deutlich niedriger als die bislang in der Literatur gegebenen Daten [6] und entspricht wohl der eines nicht selektierten Patientenkollektivs mit Hirsutismus. Im Funktionstest fand sich bei Patienten mit I.H. ein nur unwesentlicher Anstieg des Testosterons und Dihydrotestosterons nach ACTH (Abb. 2), eine etwa 50%-Suppression nach Dexamethason und ein erneuter Anstieg nach HCG, wobei jedoch die Ausgangskonzentrationen nicht ganz erreicht wurden. In Einzelfällen (siehe Abb. 2) fanden sich jedoch erhebliche Abweichungen, die noch weiterer Erforschung bedürfen. Androstendiol und Dehydroepiandrosteron spiegelten in ihrem Verhalten während der Funktionsteste deutlich ihre adrenale Herkunft wieder.

Zusammenfassend kann festgestellt werden, daß die laborchemische Charakterisierung der gut definierten Krankheitsbilder mit adrenaler oder ovarieller Androgenüberproduktion im allgemeinen keine Schwierigkeiten bereitete. Beim sog. idiopathischen Hirsutismus fand sich jedoch nur in etwa einem Viertel der Fälle ein Hypertestosteronismus, wobei Testosteronspiegel *über* 150 bis 200 ng/100 ml nicht beobachtet wurden. Weiterführende Funktionsteste unter Einschluß anderer C19-Steroide (wobei uns die Bestimmung von Androstendion allerdings leider nicht möglich war) scheinen beim I.H. adrenale oder ovarielle Reaktionstypen aufzudecken. Ob dieses jedoch den wahren Sekretionsverhältnissen entspricht, bleibt weiterhin fraglich.

Trivialnamen und systematische Namen:

5α-Dihydrotestosteron = 17β-hydroxy-5α-androstan-3-on,
Androstendiol = $3\beta,17\beta$-dihydroxyandrost-5-en,
Dehydroepiandrosteron = 3β-hydroxyandrost-5-en-17-on,
Androstendion = androst-4-en-3,17-dion.

Literatur

1. Demisch, K., Cegla, U. H., Neubauer, M., Ehlers, E., Beyer, J., Happ, J., Schöffling, K.: Verh. dtsch. Ges. inn. Med. **79**, 1252 (1973). — 2. Vecsei, P., Penke, B., Katzy, R., Baek, L.: Experientia (Basel) **28**, 1104 (1972). — 3. Nieschlag, E., Loriaux, D. L., Lipsett, M. B.: Steroids **19**, 669 (1972). — 4. Loriaux, D. L., Lipsett, M. B.: Steroids **19**, 681 (1972). — 5. Demisch, K., Magnet, W., Neubauer, M., Schöffling, K.: J. clin. Endocr. **37**, 129 (1973). — 6. Lloyd, C. W., Lobotsky, E. J., Segre, T., Kobayashi, M. L., Taylor, M. L., Batt, R. E.: J. clin. Endocr. **25**, 298 (1965).

GEISTHÖVEL, W., MORGNER, K. D. (Abt. f. Klin. Endokrinologie, Dept. Innere Med., Med. Hochschule Hannover): „Aktueller Testosteronstatus" und Reservekapazität der Leydigzellen bei Störungen der Hypothalamus-Hypophysen-Testes-Achse

Ohne Zweifel ist das Gesamttestosteron im Plasma der wichtigste Parameter zur Beurteilung der inkretorischen Hodenfunktion. Jedoch ist seine isolierte Bestimmung in der Diagnostik von Störungen im Bereich der Hypothalamus-Hypophysen-Testachse aus mehreren Gründen nicht ausreichend. Zum einen sagt die Testosteronkonzentration nichts über den Sitz der Störung aus. Diese Frage kann heute durch Bestimmung des ICSH im Plasma entschieden werden. Zum anderen erlaubt sie weder einen Rückschluß auf den biologisch wirksamen, nicht proteingebundenen Anteil des Gesamttestosterons, der wesentlich mit von der Konzentration des sexualhormonbindenden Globulins abhängig ist, noch auf die Funktionsbreite der inkretorischen Hodenaktivität, die erst nach Durchführung eines Funktionstestes sicher erfaßt werden kann.

Bisherige Untersuchungen über den androgenen Status bei einer Reihe endokriner und nicht endokriner Erkrankungen berücksichtigen fast ausschließlich nur Teilaspekte. Wir prüften deshalb bei 14 Normalpersonen und bei 91 Patienten mit verschiedenen Krankheitsbildern den aktuellen Testosteronstatus, der die Bestimmung des basalen Gesamttestosterons (Blutentnahme zwischen 8 bis 9 Uhr), des prozentualen und absoluten freien Testosterons, und des sexualhormonbindenden Globulins umfaßte sowie die Stimulierbarkeit der Leydigzellen mit HCG.

Methodik

Das Plasmatestosteron (T) bestimmten wir radioimmunologisch [1]. Die Stimulierbarkeit der Leydig-Zellen prüften wir mit einem ambulant durchführbaren HCG-Test [2]. Die Blutentnahmen erfolgten am 1. und 5. Tag um 8.00 Uhr, 12.00 Uhr und 16.00 Uhr. Am 2., 3. und 4. Tag wurden jeweils 5000 E Primogonyl i.m. verabreicht. Als Maß der Stimulierbarkeit wurde nach Nieschlag et al. [3] ein Stimulationskoeffizient (SK) benutzt, der das Verhältnis des Testosterontagesmittels nach Stimulation zum Tagesmittel vor Stimulation angibt. Das prozentuale freie Testosteron (% FT) wurde durch Äquilibriumdialyse [4] gemessen, die Testosteronbindungskapazität des sexualhormonbindenden Globulins (BK) mittels Eiweißfällung durch Ammoniumsulfat [5], jeweils aus der 8.00 Uhrprobe vor HCG-Gabe. Das absolute freie Testosteron (AFT) ergab sich aus der Multiplikation des % FT mit der Testosteronkonzentration [4]. Die Differentialdiagnose zwischen primärem und sekundärem Hypogonadismus wurde durch radioimmunologische Messung des Plasma-ICSH [6] verifiziert.

Ergebnisse

Die Ergebnisse sind tabellarisch in der Tabelle dargestellt. Bei den Normalpersonen befanden sich die Mittelwerte von T, SK, % FT, AFT und BK in guter Übereinstimmung mit den in der Literatur angegebenen Werten.

Tabelle. Gesamtplasmatestosteron vor und nach Stimulation mit HCG (T), Stimulationskoeffizient (SK), prozentuales (% FT) und absolutes freies Plasmatestosteron (AFT) sowie Testosteronbindungskapazität (BK) bei 18 Normalpersonen und 91 Patienten

	T (µg/l) vor HCG	T (µg/l) nach HCG	SK	% FT %	AFT ng/l	BK µg/l
Normalpersonen (n = 18)	7,34	17,76	2,42	1,47	117,3	7,4
Globale Testinsuffizienz (n = 6)	1,91	1,99	1,04	1,46	28,9	7,5
Dystrophische Myotonie (n = 2)	7,53	10,67	1,43	1,67	127,3	9,8
Klinefelter-Syndrom (n = 5)	3,51	5,84	1,66	1,44	55,0	8,5
Oligo/Azoospermie (n = 11)	7,52	14,16	1,88	1,51	114,5	8,3
Impotentia coeundi (n = 7)	7,52	15,59	2,10	1,48	117,1	8,1
Pubertas tarda (n = 6)	3,07	13,87	3,75	0,70	24,0	15,8
Sekundärer Hypogonadismus (n = 10)	1,30	4,97	3,82	0,78	11,9	15,5
Diabetes mellitus						
ohne Potenzstörungen (n = 22)	7,99	13,98	1,75	1,42	115,3	9,6
mit Potenzstörungen (n = 17)	7,20	12,38	1,72	1,22	85,3	12,1
Niereninsuffizienz (n = 5)	6,34	8,17	1,29	1,25	79,1	11,3

Bei den Patienten mit sekundärem Hypogonadismus lag das T in einem sehr niedrigen, bei denen mit einer Pubertas tarda in einem leicht erniedrigten Bereich. Übereinstimmend fand sich in beiden Gruppen eine starke Stimulierbarkeit der Leydigzellen, eine im Vergleich zur Norm signifikant erhöhte BK sowie signifikant erniedrigte Werte für % FT und AFT.

Bei den Patienten mit primärer Testesinsuffizienz lag das T vor und nach Gabe von HCG bei den verschiedenen Krankheitsbildern — globale primäre Testesinsuffizienz, dystrophische Myotonie, Klinefelter-Syndrom, Oligo-/Azoospermie — in sehr unterschiedlichen Bereichen, je nach überwiegendem bzw. ausschließlichem Betroffensein der exkretorischen oder inkretorischen Hodenfunktion. Auffälligerweise war aber die BK bei fast allen Patienten im Normbereich, selbst in den Fällen von globaler Testesinsuffizienz mit niedrigem Testosteronspiegel. Entsprechend war auch das % FT unauffällig, während das AFT zum T analoge Unterschiede aufwies.

Bei den Patienten mit Impotentia coeundi waren Testosteronstatus und Stimulierbarkeit der Leydigzellen im Durchschnitt unauffällig.

Von 39 Patienten mit Diabetes mellitus zeigten die 22 Patienten ohne Potenzstörungen normale Werte für T, %FT und AFT, eine mäßig erhöhte BK sowie einen deutlich eingeschränkten SK. Die 17 Patienten mit Potenzstörungen wiesen ebenfalls ein normales T auf; dagegen waren %FT und AFT hochsignifikant erniedrigt, die BK hochsignifikant erhöht. Die Stimulierbarkeit der Leydigzellen war auch erheblich eingeschränkt. 5 Patienten mit einer Niereninsuffizienz — davon 4 mit einer Kreatinin-Clearance zwischen 10 und 30 ml/min, 1 mit einer solchen von 65 ml/min — hatten bei normalem T erniedrigtes %FT und AFT, erhöhte BK sowie einen erniedrigten SK.

Diskussion

Die mitgeteilten Ergebnisse machen deutlich, daß über die Bestimmung von T hinaus auch eine solche der BK und des AFT sowie die Durchführung eines Leydigzell-Funktionstestes wünschenswert sind, will man zu einem genaueren Einblick in den aktuellen und potentiellen Testosteronstatus gelangen. Selbstverständlich gibt im allgemeinen bereits das T den entscheidenden Hinweis darauf, ob eine gröbere Störung des Androgenhaushaltes vorliegt. Jedoch demaskieren häufig erst die genannten zusätzlichen Untersuchungen einen erniedrigten Spiegel an biologisch aktivem AFT bei normaler T-Konzentration oder eine relative Leydigzell-Insuffizienz. Seit längerer Zeit bekannt ist die erhöhte BK bei Hyperthyreose und in der Schwangerschaft, die trotz erhöhter T-Werte in diesen Situationen das Auftreten von Zeichen erhöhter Androgenität verhindern. Besonders Vermeulen et al. [7] konnten zeigen, daß das AFT in all den Fällen einen besseren Parameter als das T darstellt, in denen zwischen der T-Konzentration und dem klinischen Bild eine Diskrepanz besteht, wie das etwa bei Hyperthyreose, Schwangerschaft, Östrogenzufuhr oder Hirsutismus vorkommt.

Auch in unserem Patientengut läßt sich an mehreren Beispielen demonstrieren, wie erst durch die Messung des AFT eine mögliche Erklärung für das Auftreten klinischer Zeichen eines Androgendefizits oder Störungen der Vita sexualis gefunden werden kann. Bei 3 der 6 Patienten mit Pubertas tarda lagen die T-Spiegel in einem Bereich, der der Pubertätsstufe 4 normaler Adoleszenten nach Tanner entsprach. Ihr tatsächlicher Entwicklungszustand, der der Stufe 2 bis 3 nach Tanner korrelierte, war verursacht durch entsprechend niedrige AFT-Spiegel bei hohen BK-Werten. 2 der 7 Patienten mit Impotentia coeundi — alle ohne Zeichen eines Androgenmangels — wiesen bei normalem bzw. grenzwertigem T ein erheblich erniedrigtes AFT auf, was möglicherweise als Ursache oder Mitursache der Potenzstörung anzusehen war. Sehr aufschlußreich war auch die Bestimmung des freien Testosterons bei den zuckerkranken Männern mit und ohne Potenzstörungen. Nur die Patienten mit einer Impotentia coeundi wiesen ein signifikant erniedrigtes AFT auf, worin möglicherweise ein pathogenetischer Faktor in der Entwicklung der Potenzstörungen bei Diabetikern zu sehen ist. Auch bei den Patienten mit Niereninsuffizienz beobachteten wir, ähnlich wie Bundschuh u. Gupta [8], eine Erhöhung der BK und als Folge davon einen erniedrigten AFT-Spiegel trotz normaler T-Konzentration. Darüber hinaus war bei den Patienten mit Niereninsuffizienz und mit Diabetes ein deutlich erniedrigter SK zu beobachten, der als Ausdruck einer relativen Leydigzellinsuffizienz auf eine zusätzliche Störung der Hypothalamus-Hypophysen-Testesachse bei diesen Krankheiten hinweist.

Diese Beispiele müssen in diesem Rahmen genügen, um unserer Meinung Nachdruck zu verleihen, daß die andrologische Diagnostik routinemäßig neben der Bestimmung des T vor und nach HCG auch eine solche der BK und des AFT umfassen sollte, um so mehr, als der Leydigzell-Funktionstest ambulant durchführbar ist und BK und AFT mit nur geringem zusätzlichen Arbeits- und Materialaufwand gemessen werden können.

Literatur

1. Geisthövel, W., Morgner, K. D.: Acta endocr. (Kbh.) Supp. **177**, 170 (1973). — 2. Geisthövel, W., Morgner, K. D.: Med. Klin. **69**, (1974) (im Druck). — 3. Nieschlag, E., Rohr, M., Wombacher, H., Overzier, C.: Klin. Wschr. **49**, 91 (1971). — Forest, M. G., Ances, I. G., Tapper, A. J., Migeon, C. J.: J. clin. Endocr. **32**, 417 (1971). — 5. Rosner, W.: J. clin. Endocr. **34**, 98 (1972). — 6. Saxena, B. B., Leyendecker, G., Chen, W., Gandy, H. M., Peterson, R. E.: Acta endocr. (Kbh.) Suppl. **142**, 185 (1969). — 7. Vermeulen, A., Stoica, T., Verdonck, L.: J. clin. Endocr. **33**, 759 (1971). — 8. Bundschu, H. D., Gupta, D.: Klin. Wschr. **50**, 711 (1972).

RAITH, L., SEIFFERT, G., KARL, H.-J. (I. Med. Klinik Univ. München):
Stoffwechsel von Testosteron und Androstendion in Leukozyten

Lange Zeit dominierte die Vorstellung, daß Steroidhormone ausschließlich in der Leber abgebaut werden. Erst in den letzten Jahren wurde nachgewiesen, daß die sog. Androgenerfolgsorgane wie z. B. die Prostata charakterisiert sind durch ihre Fähigkeit, Testosteron in 5α-Dihydrotestosteron (5α-DHT) umzuwandeln [1, 2]; diese Ergebnisse stehen heute im Mittelpunkt der Diskussion über die Wirkung der Androgene [3].

Aus 2 Gründen ist der extrahepatische Stoffwechsel vor allem von Androstendion und Testosteron so interessant:

1. Durch eine einfache Oxydoreduktion am C Atom 17 des Steranrings ändert sich die biologische Aktivität des Hormons ganz erheblich, denn die Androgenwirkung von Androstendion ist wesentlich geringer als von Testosteron.

2. Außerdem ändert sich durch die Interkonversion von Androstendion und Testosteron auch der Anteil, der an spezifische Plasmaproteine gebunden wird [4].

3. Bei Testosteron kommt hinzu, daß durch die 5α-Reduktion zu 5α-DHT eine zusätzliche Wirkungsveränderung eintritt und 5α-DHT offenbar in einigen Organen das eigentlich wirksame Androgen ist [5].

Sowohl der 17β-Hydroxy-Steroidoxydoreduktase als auch der 5α-Reduktase kommt somit eine wichtige Aufgabe zu bei der Regulation der intrazellulär wirksamen Androgenkonzentration.

Im Plasma sind nun bei Gesunden keine Enzyme nachweisbar, die Androgene metabolisieren können. Menschliche Erythrozyten enthalten jedoch eine 17β-Hydroxy-Steroidoxydoreduktase, und aus dem wenig aktiven Androstendion entsteht in den roten Blutkörperchen Testosteron [6].

Ob auch in Leukozyten Androgene metabolisiert werden, ist bisher nicht bekannt.

Wir haben deshalb Lymphozyten und Granulozyten Gesunder (7,5 × 10^7 Zellen/Ansatz) mit dem NCI-Zellseparator gewonnen und mit ^{14}C-Androstendion, ^{14}C-Testosteron oder ^{14}C-5 α-Dihydrotestosteron jeweils 2 Std bei 37 °C und Zugabe eines NADPH regenerierenden Systems inkubiert. — Die radioaktiven Steroide wurden dann extrahiert und papierchromatographisch im System Busch A$_2$ aufgetrennt.

Bei Inkubation von ^{14}C-Androstendion mit Lymphozyten entsteht Testosteron ganz analog wie bei der Inkubation von Erythrozyten, wenn auch prozentual etwas weniger. Als weiterer Metabolit wurde 5α-Androstandion gefunden. — Die Reaktion Androstendion zu Testosteron läuft nun nicht nur in einer Richtung ab, sondern ist reversibel, denn wird Testosteron mit Leukozyten inkubiert, entsteht erwartungsgemäß Androstendion (siehe Abb. 1). Bei annähernd gleichen Mengen von Testosteron und Androstendion dominiert aber der Abbau von Testosteron, d. h. das Gleichgewicht der Interkonversion ist zumindest in vitro unter den von uns gewählten Versuchsbedingungen auf die Seite von Androstendion verschoben, also zugunsten der biologisch inaktiven Verbindung.

Zwischen Lymphozyten und Granulozyten besteht kein wesentlicher Unterschied in bezug auf ihre Fähigkeit, Androgene zu metabolisieren. Sowohl bei Inkubation von Lymphozyten als auch von Granulozyten mit Androstendion ist die Umwandlung in Testosteron annähernd gleich, desgleichen der Abbau in 5α-Androstandion.

Im Vergleich zu Testosteron und Androstendion wird Dihydrotestosteron prozentual stärker abgebaut. Aus 5α-DHT entstehen relativ große Mengen von Androstandiolen (3α-, 5β- und 3β-, 5α-Androstandion).

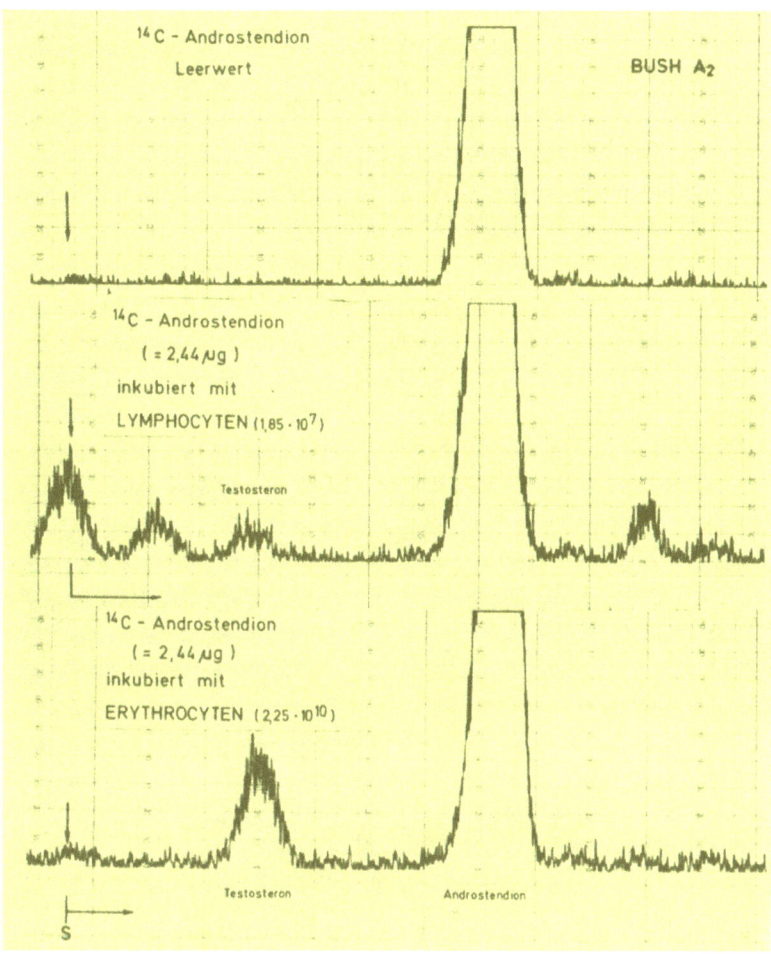

Abb. 1. Abbau von ^{14}C-Androstendion durch Lymphocyten und Erythrocyten eines Gesunden

Bei insgesamt 11 Inkubationsversuchen mit Granulozyten und Lymphozyten Gesunder wurde immer das gleiche Abbaumuster von Androstendion, Testosteron und Dihydrotestosteron gefunden (siehe Abb. 2). Auffällig war, daß in den Leukozyten Gesunder Testosteron nur zu Androstendion umgewandelt wurde, nicht jedoch zu 5α-DHT.

Nur in Leukozyten von Patienten mit myeloischer ($N = 2$) oder lymphatischer ($N = 3$) Leukämie konnte 5α-DHT als Metabolit von Testosteron nachgewiesen werden [6]. Dieser Befund ist deshalb überraschend, da eine 5α-Reduktion von Testosteron bisher nur in sog. Androgenerfolgsorganen gefunden wurde, in Organen, deren Entwicklung und Funktion von Sexualhormonen beeinflußbar ist. Weitere Untersuchungen sollen klären, ob diese Reduktion von Testosteron in den Leukozyten von Patienten mit Hämoblastosen eine Eigenschaft der malignen Zelle ist oder mit dem unterschiedlichen Funktionszustand der Leukozyten zusammenhängt. Vielleicht gelingt es, auch für bestimmte Zelltypen einen charakteristischen Androgenstoffwechsel nachzuweisen.

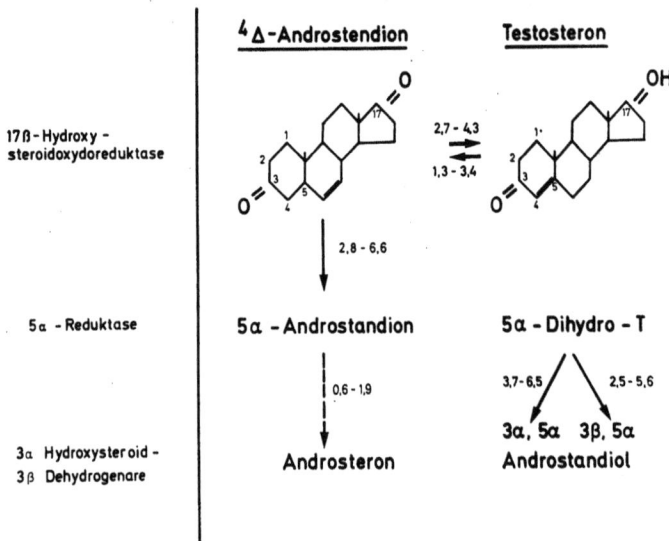

Abb. 2. Schema des Abbaus von Androstendion, Testosteron und Dihydrotestosteron in menschlichen Granulo- und Lymphocyten

Literatur

1. Breuer, H., Nocke, L., Pechtold, I.: Z. Vitamin-, Hormon- u. Fermentforsch. **10**, 106 (1959). — 2. Blaquier, J., Forchielli, E., Dorfman, R. I.: Acta endocr. (Kbh.) **55**, 697 (1967). — 3. Dorfman, R. I., Shipley, R. A.: Androgens, p. 116. New York: Wiley and Sons 1956. — 4. Lani, K., Pfisterer, H., Ruppelz, W., Bolland, H., Stich, W.: Klin. Wschr. **49**, 327 (1971). — 5. Raith, L., Wirtz, A., Wiedemann, M., Karl, H. J.: Acta endocr. (Kbh.) Suppl. **177**, 28 (1973). — 6. Raith, L., Karl, H. J.: Acta endocr. (Kbh.) Suppl. **185**, 135 (1974). — 7. van der Molen, H. J., Groen, D.: Acta endocr. (Kbh.) **58**, 419 (1968).

OBERLÄNDER, V., BOTTERMANN, P. (II. Med. Klinik der Techn. Univ. München):
Zur Aussagekraft der Hydroxyprolinbestimmung im 24-Stunden-Urin

Die Aminosäure Hydroxyprolin findet sich fast ausschließlich im Kollagen. Da mehr als 50% des Gesamtkollagens des Organismus im Knochengewebe enthalten sind und der Knochenstoffwechsel eine höhere Umsatzgeschwindigkeit als z. B. die Haut aufweist, stammen 70 bis 80% des ausgeschiedenen Hydroxyprolins aus dem Kollagenumsatz des Skelettsystems. Bei der Kollagensynthese wird zunächst lösliches Kollagen gebildet, das bei der Kollagenreifung langsam in sog. unlösliches Kollagen übergeht (auf Einzelheiten sei wegen der Kürze der Zeit hier nicht eingegangen).

Eine vermehrte Hydroxyprolinausscheidung kann verschiedene Ursachen haben:

1. *Steigerung der Kollagensynthese:* Es wird vermehrt lösliches Kollagen gebildet, das leichter abgebaut wird (physiologisch beim Wachstum im Kindes- und Jugendalter, bei der Gravidität; als pathologischer Prozeß bei der Akromegalie).

2. *Hemmung oder Verzögerung der Umwandlung von löslichem in unlösliches Kollagen:* Es staut sich gewissermaßen lösliches Kollagen an, so daß eine vermehrte Hydroxyprolinausscheidung resultiert (z. B. beim Marfan-Syndrom).

3. *Beschleunigter Abbau von löslichem und unlöslichem Kollagen* (beispielsweise bei osteolytischen Knochenmetastasen): Häufig verbunden sind auch Steigerung des Kollagenabbaus *und* Steigerung der Kollagensynthese (wie beim Morbus Paget, der Hyperthyreose, dem Hyperparathyreoidismus).

4. *Verminderter metabolischer Abbau von Hydroxyprolin* (theoretische Überlegung, kein entsprechendes Krankheitsbild bekannt): Hydroxyprolin würde vermindert zu CO_2, Harnstoff und Wasser abgebaut werden, wodurch eine höhere Hydroxyprolinausscheidung resultieren müßte).

Klinisch findet sich eine erhöhte Hydroxyprolinausscheidung vor allem bei endokrinen Erkrankungen, wie der Hyperthyreose, dem Hyperparathyreoidismus, und dem hypophysären Hochwuchs im Wachstumsalter bzw. der Akromegalie des Erwachsenen.

Bei der Hypothyreose ist die Hydroxyprolinausscheidung dagegen vermindert. Besonders erwähnt sei die erhöhte Hydroxyprolinausscheidung bei generalisierten oder lokalisierten Knochenerkrankungen. Bei lokalisierten Knochenprozessen kommen vorwiegend osteolytische Carzinommetastasen, die Knochentuberkulose und das Plasmozytom in Betracht.

Hydroxyprolinbestimmungen im Urin sind als solche nicht neu [1 bis 6].

Das Besondere der hier angewandten Methode[1] besteht in der Adsorption des mit dem Harn ausgeschiedenen freien und oligopeptidgebundenen Hydroxyprolins an einem stark sauren Kationenaustauscher mit anschließendem Auswaschen des Austauscherharzes durch destilliertes Wasser. Dadurch werden interferierende Substanzen entfernt. Durch Erhitzen werden die Oligopeptide anschließend hydrolysiert. Es entsteht freies Hydroxyprolin. Nach Alkalisieren wird das freie Hydroxyprolin vom Ionenaustauscher eluiert und anschließend zu einem Pyrrolderivat oxydiert, das mit Ehrlichschem Reagenz eine Farbreaktion ergibt. Man mißt bei 560 Nanometer die Extinktion und errechnet die Hydroxyprolinausscheidung in Milligramm pro 24 Std.

Zur Ermittlung von Normalwerten wurde die Hydroxyprolinausscheidung im 24 Std-Urin bei 45 männlichen und weiblichen Probanden im Alter von 21 bis 70 Jahren ermittelt. Alle Versuchspersonen bekamen an 3 aufeinanderfolgenden Tagen kollagenfreie Kost. Der 1. Tag während kollagenfreier Kost diente der Einstellung eines Gleichgewichtes; dadurch wird sichergestellt, daß Hydroxyprolin aus der zuvor eingenommen Nahrung nicht mehr in die Bestimmung mit eingeht. Das Urinsammeln an 2 aufeinanderfolgenden Tagen — dem 2. und 3. Tag während kollagenfreier Kost — dient Kontrollzwecken. Wir lassen bei allen quantitativen Bestimmungen im Urin — gleich welcher Art — immer 2 Tage sammeln und bestimmen die Kreatininausscheidung zur Kontrolle einer quantitativen Urinsammlung mit.

Die Normalwerte der Hydroxyprolinausscheidung wurden sowohl nach Geschlecht, als auch nach Altersgruppen differenziert.

Die Einteilung in Altersgruppen von 21 bis 30, 31 bis 50 und 51 bis 70 Jahren ist etwas willkürlich gewählt. Hier lag der Gedanke zu Grunde, zwischen Erwachsenen einer jüngeren, mittleren und höheren Altersgruppe zu unterscheiden.

Die Hydroxyprolinausscheidung wurde als Absolutwert in Milligramm pro 24 Std gemessen, aber auf die Körperoberfläche (mg/24 Std/m^2) umgerechnet, da sich hierdurch besser vergleichbare Werte ergeben (Tabelle 1). In Anbetracht der relativ geringen Mittelwertdifferenzen zwischen den einzelnen Altersklassen sollte man unseres Erachtens der Einfachheit halber für *klinische Belange* einen gemeinsamen Normalbereich bei Erwachsenen angeben. Wir errechneten als Mittelwert aller Bestimmungen: $10{,}96 \pm 2{,}46$ mg/24 Std/m^2.

---

[1] Als Hypronosticon-Test der Firma Organon im Handel.

Der Normalbereich, d. h. Mittelwert ± zweifacher Standardabweichung, würde dann rund 6 bis 16 mg/24 Std/m² betragen.

In Tabelle 2 sind Ergebnisse der Bestimmung der Hydroxyprolinausscheidung bei verschiedenen Erkrankungen wiedergegeben. So findet sich bei der Hyperthyreose nahezu regelmäßig eine erhöhte, bei der Hypothyreose eine erniedrigte Hydroxyprolinausscheidung. Bei Patienten mit rezidivierenden Nierensteinerkrankungen, die uns wegen Verdachtes auf einen primären Hyperparathyreoidismus zugewiesen wurden, war die Hydroxyprolinausscheidung bei 5 von 15 Patienten erhöht, bei 3 dieser Patienten wurde der Verdacht mit operativer Entfernung eines Epithelkörperchen-Adenoms bestätigt. Hinzuweisen ist noch auf die Spalte

Tabelle 1. Hydroxyprolinausscheidung im 24 Std-Urin bei stoffwechselgesunden Personen in verschiedenen Altersklassen, bezogen auf die Körperoberfläche (mg/24 Std/m²)

Altersgruppe (Jahre)	Männer			Frauen		
	N	x̄	S.E.	N	x̄	S.E.
21—30	18	11,88	0,55	5	11,50	0,69
31—50	15	10,71	0,41	12	9,14	0,59
51—70	13	11,17	0,44	14	11.24	1,00

Tabelle 2. Hydroxyprolinausscheidung im 24 Std-Urin bei Patienten mit unterschiedlichen Krankheitsbildern („nicht auswertbar" bedeutet, daß an den beiden Urinsammeltagen die Kreatinin- und/oder Hydroxyprolinausscheidung stärker differierte, so daß ein Urinsammel- oder Diätfehler angenommen werden mußte)

Diagnose	normal	erhöht	erniedr.	nicht auswertbar
Hyperthyreose	1	12	0	0
Hypothyreose	0	0	3	1
V.a. prim. Hyperparath.	10	5	0	0
Akromegalie	0	2	0	0
Osteoporose	2	2	1	1
Carcinome	9	7	0	2
Plasmozytom	3	1	1	0
M. Paget	0	1	0	0
sonstige	13	5	0	10
gesamt	38	35	5	14

Carzinome — gemeint sind vorwiegend Carzinome, die eine Tendenz zur Skelettmetastasierung aufweisen —, wo wir bestrebt sind, mittels der Hydroxyprolinausscheidung eine Früherfassung einer Skelettmetastasierung zu betreiben und erste Ergebnisse durchaus ermutigend sind.

Zusammenfassend kann gesagt werden, daß mit der Hydroxyprolinbestimmung im 24 Std-Urin Änderungen im Kollagenstoffwechsel erfaßt werden können. Quantitative Änderungen der Hydroxyprolinausscheidung sind unspezifisch, sie beweisen kein bestimmtes Krankheitsbild, stellen aber zusammen mit anderen Befunden eine wertvolle Hilfe bei der Diagnosestellung dar.

Literatur

1. Lang, K.: Z. physiol. Chem. 219, 148 (1933). — 2. Waldschmidt-Leitz, E., Akabori, S.: Z. physiol. Chem. 224, 187 (1934). — 3. Wiss, O.: Helv. chim. Acta 32, 149 (1949). — 4. Prockop, D. J., Udenfriend, S.: Analyt. Biochem. 1, 228 (1960). — 5. Laitinen, O., Nikkilä, E. A., Kivirikko, K. I.: Acta med. scand. 179, 275 (1966). — 6. Kivirikko, K. I., Laitinen, O., Prockop, D. J.: Analyt. Biochem. 19, 249 (1967). — 7. Bottermann, P., Oberländer, V.: Diagnostik 6, 552 (1973). — 8. Bottermann, P., Oberländer, V.: Ärztl. Lab. (in Veröffentlichung).

Rheumatologie

PERINGS, E., JUNGE, U., SCHUMANN, E., SCHULZE, F., HAUSWALDT, CH. (Med. Univ.-Klinik, Göttingen): **Die Wirkung von D-Penicillamin* auf das Knochenmark der Ratte**

An Nebenwirkungen von D-Penicillamin auf das blutbildende System wurden bisher lediglich vorübergehende Leukopenien und Eosinophilien (Wilson et al.), leichte Anämien (Walshe et al.) sowie einige Fälle von Agranulozytose (Corcos et al.) beschrieben.

Wegen des Antagonismus zum Vitamin B_6 sind darüber hinaus Vitamin B_6-sensible Anämien zu erwarten. Da systematische experimentelle Untersuchungen über die Wirkung dieser Substanz auf die Blutbildung nicht vorliegen, prüften wir im Langzeitversuch an Ratten die Wirkung dieser Substanz auf das Blutbild und das Knochenmark.

Methodik

Es wurden Untersuchungen an insgesamt 128 männlichen Wistar-Ratten AF Hannover mit einem Anfangsgewicht von 200 bis 220 g durchgeführt. Im Langzeitversuch über insgesamt 12 Monate erhielten 30 Ratten täglich 300 mg/kg D-Penicillamin. 44 weitere Ratten bekamen in gleicher Weise täglich 1000 mg/kg D-Penicillamin bis zu 6 Monaten verabreicht. Eine dritte Gruppe (n = 54) erhielt täglich 3000 mg/kg D-Penicillamin. Diese Gruppe konnte wegen der hohen Spontantodesrate nur über 3 Wochen beobachtet werden.

Es wurde D-Penicillamin-Hydrochlorid in Aqua dest. gelöst per Schlundsonde verfüttert.

Regelmäßige Blutbildkontrollen mit automatischer Bestimmung im Coulter-Counter, Modell S, regelmäßige Zählung der Thrombozyten, Retikulozyten und Blutbild-Differenzierung sowie histologische Untersuchungen u. a. von Sternum und Femur wurden vorgenommen.

Befunde

Unter einer *Dosis von 300 mg/kg/Tag* fiel der Hb-Wert bis zur 32. Woche von 15,5 g-% auf 11,6 g-% ab. Schon nach 4 Wochen war das direkt bestimmte mittlere corpuskuläre Volumen der Erythrozyten von 52 auf 48 μ^3 reduziert, Leukozyten und Lymphozyten fielen geringer, aber ebenfalls signifikant ab. Die histologischen Knochenmarksuntersuchungen zeigten in der Regel einen normalen Befund.

Unter einer *Dosis von 1000 mg/kg/Tag* kommt es bereits nach 12 Wochen zu einem deutlichen Abfall der Hämoglobinwerte (s. Abb. 1). Die übrigen Blutbildveränderungen entsprechen denen der vorausgegangenen Gruppe, allerdings stärker ausgeprägt. Zudem sind die Lymphfollikel in der Milz verkleinert. Im Knochenmark ist bei 4 von 8 Tieren das Fettgewebe vermehrt (Tabelle).

Tabelle. Dosisabhängige Knochenmarksveränderungen bei Ratten unter einer D-Penicillaminbehandlung

Dosis (mg/kg/Tag)	Vers.-Dauer (Wochen)	Anzahl der Tiere	im Vordergrund stehende Reaktion		
			o. B.	Phthise	Dystrophie
300	4—20	16	14	2	—
1000	3—20	8	2	4	2
2000	3—4	5	1	1	3
3000	1—3	23	2	8	13

Unter einer *Dosis von 3000 mg/kg/Tag* ist ein toxischer Bereich erreicht, so daß die Tiere schon innerhalb von 2 bis 3 Wochen sterben. So wird die Störung der Blutbildung weniger in einem Rückgang der Erythrozytenzahlen als vielmehr in

* Metalcaptase der Fa. Heyl u. Co.

einer Verminderung der Leukozyten und Retikulozyten erfaßt. Die schweren toxischen Knochenmarksveränderungen zeigen sich im gehäuften Vorkommen von Phthisen und Dystrophien (Tabelle). Die tabellarische Übersicht über die im Einzelfall überwiegenden Knochenmarksbefunde läßt die Zunahme toxischer Veränderungen bei steigender Dosis auch bei kürzerer Versuchsdauer erkennen. Bei zusätzlicher Gabe von Vitamin B_6 (20 mg/Tag/Tier) bilden sich die Anämien bei den mit 300 bzw. 1000 mg/kg/Tag gefütterten Tieren weitgehend zurück, wie als Beispiel der Hb-Verlauf einer Versuchsgruppe zeigt (Abb. 1).

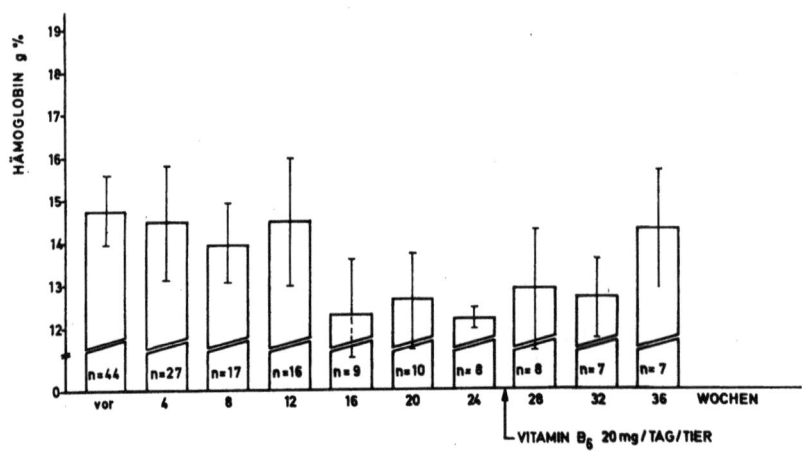

Abb. 1. Entwicklung einer mikrozytären Anämie unter 1000 mg/kg/KG/Tag und Besserung unter zusätzlicher Vitamin B_6-Gabe

Diskussion

Die tierexperimentellen Untersuchungen lassen auf unterschiedliche Nebenwirkungen des D-Penicillamins auf die Blutbildung schließen:

1. Durch den Vitamin B_6-Antagonismus entwickeln sich auch bei einer Dosis von 300 bis 1000 mg/kg KG/Tag Vitamin B_6-sensible Anämien. Ferner kommt es zu einer Reduzierung des mittleren corpuskulären Volumens der Erythrozyten.

2. Bei einer Dosierung ab 1000 mg/kg KG/Tag ist eine Verminderung der Lymphozytenzahl im Blut sowie eine Größenabnahme der Lymphfollikel in der Milz zu beobachten. Dieser Befund entspricht den 1973 von Junge et al. erhobenen Befunden bei in vitro-Untersuchungen.

3. Nur unter einer hohen Dosierung von 3000 mg/kg KG/Tag lassen sich toxische Effekte auf die Blutbildung nachweisen. Diese Befunde entsprechen den von Tisman et al. mitgeteilten Beobachtungen über eine Hemmung der DNS- und Proteinsynthese von Knochenmarkszellen in vitro.

Für die Praxis lassen diese Beobachtungen den Schluß zu, auch beim Menschen unter einer Langzeittherapie mit D-Penicillamin für eine regelmäßige Vitamin B_6-Substitution zu sorgen.

Literatur

Corcos, J. M., Soler-Bechara, J., Mayer, K., Freyberg, R. H., Goldstein, R., Jaffee, I.: J. Amer. med. Ass. **189**, 265 (1964). — Junge, U., Hauswaldt, Ch., Perings, E.: Verh. dtsch. Ges. inn. Med. **79**, 616 (1973). — Tisman, G., Herbert, V., Teng Go, L., Brenner, L.: Proc. Soc. exp. Biol. (N. Y.) **139**, 355 (1972). — Walshe, J. M., Patston, V.: Arch. Dis. Childh. **40**, 651 (1965). — Wilson, J. E., Du Vigneaus, V.: J. biol. Chem. **184**, 63 (1950).

Junge, U., Lubrich, E., Schumann, E., Hauswaldt, Ch., Perings, E. (Med. Univ.-Klinik Göttingen): **Untersuchungen zur mesenchymsuppressiven Wirkung des D-Penicillamin**

D-Penicillamin (D-PA) hemmt die Proliferation von Lymphozyten [1, 2]. Dieser Befund legte die Annahme nahe, daß die bekannte mesenchymsuppressive Wirkung des D-PA nicht nur auf einer Störung der Kollagenquervernetzung [3], sondern auch auf einer direkten Hemmung des Fibroblastenstoffwechsels beruht. Um diese Vermutung zu prüfen, untersuchten wir die Wirkung von D-PA auf Proliferation, DNS-, RNS- und Proteinstoffwechsel von Rattenfibroblasten.

Dazu wurden Kulturen embryonaler Rattenfibroblasten in der 10. bis 15. Passage mit verschiedenen Konzentrationen von D-Penicillamin-Hydrochlorid* unterschiedlich lange inkubiert. Die Zellen in den Kulturen wurden nach vorherigem Ablösen mit 0,1 % Trypsin in einer Fuchs-Rosenthal-Kammer gezählt und ihre Vitalität durch Trypanblaufärbung bestimmt. Zur Beurteilung des DNS-Stoffwechsels markierten wir die Kulturen über 6 Std mit 1,0 µCi ^{3}H-Thymidin/ml und bestimmten den Thymidineinbau mittels Liquid-Scintillation. In gleicher Weise wurde zur Prüfung des RNS- und des Proteinstoffwechsels der Einbau von ^{3}H-Uridin bzw. ^{3}H-Leucin gemessen.

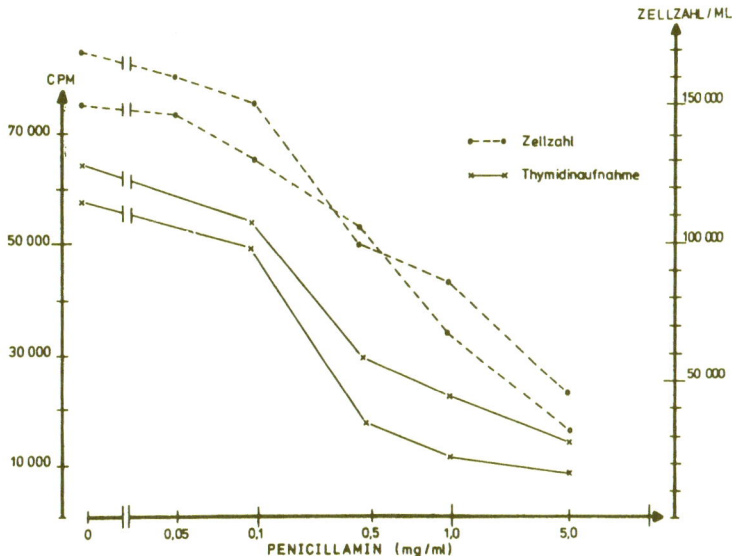

Abb. 1. Zellzahl und Thymidineinbau in zwei verschiedenen Fibroblastenkulturen bei Inkubation mit D-Penicillamin in steigender Konzentration

Schon nach 2 bis 3 Tagen sah man mikroskopisch eine geringere Zelldichte in den Kulturen mit D-PA-Konzentrationen von 0,1 mg/ml und mehr. Fibroblasten, die mit 5 mg D-PA/ml behandelt wurden, bildeten keinen Monolayer, sondern blieben in Suspension. Nach dreitägiger Inkubation mit verschiedenen Konzentrationen von D-PA waren Zellzahl und Thymidineinbau dosisabhängig vermindert im Vergleich zu unbehandelten Kontrollkulturen (Abb. 1). Zwar hemmte D-PA in Konzentrationen von 0,05 und 0,1 mg/ml die Zellproliferation,

---

* Metalcaptase der Fa. Heyl u. Co.

statistisch signifikant (p < 0,001) war der Abfall von Zellzahl und Thymidineinbau aber erst ab einer Konzentration von 0,5 mg/ml.

Zumindest bis zu einer Konzentration von 1 mg/ml ist D-PA nicht cytotoxisch. Bei dieser Konzentration blieben 90 bis 100% der Zellen mit Trypanblau ungefärbt, waren also vital. Wenn das D-PA nach dreitägiger Inkubation sorgfältig weggewaschen wurde, stieg der ^{3}H-Thymidineinbau nach 24 Std bereits wieder an. So wurden nach eintägiger Inkubation mit 1 mg D-PA/ml 1700 cpm gemessen und nach drei Tagen 1500 cpm; nachdem das D-PA weggewaschen worden war, lag der Thymidineinbau 24 Std später bei 6500 cpm. Die beobachtete Hemmung der Fibroblastenproliferation ist also reversibel.

Um die Wirkung des D-PA auf den RNS- und Proteinstoffwechsel zu untersuchen, inkubierten wir Fibroblastenkulturen gleichzeitig über 6 Std mit D-PA in verschiedenen Konzentrationen und mit 1 µC/ml ^{3}H-Uridin bzw. ^{3}H-Leucin.

Der Uridin- und Leucineinbau waren dosisabhängig verringert (Tabelle). Der Leucineinbau war bei einer D-PA-Konzentration von 0,5 mg/ml signifikant (p < 0,05) vermindert, der Uridineinbau erst bei 1 mg/ml.

Tabelle. ^{3}H-Uridin- und ^{3}H-Leucineinbau in Fibroblastenkulturen mit verschiedenen Mengen von D-Penicillamin

Penicillamin (mg/ml)	^{3}H-Uridin (cpm)	^{3}H-Leucin (cpm)
Kontrolle (n = 5)	46202 ± 8107	10088 ± 1753
0,1 (n = 5)	46129 ± 4986	8592 ± 1115
0,5 (n = 5)	41957 ± 6323	7719 ± 402
1,0 (n = 4)	36555 ± 3929	7345 ± 1543

Unsere Versuche zeigen, daß D-PA den DNS-Stoffwechsel von Fibroblasten und damit deren Proliferation hemmt. In geringerem Maße werden auch der Protein- und RNS-Stoffwechsel gebremst. Damit unterstützen unsere Untersuchungen die Ansicht von Müller u. Mitarb [4], die unter D-PA eine Verminderung der ^{35}S-Sulfateinbaurate in sulfatierte Mucopolysaccharide von Granulationsgewebe fanden und die daraus auf eine Hemmung des Fibroblastenstoffwechsels schlossen. Wie D-PA in den Metabolismus eingreift, ist unklar. Pyridoxalphosphat konnte den D-PA-Effekt auf Lymphozyten nicht aufheben [1]. Eine Vorbehandlung mit Metallen verhinderte nicht den Hemmeffekt von D-PA auf Knochenmarkkulturen [5]. Die Hemmung des Fibroblastenstoffwechsels durch D-PA scheint daher weder auf dessen chelierender noch auf dessen Antivitamin B_6-Wirkung zu beruhen. Die für die in vitro-Wirkung notwendige Konzentration liegt deutlich über der Serumkonzentration, die nach einmaliger Gabe von 600 mg D-PA erreicht wird und die bei 0,03 mg/ml liegen soll [6]. Da aber nach 48 Std noch 13 bis 15% des verabreichten D-PA nachweisbar sind [6, 7], kann nicht ausgeschlossen werden, daß der Serumspiegel durch den kumulativen Effekt wiederholter oraler Gaben zu der notwendigen Konzentration ansteigt. Die Proliferation von Bindegewebszellen ist als Basisgeschehen bei der Entstehung und Chronifizierung rheumatischer Erkrankungen anzusehen. Daß D-PA die Proliferation von Bindegewebszellen hemmt, mag ein wesentlicher Grund sein für seine gute Wirksamkeit in der Behandlung der rheumatoiden Arthritis.

Literatur

1. Junge, U., Hauswaldt, Ch., Perings, E.: Verh. dtsch. Ges. inn. Med. **79**, 616 (1973). — 2. Perings, E., Junge, U., Schumann, E., Schulze, F., Hauswaldt, Ch.: Verh. dtsch. Ges. inn. Med. (1974). — 3. Nimni, M. E.: Biochim. biophys. Acta (Amst.) **111**, 576 (1965). — 4. Müller, U. St., Wagner, H., Wirth, W., Junge-Hülsing, G., Hauss, W. H.: Arzneimittel-Forsch. **21**, 679 (1971). — 5. Tisman, G., Herbert, V., Le Teng, Go., Brenner, L.: Proc. Soc. exp. Biol. (N. Y.) **139**, 355 (1972). — 6. Gibbs, K., Walshe, J. M.: Quart. J. Med. (N. S.) **60**, 275 (1971). — 7. Planas-Bohne, F.: Arzneimittel-Forsch. **22**, 1426 (1972).

HELMKE, K., VELCOVSKY, H., EICHHORN, M., FEDERLIN, K. (Med. Univ.-Klinik, Ulm): **Antinukleäre Faktoren während einer D-Penicillamintherapie**

D-Penicillamin, ein Abbauprodukt des Penicillins, wird in den letzten Jahren in zunehmendem Maße u. a. erfolgreich bei der Therapie der rheumatoiden Arthritis und der Sklerodermie eingesetzt. Die Theorien des Wirkungsmechanismus reichen von einer Sprengung von Disulfidbrücken, Beeinflussung des Kollagenstoffwechsels, Sprengung des möglicherweise pathogenetischen RF bis hin zur Annahme von immunsuppressiven Eigenschaften und Hemmung der DNS-Synthese. Diese Theorien beruhen jedoch dort ausschließlich auf Tier- oder in vitro-Versuchen. Als gesichert kann dagegen angenommen werden, daß es unter dieser Therapie zu einer Reihe unerwünschter Nebenwirkungen kommt, die teils bei Weitergabe des Medikamentes wieder verschwinden, zum anderen Teil jedoch zum Absetzen der Therapie zwingen. Ein Teil der Nebenwirkungen hängt sicherlich mit Faktoren wie regelmäßiger Einnahme und mehr oder weniger einschleichendem Therapiebeginn zusammen.

Wir beobachteten bei 53 Patienten, die das Medikament über einen Zeitraum von über 3 Jahren bekamen, mehrere Nebenwirkungen. 30 Patienten tolerierten das Medikament ohne nennenswerte Beschwerde. Die schwerwiegendste Komplikation, die zum sofortigen Absetzen des Medikamentes zwingt, ist zweifellos die Proteinurie und das Auftreten einer lupus erythematodesähnlichen Symptomatik. Inzwischen konnte immunhistologisch von verschiedenen Arbeitsgruppen gezeigt werden, daß die Ursache dieser Proteinurie eine Komplexnephritis ist, wie sie z. B. auch bei einem Lupus erythematodes disseminatus auftritt. Ob es sich hierbei um Komplexbildung mit dem Medikament oder mit anderen Substanzen handelt, konnte bisher nicht eindeutig nachgewiesen werden. Wir führten deswegen vor und während einer D-Penicillamintherapie auch eine regelmäßige Untersuchung auf antinukleäre Faktoren im Serum dieser Patienten durch. Die ANF kommen ja bekanntlich und in hohen Titern beim LED vor, und ihnen wird bei diesem Krankheitsbild auch eine pathogenetische Bedeutung zugesprochen.

Nach Applikation verschiedener anderer Medikamente ist das Auftreten dieser humoralen Antikörper und zum Teil auch die Induktion eines lupusähnlichen Syndroms, welches nach Absetzen des Medikamentes wieder verschwindet, ebenfalls beschrieben worden. In seltenen Fällen bildet sich jedoch auch das Krankheitsbild eines echten Lupus erythematodes disseminatus aus.

Wir benutzten für unsere Untersuchung eine sehr empfindliche indirekte, immunfluoreszenzoptische Methode, die auf dem von Fischer angegebenen Verfahren an hämolysierten Hühnererythrozyten beruht. Diese Technik wurde vor uns mit Hilfe von Absorptionsverfahren dahingehend erweitert, daß sich auch gleichzeitig Antikörper gegen denaturierte und native DNS hiermit bestimmen lassen. Mit dieser Methode haben wir Seren von 53 Patienten vor und während einer D-Penicillamintherapie kontrolliert (Abb. 1). Es handelte sich um 40 Patienten mit einer seropositiven rheumatoiden Arthritis, 9 Patienten mit seronegativer

R.A. und 4 Patienten mit einer Sklerodermie. Man sieht, daß unter der Therapie signifikant mehr Patienten mit R.A. und Sklerodermie ANF aufwiesen. Weniger eindeutig ist dies bei der seronegativen R.A. Bei 14 Patienten mit R.A. und bei allen Sklerodermiepatienten lagen auch Antikörper gegen denaturierte DNS vor. Diese waren bei den Patienten mit seronegativer R.A. nicht nachweisbar. Antikör-

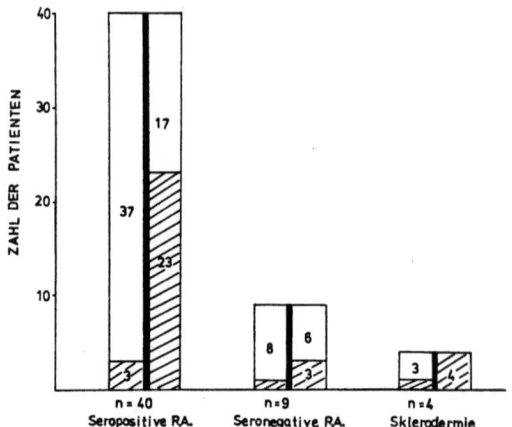

Abb. 1. Nachweis von antinukleären Faktoren bei rheumatoider Arthritis und Sklerodermie vor und während D-Penicillamintherapie. Positive ANF: schraffiert. Negative ANF: weiß

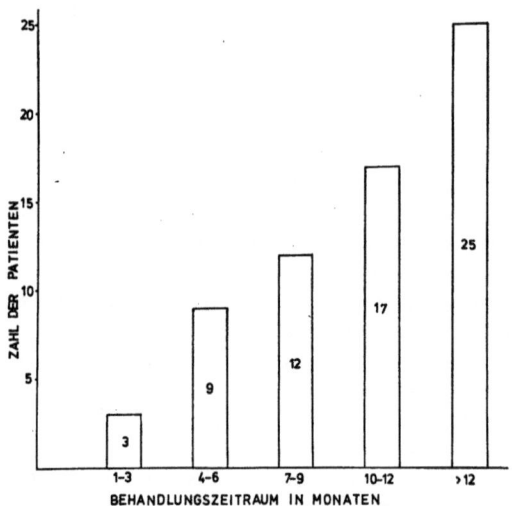

Abb. 2. Häufigkeitszunahme eines positiven ANF-Nachweises bei R.A. und Sklerodermie (n = 53) unter D-Penicillamintherapie

per gegen native DNS ließen sich in keinem Fall nachweisen. Die Patienten, bei denen Proteinurie und sogar ein lupusähnliches Krankheitsbild auftrat, wiesen Antikörper gegen denaturierte, jedoch nicht native DNS auf. Dies ist insofern von Bedeutung, als es in allen Fällen nach Absetzen des Medikamentes zu einer vollständigen Rückbildung dieser Symptomatik kam. Bei keinem Patienten wurde nach unserer Beobachtung ein echter Lupus erythematodes disseminatus induziert. Antikörper gegen native DNS sind bisher jedoch nur beim echten LED, vor allem mit Nierenbefall, beschrieben worden.

Bei dem Versuch, eine Relation zwischen der applizierten Dosis und dem Auftreten der ANF herzustellen, zeigte sich, daß es schon bei niederen Dosen von 900 bis 1200 mg/Tag zum Auftreten dieser Antikörper kommt. Die höchste Anzahl positiver Nachweise findet sich bei der Dosierung von 1800 mg/Tag. Dies ist möglicherweise jedoch mit dadurch bedingt, daß wir die Mehrzahl der Patienten mit dieser Dosierung behandelten, während mit den anderen Dosen jeweils nur ein kleines Kollektiv über einen kürzeren Zeitraum behandelt wurde.

In Abb. 2 ist das zeitliche Auftreten der ANF unter D-Penicillamintherapie aufgeführt. Es findet sich eine deutliche Steigerung mit zunehmender Behandlungsdauer. Im ersten halben Jahr kommt es nur bei einem kleinen Prozentsatz zu solchen Antikörpern, während nach einem Jahr Therapie nahezu 50% der Patienten antinukleäre Faktoren aufweisen.

Diskussion

Insgesamt gesehen läßt sich also feststellen:

Es kommt bei einem hohen Prozentsatz der Patienten, die mit D-Penicillamin behandelt werden, zum Auftreten von ANF. Dies scheint uns weniger abhängig von der Dosis als vielmehr von der Zeitdauer der Behandlung zu sein.

Die Ursache und die Bedeutung der antinukleären Faktoren, die nach der Gabe der verschiedenen Medikamente auftreten und auch beim LED oder anderen Krankheitsbildern nachweisbar sind, ist bis heute unklar. Im wesentlichen gibt es 2 Entstehungstheorien. Einmal wird eine Alteration der Kernsubstanz durch chemische oder virale Stoffe angenommen, die zu einer Aufhebung der normalerweise vorhandenen Toleranz gegenüber diesen Antigenen führt. Zum zweiten wird in den letzten Jahren auch die Ursache in einem Defekt des zellulären Immunsystems gesucht, der sekundär zur Bildung der humoralen, antinukleären Faktoren führt. In diesem Zusammenhang würde es bedeuten, daß die Medikamente zunächst auf das zelluläre Immunsystem wirken und dadurch dann erst die Bildung der humoralen Anti-Kern-Antikörper induziert wird. Untersuchungen verschiedener Arbeitsgruppen deuten darauf hin, daß ihr Auftreten vor allem während besonders aktiver Krankheitsphasen und vor allem bei aggressiven Verlaufsformen der R.A. beobachtet wird. Aus unseren bisherigen Beobachtungen läßt sich jedoch nicht schließen, inwieweit das Auftreten antinukleärer Faktoren im Verlauf einer D-Penicillamintherapie ein prognostisch ungünstiges Zeichen bedeutet.

Allerdings ließen sich bei allen Patienten, die eine Proteinurie oder gar ein Lupussyndrom im Verlauf der Therapie entwickelten, 1 bis 2 Monate vor dieser Symptomatik ANF und vor allem auch Antikörper gegen denaturierte DNS nachweisen. Die Ursache der dabei auftretenden Komplexnephritis könnte einmal in Komplexbildung mit Penicillamin, zum anderen mit DNS liegen. Der Nachweis von ANF im Verlauf einer D-Penicillamintherapie sollte daher unbedingt Anlaß sein, die Kontrolle auf etwaige Nebenwirkungen der Medikation sorgfältig weiterzuführen. Das Auftreten der ANF allein dagegen erscheint uns jedoch noch keine Indikation zum Absetzen des Medikamentes zu sein.

Literatur

Alarcon-Segovia, D., Fischbein, E., Alcala, H., Olguin-Palacios, E., Estrada-Parra, S.: Clin. exp. Immunol. **6**, 557 (1970). — Beck, J. S.: Scot. med. J. **8**, 373 (1963). — Blomgren, S. E., Condemi, J. J., Vaughan, J. H.: Amer. J. Med. **52**, 338 (1972). — Bitter, T.: Schweiz. med. Wschr. **101**, 181 (1971). — Cohen, S. A., Hughes, G. R., Noel, G. L., Christian, C. L.: Clin. exp. Immunol. **8**, 551 (1971). — Eberl, R., Altmann, H.: Verh. dtsch. Ges. Rheumatol. **2** (Suppl. 2), 400 (1972). — Fischer, K.: Mschr. Kinderheilk. **120**, 202 (1972). — Fischer, K., Dorzewski, E.: Mschr. Kinderheilk. **113**, 175 (1965). — Frese, B., Schupp, R., Deicher, H.: Z. Rheumaforsch. **32**, 293 (1973). — Goldfine, L. J., Stevens, M. B., Masi, A. T.: Ann.

rheum. Dis. **24**, 153 (1965). — Haystett, I. P., Bensch, K. G., Kashgarian, M.: Lab. Invest. **19**, 376 (1968). — Helmke, K., Federlin, K.: Therapiewoche **22**, 4483 (1972). — Jaffe, I. A., Treser, G., Suzuki, Y.: Ann. intern. Med. **69**, 549 (1968). — Jaffe, I. A.: Arthr. and Rheum. **13**, 436 (1970). — Tan, E. M., Natali, P. G.: J. Immunol. **4**, 902 (1970).

Aussprache

Herr F. Schilling (Mainz):

Zu Herrn Helmke: Der praktisch klinischen Konsequenz, trotz dem Auftreten antinukleärer Faktoren unter D-Penicillamin diese Medikation fortzusetzen, kann ich nicht beipflichten. Unter dem Eindruck zweier Fälle hatte ich im Februar 1973 auf dem Penicillamin-Symposion in Berlin die Ansicht vertreten, daß das Vorliegen antinukleärer Faktoren, und zwar in einem bei der Routinemethodik deutlichen Ausmaß (Antiglobulinkonsumptionstest, Fluoreszenztest, LE-Zellpräparat), eine Kontraindikation gegen Penicillamin darstellen müsse. Es war mir von Dr. Jaffé beigepflichtet worden. Es hatte sich bei den beiden Fällen um einen systematischen Lupus erythematodes und um eine lupoide Form einer chronischen Polyarthritis gehandelt, die beide unter D-Penicillamin eine erhebliche Verschlechterung erlitten, die eine fast mit tödlichem Ausgang durch cerebrale Komplikationen, die andere mit schwerster fieberhafter Exazerbation.

Ich bin der Auffassung, daß ein klinisch relevanter Nachweis antinukleärer Serumfaktoren ein genügend gesichertes Risikoindiz darstellt, um die Therapie abzubrechen; zumal wir ja hörten, daß diese Fälle auch mit Albuminurie verbunden waren, also mit einem Basalmembranschaden der Glomerula, den wir ebenfalls nicht so leichtfertig als Kontraindikation einer Weiterbehandlung mit D-Penicillamin übergehen sollten.

Preuss, R., Schaaf, W., Maerker-Alzer, G., Schumacher, K. (Med. Univ.-Klinik, Köln): **In vitro- und in vivo-Untersuchungen über den Einfluß von D-Penicillamin* auf die Immunantwort**

D-Penicillamin (D-P), seit etwa 20 Jahren in der Therapie des Morbus Wilson eingesetzt, wird seit ca. 15 Jahren auch zur Behandlung der rheumatoiden Arthritis und in jüngster Zeit der chronisch aggressiven Hepatitis mit, soweit bisher beurteilbar, gutem Erfolg eingesetzt. Zwar ist eine Reihe verschiedener Wirkungen des D-Penicillamins bekannt, so die Chelatbildung mit Schwermetallen und deren Ausscheidung mit Beeinflussung besonders des Kupferstoffwechsels, die Hemmung der Kollagensynthese, die Reduktion von Immunglobulinen, insbesondere des IgM, wahrscheinlich durch Hemmung der Synthese mehr, als durch Dissoziation der fertigen IgM-Moleküle. Die Indikationen zur Behandlung von Krankheiten mit immunologischen Begleitphänomenen basieren aber bisher im wesentlichen auf empirisch gewonnenen Erkenntnissen.

Wir haben deshalb versucht, durch verschiedene experimentelle Anordnungen in vitro und in vivo Aufschluß zu gewinnen über Wirkungsmechanismen und Angriffspunkte des D-Penicillamins bei immunologischen Reaktionen. Folgende Parameter der Immunantwort und deren Beeinflussung durch D-P wurden untersucht.

in vivo: nach Immunisierung von NMRI-Mäusen mit Schaferythrozyten:
1. Bildung agglutinierender Antikörper,
2. Bildung von direkten PFC (IgM) in der Milz,
3. Produktion von rosettenbildenden Zellen in der Milz.

in vitro: nach Isolierung von peripheren Humanlymphozyten:
1. Stimulation durch PHA, Con A, PPD,
2. Mixed lymphocyte reaction (MLR),
3. Stoffwechsel von HeLa-Zellen.

Die Untersuchungen ergaben bis zu einer Dosis von 200 mg/kg keinen Einfluß von D-P auf die Bildung zirkulierender, hämagglutinierender Antikörper,

---

* Metalcaptase®.

obwohl D-P bereits vor der einmaligen Immunisierung der Mäuse mit Schaferythrozyten und auch nachher täglich über 14 Tage i.p. verabreicht wurde.

Bei einer Dosis von 80 mg/kg fanden wir eine leichte Hemmung der direkten Plaquebildung. Allerdings war diese Hemmung nicht signifikant. Höhere Dosen von D-P lassen aber eine Hemmung der PFC erwarten [1].

Eine recht ausgeprägte Hemmung der immunologischen Reaktion gegen Schaferythrozyten fanden wir durch Bestimmung der Immunrosettenbildung von Milzzellen. Während 50 mg/kg keine Wirkung hatten, führten 100 mg/kg zu einer ebenso starken Hemmung wie 200 mg/kg. Höhere Dosen wurden nicht verwendet.

Die Transformation von peripheren Humanlymphozyten nach Stimulation durch PHA wurde durch 100 µg/2 ml Kultur bereits um 50% gehemmt. Nach Stimulation durch Con A wurde ebenfalls eine Hemmung der Lymphozytentransformation beobachtet. Das Ausmaß der Hemmung betrug etwa 30% bei 100 µg/2 ml. Die stärkste Hemmung durch D-P wies jedoch die Stimulation mit PPD auf. 10 µg/2 ml führten zu einer Hemmung um 50% gegenüber den Kontrollen (Abb. 1).

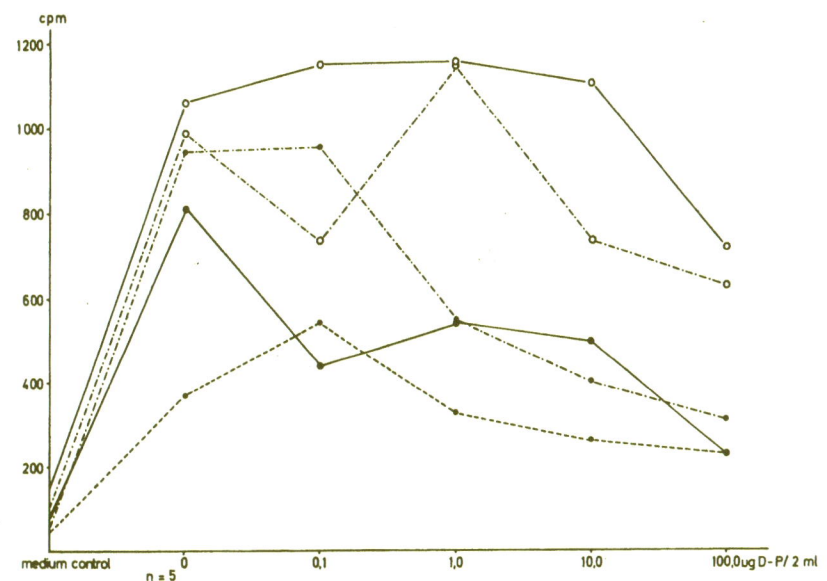

Abb. 1. Dosisabhängige Hemmung des ^{14}C-Thymidineinbaues von Humanlymphozyten nach PPD-Stimulation durch D-Penicillamin. Individuelle Kurve verschiedener Probanden

Auch die durch spezifische zelluläre und Transplantationsantigene bewirkte Stimulation von Lymphozyten in der MLC wurde durch D-P deutlich gehemmt. Die Hemmung betrug hier ähnlich wie bei der PHA-Reaktion etwa 50% bei 100 µg/2 ml.

Schließlich untersuchten wir den Einfluß von D-P auf den Stoffwechsel von HeLa-Zellen und fanden eine deutliche Hemmung, die in der Größenordnung der Hemmung der PHA-Reaktion vergleichbar war.

Die Ergebnisse der Versuche mit D-P zeigen, soweit gleichartige Versuchsansätze bestehen, übereinstimmend mit anderen Autoren [2], daß D-P eine Hemmwirkung hat auf Stoffwechselvorgänge verschiedener Zellen. Eine spezifische Reaktion von D-P auf die zelluläre oder humorale Immunantwort muß verneint werden. Das schließt nicht aus und wurde auch gezeigt, daß D-P einen direkten Einfluß auf den Zellstoffwechsel auch von stimulierten immunkompetenten Zellen ausübt. Es konnte dabei durch geeignete Anordnungen ausgeschlossen werden, daß D-P lediglich die Stimulation durch unspezifische oder spezifische Stimulation verhindert durch Zerstörung der stimulierenden Antigene.

Als mögliche Angriffspunkte von D-P sehen wir an entweder eine Blockierung oder Zerstörung von Rezeptoren der immunkompetenten Zellen oder eine Maskierung oder Zerstörung von Zellantigenen, die in der MLC die Stimulation bewirken. Für ebenso wahrscheinlich halten wir aber auch die Reaktion von D-P mit zellmembranständigen Enzymsystemen, deren Blockierung zur Änderung wesentlicher Membraneigenschaften und damit zur Hemmung der DNS-Synthese oder des Energiestoffwechsels von HeLa-Zellen, Fibroblasten und Knochenmarkzellen [3] führt.

Bezüglich der Hemmung immunologischer Reaktionen scheinen T-zellgebundene bzw. T-zellabhängige Immunreaktionen stärker gehemmt zu werden als B-Zellreaktionen. Allerdings bedarf diese Hypothese der Bestätigung durch weitere Versuche.

Literatur

1. Thiel, N., L'Age-Stehr, J., Wacker, A.: Hoppe-Seylers Z. physiol. Chem. 348, 1407 (1967). — 2. Junge, U., Hauswaldt, Ch., Perings, E.: Verh. dtsch. Ges. inn. Med. 79, 616 (1973). — 3. Tisman, G., Herbert, V., Teng Go, L., Brenner, L.: Proc. Soc. exp. Biol. (N. Y.) 139, 355 (1972).

SCHATTENKIRCHNER, M., STEINBAUER-ROSENTHAL, I., SCHÜRER, W., SCHOLZ, S., ALBERT, E. D. (Med. Poliklinik u. Kinderpoliklinik, Univ. München): **Spondylitis ankylosans (Sp. a.) und Histokompatibilitätsantigen HL-A 27**

Die Histokompatibilitätsantigene sind auf der Oberfläche oder an inneren membranartigen Strukturen aller kernhaltigen Zelltypen aus Blut und Knochenmark lokalisiert (Kourilsky [3]). Im Jahre 1969 schlug ein internationales Nomenklaturkomitee für diese Gruppe der Antigene die Bezeichnung HL-A (*H*uman-*L*eucocyte-*A*llo-antigen) vor [6]. Das HL-A-System setzt sich gemäß der ,,Zwei-Sublokus-Theorie" nach Thorsby [9] aus 2 getrennten Serien von Antigenen

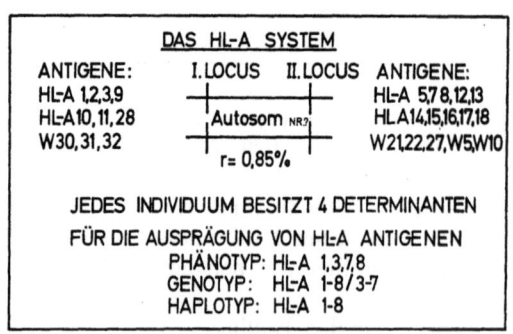

Abb. 1. Schematische Darstellung des HL-A-Systems

(Allelen) zusammen. Die betreffenden genetischen Determinanten werden von 2 eng gekoppelten Loci auf einem einzigen autosomalen Chromosom gesteuert (Abb. 1). Die Gene, welche die Histokompatibilitätsantigene kontrollieren, sind nach McDevitt [4] vielleicht sogar eng mit den beim Menschen bislang hypothetischen genetischen Faktoren verbunden, welche die Immunantwort auf eine spezifische Antigenherausforderung steuern (immune-response-genes).

Schon längere Zeit konzentriert sich das Interesse auf mögliche Verbindungen des HL-A-Systems mit Krankheiten beim Menschen. Man fand z. B. beim M. Hodgkin im Jahre 1967 das vermehrte Auftreten des Antigens W 5 [1], Ende des Jahres 1972 bei der Coeliakie des HL-A 1 und 8 [7] und bei der Psoriasis des HL-A 13 und W 17 [10].

Wir untersuchten unabhängig von 2 Arbeitsgruppen, die ihre Ergebnisse inzwischen veröffentlichten, eine Krankheit, die einerseits eine deutliche Heredität aufweist, bei der andererseits bis heute unbekannte immunologische Vorgänge eine Rolle spielen und bei der immer wieder ein Erreger als ätiologischer Faktor diskutiert wird, die Spondylitis ankylosans, und fanden ebenso wie Brewerton [2] und Schlosstein [5] eine hochsignifikante Häufung von HL-A 27 bei dem untersuchten Krankengut.

Patientengut und Methoden

Es wurden 200 Patienten (173 ♂ und 27 ♀) mit nach den international gültigen Kriterien gesicherter Spondylitis ankylosans untersucht. Das Kriterium der röntgenologisch gesicherten beidseitigen Sacroileitis lag in allen Fällen vor. Außerdem wurden bei 60 Verwandten ersten Grades die Histokompatibilitätsantigene bestimmt. Als Kontrolle dienten die Ergebnisse der Gewebstypisierung von 1142 gesunden Personen aus dem Großraum München. Zur Bestimmung der Gewebsantigene wurde ein modifizierter Lymphozytotoxizitätstest als Mikromethode verwendet, der auf der Terasaki-Methode beruht [8]. Die isolierten Lymphozyten wurden auf 26 Antigene mit spezifischen Antiseren getestet.

HL-A 27 bei Verwandten I. Grades		
Verwandtschaftsverhältn.	HL-A 27	TOTAL
ELTERN	5	10
GESCHWISTER	15	29
KINDER	10	21
TOTAL	30*	60
*davon zeigen 11 (= 31 %) ebenfalls Krankheitserscheinungen		

Abb. 2. Häufigkeit von HL-A 27 bei Verwandten ersten Grades von Patienten mit Sp. a.

Ergebnisse

Wir fanden bei 91,5% der untersuchten Patienten das Antigen HL-A 27, bei den Kontrollen dagegen nur in 6,9% (Tabelle). Alle Patienten, in deren Familien eine weitere Erkrankung an Sp. a. festgestellt wurde, hatten das Antigen HL-A 27.

Auch 30 von 60 von uns typisierten Verwandten ersten Grades hatten dieses Antigen. Von diesen 30 Verwandten ersten Grades litten 11 ebenfalls an Sp. a. (Abb. 2).

Diskussion

Das gehäufte Auftreten von HL-A 27 bei der Sp. a. ist hochsignifikant, andere normalerweise häufig vorkommende Antigene wie HL-A 1, 2, 7, 8 und 12 sind bei der Sp. a. dementsprechend gegenüber den Kontrollen vermindert.

Bei den 17 von 200 Fällen mit Sp. a., bei denen HL-A 27 nicht nachweisbar war, handelt es sich um Patienten, die sich nach gründlichem Vergleich aller Kennzeichen in keinem Punkte von den übrigen Patienten unterscheiden.

Das Erkrankungsrisiko ist auf Grund der Morbiditätsrate und den vorliegenden Ergebnissen als 13mal größer bei Individuen mit HL-A 27, wenn es Verwandte ersten Grades sind, als etwa 66mal größer zu kalkulieren als bei der Durchschnittsbevölkerung.

Bisher gilt als Beweis für die Diagnose die beidseitige röntgenologisch festgestellte Sacroileitis. Unter folgenden Umständen kann die Bestimmung von HL-A 27 für die Klinik wertvoll sein:

1. Früherkennung bei klinischen Beschwerden ohne röntgenologisch festgestellte Sacroileitis. Die röntgenologischen Veränderungen treten in der Regel erst Monate bis über ein Jahr nach dem Beginn der Beschwerden auf.

2. Diagnose einer kindlichen Sp. a. Im Kindesalter oder im frühen jugendlichen Alter ist die Beurteilung der Sacroileakalgelenke sehr schwierig. Außerdem sind häufige Röntgenkontrollen nicht erwünscht.

Tabelle. Häufigkeiten der einzelnen HL-A-Antigene bei 200 Patienten mit Spondylitis ankylosans und 1142 gesunden Kontrollen aus dem Raume München

HL-A-Antigen	Kontrollen Häufigkeit in %	Sp. a.	
HL-A 1	26,1	13,5	X^2 14,37
HL-A 2	48,6	59,5	
HL-A 3	33,0	29,0	
HL-A 9	19,2	28,5	
HL-A 10	11,6	15,0	
HL-A 11	9,0	8,0	
HL-A 28	6,3	5,0	
W 29	4,8	3,5	
W 30/31	3,2	1,5	
W 32	3,0	9,5	
HL-A 5	13,5	9,0	
HL-A 7	29,8	17,5	X^2 12,13
HL-A 8	17,9	6,5	X^2 15,39
HL-A 12	23,2	9,5	X^2 18,35
HL-A 13	6,8	5,0	
W 5	16,9	11,0	
W 10	12,6	4,5	
W 14	3,3	6,0	
W 15	11,3	5,5	
W 16	4,2	1,5	
W 17	7,5	6,0	
W 18	8,0	4,0	
W 21	4,3	2,0	
W 22	3,4	1,0	
W 27	6,9	91,5	X^2 769,59

3. Diagnose atypischer oder abortiver Fälle. Einige Fälle mit der Diagnose seronegative Polyarthritis in unserem Krankengut konnten durch diese Untersuchung klarer definiert werden.

4. Prognostische Hilfe bei Erkrankungen, die mit Wirbelsäulenbeteiligung im Sinne einer ankylosierenden Spondylitis einhergehen können, z. B. der M. Reiter nach Rezidiven, die Colitisarthritis, die Arthritis psoriatica. Alle 12 Patienten mit Sp. a. in unserem Krankengut, deren Erkrankung sich aus einem kompletten oder inkompletten Reiter-Syndrom entwickelt hatte, sind Träger von HL-A 27. Das gehäufte Auftreten von HL-A 27 auch bei Patienten mit M. Reiter ist in diesem Zusammenhang sehr interessant. Von 10 Patienten mit akutem M. Reiter aus unserer Rheumatikerambulanz hatten 7 HL-A 27.

Nach den gezeigten Ergebnissen sind bezüglich der Ätiologie der Sp. a. 2 Hypothesen denkbar: 1. eine enge genetische Koppelung des Gens für die Ausprägung von HL-A 27 und des Gen für die Entstehung der Krankheit, 2. die Möglichkeit einer immunologischen Kreuzreaktion zwischen HL-A 27 und einem spezifischen an der Ätiologie beteiligten Agens. In jedem Falle wären für das Entstehen der Krankheit sowohl genetische als auch äußere Faktoren erforderlich. Familienuntersuchungen, insbesondere der Familien, in denen das erkrankte Mitglied kein HL-A 27 aufweist, werden in diesen Fragen weiterhelfen können.

Zusammenfassung

Das normalerweise sehr seltene Gewebsantigen HL-A 27 tritt bei Patienten mit Sp. a. in 91,5% auf.

Ein Drittel der HL-A 27-positiven Verwandten ersten Grades von Patienten mit Sp.a. erkranken ebenfalls an Sp.a. Aus diesen Ergebnissen lassen sich neue Gesichtspunkte in der Ätiologie und Heredität der Sp.a. ableiten und für die Klinik eine entscheidende diagnostische Hilfe gewinnen.

Literatur

1. Amiel, J. J., Curtoni, E. S., Mattiuz, P. L., Tosi, M. R.: Histocompatibility Testing 1967, p. 79. Kopenhagen: Munsgaard 1967. — 2. Brewerton, D. A., Hart, F. D., Nicholls, A., Caffrey, M., James, D. C. O., Sturrock, R. D.: Lancet **242**, 904 (1973). — 3. Kourilsky, F. M., Silvestre, D., Neaupott-Sautes, L., Dausset, J., Levy, J. P.: Transplant. Proceed. III. **3**, 1203 (1971). — 4. McDevitt, H. O., Bodmer, W. F.: Amer. J. Med. **52**, 1 (1972). — 5. Schlosstein, L., Bluestone, R., Morris, R., Metzger, A. L., Terasaki, P. I.: New Engl. J. Med. **288**, 704 (1973). — 6. Scientific Forum on histocompatibility testing: Transplant. Proceed. I. **1**, 368 (1969). — 7. Stokes, P. L., Asquith, P., Holmes, G. K. T., Mackintosh, P., Cooke, W. T.: Lancet **1972 II**, 162; zit. n. 2. — 8. Terasaki, P. I., McClelland, J. D.: Nature (Lond.) **204**, 998 (1964). — 9. Thorsby, E., Sanberg, L., Lindholm, A., Mayr, W., Jörgensen, F., Kissmeyer-Nielsen, F.: Transplant. Proceed. III. **1**, 101 (1971). — 10. White, S. H., Newcomer, V. D., Mickey, M. R., Terasaki, P. I.: New Engl. J. Med. **287**, 740 (1972).

Aussprache

Herr F. Schilling (Mainz):

Zu Herrn Schattenkirchner: Der Spondylitis ankylopoetica steht die *Reitersche Krankheit* nahe, die u. a. folgende Probleme bietet: 1. Es gibt häufige und unerkannte Abortivformen, die oligosymptomatisch auftreten und monosymptomatisch rezidivieren. 2. Gerade diese Fälle neigen zur Chronizität und gehen unter dem Bilde des chronischen Reiter-Syndroms in eine atypische Spondylitis ankylopoetica über (Schilling et al., 1965). Dabei sind jahrzehntelang Verläufe mit „verzettelter" Symptomatik nicht selten und schwer erkennbar. Da die erbliche Disposition zu dieser Krankheit bekannt ist, war es naheliegend zu prüfen, ob das für die Sp. a. typische Histokompatibilitätsantigen HL-A 27 auch hier genetisch determinierend und auf den Stammskelettbefall lenkend im Spiele sein könnte. Es würde dann auch eine diagnostische Hilfe leisten.

Tabelle. Reiter-Syndrom — HL-A-Muster im Mikro-Lymphozyten-Zytotoxizitätstest typisierte Blutproben von 10 männl. Pat.

Subform bzw. Krankh.-Stadium		Fall	Alter J.	Dauer J.	Histokompatibilitäts-	
					Antigen 27	HL-A-Muster
akut	akute Reitersche Krankheit	F. K.	20	0	+	1, 2/8, 27
		K. F.	33	0	+	3/W 5, 27
	ohne Rezidiv	W. v. S.	42	3	0	2, 3/7
	restlos ausgeheilte Reitersche Krankheit	M. S.	25	2	0	3, 10/W 5, W 15
chronisch	inkomplett	G. L.	21	2	+	2/27
	remittiertes chron. R.-Syndrom	K. B.	18	2	+	9, 28/12, 27
		W. S.	51	31	+	9, 10/27
	chron. R.-Syndrom mit atyp. Sp. a. —	F. K.	53	29	+	2, 9/5, 27
		E. D.	56	30	+	2/13, 27
	— Spond. psoriatica	L. T.	53	32	+	2, 9 ?/12, 27

Wir verfügen über die Typisierung des HL-A-Musters von 10 Patienten mit teils aktueller (2 F.), teils ausgeheilter (2 F.) bzw. chronisch gewordener (6 F.) Reiterscher Krankheit. (Wir verdanken dies der freundlichen Zusammenarbeit mit Frau Med. Dir. Dr. Arndt-Hanser, der Leiterin der Transfusionszentrale der Universitätskliniken Mainz, und einer dankenswerten Forschungsbeihilfe der Fa. Wellcome.) In 8 dieser 10 Fälle liegt das HL-Antigen 27 positiv vor (Tabelle).

Die 2 negativen Fälle sind genau die beiden, bei denen die Krankheit seit mehreren Jahren restlos ausgeheilt ist. Bei 3 Patienten schwelte die Krankheit nach Jahren rezidivierend oder inkomplett remittiert weiter, bot also den Übergang in Chronizität, während in 3 weiteren Fällen das komplette chronische Reiter-Syndrom mit Wirbelsäulenbefall, in 1 Fall unter dem Bild der Spondylitis psoriatica, etabliert war. Alle 6 Fälle, die nicht ausgeheilt waren, boten das HL-Antigen 27.

Es dürfte die Hypothese erlaubt sein, das HL-Antigen 27 sei prognostisch entscheidend dafür, ob eine Reitersche Krankheit ausheilt oder als atypische Sp. a. chronisch wird. Die entsprechende Fragestellung untersuchen wir z. Z. — mit ähnlichen Hinweisen — für die psoriatische Arthritis und (mit Kölle) für die juvenile Sp. a. Wir würden dann das HL-Antigen 27 als stammskelettbezogen erhärten können und für bestimmte Arthritiden als genetischen Risikofaktor für eine entsprechende Spondylitis prognostisch in Rechnung stellen müssen.

SCHILLING, F., VORLAENDER, K. O. (Mainz u. Berlin): **Der Gamma-Typ der Spondylitis ankylopoetica**

Die Spondylitis ankylopoetica (Sp. a.) (Abb. 1) hat unter den entzündlich-rheumatischen Systemleiden die breiteste graduelle Streubreite der systematischen Entzündungsaktivität, entsprechend den Kriterien Blutsenkungsgeschwindigkeit, Elektrophorese, Hämoglobin und Eisenspiegel. Diese Parameter finden wir in

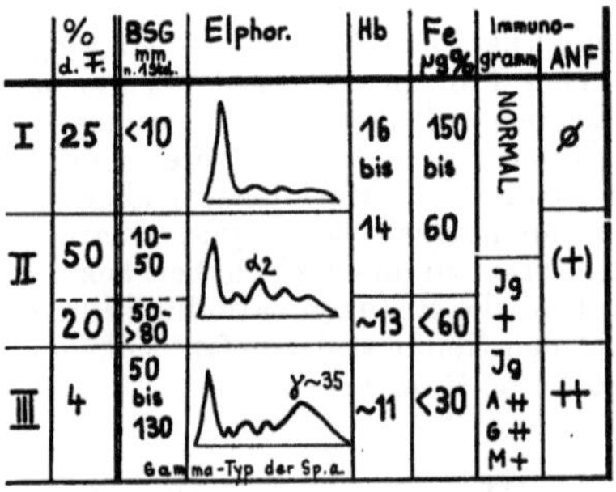

Abb. 1. Spondylitis ankylopoetica. Aufgliederung nach Entzündungskonstellationen im Blut

einem großen Kollektiv teilweise normal, größerenteils mäßig bis deutlich pathologisch verändert, mit z. T. erheblichen Schwankungen und dissoziierenden Werten, die dem labilen Entzündungscharakter der im Prinzip stets remisionsbereiten Sp. a. entsprechen. Außerdem gilt diese als frei von immunpathologischen Phänomenen.

Von diesem gewöhnlichen Panorama systematischer Entzündungszeichen weicht eine kleine Gruppe von Fällen ab, die einen besonderen Typus der Sp. a. repräsentiert, der bisher noch nicht definiert worden ist. Dieser scheint uns deshalb wichtig zu sein, weil er die Mehrzahl der bösartig, penetrant und remissionslos verlaufenden Fälle stellt und Extremvarianten der Sp. a. enthält.

Das Kardinalsymptom dieser Sp. a.-Gruppe ist eine *Hypergammaglobulinämie* von knapp 30 bis über 40 rel-%, ein Befund, den wir in 4% all unserer Sp. a.-Fälle elektrophoretisch erheben.

Wir stellen 12 solcher Fälle vor, von denen 8 im Laufe der letzten 2 Jahre gemeinsam dokumentiert werden konnten. Alle genügen voll den diagnostischen Kriterien der Sp.a., und allen fehlt der Rheumafaktor.

Der Prozeß*beginn* liegt früh, z. T. als juvenile Sp.a., in der Pubertät, z. T. im 3. Lebensjahrzehnt. Über die Hälfte der Fälle beginnt mit *Arthritiden* der Extremitäten, die meisten gehen schließlich mit extravertebraler Gelenkbeteiligung einher. Dem entspricht röntgenmorphologisch das Überwiegen des *spondylarthritischen* Typs oder ein präspondylitischer Iliosakralbefund. Der γ-Typ ist bereits primär im 1. bis 3. Krankheitsjahr manifestiert, teilweise nach stürmischem oder fieberhaftem Beginn, oder er verwirklicht sich erst im Laufe einer längeren Prozeßentwicklung. Der *Verlauf* ist dann auf hohem Entzündungsniveau stabil, teilweise foudroyant, teilweise torpide, immer aber gleichmäßig fortschreitend, unaufhaltsam und zu keiner Remission bereit: keinesfalls eine beruhigte „Stabilisierungsphase", sondern eine stabil progrediente Prozeßphase.

Die schwere *Dysproteinämie* (Tabelle 1) erreicht γ-Globulinwerte über 40 rel-%, die konstant jahrelang persistieren. Die α-2- und die β-Fraktion treten zurück. Das Gesamteiweiß liegt relativ hoch, bis über 9 g-%. Die *Blutsenkungsgeschwindigkeit* verharrt ebenso konstant und bewegt sich in der Hälfte der Fälle um 100 mm in der 1. Std. Die hypochrome und hyposiderinämische *Anämie* vom Typ der „chronischen Infektanämie" ist typisch, teilweise mit extrem tiefen Eisenwerten.

Tabelle 1. Humorale Entzündungssymptomatik. Sp.a. (γ-Typ) n = 12

	BSG mm 1 Std		Ges. Eiweiß g-%		γ-Gl. rel-%	
Werte:	50—100	über 100	8—9	über 9	30—40	über 40
Fälle:	7	5	8	3	8	2
	Hb g-%		Eisen µg-%		HbE pg	tot. Fe BK µg-%	Transferrin mg-%
Werte:	10—12	unter 10	20—30	unter 20	unter 26	unter 250	unter 200
Fälle:	8	2	4	5	9	5	2

In 8 Fällen wurden die *Immunglobuline* quantitativ bestimmt (Tabelle 2). Immer imponieren die hochvermehrten IgG-Globuline mit Werten bis über 3000 mg-%; daneben meist auch die γ-A-Globuline bis 900 mg-%, während die 19-S-Makroglobuline an Bedeutung zurücktreten. Als verläßliches Aktivitätszeichen konnte das saure α-1-Glykoprotein mehrfach bis über 200 mg-% gefunden werden, wohingegen Komplementverbrauch in der C-3-Fraktion nur in einem Fall lupoiden Charakters nachweisbar war.

Fakultativ kann jeder Fall des γ-Typs *immunpathologische* Phänomene entwickeln, die auf antinukleäre Serumfaktoren hinweisen und in ausgeprägten Fällen, in Analogie zur lupoiden Form der chronischen Polyarthritis, von einer „lupoiden Sp.a." sprechen lassen können. Kriterien hierfür bieten der Antihumanglobulinkonsumptionstest mit Kernantigenen, der Fluoreszenztest (DNS-Antikörper) und das LE-Zellpräparat. In diesem sehen wir bei sehr hoher Hypergammaglobulinämie regelmäßig mindestens unspezifische Phagozytosephänomene, vereinzelt auch echte LE-Zellen bis zu 50% oder LE-Körper. — Autoimmune Züge erwirbt die Sp.a. nur in ihrem γ-Typ, wobei etwa jeder 4. Fall lupoiden Charakter annimmt.

Letzten Endes ist der γ-Typ durch *Organmanifestationen* und besondere Komplikationen ausgezeichnet. Die Iritis ist überhäufig, während Karditis und Aortitis nicht gehäuft erscheinen. Vereinzelte Fälle boten eine typische Sp.a.-Lunge (zystische Oberlappenfibrose), eine Polyarteriitis mit trophischen Ulcera („maligne Sp.a.") und mit Splenomegalie; und 2 solcher Fälle haben wir durch Amyloidnephrose verloren.

Eine besonders auffällige Rolle spielt die *Psoriasis* bzw. die psoriatische Prägung für die Prognose und die Morphologie dieses Typs. Hier erleben wir die schwersten Fälle mit Siechtum. 6 Fälle dieser Gruppe zeigten entsprechende Merkmale.

Von 5 Fällen konnten wir mit dankenswerter Hilfe von Frau Med. Dir. Dr. Arndt-Hanser (Transfusionszentrale der Universitätskliniken Mainz) und freundlicher Unterstützung durch die Firma Wellcome das Muster der *Histokompatibilitätsantigene* im HL-A-System bestimmen. In allen Fällen war das Antigen 27 (W 27) am Locus four vorhanden.

Tabelle 2. Immunogramme. Sp. a. (γ-Typ) n = 8

Immunoglobuline			
IgA mg-%	IgG mg-%		IgM mg-%
310—910	2000—3000	über 3000	240—370
Fälle: 6	5	3	3

α-1-Glykoprotein mg-%	β-1-C/A-Globulin mg-%
über 140	unter 100
Fälle: 4	1

Autoimmunphänomene (ANF)	
AGKT mit Kernantigenen positiv 2 bis 5 Stufen	6 Fälle
Immunfluoreszenztest positiv 1/10	1 Fall
LE-Zellpräparat	
LE-Zellen bis 5%	3 Fälle
Unspezif. Phagozytosen (A-, B- u. „Sjögren"-Z.)	6 Fälle

Schließlich hatten wir *therapeutisch* auf Grund der autoimmunen Konstellation dieser Fälle und in Analogie zu den Erfolgen beim systematischen Lupus erythematodes bzw. bei entsprechenden lupoiden Fällen chronischer Polyarthritis unsere große Hoffnung auf die immunsuppressive Medikation mit *Azathioprin* gesetzt. In 5 Fällen, die mit 150 bis 100 mg Imurek über 3 bis 4 Monate behandelt wurden, erzielten wir aber nur eine Vollremission (1 Frühfall) und mehrere Teilerfolge, darunter dreimal die Suppression antinukleärer Antikörpertiter, der entsprechenden IgG-Fraktion und der γ-Globulinämie. 2 Fälle aber blieben total refraktär gegen diese Behandlung, die uns also mit ihrer ungeklärt unterschiedlichen Reaktion — vielleicht in Abhängigkeit von der Krankheitsdauer — mindestens in Spätfällen enttäuscht hat.

D-Penicillamin in 2 Fällen versagte völlig, in 1 Fall sogar mit Anstieg des antinukleären Antikörpertiters. Beim γ-Typ erscheint uns D-Penicillamin kontraindiziert.

Zusammenfassung

Eine Hypergammaglobulinämie über 30 rel-% ist das ungünstigste serologische Prognostikum der Sp.a., das wir kennen.

Literatur: siehe in der ausführlichen Publikation.

ZEIDLER, H., LUSKA, G. (Dept. innere Med., Abt. Erkrankungen des Stoffwechsels und der Bewegungsorgane, u. Dept. Radiologie, Med. Hochschule Hannover): **Das klinische und radiologische Bild der Chondrocalcinose**

Die Chondrocalcinose ist eine akut oder chronisch verlaufende, mono- oder polyartikuläre Erkrankung, die durch den Nachweis von Calcium-Pyrophosphatkristallen im Gelenkpunktat und radiologisch durch Gelenkknorpelverkalkungen charakterisiert ist. Pathologisch anatomisch liegt der Erkrankung die Ablagerung der genannten Kristalle im Faser- und Hyalinknorpel zugrunde [4]. Ihre Häufigkeit dürfte nach pathologisch-anatomischen [4], radiologischen [6] und einer epidemiologischen Studie [10] bei 0,5 bis 2% liegen. Zur Geschlechtsverteilung werden widersprechende Angaben gemacht [1, 6]. In unserer Kasuistik von 7 Fällen überwiegen Frauen (Tabelle 1). Der Manifestationsgipfel liegt eindeutig jenseits des 50. Lebensjahres [6], das Leiden kann aber in jedem Alter vom 20. Lebensjahr an einsetzen. Bei Diagnosestellung waren alle 7 Patienten älter als 50 Jahre, die Krankheitsdauer bis dahin betrug 1 bis maximal 25 Jahre.

Tabelle 1. 7 Patienten mit Chondrocalcinose

	Patient Nr.	Alter	Krankheitsdauer	Verlaufstyp	Kristallnachweis
Frauen	1	70	5 Jahre	A	+
(n = 4)	2	71	23 Jahre	C	+
	3	84	25 Jahre	C	nicht untersucht
	4	53	1 Jahr	D	+
Männer	5	61	21 Jahre	A	+
(n = 3)	6	53	23 Jahre	A	nicht untersucht
	7	51	16 Jahre	A	+

Das klinische Erscheinungsbild variiert von leichten diffusen Gelenkschmerzen bis zu anfallsweisem oder chronisch-entzündlichem Gelenkbefall. Obwohl Mischformen und Übergänge möglich sind, hat sich unseres Erachtens die von McCarty eingeführte Einteilung [6] in 4 klinische Verlaufsformen bewährt. Die sehr plötzlich beginnende akute Entzündung eines oder mehrerer Gelenke mit Schwellung, starker Schmerzhaftigkeit und evtl. Rötung hat wegen ihrer Ähnlichkeit mit einem Gichtanfall zur Bezeichnung Pseudogicht geführt (Typ A nach McCarty). Die Dauer eines unbehandelten Anfalles beträgt einige Tage bis höchstens 4 Wochen und ist von einem symptomfreien Intervall gefolgt. Wie bei Gicht wurden mechanische Überbelastung, Unfälle, operative Eingriffe und andere Streßsituationen häufig als auslösendes Moment für Anfälle wahrscheinlich gemacht. Bei rascher Folge polyartikulärer Attacken kann ein Erscheinungsbild wie bei chronischer Polyarthritis entstehen (Typ B). Beide Formen zusammen machen etwa ein Viertel des Krankengutes aus, in mehr als der Hälfte der Fälle besteht aber eine chronische Gelenkerkrankung ähnlich einer Arthrose, vorzugsweise mit Befall großer Gelenke wie Knie und Hüften und mit aufgepfropften entzündlichen Schüben (Typ C).

In den restlichen Fällen gleicht die chronische Gelenkerkrankung im Verlauf und Befund einer banalen Arthrose und ist von dieser klinisch nicht zu unterscheiden (Typ D).

Als Symptome einer Allgemeinerkrankung können subfebrile oder febrile Temperaturen, Appetitlosigkeit und Gewichtsverlust auftreten. Die Blutsenkungsgeschwindigkeit ist, auch unabhängig von akuten Attacken, häufig mittelgradig erhöht [8]. Wir sahen nur einmal eine normale BSG. In den übrigen 6 Fällen lag sie zwischen 14/32 mm (nach Westergren) und 50/78 mm. Rheumaserologische

Untersuchungen (Antistreptolysintiter, Latextest, Waaler-Rose-Test, antinukleäre Antikörper) und Harnsäure im Serum waren bei allen 7 Patienten normal, können aber auch pathologisch sein, wohl vor allem infolge des fortgeschrittenen Alters der Patienten [8].

Falls ein Gelenkerguß besteht, ist die Gelenkpunktatanalyse der sicherste Schlüssel für die Diagnose.

Die meist elliptischen, seltener nadelförmigen Calcium-Pyrophosphatkristalle finden sich intra- und extracellulär. Zum Unterschied zu den Natriumuratkristallen bei Gicht sind sie schwach positiv doppelbrechend, d. h. sie leuchten in der Kompensatorachse des Polarisationsmikroskops blau und senkrecht dazu gelb auf. Die Leukozytenzahl des Ergusses differiert je nach dem Grad der Gelenkentzündung. Im Differentialbild überwiegen in der Regel Granulozyten; Latextest, Waaler-Rose-Test und antinukleäre Antikörper sind meist negativ, und der Proteingehalt liegt zwischen 4 bis 5 g/100 ml (Tabelle 2).

Tabelle 2. Gelenkpunktatanalyse bei 5 Patienten mit Chondrocalcinose

	Pat. Nr.	Leukozyten pro cmm	Differentialbild			Latextest	Waaler-Rose	ANF	Protein g/100 ml
			Granuloc.	Lymph.	Mono.				
Frauen (n = 3)	1	8 000	81%	14%	5%	∅	<1:16	∅	4,4
	2	1 400	/	/	/	+	<1:16	+	2,5
	4	15 325	91%	8%	1%	+	<1:16	1:60	4,0
Männer (n = 2)	5	11 250	78%	10%	12%	∅	<1:16	∅	3,7
	7	1 800	22%	52%	26%	∅	1:64	∅	5,2

Nicht ganz so spezifisch wie der Kristallnachweis, aber praktisch noch wichtiger für die Diagnose ist der Nachweis röntgenologisch sichtbarer Gelenkknorpelverkalkungen. Sie stellen sich als punkt- und linienförmige Verkalkungen im Faserknorpel, hyalinen Gelenkknorpel, Gelenkkapsel und paraartikulären Strukturen dar. Fast immer und meist symmetrisch sind die Kniegelenke befallen. Faserknorpelverkalkungen lassen bei starker Ausprägung die Form des befallenen Meniskus oder Diskus erkennen. Hyaline Knorpelverkalkungen verlaufen strichförmig parallel zur Knochenkontur des Gelenkes. Ebenfalls häufig befallen sind der Diskus im Radio-Ulnargelenk, der Diskus interpubis der Symphyse, die Zwischenwirbelscheiben und das Hüftgelenk. Im übrigen können praktisch alle Gelenke und die Wirbelsäule befallen sein.

Die für die Gicht so typische Lokalisation in den großen Zehen scheint allerdings nicht vorzukommen. Während sich klinische Symptome und radiologischer Befall an Knien und Handgelenken gewöhnlich decken, fehlt bei anderen Gelenken eine solche Übereinstimmung [8]. Es können sogar trotz eindeutiger ausgedehnter Röntgenzeichen jegliche Gelenksymptome fehlen. In den meisten Fällen kommen zu den Verkalkungen im weiteren Verlauf degenerative Gelenkveränderungen hinzu, die im Extremfall das röntgenologische Bild einer schwersten Arthrose mit teilweise destruierenden Veränderungen bieten [5, 7]. An der Wirbelsäule wurde der Übergang zu schwerer Osteochondrose, Spondylose, Wirbelkörpererrosionen, Ankylosen und einer Spondylosis hyperstotica in Verlaufsbeobachtungen dokumentiert [3].

Überrascht waren wir über die röntgenologische Rückbildung von Meniskusverkalkungen bei 2 der Patienten. Wieso es dazu kam, können wir nicht erklären. Außer der Gabe von Antiphlogistika bzw. 2maliger Gelenkpunktion war keine weitere Behandlung erfolgt. Aus der Literatur ist nur ein Fall mit Rückbildung von Verkalkungen bekannt geworden [2].

Die Genese der Erkrankung ist unbekannt, ihre Pathogenese noch weitgehend ungeklärt. Genetische Faktoren spielen sicher eine wesentliche Rolle bei den familiär gehäuften Fällen [1]. Identische klinische und radiologische Symptome wurden aber auch bei anderen Stoffwechsel- und Gelenkerkrankungen, nämlich Hyperparathyreoidismus, Hämochromatose, Gicht, Morbus Wilson, Ochronose, Akromegalie, Hypophosphatase und chronische Polyarthritis, beobachtet und als sekundäre Chondrocalcinose bezeichnet [1, 6].

Zum Ausschluß der genannten Erkrankungen sind Bestimmung von Calcium, Phosphat, alkalische Phosphatase, Eisen, Eisenbindungskapazität, Kupfer und Harnsäure im Serum, von Alkapton im Urin sowie einer Phosphatclearance indiziert. Als röntgenologisches Standardprogramm zum Ausschluß oder Sicherung einer Chondrocalcinose werden Aufnahmen beider Kniegelenke, des Beckens und der Handgelenke empfohlen [6].

Die Behandlung ist rein symptomatisch. Allein die Punktion des befallenen Gelenkes mit Ablassen möglichst des gesamten Ergusses, um die die Entzündung auslösenden freien Kristalle zu entfernen, bringt im akuten Anfall einen raschen Rückgang der Beschwerden.

Eindrucksvolle Besserungen wurden auch nach Gelenkspülungen mit physiologischer Kochsalzlösung bei Arthroskopie beobachtet [9]. Unterstützend können intraartikuläre Injektionen von Corticoiden eingesetzt werden.

Colchizin ist nach Ansicht der meisten Autoren im Gegensatz zur Gicht ohne überzeugenden Effekt, wirksam erwiesen haben sich dagegen Phenylbutazon und Indometacin.

Literatur

1. Aschoff, H.: Verh. dtsch. Ges. inn. Med. **74**, 1043 (1968). — 2. Bastin, J. M.: Rev. Rhum. **31**, 137 (1964). — 3. David-Chaussé, J., Dehais, J., Bourde, J.-C.: Rev. Rhum **40**, 635 (1973). — 4. Fondimare, A., Talon, J.-P., Deshayes, P., Houdent, G., Auger, P., Graf, R.: Press. méd. **79**, 707 (1971). — 5. Martel, M., Champion, C. K., Thomson, G. R., Carter, T. L.: Amer. J. Roentgenol. **109**, 587 (1970). — 6. McCarty, D. J.: In: Arthritis and allied conditions (Hollander, Ed.), p. 1140. Philadelphia: Lea und Febiger 1972. — 7. Menkes, C.-J., Simon, F., Chouraki, M., Ecoffet, M., Amor, B., Delbarre, F.: Rev. Rhum. **40**, 115 (1973). — 8. Moskowitz, R. W., Garcia, F.: Arch. intern. Med. **132**, 87 (1973). — 9. O'Connor, R. L.: J. Bone J. Surg. **55A**, 1443 (1973). — 10. Wieser, C., Zinn, W. M., Quitt, J., Huggler, A.: Radiol. clin. biol. **39**, 183 (1970).

Douwes, F. R., Robin, M., Steudle, R. (Med. Univ.-Klinik, Göttingen):
Einfluß antiphlogistischer Pharmaka auf die Phagozytose und die Freisetzung lysosomaler Enzyme peripherer Granulozyten

Einleitung

Granulozyten sind an allen Aspekten der Entzündung beteiligt [1, 2]. Die Phagozytose ist eine der wichtigsten Aufgaben der peripheren Granulozyten. Mit der Phagozytose sind typische metabolische Vorgänge wie Steigerung des Sauerstoffverbrauches, Stimulation des Hexosemonophosphat-Shuntes (HMPS), Steigerung der Glucoseutilisation sowie Zunahme der Laktatproduktion verbunden.

Die Partikel werden in den Granulozyten durch Invagination der Zellmembran aufgenommen. In die hierdurch gebildete Vakuole werden aus plasmatischen Granula, den Lysosomen, verdauungsaktive, oxidative und antibakterielle Substanzen gegeben. Treten diese Substanzen nach Zerfall des Granulozyten in das umgebende Medium aus, können sie Entzündungserscheinungen verursachen. Die entzündungshemmende Wirkung einer Substanz kann folglich auf einer Hemmung der Phagozytose der Granulozyten oder auf der Beeinflussung der Freisetzung lysosomaler Enzyme beruhen. Für die Corticoide Hydocortison, Methylprednisolon und Prednisolonsuccinat sowie für die Antirheumatika Phenylbutazon, Azapropazon, Indometacin, Nifluminsäure und Acetylsalicylsäure wurde dieser Effekt geprüft.

Material und Methodik

10^6 Granulozyten wurden nach der Methode von Otto [3] isoliert und in Puffer vom pH 7,3 inkubiert. Der Phagozytoseindex wurde durch direkte quantitative Bestimmung der Latexpartikelaufnahme durch Granulozyten bestimmt. Die Aktivierung des Zellmetabolismus unter Phagozytose wurde indirekt mit Hilfe der Reduzierung von Nitroblautetrazolium (NBT) zu Formazan bestimmt. Die Reduktion des NBT ist eng an die intrazelluläre Respiration und die Stimulation des HMPS gebunden [4, 5]. Der NBT-Test wurde bisher häufig als Screeningtest für entzündliche Zustände benutzt [6, 7, 8]. Weiterhin wurde die CO_2-Produktion, die Glucoseutilisation sowie die Laktatproduktion mit Hilfe ^{14}C-Glucose gemessen. Der O_2-Verbrauch wurde mit Hilfe eines Oxygenmonitors gemessen [2].

Die lysosomale Enzymaktivität wurde mit Hilfe von drei Markerenzymen: β-Glucoronidase, saure Phosphatase und Lysozym im Medium und im Zellextrakt bestimmt.

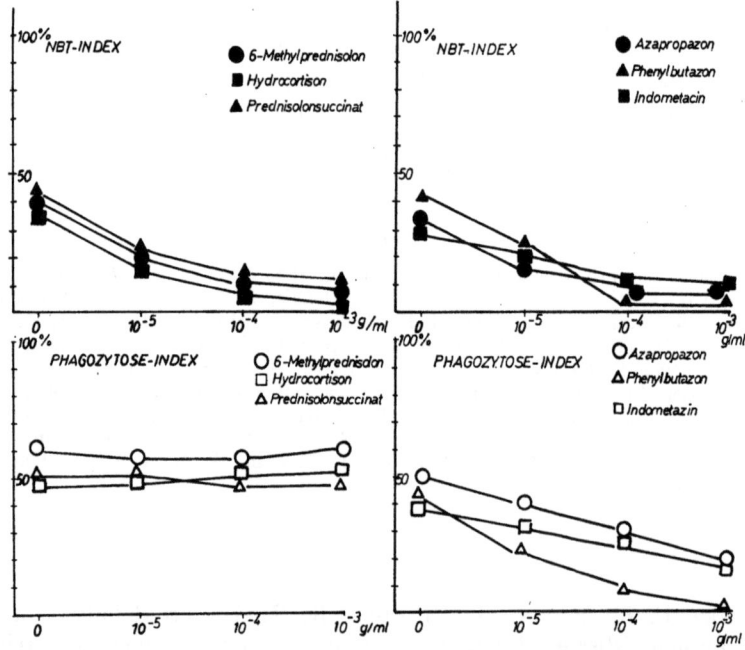

Abb. 1. Der Phagozytoseindex wird durch die Cortisonderivate nicht beeinflußt, während der NBT-Index mit steigender Dosierung deutlich abfällt. Die Antirheumatika dagegen weisen sowohl eine Hemmung des Phagozytoseindex als auch des NBT-Index auf

Ergebnisse

Hydrocortison, Methylprednisolon und Prednisolonsuccinat hatten keinen wesentlichen Effekt auf die Phagozytose, während die NBT-Reduktion bei steigender Dosierung signifikant abnahm (Abb. 1). Alle geprüften antirheumatischen Substanzen dagegen hemmten sowohl die Phagozytose als auch die NBT-Reduktion. Keine der Substanzen hatte Einfluß auf die Lebensfähigkeit der Leukozyten. Phenylbutazon und Azapropazon ließen außerdem eine deutliche Hemmwirkung auf das respiratorische CO_2 erkennen. Der Sauerstoffverbrauch, die Glucoseutilisation und die Laktatproduktion waren ebenfalls dosisabhängig gehemmt.

Die Freisetzung lysosomaler Enzyme wurde durch die Cortisone bis zu einer Konzentration von 50 µg/ml nicht beeinflußt, oberhalb dieser nahm die Aktivität der Enzyme jedoch deutlich ab und war schließlich geringer als der Ausgangswert in unbehandelten Zellen. Dies deutet auf eine Stabilisierung der Lysosomen hin, da alle Ergebnisse auf die Initialwerte bezogen wurden. Dieser stabilisierende Effekt war bis zu einer Dosis von 1,5 mg/ml demonstrabel (Abb. 2). Innerhalb der Zellen führte der stabilisierende Effekt zu einer Erhöhung der Enzymaktivität.

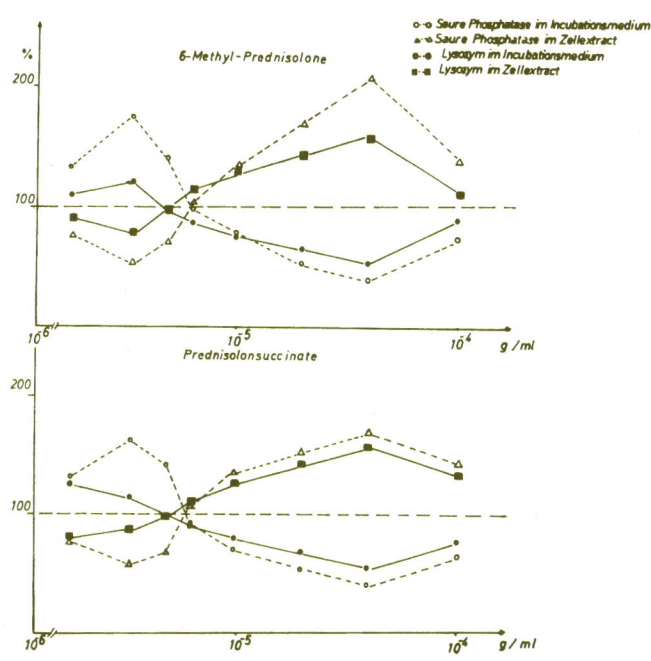

Abb. 2. Bis zu einer Konzentration von 50 µg/ml haben die Corticoide keine Wirkung auf die Freisetzung lysosomaler Enzyme. Oberhalb dieser Konzentration nimmt die Enzymaktivität im Medium ab, was daraufhin weist, daß sie jetzt stabilisierend wirken, alle unsere Werte auf 100% eingestellt wurden. Alle Enzymaktivitäten unter der 100% Linie zeigen einen stabilisierenden Effekt an. Mit dem stabilisierenden Effekt steigt der intrazelluläre Gehalt an, was daraufhin weist, daß die Enzymproduktion durch den phagozytären Stimulus dennoch gegeben ist

Tabelle. Die Wirkung antirheumatischer Pharmaka auf das respiratorische CO_2 aus ^{14}C-1-Glucose in µmol/10^9 Granulocyten/Std. Die normalerweise beobachtete zwei bis dreifache Steigerung der CO_2-Produktion kann unter Einwirkung der Antirheumatika nicht mehr gesehen werden

	Kontrollen n = 6	Azapropazon n = 6		Phenylbutazon n = 6	
		10^2 µg/ml	10^3 µg/ml	10^2 µg/ml	10^3 µg/ml
ruhend	3,4 ± 1,8	2,9 ± 1,2	3,2 ± 1,9	3,2 ± 1,9	1,7 ± 0,9
phagozytierend	8,6 ± 2,4	4,2 ± 1,6	3,4 ± 1,6	3,4 ± 1,9	1,4 ± 0,7

Diese Ergebnisse können als eine Stabilisierung der Lysosomen interpretiert werden, bei der durch den phagozytären Stimulus die Induktion zur Enzymproduktion trotzdem gegeben ist. Die geprüften Antirheumatika wiesen ein ähnliches Verhalten nur über einen sehr kleinen Dosisbereich auf. Bei höherer Dosierung nahm die intrazelluläre Enzymaktivität rasch ab und führte zu einer erhöhten Freisetzung von Enzymen in das umgebende Medium.

Diskussion

Es gibt viele Substanzen, die den Leukozytenstoffwechsel beeinflussen [9, 10]. Unsere Ergebnisse weisen darauf hin, daß alle untersuchten Pharmaka einen Einfluß auf die Granulozyten haben. Sie beeinflussen die Phagozytose, den hiermit assoziierten Metabolismus und die Freisetzung lysosomaler Enzyme. Durch Cortisone wird die Partikelaufnahme nicht wesentlich beeinflußt, wohl aber die NBT-Reduktion. Dieses weist auf eine Entkopplung von Phagozytose und Metabolismus hin. Unter Antirheumatika hingegen werden weniger Partikel aufgenommen und folglich auch der Stoffwechsel weniger aktiviert.

Lysosomen enthalten hydrolytische Enzyme, die in das umgebende Medium abgegeben zu Entzündungen führen können. Die antiphlogistische Eigenschaft aller geprüften Pharmaka könnte daher mit ihrer Wirkung auf die Phagozytose, den Metabolismus und die Freisetzung lysosomaler Enzyme erklärt werden.

Literatur

1. Weissmann, G.: Blood 24, 594 (1964). — 2. Weissmann, G.: Fed. Proc. 23, 1038 (1964). — 3. Otto, F.: Blut 21, 290 (1970). — 4. Baehner, R. L., Nathan, D. G.: Blood 28, 110 (1966). — 5. Baehner, R. L., Nathan, D. G.: Science 155, 835 (1967). — 6. Park, B. H.: Lancet 1970 II, 616. — 7. Douwes, F. R., Schött, D.: Erythrocytes, thrombocytes, leukocytes (Gerlach, Moser, Deutsch, Wilmanns, Eds.) Stuttgart: Thieme 1973. — 8. Douwes, F. R., Hauswaldt, Ch.: Verh. dtsch. Ges. inn. Med. 79, 375 (1973). — 9. Ruutu, T., Kosunen, T. U.: Acta pharmacol. (Kbh.) 31, 226 (1972). — 10. Malawista, St. E., Bosel, Ph. T.: J. clin. Invest. 46, 786 (1967).

Hämatologie

SCHNEIDER, W. (Med. Univ.-Klinik u. Poliklinik, Innere Med. I, Homburg/Saar):
Glykogenstoffwechsel und Thrombozytenfunktion

Die verschiedenen Plättchenfunktionen im Hämostasemechanismus — Aggregation, Freisetzungsreaktionen und insbesondere die terminale Verfestigung des zunächst lockeren Plättchenaggregates — sind von kontraktilen Prozessen abhängig [5]. In allen kontraktilen Zellen aber sind Kontraktionsvorgänge mit einem intensiven Glykogenstoffwechsel verknüpft [4]. Es überrascht daher nicht, daß auch für den Thrombozyten die Abhängigkeit seiner Funktion von einem ausreichenden Glykogengehalt nachgewiesen wurde [13, 15, 16] und der komplizierte enzymatische Apparat für Glykogenauf- und -abbau vorhanden ist [2, 14]. Dementsprechend liegt der Glykogengehalt menschlicher Blutplättchen im frisch gewonnenen, zitrathaltigen plättchenreichen Plasma verhältnismäßig hoch. Mit enzymatisch-fluorometrischer Bestimmungsmethodik [8] ergeben sich mit ca. 100 µMol Glukoseäquivalenten/10^{11} Thrombozyten Glykogenspiegel, die frühere, mit der störanfälligen Extraktions- und Fällungsmethode bestimmte um einen Faktor 2 bis 3 übertreffen. Die Glykogenspiegel menschlicher Blutplättchen sind damit denjenigen menschlicher Muskelzellen vergleichbar [11]. In kontraktilen Zellen aber reguliert zyklisches AMP den als Energiereservoir für den Kontraktionsvorgang dienenden Glykogengehalt der Zelle über eine die Phosphorylaseaktivierung bewirkende Enzymkaskade [1]. Auch im Thrombozyten führen Substanzen, die den intrazellulären Gehalt an cAMP steigern, zu einem konzentrationsproportionalen Glykogenabfall. Dies konnte für dibutyryliertes cAMP, Adenosin und Prostaglandin E_1 nachgewiesen werden [11]. Der Glykogenabfall beginnt nach wenigen Minuten und erreicht erst nach ½ bis 1 Std ein Maximum. Entsprechende Kontrollen bleiben im gleichen Zeitraum konstant.

Auslösende Ursache für den Glykogenabfall ist eine Phosphorylaseaktivierung, die innerhalb der ersten Minuten nach Steigerung des intrazellulären cAMP-Gehaltes zustande kommt. Sie wird offenbar vermittelt durch die inzwischen verschiedentlich im Thrombozyten nachgewiesenen Proteinkinasen [3, 7, 10].

Die genannten, den intrazellulären cAMP-Gehalt steigernden Substanzen bewirken nun gleichzeitig eine konzentrationsabhängige Funktionshemmung des Thrombozyten [6]. Diese Hemmung war Anlaß zu der Hypothese, daß die Höhe des cAMP-Gehaltes im Thrombozyten seinen Funktionszustand reguliere [12].

Auf Grund der erwähnten Abhängigkeit der Thrombozytenfunktion von einem ausreichenden Glykogengehalt als Energiereservoir war es naheliegend, den unter dem Einfluß der Inhibitoren auftretenden Glykogenabfall als Ursache für die induzierte Funktionshemmung anzusehen. Gegen eine solche Annahme sprechen 2 Befunde: 1. die Tatsache, daß der Glykogenabfall erst nach 30 bis 60 min sein Maximum erreicht, die Funktionshemmung jedoch nach Sekunden bis Minuten einsetzt. 2. Unser Befund, nach dem der Glykogenabfall bei Aggregationsauslösung durch ADP ein gleichartiges Muster zeigt wie bei Aggregationshemmung durch dibutyryliertes zyklisches AMP [11]. Alle der Aktivierung der Enzymkaskade zur Glykogenmobilisierung dienenden Reaktionen sind jedoch im hohen Maße von ATP abhängig. Eine Aktivierung dieser Kaskade könnte damit zu einer intrazellulären Kompetition um ATP zwischen verschiedenen stoffwechselaktiven Kompartimenten führen: dem kontraktilen Protein und den Glykosomen. Nach Markierung der stoffwechselaktiven Adeninnukleotide durch ^{14}C-Adenin konnten wir bei dünnschichtchromatographischer Auftrennung und quantitativer Bestimmung der einzelnen Nukleotide 20 bis 40 sec nach Zugabe von Prostaglandin

E_1 einen deutlichen ATP-Rückgang nachweisen. Ob er jedoch ausreichend ist, um die auftretende Funktionshemmung zu erklären, muß weiteren Untersuchungen vorbehalten bleiben. Immerhin macht er den Rückgang des intrathrombozytären cAMP-Gehaltes 30 bis 40 sec nach Zugabe von Prostaglandin E_1 [6] sowie die herabgesetzte Glukosephosphorylierung innerhalb der ersten 30 min verständlich [11]. Für die Plättchenfunktionshemmung unter dem Einfluß von cAMP könnten jedoch noch weitere Faktoren wie unterschiedliche subzelluläre Verteilung der Kalziumionen oder eine direkte Aktivierung der Phosphorylase b-Kinase durch Kalzium oder proteolytische Enzyme [9, 11] von Bedeutung sein.

Literatur

1. Fischer, E. H., Heilmeyer, L. M. G., Haschke, R. H.: Horecker, B. L., Stadtman, E. R. (Eds.) Vol. 4. New York, London: Acad. Press 1971. — 2. Karpatkin, S., Charmatz, A.: Brit. J. Haematol. **19**, 135 (1970). — 3. Kaulen, H. D., Gross, R.: Klin. Wschr. **50**, 1114 (1972). — 4. Keul, J., Doll, E., Keppler, D.: Basel: Karger 1972, p. 31. — 5. Lüscher, E. F., Probst, E., Bettex-Galland, M.: Ann. N. Y. Acad. Sci. **201**, 122 (1972). — 6. McDonald, J. W. D., Stuart, R. K.: J. Lab. clin. Med. **81**, 838 (1973). — 7. Marquis, N. R., Vigdahl, R. L., Tavormina, P. A.: Fed. Proc. **30**, 432 (1971). — 8. Passoneau, J. V.: In: Bergmeyer, H. U. (Ed.), 2, 1094. Weinheim (Bergstraße): Verlag Chemie 1970. — 9. Sacktor, B., Wu, Niou-Ching, Lescure, O., Reed, D.: Biochem. J. **137**, 535 (1974). — 10. Salzman, E. W.: New Engl. J. Med. **286**, 358 (1972). — 11. Schneider, W.: Conference on platelets. Production, function, transfusion and storage. Boston 1974 (im Druck). — 12. Schnetzer, G. W.: Amer. heart J. **83**, 552 (1972). — 13. Scott, R. B.: Blood **30**, 321 (1967). — 14. Scott, R. B., Cooper, L. W.: Blood **28**, 1012 (1966). — 15. Weber, E., Unger, W.: Biochem. Pharmacol. **13**, 23 (1964). — 16. Weber, E., Rose, U., Unger, W.: Arch. int. Pharmacodyn. **166**, 36 (1967).

BRAUNBECK, W., KEHR, S., OHLER, W. G. A. (I. Med. Klinik u. Poliklinik, Univ. Mainz): **Untersuchungen zur Technik der Bestimmung intrathrombozytärer Enzymaktivitäten im plättchenreichen Plasma**

Der Kohlenhydratstoffwechsel der Thrombozyten hat unter normalen und pathologischen Bedingungen eine wesentliche funktionelle Bedeutung (Löhr [1]). Dabei sei aus klinischer Sicht insbesondere auf die intrathrombozytären Enzymopenien hingewiesen, die ein charakteristisches Krankheitsmerkmal darstellen. Dies rechtfertigt auch den relativ großen labordiagnostischen Aufwand, der mit der Bestimmung intrathrombozytärer Enzymaktivitäten verbunden ist.

Die zur Ermittlung der intrathrombozytären Enzymaktivitäten angewandten Methoden benutzen meist isolierte und gewaschene Blutplättchen als Ausgangsmaterial (z. B. Waller u. Mitarb. [5]). Um die hierbei zu erwartenden, labortechnisch bedingten Schädigungen der Thrombozyten zu vermeiden, haben wir die intrathrombozytären Enzymaktivitäten im thrombozytenreichen Plasma ermittelt (Ohler [2]). Zunächst wird die Gesamtenzymaktivität des thrombozytenreichen Plasmas bestimmt, danach wird in einer Parallelmessung der Fermentwert in einem gleichbehandelten zellfreien Plasma festgestellt. Dieser wird vom Ergebnis der Enzymaktivitätsbestimmung im thrombozytenreichen Plasma subtrahiert und somit die intrathrombozytäre Enzymaktivität berechnet. In Abb. 1 ist dieses Verfahren mit A gekennzeichnet. Die Thrombozytolyse, welche zur Freisetzung der intrathrombozytären Enzyme erforderlich ist, erfolgt durch einstündiges Einwirken einer gesättigten Digitoninlösung entsprechend dem Vorgehen von Waller [5]. Der dabei erforderliche zeitliche Aufwand läßt sich durch die Verwendung einer 4 %igen wäßrigen Lösung von Triton X-100® zur Zytolyse auf 10 Min reduzieren. Außerdem läßt sich die Herstellung eines zellfreien Plasmas zur Plasmaaktivitätsbestimmung umgehen, indem ein Teil des thrombozytenreichen Ausgangsplasmas nach 1:1 Verdünnung mit Tra-Puffer (pH 7,5) zur Bestimmung der Grundaktivitäten im Plasma herangezogen wird. Diese methodischen Vereinfachungen sind in der Abb. 1 als Weg B dargestellt.

Im thrombozytenreichen Plasma von 18 gesunden Personen wurden die Enzymaktivitäten der Lahtatdehydrogenase (LDH), der Pyruvatkinase (PK), der 3-Phosphoglycerat-1-kinase (PGK) und der Glyceraldehyd-3-phosphatdehydrogenase

(GAPDH), nach Thrombozytolyse mit Digitonin und TRITON X-100®, vergleichend bestimmt. Die Ergebnisse dieser Meßreihe zeigten keine statistisch signifikanten Abweichungen. Demnach ist die Zytolyse mit TRITON X-100® für die Bestimmung dieser intrathrombozytären Enzymaktivitäten, bei erheblicher Zeitersparnis gegenüber der Digitonizytolyse, geeignet. Die zytolytische Wirksamkeit des TRITON X-100® wurde u. a. von Schröckert u. Bässler [4] an Leberzellen erprobt

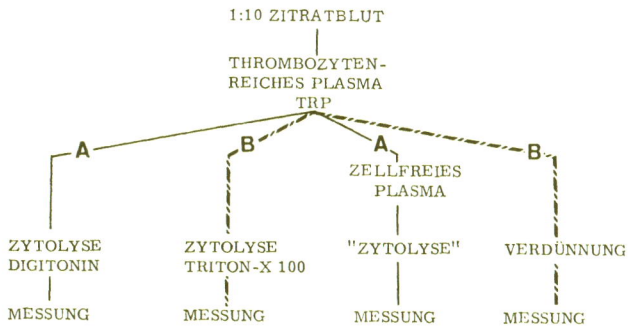

Abb. 1.

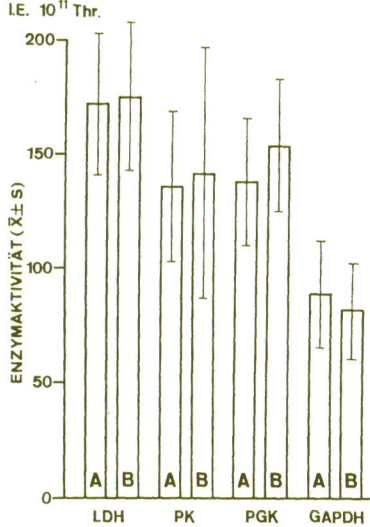

Abb. 2. Vergleich der Enzymaktivitäten (I.E./10^{11} thr.). Bei Normal-Personen, die nach dem PSV (A) und nach dem modif. PSV (B) bestimmt wurden. n = 10

In einer weiteren Meßreihe wurden die Enzymaktivitäten im zellfreien und im verdünnten, nicht zytolysierten thrombozytenreichen Plasma verglichen. Die Untersuchungen ergaben an 11 Normalpersonen gleiche Ergebnisse mit beiden Verfahren. Durch Bestimmung der Grundaktivität im verdünnten, thrombozytenreichen Plasma läßt sich somit eine weitere zeitliche und methodische Vereinfachung erzielen.

Die Zusammenfassung der beiden angegebenen technischen Modifikationen führt zu der unter B in Abb. 1 skizzierten Methode. Der Vergleich dieses Vorgehens mit der früher angewandten Technik (Methode A in Abb. 1) ergab bei intrathrombozytären Enzymaktivitätsbestimmungen an 10 Normalpersonen keine statistisch signifikanten Unterschiede der erhaltenen Werte. Die Ergebnisse dieser Meßreihe sind in Abb. 2 als Mittelwerte mit Standardabweichungen dargestellt.

Die vorgelegten Untersuchungsergebnisse zeigen, daß sich die seither von uns benutzte Methode der intrathrombozytären Enzymaktivitätsbestimmung im thrombozytenreichen Plasma wesentlich vereinfachen läßt:

— die Zytolyse mit TRITON X-100® erbringt einen wesentlichen Zeitgewinn;
— die Grundaktivitätsbestimmung im verdünnten thrombozytenreichen Plasma bewirkt eine erhebliche technische Vereinfachung.

Somit eignet sich die beschriebene Methode besonders für den Einsatz in der erweiterten klinischen gerinnungsanalytischen Diagnostik, auf deren Bedeutung wir bereits früher unter besonderer Beachtung der Thrombozytopenien hingewiesen haben (Ohler [3]).

Literatur

1. Löhr, G. W.: I. Internat. Symp. über Stoffwechsel u. Membranpermeabilität von Erythrozyten u. Thrombozyten, S. 1969. Stuttgart 1968. — 2. Ohler, W. G. A.: Therapiewoche 18, 2115 (1968). — 3. Ohler, W. G. A.: 1st Meeting Europ. Div. Internat. Soc. Haematol. Milano 1971. — 4. Schröckert, W. M., Bässler, K. H.: Clin. Chim. Acta 33, 55 (1971). — 5. Waller, H. D., Löhr, G. W., Grignani, F., Gross, R.: Thrombos. Diathes. haemorrh. (Stuttgart) 3, 520 (1959).

LINKER, H., ELBERT, B., UIBEL-NUHS, H., BWANAUSI, E., REUTER, H. (Med. Univ.-Klinik, Köln): **Methodische Untersuchungen zur Plättchenretention***

Zur Beurteilung der Plättchenfunktion bei pathologischen Zuständen werden verschiedene Testmethoden empfohlen, die auf den Eigenschaften der Plättchen zur Adhäsion, Aggregation, Ausbreitung und Retraktion beruhen.

Der Plättchen-Retentions-Test (PRT), fälschlich auch Adhäsivitätstest genannt, sollte nach unseren Vorstellungen die ersten Reaktionen der Plättchen auf den Kontakt mit einer fremden Oberfläche messen; er wurde im Jahr 1960 von Hellem eingeführt [3]. Zunächst hatte Hellem mit Natriumcitrat antikoaguliertes Blut bei definierter Geschwindigkeit mittels Pumpe durch einen standardisierten Glasperlenfilter gepreßt (sog. Hellem I), später dann Vollblut sofort nach der Abnahme ohne Antikoagulans genommen (sog. Hellem II). Das Verhältnis der Plättchenzahl vor Passage des Filters zu der Zahl nachher ergab das Maß der Retention. Hellem (3) teilte ausführliche methodische Untersuchungen mit, die u. a. zur Entdeckung des Adenosindiphosphats (ADP) als eine die Plättchenfunktionen fördernde Substanz durch Gaarder u. Mitarb [2] im Jahre 1961 führten.

Salzman [5], Bowie u. Mitarb. [1] und zahlreiche weitere Autoren modifizierten diese Methode, und Salzman [5] wie auch Zucker [6] wiesen mit ihr bei von Willebrand-Syndrom erniedrigte Retentionswerte nach, die zur Erleichterung der Diagnosestellung, nicht aber auch zur Erklärung der Ursache dieser Erkrankung beitrugen.

Zucker u. Mitarb. [7] wiesen auf 2 Vorteile des Retentionstests hin, stellten allerdings auch einen Nachteil deutlich heraus. Als Vorteil habe zu gelten, daß dieser Test zur Entdeckung der ADP-Wirkung auf die Plättchen geführt habe, und daß es der einzige Plättchenfunktionstest sei, der bei dem von Willebrand-Syndrom pathologische Werte aufweise. Nachteilig aber sei die Tatsache, daß nur schwer reproduzierbare Ergebnisse mit ihm zu erlangen seien.

---

* Mit Unterstützung der Deutschen Forschungsgemeinschaft.

Um diese Methode in die Routinebeurteilung der Plättchenfunktion einreihen zu können, mußten wir versuchen, den Nachteil des Tests möglichst gering zu halten.

4 Untersucher ermittelten die zu diskutierenden Ergebnisse mit der jeweils gering modifizierten Hellem-, 2 der Untersucher zusätzlich mit der modifizierten Salzman-Methode. Die Herstellung der Glasperlenfilter erfolgte nach einheitlicher Vorschrift (Kunststoffschlauch: Innendurchmesser 3 mm, Länge 120 mm; Füllung: Reflexperlen der Dragon-Werke, Bayreuth, Durchmesser 0,5 mm, Gewicht 3,6 g. Abdichtung mit Japanseide, Plastikschlauch und Uhu-Plast). Auch der Typ der elektrischen Pumpe, die Durchflußgeschwindigkeit und das Blutvolumen waren für alle Untersucher identisch (Pumpe: Perfusor R der Firma Braun-Melsungen, Geschwindigkeit 6,5 ml/min, Kontaktzeit 11 sec, Blutvolumen 3,6 ml). Den Salzman-Test modifizierend wurde das venöse Blut nicht in ein Vakuum oder eine Spritze gesogen, sondern floß frei aus einer 1er Kanüle durch Perfusorschlauch und Glasperlenfilter in ein kleines Auffanggefäß aus Plastik, in dem sich Natriumcitrat als Antikoagulans (Verhältnis Natriumcitrat zu Blut wie 1:10) befand.

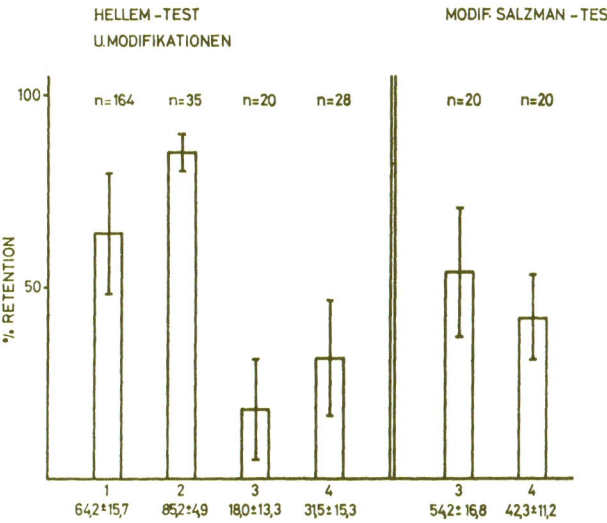

Abb. 1. Ergebnisse von Retentionstests, ermittelt von verschiedenen Untersuchern (1 bis 4). Näheres siehe Text

Während die Herstellung der Glasperlenfilter und der Perfusionsvorgang gleich waren, unterschied sich der Zählvorgang bei den einzelnen Untersuchern.

Der Untersucher 1 (Abb. 1) richtete sich nach der Originalvorschrift: Die aus dem Filter tropfenden 3,2 ml Blut werden in 0,4 ml 0,077 M EDTA-Lösung von pH 7,4 aufgefangen, gemischt und 1 ml davon mittels Plastikpipette in 19 ml 3,8% Natriumcitrat überführt. Der in der Spritze verbleibende Milliliter Blut wird ebenfalls in 19 ml 3,8% Natriumcitrat gegeben.

Nach Spontansedimentation werden 3 Std später die Plättchen möglichst aus gleicher Höhe des Überstandes entnommen und in einer Thoma-Zeiss-Kammer gezählt (Ergebnis aus 164 Einzelmessungen: 64,2 ± 15,7%).

Untersucher 2 verwendete Citrat-Blut und bestimmte die Plättchenzahl mit Hilfe des Thrombo-Counters der Firma Coulter (Ergebnis aus 35 Einzeluntersuchungen: 85,2 ± 4,9%).

Untersucher 3 vermied, wie Untersucher 2, die zeitaufwendige Verdünnung mit 19 ml Natriumcitrat, antikoagulierte das Blut mit Natriumcitrat im Verhältnis 1:10 und zählte die Plättchen gleich nach dem Durchlauf in der Zählkammer (Ergebnis aus 20 Einzelmessungen: $18 \pm 13{,}3\%$).

Untersucher 4 wiederum hielt sich an die Vorschrift von Hellem, seine Ergebnisse sind von der Methode her am ehesten mit den Werten des Untersuchers 1 zu vergleichen (aber das Ergebnis aus 28 Einzelmesssungen: $31{,}5 \pm 13{,}3\%$).

Die Untersucher 3 und 4 führten zusätzlich Untersuchungen mit dem modifizierten Salzman-Test durch. Ihre Ergebnisse aus jeweils 20 Einzelmessungen lagen bei $54{,}2 \pm 16{,}8$ und $42{,}3 \pm 11{,}2\%$.

Es lassen sich folgende Schlüsse ziehen:

1. Der Nachteil der Methode, d. h. ihre schlechte Reproduzierbarkeit, ist erneut bewiesen.

2. Der insgesamt weit weniger aufwendige Salzman-Test in der vorgeschlagenen Modifikation zeigt — zumindest bei 2 Untersuchern — eher übereinstimmende Ergebnisse.

Dieser Test erlaubt, und dies konnte auch elektronenmikroskopisch nachgewiesen werden, die ersten Reaktionen der Plättchen auf den kurzen Kontakt mit den Glasperlen zu registrieren, während die Plättchen im Verlauf des Hellem-Tests bereits vor Passage des Filters in der Plastikspritze aktiviert sind und kleine Aggregate bilden. Der Salzman-Test bietet ausreichend hohe Normalwerte, so daß pathologische Ergebnisse, wie sie bei von Willebrand-Syndrom erwartet werden, sicher erfaßbar sind.

Für gelegentliche Untersuchungen kann keiner der Tests empfohlen werden. Eine Erklärung für die so erheblich differierenden Ergebnisse, die mit dem Hellem-Test ermittelt wurden, kann noch nicht gegeben werden. Die unterschiedliche Feststellung der Plättchenzahl allein reicht hierfür sicher nicht aus.

Literatur

1. Bowie, E. J. W., Owen, C. A., Thompson, J. H., Didisheim, P.: Amer. J. clin. Path. **52**, 69 (1969). — 2. Gaarder, A., Jenson, J., Laland, S., Hellem, A. J., Owren, P. A.: Nature (Lond.) **192**, 531 (1961). — 3. Hellem, A. J.: Scand. J. clin. Lab. Invest. (Suppl.) 51 (1960). — 4. Linker, H., Reuter, H.: Med. Welt (N. F.) **23**, 1383 (1972). — 5. Salzman, E. W.: J. Lab. clin. Med. **62**, 724 (1963). — 6. Zucker, M. B.: Nature (Lond.) **197**, 601 (1963). — 7. Zucker, M. B., Rifkin, P. L., Friedberg, N. M., Coller, B. S.: Ann. N. Y. Acad. Sci. **201**, 138 (1972).

Aussprache

Herr E. WENZEL (Aachen):

Herr LINKER, haben Sie bereits Untersuchungsergebnisse mit der Salzman-Technik bei Urämiepatienten?

SCHARRER, I., BREDDIN, K. (Abt. für Angiologie, Zentrum Innere Med., Univ. Frankfurt/Main): **Vergleichende Untersuchungen zur Erfassung einer gesteigerten Thrombozytenaggregation. Bericht über „zwei workshops" in Frankfurt/Main**

Im September 1972 und im Juni 1973 fanden in Frankfurt 2 Arbeitstagungen statt, auf denen verschiedene Aggregationsteste hinsichtlich der Fragen verglichen wurden, inwieweit sie geeignet sind, die gesteigerte Aggregationsneigung der Plättchen zu erfassen und die Wirkung aggregationshemmender Medikamente zu kontrollieren.

Beteiligt waren unter anderen: Breddin, Dumke, Haarmann, Heinrich, Jacobi, Jäger, Krzywanek, Lechner, Linker, Ludwig, Murr, Niessner, Pfleiderer, Poliwoda, Reger, Reuter, Ritchard, Roka, Sayegh, Scharrer, Schaudinn, Schmidt-Schönbein, Schröter, Schulte, Walter, Weber.

Bei dem I. Frankfurter Plättchensymposion wurden folgende Teste durchgeführt: Retentionsteste (modifizierte „Hellemteste", Morristest, Wrighttest), Faserteste (Originalmethode nach Jacobi und eine Modifikation nach Walter), Prüfung der kollageninduzierten Aggregation im Aggregometer nach Henrich-Roka, Kammeraggregation (Reuter) und Plättchenaggregationsteste (PAT I und PAT II) nach Breddin.

Bei der 1. Arbeitstagung wurde das Blut von 6 Gefäßkranken und 4 klinisch gesunden Normalpersonen untersucht. Bei den 6 Patienten war mit Hilfe des PAT I vorher eine gesteigerte Aggregation festgestellt worden. Je 2 der Patienten erhielten 1 g ASS oral, 250 mg RA 233 i.v. und 100 mg VK 744 i.v. Von den Normalpersonen nahmen zwei 1 g ASS, eine 5 mg und eine 10 mg SH 869 oral ein. Die Untersuchungen erfolgten vor und nach Gabe der Aggregationshemmer. Die Plasmen wurden numeriert, so daß den Untersuchern nicht bekannt war, von welchen Probanden die einzelnen Proben stammten.

Eine gesteigerte Aggregation konnte nur mit den PAT-Testen nachgewiesen werden. Die Wirkung von TAH war mit allen Methoden mehr oder weniger gut faßbar. Die Befunde, die mit den Retentionstesten erzielt wurden, wiesen erhebliche Streuungen auf. Abb. 1a zeigt die Ergebnisse der durchgeführten Retentionsteste: Hellem-I-Teste, des Morristestes und des Wrighttestes. Nur die Heidelberger Arbeitsgruppe konnte mit dem Hellem-I-Test in 3 von 4 Fällen einen Effekt der ASS nachweisen. Der Wrighttest zeigte bei 3 von 4 Personen, der Morristest bei 2 von 4 Personen die ASS-Wirkung an.

RA 233 war nur in 2 von 12 Versuchsansätzen bei den Retentionstesten wirksam.

Auf Abb. 1a ist weiterhin dargestellt, daß die ASS-Wirkung mit dem PAT I und II nur dann erfaßt wurde, wenn die Thrombozytenaggregation vor ASS primär gesteigert war. Mit der kollageninduzierten Aggregation, geprüft im Aggregometer Gießen, konnte die ASS-Wirkung regelmäßig erfaßt werden, mit dem Fasertest in 2 von 4 Fällen.

Bei dem 2. workshop wurde unter Reduktion der Retentionsteste auf Morris- und Wrighttest und Einbeziehung des neu entwickelten PAT III, des Kollagenzentrifugiertestes und des Rheoskopes das Blut von 3 gesunden Versuchspersonen und 6 Patienten mit manifester Gefäßerkrankung untersucht. Je 3 Patienten erhielten 10 mg SH 869 und 1 g ASS. Die gesunden Probanden nahmen 1 g ASS ein.

Auch bei der 2. Tagung erwiesen sich die PAT-Teste I bis III als geeignete Methoden zur Erfassung einer spontan gesteigerten Plättchenaggregation (Abb. 1b). Bei der Testung mit dem Aggregometer wurden erstmals sehr kleine Mengen Kollagen eingesetzt, um die Methode empfindlicher zu gestalten. Es konnte damit bei 4 von 6 Patienten in Übereinstimmung mit den PAT-Ergebnissen eine gesteigerte Aggregation nachgewiesen werden. Der Fasertest und das Rheoskop zeigten bei 3 von 6 Patienten, der Wrighttest bei 2 von 6 Kranken eine gesteigerte Aggregation an. Die aggregationshemmende Wirkung von ASS konnte bei allen Testen der kollageninduzierten Aggregation regelmäßig erfaßt werden (Abb. 1b). Sie wurde in den Plättchenaggregationstesten nur dann nachgewiesen, wenn die Aggregation primär gesteigert war. Mit dem Morristest wurde der ASS-Effekt bei 4 von 6 Personen, mit dem Fasertest bei 5 von 6 Probanden erfaßt. Das Rheoskop zeigte die Wirkung in 3 von 6 Fällen an. Insgesamt wurden bei der 2. Arbeitstagung häufiger gleichwertige Befunde erzielt.

Auf Abb. 2 sind gebräuchliche Teste zur Erfassung einer verminderten Thrombozytenfunktion und zur Erfassung einer gesteigerten Plättchenaggregation zusammengefaßt.

Pat. Init.	Diagnose	Retentionsteste Hellem I Heidelberg	Genf	Wien	Frankfurt	% Retention Morris-Test	Wright-Test
El	AVK	42	29	9	54	91	96
	2ʰ n. 1g ASS	(6)	40	(0)	40	(50)	(0)
Gu	AVK	55	37	23	47	53	61
	2ʰ n. 1g ASS	(0)	34	26	48	63	(0)
Us	Normalperson	0	53	6	22	79	0
	2ʰ n. 1g ASS	11	53	26	31	(41)	14
Pe	Normalperson	18	43	5	53	16	14
	2ʰ n. 1g ASS	(0)	45	8	(20)	32	(0)
Hö	AVK	44	47	0	48	69	24
	10min n. 250mg RA233 i.v.	47	40	0	41	65	42
St	AVK	25	46	23	47	71	12
	10min n. 250mg RA233 i.v.	67	50	(2)	56	(49)	12
	Normalwerte	42	42±8	35	42±5,6	<55	25 - 40
So	AVK	53	10	14	54	55	78
	n. 100 mg VK 744 i.v.	(15)	51	18	(28)	49	(39)
Ra	AVK	24	49	39	39	61	9
	n. 100 mg VK 744 i.v.	(4)	54	(9)	53	(31)	35
Du	Normalperson	44	28	0	29	25	11
	n. 5 mg SH 869 oral	—	60	4	39	62	(0)
St	Normalperson	55	17	19	20	59	35
	n. 10 mg SH 869 oral	—	54	(0)	33	(14)	27

Pat. Init.	Diagnose	PAT Ffm	Heidelberg	Photometr.	Kollageninduzierte Aggregation Aggregometer Giessen	Fasertest Hannover	Heidelberg	Thrombozytenzahl x 1000
El	AVK	5	5	5	normal	57	13	760
	2ʰ n. 1g ASS	(2)	(1)	(2)	(gehemmt)	(33)	12	755
Gu	AVK	2	1	2	normal	33	17	171
	2ʰ n. 1g ASS	2	2	3	(gehemmt)	41	19	162
Us	Normalperson	3	1	5	normal	68	19	193
	2ʰ n. 1g ASS	(2)	2	(2)	(gehemmt)	(40)	14	252
Pe	Normalperson	2	2	2	normal	38	15	206
	2ʰ n. 1g ASS	2	2	2	(gehemmt)	30	20	140
Hö	AVK	3	3 - 4	3	normal	39	17	140
	10min n. 250mg RA233 i.v.	2	3	3	(gehemmt)	40	24	143
St	AVK	2	2	3 - 4	normal	28	24	132
	10min n. 250 mg RA233 i.v.	2	2	(2)	normal	35	19	181
So	AVK	5	2 - 3	5	normal	49	15	225
	n. 100mg VK744 i.v.	(2)	2	(2)	normal	55	21	175
Ra	AVK	3	4	5	normal	39	19	162
	n. 100mg VK 744 i.v.	3	(3)	3 - 4	(gehemmt)	35	16	248
Du	Normalperson	3	1	3	normal	42	26	135
	n. 5mg SH 869 oral	2	1	3	normal	(30)	19	161
St	Normalperson	3	2 - 3	4	gehemmt	46	19	204
	n. 10mg SH 869 oral	2	2	(2)	normal	(30)	16	187
	Normalwerte	1		3	normal	>55	25 - 40	

Abb. 1. Ergebnisse der I. und II. Frankfurter Arbeitstagung, a: I. Frankfurter Arbeitstagung 1972, b: II. Frankfurter Arbeitstagung 1973

Für klinische Untersuchungen zur Erfassung einer verminderten Thrombozytenfunktion eignen sich gut die Thrombozytenausbreitung, die Retraktion sowie die kollagen- und ADP-induzierte Aggregation, da sie technisch leicht durchführbar und gut reproduzierbar sind. Eine „spontan" gesteigerte Plättchenaggregation läßt sich, wie unsere Arbeitstagungen gezeigt haben, sicher und einfach mit dem PAT nachweisen. Auch der Fasertest und die kollageninduzierte Aggregation mit kleinen Kollagenmengen sind für klinische Untersuchungen geeignet, jedoch technisch schwieriger durchführbar. Als ungeeignet für diese Fragestellung erwiesen sich die Retentionsteste.

Nr	Diagnose	PAT I Stufe a	II a 2	III Ma	Wright-test Heidelberg %Retention	Morris-Test Biberach % Retention	Fasertest Düsseldorf μg Protein	Rheoskop München max. Agg.	Thromb- zahl i. PRP x 1000
1	Versuchsperson	3	73	77	770	4,6	63	75,7	42,3	313
	2h n. 1g ASS	3	76	(24)	(220)	11,9	(11)	(31,0)	(13)	297
2	Versuchsperson	2	81	2	30	31	68	54,8	0	396
	2 h n. 1g ASS	2	91	5	50	18,7	(25)	(32,3)	6	384
3	Versuchsperson	2	93	2	20	(7)	(7)	43,4	8,8	333
	2 h n. 1g ASS	2	90	4	40	20	(20)	(33,5)	3	336
4	Arterielle V. K.	5	32	82	780	69	78	-	10	444
	2 h n. 1 g ASS	(2)	75	(29)	(280)	(23,6)	76	(23)	20	410
5	Zust. n. Herzinf.	5	18	89	780	94	91	82	6	720
	2 h n. 1g ASS	(2)	85	(3)	(20)	(21,3)	(33)	-	(0)	1208
6	Zust. n. Herzinf.	3	87	8	70	2,4	14	48	13	390
	2 h n. 1g ASS	3	71	13	100	18,7	45	(34,7)	(7)	403
7	Arterielle Thrombose	5	57	83	740	7,6	71	47,2	43	350
	3 h n. 10 mg SH 869	(2)	(91)	(4)	(40)	24,3	65	(36)	(4)	297
8	Zust. n. Herzinfarkt	5	35	84	900	21,0	74	110,2	25	474
	3 h n. 10 mg SH 869	(2)	(98)	(11)	(130)	14,9	(54)	(37,1)	(0)	488
9	Zust. n. Herzinfarkt	5	22	86	1000	28,3	65	82	82	307
	3 h n. 10 mg SH 869	(2)	(87)	(10)	(60)	(7,2)	76	(27,3)	(14)	327
Normalwerte:		2 (3)	>74°	<30°	<250	16% ± 14%	70% ± 10 %	40-60		

Kollageninduzierte Aggregation - Erfassung der Wirkung von ASS

Nr	Diagnose	Aggregometer Giessen V max P₀	Borntest Wien 1-2μg/ml	Borntest Ffm 5μg/ml α	Kollagenzentrifugiertest München 1	3	5	7 μg/ml
1	Normalperson	1,48	1.6 - 3.28	+++	85	34	86	88	87
	2ʰ n. 1g Ass	(0,94)	1.6 - 3.3	(—)	(71)	(4)	(39)	(57)	62
2	Normalperson	1,96	1.8 - 3.7	++	84	14	82	78	82
	2ʰ n. 1g ASS	(0,88)	1.8 - 3.6	(—)	(65)	(5)	(17)	(33)	(48)
3	Normalperson	1,88	1.8 - 3.6	±	(68)	(2)	(29)	50	65
	2ʰ n. 1g ASS	(0,86)	1.8 - 3.6	(—)	(9)	(5)	(16)	(48)	(62)
4	AVK	3,14	1.7 - 3.4	+++	83	51	78	82	77
	2ʰ n. 1g ASS	(1,16)	1.7 - 3.4	(±)	80	(6)	(54)	65	73
5	Zust. n. Herzinfarkt	3,22		++	89	78	85	83	84
	2ʰ n. 1g ASS	(0,41)		(—)	(6)	(7)	(11)	(14)	(17)
6	Zust. n. Herzinfarkt, AVK	1,83	1.6 - 3.5	±	83	48	81	81	87
	2ʰ n. 1g ASS	(0,66)	1.6 - 3.3	(—)	(60)	(3)	(18)	(45)	(46)
Normalwerte	abh. v. Thromboz. Zahl	+++	>81	>90	>50	>60	>60

Erfassung einer gesteigerten Aggregation ?

Nr.	Diagnose	PAT Frankfurt I Stufe a	II a 2	III Ma	Aggregometer Giessen V max 0,7 μg/ml Kollagen	Wright-test Heidelberg % Retention	Fasertest Düsseldorf μg Protein	Rheoskop München Max. Aggr.
1	V. P.	3	73	(77)	(770)	2	4,6	(75)	(42,4)
2	V. P.	2	81	2	30	1,5	31	54	0
3	V. P.	2	93	2	20	0,5	7	43	8,8
4	AVK	(5)	(32)	(82)	(780)	(5)	(69)	(82)	10
5	HIF	(5)	(18)	(89)	(780)	(27)	(9,4)	(82)	6
6	HIF	3	87	8	70	1	2,4	48	13,6
7	Art. E.	(5)	(57)	(83)	(740)	(5)	7,6	(47,2)	(43)
8	HIF	(5)	(35)	(84)	(900)	2	21	(110)	(25)
9	HIF	(5)	(22)	(86)	(1000)	(4,5)	28,3	(82)	(82)
Normal:	2(3)	>74°	<30°	<250	?	16 ± 14%	40 - 60	

b

Weitere Arbeitstagungen sind geplant, insbesondere, um die Methoden zur Erfassung einer gesteigerten Aggregationsneigung unter „Blindbedingungen" für alle Untersucher weiter zu prüfen.

Hierbei sollen die Probanden nicht vorher durch die PAT-Teste vorselektioniert werden.

Methoden zur Erfassung einer gesteigerten Plättchenaktivität (Thromboseneigung)

Methode	Technik	abhängig v. d. Plättchenzahl?	f. klin. Untersuchungen geeignet?	empfindlich?	plättchen-spezifisch?	zeitabhängige Änderung n. d. Blutentnahme?	Reproduzierbarkeit?	wann abnorm?
1 Retentionstests Zitratblut	schwierig	ja	kaum	nein	nein	ja	schlecht	?
2 Kollageninduz. Aggregation	einfach	ja	kaum	ja	ja	ja	gut	?
3 PAT I u. III	einfach	ja	ja	ja	nein	ja	gut	Diabetes, AVK, venöse Thrombosen
4 Fasertest	schwierig	ja	ja	mäßig	?	?	mäßig	"
5 Wright-Test	einfach	ja	bedingt	mäßig	nein	ja	mäßig	"
6 Plättchenüberlebenszeit	schwierig	nein	nein	gering	nein	-	mäßig	Hämolyse, Verbrauchskoagulopathie

Methoden zur Erfassung einer verminderten Thrombozytenfunktion

Methode	abhängig v. d. Plättchenzahl?	Technik	f. klin. Untersuchungen geeignet?	empfindlich?	plättchen-spezifisch?	zeitabhängige Änderung n. d. Blutentnahme?	Reproduzierbarkeit?	wann abnorm?
1 Retraktion	ja	einfach	ja	ja	ja	nein	gut	Thrombozytenfunktionsdefekte
2 Ausbreitung	nein	einfach	ja	ja	ja	nein	gut	"
3 Adhäsion an Glas	nein	rel. schwierig	bedingt	nein	ja	?	mäßig	"
4 Retentionstests Zitratblut	bedingt	schwierig	bedingt	nein	nein	ja	schlecht	", Thrombasthenie
5 Retentionstests Vollblut	gering	schwierig	ja	ja	nein	-	gut	v. Willebrand Syndrom
6 Fasertest	ja	schwierig	ja	mäßig	?	?	mäßig	Thrombasthenie
7 Kollageninduz. Aggregation	ja	einfach	ja	ja	ja	ja	gut	Thrombasthenie
8 ADP induzierte Aggregation	ja	einfach	ja	ja	ja	?	mäßig	Thrombasthenie
9 Plättchenfaktor 3/4-Freisetzung	ja	rel. einfach	ja	nein	nein	-	mäßig	------
10 Blutungszeit	ja	einfach	ja	nein	nein	-	mäßig	Thrombozytopenie, Thrombasthenie, Funktionsdefekte, v. Willebrand-Syndrom

Abb. 2. Methoden zur Erfassung einer verminderten und einer gesteigerten Thrombozytenaktivität

Literatur

Breddin, K., Bauke, J.: Blut 11, 144 (1965). — Breddin, K., Grun, H., Krzywanek, H. J., Schremmer, W. P.: Klin. Wschr. (im Druck). — Gross, R., Niemeyer, G., Reuter, H.: Klin. Wschr. 45, 931 (1967). — Heinrich, D., Roka, L.: Klin. Wschr. 4, 235 (1969). — Hellem, A. J.: Scand. J. clin. Lab. Invest. Suppl. 51, 1 (1960). — Hellem, A. J.: Scand. J. Haemat. 7, 374 (1970). — Jacobi, E., Hagemann, G., Poliwoda, H.: Thrombos. Diathes. haemorrh. (Stuttg.) 26, 192 (1971). — Jäger, W., Kutschera, J.: Eine Methode zur fortlaufenden Registrierung der spontanen Plättchenaggregation. In: Leber und Blutstillung. Neue Antikoagulantien einschließlich Aggregationshemmer, S. 305. Verh. DAB 1972, Stuttgart: F. K. Schattauer 1973. — Klose, H. J., Gosen v., J., Ellinghaus, K., Schmid-Schönbein, H.: Proc. 7th Europ. Conf. Microcirc. (in press). — Marx, R., Schulte, F.: Blut 24, 137 (1972). — Morris, C. D. W., Heslop, D. A.: I. Intern. Symp. Wien, S. 268. Stuttgart: Thieme 1968. — Reuter, H., Podolsak, B., Hagen, I., Linker, H., Ströder, J., Gross, R.: Thrombos. Res. 3, 307 (1973). — Wright, H. P.: J. Path. Bact. 53, 255 (1941).

HOLZHÜTER, H., ANGELKORT, B., WENZEL, E., HERMANS, W., KOCH, N., LENARTZ, H. (Abt. Inn. Med. II, RWTH Aachen): **Charakteristische Meßgrößen für die Kinetik der Thrombozytenaggregation im plättchenreichen Plasma**

Nach dem Coulter-Zählprinzip lassen sich durch teilchenbedingte Verdrängung einer definierten Elektrolytlösung in einer volumennormierten Kapillare Impedanzänderungen eines elektrischen Feldes messen, die proportional zur Teilchenzahl und zum Teilchenvolumen sind (Eggleton, 1963; Eastham, 1964; Bull, 1965).

Das Coulter-Modell ZB 1 mit angeschlossenem Channelyser ermöglicht eine gleichzeitige Zählraten- und Volumenbestimmung über einen Volumenmeßbereich von 100 Kanälen. Über die Konzentration bzw. Größenzunahme von Aggregaten und als Verschiebung der Volumenhäufigkeitsverteilung von freien Plättchen kann mit dieser Meßmethode die Plättchenaggregation in ihrem zeitlichen Ablauf bilanziert werden.

Bei 80 Spendern wurde aus dem spontansedimentierten, citrierten plättchenreichen Plasma (cPRP) die Volumenhäufigkeitsverteilung von Thrombozyten gemessen. Aufgrund erheblicher individueller Streuung der Thrombozytenzahl mußten die Zählraten als relative Häufigkeit angegeben werden. Der normale Volumenmeßbereich von normalen Thrombozyten erstreckt sich von 1 bis 22 μ^3. Im Bereich von 3 bis 7 μ^3 finden sich die ausgeprägtesten Zählratenunterschiede.

Wenn im Verlauf der ADP-induzierten Aggregation im Bornschen Aggregometer in 1minütigen Abständen über 10 Min lang Proben entnommen werden und im Coulter-Counter die Thrombozytenverteilung bestimmt wird, kann eine charakteristische Reaktionskinetik ermittelt werden. Rechnerisch, sowie graphisch ließ sich im Plasma von 50 Normalpersonen feststellen, daß diese Aggregation normalerweise überwiegend in den ersten 10 sec abläuft. Nach 60 sec setzen Desaggregationsvorgänge ein. Die Kinetik von Aggregation und Desaggregationsabläufen lassen sich mit mathematischen Funktionen beschreiben. Die ermittelte Funktion lautet:

$N = (at + b) \dfrac{c}{t^k + \varepsilon} + 1$

Aggregation:

$N = (at + b) \dfrac{c}{t^k + \varepsilon}$

Desaggregation:
$N = at + b$ für $60 < t < 600$.

a = Steigung der Geraden
b = Ordinatenabschnitt

K u. c = Parameter für die Steigung der Kurve $t < 60$ sec

$\varepsilon \approx$ Verschiebung zum Schnitt der Y-Achse

Besonders im Volumenbereich von 1 bis 3 μ^3 ist der Desaggreagtionsvorgang sehr ausgeprägt (s. Abb. 1).

Für die ADP-induzierte Aggregation lassen sich besonders in 2 charakteristischen Volumenbereichen, nämlich von 49 bis 76 μ^3 und 76 bis 145 μ^3 Aggregate nachweisen. Aggregate, wie sie in den ersten 10 sec des Aggregationsvorganges entstehen, finden sich überwiegend im kleineren Volumenbereich, also im Bereich von 49 bis 76 μ^3.

Für die Volumenmeßbereiche von 49 bis 76 μ^3 und 76 bis 145 μ^3 lassen sich charakteristische Normkurven aufstellen (siehe Abb. 2). Vergleicht man diese ADP-induzierte Aggregationskinetik im Plasma von gefäßkranken Patienten, mit den Normkurven, so verschiebt sich die Aggregationskinetik aus dem definierten Vertrauensbereich der Normwerte in einen Bereich mit höherer relativer Thrombozytenhäufigkeit, d. h. mit mehr Aggregation.

Im Volumenmeßbereich von 1 bis 22 μ^3 lassen sich nach Spontanaggregation im Silikonkölbchen über 600 sec für die einzelnen PAT-Stufen charakteristische Aggregationskinetiken voneinander unterscheiden (Split-Plot-Test, $S = 95\%$). Statistisch nicht unterscheidbar sind dabei die PAT-Stufen 1 bis 2.

In verschiedenen Patientenplasmen läßt sich ein signifikanter Unterschied im Spontanaggregationsverhalten mit der Coulter-Methode messen. Nach 10 min Rotation im silikonierten Glaskölbchen wird aus dem Überstand im definierten Volumenmeßbereich von 1 bis 22 μ^3 mit dem Coulter-Counter die Zahl der Thrombozyten bestimmt, die nicht am Aggregationsvorgang teilgenommen haben. Diese Thrombozytenzahl wird als Prozent des Ausgangswertes, d. h. als Prozent der Thrombozytenzahl vor Rotation, angegeben. Statistisch konnte mit einer Sicher-

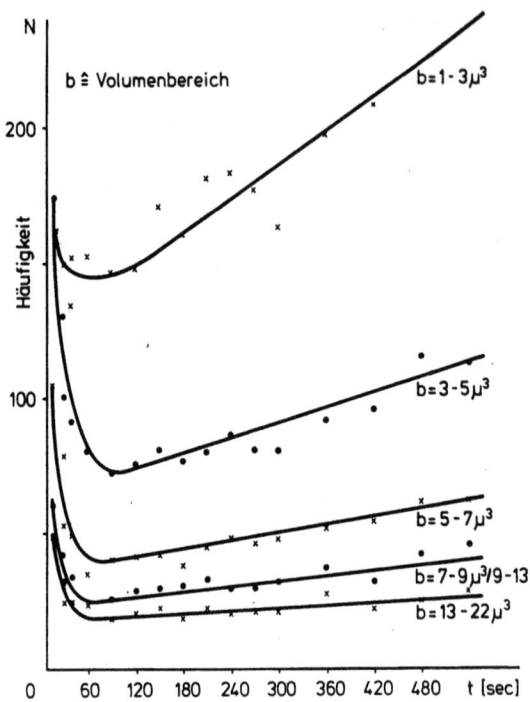

Abb. 1. Reaktionskinetik von Thrombozyten gemessen in einzelnen Volumenmeßbereichen. In dem Volumenmeßbereich von 1 bis 3 µ³ wird der Desaggregationsvorgang mit Zunahme der Zeit besonders deutlich

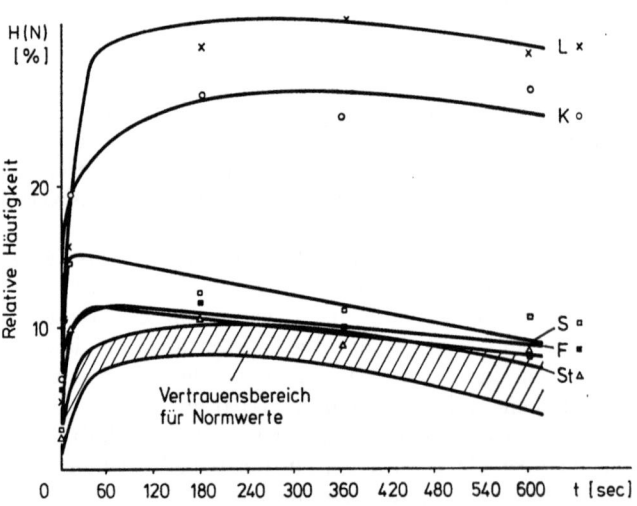

Abb. 2. Vergleich der ADP-induzierten Aggregationskinetik von verschiedenen Patientenplasmen mit dem Vertrauensbereich für Normwerte im Volumenmeßbereich von 49 bis 76 µ³

heit von $S = 95\%$ (nach der simultanen Testprozedur von Gabriel) über diese Methode eine Unterscheidung getroffen werden, die den PAT-Stufen nach Breddin zuzuordnen ist. Die statistische Unterscheidung zwischen den PAT-Stufen 1 bis 2 ist nicht möglich.

Zusammenfassend kann festgestelllt werden:

1. Für die Thrombozytenvolumenverteilungskurven ist der optimale Meßbereich von 1 bis 22 μ^3.

2. Die Kinetik von ADP- bzw. spontanaktivierter Plättchenaggregation ist statistisch normierbar. Gegenüber dem Plasma von Gefäßkranken, die eine gesteigerte Aggregationsneigung aufweisen, kann ein signifikanter Unterschied im Vergleich zu Normalkurven festgestellt werden.

3. Charakteristische Volumenverteilungen finden sich für die Thrombozytenaggregate im Bereich von 49 bis 76 und 76 bis 145 μ^3.

4. Patientenplasmen mit gesteigerter spontaner Aggregationsneigung können entsprechend den PAT-Stufen nach Breddin voneinander unterschieden werden.

Literatur

Born, G. V. R.: Acta med. scand. Suppl. **525**, 41 (1971). — Breddin, K.: Schweiz. med. Wschr. **95**, 655 (1965). — Bull, B. S., Schneiderman, M. A., Brecher, G.: Amer. J. clin. Path. **44**, 678 (1965). — Eggleton, M. J., Sharp, A. A.: J. clin. Path. **16**, 164 (1963). — Eastham, R. D.: J. clin. Path. **17**, 45 (1964).

Aussprache

Herr H. Holzhüter (Aachen):

Zu Frau Weber (Entgegnung): Der methodische Aufwand ist zeitlich eher gering, besonders bei der Messung der Spontanaggregation. Apparativ ist allerdings die Investition eines Channelysers notwendig.

Herr H. Holzhüter (Aachen):

Zu Herrn Hartert (Entgegnung): Aus dem strömenden Blut ist die Messung nicht alterierter Thrombozyten problematisch. Wir untersuchen gerade verschiedene Möglichkeiten der Fixierung mit Glutaraldehyd unter Zusatz von solchen Substanzen, die funktionsstabilisierende Rolle auf die Thrombozyten haben. Die bisherigen Ergebnisse haben keine signifikanten Unterschiede zwischen glutaraldehydfixierten (nach der Blutabnahme) und unfixierten Thrombozyten gezeigt.

Herr H. Holzhüter (Aachen):

Zu Herrn Lasch (Entgegnung): Wir untersuchten solche Patienten, bei denen angiologisch, gesicherte chronisch obliterierende Gefäßerkrankungen mit gleichzeitig pathol. PAT-Werten bestanden.

Herr E. Wenzel (Aachen):

Zu Herrn Lasch (Entgegnung): Ich möchte die Antwort von Herrn Kollegen Holzhüter präzisieren: Wir haben alle Patienten aus unserer angiologischen Ambulanz mit chron. obliterisierenden Gefäßerkrankungen ausgewählt, bei denen in aufeinanderfolgenden Kontrollen (mind. 2) die PAT-Werte pathologisch waren (schlechter als 3).

Holzhüter, H., Wenzel, E., Angelkort, B. (Abt. Inn. Med. II, Aachen):
Einfluß von dehydrocholsäuregelöstem Indomethacin auf Fibrinolyse, Fibrinverfestigungsphase und Thrombozytenaggregation

Von Kaulla (1970) forderte von einem idealen Antithrombotikum eine Antithrombinwirksamkeit, eine Aktivierung der Fibrinolyse, eine Plättchenaggregationshemmung und besonders eine Herabsetzung der Fibrinverfestigung, so daß entstehende Gerinnsel der körpereigenen Fibrinolyse nicht mehr standhalten. Vom Indolderivat der Essigsäure, vom Indomethacin, wies de Gaetano (1971) Effekte auf die Plättchenfunktion, Blutgerinnung und Fibrinolyse nach. Mit Hilfe einer 20%igen Natriumdehydrocholatlösung ließ sich das sonst nur suspendierbare Indomethacin bis zu einer Konzentration von 10^{-2} M für solche Untersuchungen hydratisieren. Andere Gallensäurederivate ermöglichten keine stabile

Lösung des Indomethacins. King (1972) wies eine fibrinolytische Aktivität der Galle nach.

Unsere eigenen Untersuchungen zeigen, daß dehydrocholsaures Natrium (DHC) konzentrationsabhängig die Gerinnung und Plättchenfunktion beeinflußt. Bis zu einer Schwellenwertkonzentration von 10^{-3} M DHC ist konzentrationsabhängig eine Verlängerung der Thromboplastinzeit und partiellen Thromboplastinzeit sowie Verminderung oder Aktivitätsverlust von Faktor VIII und IX, gemessen in Einphasentesten, nachweisbar. Zwischen der Zunahme der DHC-Konzentration und Verminderung oder Aktivitätsverlust der Faktoren XII, XI und X bestand keine Korrelation.

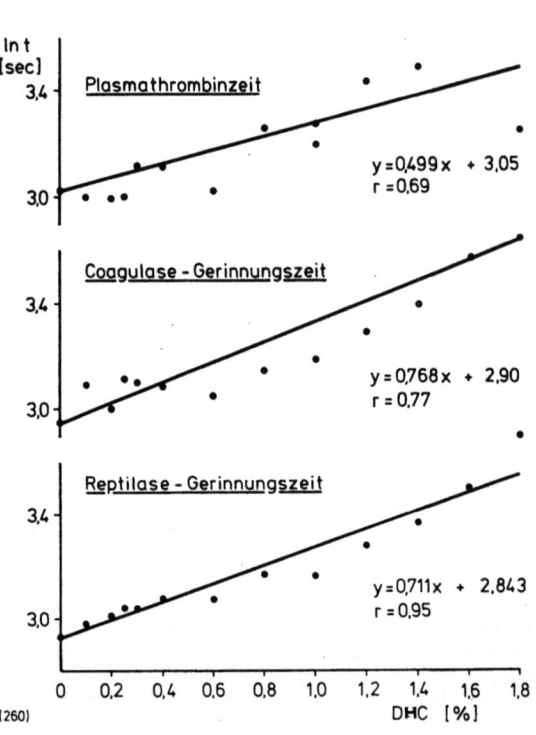

Abb. 1. Einfluß steigender DHC-Konzentrationen auf die Fibrinpolymerisation. (Gerinnungszeiten logarithmiert.) Unter steigender DHC-Konzentration wird die Fibrinpolymerisation zunehmend gehemmt, gemessen mit der Plasmatrombin-, Reptilase-, Koagulasegerinnungszeit

Nach Indomethacinzusatz, gelöst in dehydrocholsaurem Natrium unter einer Konzentration von 10^{-3} M, waren keine Veränderungen des Gerinnungssystems mehr feststellbar. Die Fibrinpolymerisation wird durch Dehydrocholat deutlich gestört, obwohl keine Veränderungen der immunologischen Eigenschaften des Fibrinogens nachweisbar sind (Manchini-Technik und Immunelektrophorese). Thrombin-, Reptilase- und Thrombinkoagulase-Gerinnungszeit werden konzentrationsabhängig verlängert (s. Abb. 1).

Mit dem Staphylococcen-Clumping-Test wiesen wir im Serum, bei 37 °C nach Zusatz von 200 I.T. Thrombin bzw. nach 56 °C Hitzedenaturierung, ein Fibrinderivat nach, das immunelektrophoretisch nicht die Eigenschaften von Spaltprodukten (X, Y, D und E) besitzt. Dieser Einfluß auf die Fibrinpolymerisation konnte bei Indomethacin ebenfalls bestätigt werden, wenngleich der Effekt wesentlich geringer ist. Ein hemmender Einfluß auf die enzymatische Fibrinverfestigung fand sich beim DHC nur in Konzentrationen über $5 \cdot 10^{-2}$ M und in geringerer Weise vom Indomethacin in Konzentrationen um 10^{-2} M.

Die ADP-induzierte Aggregation, wie sie im Bornschen Aggregometer normierbar ist, wird durch DHC statistisch signifikant gehemmt (s. Abb. 2a). In Gegenwart von $2,5 \cdot 10^{-3}$ M Indomethacin wird dieser Effekt statistisch signifikant noch gesteigert. Auch die Spontanaggregation, gemessen nach dem Coulter-Counter-

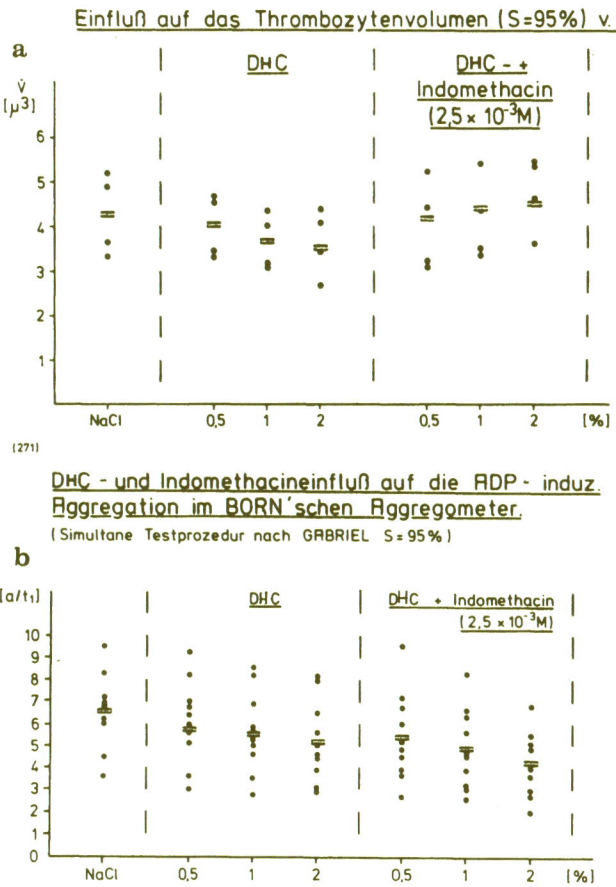

Abb. 2. Einfluß von DHC- und DHC- + Indomethacin auf das a) Thrombocytenvolumen, b) auf die ADP-induzierte Aggregation

Prinzip (Holzhüter, 1974) und morphologisch im PAT nach Breddin geprüft, zeigt in Korrelation zur Konzentration des DHC die gleiche signifikante Hemmung des Aggregationsverhaltens. Unter steigenden Dehydrocholatdosen (bis zu 10^{-2} M DHC untersucht) ist eine deutliche Hemmung der Aggregationsgeschwindigkeit nachweisbar, die sich unter konstantem Zusatz von $2,5 \cdot 10^{-3}$ M Indomethacin noch potenziert. Die Aggregationsgeschwindigkeit wurde als Aggregationskinetik der Thrombozyten nach einer eigenen Methode (Holzhüter, 1974) gemessen.

Während Natriumdehydrocholat die Ausbreitung der Thrombozyten (Ausbreitungstest nach Breddin) signifikant hemmt, hebt der Zusatz von geringen

Indomethacindosen (2,5 · 10⁻³ M) diesen Effekt deutlich auf. Unter zunehmender Dehydrocholatkonzentration (bis 10^{-2} M) wurde mit der Volumenverteilungskurve (gemessen nach dem Coulter-Counter-Prinzip) eine signifikante Linksverschiebung zu kleineren Volumina im Mittel bis zu 3,6 μ^3 nachweisbar, die unter Zugabe von 2,5 · 10⁻³ M Indomethacin im Mittel bei 4,7 μ^3 beobachtet wurden.

Die aggregationshemmende Wirkung von Acetylsalizylsäure und Indomethacin wird durch Zusatz von Natriumdehydrocholat verstärkt. Auf andere Aggregationshemmer (wie Carbochomen, Oxtriphyllin, Xantinolnikotinat) ist dieser Effekt ebenfalls deutlich nachweisbar.

Der aggregationshemmende Effekt von Indomethacin wurde von Kocsis (1972) mit Hemmung auf die ATPasen erklärt. Der aggregationshemmende Effekt des Natriumdehydrocholat könnte ebenfalls mit einer Hemmung der ATPasen erklärt werden, die bei anderen Gallensäurederivaten (DOC) von Nell und Eleat 1972 nachgewiesen wurde.

Das im Handel befindliche Progresin, das als wesentlichen therapeutischen Bestandteil Natriumdehydrocholat enthält, haben wir bei 5 Patienten in Kombination mit Indomethacin über einen Zeitraum von 10 Tagen verabreicht. In vivo konnten wir im Gegensatz zu den in vitro-Untersuchungen nur die Aggregationshemmung der Präparatekombination nachweisen. Die Gabe von hämostatisch wirksamen Dosen wurde wegen der eventuellen Gefahr einer hepatotoxischen Nebenwirkung von DHC in vivo zunächst nicht untersucht.

Zusammenfassend kann festgestellt werden:

1. Natriumdehydrocholat stört bis zu einer Grenzkonzentration von 10^{-3} M die Fibrinpolymerisation.

2. Der Einfluß von Indomethacin ist deutlich geringer als von DHC.

3. DHC hemmt deutlich die Plättchenaggregation und die Plättchenfunktion.

4. Die Zugabe von Indomethacin steigert den plättchenaggregationshemmenden Effekt, vermag aber die DHC-bedingte Thrombozytenfunktionshemmung aufzuheben.

5. Andere Aggregationshemmer beeinflußt DHC geringfügiger.

Literatur

De Gaetano, G., Donati, M. B., Vermylen, J.: Z. Klin. Pharmak., Therap. Toxikol. 5, 196 (1971). — Holzhüter, H., Wenzel, E., Engelhart, B.: Verh. Ges. inn. Med. — von Kaulla, K. N.: In: Immunological mechanisms in blood coagulation, thrombosis and hemostasis (Duckert, Brinkhous, Hrsg.). Stuttgart: F. K. Schattauer 1971. — King, J. B.: Thrombos. Diathes. haemorrh. (Stuttg.) 2, 299 (1972). — Kocsis, J. J., Hernandovich, J., Silver, M. J., Smith, I. B., Ingermann, C.: Prostaglandins 2, 142 (1973). — Nell, G., Forth, W., Rummel, W., Wanitschka, R.: In: Bile acids in human disease (Back, Gerok, Hrsg.) Stuttgart: K. F. Schattauer 1972.

Aussprache

Herr H. Holzhüter (Aachen):

Zu Herrn Lasch (Entgegnung): Progresin kann in hohen Dosen zu einer therapeutisch ausgelösten Änderung der Fibrinpolimerisation nur eingesetzt werden, wenn der sichere Nachweis der hepatoxischen Wirkung von DOC ausgeschlossen worden ist.

Herr H. Holzhüter (Aachen):

Zu Herrn Gossens (Entgegnung): Die durch DOC hervorgerufene deutlich nachweisbare Thrombozytenfunktionshemmung läßt sich durch Indomethacin ausgleichen, allerdings wird der aggregationshemmende Effekt sogar deutlich verstärkt.

BAMBERG, E., BREDDIN, K. (Zentrum Innere Med. Abt. Angiologie Univ. Frankfurt): **Serotonin-Freisetzung aus menschlichen Thrombocyten durch einen plättchenaggregierenden Plasmafaktor**

Soweit uns bekannt, ist die ,,Freisetzungsreaktion" aus Thrombocyten bisher ausschließlich in experimentellen in vitro-Modellen untersucht worden, in denen Plättchenaggregation und begleitende Serotonin-Freisetzung durch Zugabe externer Aggregationsauslöser zu PRP induziert wurde [2, 3, 4, 6, 7]. Wir haben seit 1963 in zahlreichen Untersuchungsreihen gezeigt, daß plättchenreiches Plasma (PRP) fakultativ eine spontan-aggregierende Aktivität besitzt [1]. Ein plättchenaggregierender Plasmafaktor findet sich bevorzugt bei Diabetikern, Patienten mit Gefäßkrankheiten und mit akuten Infektionen [1].

Plättchenreiche Plasmen wurden nach dem Plättchenaggregationstest (PAT I) [1] klassifiziert. Plättchenaggregation und Freisetzungsreaktion wurden bei verschiedenen PAT-Stufen untersucht. Für einige Experimente wurde das PRP mehrerer Patienten gepoolt und durch Vorinkubation mit SP_{54} (Polyschwefelsäureester, 150 µg/ml) aktiviert. Durch Zugabe von SP_{54} zu PRP läßt sich eine spontan-aggregierende Aktivität erzielen, die der eines nativen PRP der PAT-Stufe 4/5 vergleichbar ist. Durch Äthanolfällung kann das plättchenaggregierende Prinzip aus PRP der PAT-Stufe 4/5 separiert werden.

Tabelle 1. Die ,,spontane" Plättchenaggregation im PAT geht mit einer zur PAT-Stufe in Korrelation stehenden Serotoninfreisetzung einher

^{14}C - Serotonin-Freisetzung durch einen plättchenaggregierenden Plasmafaktor

PAT-Stufe	Zahl der untersuchten Patienten n	^{14}C - 5 - HT - Freisetzung [% der ^{14}C-5-HT Gesamtaufnahme im PRP]
2	10	1 ± 1 *)
3	3	19 ± 4
4/5	10	39 ± 5
4/5 **)	10	33 ± 10

*) $\bar{X} \pm S$
**) SP_{54}-aktiviertes PRP

Die Plättchen wurden nach der von Massini und Lüscher [4] angegebenen Technik mit ^{14}C-Serotonin (NEN) markiert und 15 min lang bei +37 °C inkubiert. Die einzelnen Testansätze von je 1,5 ml markiertem Citrat-PRP (Plättchenzahl 200000 bis 400000/cmm) wurden unter den Bedingungen des PAT I nach Breddin [1] in silikonisierten Glaskölbchen bei +37 °C mit 20 U/min 10 min lang rotiert. Die Freisetzungsreaktion wurde gestoppt durch Ausleeren der Glaskölbchen in eisgekühlte Plastikröhrchen, die bis zur Weiterverarbeitung kurzfristig in Eiswasser aufbewahrt wurden. Anschließend wurden die Proben bei +4 °C mit 1000 g 5 min lang zentrifugiert. Durch Messung der Radioaktivität in je 0,5 ml des plättchenarmen Plasmaüberstandes nach Zentrifugation wurde die Serotoninfreisetzung bestimmt und als Prozentsatz der im gleichen Volumen plättchenreichen Plasma in die Thrombocyten aufgenommenen ^{14}C-Aktivität ausgedrückt.

In PRP der PAT-Stufe 2 tritt während der Rotation keine Aggregation auf [1], und es findet sich auch keine Freisetzung. Demgegenüber reicht die spontan-aggregierende Aktivität in plättchenreichen Plasmen der PAT-Stufe 3 aus, um eine signifikante Serotonin-Liberation zu induzieren. Die höchsten Freisetzungsraten finden sich erwartungsgemäß in PRP der PAT-Stufe 4/5; das korreliert mit der endogenen, spontan-aggregierenden Aktivität dieser Plasmen. Gepoolte

Plasmen der PAT-Stufe 2/3 verhalten sich nach Aktivierung durch SP_{54} wie native plättchenreiche Plasmen der PAT-Stufe 4/5. Der plättchenaggregierende und serotoninfreisetzende Faktor aus PRP der PAT-Stufe 4/5 ist nach Äthanolfällung ausschließlich in der Sedimentfraktion der Fällung nachweisbar. Durch Lyophilisierung des Äthanolsedimentes geht seine Aktivität nicht verloren, wie durch Resuspension des Kryopräzipitates und Aggregation mit gewaschenen Thrombocyten gezeigt werden konnte.

Bei Kinetikstudien der PAF-induzierten Aggregation an einem Prototyp unseres neuen PAT III-Gerätes zur fortlaufenden Registrierung der spontanen Plättchenaggregation fanden wir zwischen Aggregation und 5-Hydroxytryptamin-Liberation eine weitgehende Parallelität; also: keine Serotonin-Freisetzung während der Latenzzeit, mehr oder minder rasche Freisetzung in Abhängigkeit von der Steilheit der Aggregationskurve, maximale Freisetzung kurz vor Erreichen des Scheitelpunktes der Aggregationskurve.

Tabelle 2. Die Hemmung der Plättchenaggregation im PAT ist in der Regel mit einer Hemmung der Serotoninfreisetzung kombiniert. VK 744 hemmt abweichend davon *nur* die Aggregation und setzt aktiv Serotonin frei. DFP und NaCN inhibieren die 5-HT-Freisetzung ohne gleichzeitig eine wesentliche Aggregationshemmung zu bewirken

Effekt verschiedener Aggregations- und Stoffwechselhemmer auf die ^{14}C- Serotonin-Freisetzung menschlicher Thrombocyten

Hemmer	PRP ohne Hemmer				PRP + Hemmer			
	PAT Stufe	^{14}C-5 HT-Freisetzung $\bar{x}$	± S	n	PAT Stufe	^{14}C-5-HT-Freisetzung $\bar{x}$	± S	n
ASS $2 \cdot 10^{-4}$ M/l	4/5	41	± 8	5	2	2	± 2	5
RA 233 $2 \cdot 10^{-4}$ M/l	4/5	38	± 4	2	2	5	± 4	2
RA 433 $2 \cdot 10^{-4}$ M/l	4/5	32	± 1	3	2	1	± 1	3
SH 869 $5 \cdot 10^{-4}$ M/l	4/5	39	± 2	2	2	2	± 2	2
VK 744 $5 \cdot 10^{-4}$ M/l	4/5	39	± 5	4	2	47	± 12	4
	2	1	± 1	5	2	49	± 4	5
DFP 5 m M/l	4/5	24	± 4	2	3/4	6	± 4	2
Na CN *) 0,5 m M/l	4/5	27	± 2	2	4/5	8	± 3	2
Na CN *) 2,5 m M/l	4/5	25	± 5	3	4/5	7	± 2	3

*) ACD - Plasma

Wir haben mit diesen Versuchsansätzen einige Aggregations- und Stoffwechselhemmer untersucht: ASS (Acetylsalicylsäure) [5, 7], die Dipyridamol-Abkömmlinge RA 233 [2, 3], RA 433 [2] und SH 869 inhibieren in nativem und SP_{54}-aktiviertem PRP sowohl die Aggregation als auch die Serotonin-Freisetzung. Im Gegensatz dazu führt VK 744 bei Konzentrationen von $5 \cdot 10^{-4}$ M/l zwar zu einer sicheren Hemmung der Aggregation, setzt jedoch paradoxerweise gleichzeitig offenbar aktiv Serotonin aus den Thrombocyten frei. Dieser Effekt ist unabhängig von der Aggregation und läßt sich auch an nicht aggregierenden Plasmen der PAT-Stufe 2 demonstrieren. Unsere Befunde schließen sich an die Beobachtungen von Sixma u. Mitarb. an, die bei Konzentrationen zwischen $6 \cdot 10^{-6}$ und 10^{-4} M/l eine zunehmende Hemmung der kollageninduzierten Aggregation, nicht aber eine entsprechende Abnahme der 5-Hydroxytryptamin-Freisetzung fanden und schließlich bei VK 744-Konzentrationen $\geq 2 \cdot 10^{-4}$ M/l eine weitgehende Hemmung der Serotonin-Aufnahme feststellten [6]. VK 744 muß also als primärer Hemmer der Aggregation gelten. Seine Sonderstellung innerhalb der Gruppe der Dipyridamol-Abkömmlinge zeigt sich auch in einer leichten Hemmung der Thrombocyten-Ausbreitung.

Außerdem wurden 2 Stoffwechselhemmer untersucht: Sowohl Diisopropylfluoro-phosphat (DFP) [7] als auch Natriumcyanid hemmen die Serotonin-Freisetzungsreaktion, ohne in gleicher Weise auch die Aggregation zu blockieren.

Unsere Untersuchungen ergaben somit:

1. Die „spontane" Plättchenaggregation im PAT geht mit einer Serotonin-Freisetzung einher.

2. Die Hemmung der Plättchenaggregation geht in der Regel mit einer Hemmung der Serotonin-Freisetzung einher.

3. Abweichend von dieser Regel hemmt VK 744 die Aggregation, bewirkt aber gleichzeitig eine Serotonin-Freisetzung.

4. Die Stoffwechselhemmer NaCN und DFP hemmen die Serotonin-Freisetzung, ohne die Aggregation zu blockieren.

Weitere Untersuchungen sind nötig, um die Beziehungen zwischen Plättchenfunktion, -aggregation und Serotonin-Freisetzung und ihre Bedeutung für die Hämostasefunktion aufzuklären.

Literatur

1. Breddin, K.: Die Thrombocytenfunktion bei hämorrhagischen Diathesen, Thrombosen und Gefäßkrankheiten. Stuttgart-New York: F. K. Schattauer 1968. — 2. Eliasson, R., Bygdeman, S.: Scand. J. clin. Lab. **24**, 145 (1969). — 3. Hassanein, A. A., Turpie, A. G. G., McNicol, G. P., Douglas, A. S.: Brit. med. J. **2**, 83 (1970). — 4. Massini, P., Lüscher, E. F.: Thrombos. Diathes. haemorrh. (Stuttg.) **27**, 121 (1972). — 5. Scharrer, I., Schepping, M., Breddin, K.: Klin. Wschr. **47**, 1318 (1969). — 6. Sixma, J. J., Trieschnigg, A. M. C.: Scand. J. Haemat. **8**, 417 (1971). 7. Zucker, M. B.: Thrombos. Diathes. haemorrh. (Stuttg.) **28**, 393 (1972).

WIEDEMANN, R., BREDDIN, K., SEIDL, S. (Zentrum Innere Med., Abt. Angiologie, Univ. Frankfurt): **Vergleichende Untersuchungen der Trombozytenüberlebenszeit und Plättchenaggregation bei Gefäßkranken**

Manuskript nicht eingegangen.

Aussprache

Herr E. WENZEL (Aachen):

Zu Herrn WIEDEMANN: Glauben Sie, daß Ihre Befunde vielleicht auch die Tatsache erklären könnte, daß junge funktionsfähige Thrombocyten viel 51-Chromat aufnehmen, aber schlecht aggregieren bzw., daß die älteren Thrombocyten, die Plättchenthromben aufbauen, weniger 51-Chromat aufnehmen?

Herr B. ANGELKORT (Aachen):

Zu Herrn WIEDEMANN: Ob Thrombozyten an Herzklappen nicht vielleicht auch so geschädigt werden, daß sie 51-Chromat nicht mehr aufnehmen. Auch NaF-geschädigte Thrombozyten können 51-Chromat nicht mehr aufnehmen (Holzhüter, Wenzel, Angelkort, Wien 1972). Dann würde nur die Überlebenszeit nicht geschädigter Thrombozyten geschädigt werden.

ZIMMERMANN, R., BARTH, P., MASCHE, R. (Med. Univ.-Klinik, Heidelberg): **Die antithrombotische Wirkung von Acetylsalicylsäure, Heparin und Phenprocoumon auf die Entstehung von experimentellen Gerinnungsthromben***

Die thrombocytenaggregationshemmende Wirkung der Acetylsalicylsäure (ASS) läßt einen antithrombotischen Effekt dieses Medikaments unter der Voraussetzung erwarten, daß in der Frühphase der Thrombusentstehung Thrombocytenadhäsion und Thrombocytenaggregation im Bereich alterierter Gefäßendothelien zur Bildung von Abscheidungsthromben führen. Ein derartiger anatomischer Aufbau in Verbindung mit einem gemischten Anteil kennzeichnet im allgemeinen den arteriellen Thrombus (Spaet, 1969).

Tierexperimentelle Thrombosemodelle zur Prüfung einer antithrombotischen Wirkung von thrombocytenaggregationshemmenden Substanzen waren bisher so angelegt, daß zur Erzeugung von Thromben künstlich Endothelläsionen gesetzt wurden, die nachfolgend zur Bildung von Plättchenthromben führten. Didisheim konnte 1968 unter ASS-Medikation einen günstigen Effekt auf strominduzierte Plättchenthromben bei der Ratte nachweisen. Peter (1970) erzeugte beim Kaninchen durch gefäßsklerosierende Agentien und partielle Ligierung im V. femoralis-Bereich Thromben und konnte deren Entstehung unter Anwendung von ASS in einer Dosis von 15 bis 100 mg/kg Körpergewicht (KG) verhindern. Im Hundeversuch wiesen durch Strom induzierte Coronar-Arterienthromben unter Verabreichung von 30 bis 60 mg ASS/kg KG eine geringere Größe auf (Peter, 1971). Meng induzierte durch Laserstrahlen und Kälteanwendung bei der Ratte Thromben und konnte über einen antithrombotischen Effekt von Heparin und ASS berichten (1973).

Überraschend wenig ist über die Thrombusstruktur in der Initialphase der venösen Thrombose bekannt (Sevitt, 1969). Dennoch wurden die ersten klinischen Studien zur Prüfung der antithrombotischen Wirksamkeit der ASS an chirurgischem Patientengut zur Verhinderung der venösen Thrombose durchgeführt und mit überwiegend positivem Ergebnis abgeschlossen (Salzman, 1971; Weber, 1971; Andrassy, 1973; Hey, 1973; Loew, 1973; Zekert, 1973).

Bisher wurde jedoch die Wirksamkeit der ASS nicht in einem tierexperimentellen Thrombosemodell untersucht, das pathologisch-anatomisch dem Bild der venösen Thrombose beim Menschen nahekommt. Wir haben für unsere Versuchsanordnung das Wessler-Modell gewählt (Wessler, 1955), in dem durch Stase und Hyperkoagulabilität beim Kaninchen Thromben erzeugt werden. Als thrombogene Substanz diente gereinigtes Kontaktaktivierungsprodukt (KAP) vom Schwein (Barth, 1969). Im Wirksamkeitsvergleich wurde der antithrombotische Effekt der ASS dem von Heparin und Phenprocoumon gegenübergestellt.

90 Kaninchen beiderlei Geschlechts mit einem Körpergewicht von 2 bis 3,5 kg wurden streng zufällig 6 Versuchsgruppen zu je 15 Tieren zugeteilt. Die erste Gruppe diente als Kontrollgruppe. Den Tieren der Gruppe 2 wurden 32 bis 48 Std vor Versuchsbeginn 11 mg/kg KG Phenprocoumon in eine Ohrvene injiziert. In Gruppe 3 erfolgte die Behandlung mit Phenprocoumon in gleicher Dosierung. Zusätzlich wurde diesen Tieren ASS in einer Dosis von 100 mg/kg KG parenteral verabreicht. Die Thrombotestwerte lagen in Gruppe 2 und 3 mit 8 bis 13%, die Thromboplastinzeitwerte mit 10 bis 20% im therapeutischen Bereich. Den Tieren der Gruppe 4 wurde ASS 100 mg/kg KG 1 Std vor Versuchsbeginn mit Lysinsalz gelöst intravenös appliziert. Eine weitere Gruppe erhielt ASS 1 Std vor Versuchsbeginn in gleicher Dosierung per os. Einer letzten Gruppe von 15 Tieren injizierten wir 50 E/kg KG Heparin unmittelbar vor Versuchsbeginn. Die Thrombinzeit hielt sich im 2- bis 3fachen Normbereich.

In Na-Pentobarbituratnarkose wurden die V. und A. femoralis freigelegt. 10 sec nach Injektion von 0,9 ml/kg KG KAP als thrombogener Substanz wurden obengenannte Gefäßsegmente ligiert, in Anlehnung an die von Wessler beschriebene Methodik 10 min in situ be-

---

* Mit Unterstützung der Deutschen Forschungsgemeinschaft.

lassen und dann auf die Bildung von Thromben untersucht. Nach ihrer Größe erfolgte die Zuteilung zu vier Klassen. Die statistische Auswertung wurde mit dem Test nach Snedecor und mit dem Vierfeldertest durchgeführt.

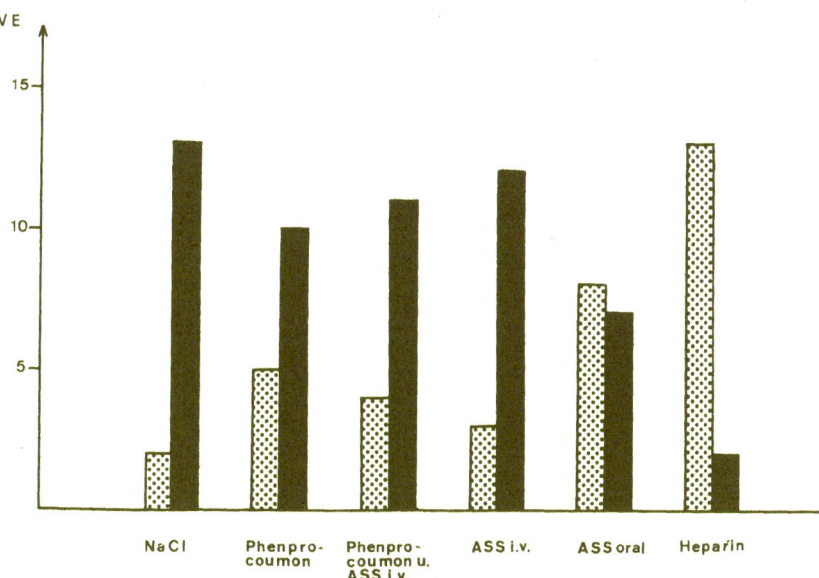

Abb. 1. Bildungsfrequenz KAP-induzierter Stasisthromben unter antithrombotischer Behandlung im Bereich der V. femoralis. Auf der Abszisse sind nebeneinander die Behandlungsverfahren und auf der Ordinate die Zahl der Versuchseinheiten (VE) aufgetragen, je 15 Tiere pro Behandlungsgruppe. Das Doppelsäulendiagramm stellt das Verhältnis großer zu kleiner Thromben dar (schwarze Säulen: große, gepunktete Säulen: kleine Thromben). Die Reduktion der Thrombusgröße ist in der Heparingruppe mit $p < 0{,}01$ signifikant. Die Senkung der Thrombenbildungsfrequenz in der mit ASS per os behandelten Gruppe erfolgt mit $p < 0{,}1$

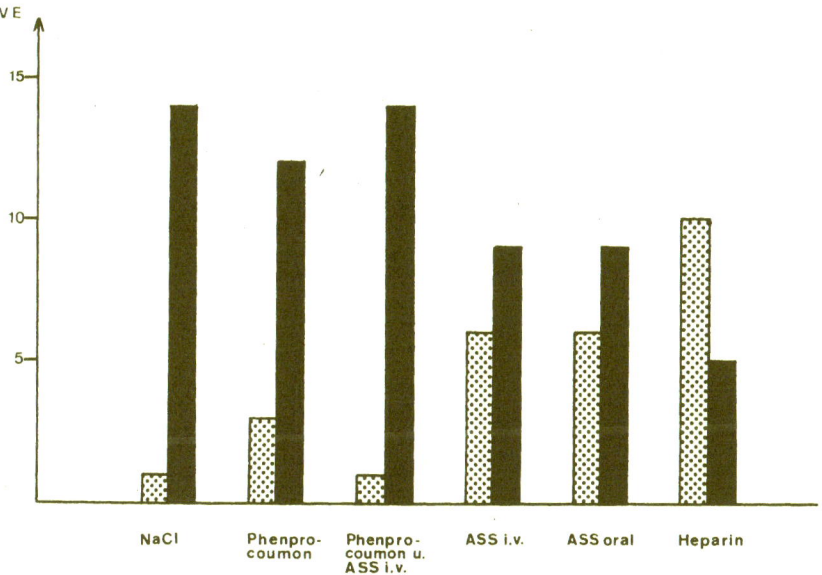

Abb. 2. Thrombenbildung im A. femoralis-Bereich. Eine signifikante Senkung der Thrombusgröße wird in der Heparingruppe ($p < 0{,}01$) registriert. Reduktion der Thrombenbildungsfrequenz unter ASS bei oraler und parenteraler Verabreichung mit $p < 0{,}1$. Keine Wirkung in den übrigen Behandlungsgruppen

Die Ergebnisse werden in den Abb. 1 und 2 zusammengefaßt. Die Abb. 1 gibt die Thrombenbildungsfrequenz im Bereich der V. femoralis wieder. Unter Heparinbehandlung kann eine signifikante Reduktion der Thrombusgröße registriert werden. Unter Behandlung mit ASS bei oraler Verabreichung erfolgt eine Senkung der Thrombusgröße mit $p < 0,1$. Behandlung mit Phenprocoumon oder mit Phenprocoumon in Kombination mit ASS ist ohne Wirkung. Entsprechende Ergebnisse werden im arteriellen Gefäßbereich gefunden

Bei den genannten tierexperimentellen Thrombosemodellen von Didisheim, Peterson, Peter und Meng wurden infolge artifizieller Endothelläsionen subendotheliale Gefäßstrukturen freigelegt und thrombogene Oberflächen geschaffen, auf denen es zur Bildung von Plättchenthromben kam. Zwei Komponenten der Virchowschen Trias, Hyperkoagulabilität und Blutstromverlangsamung finden bei dieser Versuchsanordnung keine oder nur unzureichend Berücksichtigung. Offensichtlich herrschte bei dem Versuchsansatz dieser Modelle die Vorstellung, daß die Thrombocyten lediglich für das Zustandekommen von durch Endothelläsionen induzierten Abscheidungsthromben von Bedeutung sind und daß demzufolge ein thrombocytenaggregationshemmendes Medikament das Entstehen eines Gerinnungsthrombus nicht beeinflussen könne.

In unseren Untersuchungen kann von derartigen Gefäßalterationen nicht ausgegangen werden. Der durch Stase und Hyperkoagulabilität erzeugte Thrombus ist histologisch ein Gerinnungsthrombus. Aber auch bei dieser Form der Thrombose muß die Thrombocytenfunktion von Bedeutung sein. Wir konnten in früheren experimentellen Untersuchungen zeigen (Zimmermann, 1973), daß nach Injektion von gereinigtem KAP auch die Thrombocytenzahl deutlich abnimmt. Dieser Abfall der Thrombocytenzahl ließ sich durch ASS verhindern.

Es bleibt zu diskutieren, warum im Gegensatz zu den klinischen Studien in unserem Modell sich eine Reduktion der venösen Thromben statistisch nur auf dem 10%-Niveau sichern ließ. Möglicherweise sind bei typischen venösen Thromben Endothelläsionen doch von stärkerer Bedeutung als Stase und Hyperkoagulabilität im Wessler-Modell. Sicher ist festzustellen, daß unter diesen Versuchsbedingungen die antithrombotische Wirksamkeit des Heparins der von ASS und Phenprocoumon deutlich überlegen ist.

Literatur

Andrassy, K., Malluche, B., Comberg, M., Bornefeld, H., Ritz, E., Buchholz, L.: IV. Intern. Congress on Thrombosis and Haemostasis, Wien 1973. — Barth, P., Kommerell, B., Beckmann, U.: Thrombos. Diathes. haemorrh. (Stuttg.) **21**, 500 (1969). — Didisheim, P.: Thrombos. Diathes. haemorrh. (Stuttg.) **20**, 257 (1968). — Hey, D., Heinrich, D., Burkhardt, H.: Münch. med. Wschr. **115**, 1967 (1973). — Loew, D.: II. Colfarit-Symposion 1973. — Meng, K.: II. Colfarit-Symposion 1973. — Peter, A., Regan, T. J., Jesrani, M. U., Lahiri, K., Moschos, C. B.: Clin. Res. **19**, 333 (1971). — Peterson, J., Zucker, M. B.: Thrombos. Diathes. haemorrh. (Stuttg.) **23**, 148 (1970). — Salzman, E. W., Harris, W. H., De Sanctis, R. W.: New Engl. J. Med. **284**, 1287 (1971). — Sevitt, S.: Venous thrombosis in injured patients. In: Thrombosis (Sol. Sherry, Ed.). Washington: National Academy of Sciences 1969. — Spaet, T. H., Chung-Hsin TS'AO: Vascular endothelium and thrombogenesis. In: Thrombosis (Sol Sherry, Ed.). Washington: National Academy of Sciences 1969. — Weber, W., Wolff, U., Bromig, G.: Therapeutische Ber. **3** (1971). — Wessler, S.: J. clin. Invest. **34**, 647 (1955). — Zekert, F., Kohn, Vormittag, E.: IV. Congress on Thrombosis and Haemostasis, Wien 1973. — Zimmermann, R., Barth, P., Lindner, R.: Verh. dtsch. Ges. inn. Med. **79**, 1319 (1973).

OVERSOHL, K., MALLASCH, M., SCHMID-SCHÖNBEIN, H. (I. Med. Klinik der Techn. Univ. München): **Untersuchungen über die Bedeutung von Cholesterinbelastung auf die Thrombozytenfunktion**

Zur Pathogenese der Atherosklerose entwickelte Hess die Vorstellung, daß den Thrombozyten eine ursächliche Bedeutung schon in der Frühphase der Erkrankung zukommt. Die Theorie beruht u. a. auf der Beobachtung, daß bei Patienten mit atherosklerotischen Gefäßerkrankungen eine gesteigerte Thrombozytenaggregation gefunden werden kann, und unterscheidet sich daher wesentlich von der Duguid-Inkrustationstheorie. Ein geeignetes Modell zur Untersuchung der Frühphase der Atherosklerose ist das Kaninchen. Bei der diätinduzierten Atheromatose des Kaninchens findet man neben einer Hyperlipoproteinämie und gesteigerten Thrombozytenaggregation ähnliche morphologische Gefäßveränderungen, wie sie für den Menschen typisch sind. Bei unserer Studie untersuchten wir an Kaninchen mit cholesterinreicher Nahrung die Blutfette, Thrombozytenaggregation sowie die histologischen Gefäßveränderungen der Aorta mit Fütterungszeiten bis zu 112 Tagen. Dabei verwendeten wir zur Thrombozytenaggregationsmessung eine neue rheologische Methode, die es erlaubt, den Vorgang der Aggregation ohne Zusatz

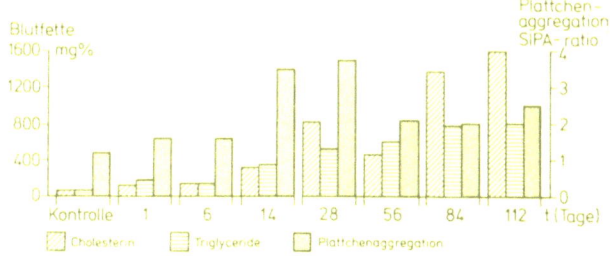

Abb. 1. Blutfette und Plättchenaggregation bei cholesterinreicher Diät

von aggregierenden Substanzen unter definierten Strömungsbedingungen zu messen. Das Rheoskop erfaßt photometrisch im Dunkelfeld die Aggregation unter gleichzeitiger mikroskopischer Beobachtung. Dabei wird eine Probe von 50 µl plättchenreichem Plasma einer Scherung von 1,5 bis 70 sec^{-1} ausgesetzt und somit Strömungen der Prästase und des venösen und arteriellen Flusses simuliert. Die Plättchenaggregation kann halbquantitativ durch den SIPA-Quotienten ausgedrückt werden. Dieser Quotient errechnet sich durch die Division der Photospannung nach und vor dem Auftreten von Plättchenaggregaten (nach 3 min) bei Schergrad 70 sec^{-1}.

Sie sehen links eine Originalregistrierung des Rheoskops von PRP eines hyperlipidämischen Tieres bei verschiedenen Schergraden. Rechts sind die mikroskopischen Bilder des Plasmas vor und nach Scherung. Sie erkennen, daß nach Scherung Aggregate von Plättchen aufgetreten sind. Diese imponieren im Dunkelfeld als lichtreflektierende Punkte. Die dadurch erhöhte Photospannung drückt sich in einer Zunahme des SIPA-Quotienten aus.

Die Kontrolltiere haben niedrige Blutfette und zeigen nur geringe Thrombozytenaggregation bei hohen Schergraden. Bei den Tieren mit cholesterinreicher Nahrung steigen die Blutfette in Abhängigkeit von der Dauer der Fütterung. Die Thrombozytenaggregation ist bei allen Tieren unter cholesterinreicher Nahrung höher als bei der Kontrolle. Eine direkte Beziehung zwischen der Plättchenaggregation und der Höhe der Blutfette findet sich nicht, sowohl für Cholesterin wie für die Triglyceride.

Die morphologischen Untersuchungen wurden sowohl lichtmikroskopisch wie rasterelektronenmikroskopisch an der Aorta thorakalis und abdominalis durchgeführt. Bei den Kontrolltieren mit niedrigen Blutfetten und keiner Plättchenaggregation in vitro konnten an den Gefäßen keine Veränderungen im Sinne einer Adhäsion von Thrombozyten oder anderen Blutpartikeln gefunden werden. Schon nach einer fettreichen Mahlzeit, besonders ausgeprägt aber nach einem Tag oder einer Woche, findet man zahlreiche Thrombozyten auf der Gefäßwand mit Pseudopodienbildung. Die Thrombozytenadhäsion war im Bereich der thorakalen Aorta stärker ausgeprägt als im abdominalen Bereich. In diesem ersten Stadium finden sich außer Blutplättchen keine Erythrozyten oder Fibrinfäden auf der Gefäßwand, erst in einem späteren Stadium (4 bis 8 Wochen) findet man eine Aktivierung des Gerinnungssystems mit Fibrinfäden und dem Einschluß von Erythrozyten. Jetzt lassen sich auch lichtmikroskopische Veränderungen mit der Bildung eines wandadhärenten Thrombus nachweisen.

Fassen wir die Ergebnisse zusammen: Die Thrombozyten von normalen Kaninchen aggregieren in vitro nicht und sind auch nicht adhärent auf dem unverletzten Endothel der Aorta. Durch den Reiz Hyperlipoproteinämie wird der Thrombozyt in eine Reizform übergeführt, die ihn in die Lage versetzt, sowohl mit anderen Thrombozyten zu aggregieren als auch an der Gefäßwand anzuhaften. Im Bereich hoher Schubspannungen an der arteriellen Gefäßwand erfolgen sowohl Aggregation als auch Adhäsion besonders ausgeprägt, dies ist auch in vitro nachweisbar. Erst sehr viel später kommt es zur Aktivierung des plasmatischen Gerinnungssystems. Es ist unstrittig, daß Plättchen- und gemischte Thromben im Verlauf einer Atherosklerose auftreten können. Allgemeine Lehrmeinung ist es, daß es sich dabei um Komplikationen handelt, die infolge einer primären Gefäßwandveränderung auftreten. Nach dieser Vorstellung findet man keine Thrombozyten auf einer intakten Gefäßwand. Unsere Versuche zeigen, daß sich diese klassische Auffassung in dieser Ausschließlichkeit nicht mehr aufrechterhalten läßt.

Literatur

Hess, H., Frost, H.: Verh. dtsch. Ges. Kreisl.-Forsch. **35**, 333 (1969). — Duguid, J. B.: Lancet **1949 II**, 925. — Jipp, P.: Ergebn. inn. Med. Kinderheilk. (1972). — Schmid-Schönbein, H., van Gosen, J., Heinich, L., Klose, H. J., Volger, E.: Microvasc. Res. **6**, 366 (1973).

EHRLY, A. M., GLATZ, A., SCHEINPFLUG, W. (Zentrum Innere Med., Abt. für Angiologie, Klinikum der Univ. Frankfurt): **Neue Möglichkeiten einer rheologisch-therapeutischen Beeinflussung der Fließeigenschaften des Blutes bei angiologischen Erkrankungen**

Die Verbesserung der Fließeigenschaften des Blutes mit einem dadurch erhöhten Strom-Zeit-Volumen stellt ein neues Konzept der medikamentösen Therapie chronischer arterieller Durchblutungsstörungen dar [1, 2, 3]. Unser Konzept ließ sich experimentell und klinisch beweisen und führte zu medikamentös bisher nicht möglich erscheinenden Therapieerfolgen [3, 4]. Bei der Anwendung von Arwin wird bekannterweise generell die Fließfähigkeit des Blutes infolge einer Senkung der Fibrinogenkonzentration verbessert [3, 4, 5].

Auf der Suche nach neuen Möglichkeiten einer Beeinflussung der Fließeigenschaften des Blutes bot sich einer der sie bestimmenden Faktoren, nämlich die Verformbarkeit der Einzelerythrocyten, an [2]. Je schlechter die Verformbarkeit des Erythrocyten ist, d. h. je weniger flexibel er ist, um so höher ist die Viskosität des Blutes und um so erschwerter ist seine Passage durch enge Kapillaren. Die Verformbarkeit der Erythrocyten hängt in starkem Maße von der Form und Be-

und kamen damit denen für Leberkranke sehr nahe. Bei dicumarolbehandelten Patienten, bei denen die Prothrombinaktivität auf durchschnittlich 20% abgesunken war, fanden wir eine Relation von durchschnittlich 0,3. Bei diesen Patienten war also die Prothrombinkonzentration fast dreimal so groß wie die Aktivität.

Alle untersuchten Gruppen unterschieden sich signifikant von dem Kollektiv der gesunden Probanden. Ähnliche Werte für die einzelnen Gruppen ergaben sich für die Relation zwischen der Prothrombinaktivität und der über präzipitierende Antikörper gemessenen Prothrombinkonzentration (Abb. 2), wobei allerdings eine größere Streuung feststellbar war. In der Abb. 3 wird als Maß für die Übereinstimmung für die beiden immunologischen Methoden die Relation zwischen der mit präzipitierenden Antikörper gemessenen zu der mit neutralisierenden Antikörper gemessenen Prothrombinkonzentration in Abhängigkeit zur Prothrombinaktivität dargestellt. Dabei ergeben sich für Gesunde, Leberkranke, Früh- und Neugeborene durchschnittliche Relationen zwischen 0,91 und 1,04. Die dicumarolbehandelten Patienten hingegen wiesen eine von diesen Werten signifikant abweichende Relation von 1,4 auf, d. h. bei diesen Patienten erhielten wir bei der Messung der Prothrombinkonzentration über präzipitierende Antikörper erheblich höhere Werte als bei der Messung über neutralisierende Antikörper.

Diskussion

Wie die vorliegenden Untersuchungen zeigen, ist die mit immunologischen Methoden gemessene Prothrombinkonzentration bei Patienten, die mit dem Vitamin K-Antagonisten Dicumarol behandelt werden, wesentlich höher als das im Gerinnungssystem aktive Prothrombin. Dies wird damit erklärt, daß bei Vitamin K-Mangel oder bei Verdrängung des Vitamin K durch Antagonisten zwar immunologisch reaktives Prothrombinprotein gebildet wird, jedoch der anschließende Reaktionsschritt zum gerinnungsaktiven Prothrombin ausbleibt. Wie weit die inaktive Vorstufe sogar gerinnungshemmend wirkt, haben wir nicht geprüft.

Bei Leberkranken war zunächst zu erwarten, daß die Abnahme der Prothrombinaktivität ausschließlich auf einer mangelhaften Proteinbildung beruht. Die vorliegenden Ergebnisse zeigen aber, daß auch hier nicht gerinnungsaktives, immunchemisch nachweisbares Prothrombinprotein gebildet wird. Dieser Anteil ist allerdings wesentlich geringer als bei dicumarolbehandelten Patienten. Inwieweit hierfür ein durch gestörte enterale Resorption verursachter Vitamin K-Mangel von Bedeutung ist, kann von uns bisher nicht entschieden werden.

Die Gruppe der Früh- und Neugeborenen verhielt sich ähnlich wie die Leberpatienten, d. h. es wurde eine etwas niedrigere Prothrombinaktivität als -konzentration bestimmt. Obwohl bemerkenswerterweise die Frühgeborenen deutlich niedrige Prothrombinaktivitäten aufwiesen als die reifen Neugeborenen, war die Relation Prothrombinaktivität zu Prothrombinkonzentration bei beiden Gruppen praktisch identisch und lag nur geringfügig niedriger als bei den Leberpatienten. Man darf daraus schließen, daß die erniedrigte Prothrombinaktivität bei Neubzw. Frühgeborenen zum großen Teil auf der Leberunreife beruht, und daß ein Vitamin K-Mangel zumindest nicht annähernd so bedeutsam wie bei dicumarolbehandelten Patienten ist.

Die Ergebnisse der beiden immunologischen Prothrombinkonzentrationsmessungen stimmen bei Früh- und Neugeborenen, Leberkranken und gesunden Probanden weitgehend überein, woraus man schließen kann, daß das vorhandene Prothrombin mit spezifischen Antikörpern in quantitativ gleichem Ausmaß präzipitierend wie neutralisierend reagiert. Aus welchen Gründen man bei dicumarolbehandelten Patienten wesentlich höhere Prothrombinkonzentrationen mit der Messung über präzipitierende Antikörper als mit der Messung über neutralisierende Antikörper findet, muß offen bleiben.

Literatur

1. Denson, K. W. E.: Brit. J. Haemat. **20**, 643 (1971). — 2. Laurell, C. B.: Anal. Biochem. **15**, 45 (1966). — 3. Stephan, W.: Z. klin. Chem. **8**, 469 (1970). — 4. Bleyl, H.: Int. Cong. on Clin. Chem., Copenhagen 1972. — 5. Josso, F., Lavergue, J. K., Gouault, M., Prou-Wartelle, D., Soulier, J. P.: Thrombos. Diathes. haemorrh. (Stuttg.) **20**, 88 (1968).

MATTHIAS, F. R., HEENE, D. L., REINICKE, R. (Zentrum Innere Med., Univ. Gießen): **Über einen Test zur Erfassung von Fibrinmonomeren bei Krankheitsbildern mit erhöhtem Umsatz an Gerinnungsfaktoren**

Das Auftreten von Fibrinmonomeren in der Zirkulation in Form löslicher Fibrinogen-Fibrinmonomer-Komplexe gilt als Ausdruck eines erhöhten Umsatzes an Gerinnungsfaktoren. Vor allem in der Phase der Latenz vor Auftreten der klinischen Manifestation (Thrombose, disseminierte intravasculäre Gerinnung mit Verbrauchskoagulopathie) ist das Erkennen einer erhöhten Gerinnungstendenz für ein rechtzeitiges therapeutisches Vorgehen von Bedeutung.

Es wurde ein Verfahren entwickelt, mit dem es gelingt, Monomere im Plasma von Patienten mit erwähnter Gerinnungsstörung selektiv nachzuweisen [1]. Der Test arbeitet auf der Basis der Komplexbildung zwischen Fibrinogen und Fibrinmonomer. Fibrinogen wurde durch chemische Fixation an Agarose insolubilisiert; Agarose stellt den Träger für Fibrinogen dar. Insolubilisiertes Fibrinogen behält seine biologischen Eigenschaften bei: es kann durch Thrombin transformiert werden zu insolubilisiertem Fibrinmonomer; unlösliches Fibrinogen adsorbiert im Sinne der Komplexbildung lösliches Fibrinmonomer.

Zur Durchführung des Tests wird insolubilisiertes Fibrinogen (FG-ag) in ein Chromatographierohr gefüllt und Plasma aufgegeben. Adsorbiert werden eventuell vorhandene Monomere, nicht adsorbiert werden Fibrinogen, Fibrinogenspaltprodukte und die übrigen Plasmaproteine [1, 2]. Zunächst wird eluiert mit einem Puffer physiologischer Ionenstärke (Puffer A: 0,05 M Tris-H_3PO_4, 0,1 M NaCl, 0,005 M Di-Na-EDTA, 0,001 M TAME, 100 KIE Trasylol®/ml, pH 7,8).

Im 1. Peak erscheinen die nicht adsorbierten Proteine. Nach Wechsel auf einen Puffer hoher Ionenstärke und niederen pH (Puffer B: 0,05 M Tris-H_3PO_4, 1 M NaCl, 0,005 M Di-Na-EDTA, 0,001 M TAME, 100 KIE Trasylol®/ml, pH 4,1; Modifikation: 2 M NaBr statt 1 M NaCl und pH 5,3 statt pH 4,1) wird der Komplex zwischen insolubilisiertem Fibrinogen und Fibrinmonomer gelöst; Fibrinmonomer wird im 2. Peak eluiert. Der quantitative Monomernachweis erfolgt direkt mit dem „Staphylococcal Clumping Test" oder nach Konzentration und Dialyse des Eluats mit der radialen Immundiffusion.

Für die Prüfung der Aussagekraft wurde Normalplasma zur Induktion von Monomer nach den Angaben von Godal u. Abildgaard [3] mit geringen Mengen Thrombin steigender Konzentration inkubiert [1]. Unter den gewählten Bedingungen kam es nicht zur Gerinnselbildung. 5 ml Plasma wurden auf eine Säule gefüllt mit FG-ag aufgetragen (Säule: $0,9 \times 28$ cm $\triangleq$ 1 g FG). Die Proteinmenge des beim Äthanoltest entstehenden Gels bezogen auf 100 ml Plasma wurde in Beziehung gesetzt zu der in Peak 2 mit Puffer B eluierten Gesamtproteinmenge und der Menge an fibrinogenverwandtem Material (Abb. 1). Es besteht eine signifikante Korrelation (p 0,01) als Ausdruck zunehmender Adsorption von Fibrinmonomer an FG-ag bei ansteigendem Monomergehalt des Plasmas.

In Abb. 2 ist der prozentuale Anteil von Fibrinmonomer am Fibrinogengehalt von Normalplasma und pathologischen Plasmen dargestellt (Säule: $0,9 \times 14$ cm FG-ag $\triangleq$ 0,5 g FG; Probe: 2 ml Plasma). Der Wert für Normalplasma liegt unter 1% und entspricht den Befunden anderer Autoren [4]. Die Säulen 2 und 3 stellen

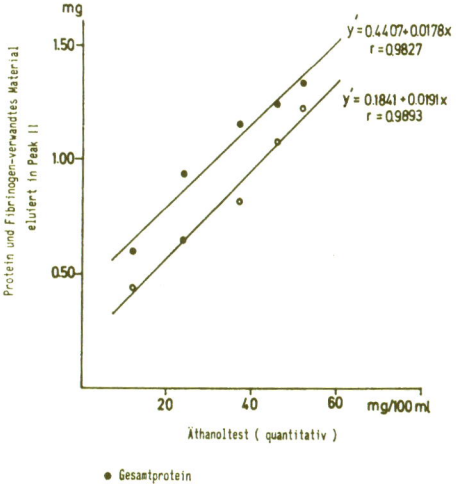

Abb. 1. Beziehung zwischen dem quantitativen Äthanoltest (bezogen auf 100 ml Plasma) und der Gesamtproteinmenge sowie der Menge fibrinogenverwandten Materials (Monomer), eluiert in Peak 2

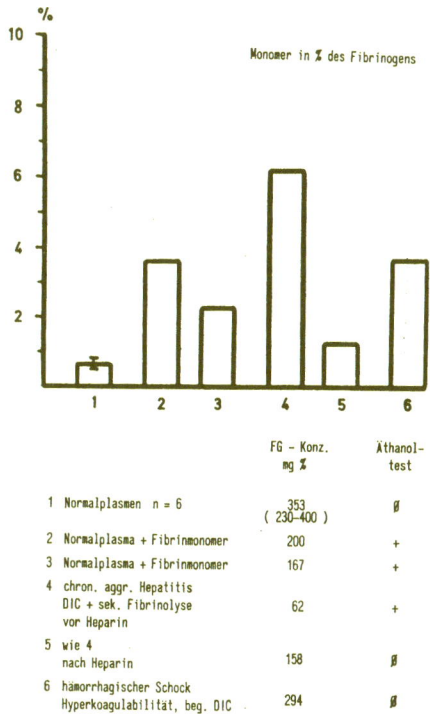

	FG - Konz. mg %	Äthanol-test
1 Normalplasmen n = 6	353 (230–400)	∅
2 Normalplasma + Fibrinmonomer	200	+
3 Normalplasma + Fibrinmonomer	167	+
4 chron. aggr. Hepatitis DIC + sek. Fibrinolyse vor Heparin	62	+
5 wie 4 nach Heparin	158	∅
6 hämorrhagischer Schock Hyperkoagulabilität, beg. DIC	294	∅

Abb. 2. Prozentualer Anteil von Fibrinmonomer am Fibrinogengehalt von Normalplasmen und pathologischen Plasmen

durch Monomerzugabe zu Normalplasma artifizielle pathologische Plasmen dar. Bei einem Patienten mit chronischer aggressiver Hepatitis und disseminierter intravasculärer Gerinnung (DIC) wurde ein Monomeranteil von über 6% erreicht, der unter Heparintherapie auf einen fast normalen Wert abfiel bei gleichzeitig negativem Ausfall des Äthanoltests (Säulen 4 und 5). Säule 6 zeigt bei einer beginnenden Verbrauchskoagulopathie eine deutliche Monomererhöhung im Plasma bei noch negativem Äthanoltest (keine Gelbildung, lediglich Präzipitat). Besonders dieser letzte Befund läßt die Qualität des entwickelten Tests deutlich werden.

Literatur

1. Heene, D. L., Metthias, F. R.: Thrombos. Res. 2, 137 (1973). — 2. Matthias, F. R., Heene, D. L., Konradi, E.: Thrombos. Res. 3, 657 (1973). — 3. Godal, H. C., Abildgaard, U.: Scand. J. Haemat. 3, 342 (1966). — 4. Kierulf, P., Abildgaard, U.: Scand. J. clin. Lab. Invest. 28, 231 (1971).

MÜLLER-BERGHAUS, G., EHLERS, E., KÄUFER, P. (Zentrum Innere Med. am Klinikum der Univ. Gießen): **Das Verhalten der oberflächensensiblen Gerinnungsfaktoren XII und XI bei intravasaler Gerinnung***

Beim Endotoxinschock des Menschen oder nach intravenöser Injektion von Endotoxin beim Kaninchen wird eine Verbrauchskoagulopathie beobachtet, in deren Verlauf der Hageman-Faktor einen Aktivitätsverlust erleidet [1, 2]. Wenn im Tierexperiment das Auftreten einer Verbrauchskoagulopathie durch Vorbehandlung der Tiere mit Phenprocoumon verhindert wird, so bleibt der Abfall der Hageman-Faktoraktivität aus [1]. Da nach Phenprocoumonbehandlung der Ablauf der Gerinnung im „intrinsic"-System zwischen den Plasmafaktoren XI und IX unterbrochen ist, läßt sich folgern, daß die Aktivierung des Hageman-Faktors nicht den ersten Schritt bei der Auslösung der Verbrauchskoagulopathie darstellt, sondern erst sekundär nach Aktivierung der intravasalen Gerinnung erfolgt.

In der vorliegenden Untersuchung gingen wir der Frage nach, unter welchen Bedingungen eine Aktivierung der oberflächensensiblen Faktoren im Rahmen einer Verbrauchskoagulopathie abläuft. Zunächst untersuchten wir die Möglichkeit, ob Fibrin, das im Rahmen einer Verbrauchskoagulopathie entsteht, eine Aktivierung der oberflächensensiblen Faktoren herbeiführt. Diese Vermutung lag nahe, da in vitro-gereinigtes Fibrin den Hageman-Faktor zu aktivieren vermag.

In der ersten Versuchsserie wurde unter Umgehung einer Aktivierung des Gerinnungssystems intravasal Fibrin erzeugt. Dies gelang durch intravenöse Infusion von Ancrod (1,5 E/kg), das durch Abspaltung des Fibrinopeptids A vom Fibrinogenmolekül Fibrinmonomere erzeugt, die zusammen mit Fibrinogen lösliches Fibrin bilden [3, 4]. Das zirkulierende lösliche Fibrin wurde durch ε-Aminocapronsäure (EACA, 0,5 g/kg/Std) in kapillären Bezirken präzipitiert, so daß es histologisch in Form von Mikrogerinnseln nachgewiesen werden konnte.

Drei Tiergruppen wurden in dieser Versuchsserie miteinander verglichen: Die Tiere der 1. Gruppe erhielten Ancrod und physiologische Kochsalzlösung (n = 11), die Tiere der 2. Gruppe Ancrod und EACA (n = 11) und die Tiere der Kontrollgruppe (n = 10) ausschließlich physiologische Kochsalzlösung. Alle Tiere, die Ancrod und EACA erhalten hatten, wiesen Mikrogerinnsel in den glomerulären Kapillaren der Niere auf. Jedoch konnte weder bei den Tieren, denen Ancrod und physiologische Kochsalzlösung, noch bei den Tieren, denen Ancrod und EACA infundiert worden war, ein Abfall der Hageman-Faktoraktivität beobachtet werden (Abb. 1). Die Bestimmung der Faktor XI-Aktivität führte zum gleichen Ergebnis. Es ließ sich bei allen drei Tiergruppen kein signifikanter Unterschied der Faktor XI-Aktivität während der sechsstündigen Versuchsdauer feststellen. Aus diesem Experiment läßt sich folgern, daß die Entstehung von intravasalem Fibrin

---

* Mit Unterstützung durch die Deutsche Forschungsgemeinschaft, Bad Godesberg.

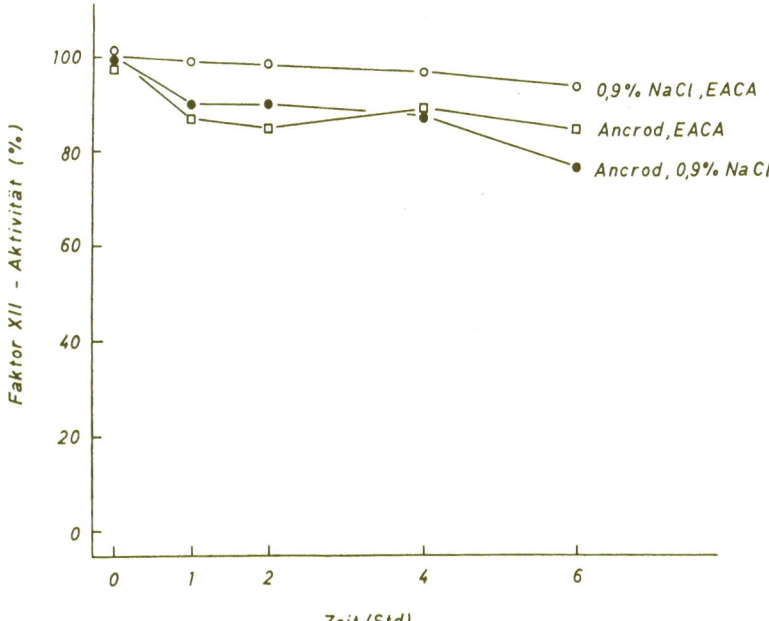

Abb. 1. Veränderungen der Hageman-Faktoraktivität beim Kaninchen nach intravenöser Infusion von Ancrod und EACA (n = 11), Ancrod und physiologischer Kochsalzlösung (n = 11) bzw. von ausschließlich physiologischer Kochsalzlösung (n = 10). Die Kurven unterscheiden sich nicht signifikant voneinander (p > 0,05)

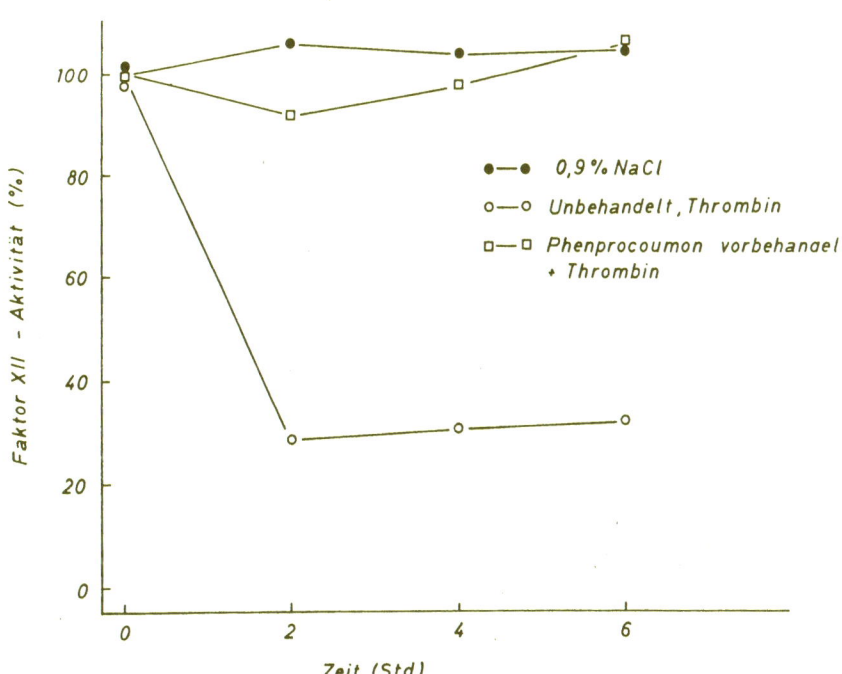

Abb. 2. Veränderungen der Hageman-Faktoraktivität nach Infusion von Rinder-Citrat-Thrombin bei unbehandelten Kaninchen und bei Kaninchen, die mit Phenprocoumon (Marcumar) vorbehandelt worden waren. Jede Tiergruppe setzt sich aus je 10 Kaninchen zusammen

bzw. kapillären Mikrogerinnseln keinen direkten Einfluß auf die oberflächensensiblen Gerinnungsfaktoren hat.

In einer zweiten Versuchsserie wurden Kaninchen Thrombin infundiert, um eine Aktivierung der intravasalen Gerinnung, wie sie durch Endotoxin hervorgerufen wird, zu imitieren. Thrombininfusion[1] (600 E über 1,5 Std) verursachte ähnlich wie die Infusion von Ancrod einen Abfall des Fibrinogenspiegels um etwa 60%. Im Gegensatz zu den Versuchen mit Ancrod zeigten jedoch alle mit Thrombin infundierten Kaninchen einen starken Aktivitätsverlust der oberflächensensiblen Faktoren. Unter der Voraussetzung, daß die Aktivierung der oberflächensensiblen Faktoren in diesem Versuchsansatz durch das gebildete Fibrin erfolgt, müßte auch bei Tieren, die mit Phenprocoumon vorbehandelt sind, ein Aktivitätsabfall der Faktoren XII und XI eintreten. Deshalb wurde einer weiteren Gruppe von Kaninchen, die vier Tage lang Phenprocoumon erhalten hatten, Thrombin in gleicher Dosierung und mit gleicher Geschwindigkeit infundiert. Obwohl der Abfall des Fibrinogenspiegels bei den mit Phenprocoumon vorbehandelten Tieren ähnlich stark ausgeprägt war wie bei den unbehandelten Kaninchen, fiel die Faktor XII- und Faktor XI-Aktivität nicht signifikant ab (Abb. 2).

Die beiden Versuchsserien zeigen, daß weder lösliches noch polymerisiertes und histologisch nachweisbares Fibrin in vivo die Gerinnungsfaktoren XII und XI zu aktivieren vermag. Vielmehr scheint ein Aktivitätsverlust der Gerinnungsfaktoren XII und XI immer dann einzutreten, wenn Thrombin im Rahmen einer Verbrauchskoagulopathie intravasal entsteht. Thrombin entfaltet entweder direkt im Zusammenspiel mit einem Vitamin K-abhängigen Faktor oder indirekt nach Aktivierung eines Vitamin K-abhängigen Faktors seine Wirkung auf die oberflächensensiblen Gerinnungsfaktoren. Die vorgelegten Untersuchungen unterstreichen die Schwierigkeit, alleine aus dem Aktivitätsabfall der oberflächensensiblen Gerinnungsfaktoren Rückschlüsse auf die Bedeutung dieser Faktoren in der pathogenetischen Kette der Gerinnungsaktivierung zu ziehen.

Literatur

1. Müller-Berghaus, G., Schneberger, R.: Brit. J. J. Haemat. **21**, 513 (1971). — 2. Mason, J. W., Colman, R. W.: Thrombos. Diathes. haemorrh. (Stuttg.) **26**, 325 (1971). — 3. Müller-Berghaus, G., Hocke, M.: Thrombos. Res. **1**, 541 (1972). — 4. Müller-Berghaus, G., Hocke, M.: Brit. J. Haemat. **25**, 111 (1973).

ECKHARDT, T., MÜLLER-BERGHAUS, G. (Zentrum Innere Med. am Klinikum der Univ. Gießen): **Die Bedeutung der Granulocyten bei der intravasalen Präzipitation von löslichem Fibrin durch Endotoxin***

Der Endotoxinschock des Menschen geht in der Regel mit einer Aktivierung der intravasalen Gerinnung und einer Umsatzsteigerung der plasmatischen und zellulären Gerinnungskomponenten einher. Für dieses Geschehen wurde der Begriff Verbrauchskoagulopathie geprägt [1]. Analog zur Situation in der Klinik läßt sich beim Tier durch Endotoxinverabreichung eine Verbrauchskoagulopathie hervorrufen. So aktiviert beim Kaninchen eine einmalige intravenöse Endotoxininjektion das Gerinnungssystem, während 2 intravenöse Endotoxininjektionen, im Abstand von 24 Std verabreicht, das Sanarelli-Shwartzman-Phänomen hervorrufen. Der Mechanismus der Auslösung der intravasalen Gerinnung durch Endotoxin ist nicht in allen Einzelheiten bekannt. Den Granulocyten wird eine ent-

---

[1] Wir danken Herrn Dr. Trobisch, Behringwerke, Marburg, für die Überlassung von gereinigtem Rinder-Citrat-Thrombin.
* Mit Unterstützung durch die Deutsche Forschungsgemeinschaft, Bad Godesberg.

scheidende Rolle bei der Aktivierung des Gerinnungssystems und der Ausbildung eines Sanarelli-Shwartzman-Phänomens zugeschrieben, da bei granulocytopenischen Tieren das Sanarelli-Shwartzman-Phänomen ausbleibt [2, 3, 4]. Für die Bedeutung der Granulocyten bei der Auslösung der intravasalen Gerinnung spricht fernerhin, daß Granulocyten von endotoxinbehandelten Tieren eine um das Vielfache gesteigerte prokoagulatorische Aktivität aufweisen [5, 6, 7].

Die Bedeutung der Granulocyten für die Entstehung des Sanarelli-Shwartzman-Phänomens wurde in der vorliegenden Untersuchung bestätigt. 2 Tierkollektiven von jeweils 10 Kaninchen wurden 2 intravenöse Endotoxininjektionen im Abstand von 24 Std verabreicht. Den Tieren der einen Gruppe war 3 Tage vor der 1. Endotoxininjektion eine einmalige Gabe von Stickstoff-Lost (Mustargen: 1,75 mg/kg) zur Erzeugung einer Granulocytopenie verabreicht worden. In der Kontrollgruppe zeigten die Leukozyten als Indikator für die Wirkung des Endotoxins auf den peripheren Zellpool und das Knochenmark eine anfängliche Leukopenie mit nachfolgender Leukozytose, während die leukopenischen Tiere keine solchen Veränderungen aufwiesen. Nach der 2. Endotoxininjektion entwickelten

Tabelle 1. Die Wirkung von Stickstoff-Lost auf die Leukozytenzahl und die relative Granulocytenzahl sowie auf die Bildung von Mikrogerinnseln in den Glomerulumkapillaren der Niere bei Kaninchen, denen 2 Endotoxininjektionen (2mal 150 µg Endotoxin von Salmonella enteritidis) im Abstand von 24 Std intravenös injiziert worden war

Gruppe	Behandlung	Mittlere Leukocytenzahl		Mittlere relative Granulocytenzahl		Häufigkeitsrate von Tieren mit glomerulären Mikrogerinnseln
		vor der 1. Endotoxininjektion (x 1/µl)	vor der 2. Endotoxininjektion (x 1/µl)	vor der 1. Endotoxininjektion (%)	vor der 2. Endotoxininjektion (%)	
A	N-Lost, Endotoxin, Endotoxin	819	743	1,8	0,9	0/10
B	— Endotoxin, Endotoxin	8 342	15 906	49,1	76,8	10/10

alle Kontrolltiere, die im Ausgangswert eine normale Granulocytenzahl hatten, das Sanarelli-Shwartzman-Phänomen mit Verschluß der Glomerulumkapillaren mit Mikrogerinnseln. In der Gruppe der leukopenischen Tiere mit 1,8% Granulocyten vor der 1. Endotoxininjektion trat in keinem Fall eine Verbrauchskoagulopathie mit nachweisbaren Mikrogerinnseln auf (Tabelle 1).

Den morphologischen Befunden entsprachen die gerinnungsanalytischen Daten. Bei den leukopenischen Tieren fiel der Fibrinogenspiegel nach der 2. Endotoxininjektion nicht ab, und der Äthanol-Gelierungstest nach Godal u. Abildgaard [8] blieb im Verlauf des gesamten Experimentes negativ. Diese Versuche bestätigen, daß das Sanarelli-Shwartzman-Phänomen ohne Mitwirkung der Granulocyten nicht ablaufen kann, lassen aber keine Schlüsse darüber zu, an welcher Stelle des pathogenetischen Geschehens diese Zellen ihre Wirkung entfalten.

Gemäß früheren Untersuchungen lassen sich bei der Entstehung des Sanarelli-Shwartzman-Phänomens 2 Phasen unterscheiden:

1. die Phase der Gerinnungsaktivierung und
2. die Phase der intravasalen Polymerisation bzw. Präzipitation von löslichem Fibrin [9, 10].

Zur getrennten Untersuchung dieser 2. Phase wurde Ancrod, die gereinigte gerinnungsfördernde Fraktion des Giftes der malayischen Grubenotter Agkistrodon rhodostoma, Kaninchen intravenös infundiert. Von diesem Enzym ist bekannt, daß es ohne Aktivierung des Gerinnungssystems vom Fibrinogenmolekül das

Fibrinopeptid A abspaltet und auf diese Weise lösliches Fibrin erzeugt. Die Entstehung von löslichem Fibrin in der Zirkulation ruft keine peripheren Mikrogerinnsel hervor [9, 10]. Injiziert man jedoch zum Zeitpunkt der Fibrinmonomerbildung Endotoxin, so läßt sich das lösliche Fibrin in einer durch Heparin nicht hemmbaren Reaktion in der Niere ausfällen [9, 10]. In der vorliegenden Untersuchung sollte in einem 2. Versuchsansatz überprüft werden, ob den Granulocyten bei der intravasalen Präzipitation von löslichem Fibrin eine Bedeutung zukommt. Auch in dieser Versuchsserie wurden 2 Tierkollektive miteinander verglichen. Alle Kaninchen erhielten Ancrod und Endotoxin. Die Tiere der 1. Gruppe wurden zur Erzeugung einer Leukopenie mit Stickstoff-Lost vorbehandelt, während die Tiere der 2. Gruppe als Kontrolle dienten. Frühere Untersuchungen hatten gezeigt, daß Ancrodinfusion keinen Effekt auf die Leukozytenzahl hat. Wurde jedoch 5 min nach Beginn der Ancrodinfusion Endotoxin injiziert, so fiel in der Kontrollgruppe die Leukozytenzahl auf Werte um $1000/\mu l$ ab. Die Leukozytenzahl der mit Stickstoff-Lost vorbehandelten Tiere veränderte sich nach Endotoxininjektion nur noch geringgradig. Ancrodinfusion rief bei den Kontrolltieren ebenso wie bei

Tabelle 2. Die Wirkung von Stickstoff-Lost auf die Präzipitation von löslichem Fibrin durch Endotoxin. Lösliches Fibrin wurde durch die Infusion von Ancrod (1,5 E/kg) erzeugt und die Präzipitation des löslichen Fibrins wurde durch eine einmalige Endotoxininjektion (150 µg Endotoxin von Salmonella enteritidis) hervorgerufen

Gruppe	Behandlung	Mittlere Leukocytenzahl vor Ancrodinfusion (x 1/ul)	Mittlere relative Granulocytenzahl vor Ancrodinfusion (%)	Häufigkeitsrate von Tieren mit glomerulären Mikrogerinnseln
C	N-Lost, Ancrod, Endotoxin	1081*	0,5*	9/10
D	- , Ancrod, Endotoxin	6576*	52,8*	8/13

* Mittelwerte von je 10 Tieren

den mit Stickstoff-Lost vorbehandelten Tieren einen deutlichen Abfall der Fibrinogenkonzentration hervor. Wie aus Tabelle 2 ersichtlich, verhinderte die extreme Granulocytopenie der mit Stickstoff-Lost behandelten Tiere die Ausfällung des löslichen Fibrins durch Endotoxin nicht. In beiden Tierkollektiven traten Mikrogerinnsel in den Glomerulumkapillaren der Niere mit annähernd gleicher Häufigkeitsrate auf.

Die vorgelegten Ergebnisse weisen auf verschiedene Mechanismen der Endotoxinwirkung in den beiden Entstehungsphasen des Sanarelli-Shwartzman-Phänomens hin und lassen vermuten, daß sich die essentielle Rolle der Granulocyten im Ablauf des Sanarelli-Shwartzman-Phänomens auf die 1. Phase der Gerinnungsaktivierung beschränkt. In vitro-Versuche weisen auf die Fähigkeit von ubiquitär vorkommenden Zellbestandteilen wie Histonen und von granulocytären lysosomalen Proteinen hin, in vitro-lösliche Fibrinmonomerkomplexe auszufällen [11, 12].

Unsere Untersuchungen lassen jedoch vermuten, daß diesen Zellbestandteilen, die durch Endotoxin freigesetzt werden können, für die Präzipitation von löslichem Fibrin in vivo keine Bedeutung zukommt. Die vorgelegten Versuche schließen die Möglichkeit nicht aus, daß die Rolle der Granulocyten primär in der 1. Phase der Gerinnungsaktivierung zu suchen ist. Der Mechanismus der Fibrinfällung in den Glomerulumkapillaren der Niere wird möglicherweise durch eine von Katecholaminen vermittelte Mikrozirkulationsstörung hervorgerufen [13].

1. Lasch, H. G., Krecke, H.-J., Rodriguez-Erdmann, F., Sessner, H. H., Schütterle, G.: Folia haemat. (Frankfurt) (N. F.) **6**, 325 (1961). — 2. Thomas, L., Good, R. A.: J. exp. Med. **96**, 605 (1952). — 3. Horn, R. G., Collins, R. D.: Lab. Invest. **18**, 101 (1968). — 4. Forman, E. N., Abildgaard, C. F., Bolger, J. F., Johnson, C. A., Schulman, I.: Brit. J. Haemat. **16**, 507 (1969). — 5. Niemetz, J., Fani, K.: Nature (Lond.) New Biol. **232**, 247 (1971). — 6. Lerner, R. G., Goldstein, R., Cummings, G.: Proc. Soc. exp. Biol. (N.Y.) **138**, 145 (1971). — 7. Niemetz, J.: J. clin. Invest. **51**, 307 (1972). — 8. Godal, H. C., Abildgaard, U.: Scand. J. Haemat. **3**, 342 (1966). — 9. Müller-Berghaus, G., Hocke, M.: Thrombos. Res. **1**, 541 (1972). — 10. Müller-Berghaus, G., Hocke, M.: Brit. J. Haemat. **25**, 111 (1973). — 11. Kopec, M., Wegrzynowicz, Z., Latallo, Z. S.: Proc. Soc. exp. Biol. (N.Y.) **135**, 675 (1970). — 12. Hawiger, J., Collins, R. D., Horn, R. G.: Proc. Soc. exp. Biol. (N.Y.) **131**, 349 (1969). — 13. Müller-Berghaus, G., Mann, B.: Thrombos. Res. **2**, 305 (1973).

Desaga, J. F.* (Zentrum Innere Med., Univ. Gießen): **Morphologischer Nachweis von membranassoziierten Fibrinogen-Antigen-Determinanten auf menschlichen Blutzellen**

Auf menschlichen Blutzellen lassen sich an Hand ihrer Antigenstruktur eine Reihe von membranassoziierten Proteinen nachweisen [1, 2, 3, 4]. In der vorliegenden Untersuchung wird immunenzymatisch die membranständige Lokalisation von Fibrinogen-Antigen-Determinanten (FAD) auf Zellen des menschlichen Blutes nachgewiesen.

Aus heparinisiertem (20 E/ml) und mit Trasylol (500 E/ml) versetztem peripheren Blut 5 normaler Probanden, wurden Leukozyten isoliert, 5mal in serumfreier hepesgepufferter Salzlösung gewaschen und mit 1:10 verdünntem Kaninchen-Anti-Human-Fibrinogen- oder Kaninchen-Anti-Human-F-S-E- oder Kaninchen-Anti-Human-E-S-D-Antiserum (Behringwerke, Marburg) 30 min/24° inkubiert. Nach erneutem Waschen erfolgte die 2. Inkubation mit Glukose-Oxydase-markiertem [4] Ziegen-Anti-Kaninchen-Serum (Behring-Werke, Marburg). Die wiederum gewaschenen Zellen wurden ausgestrichen und an den lufttrockenen Präparaten die Glukose-Oxydasereaktion durchgeführt. Die quantitative Erfassung erfolgte durch Bestimmung des Anteils FAD-positiver Zellen. Als Kontrollen dienten Inkubationen mit Ziegen-Anti-Kaninchen-Serum ohne vorheriger Inkubation mit einem Anti-FAD-Serum.

In allen Zellreihen des Blutes finden sich enzympositive Zellen mit FAD-reaktiven Strukturen. Die Reaktionsstärke und die morphologische Verteilung

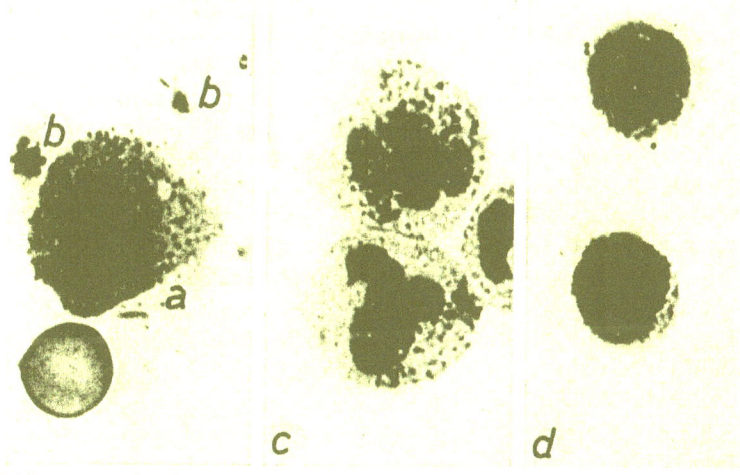

Abb. 1. FAD-positive Strukturen (schwarze Punkte) auf einem Monozyten (a), auf Thrombozyten (b), Granulozyten (c) und Lymphozyten (d). Darstellung mit Anti-Fibrinogen-Antiserum (s. Text). Vergr. 1200x

* Mit Unterstützung der Kind-Philipp-Stiftung.

ihrer positiven Strukturen reicht von einem feingranulären herdförmigen bis zu einem grobscholligen starken Niederschlag von blau-violettem Formazan. Bei der Darstellung mit Anti-Fibrinogen-Antiserum ergibt sich folgendes Bild: Monozyten weisen die stärkste Reaktion auf. Alle Zellen sind markiert (Abb. 1). Eine Subpopulation dieser Reihe zeigt eine sehr feingranuläre Anfärbung des Zytoplasmas. Der Anteil dieser Zellen beim Gesunden ist sehr gering.

Die meisten Granulozyten zeigen eine feingranuläre, diffuse Reaktion. Bei den Lymphozyten heben sich einzelne Zellen mit besonders starker Enzymaktivität von den übrigen Zellen ab. Unter den Thrombozyten sind 28 bis 43% der Zellen ohne nachweisbare FAD-positive Strukturen. Erythrozyten zeigen eine sehr geringe Aktivität von nur wenigen Granula. Mit Anti-F-S-D- und Anti-F-S-E-Antiserum finden sich auf einem wesentlich geringeren Prozentsatz bei insgesamt schwächerer Markierung der Blutzellen positive Strukturen (Tabelle). Eine Ausnahme machen eine Lymphozytenpopulation von 1 bis 2% dieser Zellen, die mit Anti-D-S-D-Antiserum eine vergleichsweise hohe Aktivität aufweisen.

Tabelle. FAD-positive Strukturen bei Darstellung mit verschiedenen Antiseren

	Granulozyten	Monozyten	Lymphozyten	Thrombozyten
Anti-Fibrinogen-AS	93% (88—95%)	100%	87% (82—90%)	65% (57—72%)
Anti-F-S-D-AS	59% (46—65%)	100%	55% (44—65%)	52% (44—65%)
Anti-F-S-E-AS	51% (41—59%)	100%	49% (30—64%)	40% (28—58%)

Fibrinogen-Antigen-Determinanten (FAD) auf menschlichen Blutzellen. Prozentsatz FAD-positiver Zellen beim Nachweis mit Anti-Fibrinogen-Anti-F-S-D-Anti-F-S-E-Antiserum.

Die extrazelluläre membranständige Lokalisation der nachgewiesenen FAD ergeben sich daraus, daß die Inkubation an lebenden Zellen durchgeführt wurde und dem gleichfalls positiven Nachweis bei Kälteinkubation und bei Inkubation mit NaN_3. Die nachgewiesenen Antigenmengen liegen in der Größenordnung von anderen auf Zelloberflächen immunenzymatisch nachweisbaren Antigenstrukturen, wie z. B. Immunglobulindeterminanten. Die unterschiedlichen Verteilungsmuster beim Nachweis mit Antifibrinogen-Anti-F-S-E- und Anti-F-S-D-Antiserum deuten, obwohl die Antiseren kreuzreagieren, auf das Vorhandensein membrangebundener Spaltprodukte auch bei dem Gesunden hin. Die vorliegenden Befunde zeigen eine unterschiedliche Ausstattung an FAD-positiven Strukturen auf den einzelnen Zellen. Im Hinblick auf die Mitwirkung von Fibrinogen bei der Aggregation und die altersabhängige Zunahme von Fibrinogen bei Thrombozyten [5] besteht hier möglicherweise ein morphologisches Korrelat zur unterschiedlichen funktionellen Kapazität der einzelnen Thrombozyten. Für die Leukozyten, insbesonders Lymphozyten, kann bei Zuständen, in denen es zu einer Vermehrung von Fibrinogenspaltprodukten mit höherer Affinität zu bestimmten Membranstrukturen kommt, eine veränderte Membranbesetzung erwartet werden.

Literatur

1. Cohen, A. B.: J. clin. Invest. 52, 2793 (1973). — 2. Seiler, F. R., Sedlacek, H. H., Kanzy, E. J., Lang, W.: Behring Institute Mittelungen 52, 26 (1972). — 3. Nachmann, R. L., Marcus, A. J., Zucker-Franklin, D.: J. Lab. clin. Med. 69, 651 (1967). — 4. Avrameas, S.: Immunochemistry 6, 43 (1969). — 5. Vanier, H., Ardaillou, N.: In: Erythrocytes, thrombocytes, leucocytes (Gerlach, E., Moser, K. M., Deutsch, E., Wilmanns, W., Eds.). Stuttgart: Thieme 1973.

KRAUSE, W. H., MAUS, W. (Zentrum Innere Med., Univ. Gießen): **Blutgerinnung bei Paraproteinämie**

Die Beobachtung einer hämorrhagischen Diathese und einer verlängerten Prothrombinzeit in Verbindung mit einem multiplen Myolom wurde erstmals von Shapiro et al. (1943) gemacht. Byrd u. Heck (1946) fanden bei 7% aller Patienten mit einem Plasmozytom eine hämorrhagische Diathese, wobei eine Störung der Thrombozytenfunktion als Ursache verantwortlich gemacht wurde.

Labhart u. Lüscher (1949) haben neben der in vitro fehlenden Gerinnselretraktion eine verlängerte Thrombinzeit bei Paraproteinämie gefunden.

Im folgenden soll auf die Bedeutung der Fibrinogen-Fibrinumwandlung bei Paraproteinämie eingegangen werden, da Untersuchungen an einer größeren Zahl von Patienten hierzu nicht vorliegen. In diesem Zusammenhang wurden eingehende Untersuchungen hinsichtlich einer Beeinflussung von Myolomproteinen auf die Thrombozytenfunktion nicht durchgeführt. Die in der Literatur hierzu mitgeteilten Befunde haben ein unterschiedliches Ergebnis gezeigt.

Es wurden Gerinnungsanalysen bei 25 Patienten mit einer Paraproteinämie vor dem Beginn einer Behandlung in plättchenarmem Zitratplasma und Serum durchgeführt. 22mal wurde ein IgG-Plasmozytom, 1mal ein IgA-Plasmozytom und 2mal ein Morbus Waldenström diagnostiziert. Die Patienten, 17 Männer und 8 Frauen, waren zwischen 52 und 78 Jahre alt.

Folgende Gerinnungsuntersuchungen wurden durchgeführt: Fibrinogen, Fibrinogen-Fibrinspaltprodukte (FDP), Thrombinzeit, Thrombin-coagulasezeit, Reptilase- und Arvinzeit, Thrombelastogramm, Thromboplastinzeit, partielle Thromboplastinzeit, die Faktoren II, V, VIII, X, Thrombozytenzahl, Antithrombin III, und α-2-Makoglobulin.

Tabelle. Gerinnungsbefunde bei Patienten mit Paraproteinämie

		N	$\bar{x}$	s	p
Thrombinzeit (sec)	Patient (P)	25	25,7	8,8	<0,001
	Normal (N)	50	16,6	2,1	
Thrombincoagulasezeit (sec)	(P)	25	24,1	6,9	<0,005
	(N)	30	17,9	1,3	
Arvinzeit (sec)	(P)	25	25,1	7,1	<0,001
	(N)	50	18,1	2,4	
Reptilasezeit (sec)	(P)	25	25,5	7,9	<0,001
	(N)	50	17,7	1,9	

Gerinnungsbefunde bei 25 Pat. mit einer Paraproteinämie.

Von den klinisch-chemischen Untersuchungen waren das Gesamtprotein mit $\bar{x}$ 8,7 g/100 ml S 1,01 signifikant im Vergleich zum Normalkollektiv erhöht, die γ-Globulinkonzentration betrug $\bar{x}$ 3,1 g/100 ml S 1,08. Außerdem waren der Serumcalciumwert und die Harnsäure signifikant zum Normalbereich erhöht. Die BSG war maximal mit 83 mm n. W. in der 1. Std beschleunigt.

In der von uns untersuchten Gruppe waren sowohl die Thrombinzeit ($\bar{x}$ 25,72 sec S 8,84), Thrombincoagulasezeit ($\bar{x}$ 24,13 sec S 6,91), Arvinzeit ($\bar{x}$ 25,12 sec S 7,15) und die Reptilasezeit ($\bar{x}$ 25,56 sec S 7,95) signifikant zur Kontrollgruppe verlängert (Tabelle). Ursachen, die für eine verlängerte Thrombin- und Reptilasezeit weiterhin in Frage kommen, wurden durch die folgenden Bestimmungen ausgeschlossen. Die Fibrinogenkonzentration im Plasma betrug $\bar{x}$ 303 mg/100 ml bis 139 mg/100 ml. Die immunologisch bestimmten Konzentrationen des Antithrombins III ($\bar{x}$ 108% S 14,6) und des α-2-Makoglobulins ($\bar{x}$ 107,9 mg/100 ml S 44,1) waren normal.

Die Fibrinogen/Fibrinspaltproduktkonzentration im Serum, mit dem Latex-Agglutinationstest bestimmt, ergab bei 32% der Patienten eine Konzentration über 10 µg/ml. Es ergibt sich aber zwischen der FDP-Konzentration und Thrombin/Reptilasezeitverlängerung keine signifikante Korrelation ($r = 0,233$).

Bei 84% der Patienten war die Thrombinzeit signifikant im Vergleich zur Kontrollgruppe verlängert ($p < 0,001$). Im Vergleich zum Normalbereich war die Reptilasezeit in 88% der Fälle signifikant verlängert ($p < 0,001$). Zwischen Reptilasezeit und γ-Globulinkonzentration ergab sich eine positive Korrelation ($r_s = 0,45$, $p < 0,05$).

Die Untersuchung der Gerinnungsfaktoren II, V, VIII, X, der partiellen Thromboplastinzeit und der Thromboplastinzeit ergab normale Werte.

Die Thrombozytenzahl ($\bar{x}$ 164000/ml S 203) und die Thrombozyten-Faktor-3-Freisetzung ($\bar{x}$ 107,5 S 9,3) lagen im Normbereich.

5 der 25 Patienten hatten eine milde hämorrhagische Diathese. Thromboembolische Komplikationen fanden sich nicht.

Eine verlängerte Thrombinzeit wurde von Frick (1955) sowie Nihlen u. Nilsson bei der Paraproteinämie in einer Häufigkeit zwischen 14 und 32% gefunden. Cohen (1969), Lackner (1970), Coleman et al. (1972) konnten zeigen, daß die verlängerte Thrombinzeit bei Paraproteinämie durch eine Störung der Fibrinmonomeraggregation verursacht ist.

Bei den Gerinnungsuntersuchungen von 25 Patienten mit einer Paraproteinämie waren eine verlängerte Thrombin-, Reptilase-, Arvin- und Thrombincoagulasezeit Ausdruck einer pathologischen Fibrinogen/Fibrinumwandlung, bedingt durch die Paraproteine und zugleich der am häufigsten nachzuweisende Gerinnungsdefekt. Die Korrelation zwischen diesem Phänomen und einer hämorrhagischen Diathese ergab sich nicht. Von Patienten, mit einer kongenitalen Dysfibrinogenämie, ist bekannt, daß der Defekt der Fibrinogen/Fibrinumwandlung sehr ausgeprägt sein muß, um eine hämorrhagische Diathese zu verursachen, wie das bei den Patienten mit „Fibrinogen Gießen" nachgewiesen werden konnte.

Literatur

Byrd, Heck: J. Amer. med. Ass. **133**, 147 (1949). — Cohen, J., Yehuda, B., Pick, A., De Vries, A.: Amer. J. Med. **48**, 766 (1970). — Coleman, M., Vigilano, E. M., Weksler, M. E., Nachman, R. L.: Blood. **39**, 210 (1972). — Frick, P. G.: Amer. J. clin. Path. **25**, 1263 (1955). — Lackner, H., Hunt, V., Zucker, M. B., Pearson, J.: Brit. J. Haemat. **18**, 625 (1970). — Lüscher, E., Labhart, A.: Schweiz. med. Wschr. **79**, 598 (1949). — Nilehn, J. E., Nilsson, I. M.: Acta med. scand. **179** (Suppl.), 194 (1966). — Shapiro, S., Ross, V., Moore, D. H.: J. clin. Invest. **21**, 137 (1943).

Aussprache

Herr E. Wenzel (Aachen):

Zu Herrn Krause: Haben Sie — in Ergänzung zur Messung der Fibrinpolymerisationszeit — auch die Fibrinstabilisationszeit gemessen, also ob im Plasma dieser Patienten auch die enzymat. Fibrinverfestigung gestört ist und damit F. XIII schlechter angreifen kann.

Asbeck, F., Lechler, E., van de Loo, J. (Med. Univ.-Klinik, Köln). Martin, M. (Aggertalklinik Engelskirchen): **Fibrinogen-Fibrin-Derivate während der Defibrase-Therapie. Nachweis und Verlaufsbeobachtung hochmolekularer Komplexe und niedermolekularer Derivate mittels Agarose-Gelfiltration***

In den Speicheldrüsensekreten mehrerer Giftschlangen finden sich gerinnungsfördernde Prinzipien vom Typ thromboplastinartiger Enzyme, die Prothrombin in Thrombin überführen, und thrombinartiger Enzyme, die unmittelbar die Fibri-

---

* Mit Unterstützung durch die Deutsche Forschungsgemeinschaft.

nogen-Fibrinumwandlung katalysieren [5]. Defibrase® stellt das hochgereinigte thrombinartige Enzym der südamerikanischen Grubenotter Bothrops moojeni dar [15]. Diese Protease spaltet vom Fibrinogenmolekül lediglich das Fibrinopeptid A ab [3] und führt damit nur zu einer α-Kettenpolymerisierung der gebildeten Des-A-Fibrinmonomere [11]. In vivo rufen diese Enzyme eine rasche und protrahierte Defibrinogenierung hervor, an die sich eine starke reaktive Fibrinolyse

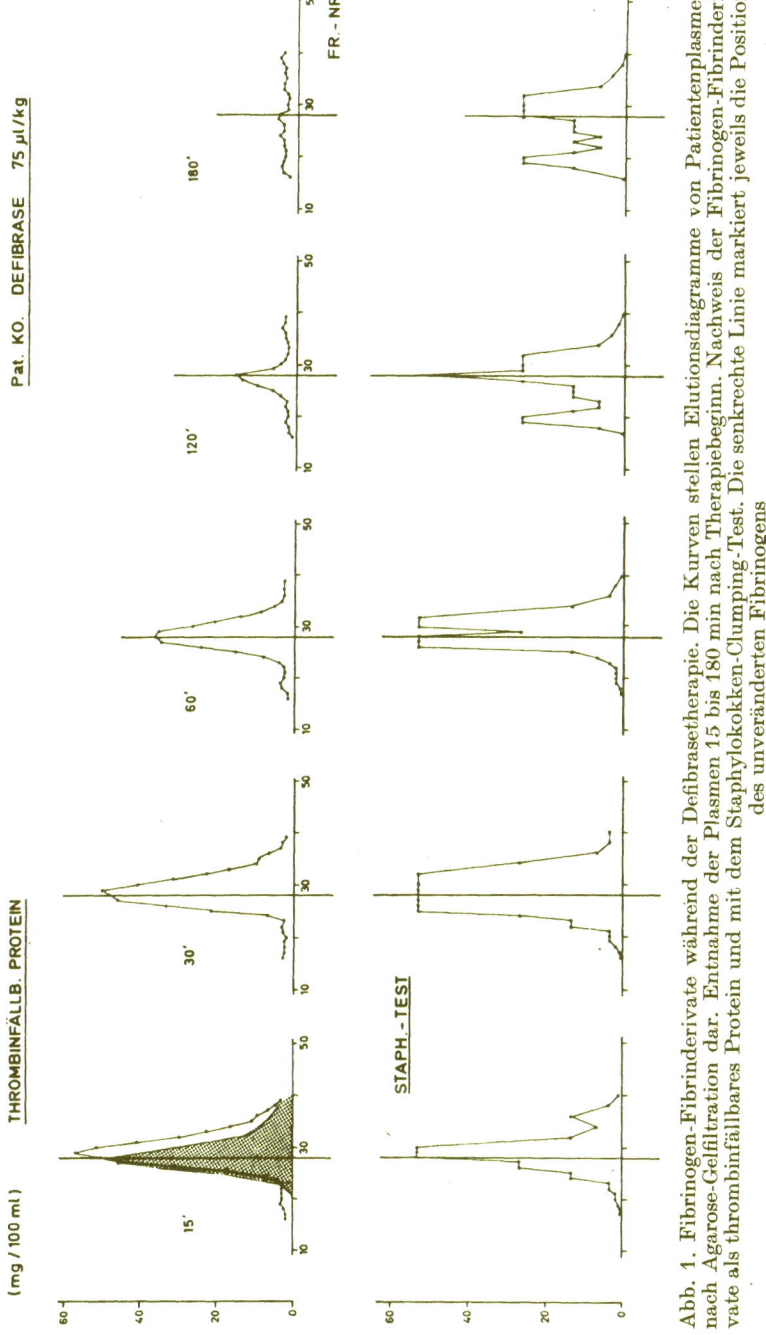

Abb. 1. Fibrinogen-Fibrinderivate während der Defibrasetherapie. Die Kurven stellen Elutionsdiagramme von Patientenplasmen nach Agarose-Gelfiltration dar. Entnahme der Plasmen 15 bis 180 min nach Therapiebeginn. Nachweis der Fibrinogen-Fibrinderivate als thrombinfällbares Protein und mit dem Staphylokokken-Clumping-Test. Die senkrechte Linie markiert jeweils die Position des unveränderten Fibrinogens

anschließt. Darüber hinausgehende Beeinträchtigungen der plasmatischen Gerinnung wurden nicht beobachtet [2]. Somit sind Schlangengifte für das Studium intravasaler Defibrinogenierungsvorgänge ungewöhnlich gut geeignet.

Im folgenden sollen vorläufige Ergebnisse über die unter Defibraseinfusionen auftretenden Veränderungen des Fibrinogens dargestellt werden. Ziel dieser Untersuchung war die Charakterisierung verschiedener Stadien der Defibrinogenierung durch die Produkte der Fibrinogen-Fibrinumwandlung und der reaktiven Fibrinolyse. Methodisch wurde dabei die Agarose-Gelfiltration frischer Patientenplasmen eingesetzt [1], wobei in den Säuleneluaten Bestimmungen des gerinnungsfähigen Proteins [13] und des immunreaktiven fibrinogenverwandten Materials durchgeführt wurden. Für die Untersuchungen stellten sich männliche Patienten mit peripheren arteriellen Durchblutungsstörungen zur Verfügung, die täglich einmalige Kurzinfusionen von 50 bzw. 75 µl Defibrase/kg erhielten und bei denen durch die Defibrinogenierung eine Verbesserung der Durchblutungsverhältnisse in den betroffenen Extremitäten erzielt werden sollte.

Innerhalb der ersten 2 bis 3 Std nach der Injektion von Defibrase kommt es zu einem starken Abfall der Plasma-Fibrinogenkonzentration. Dabei ergibt sich die bekannte Diskrepanz zwischen den Werten des Hitze-Fibrinogens [14] und der Methode nach Claus [4]. Beide Werte sind durch den Gehalt des Plasmas an Fibrinspaltprodukten und -komplexen gegensinnig verfälscht, wobei das Hitze-Fibrinogen einen zu hohen, das gerinnungsphysiologisch bestimmte Fibrinogen einen zu niedrigen Wert vortäuscht.

Unmittelbar nach Injektion der Defibrase werden die Parakoagulationsteste positiv. Dies dokumentiert sich in einem positiv ausfallenden Äthanol-Gelationstest [7], in dem positiv reagierenden Protaminsulfat-(SDPS)-Test [10] und in der Konzentrationserhöhung des durch Äthanol präzipitierbaren Proteins. Dabei sind 2 Phasen zu unterscheiden: Eine erste von Beginn der Infusion bis etwa 60 min, in der an Veränderungen im wesentlichen Fibrinogen-Fibrinmonomerkomplexe vorliegen dürften, und eine sich daran anschließende zweite Phase, in der zusätzlich hoch- und niedermolekulare Fibrinspaltprodukte nachweisbar werden. Innerhalb der ersten 60 min zeigt sich kaum eine Bewegung der Spaltprodukttiter im Serum. Die Reptilasezeit läuft dieser Entwicklung parallel und ist erst in der zweiten Phase verlängert.

In den folgenden Abbildungen ist das Auftreten der Fibrinogen-Fibrinderivate mit Hilfe der Agarose-Gelfiltration dargestellt. Abb. 1 zeigt — entsprechend der Defibrinogenierung — einen kontinuierlichen Rückgang des Fibrinogengipfels, dessen Position durch die schraffierte Referenz und die senkrechte Linie markiert ist. Nach 3 Std ist kein gerinnungsfähiges Protein mehr an dieser Stelle des Chromatogramms nachweisbar. Der parallel hierzu bestimmte Staphylokokkentiter zeigt von der 30. min ab eine Verbreiterung des Fibrinogengipfels (möglicherweise durch Auftreten des ersten Fibrinogenderivates nach Fletcher). Hochmolekulare Produkte der sekundären Fibrinolyse treten nach etwa 2 Std auf (links neben dem Fibrinogen auftretender Vorgipfel). Auch niedermolekulare Fibrinspaltprodukte, die erstmals nach 60 min in Form einer kleinen Schulter rechts neben dem Fibrinogen sichtbar werden (Abb. 2), können mit Hilfe der radialen Immunodiffusion in zunehmender Konzentration erfaßt werden.

Bei Patienten, die innerhalb von 24 Std nach Defibraseinfusion wiederholt untersucht wurden, war die ständige Zirkulation hochmolekularer, thrombinfällbarer Komplexe eindeutig nachzuweisen. Damit kommt die protrahierte Wirkung injizierter Defibrase gut zum Ausdruck, die durch neuere Befunde von Egberg [6] auf die Bildung eines noch proteolytisch aktiven Komplexes aus Defibrase und α_2-Makroglobulin zurückzuführen ist, der in der Zirkulation eine Halbwertzeit von bis zu 10 Std besitzen soll. Insgesamt ist es überraschend zu sehen, welche

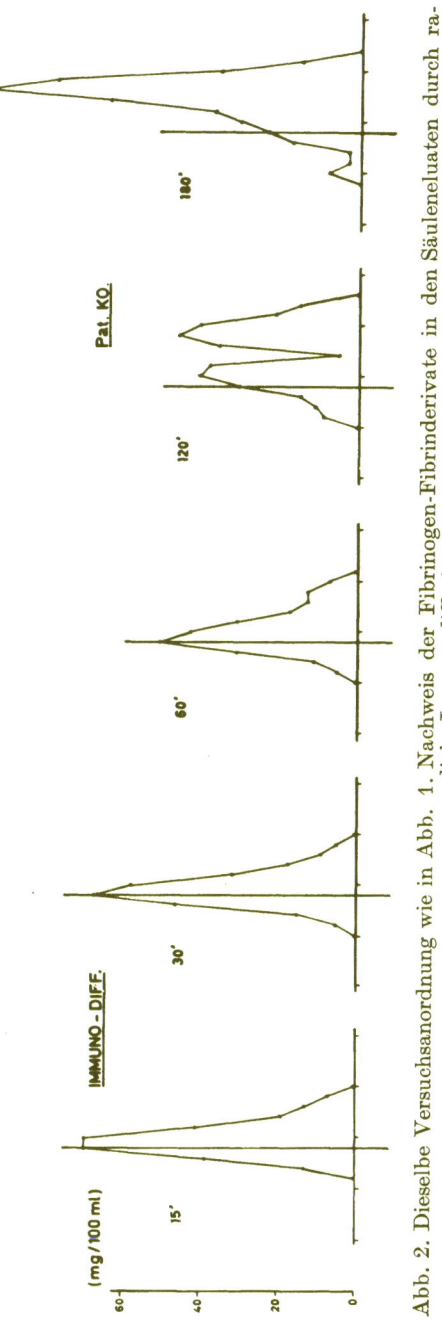

Abb. 2. Dieselbe Versuchsanordnung wie in Abb. 1. Nachweis der Fibrinogen-Fibrinderivate in den Säuleneluaten durch radiale Immunodiffusion

tiefgreifenden Veränderungen des Fibrinogens in vivo ohne wesentliche Beeinträchtigung der Hämostase eintreten können, — Veränderungen, die nur durch die Agarose-Gelfiltration mit dieser Klarheit zu erfassen sind.

Literatur

1. Asbeck, F., Lechler, E., van de Loo, J.: IV. Intern. Congr. Thromb. Haemost., Wien 1973, Abstr. p. 287. — 2. Bell, W. R., Bolton, G., Pitney, W. R.: Brit. J. Haemat. 15, 589 (1968). — 3. Blombäck, B., Laurent, R. C.: Arkiv Kemi 12, 137 (1958). — 4. Claus, A.: Acta

haemat. (Basel) 17, 237 (1957). — 5. Eagle, H.: J. exp. Med. 65, 613 (1937). — 6. Egberg, N.: Acta physiol. scand., Suppl. 400 (1973). — 7. Godal, H. C., Abildgaard, U.: Scand. J. Haemat. 3, 342 (1966). — 8. Hawiger, J., Niewiarowski, S., Gurewich, V., Thomas, D. P.: J. Lab. clin. Med. 75, 93 (1970). — 9. Kwaan, H. C., Barlow, G. H.: Thrombos. Diathes. haemorrh. (Stuttg.) Suppl. 47, 361 (1971). — 10. Latallo, Z. S., Wegrzynowicz, Z., Budzynski, A. Z., Kopec, M.: Scand. J. Haemat. Suppl. 13, 151 (1971). — 11. Laurent, T. C., Blombäck, B.: Acta chem. scand. 12, 1875 (1958). — 12. Mancini, G., Vaerman, J. P., Carbonara, A. O., Heremans, J. F.: A single-radial-diffusion method for the immunological quantitation of proteins. In: Proc. XIth Colloquium Protides of the Biological Fluids, p. 370. Amsterdam: Elsevier 1964. — 13. Ratnoff, O. D., Menzie, C.: J. Lab. clin. Med. 37, 316 (1951). — 14. Schulz, F. H.: Ärztl. Lab. 1, 107 (1955). — 15. Stocker, K., Barlow, G. H.: Protein-chemical characterization of defibrase. Vortrag auf dem IV. Angiologischen Symposion, Aggertalklinik, Engelskirchen 1973.

KEIL-KURI, E., HESS, H. (Med. Poliklinik, Univ. München): **Erfahrungen mit Arwin in Kombination mit thrombolytischer Therapie**

Seit 1972 wurden in der Medizinischen Poliklinik der Universität München 52 Patienten mit verschiedenen Formen arterieller Angiopathien mit Arwin, dem fibrinogenzerstörenden Gift der malayischen Grubenotter Agkistrodon thodostoma, behandelt.

Über alleinige Arwinbehandlung gibt es seit 1968 eine Reihe von Arbeiten (Bell et al., Pitney). Ehringer et al. berichteten auch bereits über Einzelfälle, bei denen kombiniert Streptokinase und Arwin gegeben wurden. Wir möchten diese Berichte ergänzen mit unseren eigenen Erfahrungen und Überlegungen zur Kombination von Thrombolyse mittels Streptokinase und Fibrinogenolyse mit Arwin.

Die durch Arwin induzierte therapeutische Hypofibrinogenämie hat 2 Effekte: zum einen wirkt sie antikoagulatorisch, zum andern verbessert sie die Fließfähigkeit des Blutes (Ehrly). Eine thrombolytische Behandlung allein führt ebenfalls, aber nur passager für 24 bis 48 Std, zu einer Viskositätsverminderung durch den durch sie bedingten Fibrinogenabfall. Mit dem Wiederanstieg des Fibrinogens wird diese Wirkung zunichte gemacht. Eine Prolongation und Steigerung ist nun durch Arwin möglich. Insofern erscheint es sinnvoll, die beiden Behandlungsmethoden zu kombinieren, wobei es grundsätzlich 3 Möglichkeiten gibt.

Erstens kann man Arwin als Antikoagulans im Anschluß an die Streptokinase an Stelle von Heparin geben. Dieses Vorgehen hat den Nachteil, daß Arwin zu einem Zeitpunkt gegeben wird, zu dem das zirkulierende Plasminogen durch die Thrombolyse praktisch vollständig eliminiert ist. Die von der jetzt einsetzenden Arwinbehandlung entstehende Defektpolymerisate könnten möglicherweise nicht ausreichend rasch abgeräumt werden, weil dazu notwendiges spontan aktivierbares Plasminogen fehlt.

Eine zweite Möglichkeit wäre die, Arwin vor Streptokinase zu geben und mit dieser erst zu beginnen, wenn das Fibrinogen durch Arwin bereits weitgehend eliminiert ist und keine nennenswerten Mengen an Fibrinogenspaltprodukten mehr zirkulieren. Auf diese Weise sollte theoretisch das Risiko einer Blutung verringert werden.

Die dritte Alternative ist, Arwin auf dem Höhepunkt der durch die Lysebehandlung bewirkten Plasminämie zu geben. Der theoretische Einwand gegen diese Form der Kombination soll das besondere Blutungsrisiko sein, weil die Arwinbehandlung zu einer Zeit einsetzt, in der durch die Streptokinase besonders viel Fibrinogenspaltprodukte angefallen sind, deren antikoagulatorische Potenz noch verstärkt wird durch die von Arwin bewirkte weitere Fibrinogenzerstörung.

Zur kombinierten Behandlung mit Streptokinase und Arwin haben wir uns entschlossen, als es bei 6 Patienten mit akuten und subakuten Digitalarterienverschlüssen nach anfänglicher Besserung der Ruheschmerzen unter Streptokinase während der anschließenden Heparinphase wieder zu einer deutlichen klinischen Verschlechterung kam. Diese fiel zeitlich mit dem Wiederanstieg des Fibrinogens und damit der Viskosität zusammen. Bei allen 6 Patienten kam es dann unter Arwin zu einem völligen Rückgang der Beschwerden und der sichtbaren Mangeldurchblutung.

Diese Erfahrung hat uns bewogen, bei ähnlichen Krankheitsbildern eine sofortige Kombinationsbehandlung zu versuchen. Dabei haben wir die dritte der oben genannten Möglichkeiten gewählt, weil sie uns theoretisch am besten begründet erschien. Wir gehen dabei so vor, daß der Patient unmittelbar nach der Anflutdosis Streptokinase zusammen mit der Erhaltungsdosis dieses Medikamentes 2 E/kg Körpergewicht Arwin über 6 Std intravenös infundiert erhält. In der Folgezeit bekommt der Patient alle 12 Std die gleiche Arwindosis in 10 min infundiert. Die Streptokinasebehandlung läuft gleichzeitig weiter, bis entweder ein Lyseerfolg eingetreten ist oder nicht mehr erwartet werden kann. Die Arwinbehandlung dauert in der Regel 14 Tage und wird von einer Langzeitantikoagulantienbehandlung mit Marcumar abgelöst.

Dieses Behandlungsschema hat sich bei Patienten bewährt, bei denen eine Spätlyse von Femoralarterienverschlüssen anfänglich erfolgreich war, in der Heparinphase aber ein Reverschluß auftrat. In 4 dieser Fälle war es möglich, gleich noch einmal eine erfolgreiche Lysebehandlung durchzuführen, die jetzt in der genannten Weise mit Arwin kombiniert wurde. In keinem dieser Fälle kam es zu einer erneuten Rethrombosierung.

Diese Erfahrungen sprechen dafür, daß Arwin eine Rethrombosierung nach erfolgreicher Lysebehandlung sicherer zu verhindern vermag als die Antikoagulation mit Heparin. Der Grund dafür dürfte sein, daß durch die therapeutische Afibrinogenämie die Neigung der Blutplättchen zu aggregieren und an der Gefäßwand hängen zu bleiben wesentlich verringert wird, während Heparin diese Thrombozytenfunktionen eher steigert.

Zu Rethrombosierungen bei zunächst erfolgreichen Spätlysen kommt es am häufigsten dann, wenn hochgradige Reststenosen bestehen oder ein schlechter Ausstrom bei ausgedehnten Unterschenkelarterienverschlüssen vorliegt. In diesen Fällen kombinieren wir jetzt Streptokinase und Arwin von Anfang an, weil wir damit nicht nur besser einer Rethrombosierung vorbeugen zu können glauben, sondern gleichzeitig auch noch einen anhaltenden günstigen rheologischen Effekt haben, auch wenn die Lysebehandlung selbst nicht erfolgreich sein sollte. Bei 5 derartigen Patienten mit sehr ausgedehnter obliterierender Angiopathie mit Ruheschmerz, bei denen die Spätlyse als solche nicht zu einer Wiederherstellung der Strombahn geführt hat, gelang es, mit dieser Kombinationstherapie wenigstens den Ruheschmerz zu beseitigen.

Schließlich sei noch eine erste Erfahrung mit einer Kombinationsbehandlung von Streptokinase und Arwin bei einer therapierefraktären Angina pectoris berichtet. Der 55jährige Patient litt seit Monaten an einer typischen Angina pectoris mit täglich zunehmender Anfallszahl, die sich weder durch Nitrite noch durch β-Rezeptorenblocker beeinflussen ließ. Eine thrombolytische Behandlung mit Streptokinase über 24 Std kombiniert mit Arwin in der üblichen Dosierung und Fortführung der Arwinbehandlung über 18 Tage bewirkte völlige Anfallsfreiheit. Nach Übergang auf die Marcumarbehandlung traten wieder einzelne Anfälle auf, die jedoch bedeutend seltener und kürzer waren und sich mit Nitroglyzerin und Practolol beherrschen ließen. Der Patient ist derzeit unter einer Dauermedikation von Isoket und Dalzic seit 6 Monaten wieder voll arbeitsfähig.

Bei der von uns geübten Kombination von Streptokinase mit Arwin haben wir bisher keine bedrohlichen Nebenwirkungen, insbesondere keine Blutungen ernsteren Ausmaßes, gesehen.

Literatur

Bell, W. R.: Brit. J. Haemat. 15, 589 (1968). — Ehrly, A. M., Jung, H.-J.: Verh. dtsch. Ges. inn. Med., 79 (1973). — Pitney, W. R.: Clinical experience with „Arvin". „Thrombose und Embolie". XII. Hamburger Symposion über Blutgerinnung 1970, S. 81. — Ehringer, H.: Verh. dtsch. Ges. inn. Med. 78, 624 (1972).

Twittenhoff, W.-D., Brittinger, W. D., Schwarzbeck, A., Mund, B.-R. (I. Med. Klinik der Fakultät für Klin. Med. Mannheim der Universität Heidelberg, Abt. Klin. Nephrologie): **Tierexperimentelle Voruntersuchungen über die Verwendbarkeit von Pilocarpin und einer Pilocarpinalupent-Kombination als Therapeutikum bei Überwässerungszuständen**

Überwässerungszustände mit Lungenödem bei nichtrenalen Erkrankungen sind dank der modernen Diuretika meist schnell zu beherrschen. Problematischer ist deren Behandlung bei bestehender Niereninsuffizienz, wo diese Medikamente nicht wirksam sein können. Bei oligo-anurischen Patienten läßt sich eine rasche Entwässerung nur durch Anwendung eines der Dialyseverfahren erreichen. Die Hämo- oder Peritonealdialysebehandlung ist aber wegen des notwendigen technischen Aufwandes gewöhnlich nur mit größerer zeitlicher Verzögerung durchführbar. Auf der Suche nach einer Methode, die auch in solchen Fällen eine sofortige Therapie erlaubt, erschien uns die Elimination von Flüssigkeit durch Anregung der Schweißsekretion eine praktikable Möglichkeit. — Das Parasympathikomimetikum Pilocarpin ist seit langem als stark schweißtreibendes Mittel bekannt, nach Injektion von 10 bis 15 mg können beim Menschen in kurzer Zeit bis zu 3 l Schweiß produziert werden. Wegen einer gravierenden Nebenwirkung findet dieses früher vor allem zu diagnostischen Zwecken verbreitete Mittel heute nur noch in der Ophthalmologie lokal als Miotikum Verwendung: Pilocarpin führt zu einer deutlichen Verschlechterung der Herztätigkeit und als Folge davon zu einem ausgeprägten Blutdruckabfall. Um diesem negativen Effekt entgegenzuwirken, war es naheliegend, Pilocarpin mit einem Sympathikomimetikum zu kombinieren. Wegen seiner spezifischen β-Rezeptoren stimulierenden Wirkung bot sich Isoproterenol an.

Im Tierexperiment wurde die Verwendbarkeit dieser Pharmakombination an 11 männlichen und weiblichen Bastardhunden mit einem mittleren Gewicht von 9,8 kg unter Intubationsnarkose in insgesamt 100 Einzelversuchen geprüft. Es wurden jeweils folgende Parameter bestimmt: Der arterielle Blutdruck über einen Katheter in der Arteria femoralis, der zentral-nervöse Druck über einen Katheter in der Vena jugularis, die Herzfrequenz, die Atemfrequenz und die Körpertemperatur. Der Speichel wurde gesammelt und gemessen und die Schweißsekretion jeweils am Ende jeder Versuchsserie bei der Gewichtsbilanzierung errechnet. — Die verwendeten Substanzen wurden in gleichen Mengen Lösungsmittel entweder direkt per Hand oder bei längerer Injektionsdauer mittels einer Einspritzpumpe über einen in die Vena femoralis eingeführten Katheter injiziert. Anfänglich wurden die verabreichten Pharmakamengen mehrfach variiert, um die therapeutisch sinnvollen Einzel- bzw. Kombinationsdosen zu ermitteln. Der Abstand zwischen den einzelnen Injektionen betrug 30 min; nach diesem Zeitraum waren die registrierten Parameter wieder auf ihren Ausgangswert zurückgekehrt oder hatten einen neuen Ruhewert erreicht.

Die rasche Injektion von Pilocarpin allein in der Testdosis von 0,2 mg/kg KG führte zu den erwarteten Veränderungen. Die Abb. 1a gibt einen typischen Verlauf wieder: Es kam in allen Fällen in der 1. min zu einem kurzdauernden Blutdruckabfall von durchschnittlich systolisch 20% und diastolisch 37%, danach zu einem Wiederanstieg, oft zunächst über den Ausgangswert hinaus, nach spätestens 3 min war der Ruhewert wieder erreicht. Der ZVD nahm im Durchschnitt um 3,4 cm H_2O zu; die Herzfrequenz sank eindeutig ab. Bei der Atemfrequenz war in

75% der Fälle ein deutlicher Anstieg zu beobachten. — Bei nachfolgenden Injektionen, selbst von höheren Pilocarpindosen bei denselben Versuchstieren, war auffällig, daß sich die Veränderungen zwar gleichsinnig verhielten, mit jeder weiteren Injektion deren Ausmaß aber geringer wurde. Ebenso nahm die Pilocarpinwirkung auf die Herzkreislaufparameter bei Verlängerung der Injektionsdauer ab, wie die Abb. 1b zeigt.

Die rasche Injektion von Isoproterenol bewirkte folgende Reaktionen: In der Mehrzahl der Fälle kam es innerhalb der 1. min zu einer Vergrößerung der Blutdruckamplitude mit Anstieg des systolischen und Abfall des diastolischen Drucks, der Mitteldruck blieb jedoch nahezu konstant. Der ZVD nahm leicht ab, die Herzfrequenz war bei zwei Drittel der Fälle durchschnittlich 9% höher als der Ausgangswert; die Atemfrequenz reagierte unterschiedlich. Im Gegensatz zu Pilocarpin war bei wiederholten Isoproterenolinjektionen keine Adaptation zu erreichen.

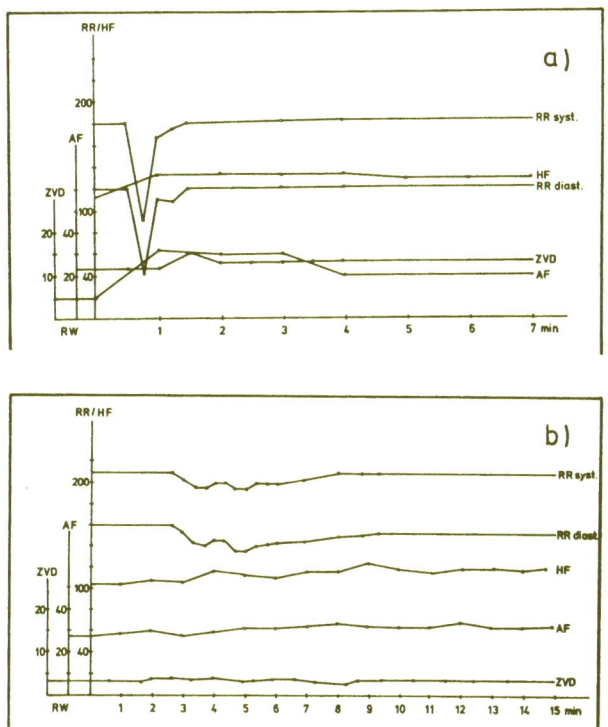

Abb. 1. a) Rasche Injektion von 0,2 mg/kg KG Pilocarpin; b) Injektion derselben Pilocarpinmenge über 6 min

Die dritte Versuchsserie diente der Ermittlung des optimalen Kombinationsverhältnisses von Pilocarpin und Isoproterenol, bei dem die negativen Wirkungen des Pilocarpins aufgehoben bzw. deutlich verringert waren. Wir fanden, daß bei Verabreichung von Pilocarpin-Isoproterenol im Verhältnis 200:1 über 6 min das Herzkreislaufsystem am wenigsten beeinträchtigt wurde. — In abschließenden Versuchen wurde dann diese Pharmakakombination immer in der genannten Relation, aber in jeweils doppelter Dosierung, bis maximal 1,6 mg/kg KG Pilocarpin bzw. 0,08 mg/kg KG Isoproterenol zur Kontrolle appliziert (Abb. 2a und b). Es bestätigte sich, daß die depressorischen Wirkungen des Pilocarpins zwar noch nachweisbar waren, jedoch eindeutig reduziert werden konnten. So betrug die durchschnittliche Blutdrucksenkung systolisch nur 7,6% und diastolisch 9%, im

Vergleich zu 20% und 37% bei reinem Pilocarpin. Während bei Injektion von Pilocarpin allein regelmäßig ein Anstieg des ZVD zu verzeichnen war, trat dies bei der Kombination nur in 40% ein, und da auch nur vorübergehend, gefolgt von einem Abfall auf Werte unterhalb des Ausgangsniveaus. In den restlichen 60% bewirkte die Kombination entweder einen Abfall (30%) oder keine Veränderung (27%). Die durch Pilocarpin induzierte Wirkung auf die Herzfrequenz wurde durch die Kombination mit Isoproterenol nur unvollständig blockiert. Die durchschnittliche Abnahme verringerte sich von 38 auf 20 Schläge/min. Die Atemfrequenzsteigerung blieb unbeeinflußt.

Bei jedem Versuchstier kam es über die gesamte Versuchsdauer zu einer deutlichen Stimulierung des Speichelflusses. Die durchschnittlich über 4 bis 5 Std sezernierte Speichelmenge lag bei 256 g. Eine Adaptation bei wiederholter Injektion von Pilocarpin war hierbei nicht zu vermerken. Die Gewichtsabnahme betrug im Mittel 603 g, wobei Kot und Urin 196 g ausmachten und ein Flüssigkeitsverlust durch Schweißsekretion von 151 g errechnet wurde.

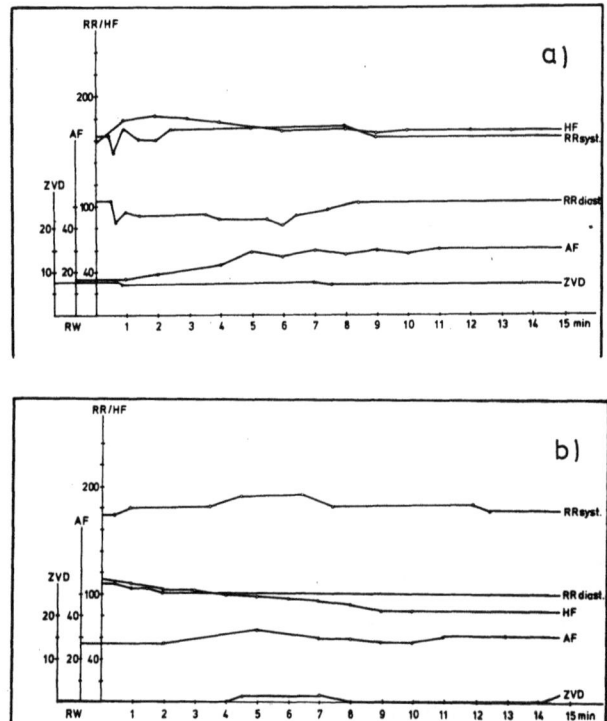

Abb. 2. Injektion verschiedener Pilocarpin-Isoproterenolkombinationen über 6 min; a) 0,8 mg pro kg KG Pilocarpin und 0,004 mg/kg KG Isoproterenol; b) 1,6 mg/kg KG Pilocarpin und 0,008 mg/kg KG Isoproterenol

Zusammenfassend läßt sich sagen, daß Pilocarpin die aus der Literatur [1, 2] bekannten Veränderungen der Herzkreislauffunktionen hervorruft. Nach Mehrfachinjektionen ist Tachyphylaxie zu beobachten. Eine erhebliche Verringerung der negativen Wirkungen auf Herz und Kreislauf ist einmal durch Verlängerung der Injektionsdauer, vor allem aber durch Applikation einer Pilocarpin-Isoproterenolkombination im Verhältnis 200:1, zu erreichen. Weder die Änderung des Injektionsmodus noch die Kombination mit Isoproterenol verringerte die schweiß- und speichelsekretorische Wirkung des Pilocarpins. Wahrscheinlicher ist diesbezüglich ein synergistischer Effekt bei Kombination der beiden Substanzen [3]. Die Ergebnisse dieser tierexperimentellen Untersuchung veranlaßten uns, in einer klinischen Studie an herz-kreislaufgesunden Probanden die Medikamentenkombination weiter zu erproben.

Literatur

1. Wilson, W. C.: Brain **57**, 422 (1934). — 2. Pinotti, O., Zatti, P.: Exp. Med. Surg. **7**, 311 (1949). — 3. Ohlin, P., J. oral Therap. Pharmacol. **2**, 376 (1966).

HENI, N., LENHARDT, G., GLOGNER, P. (Med. Univ.-Klinik, Freiburg): **Pharmakokinetik von Phenprocoumon (Marcumar®) bei Patienten mit Lebercirrhose und nach Induktionsbehandlung mit Phenobarbital**

Die Therapie mit oralen Antikoagulantien vom Cumarintyp ist bei vielen Erkrankungen indiziert. Häufig werden zusätzlich andere Medikamente verordnet, die eine Wechselwirkung auf die Cumarine ausüben. So verstärken Phenylbutazolderivate durch Verdrängung der Cumarine aus ihrer Eiweißbindung deren Wirkung. Es kommt zu einem Anstieg des freien, klinisch wirksamen Cumarinanteils. Ein ähnlicher Effekt wird auch bei Clofibrat angenommen. Es ist leicht verständlich, daß bei einer Proteinbindung des Marcumars von nahezu 99% (Hüthwohl et al. und Niedner et al.) ein Anstieg des freien Marcumars um nur wenige Prozent eine deutliche Erhöhung der klinischen Wirksamkeit bedeutet.

Herabgesetzt wird die Wirkung von Cumarinderivaten durch andere Pharmaka, so vor allem durch Barbiturate und Gluthethimid (Koch-Weser et al.). Durch Induktion des mikrosomalen arzneimittelabbauenden Enzymsystems in der Leber wird die Metabolisierung der Cumarine beschleunigt, die Serumhalbwertzeit verkürzt und die freie Konzentration und damit auch die Wirksamkeit gesenkt. Der Verlust der klinischen Wirksamkeit kann durch Anstieg der Prothrombinzeit nachgewiesen werden.

Mit Hilfe einer von uns entwickelten gaschromatographischen Nachweismethode konnten wir zeigen, daß die Serumhalbwertzeit von Marcumar bei gesunden Versuchspersonen ca. 155 Std beträgt und die Ausscheidung im Urin zu über 90% als Glucuronid erfolgt (Heni et al., Glogner et al.). Auf Grund der extrem hohen Eiweißbindung beträgt das Verteilungsvolumen nur ca. 6,5 Liter, was bedeutet, daß nahezu das gesamte verabreichte Marcumar an Serumproteine gebunden ist (Gugler et al.).

Wir untersuchten, ob nach Vorbehandlung mit Phenobarbital ähnlich wie bei Warfarin und anderen Cumarinen auch die Serumhalbwertzeit von Marcumar beeinflußt wird. Hierfür gaben wir insgesamt 6 Patienten, die wegen eines Herzinfarktes stationär behandelt wurden, 4 Tage vor Versuchsbeginn täglich 3 × 100 mg Luminal. Am 5. Tag wurde einmalig 20 mg Marcumar intravenös injiziert. Die Laborwerte von Harnstoff und Creatinin, der Transaminasen einschließlich der alkalischen Phosphatase und LAP lagen zum Zeitpunkt der Untersuchung im Normbereich.

Wie aus Abb. 1 ersichtlich ist, kommt es bei mit Luminal vorbehandelten Patienten zu einer wesentlich rascheren Abnahme des Serumspiegels von Marcumar. Die Serumhalbwertzeit beträgt nur noch 70 Std gegenüber ca. 155 Std bei nicht vorbehandelten Kontrollpersonen. Die raschere und höhere Ausscheidung konnte durch Bestimmung von Marcumar im Urin bestätigt werden.

Zum Ausschluß, ob es sich bei der rascheren Ausscheidung von Marcumar nach Phenobarbitalvorbehandlung nicht zusätzlich um eine Verdrängung aus der Serumeiweißbindung handelt, haben wir Gleichgewichtsdialyseuntersuchungen durchgeführt.

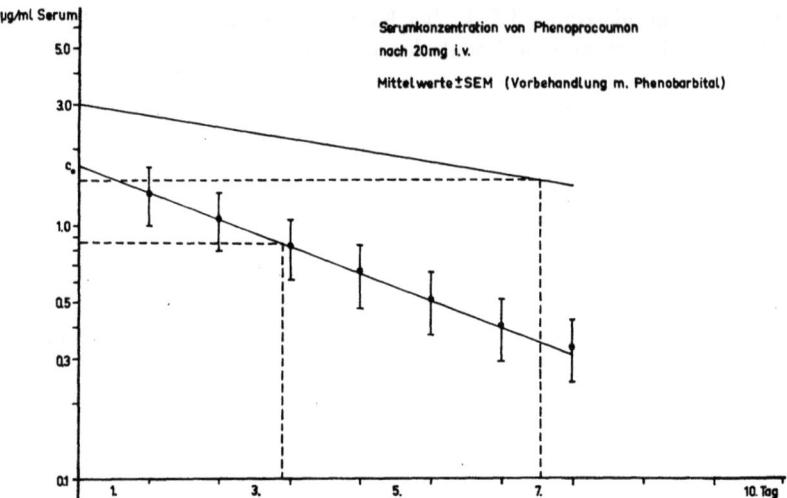

Abb. 1. Serumkonzentration von Phenprocoumon nach Vorbehandlung mit 3mal 100 mg Luminal. Obere Kurve Mittelwerte gesunder Kontrollpersonen (n = 4), untere Kurve Luminalvorbehandelte Patienten (n = 6)

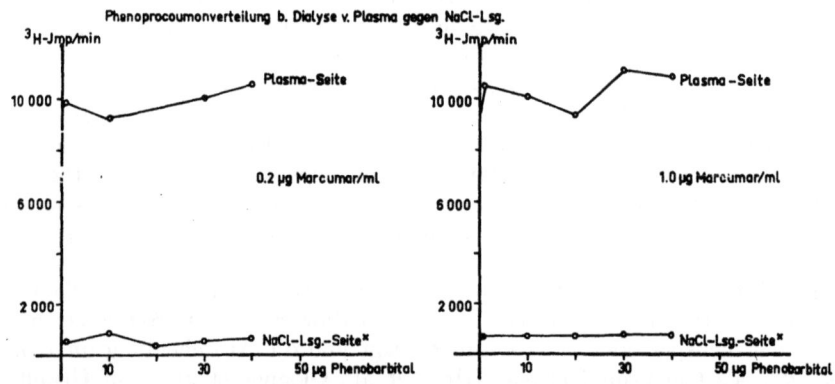

Abb. 2a. Gleichgewichtsdialyse Phenprocoumon/Phenobarbital (verschiedene Phenprocoumonkonzentrationen, 0,2 und 1 µg und je 10000 Imp./min ^{3}H-Phenprocoumon sowie steigende Konzentrationen Phenobarbital)

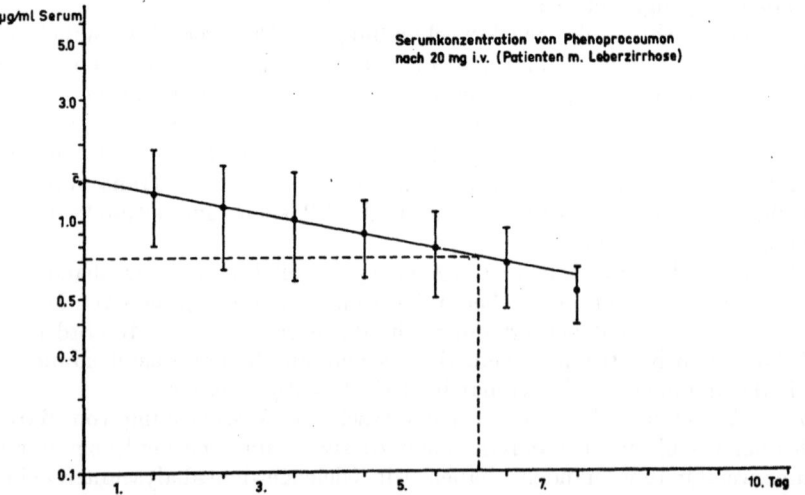

Abb. 2b. Serumhalbwertszeit von Phenprocoumon bei Patienten mit Lebercirrhose (n = 5)

Es zeigte sich dabei deutlich (Abb. 2a), daß auch bei der 50- bzw. 250fachen Phenobarbitalkonzentration keine Verdrängung des Marcumars von den Serumproteinen stattfindet. Die Untersuchungen wurden mit 2 verschiedenen Marcumarkonzentrationen durchgeführt (0,2 und 1 µg).

Im zweiten Teil sei auf unsere Untersuchungen bei Patienten mit Lebercirrhose eingegangen. Die Leber als wesentlichstes Organ des Arzneimittelabbaues garantiert auch bei chronischer Hepatitis und Lebercirrhose eine unveränderte Ausscheidung der meisten Pharmaka. Lediglich bei Isoniazid, Meprobamat, Rifampicin und fraglich bei Phenylbutazol konnte bei Leberkranken ohne Vorbehandlung mit anderen Pharmaka eine Verlängerung der Serumhalbwertzeit nachgewiesen werden (Levi et al., Rahn). Bei der wesentlich längeren Serumhalbwertzeit und stärkeren Bindung an Serumproteine von Marcumar im Vergleich zu den anderen Cumarinderivaten interessiert daher die Frage, ob die Serumhalbwertzeit bei Leberschäden verlängert ist.

Bei 4 unserer Patienten handelte es sich um eine floride, histologisch gesicherte alkoholische Lebercirrhose mit zum Teil deutlicher Erhöhung der Transaminasen, pathologischer Bromthaleinretention und normaler Nierenfunktion. Bei 1 Patienten handelte es sich um eine schwere chronisch aggressive Hepatitis mit Übergang in eine Cirrhose. Alle Patienten erhielten keine Medikation. Man erkennt deutlich (Abb. 2b), daß es bei den von uns untersuchten Patienten mit Lebercirrhose zu keiner Erhöhung der Serumhalbwertzeit von Marcumar kommt. Die Serumhalbwertzeit beträgt 137 Std. Bei 1 Patienten fand sich eine deutlich erniedrigte Halbwertzeit von 110 Std. Eine nachträgliche Befragung ergab eine nicht verordnete Einnahme von Schlafmitteln, die diesen Befund erklärt.

Abschließend seien die Befunde nochmals kurz zusammengefaßt. Nach Vorbehandlung mit Phenobarbital kommt es zu einer deutlichen Verkürzung der Serumhalbwertzeit von Marcumar von ca. 155 Std auf 70 Std. Durch Gleichgewichtsdialyse konnte gezeigt werden, daß dieser Effekt nicht durch Verdrängung des Marcumars aus seiner Serumeiweißbindung bewirkt wird. Vielmehr muß ein rascherer Abbau durch Stimulierung des mikrosomalen arzneimittelabbauenden Enzymsystems der Leber angenommen werden. Bei Patienten mit florider Lebercirrhose tritt dagegen keine Verlängerung der Serumhalbwertzeit ein.

Literatur

Gugler, R., Dengler, H. J.: Klin. Wschr. **51**, 1081 (1973). — Heni, N., Glogner, P.: Naunyn-Schmiedebergs Arch. Pharmak. **277**, R 29 (1973). — Glogner, P., Heni, N.: Verh. dtsch. Ges. inn. Med. **79**, 1308 (1973). — Hüthwohl, B., Jähnchen, E.: Naunyn-Schmiedebergs Arch. Pharmak. **273**, 204 (1972). — Koch-Weser, J., Sellers, E. M.: New Engl. J. Med. **285**, 487, 547 (1971). — Levi, A. J., Sherlock, S., Walker, D.: Lancet **1968 I**, 1275. — Niedner, R., von Oettingen, U., Meyer, Fr.: Int. J. clin. Pharmacol. **8**, 160 (1973). — Rahn, K. H.: Klinik der Gegenwart **8**, E1 (1973).

MARTIN, M. (Aggertalklinik, Klinik für Gefäßerkrankungen, Engelskirchen bei Köln): **Die quantitative Streptokinasebestimmung im Plasma; eine neue Methode zur Überwachung der fibrinolytischen Behandlung**

In der Regel wird die Streptokinasebehandlung durch die Beobachtung indirekter Parameter wie Fibrinogenabfall, Plasminogenabfall, Thrombinzeit- oder PTT-Verlängerungen kontrolliert. Diese genannten Tests besitzen den Nachteil der Unspezifität. Aus diesem Grund und auch aus dem allgemeinen Gesichtspunkt heraus, daß es immer wünschenswert ist, eine in vivo zugeführte Substanz quan-

---

Technische Assistenz: H. Auel, MTA.

titativ im Blut zu verfolgen, wurde eine einfache und schnell durchzuführende Streptokinasebestimmung im Plasma ausgearbeitet. Unseres Wissens gibt es eine derartige Kontrollmöglichkeit bisher nicht. Der ursprünglich von Christensen (1949) angegebene und auch heute noch zur Standardisierung von Streptokinase benutzte Dilutionstest ist nur für Messungen in wäßrigen Lösungen, nicht aber für Konzentrationsmessungen im Plasma konzipiert.

Technisches Vorgehen: Zur Ermittlung einer Eichkurve wurden 0,10 ml einer 1000 mg-%igen, plasminogenhaltigen Rinderfibrinogenlösung (Behringwerke AG, Marburg/Lahn), 0,05 ml einer EDTA-haltigen Euglobulinlösung (Euglobulin von 5 ml Plasma wurde in 0,9 ml Michaelispuffer pH 7,4 und 0,1 ml 5%iger EDTA-Lösung gelöst), 0,05 ml dreier Streptokinase-Eichlösungen (mit Ansätzen von 2 E, 5 E und 20 E/ml physiologischer Kochsalzlösung) und 0,05 ml einer Thrombinlösung von 16 E/ml in eine Tuberkulinspritze aufgezogen und dieses Gemisch schnell in eine Stahlküvette ausgeblasen. Die Gerinnung und Wiederauflösung der Testgerinnsel wurde im Thrombelastographen (Hellige, Freiburg/Br.) registriert. Bei Eintragen der Streptokinasekonzentration auf der Abszisse und der

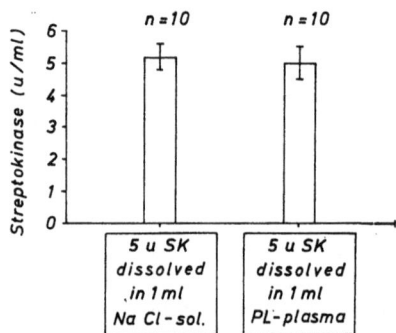

Abb. 1. Quantitative Streptokinasebestimmung in physiologischer Kochsalzlösung und in antistreptokinasefreiem Plasma („PL-Plasma") von 10 verschiedenen Pat. In 10 der Kochsalz- bzw. Plasmaansätze waren je 5 E Streptokinase vorgegeben worden. Anschließend Ermittlung der (unter Benutzen jeweils neuer Eichkurven) sich ergebenden Streptokinasekonzentration

Lysezeit auf der Ordinate eines doppelt-logarithmischen Papiers ergab sich eine annähernd gerade verlaufende Eichkurve. Zur eigentlichen quantitativen Streptokinasebestimmung wurde folgende Mischung in die Tuberkulinspritze aufgezogen: 0,10 ml Rinderfibrinogenlösung, 0,05 ml EDTA-Euglobulinlösung, 0,05 ml unverdünntes Patientenplasma mit unbekanntem Streptokinasegehalt und 0,05 ml Thrombinlösung. Die Lysezeit wurde wiederum im TEG registriert. Unter Verwendung der Eichkurve konnte über die Lysezeit unmittelbar auf die Streptokinasekonzentration im Plasma geschlossen werden.

Im Rahmen eines derartigen Vorgehens schienen folgende 2 Fragen wichtig: 1. Wie groß ist die methodische Fehlerbreite? 2. Ist es erlaubt, die Eichkurve unter Verwendung von Streptokinase in *Kochsalzlösung* zu erstellen und die anschließende Messung einer Streptokinasemenge im *Plasma* vorzunehmen? Zur Beantwortung dieser Fragen dienten die folgenden Versuche:

10 verschiedene Eichkurven wurden unter Verwendung von 10 verschiedenen Fibrinogenansätzen und 10 differenten Euglobulinpräparationen konstruiert und der Gehalt einer konstanten Streptokinasekonzentration von 5 E/ml an diesen Eichkurven ausgetestet. Hierbei ergab sich ein Mittelwert von M = 5,2 E/ml und eine Streuung von s = ± 0,44 E/ml. Ein ähnlicher Versuch wurde durchgeführt, jedoch mit dem Unterschied, daß 5 E Streptokinase nicht in Kochsalzlösung,

sondern in 10 antistreptokinasefreien Plasmen (d. h. wenige Stunden nach Beendigung der Lyse gewonnene Plasmen, „PL-Plasmen") gelöst und an Hand der Eichkurven zur Austestung kamen. Das Ergebnis (Abb. 1) glich vollständig dem Vorversuch mit Kochsalzlösung. Wir erhielten einen Mittelwert von 4,8 E/ml und eine mittlere Abweichung von s = ± 0,47 E/ml. Damit war bewiesen, daß einzelne, bei verschiedenen Patienten unterschiedlich ausfallende Plasmaparameter wie Fibrinogen, Thrombozyten, Antiplasmin, Plasminogen, Gerinnungsfaktoren usw. keinen störenden Einfluß auf den hier vorgestellten Test besaßen. Die Ursache für eine derartige Indifferenz des Systems gegenüber unterschiedliche plasmatische Gerinnungsfaktoren- und Thrombozytenaktivitäten dürfte auf der EDTA-Beimengung im Standardgerinnsel beruhen (Zucker u. Borelli, 1958; Göttinger u. Vinazzer, 1964). Plasminogenschwankungen in den Patientenplasmen spielten auf Grund des hohen Gehalts an Humanplasminogen im Testgerinnsel

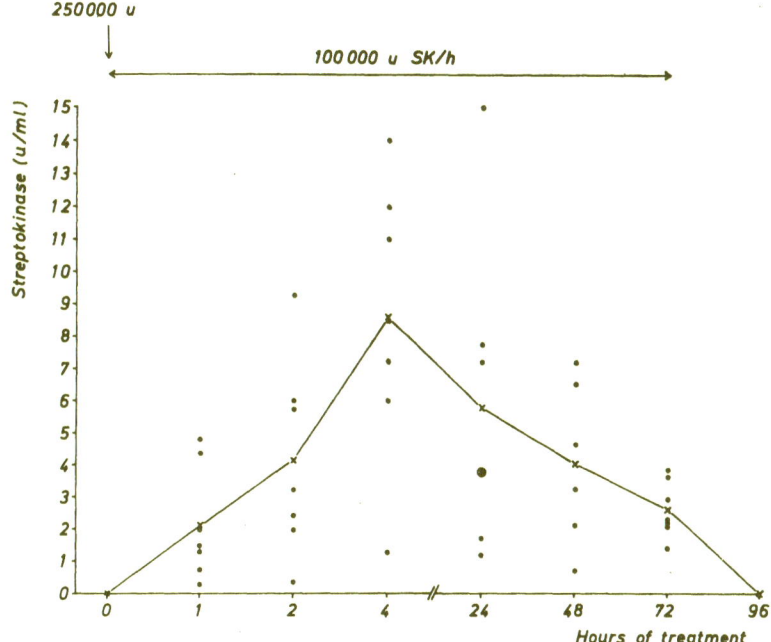

Abb. 2. Aufzeichnung des Streptokinasekonzentrationsverlaufs bei 7 Pat. unter einer 3tägigen fibrinolytischen Behandlung. Die Initialdosis (in 20 min gegeben) betrug in allen Fällen 250000 E Streptokinase, die stündliche Erhaltungsdosis 100000 E Streptokinase

keine Rolle. Antiplasmine im Plasma waren ebenfalls kein Störfaktor — wahrscheinlich, weil das unter Einfluß der Streptokinase gebildete Rinderplasmin in Gegenwart von Fibrin zum letzteren hin abgelenkt wurde. Eine weitere, für die Beurteilung der Methode wichtige Beobachtung war der Befund, daß Plasminämien, wie sie zu Beginn und am Ende einer Streptokinasebehandlung beobachtet werden, stets unterhalb einer mit der Streptokinasebestimmung interferierenden Konzentration lagen.

Das hier beschriebene Vorgehen wurde bei 7 Patienten zur Kontrolle der Streptokinasebehandlung eingesetzt. Die Dosierung war schematisch gehalten mit 250000 E Streptokinase als Initialdosis und 100000 E Streptokinase als stündliche Erhaltungsdosis. Alle 7 getesteten Patienten zeigten einen charakteristischen Konzentrationsverlauf (Abb. 2). 4 Std nach Therapiebeginn fanden sich Streptokinasekonzentrationen um 9 E/ml Plasma. Danach kam es trotz gleichmäßiger Streptokinasezufuhr zu einem kontinuierlichen Absinken auf 6 E, 4 E und 3 E/ml. Dieser Abfall war bei jedem Einzelfall reproduzierbar.

Als Ursache für derartige, unter der Fibrinolyse zunehmende Resistenz gegen Streptokinase könnte ein ansteigender Antistreptokinasetiter angenommen werden. Diese Hypothese war jedoch nicht aufrechtzuerhalten, da 2 bis 5 Std nach Absetzen der Infusion keine Antistreptokinaseäquivalente im Plasma von 10 daraufhin geprüften Patienten nachweisbar waren. Als andere, eher mögliche Erklärung für den kontinuierlichen Streptokinaseschwund unter der Infusion könnte eine bei längerdauernder Therapie zunehmend beschleunigt ablaufende Metabolisierung der Streptokinase diskutiert werden.

Literatur

Christensen, L. R.: J. clin. Invest. 28, 163 (1949). — Zucker, M. B., Borelli, J.: J. appl. Physiol. 12, 453 (1958). — Göttinger, E., Vinazzer, H.: Thrombos. Diathes. haemorrh. (Stuttg.) 11, 513 (1964).

PITTERMANN, E., GANZINGER, U., STACHER, A., MOSER, K., RAINER, H., DEUTSCH, E. (Ludwig Boltzmann-Institut für Leukämieforschung und Hämatologie, Hanusch Krankenhaus u. I. Med. Univ.-Klinik, Wien): **Zur biochemischen Differenzierung leukämischer und normaler Zellen**

Nach bisher vorliegenden Literaturangaben erscheint es, daß die Umkehr des Flusses der genetischen Information, also die Übertragung von RNA und DNA, durch das Enzym reverse Transkriptase in RNA-Viren spezifisch für Onkogenität ist [6] und in eukaryoten Zellen nur in embryonalen oder Tumorzellen aufgefunden werden kann.

Die Ätiologie der menschlichen Leukämie ist bisher unbekannt. Aus den verschiedensten Überlegungen wird jedoch ein onkogenes RNA-Virus als mögliche Ursache dieser Erkrankung diskutiert.

Die Suche nach RNA-Viruspartikel in Leukämiezellen ist bisher jedoch durchwegs negativ verlaufen. Da offensichtlich der Virusnachweis mit den heutigen Methoden noch nicht gelingt, könnte der Nachweis eines viralen Enzyms mit den chemischen Eigenschaften des Temin-Baltimore-Enzyms [1, 19] hierfür eine sensitivere Nachweismethode darstellen.

Ergebnisse

In einer vorausgegangenen Publikation [14] haben wir über eine chromatographische Anreicherung von DNA-Polymeraseaktivitäten berichtet. Wir fanden dabei Aktivitäten, welche DNA oder synthetische Desoxyhomopolymere als Template für die DNA-Synthese heranziehen können (D-DNA-Polymerase).

Nach ihrer Elutionsfolge von der Phosphozellulose im Verlauf der chromatographischen Anreicherung und entsprechend der Nomenklatur von Gallo [7] haben wir die beiden Gipfel dieser DNA-Polymerasen DNA-Polymerase I und DNA-Polymerase II genannt. Darüber hinaus fanden sich DNA-Polymeraseaktivitäten, welche offensichtlich natürliche Ribonukleinsäuren oder synthetische RNA-DNA-Hybride als Template für die DNA-Synthese benötigen. Diese Aktivitäten wurden als R-DNA-Polymeraseaktivitäten bezeichnet.

In der Folge waren wir bestrebt, nunmehr nachzuweisen, daß in Leukämiezellen, wie es nach chromatographischen Kriterien der Sephadex-Chromatographie vermutet wurde, tatsächlich zumindest 3 verschiedene DNA-Polymerasen vorliegen.

In Abb. 1 wird gezeigt, daß diese Enzyme verschiedene pH-Optima aufweisen. Das pH-Optimum der Polymerase I liegt bei 8,6, das der Polymerase II bei 8,2 und das der R-DNA-Polymerase bei 7,8. In gleicher Weise konnten auch für diese DNA-Polymeraseaktivitäten unterschiedliche optimale Mg^{++}-Konzentrationen ermittelt werden. Die optimale Konzentration der Polymerase I liegt bei 12 mM, die der Polymerase II bei 8 mM. Für die reverse Transkriptase wurde zwar ermittelt, daß die Anwesenheit eines bivalenten Kations ebenfalls unbedingt notwendig war, die Reaktion war jedoch auf Verschiebungen der Magnesiumkonzentration relativ unempfindlich.

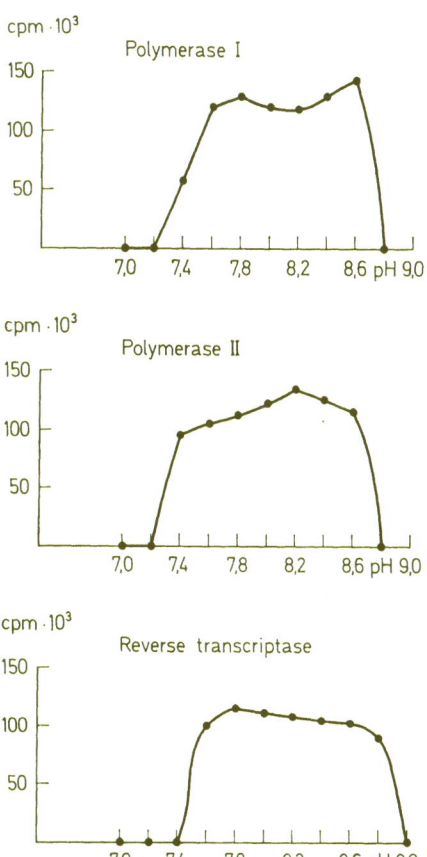

Abb. 1. Bestimmung des pH-Optimums der Polymerase I, II und der reversen Transkriptase aus Leukämiezellen. Der Testansatz (120 µl) enthielt: 50 mM Tris, pH 7 bis 8,8; 10 mM $MgCl_2$, 80 mM KCl, 5 mM DTT, 100 µg Serumalbumin, 10 µg Template, 80 µM von dATP, dCTP, dGTP und TTP sowie 0,8 µCi ^{14}C-TTP. Ferner wurden 20 µl der Enzymlösung zugegeben und das Inkubationsgemisch 30 min bei 37 °C inkubiert. 100 γl Aliquote wurden nach Abschluß der Inkubationsperiode entnommen, auf Whatmann-3-MM-Filterpapiere pippetiert, gewaschen [14] und gezählt

Ein ähnlicher Befund konnte auch hinsichtlich der Inkubationstemperatur ermittelt werden. Polymerase I zeigte dabei bei der Temperaturerhöhung von 30 auf 40 °C eine deutliche Aktivitätszunahme, die Zunahme ist für die Polymerase II geringer ausgeprägt und am geringsten für die reverse Transkriptase. In einer früheren Publikation haben wir darüber hinaus noch zeigen können, daß gewisse Distamycin- und Rifamycinderivate zwischen diesen 3 Polymerasen unterscheiden können und die Aktivität der Enzyme unterschiedlich beeinflussen [14]. Gemeinsam ist allen 3 Enzymen lediglich das Endprodukt der Reaktion, DNA.

Die Templatecharakteristika der Enzyme ergaben gewisse Analogien zwischen Polymerase I und II, insofern, als beide Enzyme DNA ablesen können und mit dA · Td$_{10}$ bei Anwesenheit von 10 mM MgC 1$_2$ höhere Inkorporationsraten als mit rA · dT$_{10}$. Wie mit der einsträngigen Phagen-RNA Q$_\beta$ + oligo dT als Template gezeigt werden konnte, ergibt sich bei Verwendung von ^{14}C-TTP eine offensichtliche Inkorporation in das säurefällbare Präzipitat bei Polymerase I und II. Unter Verwendung einer Doppelmarkierung mit ^{14}C-TTP und ^{3}H-dGTP kann aber ein Einbau beider Substanzen, nämlich von ^{3}H und ^{14}C in das fällbare Präzipitat, nur

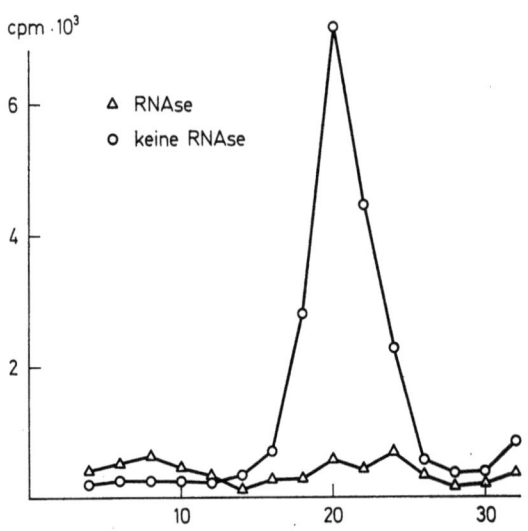

Abb. 2. Bestimmung der RNAse-Sensitivität der TTP-^{14}G-Inkorporation in das TCA-fällbare Präzipitat. Der lösliche Extrakt aus Zellen eines Patienten mit chronisch lymphatischer Leukämie wurde auf einen Glyzeringradienten (20 bis 60%) geschichtet und im SW-40 Rotor der Ultrazentrifuge Christ Omega II bei 100000 × g zentrifugiert. Anschließend wurden die einzelnen Fraktionen durch Ausstopfen des Röhrchens gesammelt, mit Q$_\beta$ RNA + dT versetzt und eine Versuchsreihe mit RNAse vorinkubiert, zur anderen Versuchsreihe wurde keine RNAse zugesetzt. Nach dieser 30minütigen Vorinkubationsperiode wurde ein Standardpolymeraseansatz der mit und ohne RNAse vorinkubierten Fraktionen durchgeführt. Das Ergebnis dieses Versuches wird oben wiedergegeben; die Kreise symbolisieren die Versuchsreihe ohne RNAse-Zusatz; zu den Fraktionen, die durch Dreiecke wiedergegeben werden, wurde RNAse zugesetzt. Auf der Abszisse sind die Fraktionsnummern, auf der Ordinate die mit dem Polymeraseansatz gemessenen cpm wiedergegeben. Für methodische Details vgl. Zitat [14]

mit Hilfe der reversen Transkriptase beobachtet werden. Dieser Befund spricht dafür, daß die reverse Transkriptase leukämischer Zellen tatsächlich dazu fähig ist, heteropolymere RNA-Anteile in eine komplementäre DNA-Sequenz zu übersetzen. Wie in der Abb. 2 gezeigt wird, ist im Falle der reversen Transkriptase die Inkorporation in DNA auch tatsächlich RNAse-sensitiv.

Überblickt man die vorgestellten Befunde leukämischer Zellen im Gegensatz zu normalen Zellen, so erkennt man, daß in Leukämiezellen ein Enzym — die reverse Transkriptase — nachgewiesen werden kann, welches bisher niemals in normalen reifen Blutzellen oder stimulierten Blasten gezeigt werden konnte. Dieses Enzym war bei allen Leukämieformen und in einem sehr hohen Prozentsatz auffindbar.

Diese Möglichkeit der biochemischen Differenzierung leukämischer und normaler Zellen eröffnet neue Ausblicke, für klinische Fragen über Leukämiediagnostik, Remissionsphasen und Differenzialdiagnostik reproduzierbare biochemische Kriterien einzusetzen.

Literatur

1. Baltimore, D.: Nature (Lond.) **226**, 1209 (1970). — 2. Baxt, W., Hehlmann, R., Spiegelman, S.: Nature (Lond.) New Biol. **240**, 72 (1972). — 3. Bobrow, S. N., Smith, R. G., Reitz, M. S., Gallo, R. C.: Proc. nat. Acad. Sci. (Wash.) **69**, 3228 (1972). — 4. Brown, R. D., Tocchini Valentini, G. P.: Proc. nat. Acad. Sci. (Wash.) **69**, 1746 (1972). — 5. Gallo, R. C., Yang, S. S., Ting, R. C.: Nature (Lond.) **238**, 927 (1970). — 6. Gallo, R. C.: Nature (Lond.) **234**, 194 (1971). — 7. Gallo, R. C., Smith, R. G., Sarin, P. S., Sarngadharan, M. G., Reiz, M. S., Bobros, S.: DNA replication in normal cells, in neoplastic cells and in RNA tumor viruses. In: Metabolism of erythrocytes, leucocytes and thrombocytes. (Deutsch, E., Gerlach, E., Moser, K., Wilmans, W., Eds.). Stuttgart: Thieme. — 8. Goodman, N. C., Spiegelman, S.: Proc. nat. Acad. Sci. (Wash.) **68**, 2203 (1971). — 9. Hehlmann, R., Kufe, D., Spiegelman, S.: Proc. nat. Acad. Sci. (Wash.) **69**, 1727 (1972). — 10. Kacian, D. L., Watson, K. F., Burny, A., Spiegelman, S.: Biochim. biophys. Acta (Amst.) **246**, 365 (1971). — 11. Lee Huang, S., Cavalieri, L.: Proc. nat. Acad. Sci. (Wash.) **50**, 1116 (1963). — 12. Loeb, L. A., Agarwal, S., Woodside, A. M.: Proc. nat. Acad. Sci. (Wash.) **61**, 827 (1968). — 13. Penner, P. E., Cohen, L. H., Loeb, I. A.: Nature (Lond.) New Biol. **232**, 58 (1971). — 14. Rainer, H., Höcker, P., Pittermann, E., Stacher, A., Deutsch, E., Moser, K.: Acta haemat. (Basel) (eingereicht). — 15. Sarngadharan, S., Prem, M., Reitz, S., Gallo, R. C.: Nature (Lond.) New Biol. **240**, 67 (1972). — 16. Schlom, J., Spiegelman, S., Moore, D.: Nature (Lond.) **231**, 97 (1971). — 17. Schlom, J., Spiegelman, S.: Science **175**, 542 (1972). — 18. Spiegelman, S., Burny, A., Das, M. R., Keydar, J., Schlom, J., Travnicek, M., Watson, K.: Nature (Lond.) **228**, 430 (1970). — 19. Temin, H. M., Mizutani, S.: Nature (Lond.) **226**, 1211 (1970).

Moser, K., Rainer, H., Deutsch, E., Pittermann, E., Höcker, P., Stacher, A. (I. Med. Univ.-Klinik u. Ludwig-Boltzmann-Institut für Leukämieforschung und Hämatologie, Wien): **Reverse Transcriptaseaktivitäten bei Präleukämie**

In leukämischen Zellen findet man außer den DNA-abhängigen DNA-Polymerasen auch eine RNA-abhängige Polymerase, reverse Transcriptase, die bisher von unserer Arbeitsgruppe und den Arbeitsgruppen um Spiegelman und Gallo nachgewiesen werden konnte. Unter bestimmten biochemischen Kriterien gemessen konnte dieses Enzym bisher nicht in normalen Blutzellen oder PHA-stimulierten Blasten gefunden werden. Die reverse Transcriptase konnte bisher sowohl bei chronisch lymphatischer, chronisch myeloischer als auch akuter Leukämie nachgewiesen werden. Unserer Arbeitsgruppe ist es erstmalig gelungen, die reverse Transcriptase auch bei der Präleukämie nachzuweisen.

Wie allgemein bekannt, ist die akute Leukämie ein klar definiertes Krankheitsbild. Sie ist in ihren morphologischen Details sehr vielfältig, ist aber durch die Untersuchung von Knochenmark und peripherem Blut meist ohne Schwierigkeiten zu diagnostizieren. Anders ist es mit der Präleukämie, einem Begriff, den Block u. Mitarb. im Jahre 1953 erstmalig in die Klinik eingeführt haben. Dieser Begriff kann Syndrome, deren wesentliche Merkmale eine periphere Zytopenie wie Anämie, Neutropenie, Thrombozytopenie, Bizytopenie und Panzytopenie sowie eine sideroachrestische Anämie umfassen. Das Knochenmark kann hyperplastisch, aber auch hypoplastisch sein, ist aber durchwegs verändert. Heimpel u. Bauke ermittelten aus 82 Fällen des Schrifttums und 4 eigenen Fällen 23mal eine Panzytopenie, 27mal eine Bizytopenie und 36mal eine isolierte Störung eines Systems. Böhnel u. Stacher sowie Groß, Hellriegel u. Heller kamen in ihren eigenen Beobachtungen von Fällen mit Präleukämie zu ähnlichen Ergebnissen.

Das Syndrom Präleukämie ist von der Klinik her bisher nicht exakt definierbar. Erst in einem späteren Stadium der Erkrankung, beim Auftreten der Leukämie, ist man sicher, daß eine Präleukämie bestand.

Wir konnten im letzten Jahr 2 Fälle beobachten, wo wir im Blutplasma bzw. in den Leukozyten die reverse Transcriptase in einem Stadium nachweisen konnten, wo mit den üblichen klinischen Untersuchungen kein sicherer Anhaltspunkt für eine Leukämie vorhanden war.

Der erste Patient war 46 Jahre alt und wurde im August des vergangenen Jahres im Krankenhaus aufgenommen, da er über Müdigkeit sowie subfebrile Temperaturen klagte. Bei der klinischen Untersuchung konnte keine Vergrößerung von Lymphknoten nachgewiesen werden, auch Leber und Milz waren nicht vergrößert. Die hämatologische Untersuchung (Abb. 1)

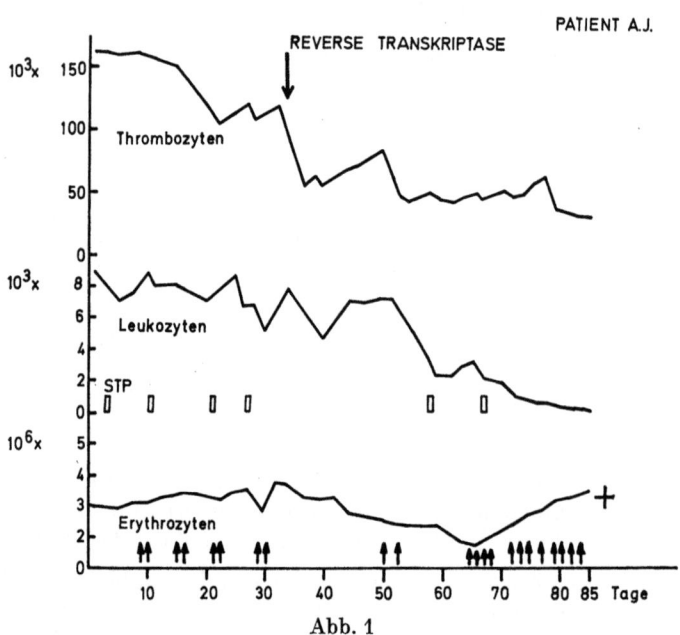

Abb. 1

Tabelle. Template (Primer) Charakteristika der RNA-abhängigen DNA-Polymerase im Plasma der Patientin B. E. und in den Leukozyten des Patienten A. J. (Trinukleotidinkorporation in pMol/Std/µg Protein)

Template	Patientin B. E.	Patient A. J.
$rA \cdot dT_{10}$	17,2	827,3
$dA \cdot dT_{10}$	5,3	87,6
$rA \cdot rU$	7,2	102,5
Q_β RNA + $dT_{12 \cdot 18}$ ^{14}C-TTP	0,043	2,8
Q_β RNA + $dT_{12 \cdot 18}$ ^{3}H-dGTP	0,01	1,4

ergab eine Anämie, die Zahlen der Leukozyten und Thrombozyten waren unauffällig. Das Sternalmark war überaus zellarm, im Ausstrich fanden sich vorwiegend Erythroblasten, einige Neutrophile, weiters Lymphozyten und auch einzelne nicht exakt einstufbare mononukleäre Zellen. Unter der vorläufigen Diagnose einer Panmyelopathie wurde er mit Kortikoiden, Anabolika und Bluttransfusionen behandelt, ohne daß sich in den nächsten 3 Wochen eine Änderung des Krankheitsbildes ergab. Da der Verdacht auf eine Präleukämie vorlag, wurde nach der reversen Transcriptase gesucht und diese tatsächlich in den am 30. Krankheitstage mit der Zellzentrifuge (Aminco) gewonnenen Zellen gefunden. Die Tabelle zeigt die Templatecharakteristika der RNA-abhängigen DNA-Polymerase des Patienten A. J. Mit Hilfe mehrerer chromatographischer Reinigungsschritte und Affinitätschromatographie konnten wir einen hohen Grad der Reinigung der reversen Transcriptase erzielen. 3 Wochen nach dem Nachweis der reversen Transcriptase in den Blutzellen entwickelte sich das Vollbild einer akuten Leukose.

Die zweite von uns beobachtete Patienten war 37 Jahre alt. Sie wurde nach Auftreten eines grippalen Infektes mit hohem Fieber, starker Beeinträchtigung des Allgemeinbefindens, Blässe, Müdigkeit an der Klinik aufgenommen. Bei der Untersuchung zeigten die Lymphknoten keine Vergrößerung, die Milz konnte nicht palpiert werden. Wir fanden (Abb. 2) eine Anämie, Leukopenie und Thrombozytopenie, wobei in den Erythrozyten eine verminderte Aktivität der Glutathionreduktase bestand. Im Sternalmark waren vorwiegend Vorstufen der roten Reihe mit den Zeichen megaloblastischer Reifungsstörung nachzuweisen, die Granulopoese zeigte eine leichte Linksverschiebung. Wegen der Panzytopenie wurden Corticoide und Anabolika verabreicht, die das Zustandsbild nicht beeinflußten. Auch hier waren laufend Bluttransfusionen erforderlich. 5 Monate nach Krankheitsbeginn wurde im Plasma eine reverse Transcriptase gefunden. In Tabelle 1 sehen Sie die nach der Reinigung des Enzyms gefundenen Templatecharkateristika der reversen Transcriptase. Kurze Zeit später entwickelte sich eine akute POX-positive Leukose.

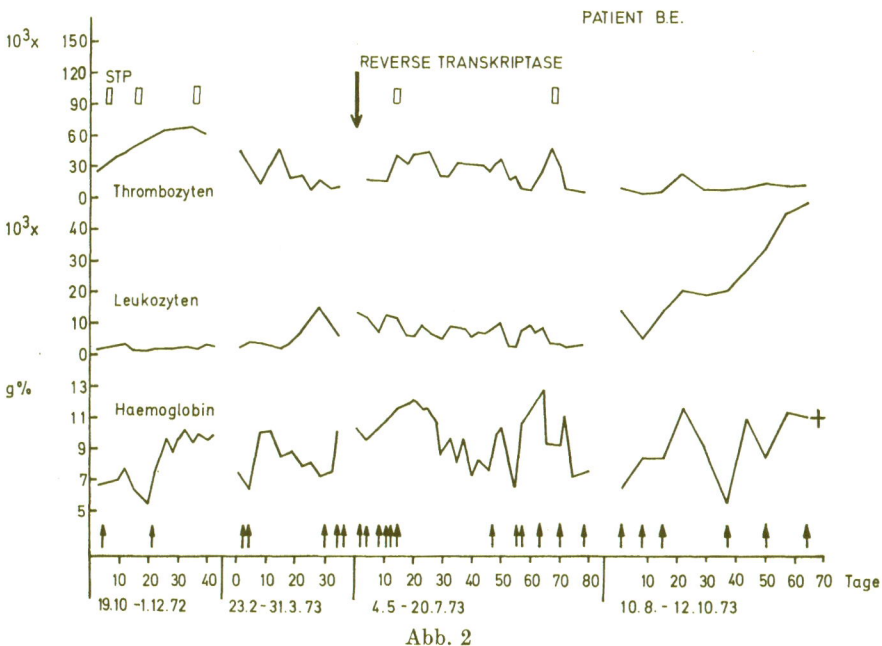

Abb. 2

Der Nachweis der reversen Transcriptase in weißen Blutzellen bzw. im Blutplasma könnte für die Erfassung präleukämischer Erkrankungen eine Rolle spielen. Dabei erscheint es uns von großem klinischen Interesse, daß eine offensichtlich definierte biochemische Alteration im Plasma oder in den Leukozyten vor dem Auftreten der klinischen Befunde einer akuten Leukose nachweisbar ist. Diese Befunde berechtigen möglicherweise zu weiteren Spekulationen, nämlich, daß die menschliche Malignität unter Umständen vor dem Ausbruch klinisch manifester Veränderungen diagnostiziert werden könnte.

Literatur

Baxt, W., Hehlmann, R., Spiegelman, S.: Nature (Lond.) New Biol. **240**, 72 (1972). — Block, M., Jacobson, L. O., Bethard, W. F.: J. Amer. med. Ass. **152**, 1018 (1953). — Böhnel, J., Stacher, A.: Verh. dtsch. Ges. inn. Med. **79**, 415 (1973). — Gallo, R. C., Yang, S. S., Ting, R. C.: Nature (Lond.) **228**, 927 (1970). — Gross, R., Hellriegel, K. P., Heller, A.: Dtsch. med. Wschr. **98**, 895 (1973). — Heimpel, H., Bauke, J.: Med. Klin. **67**, 997 (1972). — Rainer, H., Höcker, P., Pittermann, E., Moser, K.: Acta haemat. (Basel) **50**, 200 (1973). — Rainer, H., Piller, G., Deutsch, E., Moser, K.: Wien. klin. Wschr. **5**, 122 (1974).

HOELZER, D., KURRLE, E. (Abt. Klin. Physiologie, Univ. Ulm): **Teilungs- und Differenzierungspotenz leukämischer Zellen von Patienten mit akuten Leukämien***

Experimentelle Ergebnisse der letzten Jahre bestätigen die bereits früher geäußerten Hypothesen [1], daß bei der akuten Leukämie die hämopoetischen Stammzellen involviert sind. Das gilt in zweierlei Weise; einmal ist die Stammzelle offenbar Angriffspunkt für die leukämische Transformation, z. B. durch Viren, zum anderen ist das Versagen der normalen Hämopoese auf Regulations- und Differenzierungsstörungen auf Stammzellebene zurückzuführen. Weitere Einblicke in die Pathogenese der Leukämie setzen damit eine Charakterisierung des Stammzellspeichers voraus. Dabei ergeben sich Probleme insofern, als die üblichen Stammzellteste, z. B. die Milzkolonietechnik zur Erfassung der pluripotenten Stammzelle (CFU_S), auf Tierexperimente beschränkt sind. Für den Menschen ist bisher nur die in vitro-Agar-Kolonietechnik, mit der die granulopoetisch determinierten Stammzellen (CFU_C) erfaßt wurden, etabliert.

Einen neuen Ansatz bietet die Diffusionskammertechnik, bei der die zu untersuchenden Zellen in Diffusionskammern eingebracht, intraperitoneal in Empfängertieren kultiviert werden können. Mit dieser Methode konnten aus menschlichem Blut und Knochenmark Vorstufen der Granulo-, Erythro- und Megakaryopoese kultiviert werden [2, 3]. Man muß daher annehmen, daß mit dieser Technik alle determinierten und möglicherweise auch die pluripotenten Stammzellen erfaßt werden können [4].

Die Anwendung dieser Methode bei Patienten mit akuter Leukämie sollte folgenden Fragestellungen dienen:
1. Welche Teilungs- und Reifungspotenz haben leukämische Zellen?
2. Gibt es für verschiedene Formen der akuten Leukämie unterschiedliche Wachstumsmuster in diesem Testsystem — und darüber hinaus möglicherweise individuelle Wachstumsmuster für einzelne Patienten, die zu prognostischen Aussagen führen könnten?

In den vorliegenden Untersuchungen wurden mittels Isopoque-Ficoll-Gradienten vom peripheren Blut Erythrozyten und Granulozyten separiert und die verbleibende Zellsuspension — bestehend aus Lymphozyten, Monozyten und leukämischen Blasten bei Patienten mit Leukämie — in Diffusionskammern gegeben. Diese wurden intraperitoneal in mit 650 R vorbestrahlte Mäuse implantiert, nach unterschiedlichen Zeitintervallen entnommen, die Zellzahl bestimmt und die Ausstriche für die Differenzierung angefertigt. Von 13 Patienten mit verschiedenen Formen der akuten Leukämie wurden Blutleukozyten über einen Zeitraum bis zu 21 Tagen in Diffusionskammern kultiviert. Dabei fanden sich im Vergleich zum Wachstum normaler Blutleukozyten völlig unterschiedliche Wachstumsmuster. Normalerweise kommt es nach einem initialen Zellverlust zu einem Anstieg mit einem Maximum am 13. Tag und nachfolgendem Abfall. Die Zellzunahme ist bedingt durch neue sich entwickelnde Blasten, granulopoetische Zellen, Makrophagen und einige erythropoetische Vorstufen und Megakaryozyten [5]. Bei der Kultivierung der Blutleukozyten von Patienten mit akuter Leukämie ergaben sich im Wachstumsmuster verschiedene Gruppierungen. Eine Gruppe war gekennzeichnet durch eine Zellzunahme von Anfang an, die nahezu während des gesamten Beobachtungszeitraumes und damit über das normale Maximum an 13 Tagen hinaus anhielt. Andere Patienten zeigten ein dem normalen Wachstum ähnliches Muster mit einem angedeuteten Maximum am 13. Tag, während sich bei 2 Patienten überhaupt keine Zellzunahme fand. Interessant war nun, daß die erste Gruppe mit gutem Zellwachstum die Diagnose akute myeloische Leukämie (AML) und

---

* Mit Unterstützung der Deutschen Forschungsgemeinschaft (Sonderforschungsbereich 112 „Zellsystemphysiologie").

akute Erythroleukämie (AEL) hatten, die letzten beiden Patienten eine akute undifferenzierte Leukämie (AUL) aufwiesen und die dazwischenliegenden Wachstumsmuster verschiedenen Diagnosen (AEL, AUL, AML) zugeordnet werden konnten. Daß diese Wachstumsmuster möglicherweise von prognostischem Wert sind, zeigt ein Vergleich des Wachstumsmusters mit dem Verlauf der Leukämie (Remission, Teilremission, Versagen nach Chemotherapie). Patienten, bei denen mit Chemotherapie keine Remission erzielt werden konnte, zeigten ein starkes Wachstum der leukämischen Zellen in Diffusionskammern, solche mit Teil- oder kompletter Remission ein mäßiges oder kein Wachstum der Leukämiezellen [6]. Einschränkend muß festgestellt werden, daß die Therapie nicht völlig einheitlich war, eine Überschneidung bzw. Übereinstimmung mit der Leukämieform vorlag, und daß die Anzahl der untersuchten Patienten gering war.

Eine weitere Frage war, inwieweit mit dieser Methode die Reifungs- und Differenzierungspotenz leukämischer Zellen erfaßt werden kann. Eine Differenzierung der Ausstriche vom 13. Tag ergab, daß der Anstieg der Zellzahl hauptsächlich durch eine Zunahme der leukämischen Blasten und das Auftreten granulopoetischer Zellen bedingt war. Auf Grund des niedrigen Mitoseindex und des niedrigen ^{3}H-Thymidinmarkierungsindex wird allgemein angenommen, daß die leukämischen Zellen des peripheren Blutes nicht oder kaum proliferieren. Da bei einigen unserer Patienten trotz niedrigem Mitose- und Markierungsindex die Zahl der leukämischen Blasten erheblich zunahm, muß postuliert werden, daß sog. Ruhezellen (G_0-Zellen) unter dem Reiz des Diffusionskammermilieus wieder in Proliferation gegangen waren [6]. Die Bedeutung dieser Ergebnisse ergibt sich aus der Tatsache, daß die G_0-Ruhezellen durch die Chemotherapie nur schwer erfaßt werden und ihr Wiedereintritt in Proliferation höchstwahrscheinlich für die Rezidiventstehung verantwortlich ist.

In einigen Fällen fanden sich in den Diffusionskammern neben zahlreichen Blasten auch viele granulopoetische Zellen. Dabei handelte es sich sowohl um unreife Vorstufen wie auch reife granulopoetische Zellen, die überwiegend peroxydasepositiv waren, deren Morphologie aber z. T. von der normaler granulopoetischer Zellen abwich. Da die Anzahl der auftretenden granulopoetischen Vorstufen bei einigen leukämischen Patienten die Werte bei Normalpersonen weit überschritt, muß man annehmen, daß leukämische Zellen in granulopoetische Zellen ausgereift waren [6].

Diese bisherigen Untersuchungen mit der Diffusionskammertechnik zeigen, daß
1. die Proliferationspotenz leukämischer Zellen erfaßt und der Wiedereintritt von Ruhezellen in Proliferation wahrscheinlich gemacht werden kann,
2. eine Ausreifung leukämischer Blasten in granulopoetische Zellen möglich ist,
3. unterschiedliche Wachstumsmuster für verschiedene Formen der akuten Leukämie auftreten.

Die Leukämiepatienten wurden im Rahmen einer gemeinsamen Studie der Süddeutschen Hämoblastosegruppe untersucht. Die Autoren danken den Mitgliedern dieser Arbeitsgruppe für deren Mithilfe und freundliche Unterstützung.

Literatur

1. Killmann, S. A.: Ser. Haematol. 1, 103 (1968). — 2. Boecker, W. R., Bøyum, A., Carsten, A. L., Cronkite, E. P.: Blood 38, 819 (1971). — 3. Bøyum, A., Boecker, W., Carsten, A. L., Cronkite, E. P.: Blood 40, 163 (1972). — 4. Hoelzer, D., Kurrle, E., Calvo, W., Harriss, E. B.: Blut 28, 212 (1974) (Abstract). — 5. Kurrle, E., Hoelzer, D.: Verh. dtsch. Ges. inn. Med. 80 (1974). — 6. Hoelzer, D., Kurrle, E., Ertl, U., Milewski, A.: Europ. J. Cancer (im Druck).

PFLIEGER, H., DIETRICH, M., KURRLE, E., HOELZER, D. (Zentrum Innere Med. u. Kinderheilkunde, Abt. Hämatologie u. Zentrum für Klin. Grundlagenforschung, Abt. Klin. Physiologie, Univ. Ulm): **Die therapeutische Anwendung eines kontinuierlichen Zellseparators bei akuter Leukämie zur Konditionierung für nachfolgende Chemotherapie***

Patienten mit Rezidiven einer akuten Leukämie, die auf Chemotherapie nicht mehr ansprechen und bei denen die peripheren Zellzahlen rasch ansteigen, stellen ein besonderes therapeutisches Problem dar. Bei 2 derartigen Patienten wurde ein letzter therapeutischer Versuch unternommen und mit einem kontinuierlichen Blutzellseparator mehrere Leukapheresen (d. h. Entfernung von weißen Blutkörperchen) durchgeführt [1]. Sinn dieser Behandlung war es, die Leukämiezellzahl im peripheren Blut nicht weiter ansteigen zu lassen. Ferner sollte durch Entnahme einer großen Zellmasse die Proliferationsaktivität der Leukämiezellen möglicherweise gesteigert und ein erneutes Ansprechen auf Chemotherapie erreicht werden [2, 3].

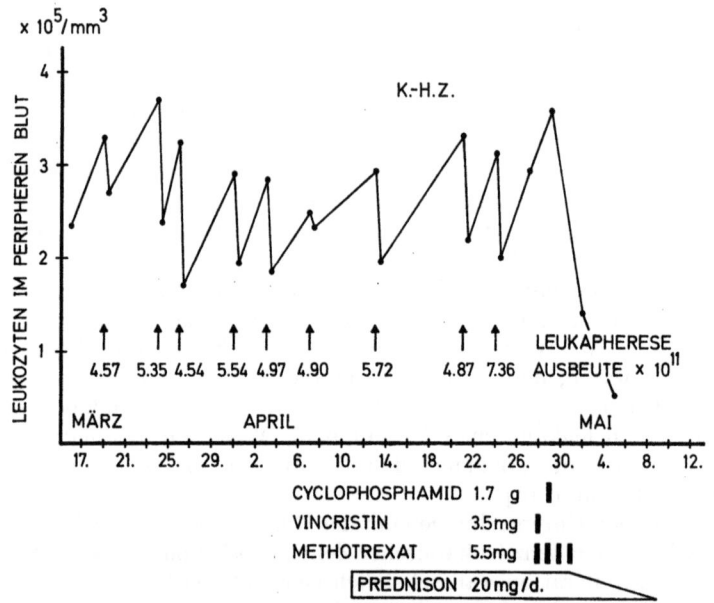

Abb. 1. Leukozytenzahlen im peripheren Blut während Leukapherese und anschließender Chemotherapie. Diagnose: AML

Bei dem ersten Patienten bestand eine akute myeloische Leukämie. Unter zytostatischer Behandlung kam es zu einer Vollremission, die nahezu ein Jahr bestehen blieb. Durch erneute Chemotherapie ließ sich eine Teilremission erzielen. Wenige Monate später trat wieder ein volles Rezidiv auf mit schnell ansteigenden Leukämiezellzahlen und Absinken der Thrombozyten im peripheren Blut. Da der Patient auf zytostatische Therapie nicht mehr ansprach, wurde eine Leukapherese durchgeführt. Bei neun Separationen innerhalb von 26 Tagen wurden $4{,}8 \times 10^{12}$ Leukämiezellen entfernt (Abb. 1). Durch diese Behandlung konnte ein weiteres Ansteigen der leukämischen Zellen im peripheren Blut verhindert werden. Im Anschluß an die Zellseparation fielen unter der Gabe von Zytostatika die Leukozytenzahlen auf $53\,000/mm^3$ Blut ab.

Auf Grund seiner starken Blutungsneigung, die auch durch Thrombozytensubstitution nicht beherrscht werden konnte, verstarb der Patient vor dem eventuellen Erreichen einer Remission an einer Hirnblutung.

* Mit Unterstützung der Deutschen Forschungsgemeinschaft (Sonderforschungsbereich 112 „Zellsystemphysiologie").

Der zweite Patient, bei dem eine akute undifferenzierte Leukämie aufgetreten war, entwickelte erst nach mehrmonatiger Therapie mit verschiedenen Zytostatikakombinationen eine Teilremission, die einige Monate bestehen blieb. Da im Rezidiv die peripheren Leukozytenzahlen trotz zytostatischer Behandlung stetig anstiegen, wurde auch bei diesem Patienten eine Leukapherese durchgeführt (Abb. 2). Bei fünf Zellseparationen innerhalb von 12 Tagen wurden $3,6 \times 10^{12}$ Leukämiezellen entfernt. Nach der letzten Behandlung enthielt das periphere Blut noch 78000 Leukozyten/mm³. Unter Chemotherapie fielen die Leukozyten auf 3300/mm³ Blut ab. Der Patient verstarb nach der Behandlung an den Folgen einer Septikämie, die im Verlauf einer nekrotisierenden Enterocolitis aufgetreten war.

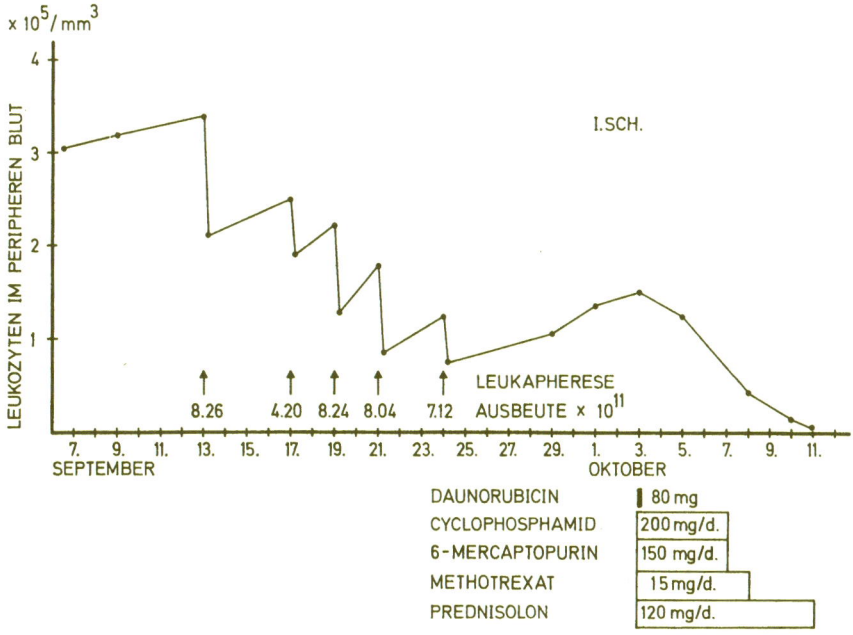

Abb. 2. Leukozytenzahlen im peripheren Blut während Leukapherese und anschließender Chemotherapie. Diagnose: AUL

Bei beiden Patienten wurde untersucht, ob sich durch Leukaphrese eine Steigerung der Proliferationsaktivität und dadurch ein besseres Ansprechen auf Chemotherapie erreichen läßt. Kinetische Untersuchungen der letzten Jahre lassen vermuten, daß die Leukämiezellpopulation zumindest aus 2 Subpopulationen besteht [4], und zwar aus einer kleinen Fraktion von proliferierenden Zellen, die überwiegend im Knochenmark angesiedelt ist, sowie aus einer größeren Fraktion von zellkinetisch inaktiven sogenannten Ruhe- oder G_0-Zellen, die möglicherweise wieder in Proliferation gehen können [5]. Die Leukämiezellen des peripheren Blutes sind hauptsächlich Ruhezellen. Es gibt Hinweise dafür, daß die zur Therapie akuter Leukämie verwendeten Zystostatika vor allem auf proliferierende Zellen in verschiedenen Phasen ihres Zellzyklus wirken [5, 7].

Der Einfluß der Zellseparation auf das Proliferationsverhalten der Leukämiezellen im Knochenmark und im peripheren Blut wurde durch Bestimmung des Markierungsindex nach in vitro-Markierung mit ^{14}C-Thymidin und durch Bestimmung des Mitoseindex untersucht. Bei dem ersten Patienten betrug der Markierungsindex des peripheren Blutes anfänglich 1,6‰. Er stieg während der Zentrifugationsbehandlung an und erreichte am Ende 7‰. Der Mitoseindex des Knochenmarkes verdoppelte sich im selben Zeitraum von 3 auf 6‰. Diese Befunde deuten darauf hin, daß es unter der Zellseparation zu einer deutlichen Zunahme der Proliferationsaktivität der Leukämiezellen kam. Bei dem zweiten Patienten stieg der ^{14}C-Markierungsindex der peripheren Leukämiezellen nur kurzzeitig an. Eine

Änderung des Mitoseindex im Knochenmark ließ sich nicht eindeutig nachweisen, so daß in diesem Fall kein sicherer Anhalt für eine Zunahme der Proliferationsaktivität gefunden werden konnte.

Die vorliegenden Untersuchungen haben gezeigt, daß sich bei Patienten mit akuter Leukämie und hohen peripheren Zellzahlen durch Leukapherese eine weitere Zunahme der Leukämiezellzahl im peripheren Blut verhindern oder eine Senkung erreichen läßt. Unsere beiden Patienten sprachen nach der Zellseparation gut auf Chemotherapie an. Das erneute Ansprechen kann möglicherweise auf eine Änderung im Proliferationsverhalten der Leukämiezellen zurückgeführt werden. Eine Proliferationssteigerung ließ sich nur bei einem Patienten feststellen. Ob diese auf die Zellseparation zurückzuführen ist, bleibt vorerst noch offen, da die bis jetzt untersuchten Fälle nicht ausreichen, um diese Frage zu klären.

Die therapeutische Anwendung des kontinuierlichen Zellseparators bei Patienten mit akuter Leukämie wird dadurch eingeschränkt, daß mit dem „buffy coat" auch Erythrozyten und Thrombozyten abgesaugt werden. Außerdem kann es zum Verschluß des arteriovenösen Shunt kommen, der bei ausbehandelten Patienten mit schlechten Venenverhältnissen Voraussetzung für die Zellseparation ist.

Literatur
1. Buckner, D., Graw, R. G., Eisel, R. J., Henderson, E. S., Perry, S.: Blood **33**, 353 (1969). — 2. Reich, L., Ohara, K., Stoerzinger, P., Clarkson, B.: Proc. Amer. Ass. Cancer Res. **12**, 25 (1971). — 3. Hoelzer, D., Kurrle, E., Dietrich, M., Meyer-Hamme, K.-D., Fliedner, T. M.: Scand. J. Haemat. (in press). — 4. Killmann, S.-A.: Clin. Hematol. **1**, 95 (1972). — 5. Hoelzer, D., Kurrle, E., Ertl, U., Milewski, A.: Europ. J. Cancer (in press). — 6. Lampkin, B. C., McWilliams, N. B., Mauer, A. M.: Sem. Hematol. **9**, 211 (1972). — 7. Klein, H. O., Lennartz, K. J.: Proliferationskinetische Grundlagen der Behandlung von akuten Leukämien. In: Gross, R., van de Loo, J (Hrsg.): Leukämie, S. 479, Berlin-Heidelberg-New York: Springer 1972.

Desaga, J. F., Schmidt, D. M. R., Schmidt-Menard, A., Lück, R., Löffler, H.[*] (Zentrum Innere Med. u. Kinderheilkunde, Univ. Gießen): **Die proliferative Aktivität der Blastenpopulationen bei Leukämien vom PAS-Typ**

Zytochemisch läßt sich unter den unreifzelligen Leukosen der PAS-Typen abgrenzen [1]. Sowohl bei Kindern als auch bei Erwachsenen zeichnet sich diese Form der akuten Leukose, gemessen an der Quote der vollständigen Remissionen und der Überlebenszeit, durch eine wesentlich bessere Prognose aus [2]. In der vorliegenden Untersuchung haben wir die proliferative Aktivität der Blastenpopulationen dieses Leukämietyps untersucht.

Zur Untersuchung kamen 12 unbehandelte Patienten, 6 davon waren Kinder. Mit Natrium-EDTA abgenommene Knochenmarksaspirate wurden 1 Std bei 24 °C mit 2,5 µCi ^{3}H-Thymidin/ml (spez. Aktivität 5000 µCi/ml) inkubiert, ausgestrichen, fixiert und nach Durchführung der PAS-Reaktion mit AR 10 stripping film (Kodak, Rochester) autoradiographiert. Die Auswertung erfolgte durch Bestimmung des Markierungsindexes an 1000 PAS-positiven und 1000 PAS-negativen Blasten pro Fall (Abb. 1). Der Anteil PAS-positiver und PAS-negativer Zellen lag bei den Untersuchungen zwischen 2 und 40%. Der Markierungsindex (Abb. 2) der PAS-negativen Blasten liegt in allen Fällen über dem der entsprechenden PAS-positiven Populationen. Der Markierungsindex der PAS-positiven Blasten lag im Mittel bei 3,2%, PAS-negative Blasten dagegen waren durchschnittlich mit 15,3% markiert. Das Verhältnis PAS-positiver zu PAS-negativer Blasten betrug im Mittel 5,38 (Mittelwert der Einzelquotienten).

---
[*] Mit Unterstützung der Kind Philipp-Stiftung.

Nach diesen Ergebnissen wird mit der PAS-Reaktion nicht nur ein wichtiges diagnostisches Klassifizierungsmerkmal erfaßt, sondern darüber hinaus eine durch ein besonderes proliferatives Verhalten gekennzeichnete Zellpopulation abgegrenzt. 5,38mal so viele PAS-negative Zellen finden sich in der S-Phase des Zellzyklus und gehören daher der proliferierenden Fraktion der leukämischen Zell-

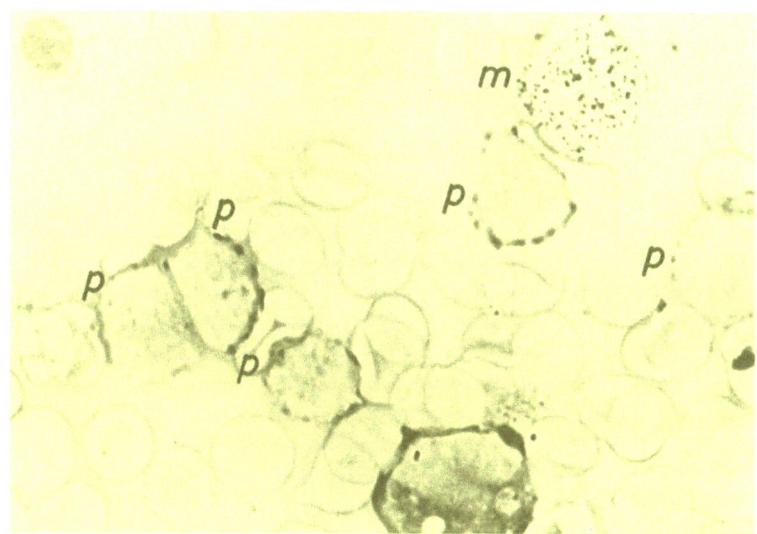

Abb. 1.: Unmarkierte (p) PAS-positive Blasten. Markierte (m) PAS-negative Blasten. 3-H-Thymidinmarkierung, Autoradiographie, PAS-Färbung. Vergr. 960 ×

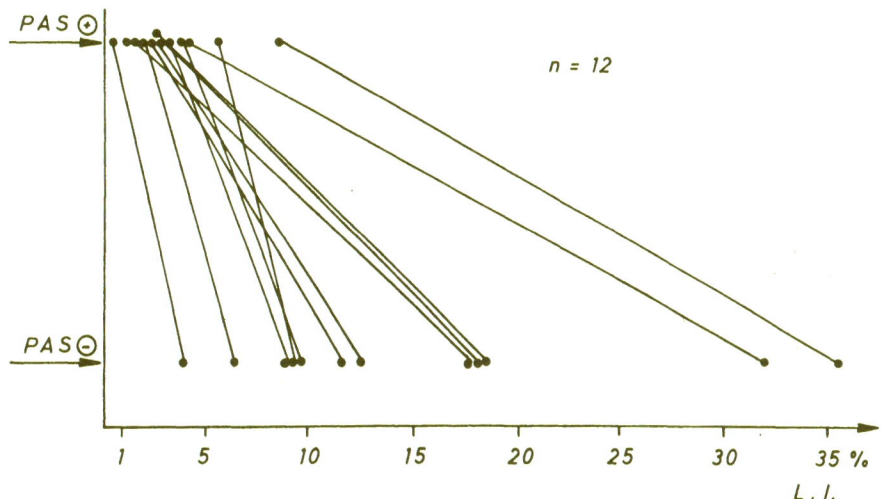

Abb. 2. Markierungsindizes PAS-positiver und PAS-negativer Blasten. (Entsprechende Populationen jedes Falles durch Gerade verbunden)

population an. Der ganz überwiegende Anteil der PAS-negativen Zellen dagegen findet sich entweder in der G_1- oder der G_0-Phase des Zyklus. Sie gehören damit zu der Population, die durch den direkten lymphocytolytischen Effekt von Corticoiden getroffen wird [3].

Nach Untersuchungen an Erythroblasten bei Thalassämie [4], die ebenfalls reichlich α-Amylase abbaubares PAS-positives Material, d. h. Glykogen, speichern, kann mit kombinierten histochemischen, autoradiographischen und cytophotometrischen Methoden gezeigt werden, daß die Zellen Glykogen speichern, die sich in der G_1-Phase befinden. Parallel zur vermehrten Synthese von Glykogen kommt es zu einem verlängerten G_1-Transit. Nur in dieser Phase des Zellzyklus scheint im Vergleich zur S-Phase wegen des geringeren Energieverbrauchs eine Ansammlung des energiereichen Glykogens möglich zu sein. Damit ist der Anteil an glykogenpositiven Zellen in diesem Krankheitsbild ein Hinweis auf die zeitliche Länge der G_1-Phase. Alternativ kann die stärkere Akkumulation granulären PAS-positiven Materials Folge eines die Mobilisation dieser energiereichen Verbindung verhindernden Stoffwechseldefekts in der Zelle sein.

Literatur

1. Löffler, H.: Hämatologie u. Bluttransfusion 8, 105 (1969). — 2. Löffler, H., Pralle, H., Lück, R., Fischer, J., Roux, A.: Klin. Wschr. 52, 134 (1974). — 3. Ernst, P., Killmann, S.-A.: Blood 36, 689 (1970). — 4. Yataganas, X., Gahrton, G., Fessas, Ph., Kesse-Elias, M., Thorell, B.

SCHWARZMEIER*, J. D., HONETZ, N., NEUMANN, E., MITTERMAYER, K. (I. Med. Univ.-Klinik, Wien): **Veränderungen der cAMP-Konzentration in PHA-transformierten und in leukämischen Zellen**

Die Beobachtung von Ryan u. Heidrick [12], daß durch cyclisches 3′,5′-Adenosinmonophosphat (cAMP) das Wachstum von HeLa-Zellen gehemmt werden kann, führte erstmals zur Vermutung, daß den cyclischen Nucleotiden bei der malignen Transformation von Geweben besondere Bedeutung zukommt. Diese Hypothese scheint nun in den letzten Jahren durch eine Reihe neuer Befunde verstärkt worden zu sein [1 bis 3, 10, 11, 16, 17].

Wir haben uns im Rahmen von Studien über Stoffwechselveränderungen bei der durch Mitogene ausgelösten Lymphocytentransformation bereits früher mit der Frage beschäftigt, ob das cyclische AMP auch für diesen Transformationsprozeß Bedeutung hat [14, 15]. In Untersuchungen an peripheren Schweinelymphocyten konnten wir zeigen, daß durch hohe Konzentrationen von Phytohämagglutinin (PHA) ein rascher und deutlicher Anstieg der cAMP-Konzentration in den Zellen eintritt. Es fiel jedoch auf, daß mit zunehmender Kulturdauer ein Abfall der anfänglich hohen cAMP-Werte auftrat und daß dann, wenn die Transformation der Lymphocyten zum Blasten am ausgeprägtesten war, der niedrigste cAMP-Gehalt gemessen wurde. Dies deutete auf einen engen Zusammenhang zwischen dem Proliferationsstadium der Zellen und ihrem cAMP-Spiegel hin. — Um über diese Veränderungen nun weitere Aufschlüsse zu erhalten, wurden sowohl an Schweine- als auch an peripheren menschlichen Lymphocyten unterschiedlich hohe PHA-Konzentrationen ausgetestet. Darüber hinaus wurden Messungen des cAMP-Gehaltes in leukämischen Zellen durchgeführt und das Verhalten der DNS-Synthese dieser Zellen bei Änderungen der extra- und intracellulären cAMP-Konzentration geprüft.

Methodik

Die Isolierung der Lymphocyten aus menschlichem Blut und aus Schweineblut erfolgte nach den in früheren Arbeiten beschriebenen Verfahren [13 bis 15]. Zur Stimulierung der Zellen wurde das handelsübliche Phytohämagglutinin-P (Fa. Difco) verwendet. Leukämische Zellen wurden durchwegs von Patienten mit hoher Zellzahl gewonnen, wobei zur Vermeidung von Artefakten auf eine weitere Reinigung des nach Dextransedimentation der Erythrocyten erhaltenen Leukocytenüberstandes verzichtet wurde.

---

* Mit Unterstützung des Fonds zur Förderung der wissenschaftlichen Forschung (Österreich), Proj.-Nr. 1065.

Die Bestimmung des cAMP erfolgte nach dem Verfahren von Gilman [4]. In allen Experimenten wurde, um die Interferenz anderer Nucleotide bei der cAMP-Bestimmung auszuschließen, eine Reinigung des Trichloressigsäureextraktes über Dowex-Ionenaustauscher (AG 1-X8, Fa. Bio-Rad) durchgeführt. Die „recovery" an cAMP, gemessen durch H^3-cAMP, lag jeweils zwischen 60 und 75%.

Die DNS-Synthese wurde in Anlehnung an Smith et al. [19] nach 3stündiger Inkubation der Zellen in TC-Medium durch den Einbau von H^3-Thymidin gemessen. Die Bestimmung des Proteingehaltes erfolgte nach Lowry [7].

Ergebnisse und Diskussion

Abb. 1 zeigt die Wirkung verschieden großer Mengen von PHA-P auf die cAMP-Konzentration peripherer Schweinelymphocyten. — Auf die Darstellung der mit menschlichen Lymphocyten erhaltenen Resultate wird verzichtet, da sie sich prinzipiell gleich verhalten, auf Grund der geringeren zur Verfügung stehenden Zellmengen aber weniger Messungen durchgeführt werden konnten. — Bei Verwendung der üblicherweise zur Stimulierung von Lymphocyten ausreichenden PHA-Dosis (strichlierte Linie) tritt während der ersten Stunden der Kultur keine wesentliche Änderung des cAMP-Gehaltes ein. Werden dagegen Überschußdosen des Mitogens zugesetzt (ausgezogene Linie), so kommt es zu einem raschen Ansteigen der cAMP-Konzentration in den Zellen. Unter beiden Versuchsbedingungen,

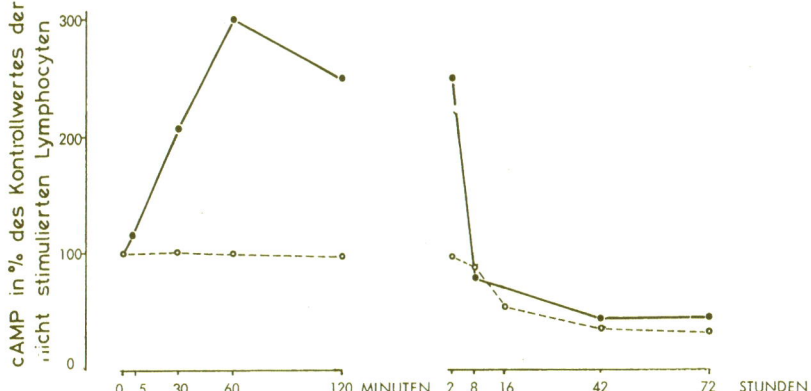

Abb. 1. Effekt von Phytohämagglutinin auf die cAMP-Konzentration peripherer Schweinelymphocyten. O— — —O Inkubation mit PHA-P entsprechend 50 µg Protein/ml Lymphocytensuspension. ●————● Inkubation mit PHA-P entsprechend 200 µg Protein/ml Lymphocytensuspension

d. h. sowohl bei hohen als auch bei niedrigen PHA-Dosen, ist mit zunehmender Kulturdauer jedoch ein Absinken des cAMP-Spiegels zu verzeichnen, wobei nach etwa 42 Std Tiefstwerte erreicht werden, die nur 30 bis 40% der Ausgangskonzentration der nicht stimulierten Lymphocyten betragen.

Die Bestimmung des cAMP in leukämischen Zellen zeigt im weitaus überwiegenden Teil der Fälle abnorm niedrige Konzentrationen. Bei 35 Patienten mit CLL wurden Durchschnittswerte von 10,6, bei 17 Fällen mit CML von 14,3 und bei 6 Patienten mit akuter Leukose von 19,5 pico Mol cAMP/10^8 Zellen gemessen. Im Vergleich dazu beträgt die mittlere cAMP-Konzentration in den peripheren Lymphocyten gesunder Versuchspersonen 66,8 ($\pm$ 15,1) pico Mol/10^8 Zellen. Nicht berücksichtigt in dieser Zusammenstellung sind Fälle, bei denen ein abnorm hoher Gehalt an cAMP festgestellt wurde. So zeigten 3 Patienten mit CLL Werte zwischen 100 und 250 pico Mol und 2 Patienten mit AML annähernd 70 pico Mol cAMP/10^8 Zellen.

In Abb. 2 ist der Effekt von Natriumfluorid (NaF) und Theophyllin auf die cAMP-Konzentration von leukämischen Zellen und im Vergleich dazu von normalen Lymphocyten dargestellt. Wie erwartet, tritt unter beiden Substanzen infolge Aktivierung der Adenylatcyclase (NaF) bzw. Hemmung der Phosphodiesterase (Theophyllin) eine Erhöhung des intracellulären cAMP-Spiegels der normalen Lymphocyten auf. Ein prinzipiell ähnliches Ergebnis wird aber auch in den Leukämiezellen erhalten, wenngleich es den Anschein hat, als würde die Wirkung des Theophyllins etwas stärker sein.

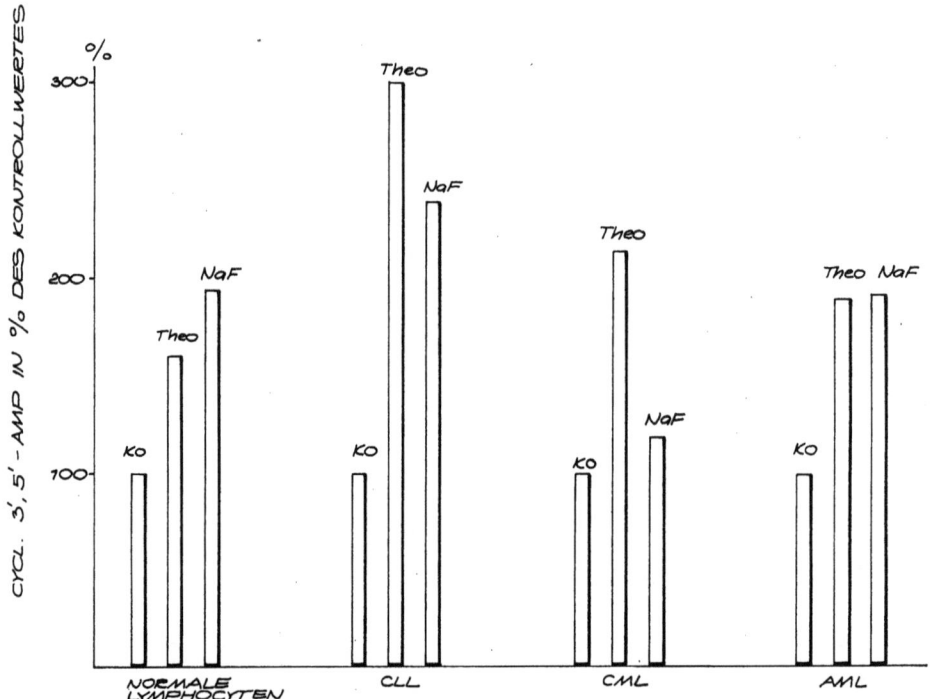

Abb. 2. Verhalten der cAMP-Konzentration in menschlichen Leukämiezellen (CLL = chron. Lymphadenose, CML = chron. Myelose, AML = akute Myeloose) im Vergleich zu peripheren Lymphocyten gesunder Spender. 10minütige Inkubation der Zellen bei 37 °C in TC-Medium nach Zusatz von Theophyllin ($2,5 \cdot 10^{-3}$ molar) und Na-Fluorid (10^{-2} molar). Ko = Kontrolle. Mittelwerte von je 4 Pat.

Da bekannt ist, daß durch Erhöhung der endogenen cAMP-Konzentration die DNS-Synthese verschiedener Zellkulturen gehemmt werden kann, wurde in einer weiteren Versuchsreihe der Einfluß von dibutyryl-cAMP, von NaF und von Theophyllin auf die Inkorporation von ^{3}H-Thymidin in leukämische Zellen geprüft. Während durch das NaF und das Theophyllin (jeweilige Konzentration im Inkubationsmedium 10^{-2} molar für NaF und $2,5 \cdot 10^{-3}$ molar für Theophillin) in allen untersuchten leukämischen Zellen ebenso wie in normalen Lymphocyten eine Hemmung des Thymidineinbaues zu erzielen war, führte das dibutyryl-cAMP ($2 \cdot 10^{-3}$ molar) in AML-Zellen (bisher 3 Fälle) im Gegensatz zu CLL- und CML-Zellen sowie zu normalen Lymphocyten zu einer starken Steigerung des Thymidineinbaues.

Zusammenfassend ergibt sich aus den dargestellten Resultaten, daß entgegen der Ansicht einer Reihe von Autoren [5, 8, 9, 18 bis 22] das cAMP bei der Induktion des Transformationsprozesses von Lymphocyten durch PHA keine wesentliche Rolle spielt. Dagegen dürfte eine Erniedrigung des cAMP-Spiegels für den Eintritt der Zellen in die Mitosephase unerläßlich sein. — Leukämische Zellen, gleich welcher Art, zeigen zumeist einen sehr niedrigen cAMP-Gehalt. Auffallend ist jedoch, daß in einigen Fällen eine abnorm hohe Konzentration festgestellt wurde und daß gerade diese Patienten auf cytostatische Therapiemaßnahmen wenig ansprachen. Dies legt nahe, daß die cAMP-Konzentration von Leukämiezellen ein Maß für ihren Proliferationszustand und damit vielleicht auch für ihre Cytostaticasensibilität ist. Überraschenderweise scheinen die Mechanismen der cAMP-Bildung (Adenylatcyclase) und des cAMP-Abbaues (Phosphodiesterase) auch in leukämischen Zellen durchaus zu funktionieren. In Einklang mit den Befunden an Lymphocytenkulturen steht die Tatsache, daß die DNS-Synthese sowohl in normalen peripheren Lymphocyten als auch in Leukämiezellen durch eine Erhöhung der endogenen cAMP-Konzentration gehemmt wird. Es sind hier allerdings auch andere Mechanismen der Synthesehemmung durch das NaF und das Theophyllin zu diskutieren. Durch exogenes dibutyryl-cAMP, das als monobutyryl-cAMP in der Zelle wirksam wird, ohne vorher inaktiviert zu werden [6], kann ebenfalls eine Hemmung der DNS-Synthese, besser gesagt des Thymidineinbaues, erzielt werden. Ein differentes Verhalten zeigen hier lediglich die bisher untersuchten Fälle von akuten Leukosen, wobei eine Interpretation dieses Befundes zur Zeit schwer möglich ist.

Literatur

1. Abell, C. W., Monahan, T. M.: J. Cell Biol. **59**, 549 (1973). — 2. Bombik, B. M., Burger, M. M.: Exp. Cell Res. **80**, 88 (1973). — 3. Chandra, P., Gericke, D.: Naturwissenschaften **59**, 205 (1972). — 4. Gilman, A. G.: Proc. nat. Acad. Sci. (Wash.) **67**, 305 (1970). — 5. Hadden, J. W., Hadden, E. M., Haddox, M. K., Goldberg, N. D.: Proc. Nat. Acad. Sci. (Wash.) **69**, 3024 (1972). — 6. Kaukel, E., Hilz, H.: Biochem. biophys. Res. Commun. **46**, 1011 (1972). — 7. Lowry, O. H., Rosebrough, N. J., Farr, A. L., Randall, R. J.: J. biol. Chem. **193**, 265 (1951). — 8. MacManus, J. P., Whitfield, J. F., Youdale, T.: J. cell. Physiol. **77**, 103 (1971). — 9. Novogrodsky, A., Katchalski, E.: Biochim. biophys. Acta (Amst.) **215**, 291 (1970). — 10. Otten, J., Johnson, G. S., Pastan, I.: J. biol. Chem. **247**, 7073 (1972). — 11. Prasad, K. N., Kumar, S.: Proc. Soc. exp. Biol. (N. Y.) **142**, 406 (1973). — 12. Ryan, W. L., Heidrick, M. L.: Science **162**, 1484 (1968). — 13. Schwarzmeier, J. D., Moser, K., Rainer, H.: Klin. Wschr. **50**, 871 (1972). — 14. Schwarzmeier, J. D., Lujf, A., Neumann, E., Böhnel, J.: Wien. klin. Wschr. **86**, 8 (1974). — 15. Schwarzmeier, J. D., Lujf, A.: Verh. dtsch. Ges. inn. Med. **79**, 577 (1973). — 16. Sheppard, J. R.: Proc. nat. Acad. Sci. (Wash.) **68**, 1316 (1971). — 17. Sheppard, J. R.: Nature (Lond.) New Biol. **236**, 14 (1972). — 18. Smith, J. W., Steiner, A. L., Newberry, W. M., Jr., Parker, C. W.: J. clin. Invest. **50**, 432 (1971). — 19. Smith, J. W., Steiner, A. L., Parker, C. W.: J. clin. Invest. **50**, 442 (1971). — 20. Whitfield, J. F., MacManus, J. P., Braceland, B. M., Gillan, D. J.: J. cell. Physiol. **79**, 353 (1972). — 21. Whitfield, J. F., McManus, J. P., Gillan, D. J.: J. cell. Physiol. **81**, 241 (1973). — 22. Whitfield, J. F., Rixon, R. H., MacManus, J. P., Balk, S. D.: In Vitro **8**, 257 (1973).

LÖFFLER, H., KAISER, D., PRALLE, H. (Zentrum Innere Med., Univ. Gießen): **Promyelocytenleukosen**

Die Sonderstellung der Promyelocytenleukämie wurde aus dem kaum zu beeinflussenden, foudroyanten Verlauf, der Häufigkeit und Schwere von hämorrhagischen Komplikationen sowie der charakteristischen Cytologie abgeleitet.

Die Diagnose stützt sich auf den Knochenmarkbefund, der durch ein Überwiegen atypischer Promyelocyten mit veränderten Primärgranula charakterisiert ist.

Nach den Berechnungen von Bernard u. Mitarb. sind ungefähr 5% aller akuten (unreifzelligen) Leukosen Promyelocytenleukosen.

In Gießen wurden in den Jahren 1967 bis 1971 12 Patienten stationär behandelt, deren Krankheit die Kriterien der Promyelocytenleukose erfüllt.

Bei 8 Pat. führten die Zeichen der hämorrhagischen Diathese zur stationären Aufnahme, bei allen Patienten waren die Zeichen oder Folgen der Anämie nachweisbar, eine Hepato- oder Splenomegalie wurde bei keinem unserer Patienten gefunden. Über die Befunde von peripherem Blut und Knochenmark zum Zeitpunkt der stationären Aufnahme orientiert die Tabelle. Hieraus ergibt sich, daß die periphere Leukocytenzahl nur bei 3 Pat. erhöht, bei 4 Pat. im Normbereich und bei den restlichen 5 Pat. erniedrigt war. Bei allen Patienten bestand eine mehr oder weniger stark ausgeprägte Anämie, bei 11 der 12 Pat. war die Thrombocytenzahl reduziert, lediglich bei einem im Normbereich. Bei allen Patienten wurden zumindest vereinzelte pathologische Zellen im peripheren Blut gefunden. Die im Knochenmark vorherrschenden pathologischen Promyelocyten besaßen häufig polymorphe Kerne, die Granula waren in der Regel gröber, die Größenvarianz stärker als bei normalen Promyelocyten.

Tabelle. Klinische und hämatologische Daten von 12 Pat. mit Promyelocytenleukose

Name	Alter geschlecht	Hb	Leukoc.	Thromboz.	Leukämie - Z. im K M %	Überlebenszeit (Tage)
A.E.	31 / w	11,2	90800	48000	97	2
F.J.	16 / w	7,0	1400	64000	75	94
M.M.	63 / w	8,7	19800	84000	90	6
P.V.	23 / w	7,3	1800	35000	100	10
S.E.	45 / w	7,5	1400	32000	87	5
U.M.	30 / w	6,0	5200	30000	99	15
G.W.	51 / m	9,5	1900	30000	84	182
J.A.	67 / m	9,0	1250	36000	68	394
J.E.	43 / m	10,4	5600	21000	73	4
M.J.	62 / m	10,9	8600	39000	98	15
T.H.	49 / m	11,2	22200	239000	59	239
W.B.	28 / m	13,6	4100	38000	80	40

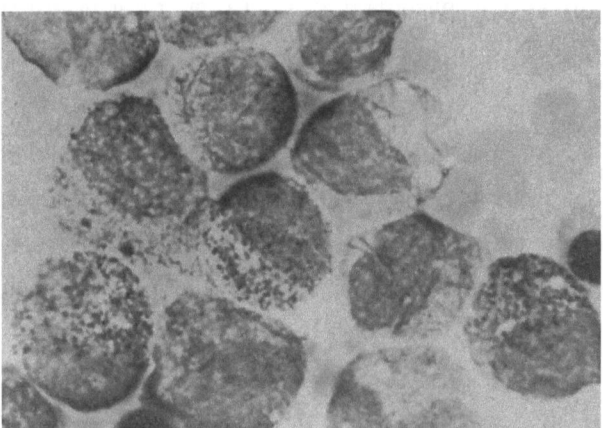

Abb. 1. Knochenmarkausstrich bei Promyelocytenleukämie. Im Cytoplasma reichlich Granula, in 3 Zellen feine AUER-Stäbchen. Pappenheim-Färbung, Vergr. 1120 ×

Bei 8 der 12 Pat. waren typische AUER-Stäbchen nachweisbar, daneben fanden sich andere Atypien in Form von rundlichen oder fädigen rötlichen Einschlüssen (Abb. 1). Diese veränderten Primärgranula verhielten sich cytochemisch identisch: Selektive Darstellung durch die Peroxydase- und Naphthol-AS-D-Chloracetat-Esterasereaktion sowie die Sudan-Schwarz-B-Färbung.

Bei allen 12 Pat. wurde der Leukosetyp cytochemisch als Peroxydasetyp 3 klassifiziert.

Bei 2 der 12 Pat. bestand eine Gerinnungsstörung, die auf Grund der typischen Konstellation als Verbrauchsreaktion anzusehen war. Bei den übrigen Patienten fanden sich auch bei wiederholten Kontrollen lediglich TEG-Veränderungen wie bei Thrombopenie, ohne daß sich ein ausreichender Hinweis auf eine Verbrauchsreaktion oder eine primär gesteigerte Fibrinolyse ergab.

Die schlechte Prognose der Promyelocytenleukämie können wir bestätigen. Bei 8 der 12 Pat. lag die Überlebenszeit nach Stellung der Diagnose zwischen 2 und 40 Tagen, 1 Pat. überlebte 94 Tage nach Diagnosestellung, lediglich bei 2 Pat., die unter der Therapie eine komplette Remission erreichten und bei 1 Pat. mit einer partiellen Remission wurden Überlebenszeiten von mehr als 6 Monaten (maximal 394 Tage) erreicht. Als Todesursache steht die intracerebrale Blutung (6 Pat.) an der Spitze, gefolgt von den Komplikationen der Sepsis (4 Pat.). Die Todesursache von 2 Pat. ist nicht bekannt.

Die Gegenüberstellung der Überlebenszeit nach Diagnosestellung mit den Knochenmarkveränderungen vor Beginn der Therapie läßt erkennen, daß die Prognose bei den hier untersuchten 12 Pat. um so schlechter war, je stärker die Atypien der Leukosezellen ausgeprägt waren.

Literatur

Bernard, J., Weil, M., Boiron, M., Jaquillat, C., Flandrin, G., Gemon, M.-F.: Blood **41**, 489 (1973).

KAULEN, H. D., GROSS, R. (Med. Univ.-Klinik Köln): **Nukleotid-Stoffwechsel und Freisetzungsreaktion kurzzeitig gelagerter Thrombozyten**

Seit neuerer Zeit sind mit einigem Erfolg Bedingungen für die Lagerung von Thrombozytenkonserven ausgearbeitet worden, die die logistischen Probleme bei der großzügigen Therapie mit Thrombozyten vermindern sollen, indem sie von der frischen Präparation unabhängig machen. Murphy [1] und Valeri [2] zeigten die Funktionsfähigkeit (=Zirkulationsfähigkeit und hämostatische Wirksamkeit) von Thrombozyten, die bei 22 °C gelagert worden waren im Gegensatz zur Lagerung bei 4 °C. Wir haben deshalb versucht, während der Lagerung bei diesen beiden Temperaturen Unterschiede im Verhalten biochemischer Parameter der Plättchen zu finden, die mit der Überlebensfähigkeit bei diesen Lagerungstemperaturen korrelieren.

Plättchen-reiches Plasma (PRP) wurde einmal frisch nach Blutentnahme und Präparation bei Raumtemperatur sofort 90 min bei 37 °C mit Adenin-8-^{14}C in einer Konzentration von 1 µM inkubiert, dann geteilt, sofort abzentrifugiert, gewaschen, in Puffer bei 37 °C für 10 min mit 0,9 E/ml Thrombin versetzt und damit eine Freisetzungsreaktion eingeleitet, oder das PRP wurde bei 4 °C oder bei 22 °C über 24 Std aufbewahrt und dann in gleicher Weise zentrifugiert, gewaschen und mit Thrombin behandelt.

Nach der Thrombinreaktion wurde wieder zentrifugiert und das Sediment (intrazelluläres Kompartiment) sowie der Überstand (extrazelluläre Bestandteile) mit Perchlorsäure extrahiert. In den Extrakten wurden jeweils die chemischen Mengen ATP und ADP mit enzymatischer Methodik und die Radioaktivität nach hochspannungselektrophoretischer oder papierchromatographischer Auftrennung bestimmt. Dabei wurde die Menge des verwandten Antikoagulans ACD-A variiert (18 mM Zitrat = pH 7 bis 7,4 des PRP, 26 mM Zitrat = pH 6,5 bis 6,8 des PRP) und der Zeitpunkt der Inkubation mit Adenin-^{14}C, die einmal sofort nach Präparation des PRP erfolgte (Sofortinkubation), zum anderen erst nach der Lagerungsperiode (Spätinkubation). Der wesentliche Unterschied der Spätinkubation besteht darin, daß hierbei die Plättchen nach der Lagerung 90 min bei 37 °C gehalten werden.

Der Gesamtnukleotidgehalt (in µMol/10^{11} Plättchen) war nach der Lagerung bei 4 °C mit 6,7 ± 1,8 SD ATP und 3,8 ± 0,3 SD ADP (18 mM Zitrat) und 6,4 ± 0,8 SD ATP und 4,3 ± 0,4 SD ADP (26 mM Zitrat) sowie bei 22 °C-Lagerung mit 6,6 ± 1 SD ATP und 3,1 ± 0,5 SD ADP (16 mM Zitrat) und 4,8 ± 0,9 SD ATP und 3,2 ± 0,6 SD ADP (26 mM Zitrat) nicht wesentlich gegenüber frischen Plättchen verändert. Wurden die Plättchen nach 24 Std Lagerung bei 37 °C inkubiert (Spätinkubation), dann waren die Nukleotide nur nach 4 °C-Lagerung in 26 mM Zitrat deutlich erniedrigt (3,8 ± 0,7 SD ATP, 2,6 ± 0,5 SD ADP). Ebenso wurde nur unter diesen Bedingungen deutlich weniger (20 bis 30%) des intrazellulären ADP durch Thrombin freigesetzt als bei frischen oder sofort-inkubierten Plättchen (50 bis 70%).

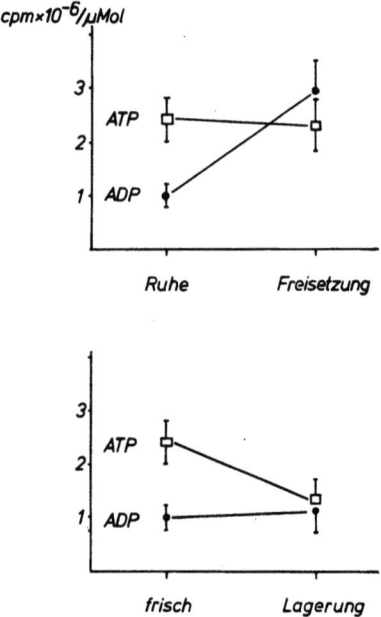

Abb. 1. Spez. Aktivität der Nukleotide bei Freisetzung u. Lagerung

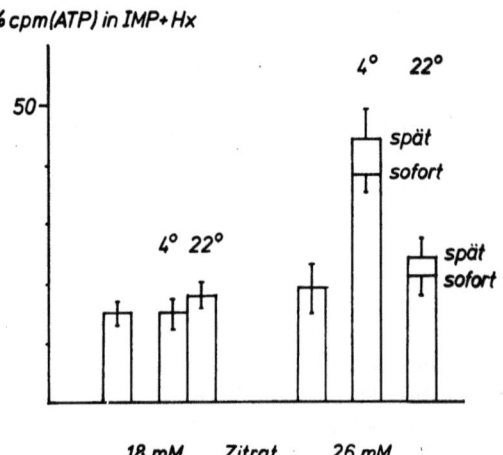

Abb. 2. Abbau des ATP in Ruhe. IMP, Hypoxanthinbildung

Die Bestimmung der spezifischen Aktivität der Nukleotide (cpm/μMole ATP oder ADP) erlaubt die Unterscheidung, ob der radioaktiv markierbare = „metabolische" Nukleotidpool [3] oder der „nicht-metabolische" (Granula)-Pool unter diesen Bedingungen verringert wird. Die spezifische Aktivität muß bei einer alleinigen Abnahme des metabolischen = radioaktiven Pools abnehmen, während entsprechend bei der Freisetzungsreaktion (Abnahme des nicht-radioaktiven

ADP-Pools durch Sekretion) die spezifische Aktivität des ADP ansteigen muß. Abb. 1 zeigt dieses Verhalten bei der Freisetzungsreaktion (oben), nach Lagerung in 26 mM Zitrat und Spätinkubation wird eine Verminderung der spezifischen Aktivität des ATP gefunden (unten). Dies bedeutet, daß nur unter diesen Bedingungen eine rasche Erschöpfung des metabolischen ATP-Pools der gelagerten Thrombozyten eintritt.

Die Verkleinerung des metabolischen ATP-Pools kommt dadurch zustande, daß unter diesen Bedingungen ein hoher ATP-Abbau, kenntlich an einer erhöhten Akkumulation der radioaktiven Abbauprodukte IMP und Hypoxanthin, stattfindet (Abb. 2). In dieser Abbildung ist die Bildung der radioaktiven Abbauprodukte des ATP während 10 min bei 37 °C nach 24 Std Lagerung ohne Thrombinstimulation angegeben.

Die Ursache dieses erhöhten ATP-Verbrauchs bei Wiedererwärmung ist unklar, sie korreliert aber offensichtlich mit einer schlechteren Überlebensfähigkeit der Plättchen in vivo [1, 2] und könnte deshalb als ein in vitro-Kriterium zur Verbesserung der Thrombozytenlagerung erprobt werden.

Mit Unterstützung des Sonderforschungsbereichs 68 an der Universität Köln. Wir danken Frl. G. Daum für die hervorragende technische Assistenz.

Literatur

1. Murphy, S., Gardner, F. H.: New Engl. J. Med. **280**, 1094 (1969). — 2. Handin, R. I., Valeri, C. R.: New Engl. J. Med. **285**, 538 (1971). — 3. Holmsen, H., Day, H. J.: Ser. Haemat. **4**, 28 (1971).

BORBERG, H., HELLRIEGEL, K. P., GROSS, R. (Med. Univ.-Klinik, Köln):
Erfahrungen zur klinischen Anwendung der Zelltrifuge*

In kontinuierlichem Durchlauf arbeitende Zentrifugen vom Typ der Blutzellseparatoren haben in den letzten Jahren zunehmend an Interesse gewonnen. Sie ermöglichen die Trennung von Blutzellen und Plasma sowie eine beträchtliche Anreicherung bestimmter zellulärer Elemente und verbessern somit wesentlich die Voraussetzungen für eine spezifische Hämatotherapie. Von den zwei im Handel befindlichen Modellen werden an der Medizinischen Universitätsklinik Köln mit der Aminco-Zelltrifuge in den letzten Jahren Erfahrungen gesammelt.

Die Arbeitsweise des Gerätes entspricht den am NIH entwickelten Modellen. Antikoaguliertes Blut wird im veno-venösen Kurzschluß in einem Zentrifugentopf aufgetrennt, die gewünschten Fraktionen werden entnommen, und das verbleibende Blut fließt nach seiner Rekombination in den Spender zurück.

Für den Spender können Komplikationen durch die Übertragung von Infektionskrankheiten, durch Blutungen und durch Luftembolien auftreten. Durch sorgfältige Auswahl und Überwachung der Spender sowie durch die am Gerät befindlichen Sicherheitsvorkehrungen sind sie jedoch vermeidbar. Im Verlauf von jetzt fast drei Jahren haben wir keine ernsthaften Komplikationen, insbesondere keinen Fall von Hepatitis, beobachten können.

Indem das Gerät die Präparation großer Zellmengen ermöglicht, kann es die Bearbeitung wissenschaftlicher Fragestellungen in der Hämatologie, der Immunologie und der Onkologie wesentlich erleichtern. Wir haben uns zusätzlich für die Möglichkeiten des Einsatzes in der Klinik interessiert. Hier lassen sich grundsätzlich zwei Indikationsgruppen unterscheiden, die Substitution von Mangelzuständen infolge von Knochenmarksaplasie und die Abschöpfung von Überschüssen der Zellbildung bei Leukämien.

* Mit Unterstützung der Deutschen Forschungsgemeinschaft (SFB 68).

Die Leukozytengewinnung zur Substitution von Granulozytopenien wird nach den in der angelsächsischen Literatur beschriebenen Verfahren durchgeführt [1, 2, 4, 6, 7, 12]. Die Ergebnisse von 30 Präparationen *gesunder Spender* zeigt die Tabelle. Bei dieser Gruppe von Probanden wird ein mittlerer Ertrag von 2×10^{10} Leukozyten, davon im Mittel 57% Granulozyten, erzielt. Im Einzelfall kann der Granulozytenanteil der Präparation wesentlich höher sein und 70% durchaus übersteigen. Die beträchtliche Schwankungsbreite der Erträge wird von verschiedenen Variablen wie der Leukozytenzahl des Spenders und der Trennqualität, besonders aber vom Zentrifugendurchlauf und von der Dauer der Zentrifugation, bestimmt. Die gewonnenen Zellen werden zur Erzielung eines optimalen Nutzeffektes von möglichst kompatiblen Spendern gewonnen und zur Vermeidung einer potentiellen Graft-versus-Host-Reaktion mit 2000 r bestrahlt.

Tabelle. Ergebnisse von 30 Leukozytenpräparationen mit der Zelltrifuge (gesunde Spender)

	Mittelwert	Bereich
upm	825,8	800—1200
g	61,1	59,2—107
Dauer (Std)	4½	3—6
Durchflußvolumen (l)	6,5	2,95—12,1
Sammelvolumen (ml)	476,24	173—895
Ertrag		
Gesamtleukozyten	$2,14 \times 10^{10}$	$0,31—14,3 \times 10^{10}$
Granulozyten	$1,23 \times 10^{10}$	$0,19— 9,1 \times 10^{10}$
Lymphozyten	$0,91 \times 10^{10}$	$0,22— 5,2 \times 10^{10}$

Das Ergebnis der Übertragung wird am klinischen Erfolg, der Zählung der Gesamtleukozytenzahl und der Differenzierung der fremden von den patienteneigenen Leukozyten beurteilt. Mit Hilfe von Y-Chromatinbestimmungen führen wir eine Unterscheidung der transfundierten von den autologen Leukozyten durch [9, 10]. Diese Methode ist zur Differenzierung geeignet, wenn Spender und Empfänger unterschiedlichen Geschlechts sind.

Obwohl bei einigen Patienten deutliche Fiebersenkungen und eine Besserung des Allgemeinbefindens beobachtet werden konnten, waren die anderen objektivierbaren Kriterien nicht immer überzeugend: Der Anstieg der Gesamtleukozyten ging kaum über 800 Zellen/mm³ im Blut hinaus, und die Mehrzahl der Leukozyten war, wie Abb. 1 zeigt, nach spätestens 6 Std aus dem peripheren Blut verschwunden. Dieser Befund resultiert u. E. aus der kurzen Überlebenszeit der Granulozyten und der im Vergleich zum Bedarf meist zu niedrigen Zahl übertragener Zellen. Entsprechend lassen sich bei der Übertragung von Leukozyten *chronischer myeloischer Leukämien* bessere Resultate erzielen, da die Überlebenszeit der übertragenen Leukozyten wenigstens sechs Tage beträgt und 5×10^{11} und mehr Leukozyten gewonnen werden können [9, 10, 12]. Hier besteht jedoch die Schwierigkeit, genügend histokompatible Spender-Empfängerpaare zu finden.

Auch wenn der derzeitige Stand der Leukozytenübertragungen noch zahlreiche Wünsche offen läßt, so zeigen die bisher erzielten Ergebnisse doch, daß mit einer Übertragung von 10^{10} Granulozyten ein Bereich eröffnet wird, in dem eine wirksame Substitution möglich ist. Es ist das Ziel derzeitiger Bemühungen, die Effektivität weiter zu verbessern.

Bei der Thrombozytensubstitution sind die Ergebnisse sehr viel günstiger [5, 8, 11]. Wir verwenden zwei verschiedene Präparationsverfahren: Werden die Plättchen bei hoher Drehzahl aus dem buffy coat abgesaugt, ist mit einem Ertrag bis zu 5×10^{11}, aber auch mit einem beträchtlichen Anteil an Leukozyten und Erythrozyten zu rechnen. Wird dagegen das plättchenreiche Plasma in einer Zweitzentrifuge nachzentrifugiert, liegt der mittlere Ertrag bei $3,3 \times 10^{11}$ praktisch reiner Plättchen. Durch die Kombination beider Verfahren läßt sich die mittlere Ausbeute wesentlich steigern.

Bei der Erfolgsbeurteilung sollen an dieser Stelle nur die klinischen Ergebnisse und der Anstieg der Gesamtplättchenzahlen beim Empfänger dargestellt werden.

Nach einem Transfer von 10^{11} bis 10^{12} Thrombozyten haben wir durchweg Anstiege bis auf Werte von 50000 bis 90000 Plättchen/mm³ beim Empfänger erzielt. Bestehende Blutungen sistierten ausnahmslos, so daß in einigen Fällen dringend erforderliche chirurgische Eingriffe ermöglicht wurden.

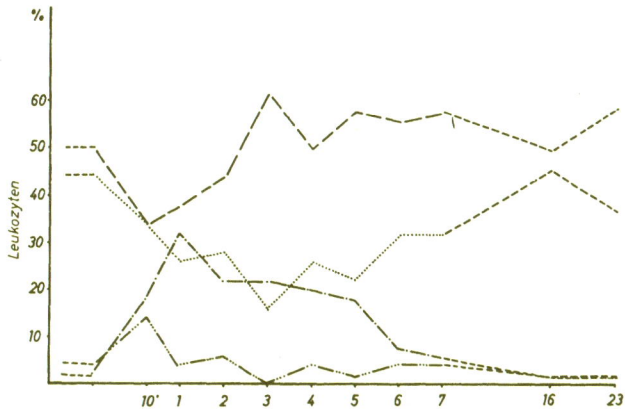

Abb. 1. Anteilmäßiges Verhalten der Spender- und Empfängerleukozyten nach einem Leukozytentransfer. Differenzierung der übertragenen von den autologen Leukozyten mit Hilfe der Y-Chromatin-Bestimmung. Der Empfänger ist in diesem Fall ein 21jähriger Pat. mit akuter Myeloblastenleukämie im Stadium der therapiebedingten Knochenmarkaplasie, Spender die Mutter des Patienten. (— — —) neutrophile Segmentkernige des Empfängers (Y-Chromatin-positiv); (·······) Lymphozyten des Empfängers (Y-Chromatin-positiv); (—·—·—) neutrophile Segmentkernige des Spenders (Y-Chromatin-negativ); (—···—···—) Lymphozyten des Spenders (Y-Chromatin-negativ)

Die Zuverlässigkeit, mit der im Bedarfsfall hohe Plättchenzahlen von demselben Spender in einer Sitzung gewonnen werden können, lassen den Einsatz bei blutenden thrombocytopenischen und bei blutungsgefährdeten Patienten mit Werten um 10000 Plättchen/mm³ gerechtfertigt erscheinen, zumal die Wirksamkeit der Trenntechnik weiter entwicklungsfähig ist.

Die Leukämiebehandlung mit der Zelltrifuge mag auf den ersten Blick als vordergründige Maßnahme von zweifelhaftem Wert erscheinen. Drei Gesichtspunkte verdienen jedoch eine ernsthaftere Betrachtung. Bei Patienten mit hohen Zellzahlen kann das rein mechanische, initiale Abschöpfen eine wesentliche Entlastung darstellen. Erhöht sich unter der Therapie die Kinetik der im Knochenmark verbliebenen Blasten, dürfte eine gleichzeitig eingeleitete Chemotherapie die Effektivität der Behandlung erhöhen.

Das gewonnene Zellmaterial läßt sich konservieren und für spätere immunologische Therapieverfahren verwenden.

Die vorläufigen Erfahrungen an 4 Patienten mit akuter Leukämie und initialen Zellzahlen von 110000 bis 470000/mm³ im peripheren Blut haben ergeben, daß die Reduktion der Zellen auf Werte von maximal 100000 in drei aufeinanderfolgenden Läufen durchführbar ist, zu einer schnellen Besserung des klinischen Status führt und eine Erleichterung für die nachfolgende Chemotherapie ist.

Patienten mit chronischer myeloischer Leukämie ließen sich bei völligem Wohlbefinden von initialen Leukozytenwerten zwischen 150000 und 450000/mm³ auf Zahlen zwischen 70000 und 100000/mm³ und ein Hämoglobin etwas unterhalb des Normbereichs einstellen. Der Wert einer Behandlung mit dem Zellseparator hängt bei dieser Erkrankung u. E. in erster Linie vom Verhalten der Kinetik der im Knochenmark verbliebenen Blasten ab. Diese Therapieform könnte weiter an Interesse gewinnen, wenn sich die von anderer Seite beschriebene Vermutung einer zyklischen Blastenproduktion bestätigen ließe. Zur Zeit scheint die Behandlung indiziert zu sein, wenn sich die Patienten gleichzeitig als freiwillige Spender für Leukozytenübertragungen zur Verfügung stellen.

Für die Behandlung chronischer lymphatischer Leukämien läßt sich eine Indikation zur Zelltrifugenbehandlung wahrscheinlich machen. In Fällen mit Ausgangswerten von 60000 bis 420000 Zellen/mm³ und Organbefall, die in ein- bis dreiwöchigen Intervallen behandelt wurden, konnten die Leukozytenzahlen auf 40000 bis 60000 Zellen/mm³ eingestellt werden, ohne daß eine wesentliche Beeinträchtigung des roten Blutbildes oder der Thrombozytenzahlen auftrat. Alle Patienten wiesen einen Rückgang der vergrößerten Lymphknoten, zwei auch der Milzgröße, auf. Die Patienten tolerierten die Behandlung gut und blieben voll arbeitsfähig. Das Verfahren kann auch nach unserer Erfahrung durchaus als Alternative zur extrakorporalen Bestrahlung benutzt werden [3].

Wir glauben daher, daß auf Grund der von anderer Seite veröffentlichten Ergebnisse und unserer eigenen Erfahrungen eine breitere Anwendung von Blutzellseparatoren auch in der Klinik gerechtfertigt ist.

Literatur

1. Buckner, D., Eisel, R., Perry, S.: Blood 31, 653 (1968). — 2. Buckner, D., Graw Jr., R. G., Eisel, R. J., Henderson, E. S., Perry, S.: Blood 33, 353 (1969). — 3. Curtis, J. E., Hersh, E. M., Freireich, E. J.: Blood 39, 163 (1972). — 4. Epstein, E. B., Clift, R. A., Thomas, E. D.: Blood 34, 782 (1969). — 5. Freireich, E. J., Kliman, A., Gaydos, L. A., Manthel, N., Frei, E., III: Ann. intern. Med. 59, 277 (1963). — 6. Freireich, E. J., Judson, G., Levin, R. H.: Cancer Res. 25, 1516 (1965). — 7. Graw, E. G., Herzig, G. P., Eisel, R. J., Perry, S.: Transfusion 11, 94 (1971). — 8. Grumet, F. C., Yankee, R. A.: Ann. intern. Med. 73, 1 (1970). — 9. Hellriegel, K. P., Borberg, H., Reitz, H., Gross, R.: In: Nowicki, L., Martin, H., Schubert, J. C. F. (Hrsg.): Hämolyse — hämolytische Erkrankungen, S. 312. München: J. F. Lehmanns Verlag 1973. — 10. Hellriegel, K. P., Borberg, H., Reitz, H., Gross, R.: Transplantation proc. (im Druck). — 11. Johnson, S. A., Rebuck, J. W.: CRC Crit. Rev. Clin. Lab. Sci. 1, 25 (1970). — 12. Morse, E. E., Carbone, P. P., Freireich, E. J., Bronson, W., Kliman, A.: Transfusion 6, 175 (1966).

BEYER, J. H., HERTENSTEIN, CH., LIPKE, M., SCHMIDT, C. G., WETTER, O.* (Innere Univ.-Klinik u. Poliklinik, Tumorforschung, Klinikum Essen): **Verlaufsbeobachtungen bei hämatologischen Systemerkrankungen (Leukämie, Morbus Waldenström) und immunologischen Defektzuständen anhand B- und T-Zellen typischer Marker****

Veränderungen innerhalb der Kompartimente thymusabhängiger (T) und bursa- bzw. bursa-äquivalent-abhängiger (B)-Lymphozyten des peripheren Blutes unter pathologischen und auch therapeutischen Bedingungen beanspruchen in zunehmendem Maße das Interesse des Klinikers. Einer der Gründe hierfür ist die Frage nach der Herkunft der bei hämatologischen Systemerkrankungen proliferierenden oder akkumulierenden Zellpopulation. Dieses Problem war es auch, das uns zu systematischen Untersuchungen der Verteilung T- und B-Zellen-typi-

---

* Für die Durchführung der statistischen Berechnungen von Normalwerten sind wir Herrn Hirche, Essen, zu Dank verpflichtet.
** Mit Unterstützung der Deutschen Krebsgesellschaft, Essen.

scher Marker bei Patienten mit Leukämien, Morbus Waldenström und immunologischen Defektzuständen veranlaßte. Wir haben das Vorhandensein membranständiger Immunglobuline (Ig) als B-Zell-Eigenschaft und die Eigenschaft der spontanen Rosettenbildung mit Hammelblutkörperchen als T-Zellen-Spezifität sowie die Stimulierbarkeit durch Phytohämagglutinin (PHA) und Pokeweed-Mitogen (PWM) für unsere Untersuchungen herangezogen. Die methodischen Voraussetzungen des Rosettentestes wurden an Thymuszellen eines 16 Wochen alten menschlichen Feten und an fetalen Milzzellen geprüft. Dabei fanden sich im Thymus 45% rosettenbildender Lymphozyten oder auch E-Rosetten, während in der Milz keine Rosettenbildung festzustellen war.

Es konnte demnach davon ausgegangen werden, daß unter den in diesen Untersuchungen angewendeten, von Jondal u. Mitarb. [1] mitgeteilten methodischen Voraussetzungen thymusabhängige Lymphozyten bestimmbar sind. Der Mittelwert der E-Rosetten im peripheren Blut Gesunder lag zwischen 30 und 49%.

Die Normalwerte der Ig-positiven Zellen einzelner Spezifitäten bei 14 Gesunden waren folgende: IgG 23%, IgA 6%, IgM 12%, L-Ketten-Spezifität $\varkappa$ 30%, λ 10%.

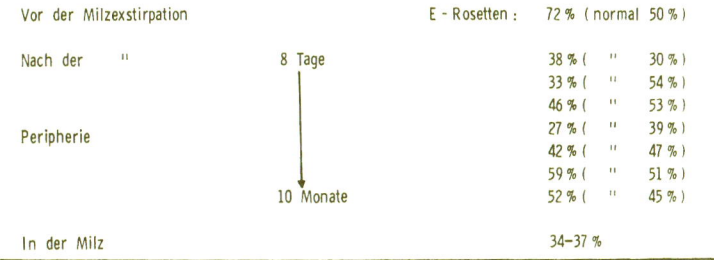

Abb. 1. E-Rosetten-Bildung im peripheren Blut und in der Milz und Ergebnis der Untersuchungen auf Membranfluoreszenz im peripheren Blut und Sternalmark bei einer Patientin mit Makroglobulinämie Waldenström

In Abb. 1 sind die Befunde bei einer Patientin mit Makroglobulinämie Waldenström im Verlauf eines etwa 10monatigen Zeitraumes dargestellt. Es ist ersichtlich, daß sich die Werte der E-Rosettenzahl nach der wegen tumoröser Vergrößerung der Milz vorgenommenen Exstirpation von einem erhöhten Wert aus normalisiert. Im Knochenmark ist auch nach der Operation noch ein hoher Prozentsatz (22%) IgM-positiver Zellen festzustellen, während dieser Wert im peripheren Blut normal ist.

Im Gegensatz zu dieser Befundkonstellation war bei einer Patientin mit Lymphadenopathie und einem abnormen, mit H-Ketten-spezifischen Anti-IgM-Antiseren reagierenden niedermolekularen IgM-Protein eine erhöhte Zahl IgM-positiver Lymphozyten (28%), fehlende PHA-Stimulierbarkeit (6300 IPM ± 1900 am 3. Tag der Kultur) gemessen an der ³H-Thymidinaufnahme und eine normale E-Rosettenzahl (43%) festzustellen.

Aus diesen Ergebnissen möchten wir ableiten, daß durch Untersuchungen der Membranfluoreszenz mit Ig-spezifischen Antiseren bei Patienten mit Morbus Waldenström, auch in der Remission, die gesteigerte Proliferation IgM-typischer Zellen nachweisbar sein kann. Es muß zunächst offen bleiben, ob es sich bei der anfangs erhöhten E-Rosettenzahl um einen Befund handelt, der krankheitsbedingt ist oder ein lange bestehender Milztumor derartige Effekte auslösen kann.

In dem Fall der Patientin Be. zeigt sich dagegen eine Verschiebung zugunsten der B-Zellen im peripheren Blut. Die fehlende Stimulierbarkeit durch PHA bei gleichzeitig normaler E-Rosetten-Zahl läßt erkennen, daß diese beiden T-Zell-spezifischen Kriterien keine Parallelität aufweisen. Möglicherweise handelt es sich um den Ausdruck einer Heterogenität der T-Zellen.

In weiteren Versuchen wurde der Einfluß der zytostatischen Therapie auf die Zahl der E-Rosetten bestimmt. Bei allen daraufhin untersuchten 4 Patienten mit akuter myeloischer Leukämie wurde ein signifikanter Anstieg der E-Rosetten einige Tage nach der Gabe von Cytosin, Arabinosid und Daunoblastin zum Teil in Kombination mit Cyclophosphamid, Vincristin und Methotrexat beobachtet. Der Anstieg der E-Rosetten betrug in einem Fall bis 90%. Der Anstieg von E-Rosetten war sowohl bei unternormalen, normalen und leicht erhöhten Anfangswerten in der Rosettenbildung zu beobachten.

Anläßlich ähnlicher Befunde unter der Therapie bei akuter lymphatischer Leukämie ist eine unterschiedlich rasche Rekonstitution der peripheren T- bzw. B-Zell-Kompartimente diskutiert worden [2].

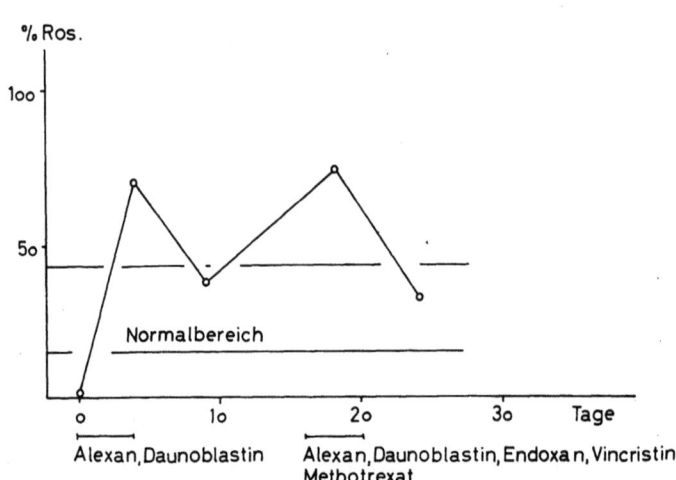

Abb. 2. Ergebnis der Bestimmung der E-Rosetten im peripheren Blut bei akuter myeloischer Leukämie unter cytostatischer Behandlung

Die Ergebnisse bei den 3 untersuchten Patienten mit sog. erworbener γ-Globulinämie bzw. Hypo-γ-Globulinämie sind nicht einheitlich. Bei einer Patientin mit schwerem Antikörpermangelsyndrom und elektrophoretisch nicht feststellbaren γ-Globulinen (Patientin Schw.) ergab die Stimulierung mit PHA nach 3, 5 und 7 Tagen maximale Werte von 15000 IPM gegenüber 140000 IPM parallel untersuchter normaler Lymphozyten. Die Stimulierung mit PWM ergab im Maximum 3500 IPM am 5. Tag gegenüber 68000 IPM bei normalen Lymphozyten. Demgegenüber lag die ^{3}H-Thymidinaufnahme nach PHA bei einer Patientin mit Fehlen des IgG, IgA- und IgM-Proteins jedoch deutlich nachweisbarer IgG-Fraktion bei 31000 IPM, während der parallel bestimmte Wert mit normalen Lymphozyten 46390 betrug, also keine wesentliche Beeinträchtigung der PHA-Stimulierung festzustellen war (Patientin Koe.).

Bei einem Patienten mit starker Hypo-γ-Globulinämie (Patient Rie.) war eine im Vergleich zur Norm ebenfalls ausgiebige Stimulierung mittels PHA feststellbar.

Während bei der Patientin mit Aγ-Globulinämie (Fall Sch.) eine erhöhte Rosettenzahl (55 und 52%) festzustellen war, lagen die Werte bei den beiden anderen Patienten mit humoralem Immunglobulinmangel im Bereich der Norm. Bei der vorgenannten Patientin mit Aγ-Globulinämie war zur gleichen Zeit ein fast völliges Fehlen der membranständigen Immunfluoreszenz mit IgG-spezifischen Antiseren festzustellen (korrigierte Werte: IgG 0%, IgA 7%, IgM 5%, χ 4% und λ 1%). Die Werte der Ig-Fluoreszenz bei der Patientin Koe. waren folgende: IgG 19%, IgM 14%, IgA 6%, α 30%, λ 8%; bei dem Patienten Ri. konnte die Zahl der IgG-fluoreszierenden Lymphozyten gezählt werden, sie betrugen 9%. Die Normalwerte von 14 Gesunden waren folgende: IgG 23%, IgA 6%, IgM 12%, α 30% und λ 10%. Es zeigt sich aus diesen Untersuchungen, daß bei 2 der untersuchten Patienten mit einem Immunglobulindefizit eine signifikante Herabsetzung der B-Zellen in der Peripherie bestand, während in einem Fall eine derartige Veränderung nicht festzustellen war.

Literatur

1. Jondal, M., Holm, G., Wigzell, H.: J. exp. Med. **136**, 207 (1972). — 2. Sen, L., Borella, L.: Cell. Immunol. **9**, 84 (1973).

Kurrle, E., Hoelzer, D., Langhans, J. (Abt. Klin. Physiologie, Univ. Ulm): **Kultivierung von Blutlymphozyten des Menschen in Diffusionskammern zum Nachweis der hämopoetischen Stammzelle***

Da einige hämatologische Erkrankungen des Menschen ihre Ursache möglicherweise in einer gestörten Stammzellfunktion haben, gewinnt die Untersuchung hämopoetischer Stammzellen bei Patienten zunehmend an praktischer Bedeutung. Allerdings waren die Möglichkeiten hierzu bis vor kurzem begrenzt, da nur die Agarkolonietechnik zum Nachweis der granulopoetisch determinierten Stammzelle beim Menschen zur Verfügung stand [1].

In den letzten Jahren ist die Diffusionskammertechnik [2] zu einem quantitativen Testsystem zum Nachweis hämopoetischer Stammzellen weiterentwickelt worden [3, 4]. Es konnte gezeigt werden, daß sich pluripotente Stammzellen der Maus in Diffusionskammern vermehren [5, 6]. Bøyum et al. [7] und Boecker et al. [8] kultivierten mit dieser Technik erstmals Granulo-, Erythro- und Megakaryopoese aus Knochenmark bzw. peripherem Blut des Menschen. Dies bedeutet, daß mit der Diffusionskammertechnik auch beim Menschen entweder pluripotente, zumindest aber alle 3 determinierten Stammzellen nachgewiesen werden können.

Unsere Fragestellung war, ob die Diffusionskammertechnik ein quantitatives Testsystem für menschliche Stammzellen darstellt, und in welcher Zellpopulation des peripheren Blutes sich hämopoetische Stammzellen befinden. Für die Untersuchungen wurde deshalb peripheres Blut gewählt, weil hier das Auftreten von unreifen Vorstufen der Hämopoese, die normalerweise nicht im Blut vorkommen, ein sicheres Indiz dafür ist, daß diese Zellen aus Stammzellen entstanden sind.

Mononukleäre Zellen, Lymphozyten und Monozyten, wurden mit der Isopaque-Ficoll-Methode [9] durch Abtrennung der Erythrozyten und Granulozyten aus dem peripheren Blut von gesunden Normalpersonen isoliert. Einflüsse von Granulozyten, die vermutlich Hemmfaktoren, sog. Chalone [10], produzieren, waren somit ausgeschlossen. Wir benutzten die Diffusionskammertechnik in der Modifikation von Benestad [3] und Bøyum et al. [4]. Je 5×10^5 Zellen wurden in Medium TC 199 in Diffusionskammern aus Millipore MF-Filtern mit einer Porenweite von $0,22\,\mu$ gefüllt. Die Kammern wurden intraperitoneal in CBA-Mäuse implantiert, die mit 650 R vorbestrahlt waren, um das Zellwachstum zu stimulieren und immunologische Reaktionen des Empfängertieres zu unterdrücken [6]. In regelmäßigen Abständen wurden Kammern entnommen und 1 Std in einer 0,5%igen Pronaselösung geschüttelt, um eine Einzelzellsuspension herzustellen [11]. Dann wurden die Zellen gezählt und Ausstriche angefertigt.

Das typische Verhalten der Gesamtzellzahl nach Kammerimplantation bei gesunden Normalpersonen ist gekennzeichnet durch eine initiale Abnahme der Gesamtzellzahl bis zum 5. oder 6. Tag, an die sich ein exponentielles Wachstum

---

* Mit Unterstützung der Deutschen Forschungsgemeinschaft (Sonderforschungsbereich 112, „Zellsystemphysiologie")

anschließt, das sein Maximum am 13. Tag erreicht. Anschließend nimmt die Zellzahl erneut ab. Bereits nach 1 Tag treten undifferenzierte Blasten auf, die wahrscheinlich durch Transformation aus Lymphozyten entstehen und nach dem 6. Tag sehr rasch an Zahl zunehmen. Zu dieser Zeit treten auch erstmals unreife Vorstufen der Granulopoese auf; reife granulopoetische Zellen steigen um den 13. Tag an. Zwischen dem 13. und 17. Tag findet man auch regelmäßig Megakaryozyten und vereinzelt erythropoetische Zellen. Diese Ergebnisse zeigen, daß die Diffusionskammertechnik geeignet ist, hämopoetische Stammzellen zumindest qualitativ nachzuweisen.

Eine der Fragestellungen war, inwieweit die Diffusionskammertechnik ein quantitatives Testsystem darstellt. Hierzu wurde überprüft, ob zwischen der implantierten und der entstandenen Anzahl von Zellen eine lineare Beziehung besteht. Als Zeitpunkt der Ernte wurde der 13. Tag der Kultur gewählt, weil sich hier das Maximum des Zellwachstums befindet. Es konnte eine nahezu lineare Abhängigkeit zwischen der implantierten Zellzahl und der Gesamtzahl bzw. der Menge der granulopoetischen Zellen nachgewiesen werden, wenn zwischen 10^4 und 10^6 Zellen implantiert wurden. Die Zahl der neugebildeten hämopoetischen Zellen dürfte im wesentlichen von der Zahl der implantierten Stammzellen abhängen. Es ist aber anzunehmen, daß auch der Proliferations- und Differenzierungsfähigkeit dieser Zellen eine gewisse Bedeutung zukommt.

Die zweite Fragestellung war, in welcher Zellpopulation des peripheren Blutes sich die hämopoetischen Stammzellen befinden. Hierzu wurden aus einer Suspension, die nach Isopaque-Ficoll-Separation aus Lymphozyten und Monozyten bestand, die Monozyten durch Wattefiltration fast vollständig entfernt. Das Wachstum dieser Fraktion (99,2% Lymphozyten, 0,4% Monozyten) wurde mit dem der Ausgangssuspension (81,3% Lymphozyten, 17% Monozyten) verglichen. Beide Zellsuspensionen zeigten einen ähnlichen Verlauf der Gesamtzellzahl. Blasten, unreife und reife granulopoetische Zellen, entstanden in der monozytenarmen wie in der Kontrollsuspension; auch Megakaryozyten und vereinzelte erythropoetische Zellen traten auf. Bezogen auf 10^5 implantierte Lymphozyten entwickelten beide Suspensionen gleich viel granulopoetische Zellen. Hieraus wird ersichtlich, daß die hämopoetischen Stammzellen offensichtlich in der Population der Lymphozyten enthalten sind. Entsprechende Ergebnisse konnten auch bei tierexperimentellen Untersuchungen vor allem bei der Ratte erhoben werden [12, 13].

Diese Ergebnisse zeigen ferner, daß der Anteil der Monozyten in den untersuchten Zellsuspensionen zumindest keinen entscheidenden Einfluß auf die Entstehung granulopoetischer Zellen in Diffusionskammern hat, obwohl aus Untersuchungen mit der Agarkolonietechnik bekannt ist, daß Monozyten den CSF („colony stimulating factor") produzieren, der das Wachstum von Agarkolonien stimuliert [14]. Es könnte sein, daß die Zellen durch die Vorbestrahlung der Tiere bereits maximal stimuliert sind, so daß etwaige fördernde Einflüsse der Monozyten ohne Auswirkung bleiben.

Die vorliegenden Untersuchungen haben somit gezeigt, daß die Diffusionskammertechnik auch beim Menschen ein quantitatives Testsystem darstellt und daß der Anteil der Monozyten in der implantierten Zellsuspension das Wachstum granulopoetischer Zellen in Diffusionskammern nicht nachweisbar beeinflußt. Weiterhin wurde nachgewiesen, daß sich die Stammzellen des peripheren Blutes in der Population der Lymphozyten befinden müssen.

Literatur

1. Robinson, W. A., Pike, B. L.: Colony growth of human bone marrow cells in vitro. In: Stohlman, F. (Ed.): Hemopoietic cellular proliferation. New York: Grune and Stratton 1970. — 2. Algire, G., Weaver, J. M., Prehn, R. T.: J. nat. Cancer Inst. 15, 493 (1959). — 3. Benestad, H. B.: Scand. J. Haemat. 7, 279 (1970). — 4. Bøyum, A., Borgstrøm, R.: Scand. J. Haemat. 7,

294 (1970). — 5. Breivik, H., Benestad, H. B., Bøyum, A.: J. cell. Physiol. **78**, 65 (1971). — 6. Bøyum, A., Carsten, A. L., Laerum, O. D., Cronkite, E. P.: Blood **40**, 174 (1972). — 7. Bøyum, A., Boecker, W., Carsten, A. L., Cronkite, E. P.: Blood **40**, 163 (1972). — 8. Boecker, W. R., Bøyum, A., Carsten, A. L., Cronkite, E. P.: Blood **38**, 819 (1971). — 9. Bøyum, A.: Scand. J. clin. Lab. Invest. Suppl. **97**, 77 (1968). — 10. Rytömaa, T., Kiviniemi, K.: Cell Tiss. Kinet. **1**, 329 (1968). — 11. Nettesheim, P., Makinodan, T., Chadwick, C. J.: Immunology **11**, 427 (1968). — 12. Haas, R. J., Flad, H. D., Fliedner, T. M., Fache, I.: Blood **42**, 209 (1973). — 13. Kurrle, E., Hoelzer, D.: Blut **28**, 212 (1974). — 14. Heit, W., Kern, P., Kubanek, B., Heimpel, H.: Blood (in press).

Essers, U., Joost, S., Brunner, E. (Abt. Innere Med. II u. Med. Statistik, Techn. Hochschule Aachen): **Hinweise auf die Existenz eines die Proliferation pluripotenter Stammzellen fördernden Plasmafaktors**

Die Regulation der Erythropoese erfolgt über einen negativen Rückkopplungsmechanismus, d. h. beim Absinken der Erythrozytenzahl kommt es über einen Sauerstoffmangel im Gewebe zu einer vermehrten Bildung von Erythropoetin. Erythropoetin stimuliert nicht das Wachstum von pluripotenten Stammzellen, sondern nur von unipotenten Stammzellen, die nur noch Vorläufer der Erythropoese sind [10].

Da die Zahl der pluripotenten Stammzellen im Blut, Milz und Knochenmark normalerweise konstant ist [7], stellt sich die Frage, wie die Regulation der Stammzellzahl funktioniert.

Da die pluripotenten Stammzellen in den blutbildenden Geweben über den ganzen Körper verstreut sind, ist eine hormonale Regulation analog zum Erythropoetin naheliegend.

Das würde bedeuten: Bei Absinken der Zahl der pluripotenten Stammzellen kommt es zur Ausschüttung eines Hormons, das die Proliferation der noch vorhandenen pluripotenten Stammzellen steigert.

Befunde von Bøyum u. Mitarb. [1] sprechen für die Existenz eines die Proliferation pluripotenter Stammzellen fördernden Faktors in der Peritonealflüssigkeit letal bestrahlter Mäuse. Diese Befunde erschienen uns einer Nachuntersuchung wert.

Material und Methode

Bei allen Versuchen wurden 10 bis 16 Wochen alte CPB-S Swiss-Mäuse verwandt. Das Knochenmark aus 10 Oberschenkeln von je 5 männlichen Tieren wurde mit Fischers Medium ausgespült. Ein Oberschenkel enthielt 10 bis 11,3 × 10^6 Zellen. Die Marksuspension wurde so verdünnt, daß in 0,1 ml 150000 Zellen waren. Je 0,1 ml Zellsuspension wurde in Millipore-Diffusionskammern gefüllt. Die Diffusionskammern waren aus Plastikringen und Filtern THWPI O2FO geklebt. Sie waren mit Aethylenoxyd sterilisiert worden. Der Verschluß erfolgte mit einem Kunststoffaden der Firma Millipore PR 0001401. Je eine gefüllte Diffusionskammer wurde mit 800 R bestrahlten bzw. unbestrahlten männlichen Mäusen intraperitoneal implantiert. Die Bestrahlung mit 800 R aus einer Caesiumquelle (50 bis 60 Rad/min) erfolgte innerhalb von 2 Std vor Implantation der Kammern. Im ersten Versuch wurden je 16 Kammern in 16 bestrahlte bzw. unbestrahlte Mäuse implantiert. Von beiden Gruppen überlebten 14 Mäuse bis zur Herausnahme der Kammern nach 72 Std.

Im zweiten Versuch wurden 25 Kammern in bestrahlte männliche Mäuse implantiert und weitere 20 Kammern in unbestrahlte männliche Mäuse. In beiden Versuchen überlebten 14 Tiere 72 Std. Je 13 Kammern waren verwertbar.

Die explantierten Kammern wurden von eventuell anhaftendem Gewebe befreit und geschlossen 50 min bei Raumtemperatur in folgender sterilfiltrierter Lösung geschüttelt: gepufferte (pH 7,4) 0,9%-NaCl-Lösung mit 0,5% Pronase B (Calbiochem). Die Pufferung der Kochsalzlösung erfolgte mit einem Phosphatpuffer, so daß in 100 ml Kochsalzlösung 0,37289 g KH_2PO_4 und 1,2922 g Na_2HPO_4 gelöst wurden.

Die Kammern, die in bestrahlten bzw. unbestrahlten Mäusen waren, wurden anschließend in Fischers Medium getrennt überführt, eröffnet und nochmals 5 min bei Raumtemperatur geschüttelt. Anschließend wurden die Zellsuspensionen durch ein Sieb gegeben und bei

800 g 10 min zentrifugiert. Der Überstand wurde abgeschüttet. Dann wurde mit Fischers Lösung so aufgefüllt, daß sich in 1 ml Lösung der Inhalt je einer Kammer befand.

Die Suspensionen der Zellen, die aus den Kammern von bestrahlten bzw. unbestrahlten Mäusen stammten, wurden dann zur Durchführung des von Till u. McCulloch beschriebenen Milzkolonieversuches weiblichen mit 800 R bestrahlten Mäusen i.v. (je 0,5 ml = Inhalt einer halben Kammer) injiziert. Am 9. Tag wurden die Milzkolonien von je 3 Untersuchern gezählt. Kontrolltiere (n = 10), die keine Zellsuspension erhalten hatten, wiesen keine Milzkolonien auf. Die statistische Auswertung erfolgte mittels zweifacher Varianzanalyse mit ungleicher Zellbesetzung bei festen Effekten (nicht orthogonaler vollständiger Zufallsplan) sowie mittels des approximativen F-Testes nach Snedecor.

Ergebnisse

Die Ergebnisse der beiden im August und September 1973 durchgeführten Versuche[1] sind in Abb. 1 dargestellt.

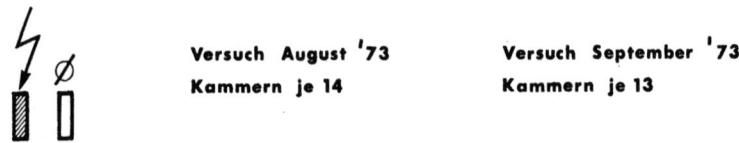

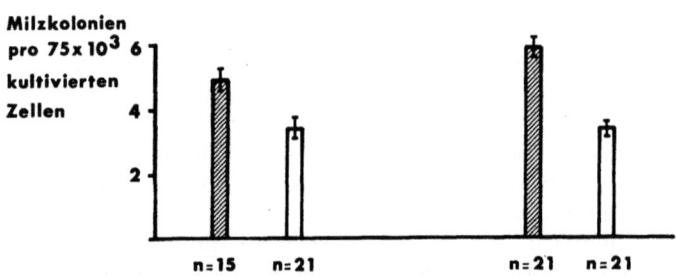

Abb. 1. Ergebnis der Zählung der Milzkolonien in letal bestrahlten Mäusen, die i.v. den Inhalt einer halben Millipore-Diffusionskammer erhielten. Die Diffusionskammern waren vorher 72 Std lang entweder normalen oder letal bestrahlten Mäusen intraperitoneal implantiert gewesen

Die statistische Analyse der Ergebnisse zeigte, daß der Gehalt an CFU, d. h. Milzkolonie bildenden Zellen, signifikant ($\alpha = 0{,}05$) höher war in den Zellsuspensionen, die in Diffusionskammern in letal bestrahlten Mäusen 72 Std gewachsen waren gegenüber den Zellsuspensionen, die aus Diffusionskammern stammten, die 72 Std normalen Mäusen intraperitoneal implantiert worden waren. Die Unterschiede der Zählung waren nicht signifikant ($\alpha = 0{,}05$). Die Wechselwirkung zwischen dem im August und dem im September durchgeführten Versuch war nicht signifikant ($\alpha = 0{,}05$).

Besprechung

Als Ursache für das bessere Wachstum der CFU in den Kammern, die in letal bestrahlten Mäusen implantiert waren, kommen folgende Möglichkeiten in Betracht:

1. Durch vermehrten Zelluntergang in der bestrahlten Maus werden Faktoren frei, die generell das Zellwachstum fördern [1]. Für diese Möglichkeit scheint das

---

[1] Die Versuche wurden in der Medizinischen Abteilung der Kernforschungsanlage Jülich (Direktor Prof. Dr. F. Feinendegen) durchgeführt. Frau Christine Behrend, MTA, danken wir für wertvolle Mithilfe.

stärkere Ansteigen der Gesamtzellzahl in den Kammern, die letal bestrahlten Mäusen implantiert worden waren, zu sprechen. Die Gesamtzahl stieg in diesen Kammern von 150000 auf 750000. In den normalen Mäusen implantierten Kammern stieg die Gesamtzellzahl von 150000 auf 550000.

Gegen diese Deutung ist einzuwenden:

a) Die Gesamtzahl kann als Folge einer vermehrten Erythropoetinsekretion [5, 9] und Granulopoetinsekretion [8] in den in letal bestrahlten Mäusen implantierten Kammern stärker angestiegen sein.

b) Bei letal bestrahlten und zusätzlich mit Phenylhydrazin vergifteten Kaninchen ist die Erythropoetinaktivität im Serum nicht höher als in Kaninchen gleichen Hämatokrits, die nur Phenylhydrazin erhielten [3]. Da der Erythropoetinnachweis bei diesen Versuchen mittels der Eiseneinbaurate polyglobuler Mäuse erfolgte, hätte ein zusätzlicher Gehalt des Serums an unspezifischen, das Wachstum fördernden Faktoren zu einer stärkeren Eiseneinbaurate der polyglobulen Mäuse und damit zum Nachweis einer scheinbar höheren Erythropoetinaktivität im Serum der letal bestrahlten Kaninchen führen müssen.

2. Durch Erhöhung der Erythropoetinserumspiegel in der bestrahlten Maus erfolgte eine Stimulation des Wachstums von CFU. Diese Möglichkeit ist auf Grund der Arbeit von Reissmann u. Udupa [10], die nachwiesen, daß Erythropoetin das Wachstum von CFU nicht fördert, abzulehnen.

3. Eine weitere Erklärung für das stärkere Wachstum von CFU in den Kammern, die in letal bestrahlten Mäusen implantiert waren, ist, daß analog zum Erythropoetin/Erythrozytensystem das Absinken der normalerweise im Mark der Maus konstant gehaltenen Zahl der CFU [7] zur vermehrten Sekretion eines die Bildung von CFU fördernden Hormons führt. Diese Möglichkeit ziehen sowohl Bøyum u. Mitarb. [1] als auch Morley u. Mitarb. [8] in Betracht.

4. Die weitere Möglichkeit, daß durch das Absinken des Gehaltes an CFU im Knochenmark ein Inhibitor vermindert produziert wird [1], ist nach dem Chalon-Antichalon-Prinzip [2] keine die dritte Deutung ausschließende Alternative.

Die erhöhte Aktivität eines die Proliferation pluripotenter Stammzellen fördernden Faktors im Serum von Patienten mit hypoplastischem Knochenmark könnte eine Erklärung für die bei diesen Patienten im Vergleich zu anderen Patienten mit Anämie gleichen Grades, aber normalem oder gesteigertem Zellgehalt des Knochenmarkes gefundenen erhöhten Erythropoetinaktivität [3, 6] bieten. Einen weiteren Hinweis gibt das Verhalten der Retikulozyten beim Menschen nach Infusion höherer Dosen (um 2000 Einheiten) von erythropoetinreichem Plasma, das nach einem initialen Anstieg nach 12 Std und einem Maximum nach 36 Std ein weiteres Maximum um den 5. Tag aufweist [4]. Doch sind diese Befunde für die Existenz eines die Proliferation pluripotenter Stammzellen fördernden Hormons nicht beweisend.

Zusammenfassung

Knochenmarksuspension aus den Oberschenkeln männlicher CPB-S Swiss-Mäuse wurde in Millipore-Diffusionskammern bestrahlten und unbestrahlten männlichen CPB-S Swiss-Mäusen implantiert.

Die Kammern wurden nach 72 Std entfernt und der Gehalt an CFU (colony forming units = pluripotenten Stammzellen der Hämatopoese) verglichen. Die Kammern, die in letal bestrahlten Mäusen implantiert waren, enthielten signifikant mehr CFU als die Kammern, die in normalen Mäusen implantiert waren. Hiermit wird der Befund von Bøyum u. Mitarb. an einer größeren Zahl von Versuchstieren bestätigt.

Die Ergebnisse weisen darauf hin, daß das Serum bestrahlter Mäuse einen die Proliferation pluripotenter Stammzellen fördernden Faktor enthält. Analog zum

Erythropoetin/Erythrozytensystem ist ein negativer Rückkopplungsmechanismus mit gesteigerter Sekretion eines die Proliferation pluripotenter Stammzellen fördernden Hormons infolge Zerstörung der Stammzellen des Wirtstieres die wahrscheinlichste Erklärung. Auf die mögliche Bedeutung für die Therapie der Markinsuffizienz wird hingewiesen.

Literatur

1. Bøyum, A., Carsten, A. L., Laerum, O. D., Cronkite, E. P.: Blood 40, 174 (1972). — 2. Bullough, W. S.: Cancer Res. 25, 1683 (1965). — 3. Essers, U., Mann, H.: Blut 22, 297 (1971). — 4. Essers, U., Müller, W., Brunner, E.: Weitere Untersuchungen zur Wirksamkeit von Erythropoetin bei Patienten mit Niereninsuffizienz. (Noch unveröffentlicht.) — 5. Gutnisky, A., Nohr, M. L., van Dyke, D.: J. nucl. Med. 5, 595 (1964). — 6. Hammond, D., Shore, N. Movassaghi, N.: Ann. N. Y. Acad. Sci. 149, 516 (1968). — 7. Metcalf, D., Moore, M. A. S.: Haemopoietic cells, p. 71. Amsterdam, London: North-Holland Publ. Comp. 1971. — 8. Morley, A., Kevin, A. R., Howard, D., Stohlmann, F.: Blood 37, 14 (1971). — 9. Nakao, K.: Acta haematol. jap. 25, 253 (1962). — 10. Reissmann, K. R., Udupa, K. B.: Cell Tiss. Kinet. 5, 481 (1972). — 11. Till, J. E., McCulloch, E. A.: Radiat. Res. 14, 213 (1961).

BRUNNER, H., ESSERS, U., HEINTZ, R. (Abt. Innere Med. II, Techn. Hochschule Aachen): **Präparative Isolierung hochmolekularer Fraktionen aus Humanurin und Untersuchung der hemmenden Wirkung auf die DNA-Synthese von Knochenmarkzellen**[*]

Trotz intensiver Forschung besteht bis heute keine Klarheit über die toxischen Metabolite, die sich im Serum von Urämiepatienten anreichern. Seit Einsatz der extrakorporalen Dialyse ist bewiesen, daß zumindest ein Teil der sog. „Urämietoxine" dialysierbar sein müssen und durch die Membraneigenschaften der verwendeten Dialysatoren indirekt charakterisiert werden können. Ob jedoch durch Dialyse alle Urämietoxine entfernbar sind oder nur bestimmte nieder- und mittelmolekulare Teilfraktionen, bleibt offen. Eine allmähliche Anreicherung hochmolekularer toxischer Metabolite sowie niedermolekularer, an Protein gebundener und dadurch undialysierbarer Metabolite kann zur Zeit nicht ausgeschlossen werden. Die Störung der Erythropoese bei Urämie scheint zumindest teilweise auf die urämische Intoxikation zurückzuführen zu sein (Maes, 1965; Bozzini, 1966; Essers, 1972). Auf der Suche nach Erythropoese hemmenden Stoffen gingen wir zunächst davon aus, daß man diese evtl. aus dem Urin gesunder Personen isolieren könnte. Im folgenden wird die Wirkung der hochmolekularen Fraktion aus Normalurin auf den ^{3}H-Thymidineinbau von Knochenmarkzellen in vitro untersucht.

Material und Methoden

Urin: Urin gesunder Personen ohne Medikation wurde nach Miktion durch Faltenfilter filtriert und bis zur weiteren Untersuchung tiefgefroren ($-20\,°C$).

Schlauchdialyse: Ein 24-Std-Urin wurde nach Auftauen in Visking-Dialysierschläuchen (32×36) je einen Tag unter fließendem Wasser, demineralisiertem, destilliertem und bidestilliertem Wasser (unter mehrmaligem Wechsel mit je 10 l Wasser) bei 5 °C dialysiert. Der Inhalt der Schläuche wurde gefriergetrocknet.

Gelchromatographie: Sephadex G-100-Säule: 40×1500 mm; Puffer: 0,1 n KCl, 0,05 n Tris/HCl, pH 7,5; 200 Tropfen pro Fraktion. Die Fraktionen wurden durch Dialyse von den Puffersalzen befreit und gefriergetrocknet.

^{3}H-*Thymidineinbau in Knochenmarkkulturen:* Knochenmark wurde aus den Oberschenkelknochen männlicher Wistarratten (140 bis 180 g schwer, Altromin Standardfutter und Wasser ad libitum) gewonnen. Weitere Angaben s. Dukes (1968).

^{59}Fe-*Einbau in Knochenmarkkulturen:* Der Fe-Einbau in die mit Butanon-2 extrahierbare Phase von Knochenmarkzellen wurde nach den Angaben von Ward (1966) bestimmt.

---

[*] Mit Unterstützung der Deutschen Forschungsgemeinschaft.

Ergebnisse und Diskussion

Die bei der Langzeitdialyse von Urin in Visking-Dialysierschläuchen im Retentat verbleibende Fraktion wurde als hochmolekulare Fraktion bezeichnet im Gegensatz zu den nieder- und mittelmolekularen Fraktionen des Dialysats. Die hochmolekulare Fraktion wurde nach Auflösen in TC-Medium-199 Kulturen von Rattenknochenmark zugesetzt und die ^{3}H-Thymidineinbaurate nach 20stündiger Inkubation bei 37 °C gemessen. Dabei zeigte sich eine dosisabhängige Verringerung der Aktivität in der säureunlöslichen Fraktion der Zellen. Der Zusatz von 1 mg hochmolekularer Fraktion zu 1 ml Zellsuspension (15 bis 20×10^6 Zellen) führte beispielsweise zu einer mehr als 70%igen Hemmung der ^{3}H-Thymidininkorporation. Eine weitere Steigerung der zugegebenen Menge an Urinfraktion führte zu einer völligen Proliferationshemmung. Zum Vergleich wurde auch die hochmolekulare Fraktion aus Normalserum untersucht, die auf gleiche Weise isoliert worden war. Im untersuchten Konzentrationsbereich (bis 10 mg/1 ml Zellsuspension mit 15 bis 20×10^6 Zellen) war keine Hemmung der ^{3}H-Thymidineinbaurate nachweisbar.

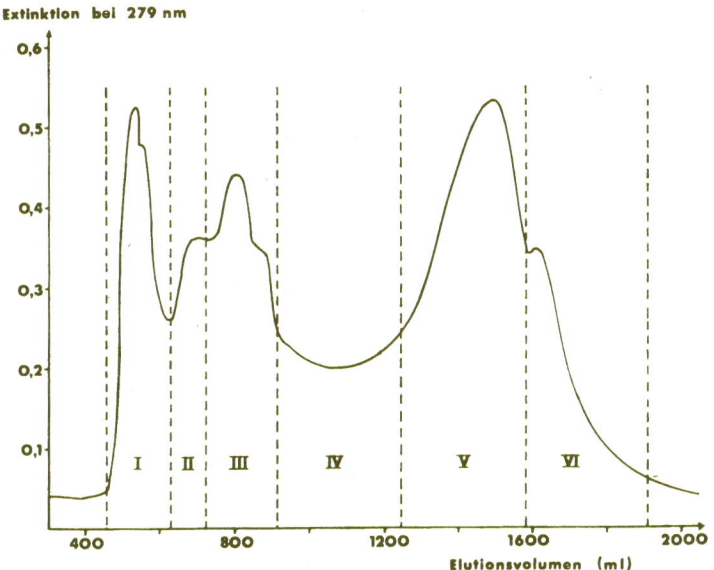

Abb. 1. Gelchromatographie von 1 g hochmolekularer Urinfraktion auf Sephadex G-100 (0,1 n KCl, 0,05 n Tris/HCl, pH 7,5). 200 Tropfen pro Fraktion. Säule: 40×1500 mm

Um eine für die Erythropoese spezifische Meßgröße zu erfassen, wurde die ^{59}Fe-Einbaurate in Suspensionskulturen mit Ratten- sowie Humanknochenmark gemessen. Hier ließ sich eine eindeutig dosisabhängige Hemmung der Hämosynthese nachweisen, die nicht von der Herkunft des Knochenmarks abhängig war.

Da die hochmolekulare Fraktion aus Urin eine komplexe Zusammensetzung hatte, war eine Fraktionierung notwendig. Dabei wurde besonderer Wert auf die Isolierung der Substanzen im *präparativen* Ausmaß gelegt. Nach Angaben von Lindemann (1971) wurde auf einer Sephadex G-100-Säule chromatographiert, wobei 6 Hauptfraktionen isoliert wurden (Abb. 1). Die Ausscheidung dieser Fraktionen im Urin Gesunder betrug (mg/24 Std): Fraktion I: $30,5 \pm 10,3$, II: $20,9 \pm 4,6$, III: $30,9 \pm 6,4$, IV: $54,7 \pm 9,9$, V: $11,3 \pm 3,3$, VI: $2,1 \pm 1,2$ (n = 14).

Die Hemmung der DNA-Synthese in Knochenmarkkulturen nach Zusatz dieser Unterfraktionen wurde in 2 Versuchsreihen untersucht (1,1 bzw. 11 mg Testfraktion/Kultur). Bei geringer Dosierung war die hemmende Aktivität der Fraktionen ähnlich und nicht besonders deutlich ausgeprägt, während bei hoher Dosierung die Hemmung deutlich ausgeprägt war und charakteristische Unterschiede zwischen den Fraktionen hervortraten (Abb. 2). Die Fraktionen, die auf Grund ihres chromatographischen Verhaltens die höchsten Molekulargewichte hatten, zeigten weit geringere hemmende Wirkung als die Fraktionen geringeren Molekulargewichts. Durch die ausgedehnte Dialyse bei der Isolierung der Fraktionen ist eine Beteiligung niedermolekularer toxischer Metabolite unwahrscheinlich. Desgleichen gilt für Elektrolyt- und pH-Verschiebungen. Vielmehr stellt sich die Frage nach spezifischen Inhibitoren der Erythropoese, die in den betreffenden Unterfraktionen angereichert sein könnten. Dafür sprechen auch erste Versuche an übertransfundierten Mäusen, deren ^{59}Fe-Einbaurate durch die gleichen Fraktionen gehemmt wurde.

Danksagung: Für wertvolle Mithilfe bei den experimentellen Untersuchungen danken wir Frau Annemarie Brunner und Frau Helga Riedel.

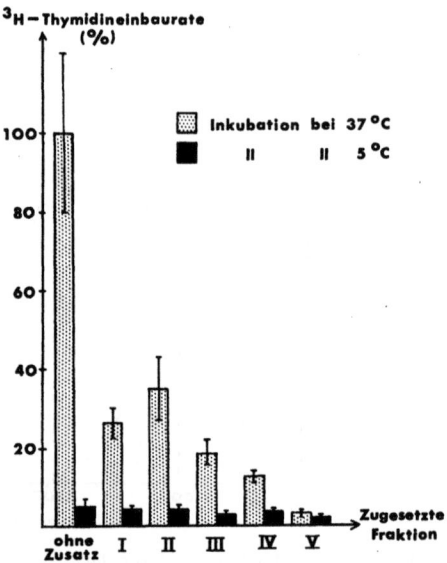

Abb. 2. ^{3}H-Thymidineinbau in Knochenmarkkulturen der Ratte nach Zusatz der durch Gelchromatographie aufgetrennten hochmolekularen Fraktionen aus Normalurin. Es wurden jeweils 11,0 mg Testfraktion, gelöst in 0,3 ml TC-Medium 199 zugesetzt. Die Einbaurate wurde auf Kulturen ohne Zusatz (= 100%) bezogen. Eingetragen sind die Mittelwerte aus je 5 Kulturen sowie die Standardabweichungen

Literatur

Bozzini, C. E., Devoto, F. C. H., Tomio, J. M.: J. Lab. clin. Med. **68**, 411 (1966). — Dukes, P.: Ann. N. Y. Acad. Sci. **149**, 437 (1968). — Essers, U., Müller, W.: Vth Internat. Congr. of Nephrology, Mexico 1972, Abstract Nr. 168. — Lindemann, R.: Brit. J. Haematol. **21**, 623 (1971). — Maes, A. A., Donati, R. M., Gallagher, N. I.: Proc. Soc. exp. Biol. (N.Y.) **119**, 802 (1965). — Ward, H. P.: J. Lab. clin. Med. **68**, 400 (1966).

Roux, A., Fischer, J., Dennhardt, H. H., Gamm, H., Preiss, J., Zeile, G. (Abt. für Hämatologie, Univ. Mainz): **Die Häufigkeit von Infektionen nach Splenektomie, insbesondere bei Patienten mit malignen Lymphomen**

Die Indikation zur Splenektomie wurde in den letzten Jahren wesentlich erweitert [6, 11, 17]. Die Milzexstirpation erfolgt heute nicht nur aus therapeutischen, sondern auch aus diagnostischen Gründen. Im Intensiv- und Präventivprogramm zur Behandlung des M. Hodgkin nimmt die Splenektomie im Rahmen der diagnostischen Laparotomie einen festen Platz ein [5, 7, 8, 19].

Die unmittelbare postoperative Mortalität ist bei der Splenektomie aus internistisch-hämatologischer Indikation gering [1, 2, 11, 17, 19]. Die Auswirkungen der Milzentfernung auf die Minderung der Infektabwehr sind dagegen schwieriger zu beurteilen [2, 3, 13, 15, 18]. Fest steht, daß die Milzexstirpation im Kindesalter häufig von Infekten mit zum Teil tödlichem Ausgang gefolgt wird [2, 4, 9, 12, 14, 16]. Über die Auswirkungen beim Erwachsenen gehen die Angaben in der Literatur auseinander [1, 2, 10, 12, 19]. In Anbetracht der heute erweiterten Indikation zur Splenektomie, zum Teil sogar aus diagnostischen Gründen, hat die Überprüfung dieser Frage eine aktuelle Bedeutung gewonnen.

Wir haben die Krankengeschichten unserer splenektomierten Patienten retrospektiv mit der Frage nach der Infekthäufigkeit vor und nach der Milzentfernung analysiert. 257 Fälle waren auswertbar. In eine Gruppe faßten wir 156 Patienten zusammen, die an M. Hodgkin, chronischer lymphatischer Leukämie oder anderen malignen Lymphomen erkrankt waren. Ihr wird eine zweite Gruppe von 101 Patienten mit hämolytischer Anämie, M. Werlhof und Hyperspleniesyndrom gegenübergestellt. Registriert wurden sowohl schwere virale und bakterielle Infektionen als auch relativ banale, deren Dignität aber dennoch so groß war, daß sie in der Krankengeschichte dokumentiert wurden. Eine mikrobiologische Keimbestimmung war sehr häufig nicht möglich, so daß wir diesen Aspekt bei unseren Betrachtungen außer acht lassen müssen. Die Infekte haben wir nach ihrer Lokalisation aufgeschlüsselt in solche des Respirationstraktes, des Intestinaltraktes, der Urogenitalorgane, der Haut und sonstige.

In der Abb. 1 sind die Ergebnisse dargestellt. Bei 27 Patienten mit chronischer lymphatischer Leukämie trat in 37% nach der Splenektomie ein Infekt auf. Demgegenüber bestanden präoperativ bereits bei 54% der Patienten Infekte. In der zweiten Gruppe — 37 Patienten mit Lymphosarkom, Retikulosarkom, M. Brill-Symmers, hier als maligne Lymphone zusamemngefaßt — betrug die Infekthäufigkeit nach der Milzentfernung 31%, vor der Splenektomie jedoch 43%. Auffällig ist die mit 63% sehr hohe Infektanfälligkeit bei den Patienten mit M. Hodgkin vor der Operation. Infekte im Hals-Nasen-Ohrenbereich waren hier besonders häufig vertreten. Nach der Milzexstirpation lag die Infektrate mit 16% deutlich niedriger als präoperativ.

Die gleichen Beobachtungen sind bei den Splenektomierten mit hämolytischer Anämie, Hypersplenismus und M. Werlhof zu treffen: Eine Zunahme der Infektgefährdung tritt nach der Splenektomie nicht ein.

Die bisherigen Angaben über die Infekthäufigkeit beziehen sich, wie bereits erwähnt, auf Infekte aller Schweregrade. Die Todesfälle, bei denen eine Infektion zumindest Teilursache des desolaten Ausganges war, sind jeweils in der 3. Säule dargestellt. Von den 27 splenektomierten Kranken mit chronischer lymphatischer Leukämie verstarben zwei, eine Patientin 62 Monate nach dem operativen Eingriff an einer Bronchopneumonie und ein Patient einen Monat nach der Splenektomie an einer akuten Hepatitis. Bei 3 Hodgkin-Kranken kam es 4 bzw. 39 Monate nach der Milzentfernung bei schon lange bestehender Generalisation des Tumorleidens zu einem massiven Infekt des Respirationstraktes; eine weitere Patientin dieser Gruppe verstarb 25 Monate nach der Operation an einer abszedierenden Nephritis und Sepsis. Ein Patient mit einer hämolytischen Anämie starb gleichfalls an einer kryptogenen Sepsis. Bei der hinsichtlich der Grunderkrankung heterogenen Gruppe mit Hypersplenismus war fünfmal ein Infekt als mitwirkende Todesursache anzunehmen.

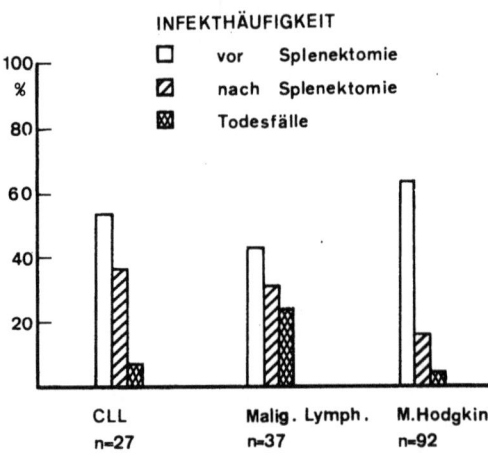

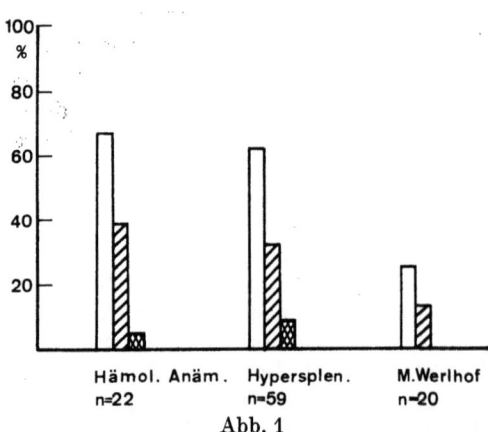

Abb. 1

Tabelle. Lokalisation der Infekte bei Splenektomierten

	Maligne Lymphome (%)	Andere Erkrankungen (%)
Respirationstrakt	40	37
Integument	15	18
Urogenitaltrakt	11	13
Intestinaltrakt	8	13
Sonstige	26	19

Von den 37 operierten Patienten mit malignen Lymphomen hatten neun zum Zeitpunkt des Todes einen schweren Infekt: viermal lag eine Pneumonie vor, einmal bestand eine Urosepsis, einmal eine akute Hepatitis und einmal eine Soormykose bei generalisiertem Zoster. Zweimal konnte die Ursache des präterminal bestehenden hohen Fiebers nicht geklärt werden.

Die Lokalisation der nach der Milzexstirpation aufgetretenen Infekte differiert bei den Patienten mit lympho-retikulären Systemerkrankungen nicht wesentlich von denjenigen mit anderen Erkrankungen (Tabelle). Häufigster Infektionsort ist der Respirationstrakt. Es folgen Infektionen im Bereich der Haut; hier sind die vereinzelt beobachteten Wundheilungsstörungen eingeschlossen. Etwa gleich häufig in beiden Kollektiven finden sich Infekte des Intestinal- und Urogenitaltraktes. Den sonstigen Infektlokalisationen haben wir die Fälle mit Zoster zugeordnet; die hier bestehende Differenz zwischen den beiden Patientengruppen erklärt sich durch das häufigere Auftreten eines Zosters vor allem bei den Kranken mit M. Hodgkin.

Zusammenfassung

1. Die Infekthäufigkeit nach Splenektomie bei 156 Patienten mit malignen Lymphomen, hauptsächlich M. Hodgkin, betrug 22%. In einer Vergleichsgruppe von splenektomierten Patienten ohne Systemerkrankungen lag der Prozentsatz der Infekte postoperativ bei 28%.

2. In keiner der beiden Gruppen war die Infekthäufigkeit nach der Splenektomie größer als vor der Operation.

Literatur

1. Böttiger, L. E., Edhag, O., Forsgren, L.: Acta med. scand. **192**, 213 (1972). — 2. Desser, R. K., Ultmann, J. E. (Eds.): Ann. intern. Med. **77**, 143 (1972). — 3. Donaldson, S. S., Moore, M. R., Rosenberg, S. A., Vosti, K. L.: New Engl. J. Med. **287**, 69 (1972). — 4. Erickson, W. D., Burgert, E. O., Lynn, H. B.: Amer. J. Dis. Child. **116**, 1 (1968). — 5. Fischer, J.: Klinische Diagnostik und Stadieneinteilung maligner Lymphome als Grundlage der Therapie. In: Stacher, A. (Hrsg.): Leukämien und maligne Lymphome, S. 243. München-Berlin-Wien: Urban u. Schwarzenberg 1973. — 6. Fischer, J., Roux, A.: Therapiewoche **18**, 2133 (1968). — 7. Fischer, J., Roux, A., Brünner, H., Hill, K.: Verh. dtsch. Ges. inn. Med. **79**, 503 (1973). — 8. Glatstein, E., Guernsey, J. M., Rosenberg, S. A., Kaplan, H. S.: Cancer (Philad.) **24**, 709 (1969). — 9. King, H., Shumaker, H. B.: Ann. Surg. **136**, 239 (1952). — 10. Lennert, K. A., Mondorf, W.: Zur Ätiologie der Wundheilungsstörungen und vermehrten Infektanfälligkeit nach Splenektomie. In: Lennert, K., Harms, D. (Hrsg.): Die Milz, S. 386. Berlin-Heidelberg-New York: Springer 1970. — 11. Mappes, G., Fischer, J.: Dtsch. med. Wschr. **94**, 584 (1969). — 12. Maron, B. J., Maloney, J. R.: Bull. Johns Hopk. Hosp. **130**, 266 (1972). — 13. Mondorf, W., Lennert, K. A., Kollmar, M.: Zur Immunglobulinbildung in der menschlichen Milz. In: Lennert, K., Harms, D. (Hrsg.): Die Milz, S. 162. Berlin-Heidelberg-New York: Springer 1970. — 14. Nixon, D., Aisenberg, A. C.: Ann. intern. Med. **77**, 69 (1972). — 15. Nordøy, A.: The splenless state in man. In: Lennert, K., Harms, D. (Hrsg.): Die Milz, S. 390. Berlin-Heidelberg-New York: Springer 1970. — 16. Ravry, M., Maldonado, N., Vélez-García, E.: Ann. intern. Med. **77**, 11 (1972). — 17. Roux, A., Fischer, J.: Die Indikation zur Splenektomie bei der Behandlung maligner Lymphome und der chronischen lymphatischen Leukämie. In: Stacher, A. (Hrsg.): Leukämien und maligne Lymphome, S. 360. München-Berlin-Wien: Urban u. Schwarzenberg 1973. — 18. Scheurlen, P. G.: Internist **15**, 66 (1974). — 19. Staib, I.: Kaiser, D.: Internist **15**, 79 (1974).

RUDOLF, H., MIESCHER, P. A. (Division d'Hématologie, Hôpital Cantonal, Genève): **Semiquantitativer Nachweis von erythrocytären Iso- und Auto-Antikörpern mit Hilfe einer automatisierten Methodik**

Die Methoden, die dazu bestimmt sind, spezifische Antikörper auf der Erythrocytenmembran nachzuweisen, sind lange vergleichsweise unpräzis geblieben, und, was ihre routinemäßige Bestimmung betrifft, wird seit fast 30 Jahren der von Coombs beschriebene Test verwendet, bei dem eine Agglutination von bloßem Auge oder mikroskopisch festgestellt wird. Dabei spielt die subjektive Interpretation eine beträchtliche Rolle, und quantitative Aussagen über die Menge der auf der Erythrocytenmembran fixierten Immunglobuline und Komplementfraktionen sind kaum möglich. Isotopenmarkierte Antiseren erlauben präzise Angaben, doch konnten sich bisher diese Methoden infolge ihrer Komplexität nicht in der Routineanwendung durchsetzen.

Das Ziel der vorliegenden Mitteilung besteht darin, eine automatisierte Anlage zu beschreiben, die auf den Prinzipien der von Rosenfield, Lalezari und Greenwalt entwickelten quantitativen Hämagglutination beruht, unter Verwendung eines Autoanalyzers mit kontinuierlichem Durchfluß.

Methoden

Das Diagramm der verwendeten Anordnung ist aus Abb. 1 ersichtlich. Die frisch gewonnenen und gewaschenen Testerythrocyten werden in einer 20%igen Suspension in Kochsalzlösung parallel und pulsgesteuert mit einem antiimmunglobulin oder antikomplement Antikörper in das System gepumpt. Die maximale Frequenz beträgt dabei 60 Proben pro Stunde. Eine 1%ige PVP-Lösung (Polyvinylpyrrolidin), die kontinuierlich angesaugt wird, führt anschließend eine unspezifische Aggregation herbei, und das dadurch verminderte e-Potential, ermöglicht eine spezifische Agglutination durch die zugeführten Antikörper, während des 7 min dauernden Durchflusses durch die Inkubationsspirale. Unspezifische Agglutinate werden danach durch Kochsalzlösung aufgelöst, und nach zweimaligem Durchfließen einer Sedimentationsstrecke mit anschließendem partiellem Absaugen der Agglutinate bzw. der frei suspendierten Erythrocyten werden die verbleibenden Erythrocyten mit einer 2%igen Triton X-100-Lösung hämolysiert. Die optische Dichte wird schließlich spektrophotometrisch gemessen und automatisch und kontinuierlich aufgzeichnet. Die gesamte Durchflußzeit beträgt 17 min.

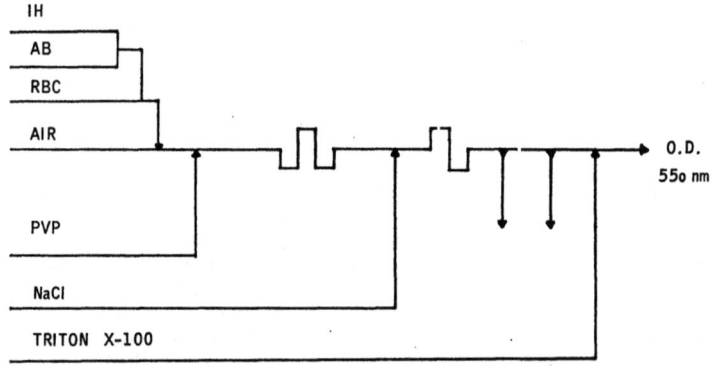

Abb. 1. Flow diagram of the agglutinating system

Im Vergleich mit manuellen Methoden können in diesem System hochverdünnte Antiseren verwendet werden. Reproduzierbare Resultate ergeben sich dabei bei Verdünnungen von kommerziellen Produkten von 1/100 für Anti-gG, 1/200 für Anti-gM und Anti-gA, 1/300 für Anti-C3 und Anti-C4.

Die Resultate werden ausgedrückt in Prozent der Verminderung der optischen Dichte, wobei die mittlere optische Dichte von Testerythrocyten, die nicht mit den Antiimmunglobulinantikörpern zur Reaktion gebracht wurden, als 100%-Wert angenommen wird.

Resultate und Kommentar

Die Beziehung zwischen der Veränderung der optischen Dichte und der Antikörperkonzentration auf der Erythrocytenmembran wurden mit Hilfe von in vitro- mit anti-D-sensibilisierten Erythrocyten untersucht. Abb. 2 zeigt, daß diese bei semilogarithmischer Auftragung linear ist, wobei allerdings zugegeben werden muß, daß diese Korrelation nicht für alle Antikörperklassen identisch ist und ebenfalls von der Spezifität der antierythrocytären Antikörper, die ja häufig im Falle von autoimmunhämolytischen Anämien nicht mit Sicherheit bestimmt werden kann, beeinflußt wird.

Eine absolute Aussage über die tatsächliche Anzahl der auf der Erythrocytenmembran sich befindenden Antikörpermoleküle ist mit dieser Methode nicht möglich. Hingegen lassen sich bei Verwendung von standartisierten Antiseren, Verlaufsstudien bei autoimmunhämolytischen Anämien anstellen, die im besonderen über die Wirksamkeit der verschiedenen therapeutischen Beeinflussungen wesentliche Angaben ermöglichen.

An einem Patientengut, das noch zu klein ist, um definitive Schlußfolgerungen ziehen zu können, haben wir die Veränderung der gebundenen Autoantikörperkonzentration verfolgt und haben dabei festgestellt, daß im Verlaufe einer erfolgreichen Steroidbehandlung eine deutliche Verminderung eintritt, daß hingegen durch eine Splenektomie, selbst wenn sie die in vivo-Hämolyse günstig beeinflußt, die Antikörperkonzentration pro Erythrocyt nicht verändert. Von besonderem Interesse dürfte es sein, analoge Messungen bei Patienten vorzunehmen, die mit immunosuppressiven Medikamenten behandelt werden.

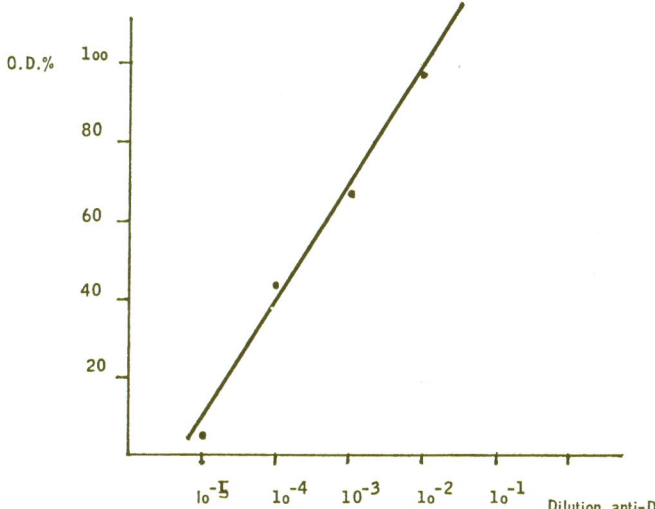

Abb. 2. Relation between per cent inhibition of agglutination (expressed by O. D.) and RBC-sensitization

Ein anderes Anwendungsgebiet der vorliegenden Methode besteht in der Durchführung automatisierter Verträglichkeitsproben im Transfusionswesen. An Stelle des direkten Coombs-Testes wird in diesem Falle der indirekte angewendet, wobei die Testerythrocyten mit dem Plasma des Empfängers vorinkubiert werden. Unsere Erfahrungen haben gezeigt, daß die Empfindlichkeit des automatisierten Systems wesentlich über derjenigen des manuellen Verfahrens liegt.

Wir glauben somit, daß die hier beschriebene Methodik nicht nur eine Präzisierung der immunhämatologischen Routinearbeit bringt, sondern, daß sie eine Bereicherung darstellt und Aussagen erlaubt, die dem manuellen Verfahren nicht zugänglich waren.

NIELING, CH., PÖTTGEN, W. (1. Med. Klinik A der Univ. Düsseldorf): **Hämolytische Anämie durch Pyruvatkinase-Mangel und Schwangerschaft**

Bei der hämolytischen Anämie durch Pyruvatkinasemangel handelt es sich um eine congenitale, autosomal rezessiv vererbbare, nichtsphärozytäre hämolytische Anämie mit obligater Spontanhämolyse ohne Innenkörperbildung. Führendes biochemisches Merkmal ist ein erythrozytärer Pyruvatkinasemangel, der mit einer Verminderung des ATP-Gehalts der Erythrozyten einhergeht. Während heterozygote Merkmalsträger phänotypisch gesund sind, tritt bei homozygoten Personen regelhaft eine hämolytische Anämie unterschiedlichen Schweregrades auf.

Zur Frage der Schwangerschaft und ihres Verlaufs bei diesem relativ seltenen Typ einer hämolytischen Anämie fanden wir in der amerikanischen Literatur einen Fall einer homozygoten Patientin, die wegen eines akuten Abdomens durch Sectio vorzeitig entbunden wurde. In diesem sowie in einem weiteren Fall wurden lebensfrische Kinder geboren. In einem dritten Fall trat eine Fehlgeburt ein. Wegen der Seltenheit des Krankheitsbildes und der hieraus resultierenden Unsicherheit hinsichtlich der Komplikationsmöglichkeiten für Mutter und Kind berichten wir im folgenden über eine 21jährige Patientin, bei der seit der frühen Kindheit eine hämolytische Anämie mit Pyruvatkinasemangel bekannt ist, und die uns aus einem auswärtigen Krankenhaus im 3. Schwangerschaftsmonat mit der Frage der Interruptio überwiesen wurde. Bei der Patientin bestand dringender Kinderwunsch. Wir erfuhren anamnestisch, daß in den Jahren 1959, 1966 und 1972 schwere hämolytische Schübe abgelaufen sind, die mehrfache Blutübertragungen erforderlich machten. Eine auslösende Ursache konnte für die beiden ersten hämolytischen Krisen nicht eruiert werden; die dritte hämolytische Krise im August 1972 trat knapp einen Monat nach Einnahme von Kontrazeptiva auf. Die gynäkologische Anamnese erschien regelrecht, und die letzte Periode trat am 7. 9. 1972 ein.

Bei der Erstuntersuchung in unserer Klinik im Dezember 1972 befand sich die 21jährige Patientin in befriedigendem Allgemeinzustand bei intakter Gravidität mens III. Es fiel eine deutliche Blässe von Haut und Schleimhäuten sowie ein Haut- und Sklerenikterus auf. Es bestand eine Hepatosplenomegalie und ein anämiebedingtes Systolikum über der Herzbasis.

Tabelle 1

Bruhn, Iris, geb. 1. 8. 1951

	4.12. 1972	12.12. 1972	8.1. 1973	16.1. 1973	30.1. 1973	12.2. 1973	26.2. 1973	12.3. 1973	4.4. 1973	24.4. 1973	7.6. 1973
Hb [g-%]	7,5	6,6	7,7	7,8 / 9,5[a]	8,8	7,7 / 10[a]	9,3	7,5 / 10[a]	8,6	8,5	7,9 / 10[a]
Ery [Mio./mm³]	2,4	1,9	2,3	2,4 / 3[a]	2,9	2,3 / 3,1[a]	2,9	2,3 / 3,3	2,6	2,5	2,2 / 3[a]
Reti [‰]	52			72		32	39	72		35	
Fe [µg-%]	58	b			114	99	133				

[a] Nach Transfusion von je 400 ml Erythrozytenkonzentrat
[b] Beginn der Fe-Substitution

↑ Entbindung

Die hämatologischen Laboratoriumsbefunde, auch im Verlauf der Schwangerschaft, sind in der nachgehenden Übersicht aufgeführt (Tabelle 1). Während der 1wöchigen Klinikbeobachtung schwankten die Hb-Werte zwischen 6,6 und 7,5 g-%, die Erythrozytenzahlen zwischen 1,9 und 2,4 Mio/cmm. Die Reticulozytenzahl lag bei 52‰. Das Sternalmark bot einen für Hämolyse typischen Befund mit erheblicher erythropoetischer Hyperplasie ohne Reifungsstörungen. Auf die Bestimmung der Erythrozytenlebensdauer mit radioaktivem Chrom wurde verzichtet. Vornehmlich aus kindlicher Indikation transfundierten wir bei Absinken der Hb-Werte unter 8 g-% Erythrozytenkonzentrat. Die Patientin erhielt in monatlichen Abständen 4mal 2 Transfusionen, die jeweils komplikationslos vertragen wurden.

In bezug auf den Pyruvatkinasemangel ist die Patientin homozygot mit einer PK-Aktivität von 2,9 U/g Hb — entsprechend 34% der Norm. Die folgende Übersicht (Tabelle 2) zeigt die PK-Aktivität, die Thermostabilitätsergebnisse und die weiteren Substratkonzentrationen, wie 2,3 DPG, ATP und PGK der von uns untersuchten Familienangehörigen. Untersucht wurde der Erbgang in der Familie unserer Patientin (Abb. 1), und zwar die Großmutter väterlicherseits, die Eltern, der Ehemann und das Kind. Weder väterlicherseits noch von Seiten der mütterlichen Familie waren Aämiesymptome oder eine rezidivierende bzw. permanente Gelbsucht eruierbar. Nach den katamnestischen Angaben machte der Vater mit 28 Jahren und die Mutter mit 12 Jahren eine Heptatitis durch.

Im weiteren Verlauf wurde die Patientin regelmäßig in 14tägigem Abstand in unserer Klinik sowie in der Risiko-Schwangeren-Ambulanz der Universitätsfrauenklinik Düsseldorf (Direktor Prof. Dr. L. Beck) untersucht. Sie hatte auf unseren Rat hin für die Zeit der

Schwangerschaft ihren Beruf als Kinderpflegerin in einem Kindergarten aufgegeben. Der weitere Verlauf war abgesehen von einer heftigen Rhinitis sowie von zwei kurzen Perioden mit leichter prätibialer Ödembildung und Proteinurie sowie Venektasien gegen Ende der Schwangerschaft unkompliziert. Eine Woche vor dem errechneten Termin wurde die Patientin in der Frauenklinik stationär aufgenommen. Am folgenden Tage traten Wehen auf, die jeweils zu kindlichen Bradycardien führten, so daß aus präventiver kindlicher Indikation eine primäre Sectio caesarea vorgenommen wurde. Die Schnittentbindung verlief komplikationslos, das Fruchtwasser war dunkelgrün. Das Kind wurde reif und lebensfrisch geboren mit einem Gewicht von 3220 g, einer Länge von 50 cm, einem Apgar Score 9/10 und Clifford 0, pH im Nabelvenenblut 7,41 und in der Nabelarterie 7,32. Das Kind ist heterozygoter Merkmalsträger. Der PK-Wert ist z. Z. noch nicht zur Aussage verwendbar, da bei einem Säugling der PK-Wert ohnehin hoch ist. Bis heute ist das Kind regelrecht gediehen. Bei der Patientin fiel im postpartalen Verlauf der Hb-Spiegel erneut unter 8 g-%, so daß noch einmal 400 ml Erythrozytenkonzentrat transfundiert wurden. Zwei Wochen nach der Entbindung wurde die Mutter in relativem Wohlbefinden nach Hause entlassen. Zu diesem Zeitpunkt lag das Hb bei 9,9 g-%.

Tabelle 2. Die Bestimmung der Erythrozytenenzyme bzw. -substrate verdanken wir Herrn Doz. Dr. K. G. Blume, Medizinische Universitätsklinik Freiburg (Dir. Prof. Dr. G. W. Löhr und Prof. Dr. W. Gerok)

		PK-Aktivität (U/g Hb)	Thermo-stabilität	2,3-DPG (nMol/ml)	ATP (nMol/ml)	PGK (U/g Hb
	Schuhmann, Frieda	9,2	stabil	4600	1175	150
(V)	Schuhmann, Rudi	4,7	intermediär	6040	920	158
(M)	Schuhmann, Christa	4,3	intermediär	6850	844	146
(P)	Bruhn, Iris	2,9	labil	13300	350	174
	Bruhn, Dirk	7,3	stabil	4885	1151	142
(S)	Bruhn, Thomas	11,4	intermediär	8340	1020	181
	Normwerte	8,6 ± 2,8	stabil	4720 ± 363	1468 ± 248	163 ± 29

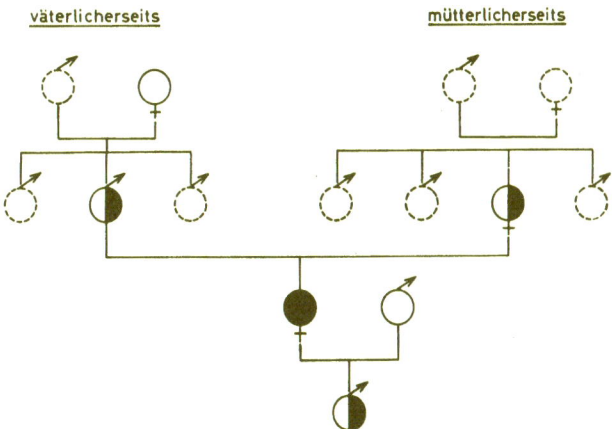

Abb. 1. Erbgang der Familie Schuhmann/Bruhn

Obwohl im vorliegenden Fall Schwangerschaft, Geburt und Nachgeburtsperiode komplikationslos verliefen, möchten wir doch kurz einige praktische Überlegungen zur Frage einer Schwangerschaft bei Frauen mit dem genannten Typ einer congenitalen hämolytischen Anämie diskutieren.

Von chronischen Anämien ist generell bekannt, daß die Häufigkeit fetaler Mißbildungen im Vergleich mit nichtanämischen Müttern etwa doppelt so hoch liegt. Blutungen und Eisenmangel in der Schwangerschaft bringen eine zusätzliche Gefährdung für Mutter und Kind mit sich. Das Risiko der Inoculationshepatitis unter einer Transfusionsbehandlung ist hinlänglich bekannt. Literaturberichte weisen schließlich darauf hin, daß Schwangerschaften bei sphärozytärer hämolytischer

Anämie als auslösender Faktor schwerer hämolytischer Schübe in Frage kommen, die gelegentlich eine Unterbrechung der Schwangerschaft notwendig machen. Auf der Grundlage der wenigen bekannt gewordenen Fallberichte muß daher auch bei nichtsphärozytären hämolytischen Anämien infolge Enzymdefekt mit einer erhöhten Inzidenz hämolytischer Krisen gerechnet werden. Diese können sowohl spontan als auch durch Infekte bzw. durch die Streßsituation der Schwangerschaft selbst ausgelöst werden und bedeuten eine ernste Gefahr für Mutter und Kind. Es erscheint deshalb u. E. notwendig, Eheleute mit bekanntem erythrozytärem Enzymmangel im Hinblick auf die Gefahren einer Schwangerschaft aufzuklären und über kontrazeptive Maßnahmen zu beraten. Obwohl also der Eintritt einer Schwangerschaft aus den genannten Gründen verhütet werden sollte, ist jedoch die Unterbrechung einer bestehenden Schwangerschaft auf Grund unserer eigenen günstigen Beobachtung nicht unbedingt indiziert.

Literatur

Keitt, A. S.: Amer. J. Med. **41**, 762 (1966). — Kouichi, R. T., Valentine, W. N., Miwa, Sh.: Blood **19**, 267 (1962). — Zuelzer, W. W., Robinson, A. R., Hsu, Th. H. J.: Blood **32**, 33 (1968).

Klinische Pharmakologie

Kleeberg, U. R., Belz, G. G. (Abt. für Hämatologie u. Pharmakologie, Univ. Ulm): **Die Hemmung der Na+-K+-Membran-ATPase und der [86]Rubidiumaufnahme menschlicher Erythrozyten durch Spironolacton und seine Metaboliten*** **

Eine positiv inotrope Wirkung des Aldosteron-Antagonisten Spironolacton ist durch klinisch-experimentelle Untersuchungen nachgewiesen worden (Schröder et al., 1972). Als eigentlich herzwirksame Substanzen werden die Spironolactonmetaboliten Canrenon und Canrenoat angesehen. Eine Theorie über den Mechanismus der positiven inotropen Wirkung der Spironolactone liegt bisher nicht vor.

Betrachtet man die chemische Struktur dieser Substanzen, dann fallen Ähnlichkeiten zu den Herzglykosiden auf. Wir gingen daher der Frage nach, ob sich die ähnliche klinische Wirksamkeit von Spironolactonen und Herzglykosiden in Anbetracht der verwandten chemischen Struktur auf einen gemeinsamen Wirkungsmechanismus zurückführen läßt.

Da die Herzglykoside durch ihre Wirkung auf die Na+-K+-ATPase den monovalenten Kationentransport der Zellmembran hemmen, analysierten wir den Einfluß von Spironolacton und seinen Metaboliten auf die Aktivität der Membran-ATPase und den monovalenten Kationentransport.

Materialien und Methoden

Spironolacton, Canrenon, Na- und K-Canrenoat (Boehringer, Mannheim) sowie Proscillaridin (Knoll AG, Ludwigshafen) wurden uns freundlicherweise von den Firmen zur Verfügung gestellt. Ouabain wurde von E. Merck, Darmstadt, [86]Rubidium (Rb)-chlorid (spezifische Aktivität 5,34 mCi/mg) von Amersham-Buchler, Braunschweig, Phosphoenolpyruvat (Tricyclohexylammonium-Salz), ATP, NADH, Suspensionen von Pyruvatkinase (10 mg/ml) und Laktatdehydrogenase (5 mg/ml) in Ammoniumsulfat von Boehringer, Mannheim, gekauft.

Na+-K+-ATPase-Studien: Die Aufbereitung einer Membran-ATPase-Präparation und die Bestimmung der Enzymaktivität wurde bereits beschrieben (Kleeberg u. Belz, 1974): Die spezifische ATPase-Aktivität betrug $4,0 \pm 0,8\,\mu$Mol NADH/mg Protein/Std ($= 100\%$), bestimmt über die Oxydation von NADH im kombinierten optischen Test (Warburg u. Christian, 1936) bzw. $1,0 \pm 0,15\,\mu$Mol P_i/mg Protein/Std ($= 100\%$), bestimmt über die Messung des bei der Hydrolyse von ATP freiwerdenden anorganischen Phosphates (P_i) (Ellegaard u. Dimitrov, 1972). Der monovalente Kationentransport wurde mit Hilfe des [86]Rubidium-Erythrozytenaufnahmetestes wie schon beschrieben gemessen (Belz et al., 1973).

Ergebnisse

Die Aktivität einer partiell gereinigten Membran-ATPase aus Katzengehirn läßt sich ebenso wie die Rb-Aufnahme in menschliche Erythrozyten durch Spironolacton und seine Metaboliten hemmen:

Die Abb. 1 zeigt die Hemmung der Na+-K+-ATPase durch steigende Konzentrationen von K- und Na-Canrenoat, Canrenon und Spironolacton. Als wirksamste Aldosteron-Antagonisten erwiesen sich Canrenon und Spironolacton mit einer halbmaximalen Enzymhemmung von 2×10^{-5} M bzw. $2,6 \times 10^{-5}$ M, verglichen mit der halbmaximalen Hemmung von 3×10^{-7} M für Ouabain.

Die Abb. 2 gibt die entsprechenden Ergebnisse, wie sie mit Hilfe des Rubidium-Erythrozytenaufnahmeansatzes gewonnen wurden, mit der gleichen Sequenz in der Hierarchie der Wirksamkeit der getesteten Substanzen wieder. Methodische Vorteile des Rb-Ansatzes erlauben dabei die Prüfung der Wirksamkeit auch höherer Konzentrationen der zum Teil schwer wasserlöslichen Spironolacton-

---

* Mit Unterstützung durch die Deutsche Forschungsgemeinschaft.
** Wir danken Fr. G. Belz und Fr. I. Schweigert für ihre wertvolle und sorgfältige Mitarbeit.

derivate. Auch ließ sich zeigen, daß Canrenon die Rb-Aufnahme in menschliche Erythrozyten über eine halbmaximale Vorhemmung durch ein Herzglykosid (2×10^{-9} M Proscillaridin) hinaus noch zusätzlich hemmen kann, sich die Wirkungen der beiden Substanzen also addieren. Eine maximale Hemmung des aktiven Kationentransportes auf ca. 25% der Gesamtaktivität (2×10^{-8} M) läßt sich dagegen durch Aldosteron-Antagonisten nicht weiter verstärken. Dies ist ein Hinweis dafür, daß beide Substanzen ihre Wirkung an der Na^+-K^+-ATPase entfalten.

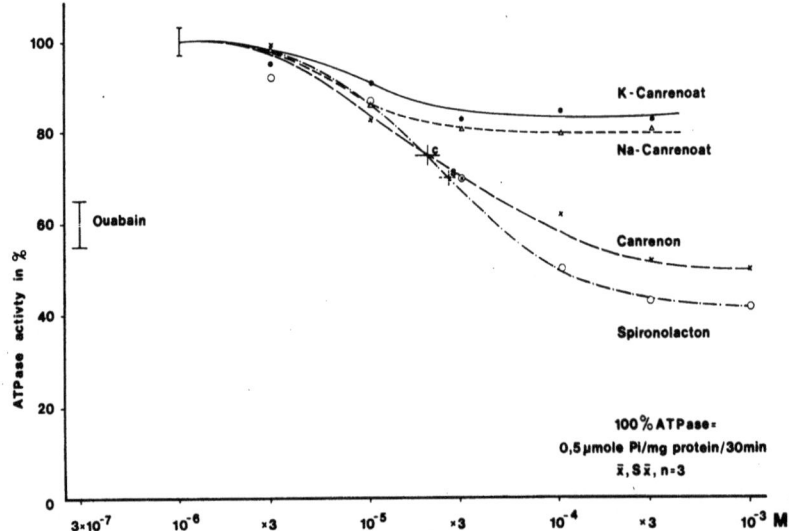

Abb. 1. Die Hemmung der Na^+-K^+-Membran-ATPase durch Spironolacton und seine Metaboliten. ATPase-Aktivität in Prozent (vgl. Methoden) von je 3 Bestimmungen, Mittelwerte ($\bar{x}$) und Standardabweichungen ($S\bar{x}$)

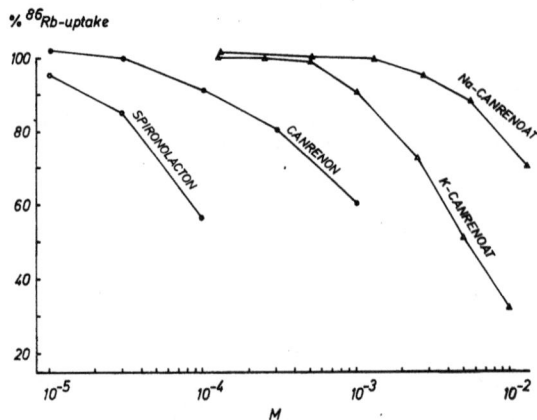

Abb. 2. Die Hemmung der monovalenten Kationenpumpe durch Spironolacton und seine Metaboliten, gemessen an der Rubidiumaufnahme (^{86}Rb) des menschlichen Erythrozyten (vgl. Methoden)

Diskussion und Zusammenfassung

Der aktive monovalente Kationenumsatz, gemessen an der Aufnahme von Rubidium in den menschlichen Erythrozyten, läßt sich ebenso wie eine partiell gereinigte Membran-Na^+-K^+-ATPase durch Aldosteron-Antagonisten hemmen

(Belz u. Kleeberg, 1973). Diese Hemmung beginnt in vitro mit 3×10^{-6} M Spironolacton oder Canrenon und erreicht mit 10^{-5} M etwa 15 bis 20% der Gesamt-ATPase-Aktivität. Während eine maximale Glykosidhemmung durch die zusätzliche Inkubation mit den Aldosteron-Antagonisten nicht weiter verstärkt wird, kann eine halbmaximale Hemmung durch Spironolactonmetaboliten noch verstärkt werden.

Da die Spironolactonplasmaspiegel während einer kontinuierlichen Therapie um 3×10^{-6} M liegen (Schröder et al., 1972), kann diskutiert werden, ob der positiv inotrope Effekt der Spironolactonmetaboliten durch eine glykosidartige Wirkung auf die Membran entsteht.

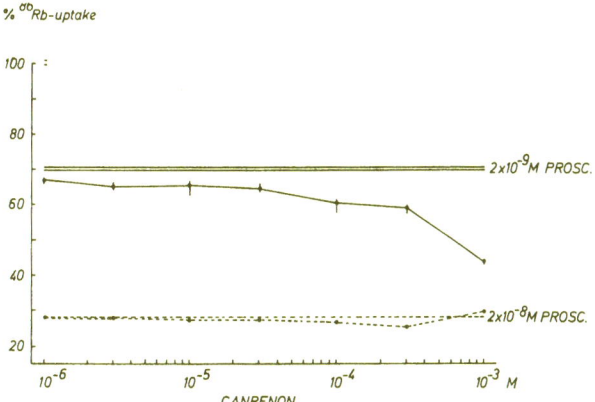

Abb. 3. Die Hemmung der Erythrozyten ^{86}Rubidiumaufnahme durch Canrenon, nach halbmaximaler und maximaler Vorhemmung mit einem Herzglykosid (2×10^{-9} bzw. 2×10^{-8} M) Proscillaridin. (Mediane und Streubreite)

Literatur

Belz, G. G., Stauch, M., Belz, G., Kurbjuweit, H. G., Oberdorf, A.: Naunyn-Schmiedebergs Arch. Pharmacol. **280**, 353 (1973). — Belz, G. G., Kleeberg, U. R.: Horm. Metab. Res. **5**, 312 (1973). — Ellegaard, J., Dimitrov, N. V.: Cancer (Philad.) **30**, 881 (1972). — Kleeberg, U. R., Belz, G. G.: Naunyn-Schmiedebergs Arch. Pharmacol. **281** (1973). — Schröder, R., Ramdohr, B., Hüttemann, U., Schüren, K. P.: Dtsch. med. Wschr. **97**, 1535 (1972). — Warburg, O., Christian, W.: Biochem. Z. **286**, 81 (1936).

LÜDERITZ, B., TIEDEMANN, W., STEINBECK, G. (Med. Klinik u. Poliklinik Univ. Göttingen): **Elektrophysiologische Untersuchungen über die kardiale Wirkung von Amilorid***

Bei der Therapie der hydropischen Herzinsuffizienz werden in zunehmendem Maße antikaliuretische Substanzen als Diuretika eingesetzt, um das Auftreten bedrohlicher Elektrolytstörungen zu vermeiden. In neuerer Zeit ist mehrfach über extrarenale, insbesondere kardiale Wirkungen der Spirolaktone und des Triamteren berichtet worden [1, 6, 8, 9]. Durch Antikaliurese und direkte Beeinflussung der myokardialen Membranfunktion sollen diese Substanzen der Entstehung von Herzrhythmusstörungen entgegenwirken und die Glykosidempfindlichkeit des Herzens vermindern [6, 9]. Mit dem Diuretikum Amilorid[1] steht nunmehr eine

---

* Mit Unterstützung der Deutschen Forschungsgemeinschaft im Rahmen des SFB 89 — Kardiologie Göttingen.

[1] N-Amidino-3,5-diamino-6-chlorpyrazin-carboxamid: Amilorid (MK 870) (Sharp und Dohme GmbH, München).

antikaliuretische Substanz zur Verfügung, deren kardialer Einfluß noch weitgehend unbekannt ist. — Klinische Untersuchungen bei Hypokaliämie und bei Ödemleiden dokumentieren den wirksamen und risikoarmen Einsatz von Amilorid, das schwach diuretische und natriuretische sowie stark antikaliuretische Effekte besitzt ([2, 4], vgl. [7]).

In den vorliegenden Untersuchungen wurde an myokardialen Einzelfasern des isolierten Papillarmuskels untersucht, inwieweit Amilorid die elektrophysiologischen Parameter der Erregbarkeit beeinflußt. Es wurden folgende Meßgrößen bestimmt: Das Ruhemembranpotential, die maximale Anstiegsgeschwindigkeit des Aktionspotentials (dV/dt_{max}), die in positiver Korrelation mit der Erregungsleitungsgeschwindigkeit steht, die Aktionspotentialdauer und die (funktionelle) Refraktärzeit.

Methodik

Die Messungen wurden an isolierten Papillarmuskeln aus dem rechten Ventrikel von Meerschweinchenherzen vorgenommen. Gewicht der Versuchstiere: 300 bis 350 g; Stamm: Pirbright-White. Der Muskel wurde in einer Inkubationskammer fixiert, die permanent mit einer physiologischen Lösung über eine Rollerpumpe durchströmt wurde. Zusammensetzung des Inkubationsmediums: Na 145 mM/l, K 4,7 mM/l, Ca 2,5 Mm/l, Mg 1,6 mM/l, Bikarbonat 20 mM/l, Phosphat 1,2 mM/l, Glukose 0,8 g/l. Temperatur der Inkubationslösung 36 °C, pH 7,37. Es erfolgte eine permanente Oxygenierung mit Carbogen (95% O_2, 5% CO_2). Bei einem Muskeldurchmesser von 0,5 bis 0,8 mm und einem Sauerstoffpartikeldruck von 950 mm Hg ist eine ausreichende Versorgung des Muskels mit Sauerstoff gegeben. Ruhe- und Aktionspotentiale werden durch Einzelfaserpunktion mit Mikroglaselektroden (elektrischer Widerstand 10 bis 15 Meg-Ohm) erfaßt. Mit Rechteckreizen von 2 msec Dauer erfolgte die Stimulation in einer Frequenz von 1/sec. Die Registrierung der Potentiale wurde über einen 2-Strahl-Oszillographen (Tektronix 565) vorgenommen, wobei durch den zweiten Strahl synchron die Anstiegsgeschwindigkeit des jeweils registrierten Aktionspotentials (1. Differentialquotient) dargestellt wird. Die mit Doppelreizen gemessene funktionelle Refraktärzeit ist definiert als der kürzeste Abstand vom Beginn eines Aktionspotentials an bis zum Auftreten eines mit der doppelten Schwellenreizstromstärke ausgelösten zweiten Aktionspotentials. 30 bis 60 min nach Inkubationsbeginn wurden Ruhe- und Aktionspotential sowie die Refraktärzeit gemessen. Nach Zugabe von Amilorid-HCl in Endkonzentrationen von 20 bis 440 µg/ml Inkubationsmedium erfolgte an denselben Muskeln in gleicher Zeitspanne die Registrierung der entsprechenden elektrophysiologischen Meßgrößen. An einem weiteren Kollektiv von Papillarmuskeln, die unter gleichen Bedingungen inkubiert, gereizt und dem Einfluß von Amilorid ausgesetzt worden waren, wurden die zellulären Natrium- und Kaliumkonzentrationen flammenphotometrisch bestimmt. Der Extrazellulärraum wurde als Inulinraum berücksichtigt [5]. Die Signifikanz der Änderungen wurde mit dem t-Test geprüft.

Ergebnisse

Die Resultate der Untersuchungen sind in der Tabelle 1 zusammengestellt und in Abb. 1 graphisch dargestellt. — Unter dem Einfluß von Amilorid in den Konzentrationsbereichen von 20 bis 200 µg/ml kommt es zu keiner signifikanten Veränderung des Ruhemembranpotentials und der maximalen Anstiegsgeschwindigkeit des Aktionspotentials. Die Aktionspotentialdauer, gemessen bei 90% der Repolarisation zeigt eine konzentrationsabhängige Zunahme unter Einwirkung von Amilorid: Nach Zugabe von 40 µg Amilorid/ml Inkubationsmedium ist die Aktionspotentialdauer um 27,5 msec verlängert gegenüber der Kontrolle ($p < 0,001$). Bei einer Amiloridkonzentration von 200 µg/ml ist das Aktionspotential um 71,4 msec gegenüber der Kontrolle verlängert ($p < 0,001$). Eine entsprechende konzentrationsabhängige Zunahme erfährt die funktionelle Refraktärzeit. Bereits bei einer Amiloridkonzentration von 20 µg/ml Inkubationsmedium ist die Refraktärzeit mit 10,9 msec signifikant verlängert ($p < 0,001$). — Unter Einwirkung von Amilorid in einer Konzentration von 440 µg/ml ist die Refraktärperiode (bei entsprechender Zunahme der Aktionspotentialdauer) auf 449 ($s = \pm 105,9$) msec ($n = 8$) verlängert gegenüber einem Kontrollwert von 155,8 ($s = \pm 12,7$) msec ($n = 48$). Die maximale Anstiegsgeschwindigkeit ist bei dieser

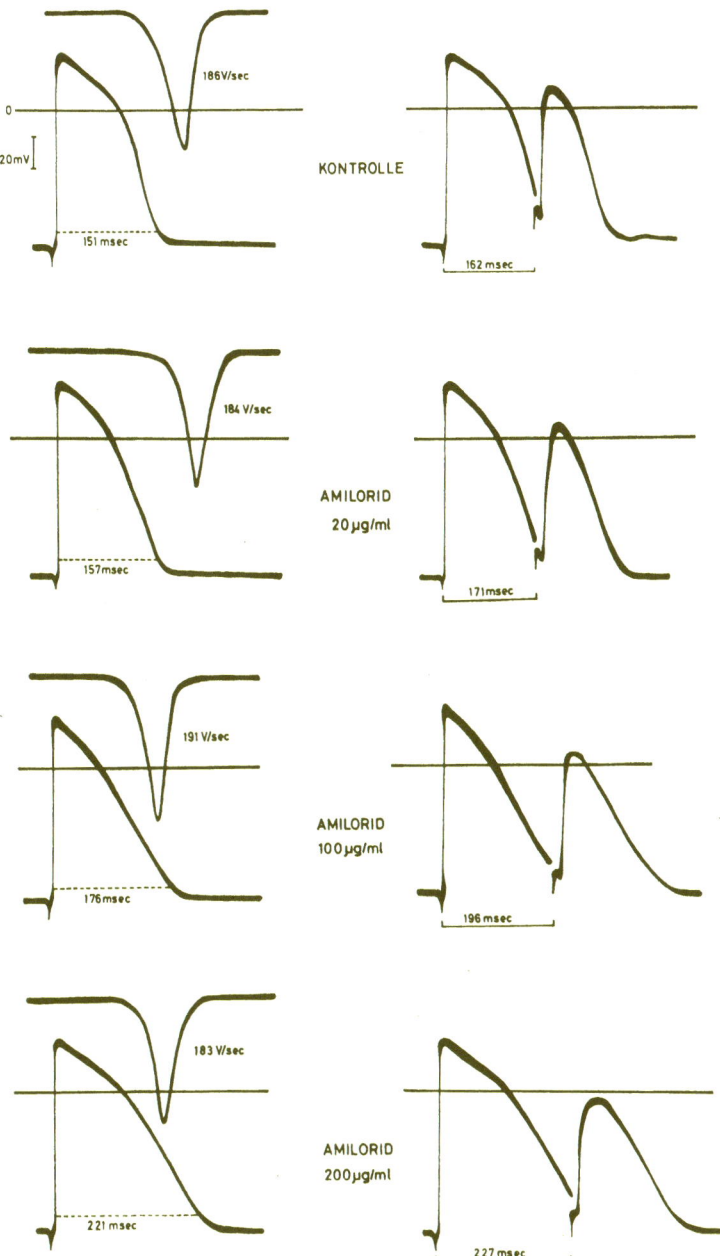

Abb. 1. Aktionspotentialdauer, maximale Anstiegsgeschwindigkeit des Aktionspotentials (dV/dt_{max}) und funktionelle Refraktärzeit, gemessen an myokardialen Einzelfasern des isolierten Papillarmuskels. Unter dem Einfluß von Amilorid kommt es zu einer konzentrationsabhängigen Zunahme der Aktionspotentialdauer und der Refraktärzeit (vgl. Text)

Konzentration auf 117,3 (s = ± 14,7) V/sec (n = 10) signifikant erniedrigt (p < 0,001). Diese Veränderungen sind als Ausdruck toxischer Wirkungen anzusehen. — Die myokardialen Elektrolytkonzentrationen wurden bestimmt unter Berücksichtigung eines Extrazellulärraums (als Inulinraum) von 307 ml/kg Wassergehalt. Amilorid führt zu keiner signifikanten Veränderung des Kalium-

und Natriumgehaltes des Myokards noch zu Änderungen des Wassergehaltes. Bei einer Amiloridkonzentration von 200 µg/ml Inkubationsmedium liegt der Wassergehalt bei 785,6 (s = ± 14,9) ml/kg Feuchtgewicht (n = 6) [Kontrolle: 790,8 (s = ± 9,2) ml/kg Feuchtgewicht (n = 15)]. Der myokardiale Kaliumgehalt beträgt nach Amiloridzugabe (200 µg/ml) 110,1 (s = ± 20,3) mval/kg Zellwasser (n = 6) [Kontrolle: 114,8 (s = ± 11) mval/kg Zellwasser (n = 15)]. Die myokardiale Natriumkonzentration lag unter Amilorideinfluß (200 µg/ml) bei 59,6 (s = ± 14,6) mval/kg Zellwasser (n = 6) [Kontrolle: 50,4 (s = ± 14,7) mval/kg Zellwasser (n = 15)].

Tabelle

	RUHEPOTENTIAL E_m mV	MAXIMALE ANSTIEGSGESCHWINDIGKEIT V/sec	AKTIONSPOTENTIALDAUER 90% Repolarisation msec	REFRAKTÄRZEIT msec
KONTROLLE	−84,0 ±5,8 n=95	180,8 ±46,5 n=95	151,0 ±14,5 n=95	155,8 ±12,7 n=48
p*	—	—	—	< 0,001
AMILORID 20 µg/ml	−88,0 ±5,0 n=29	171,5 ±42,1 n=29	155,5 ±9,4 n=29	166,7 ±6,3 n=19
p*	—	—	< 0,001	< 0,001
AMILORID 40 µg/ml	−82,5 ±5,2 n=31	159,0 ±43,2 n=31	178,5 ±9,6 n=31	187,4 ±8,6 n=14
p*	—	—	< 0,001	< 0,001
AMILORID 100 µg/ml	−82,2 ±4,9 n=25	199,7 ±26,6 n=25	177,0 ±12,9 n=25	198,7 ±16,7 n=15
p*	—	—	< 0,001	< 0,001
AMILORID 200 µg/ml	−83,4 ±5,2 n=26	162,5 ±35,7 n=26	222,4 ±36,2 n=26	232,3 ±33,5 n=12

* Amiloridwirkung / Kontrolle

Besprechung der Ergebnisse

Amilorid bewirkt am isolierten Papillarmuskel des Meerschweinchens in den Konzentrationsbereichen von 20 bis 200 µg/ml Inkubationsmedium eine konzentrationsabhängige Zunahme der Aktionspotentialdauer und entsprechend eine Verlängerung der funktionellen Refraktärzeit. Die Zunahme von Refraktärperiode und Aktionspotentialdauer kann bei unverändertem myokardialem Wasser- und Kationengehalt als Ausdruck einer direkten Membranwirkung angesehen werden. — Die Erhöhung der Reizschwelle während einer verlängerten relativen Refraktärperiode wirkt der Entstehung von Extrasystolen entgegen. Es erscheint somit möglich, daß durch Amilorid die Ausbreitung von Extrasystolen bei Vorhandensein eines Fokus gehemmt wird. — Die in den Untersuchungen gewählten Amiloridkonzentrationen liegen etwa 10- bis 20fach höher als vergleichbare Dosierungen beim Patienten. — Während Canrenoatkalium (Aldadiene-K, Aldactone pro inject.) unter vergleichbaren Versuchsbedingungen zu einer maximalen Refraktärzeitverlängerung von 8% führt [6], bewirkt Amilorid in einer Konzentration von 40 µg/ml eine Verlängerung um 14% und bei Einwirkung von 200 µg/ml eine Zunahme der Refraktärzeit um 49%. — Auf Grund der elektrophysiologischen Befunde an der Einzelfaser ist es denkbar, daß Amilorid in stärkerem Maße als Canrenoat-K der Entstehung ventrikulärer Extrasystolen entgegenwirken kann und die Glykosidtoleranz günstig beeinflußt, wenn man davon ausgeht, daß Amilorid die durch Herzglykoside bedingte Verkürzung der Refraktärzeit (vgl. [3]) gegensinnig beeinflußt.

Zusammenfassung

An myokardialen Einzelfasern des isolierten Papillarmuskels wurde durch intrazelluläre Ableitung (Mikroglaselektroden) der Einfluß von Amilorid (MK 870) auf Ruhepotential, Aktionspotentialdauer, maximale Anstiegsgeschwindigkeit des Aktionspotentials sowie die funktionelle Refraktärzeit untersucht. In den Konzentrationsbereichen von 20 bis 200 µg/ml Inkubationsmedium zeigte sich eine signifikante konzentrationsabhängige Zunahme der Refraktärperiode ($p < 0,001$). Die Aktionspotentialdauer (gemessen bei 90% der Repolarisation) wies bei einer Amiloridkonzentration von 40 µg/ml und höheren Konzentrationen eine signifikante Verlängerung auf. — Der myokardiale Wassergehalt sowie die intrazelluläre Kalium- und Natriumkonzentration erfahren unter dem Einfluß von Amilorid keine signifikanten Veränderungen. Die von den intra-/extrazellulären Kalium- und Natriumkonzentrationsgradienten unabhängigen elektrophysiologischen Veränderungen weisen darauf hin, daß Amilorid eine direkte myokardiale Membranwirkung besitzt. Die Befunde sprechen dafür, daß am Ventrikelmyokard unter der Einwirkung von Amilorid die Dauer der Refraktärperiode zunimmt und somit die Ausbreitung ventrikulärer Extrasystolen gehemmt werden kann.

Literatur

1. Coraboeuf, E., Deroubaix, E.: Excerpta med. (Amst.) (1972). — 2. Davidson, C., Gillebrand, I. M.: Brit. Heart J. **35**, 456 (1963). — 3. Dudel, J., Trautwein, W.: Naunyn-Schmiedebergs Arch. exp. Path. Pharmak. **232**, 393 (1958). — 4. Kaiser, I.: Med. Klin. **69**, 156 (1974). — 5. Lüderitz, B., Bolte, H.-D., Steinbeck, G.: Klin. Wschr. **49**, 369 (1971). — 6. Lüderitz, B., Naumann d'Alnoncourt, C., Avenhaus, H., Bolte, H.-D.: Verh. dtsch. Ges. inn. Med. **78**, 1066 (1972). — 7. Schmid, E., Fricke, G.: Untersuchungen mit einem neuen Antikaliuretikum (Amilorid, MK 870) beim Menschen. VI. Symposium der Gesellschaft für Nephrologie. Wien: Verlag der Wien. Med. Akad. 1969. — 8. Schröder, R., Schüren, K. P., Biamino, G., Dennert, J., Meyer, V., Sadée, W.: Verh. dtsch. Ges. Kreisl.-Forsch. **37**, 438 (1971). — 9. Seller, H., Banach, S., Neff, M., Namey, T., Swartz, C.: Clin. Res. **19**, 338 (1971).

BODEM, G., WIRTH, K., DENGLER, H. R. (Med. Univ.-Klinik Bonn-Venusberg): **Pharmakokinetische Untersuchungen mit α-Acetyldigitoxin beim Menschen**

Obwohl neben Digitoxin auch α-Acetyldigitoxin seit Jahren in der Therapie der Herzinsuffizienz angewandt wird, sind Untersuchungen über die Pharmakokinetik dieses Glykosids am Menschen bisher unbekannt. Es war zu erwarten, daß sich die Substanz in ihrer Kinetik wie das Digitoxin verhält und daß die Acetylgruppe an der endständigen Digitoxose rasch abgespalten wird, ähnlich wie die von uns nachgewiesene schnelle Deacetylierung von α-Acetyldigoxin.

12α-^{3}H-α-Acetyldigitoxin (4''''-Acetyldigitoxin) stand in einer Markierung mit hoher spezifischer Aktivität (2,04 mC/mg) zur Verfügung.

8 Pat. mit kardiovaskulären Erkrankungen im Alter von 47 bis 75 Jahren erhielten nüchtern 0,13 bis 0,26 mg ^{3}H-α-Acetyldigitoxin intravenös oder oral. 1 Std nach der Verabreichung des Glykosids wurde das Frühstück eingenommen. In allen Fällen war bereits für mindestens 14 Tage eine Digitalistherapie mit einem Digoxinpräparat durchgeführt worden, das am Versuchstag abgesetzt wurde. Die Patienten befanden sich für die Dauer der Studie in stationärer Behandlung. Es bestanden keine laborchemischen Hinweise auf eine Störung der Leber- oder Nierenfunktion. Nach der Gabe von ^{3}H-α-Acetyldigitoxin wurde die Radioaktivität im Plasma und Urin für mindestens 8 Tage, bei 5 Pat. für 19 Tage gemessen. Zusätzlich wurde bei 3 Probanden für 3 Wochen Stuhl gesammelt.

Abb. 1 zeigt die Plasmaspiegelkurven der ³H-Aktivitäten nach Abzug des ³H-Wassers von 2 repräsentativen Patienten nach oraler bzw. intravenöser Verabreichung der Substanz. Nach der i.v. Injektion fällt die Kurve zunächst rasch ab und verläuft etwa ab der 8. Std im Sinne einer einfachen Exponentialen mit

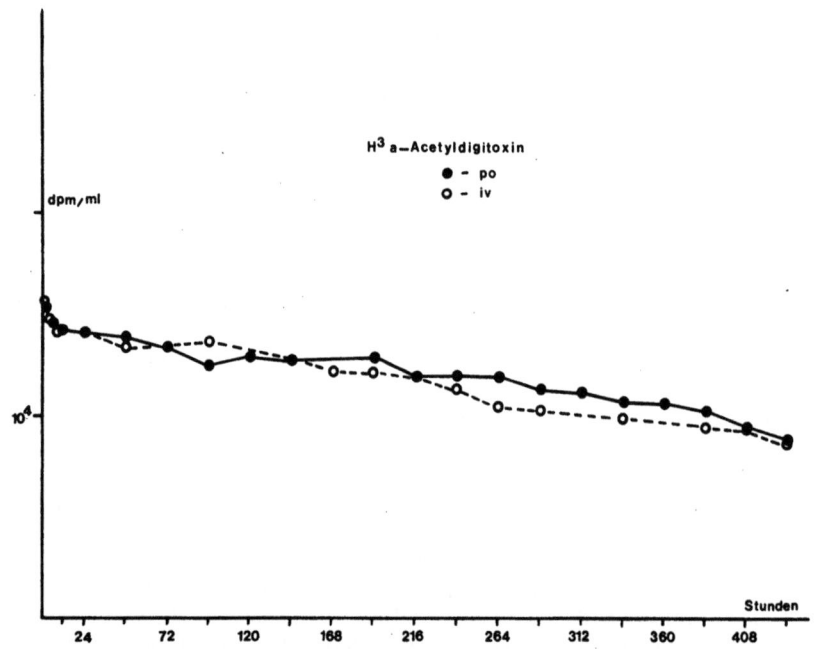

Abb. 1. Semilogarithmische Darstellung der ³H-Plasmaspiegelkurven nach Verabreichung von ³H-α-Acetyldigitoxin. Die Kurven stellen typische Einzelversuche dar. Abszisse: Zeit in Tagen. Ordinate: Tritiumaktivität im Plasma in dpm/ml

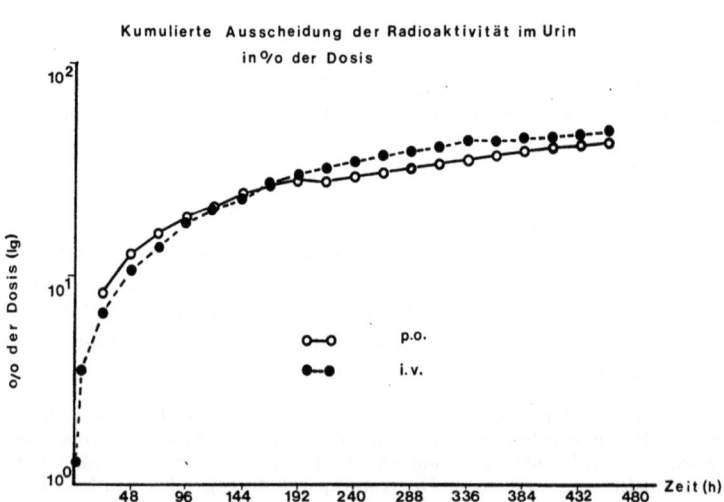

Abb. 2. Halblogarithmische Auftragung der kumulativen Ausscheidung der ³H-Aktivität im Urin nach i.v. und oraler Verabreichung von ³H-α-Acetyldigitoxin. Abszisse: Zeit in Tagen. Ordinate: Kumulative Tritiumausscheidung in Prozent der gegebenen Dosis, Die Meßpunkte stellen Mittelwerte dar

einer Halbwertzeit von 7,2 ± 0,9 Tagen. Nach der oralen Gabe kommt es zu einem schnellen Anstieg der Tritiumaktivität; die Kurve erreicht nach ½ bis 1 Std ihr Maximum und fällt dann bei halblogarithmischer Auftragung mit einer Halbwertzeit von 9,4 ± 1 Tagen linear ab. Lukas beobachtete nach der Gabe von Digitoxin eine Plasmahalbwertzeit von 5 Tagen unter Verwendung der Doppelisotopenverdünnungsmethode. Unsere Daten sind gut vergleichbar mit dem von Storstein mittels Rubidiumassay bestimmten durchschnittlichen Wert von 8,1 Tagen. Die maximalen Blutspiegel nach oraler Applikation von 0,26 mg liegen zwischen 11 und 14 ng/ml Plasma, wenn man voraussetzt, daß die Radioaktivität der unveränderten Substanz entspricht. Im Urin wurden in 8 Tagen 29,7 ± 4,9% der intravenös und 27,7 ± 2,1% der oral verabreichten ^{3}H-Aktivität nachgewiesen. Nach 19 Tagen wurden bei 3 Patienten, die ^{3}H-α-Acetyldigitoxin intravenös erhielten, durchschnittlich 47,6 ± 4,9% der Radioaktivität im Urin ausgeschieden. Bei 2 Patienten, denen die Substanz oral gegeben wurde, wurden 45,4 und 37,8% der gegebenen Dosis gefunden. Extrapoliert man die kumulative Tritiumausscheidung in den Urin nach Prozent (Abb. 2), so betragen die durchschnittlichen Werte 58% (i.v.) und 56% (p.o.). Hieraus errechnet sich eine enterale Resorption von durchschnittlich 96%. Die Halbwertzeiten der Radioaktivität im Urin betrugen 8,1 ± 0,6 Tage nach intravenöser und 10,4 ± 2,4 Tage nach oraler Gabe.

Im Stuhl wurden nach 19 Tagen 14,3 bzw. 16,1% nach intravenöser und 22,3% nach oraler Verabreichung von ^{3}H-α-Acetyldigitoxin gefunden.

Das ^{3}H-Wasser betrug durchschnittlich im Serum 5,4 ± 0,1, im Urin 5,2 ± 0,1 und im Stuhl 2,1 ± 0,1%. Bei einer vorausgegangenen Studie mit 12 α-^{3}H-Digoxin wurden im Harn nur 0,27% ^{3}H-Wasser, berechnet auf die Gesamtaktivität im Urin, bestimmt.

Untersuchungen des Metabolismus von α-Acetyldigitoxin erfolgten aus dem Urin und Stuhl. Zur Extraktion wurden Urinportionen zweimal mit dem doppelten Volumen Chloroform für 20 min gerührt. Der Rückstand der Tritiumaktivität in der wäßrigen Phase war nach oraler (38,5%) höher als nach intravenöser Gabe (26%). Die Chloroformphasen wurden vereinigt, eingeengt und nach Rekonstitution in 0,2 ml Methanol-Chloroform 50:50 auf einer Kieselgelplatte mit einer Schichtdicke von 0,25 mm (Fa. Merck, Darmstadt) chromatographiert. Als Fließmittel diente folgendes Gemisch (I): Chloroform 90, Methanol 9,25, Wasser 0,75. Entsprechende Referenzsubstanzen liefen parallel. Lediglich nach intravenöser Gabe konnte ein geringer Anteil von α-Acetyldigitoxin nachgewiesen werden. Allerdings wurden die Sammelurine in den ersten 12 Std nicht separat aufgearbeitet. Nach intravenöser Applikation verhielten sich 63%, bei oraler Gabe 53% der extrahierten Aktivität wie Digitoxin, auch nach Rechromatographie in einem zweiten Lösungsmittelsystem (II): Xylol 50, Äthylmethylketon 50. Berechnet man aus der nach $t = \infty$ extrapolierten kumulativen ^{3}H-Ausscheidung die Gesamtausscheidung von Digitoxin, so entsprechen 16 bis 31% der gegebenen Dosis recht gut dem von Lukas angegebenen Wert (27,6%) nach der Gabe von Digitoxin selbst. Im übrigen konnten in kleineren Mengen Metabolite nachgewiesen werden, von denen einer in seinem Laufverhalten bei zweimaliger Chromatographie Digoxin entsprach. Dieser Metabolit machte bei einem Patienten 3% der gegebenen Dosis, bei den übrigen aber wesentlich weniger aus. Der Rückstand in der wäßrigen Phase wurde bei pH 4,2 mit Glukuronidase-Sulfatase bei 37 °C für 24 Std inkubiert und anschließend zweimal mit dem doppelten Volumen an Chloroform ausgerührt, wobei weitere 11,8 (i.v.) und 17,3% (p.o.) der in den Urin ausgeschiedenen Aktivität in die organische Phase überführt werden konnten. Im Dünnschichtchromatogramm (Fließmittel II) kamen bis zu 7 Peaks zur Darstellung, die sich in ihrem Laufverhalten teilweise wie die bekannten Metabolite von Digitoxin und Digoxin verhielten. Nach saurer Hydrolyse konnten weitere 7% (i.v.) und 14,8%

(p.o.) der ursprünglich im Urin vorhandenen Radioaktivität in Chloroform übergeführt werden, die bei der Dünnschichtchromatographie (Fließmittel II) am Start und in der Front nachgewiesen wurden, ohne daß sie einer entsprechenden Referenzsubstanz zugeordnet werden konnten. Der letztlich nicht in Chloroform überführbare Anteil der ^{3}H-Aktivität entsprach zu einem großen Teil ^{3}H-Wasser.

Zur Aufarbeitung des Stuhls suspendierten wir 6 g Stuhl in 60 ml Wasser und trugen die Suspension auf eine XAD 2-Säule auf. Das Aceton-Methanoleluat (1:1) wurde eingeengt, der Rückstand in Alkohol-Wasser (1:1) aufgenommen und zweimal mit Chloroform extrahiert. 92 ± 2% der Radioaktivität konnten im Chloroform nachgewiesen werden. Bei der dünnschichtchromatographischen Auftrennung verhielten sich 68% der extrahierten Radioaktivität wie Digitoxin, so daß die Stuhlausscheidung von Digitoxin nach 19 Tagen mit 11% der verabreichten Dosis gut zu dem von Lukas beobachteten Wert der kumulativen Ausscheidung von 14,8% der oral gegebenen Digitoxindosis paßt. Die übrige Radioaktivität verteilte sich dünnschichtchromatographisch wie die parallel laufenden Bis- und Monodigitoxoside von Digoxigenin und Digitoxigenin.

Gerade bei der Vielfalt der auftretenden Metabolite nach der Gabe eines Digitoxinpräparates halten wir die Anfertigung von Mischchromatogrammen oder die einfache Zuordnung zu parallel laufenden Referenzsubstanzen auch bei Rechromatographie in einem zweiten Fließmittel zur Identifizierung eines Metaboliten nicht für ausreichend. Hier müssen aufwendigere Methoden, wie Massenspektroskopie, weitere Auskunft geben.

Literatur

Dengler, H. J., Bodem, G., Wirth, K.: Arzneimittel-Forsch. **23**, 64 (1973). — Lukas, D. S.: Symposium on Digitalis, p. 84 (Storstein, O., Ed.) Gyldendal Norsk Forlag 1973. — Storstein, L.: Symposium on Digitalis, p. 84 (Storstein, O., Ed.) Gyldendal Norsk Forlag 1973.

GUNDERT-REMY, U., KARACSONYI, P., REMI, C., WEBER, E. (Abt. Klin. Pharmakologie, Med. Klinik Heidelberg): **Beziehung zwischen klinischem Bild und Digoxinspiegel bei herzinsuffizienten Patienten einer Allgemeinpraxis**

Die bei digitalisierten Patienten ermittelten Serumspiegel sind mit einer Reihe von Faktoren korreliert. In Studien innerhalb von Kliniken sind dies im wesentlichen Dosis und Nierenfunktion [1, 5]. Bei Patienten mit Intoxikationserscheinungen werden in der Regel erhöhte Spiegel gemessen. Wegen der schwer quantifizierbaren therapeutischen Wirkung der Herzglykoside ist eine Beziehung zwischen Spiegelhöhe und Wirkung bei dauerdigitalisierten Patienten nicht gesichert, wenn auch einige Autoren an Patienten mit Flimmerarrhythmie eine Korrelation beim einzelnen Patienten zwischen der Spiegelhöhe und der verringerten Frequenz fanden. Ebenso war eine gewisse Beziehung zwischen maximaler Belastbarkeit am Ergometer und Spiegelhöhe erkennbar [2, 4].

Ziel unserer Untersuchung war es, mit Hilfe einer einfachen klinischen Einschätzung ein Maß für den Grad der Rekompensation an ambulanten Patienten zu gewinnen. Das verwendete Befragungs- und Untersuchungsschema entspricht weitgehend dem der Praxis und wird so auch den Studenten in der Vorlesung gelehrt. Der dabei gewonnene Befund wurde in Beziehung gesetzt zum Digitalisspiegel.

Eine praktische Ärztin stellte uns dauerdigitalisierte Patienten aus ihrem Klientel zur Verfügung. Im Mittel wurden die Patienten seit etwa 2 Jahren mit einem Herzglykosid behandelt. Zum Zeitpunkt der Untersuchung waren die

Patienten seit mindestens 4 Wochen digitalisiert und erhielten seit mindestens 1 Woche die gleiche Digitalisdosis.

Die Patienten waren alle in der Lage, die Sprechstunde zu besuchen. Es wurden 2 Untersuchungen im Abstand von 8 Wochen durchgeführt.

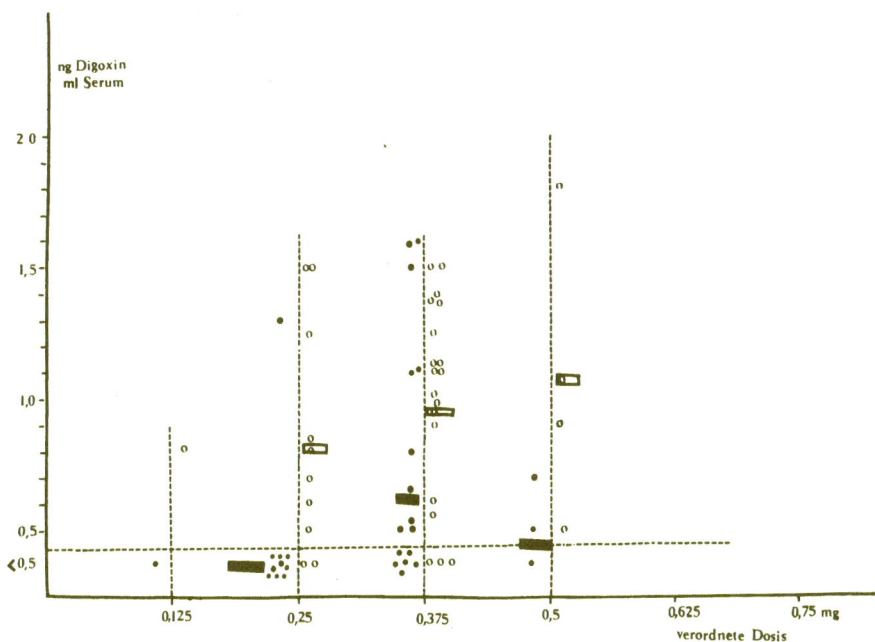

Abb. 1. Digoxinspiegel in Abhängigkeit von der Dosis. Die dunklen Punkte geben das Ergebnis der 1. Messung, die hellen Kreise das der 2. Messung wieder. Die Mittelwerte jeder Dosisstufe sind durch waagerechte Balken gekennzeichnet

	Gesamt-Punkte:			
	0	1	2	3
Anzahl der zusätzlichen Kissen (....)	kein	2	3	>3
Anzahl nächtl. Dyspnoen pro Woche	0	1	2 - 7	>7
wieviele Stockwerke hochlaufen, ohne anzuhalten	2	2	1	<1
wieviele Mintuen laufen ohne Luftnot	unbegrenzt außer mit Gepäck		2	<2
Puls/min (.....)	<100	100-115	115-130	>130
Oedeme	keine	abends	leichte	massive
Jugularvene (.... cm über Clavicula im Sitzen)	0	0-2	2 < bis zum Ohr	>bis zum Ohr
Nykturie, häufiger als früher (.........)	0	1-2	2-4	>4

Abb. 2. Befragungs- und Untersuchungsschema

Die Digoxinspiegel wurden mittels Radioimmunoassay bestimmt. Die ermittelten Werte wurden den Patienten schriftlich mitgeteilt mit der Bemerkung, der gefundene Wert sei zu niedrig oder der Dosis angemessen.

Die Zahl der untersuchten Patienten betrug 30, davon waren 27 weiblichen und 3 männlichen Geschlechtes. Das durchschnittliche Alter lag bei 65,7 Jahren (Spannweite 50 bis 78 Jahre). Das mittlere Gewicht betrug 72,6 kg (Spannweite 56,5 bis 96,5 kg), was bezogen auf die Größe einem mittleren Übergewicht von 17,8% entsprach.

Die verordneten Dosen lagen zwischen 0,125 und 0,5 mg Digoxin täglich. Es war in allen Fällen das gleiche Handelspräparat (Lanicor®, Boehringer, Mannheim) verordnet worden, die Dosis wurde während des Untersuchungszeitraumes nicht verändert. Grund für die Digitalisierung zum Zeitpunkt der ersten Glykosidgabe war in 4 Fällen eine manifeste Globalinsuffizienz, in 3 Fällen eine Linksherzinsuffizienz mit Lungenödem, in 13 Fällen eine Linksherzinsuffizienz auf dem Boden einer Hypertonie mit Belastungsdyspnoe und in 10 Fällen eine Rechtsherzinsuffizienz gewesen.

Abb. 1 zeigt das Ergebnis unserer Spiegelmessungen. Der Abstand zur letzten Medikamenteneinnahme betrug mindestens 12 Std.

Bei der 1. Untersuchung wiesen 17 der Patienten einen Spiegel unter 0,5 ng/ml auf. Der mittlere Spiegel wurde zu 0,48 ng/ml berechnet, wobei Werte unter 0,5 ng/ml angesichts der im unteren Bereich starken Streuung und der Nähe zur Nachweisgrenze als 0 gewertet wurden. Anläßlich der 2. Untersuchung, die im Abstand von etwa 5 Wochen zur Benachrichtigung über die Höhe des bei der 1. Untersuchung ermittelten Spiegels stattfand, fanden wir bei lediglich 5 Patienten einen Spiegel unter 0,5 ng/ml. Offensichtlich hatte die Benachrichtigung über die zu niedrigen Spiegel zu diesem Ergebnis geführt. Eine Beziehung zwischen verabreichter Dosis und Höhe des mittleren Spiegels in den einzelnen Dosisgruppen wird ersichtlich. Der Spiegel betrug jetzt im Durchschnitt 0,9 ng/ml. Die gefundenen Werte stimmen mit der Literatur überein.

Das von uns verwendete Schema zur Bewertung des Rekompensationsgrades (Abb. 2) erfaßt klinische Zeichen der Herzinsuffizienz. An Stelle des von Peck et al. [3] verwendeten Kriteriums des S_3-Gallops bei der Auskultation haben wir die Nykturie einbezogen. Ein von ihnen zusätzlich verwendetes Kriterium, nämlich Gewichtsdifferenz zum Normalgewicht, haben wir verworfen angesichts der unzureichenden Antworten auf die Frage nach dem Normalgewicht.

Bei der 1. Untersuchung fanden wir einen mittleren Index von 2,8 Punkten, der sich bei der 2. Untersuchung mit 2,7 Punkten nicht wesentlich verändert hatte. Es zeigt sich also, daß trotz Verdoppelung des Spiegels keine merkliche Besserung des klinischen Zustandsbildes erfolgte.

Interessanterweise wird jedoch eine Beziehung zwischen der mittleren Punktzahl jeder Dosisstufe und der verordneten Dosis offenbar. Die Höhe der verordneten Dosis scheint sich also nach dem klinischen Bild zu richten.

Ein Effekt des im Mittel bei der 2. Untersuchung verdoppelten Spiegels ist am ehesten an der Frequenz ablesbar, die im Mittel von 75,1 auf 72,1/min absank. Dieser Effekt ist auch in den einzelnen Dosisgruppen sichtbar.

In der erwähnten Arbeit von Peck et al. [3] ist eine Besserung des Indexes von 0,63 auf 0,37 Punkte unter Anstieg des Spiegels um 0,21 ng/ml referiert. Bei unseren Patienten konnten wir einen solchen Besserungseffekt nicht beobachten.

Ein Ergebnis unserer Untersuchung besteht darin, daß Patienten, bei denen ursprünglich eine Indikation zur Digitaltherapie bestanden hatte, trotz niedriger Digoxinspiegel unter einer Dauertherapie keine stärkeren Insuffizienzzeichen aufwiesen. Andererseits war die Erhöhung des Spiegels nicht mit einer vollständigen Rekompensation verbunden.

Unseres Wissens existiert bisher keine Arbeit, die sich mit dem Effekt bei dauerdigitalisierten Patienten einer Allgemeinpraxis beschäftigt. Insgesamt werden mehr Fragen aufgeworfen, als schlüssig beantwortet werden können. Die Bearbeitung dieser Probleme wird Aufgabe weiterer Untersuchungen sein.

Literatur

1. Butler, V. P., Jr.: Progr. cardiovasc. Dis. **14**, 571 (1972). — 2. Chamberlain, D. A., White, R. J., Howard, M. R., Smith, T. W.: Brit. med. J. **3**, 429 (1970). — 3. Peck, C. C., Sheiner, L. B., Martin, C. M., Combs, D. T., Melmon, K. L.: New Engl. J. Med. **289** 441 (1973). — 4. Redfors, A.: Brit. Heart J. **34**, 383 (1972). — 5. Smith, T. W., Haber, E.: Pharmacol. Rev. **25**, 219 (1973).

PETERS, U., HAUSAMEN, T.-U., GROSSE-BROCKHOFF, F. (I. Med. Klinik A der Univ. Düsseldorf): **Der Einfluß der tuberkulostatischen Therapie auf den Digitoxinspiegel im Blut***

Seit einigen Jahren sind Substanzen bekannt, die beim Menschen und beim Tier Digitoxinspiegel im Blut senken können. Genannt seien Phenobarbital, Diphenylhydantoin, Phenylbutazon und Cholestyramin [1 bis 5]. Im Rahmen unserer radioimmunologischen Digitoxinbestimmung im Serum beobachteten wir, daß tuberkulostatisch behandelte Patienten mit Tuberkulose auffallend niedrige Serumdigitoxinspiegel aufwiesen. Die radioimmunologischen Digitoxinbestimmungen erfolgten mit einer im Handel befindlichen Testpackung[1]. Das Verfahren wurde von uns in einigen Punkten modifiziert. Die untere Meßgrenze des Testsystems lag bei 1,25 ng/ml im Serum. Verwandt wurde ein Digoxinantikörper, der auf Grund seiner immunologischen Eigenschaften auch Digitoxin und dessen cardioaktiven Metabolite miterfaßt.

Ergebnisse

Bei unseren Untersuchungen gingen wir von einem Kollektiv von 19 gesunden Probanden aus, die wir mittelschnell (in 3 Tagen) mit Digitoxin aufgesättigt haben. Sie erhielten am 1. und 2. Tag jeweils 0,6 mg, am 3. Tag 0,2 mg Digitoxin oral. Die Erhaltungsdosis, die den Probanden mindestens 8 Tage lang verabreicht wurde, betrug 0,1 mg/Tag. Der mittlere Digitoxinspiegel betrug 39,1 ng/ml. Demgegenüber stand eine zweite Gruppe, die 23 Patienten mit Tuberkulose unter tuberkulostatischer Therapie umfaßte. Sie wurden nach dem gleichen Schema aufgesättigt und erhielten die gleiche Erhaltungsdosis. Der mittlere Digitoxinspiegel betrug 17,5 ng/ml. Der Unterschied zu den normalen Probanden war signifikant (0 < 0,0005) (Tabelle 1). Als tuberkulostatische Substanzen erhielten die Patienten INH (5 bis 10 mg/kg KG), Ethambutol (20 bis 25 mg/kg KG) und Rifampicin (5 bis 10 mg/kg KG). Sie waren entweder 2 bis 4 Wochen mit diesen Substanzen vorbehandelt, oder es wurden ihnen nach Erreichen eines konstanten Digitoxinspiegels o.a. Tuberkulostatika mindestens 2 bis 3 Wochen lang verabreicht. Bei 14 Patienten mit Tuberkulose betrug der durchschnittliche Digitoxinspiegel vor der tuberkulostatischen Therapie 35 ng/ml und unterschied sich nicht signifikant von den Digitoxinspiegeln der normalen Probanden (p < 0,15). Innerhalb von durchschnittlich 13 Tagen sank der Digitoxinspiegel auf 16,6 ng/ml ab. Der Abfall des Digitoxins war bei einigen Fällen bereits nach 4 Tagen nachweisbar. Bei den 9 Fällen, die tuberkulostatisch vorbehandelt waren, betrug der mittlere Digitoxinspiegel 18,4 ng/ml. Beide Untergruppen unterschieden sich nicht signifikant (p < 0,2).

* Mit Unterstützung der Deutschen Forschungsgemeinschaft. Sonderforschungsbereich Kardiologie Düsseldorf.
[1] Isotopen-Dienst West GmbH, 6079 Sprendlingen, An der Trift 9—11.

Bei jeweils 6 Patienten ließ sich sowohl unter der o.a. Dreierkombinationstherapie als auch unter der Monotherapie mit Rifampicin eine Senkung des Digitoxinspiegels innerhalb von ca. 13 Tagen um 53 bzw. 54% erzielen (Tabelle 2).

Bei Überprüfung der Absorption fanden wir bei jeweils 5 tuberkulösen Patienten unter o.a. Dreierkombinationstherapie bei intravenöser und oraler Aufsättigung keine signifikant unterschiedlichen Digitoxinspiegel ($p < 0,15$). Sie betrugen für die intravenöse Aufsättigung 24,2 ng/ml und für die orale Aufsättigung 27,2 ng pro ml. Die Halbwertzeit betrug für normale Probanden 8,3 Tage ($n = 9$,

Tabelle 1. Digitoxinspiegel bei normalen Probanden und Patienten mit Tuberkulose unter tuberkulostat. Therapie (INH 5 bis 10 mg/kg KG, Eth 20 bis 25 mg/kg KG, Rife 5 bis 10 mg/kg KG)

Aufsättigung: 0,6 mg/0,6 mg/0,2 mg/0,1 mg/die Erhaltungsdosis: 0,1 mg/die	Anzahl an Probanden bzw. Patienten	Alter (Jahre)	Digitoxinspiegel (ng/ml)
Normale Probanden	19	31	39,1 (27,1—51,7) $S = \pm 7,47$
Patienten mit Tuberkulose unter Tuberkulostatika	23	41	17,5 (10—25,6) $S = \pm 4,77$

Digitoxinspiegel: Signifikanz $p < 0,0005$

Tabelle 2. Digitoxinspiegel bei Patienten mit Tuberkulose vor und nach tuberkulostat. Dreierkombinationstherapie bzw. Monotherapie. Aufsättigung: 0,6 mg/0,6 mg/0,2 mg/0,1 mg/die; Erhaltungsdosis: 0,1 mg/die

	n	Digitoxinspiegel (ng/ml) vor tuberkulostat. Therapie	Digitoxinspiegel (ng/ml) nach tuberkulostat. Therapie	Tage mit tuberkulostat. Therapie bis zum Erreichen konst. minimaler Digitoxinspiegel	Abfall des Digitoxinspiegels (%)
Dreierkombinationstherapie: INH, Rifa, Eth.	6	39,1 (29,2—54,6) $S = \pm 9,15$	17,8 (13,3—26) $S = \pm 3,93$	13,8 (10—20) $S = \pm 3,76$	54,5
Monotherapie: Rifa (5—10 mg/kg KG)	6	26,5 (18,3—34,5) $S = \pm 5,399$	12,4 (10—14,9) $S = \pm 2,37$	12,3 (10—15) $S = \pm 2,25$	53,2

$s = \pm 1,41$) und für Tuberkulöse unter o.a. Tuberkulostatica 4,5 Tage ($n = 8$, $s = \pm 1,53$). Der Unterschied war statistisch signifikant ($p < 0,0005$). Schließlich wurde von uns noch die Eiweißbindung von Digitoxin bei 6 normalen Probanden und 6 Patienten mit Tuberkulose unter o.a. tuberkulostatischer Therapie untersucht. Das Gesamteiweiß und die Albuminkonzentration waren bei beiden Probandengruppen im Normbereich. Die Bestimmung erfolgte mit Hilfe der Ultrazentrifuge und radioimmunologischen Bestimmung des freien Digitoxins im eiweißfreien Überstand. Hierbei ist anzumerken, daß es sich eigentlich um die Eiweißbindung des Digitoxins und seiner Metaboliten handelte. Die Eiweißbindung war für beide Gruppen nicht unterschiedlich. Sie betrug ca. 97%. Auch mit Hilfe der Gleichgewichtsdialyse konnte eine Änderung der Eiweißbindung des Digitoxins nicht nachgewiesen werden [6].

Zusammenfassung

1. Tuberkulostatica als Dreierkombinationstherapie (INH, Ethambutol, Rifa) und Monotherapie mit Rifampicin senken Digitoxinspiegel um durchschnittlich 50%. Das Maximum wird nach 13 Tagen erreicht.

2. Tuberkulostatica als Dreierkombinationstherapie (INH, Ethambutol, Rifa) und Monotherapie (Rifa) beschleunigen die Elimination von Digitoxin. Die Halbwertzeit für normale Probanden betrug 8,2 Tage und für tuberkulöse unter Tuberkulostatica 4,5 Tage.

3. Eine Störung der primären Absorption durch o.a. Medikamente ließ sich nicht nachweisen.

4. Eine signifikante Änderung der Eiweißbindung für Digitoxin und seine Metaboliten bei tuberkulösen Patienten unter o.a. Tuberkulostatica war gegenüber normalen Probanden nicht nachweisbar.

Nach diesen Ergebnissen könnte der Abfall des Digitoxinspiegels und die gesteigerte Elimination von Digitoxin unter Tuberkulostatica, insbesondere unter Rifampicin, am ehesten auf einem gesteigerten Metabolismus in der Leber beruhen. Eine Störung der Reabsorption im enterohepatischen Kreislauf kann nicht ausgeschlossen werden.

Literatur

1. Bazzano, G., Gray, M., Sansone-Bazzano, G.: Clin. Res. **18**, 592 (1970). — 2. Caldwell, J. H., Greenberger, N. J.: J. clin. Invest. **49**, 16a (1970). — 3. Jeliffe, R. W., Blankenhorn, M. H.: Clin. Res. **14**, 160 (1966). — 4. Solomon, H. M., Reich, S., Spirt, N., Abrams, W. B.: Ann. N. Y. Acad. Sci. **179**, 362 (1971). — 5. Solomon, H. M., Reinen, S., Gaut, Z., Pocelinko, R., Abrams, W.: Clin. Res. **19**, 356 (1971). — 6. Storstein, L.: Pers. Mitteilung.

Schnelle, K. (I. Med. Klinik der TU München): **Pharmakokinetik des β-adrenergen Blockers Sotalol**

Sotalol, 4'-[1-hydroxy-2-(isopropylamino)äthyl]methansulfonanilid-monohydrochlorid (MJ 1999), wurde 1964 erstmals als spezifischer β-Rezeptorenblocker beschrieben [1]. Zahlreiche Studien zeigten, daß Sotalol die durch Isoproterenol induzierte Tachykardie sowie die vermehrte Glykolyse und den Anstieg der freien Fettsäuren verhindert [2 bis 6]. Mit tritiummarkiertem Sotalol wurde am Hund eine lineare Beziehung zwischen Plasmaspiegeln und pharmakologischem Effekt gefunden [3]. Wenn eine solche Korrelation besteht, genügt als objektive Therapieüberwachung die Feststellung des Plasmaspiegels, wenn die Verteilungs- und Ausscheidungskinetik des Medikamentes im Detail bekannt ist.

Wir studierten die Pharmakokinetik von Sotalol an 3 Hunden mit 3 verschiedenen Dosen, 1, 2 und 4 mg/kg Körpergewicht i.v. sowie an einem Hund mit 2, 4 und 8 mg/kg Körpergewicht per os. Die Substanz wurde in Plasma und Urin mit einer spektrofluorometrischen Methode bestimmt [7], der Nachweis in Faeces und Galle erfolgte durch Messung des tritiummarkierten Materials. In Abb. 1 sehen Sie die Plasmaspiegel nach i.v. Verabreichung der 3 Dosen in semilogarithmischer Darstellung. Durch Auftragung der Konzentrationen als Prozent der gegebenen Menge Sotalol pro ml Plasma werden die 3 Dosisbereiche vergleichbar und eine dosisabhängige Kinetik kann getestet werden. Nach einer raschen Distributionsphase in die rasch äquilibrierenden Gewebe mit einer Halbwertzeit (HWZ) von etwa 3 min folgt eine langsamere Dispositions- und Eliminationsphase mit einer HWZ von ca. 5 Std. Der graphische Fit der Daten erlaubte somit die Annahme eines 2-Kompartimentsystems, wobei das Verteilungsvolumen des zentralen Kompartiments dem Extracellulärvolumen entsprach, das Gesamtverteilungsvolumen dem des Gesamtkörperwassers. Da Sotalol ein Zwitterion bildet und bei physiologischem pH immer geladen vorliegt, ist der Partitionskoeffizient ins Fett sehr gering. Die Substanz wird nicht an Plasmaproteine oder korpusculäre Elemente des Blutes gebunden. Sie wird nicht metabolisiert und zu über 90% im Urin ausgeschieden, in den Faeces fanden wir weniger als 4%, in der Galle weniger als 1% der verabreichten Dosis. Eine dosisabhängige Kinetik besteht nicht.

Die renale Clearance von Sotalol liegt größenordnungsmäßig im Bereich der Kreatininclearance, was auf eine rein glomuläre Filtration der Substanz hinweist.

Die Plasmakonzentrationen nach oraler Verabreichung von Sotalol in Dosen von 2, 4 und 8 mg/kg zeigen eine rasche Resorption, wobei die Extrapolation der langsamen Distributions- und Eliminationsphase den Gipfel der Resorption schneidet. Bei Vorliegen einer derart schnellen Resorption kann die Resorptionskonstante durch graphische Abschältechnik nicht erhalten werden. Die langsamere β-Phase hatte wie bei den i.v. Experimenten eine HWZ von ca. 5 Std.

Wir testeten das bei der graphischen Analyse gefundene 2-Kompartimentverteilungsmodell am Analogkomputer und fanden, daß dieses Modell den Urindaten nicht gerecht wurde. Wir mußten annehmen, daß Sotalol aus einem tieferen

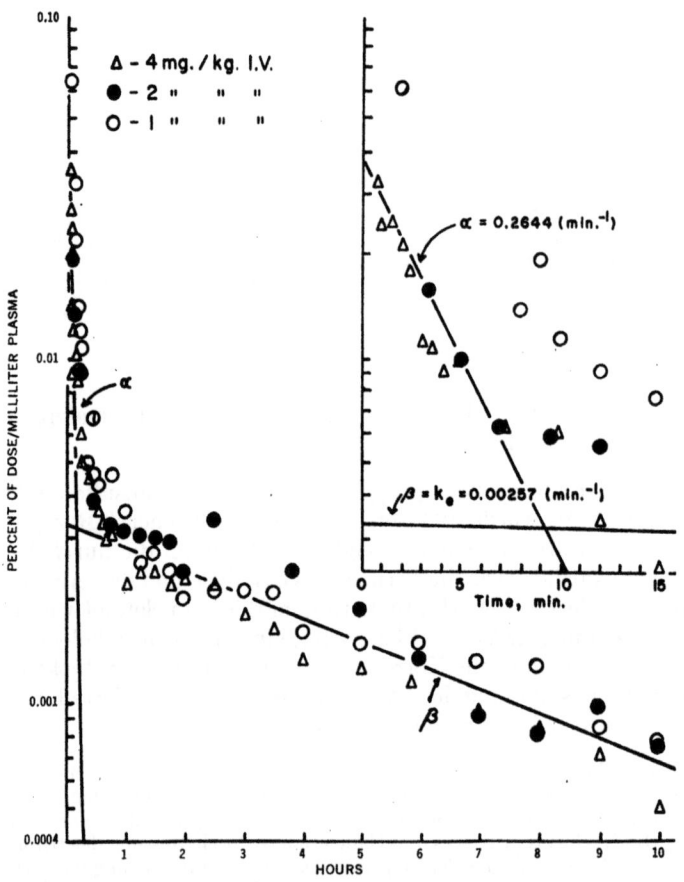

Abb. 1. Semilogarithmische Darstellung der Plasmakonzentrationen aufgetragen als Prozent der gegebenen Dosis pro ml Plasma gegen die Zeit nach i.v. Gabe von 4 (△), 2 (●) und 1 (○) mg/kg Sotalol an Hund 1. Die Daten der 3 Dosisbereiche konnten graphisch mit einer Kurve durch ein 2-Kompartimentmodell „gefittet" werden:

$$U \xleftarrow{k_{P,U}} P \underset{k_{T,P}}{\overset{k_{P,T}}{\rightleftarrows}} T;$$

α bezeichnet die rasche Distributionsphase, β bezeichnet die langsamere Distributions- und Eliminationsphase. Rechts oben Darstellung auf erweiterer Zeitachse. Eine dosisabhängige Kinetik liegt nicht vor

Kompartiment mit einer langsameren Austauschkinetik ausgeschieden wird und der Rückfluß aus diesem Kompartiment die Eliminationsgeschwindigkeit in der späteren Phase nach Applikation bestimmt. Abb. 2 zeigt wie nach Hinzufügung eines dritten Kompartimentes, T', Urin- und Plasmadaten in Übereinstimmung gebracht werden konnten. Dasselbe galt für die oralen Daten. Hier wurde eine Resorptions-HWZ von 10 bis 15 min ermittelt, die Resorptionsquote wurde durch Vergleich der Flächen unter den Plasmakonzentrationszeitkurven nach i.v. und oraler Gabe bestimmt, sie lag bei 80 bis 90%.

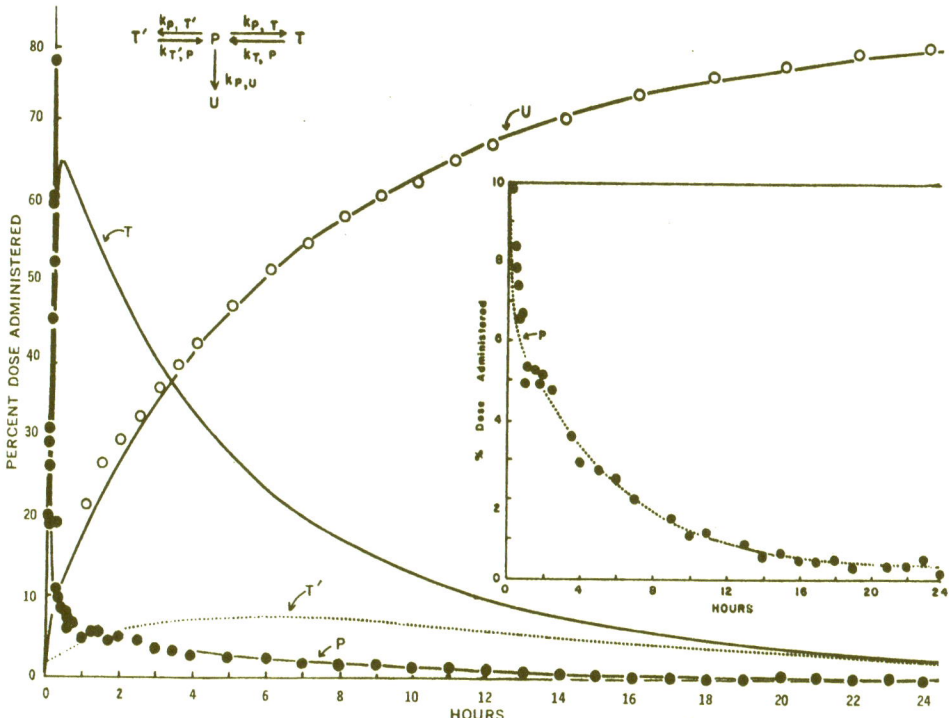

Abb. 2. Analogcomputerfit der Plasma- und Urindaten nach Gabe von 4 mg/kg Sotalol mit dem 3-Kompartimentmodell. Die Hinzufügung des Gewebskompartiments T', das in langsamem Äquilibrium mit dem zentralen Kompartiment P steht, erlaubt einen guten „Fit" der kumulativen Urinkurve mit der 10fach vergrößerten Plasmakurve in der späten Phase nach Applikation von Sotalol (Insert). (Plasmawerte ●, Urinwerte ○)

Zusammenfassend kann für die Kinetik von Sotalol festgestellt werden:

1. Nach i.v. und oraler Gabe liegt eine 3-Kompartimentverteilung vor. Die Distribution nach i.v. Gabe ist rasch, die biologische HWZ beträgt ca. 5 Std.
2. Nach oraler Gabe wird die Substanz rasch und nahezu vollständig resorbiert.
3. Die Ausscheidung erfolgt fast ausschließlich renal durch glomeruläre Filtration der unveränderten Substanz.
4. Sotalol wird nicht an Plasmaproteine oder korpuskuläre Elemente des Blutes gebunden, der Gesamtverteilungsraum entspricht dem Gesamtkörperwasser.

Unveröffentlichte Befunde deuten darauf hin, daß am Menschen dieselben Gesetzmäßigkeiten gelten [8].

Literatur

1. Larsen, A. A., Lish, P. M.: Nature (Lond.) **203**, 1283 (1964). — 2. Lish, P. M., Weikel, J. H., Dungan, K. W.: J. Pharmacol. exp. Ther. **149**, 161 (1965). — 3. Lish, P. M., Shelanski, M. V., La Budde, J. A., Williams, W. R.: Curr. ther. Res. **9**, 311 (1967). — 4. Somani, P.,

Fleming, J. G., Chan, G. K., Lum, B. K. B.: J. Pharmacol. exp. Ther. **151**, 32 (1966). — 5. Kvam, D. C., Riggilo, D., Lish, P. M.: J. Pharmacol. exp. Ther. **149**, 183 (1965). — 6. Svedmyr, N., Lundholm, L.: Life Sci. **6**, 21 (1967). — 7. Garrett, E. R., Schnelle, K.: J. pharm. Sci. **60**, 833 (1971). — 8. McNay, J.: Unveröffentlichte Befunde.

ZILLY, W., BOPP, E., BÜRKL, B., RICHTER, E. (Med. Klinik Univ. Würzburg):
Der Einfluß von Rifampicin auf die Pharmakokinetik von Tolbutamid bei Gesunden

Einleitung

Der Plasmakonzentrationsverlauf von Medikamenten, die überwiegend in der Leber metabolisiert werden, sowie die sich daraus ergebenden pharmakokinetischen Parameter stellen eine Möglichkeit dar, Informationen über die Kapazität des arzneimittelabbauenden Enzymsystems der Leber zu erhalten.

Eine Beschleunigung des Fremdstoffabbaus nach Vorbehandlung ist inzwischen vorwiegend im Tierversuch für mehr als 200 Substanzen bekannt geworden [1].

Unter dem vor allem als Tuberkulostatikum eingesetzten Rifampicin kommt es nach elektronenmikroskopischen Untersuchungen von Jezequel u. Mitarb. [2] zu einer Proliferation des endoplasmatischen Retikulums der Leberzelle. Schoene u. Mitarb. [3] berichten von einer fast dreifachen Erhöhung des Cyt-P-450-Gehaltes sowie einem 50- bis 80%igen Anstieg der O-Demethylierung von p-Nitroanisol in Leberpunktaten von Patienten, die mit Rifampicin behandelt wurden.

Wir haben mit Hilfe der Pharmakokinetik versucht, den Einfluß von Rifampicin auf die Metabolisierungskapazität der Leber zu erfassen.

Als Testsubstanz diente Tolbutamid, das in der Leber vollständig metabolisiert werden muß, bevor es zu etwa zwei Dritteln als Carboxytolbutamid und zu einem Drittel als Hydroxymethyltolbutamid über die Nieren ausgeschieden werden kann (Thomas u. Ikeda [4]).

Methodik

5 freiwilligen Studenten im Alter von 22 bis 24 Jahren wird 20 min lang S^{35}-markiertes Tolbutamid in einer Dosis von 20 mg/kg Körpergewicht infundiert. Die verabreichte Radioaktivität beträgt 165 µCi.

Alle Probanden sind nach Anamnese, klinischem und laborchemischem Befund als leber- und nierengesund anzusehen.

Blut wird während der Infusion in einem Abstand von 5 min, nach Beendigung der Infusion nach ½, 1, 2, 3, 4, 6, 8, 12, 16, 20, 24, 30, 36 und 47 Std entnommen, der Verlauf der Blutzuckerwerte parallel zu den Blutentnahmen bis zum Erreichen des Ausgangswertes verfolgt. Urin wird fraktioniert nach 1, 2, 3, 4, 6, 8, 12, 24, 30, 36 und 47 Std gesammelt.

Die Konzentrationen im Blut und Urin werden durch Messung der Radioaktivität mit Hilfe eines Szintillationsspektrometers und Tolbutamid zusätzlich chemisch nach der Methode von Spingler [5], Carboxytolbutamid nach methodischen Angaben von Nelson u. a. [6] bestimmt. Hydroxymethytolbutamid wird dabei zu 80% miterfaßt [4]. Da für Tolbutamid eine hohe Plasmaproteinbindung bekannt und eine Rifampicin-bedingte Änderung derselben zu diskutieren ist, wird durch Ultrazentrifugation der 15 min nach Infusionsbeginn entnommenen Blutprobe die nicht an Protein gebundene Tolbutamidkonzentration ermittelt.

Die pharmakokinetischen Daten, nämlich Halbwertszeiten (t ½), Clearancekonstanten (k_{el}) [8] und Verteilungsräume (V_t) werden mit einem Computerprogramm der Firma Wang aus dem Verlauf der Plasmakonzentrationen errechnet.

Nach der ersten Untersuchung erhalten die Versuchspersonen über 8 Tage 1,2 g Rifampicin täglich oral. Am 9. Tag wird die Tolbutamidinfusion in der gleichen Weise und Dosierung wiederholt.

Ergebnisse und Diskussion

Ein Vergleich der Werte für Bilirubin, SGPT, Kreatinin und der ICG-Halbwertzeiten vor und nach der 8tägigen Rifampicineinnahme ergibt lediglich für ICG eine signifikante Veränderung in Form einer Verkürzung der Halbwertzeiten.

Ein Anhalt für eine laborchemisch faßbare toxische Einwirkung des Rifampicins auf die Leber findet sich für den genannten Zeitraum nicht.

Die Blutzuckerwerte erreichen 20 bis 25 min nach Beendigung der Infusion mit im Mittel 40% des Ausgangsblutzuckers ihren tiefsten Wert, nach 2 bis 3 Std haben sie sich wieder normalisiert. Ein unterschiedliches Verhalten der Blutzuckerwerte nach der Rifampicinapplikation kann nicht festgestellt werden. Die sich aus der Messung der Radioaktivität ergebenden Plasmakonzentrationen entsprechen den colorimetrisch bestimmten Werten weitgehend.

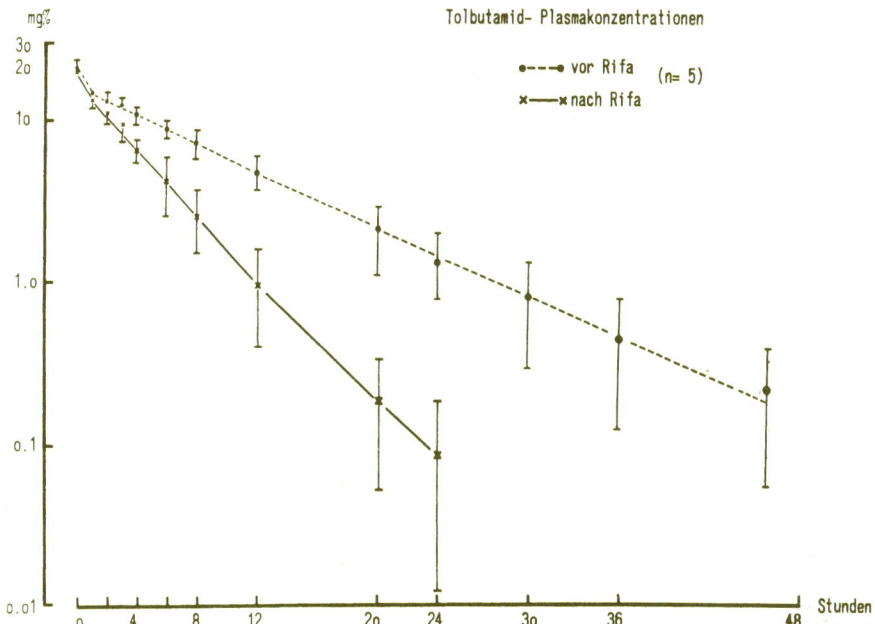

Abb. 1. Mittelwerte der Tolbutamidplasmakonzentrationen vor und nach einer 8tägigen Rifampicinapplikation (1,2 g/die p.o.) bei 5 gesunden Probanden

Tabelle. Pharmakokinetische Daten von Tolbutamid vor und nach Rifampicin.

$$k_{el} \sim Cl_{tot} = \frac{\ln 2}{t \, 1/2} \cdot V \; [9]$$

Tolbutamid	k_{el} (ml/kg × min)		$t\,1/2$ (min)		V_f (1/kg)	
	a)	b)	a)	b)	a)	b)
W. G.	0,21	0,46	361	172	0,10	0,11
B. B.	0,1	0,51	442	171	0,12	0,13
D. A.	0,26	0,56	364	166	0,13	0,13
S. G.	0,23	0,50	372	175	0,12	0,13
B. E.	0,16	0,34	550	229	0,12	0,11
M	0,21	0,47	418	183	0,118	0,122
± s	± 0,03	± 0,08	± 81	± 26	± 0,011	± 0,011

a) Vor Rifampicin, b) nach Rifampicin.

Während der Infusionsphase zeigen die Plasmaspiegel keine signifikanten Unterschiede, 30 min nach Beendigung der Infusion liegen sie allerdings bei der 2. Untersuchung bereits signifikant niedriger und fallen danach schneller ab (Abb. 1).

Vor der Rifampicingabe ist der Kurvenverlauf noch angedeutet biexponentiell, während sich bei der 2. Tolbutamidinfusion nach Rifampicin ein linearer Konzentrationsabfall ergibt.

Die Tabelle zeigt die aus den Plasmakonzentrationen errechneten pharmakokinetischen Parameter.

Nach Rifampicin kommt es zu einer Verkürzung der Halbwertzeiten von im Mittel 418 auf 183 min, die Clearancekonstanten erhöhen sich auf das Doppelte (von 0,21 auf 0,47 ml/min × kg). Eine durch Rifampicin hervorgerufene signifikante Veränderung des fiktiven Verteilungsvolumens Vf findet sich nicht.

Die Halbwertzeit eines Medikamentes kann außer mit Hilfe der Plasmakonzentrationen auch aus den im Urin ausgeschiedenen Metabolitmengen errechnet werden, indem fraktioniert gesammelt und der im Organismus verbleibende Anteil gegen die Zeit semilogarithmisch aufgetragen wird.

Ein Vergleich der so errechneten Urinhalbwertzeiten mit den Plasmahalbwertzeiten zeigt eine gute Übereinstimmung ($r = 0{,}98$), wobei auch hier die Verkürzung der Halbwertzeit nach Rifampicin deutlich zum Ausdruck kommt.

Setzt man die in den ersten beiden Stunden im Urin gemessene Metabolitausscheidung und die aus dem Plasmaspiegelverlauf errechneten Clearancekonstanten vor und nach der Rifampicingabe miteinander in Beziehung, so ergibt sich eine signifikante Korrelation ($r = 0{,}85$).

Der beschleunigte Abbau von Tolbutamid geht also mit einer deutlich erhöhten Metabolitausscheidung im Urin einher.

Nun berichten Held u. Mitarb. [7] auch bei Patienten mit akuter Hepatitis von einer Verkürzung der Tolbutamidhalbwertzeit. Als Ursache hierfür wird eine herabgesetzte Albuminbindung bei Leberkranken angenommen.

Um diese Möglichkeit für die vorliegende Untersuchung auszuschließen, wurde mit Hilfe der Ultrazentrifugation die Plasmaproteinbindung vor und nach der Rifampicinapplikation bestimmt.

Die mittlere Erniedrigung der Proteinbindung um 3% nach Rifampicin (von 95,6 auf 92,7%) ist unter Berücksichtigung der methodisch bedingten Streuung der einzelnen Werte nicht signifikant.

Es kann also davon ausgegangen werden, daß die Verkürzung der Halbwertzeit und die Zunahme der Clearancekonstanten von Tolbutamid Ausdruck einer erhöhten metabolischen Leistung der Leber und auf die aus elektronenmikroskopischen und in vitro-Untersuchungen bekannten induktiven Eigenschaften von Rifampicin zurückzuführen ist.

Die Pharmakokinetik von Tolbutamid hat sich somit als geeignet erwiesen, beim Gesunden eine Induktion des arzneimittelabbauenden Enzymsystems nachzuweisen.

Literatur

1. Committee on problems of drug safety of the drug research board, National Academy of Sciences-National Research Council: Application of metabolic data to the evaluation of drugs. Clin. Pharmacol. Ther. **10**, 607 (1969). — 2. Jezeqzel, A. M., Orlandi, F., Tenconi, L. T.: Gut **12**, 984 (1971). — 3. Schoene, B., Fleischmann, R. A., Remmer, H., v. Oldershausen, H. F.: Europ. J. clin. Pharmacol. **4**, 65 (1972). — 4. Thomas, R. C., Ikeda, G. J.: J. med. Chem. **9**. 507 (1966). — 5. Spingler, H.: Klin. Wschr. **35**, 533 (1957). — 6. Nelson, E., O'Reilly, I., Chilski, Th.: Clin. Chim. Acta **5**, 774 (1960). — 7. Held, H., Eisert, R., v. Oldershausen, H. F.: Arzneimittel-Forsch. (Drug Res.) **23**, 1801 (1973). — 8. van Rossum, J. M.: Significance of pharmacokinetics for drug design and the planning of dosage regimens. In: Drug Design, Vol. I. (Ariens, E. J., Ed.) New York: Academic Press 1971. — 9. Gladtke, E., v. Hattingberg, H. M.: Pharmakokinetik. Berlin-Heidelberg-New York: Springer 1973.

LODE, H., HENDRISCHK, A., GEBERT, S. (Med. Klinik u. Poliklinik u. Urologische Klinik u. Poliklinik des Klinikums Steglitz der FU Berlin): **Pharmakokinetik und therapeutische Erfahrungen mit einem neuen Cephalosporinderivat: Cefazolin**

Die Cephalosporine nehmen auf Grund ihres breiten, bakteriziden Wirkungsspektrums, ihrer Penicillinasefestigkeit und ihrer guten Verträglichkeit eine gesicherte Stellung in der Chemotherapie ein. Unter den neu entwickelten Cephalosporinen erschien das Cefazolin wegen seiner günstigeren pharmakokinetischen und antibakteriellen Eigenschaften [3, 8, 9] besonders interessant.

In einer Studie an 12 freiwilligen Normalpersonen (6 Frauen, 6 Männer, mittleres Körpergewicht 67,4 ± 8,6 kg) wurden daher die Serumspiegelkinetik über 8 Std und die Urineliminationsraten in drei Perioden über 24 Std vergleichend zu dem herkömmlichen Cefalotin nach jeweiliger intravenöser Bolusinjektion von 1000 mg bestimmt. Die mikrobiologischen Konzentrationsmessungen im Serum und Urin erfolgten mittels des Agardiffusionsverfahrens [4, 7]; als Testkeim diente Bacillus subtilis ATCC 6633. Die pharmakokinetischen Berechnungen wurden mittels eines Fortranprogrammes auf einer EDV (IBM 1800) durchgeführt [5].

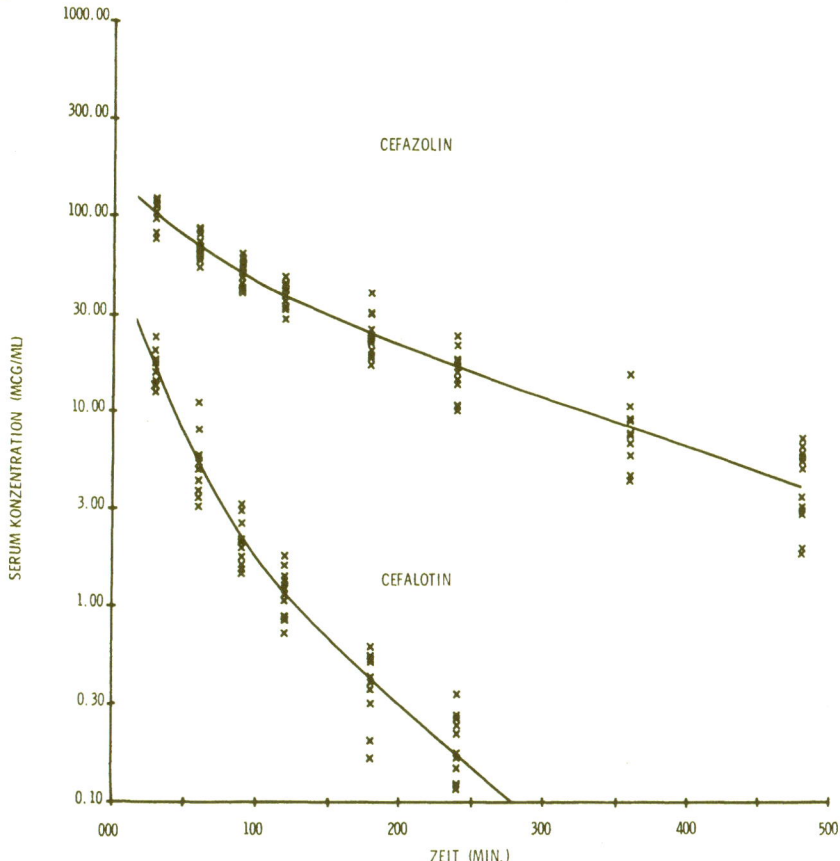

Abb. 1. Serumspiegelkinetik bei jeweils 12 Probanden nach intravenöser Injektion von 1000 mg Cefazolin resp. Cefalotin

Die Serumregressionskurven der beiden Pharmaka (Abb. 1) zeigen deutlich die zu jedem Zeitpunkt überlegenen Konzentrationen des Cefazolins und weisen schon auf die wesentlich längere Halbwertzeit des Cefazolins gegenüber dem Cefalotin hin. Die pharmakokinetischen Parameter (Tabelle 1) verdeutlichen dieses unterschiedliche Verhalten der beiden Cephalosporine; darüber hinaus dokumentieren die pharmakokinetischen Daten jedoch in Übereinstimmung mit den Ergebnissen von Kirby u. Regamey [3] sowie Simon u. Mitarb. [12] 2 Faktoren, die einer Diskussion bedürfen: Das Verteilungsvolumen des Cefazolins ist am niedrigsten von allen Cephalosporinen und die Proteinbindung am höchsten. Wenn auch die Bedeutung dieser beiden Parameter für die klinische Chemotherapie noch nicht geklärt erscheint, so muß doch auf Grund der Untersuchungen von Dettli [2], Kunin [6] sowie Scholtan [10] festgehalten werden, daß ein an Eiweiß gebundenes Antibiotikum nicht aktiv ist und Hinweise dafür bestehen, daß der Anteil des freien Antibiotikums in der interstitiellen Gewebsflüssigkeit die Maximalkonzentration des ungebundenen Antibiotikums im Blut nicht übersteigen kann.

Tabelle 1. Pharmakokinetische Parameter von Cefalotin und Cefazolin nach jeweils 1000 mg i.v. bei 12 Normalprobanden

	Probanden n	y_0 (μg/ml)	k_{el}	k_{12}	k_{21}	$t_{50\%}$ (min)	rel. V_D (l/100 kg)	Eiweiß-bindung (%)	renale Elimination (% d. Dosis in 24 h)	cott (Fläche unter d. Kurve h · μg/ml)
Cefalotin 1000 mg i. v.	12	59,8	2,34	0,31	1,06	47	24,8	56,0	62,6	25,5
Cefazolin 1000 mg i. v.	12	160,7	0,62	0,34	0,81	118	13,1	62,5	87,6	259,3

Tabelle 2. Behandlungsergebnisse bei 36 Pat. mit Harnwegs- und bronchopulmonalen Erkrankungen nach 10tägiger Cefazolintherapie (mittl. Dosis 3 × 1 g/d. i.v.)

Patientenzahl	Diagnosen	Keime vor der Therapie	Erfolgsbeurteilung klinisch gut	klinisch schlecht	bakteriologisch gut	bakteriologisch schlecht	Nebenwirkungen
34	1. Harnwegsinfekt.						
	a) chron. Pyeloneph. n=13	E. coli./colif. k.: 9 Prot. mirabil : 4 Enterokokken : 1	11	2	10	3	Nausea Vomitus ⟩ 2
	b) Harnwegsinfekt. n=24	E. coli :13 Prot. mirab. : 4 Prot. morgan. : 1 Enterokokken : 3 Staph. aur. :: 2	16	5	13	8	Transamin ↑6 alk. Phosph. ↑1 Harnsäure ↑1
2	2. Bronchopulm. Infektionen a) Pleuropneumonie b) Lobärpneumonie	E. coli : 1	2	–	2	–	––
36		38	29	7	25	11	10

Die Effektivität, Verträglichkeit und Einsatzmöglichkeit des Cefazolins in der Klinik haben wir an 36 Patienten geprüft, die dieses Antibiotikum in einer Dosierung von durchschnittlich 3mal 1 g i.v./Tag während 10 Tagen erhielten. Es lagen 34 Infektionen des Urogenitalbereiches vor — davon 13 chronische Pyelonephritiden — und 2 Pneumonien (Tabelle 2). Als Keime wurden 23 E. coli- und coliforme Keime, 8 Proteus mirabilis, 1 Proteus Morgagnii, 4 Enterokokken und 2 Staphylokokken nachgewiesen, die alle in der Primäruntersuchung empfindlich auf Cefazolin waren und in signifikanten Keimzahlen (über 10^5/ml) isoliert werden konnten. Zweimal wurde eine Cefazolintherapie aus dringlicher Indikation ohne Keimnachweis eingeleitet nach dem Versagen anderer Antibiotika. In 29 Fällen konnte ein guter klinischer Erfolg konstatiert werden mit Entfieberung, Normalisierung der Leukozytose und Leukozyturie, Verminderung oder Sistieren der Proteinurie, Besserung der röntgenologischen Befunde sowie Rückgang der Blutsenkungsreaktion. Bakteriologisch konnte in 25 von diesen 29 Fällen eine Keimbeseitigung nach Therapie registriert werden.

Die Verträglichkeit des Cefazolins war außerordentlich gut — Exantheme, andere allergische Reaktionen und größere Venenreizungen wurden nicht beobachtet —, in 5 Fällen konnte ein geringer Anstieg der Transaminasen bis maximal 30 IE nachgewiesen werden, mit teilweiser Normalisierung noch während der Therapie. Einmal war ein mäßiger Anstieg der alkalischen Phosphatase und bei 1 Patienten eine leichte Erhöhung der Harnsäure festzustellen. 2 Patienten reagierten mit geringer Übelkeit und Brechreiz unmittelbar nach den ersten Injektionen.

Die Analyse der Mißerfolge der Chemotherapie mit Cefazolin ergab in 2 Fällen eine eindeutige Unterdosierung von 2mal 1 g i.v. täglich, in 3 Fällen das Vorliegen eines obstruktiven Harnwegleidens, in 2 Fällen eine chronische Pyelonephritis bei Schrumpfnieren oder Lithiasis und 2mal einen Zustand nach Apoplexie mit Harninkontinenz und Dauerkatheterismus.

Größenordnungsmäßig korrelieren unsere Ergebnisse durchaus zu den bisher mitgeteilten Erfahrungen mit Cefazolin von Cox u. Mitarb. [1] bei 50 Harnweginfektionen, von Turck u. Mitarb. [13] bei 82 Patienten mit bronchopulmonalen Infektionen sowie von der Arbeitsgruppe um Stille [11] bei 52 Patienten mit Infektionen verschiedener Lokalisation. Alle Autoren unterstreichen die gute Verträglichkeit und die geringen Nebenerscheinungen bei Cefazolindosierungen bis zu 6 g täglich bei einer Therapiedauer bis zu 6 Wochen.

Zusammenfassend kann festgestellt werden, daß das Cefazolin sich als neues wirkungsvolles Antibiotikum bewährt hat und sich durch günstigere pharmakokinetische und antibakterielle Eigenschaften gegenüber den bisherigen Cephalosporinen auszeichnet.

Literatur

1. Cox, C. E.: J. infect. Dis. Suppl. 128, 397 (1973). — 2. Dettli, L.: Arzneimittel-Forsch. (Drug Res.) 11, 861 (1961). — 3. Kirby, W. M. M., Regamey, C.: J. infect. Dis. Suppl. 128, 341 (1973). — 4. Klein, P.: Bakteriologische Grundlagen der chemotherapeutischen Laboratoriumspraxis. Berlin 1957. — 5. Koeppe, P., Hoeffler, D.: Arzneimittel-Forsch. (Drug Res.) 22, 311 (1872). — 6. Kunin, C. M.: Clin. Pharmacol. Ther. 7, 180 (1966). — 7. Naumann, P.: Arzneimittel-Forsch. (Drug Res.) 16, 818, 1099 (1966). — 8. Naumann, P.: Antibacterial activity and pharmacokinetic behaviour of cefazolin as compared with 5 other Cephalosporin antibitotics. 8th Intern. Congress of Chemotherapy, Athens 1973, p. 861, Abstracts Vol. A136. — 9. Sabath, C. I., Wilcox, C., Garner, C., Finland, M.: J. infect. Dis. Suppl. 128, 320 (1973). — 10. Scholtan, W., Schmid, J.: Arzneimittel-Forsch. (Drug Res.) 12, 741 (1962). — 11. Shah, P. M., Helm, E. B., Stille, W.: Infection 2, Suppl. 1, 83 (1974). — 12. Simon, C., Malerczyk, V., Brahmstaedt, E., Toeller, W.: Dtsch. med. Wschr. 98, 2448 (1973).

FLEISCHER, K. (Med. Univ.-Klinik Würzburg): **Der Einfluß von Oxytetracyclin auf die exokrine Pankreasfunktion**

Nachdem in vorausgehenden Untersuchungen gezeigt werden konnte, daß bei Ratten nach Vorbehandlung mit Oxytetracyclin eine annähernd dosisabhängige Abnahme der Protein- und Enzymsekretion des Pankreas eintritt [8], wurde jetzt an 14 Probanden der Einfluß dieses Antibiotikums auf die exokrine Pankreasfunktion untersucht.

Methodik

Bei den Probanden handelte es sich um Gesunde oder um Patienten, die wegen einer früher durchgemachten Pankreatitis nachuntersucht wurden. 8 Personen erhielten täglich in 12stündigem Abstand 2 × 250 mg und 6 Personen 2 × 500 mg Oxytetracyclin (VENDARCIN®) 3 oder 6 Tage lang i.v. Bei jedem Probanden wurde vor Beginn und am Ende der Behandlung ein Secretin-Pancreozymintest durchgeführt. Dabei wurden über 2 Std 1 U/kg/Std Secretin und in der 2. Std. zusätzlich 1 U/kg/Std CCK-PZ (beide Karolinska-Institut, Stockholm) infundiert. Die Messung des Bicarbonates und der Enzymaktivitäten erfolgte nach den bei [15] angegebenen Methoden. Natrium wurde flammenphotometrisch und Calcium mit einem Calciumtiter (Firma Marius) bestimmt. Das Volumen des mit einer Lagerlöf-Sonde gewonnenen Sekretes wurde nach der wiedergefundenen Aktivität von ^{57}Co-Vitamin B_{12}, das als Tracer ins Duodenum infundiert wurde, auf 100% korrigiert.

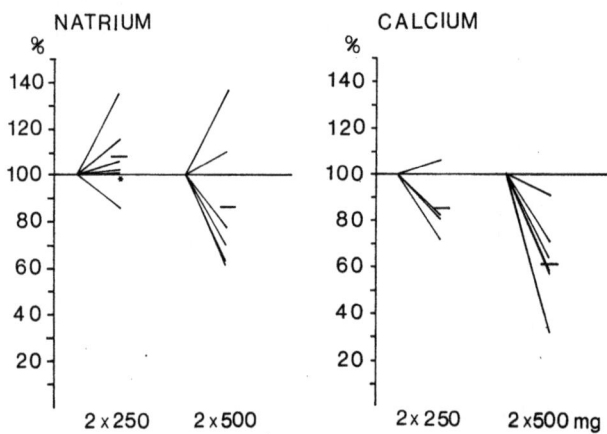

Abb. 1. Prozentuale Änderung der Ausscheidung an Natrium und Calcium im Duodenalsekret nach Vorbehandlung mit Oxytetracyclin. Die Werte der 1. Untersuchung sind für jeden Probanden = 100% gesetzt

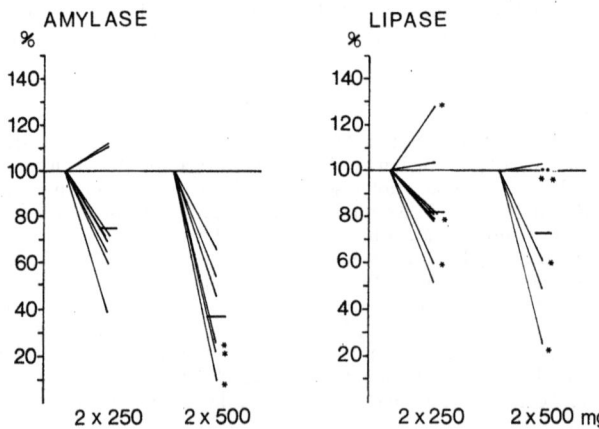

Abb. 2. Prozentuale Änderung der Ausscheidung an Amylase und Lipase nach Vorbehandlung mit Oxytetracyclin. Die Werte der 1. Untersuchung sind für jeden Probanden = 100% gesetzt

Ergebnisse

Unter Stimulation mit Secretin wurden die Sekretmenge, die maximale Bicarbonatkonzentration und die Ausscheidung an Elektrolyten vor und nach Behandlung miteinander verglichen. Nach Behandlung mit Oxytetracyclin blieben die Sekretmenge und die maximale Bicarbonatkonzentration im wesentlichen unverändert. Wie aus Abb. 1 hervorgeht, kommt es nach Vorbehandlung mit dem Antibiotikum zu einer fast einheitlichen und annähernd dosisabhängigen Verminderung der Calciumsekretion. Im Vergleich dazu weist die Ausscheidung an Natrium keine Änderung auf.

Die Enzymaktivitäten wurden im Duodenalsekret unter zusätzlicher Stimulation mit CCK-PZ gemessen. Nach Vorbehandlung mit Oxytetracyclin tritt (siehe Abb. 2), abgesehen von 2 Probanden, deren Ausscheidung weit innerhalb der Schwankungsbreite der Methode leicht ansteigt, in allen Fällen eine deutliche Abnahme der Aktivität an Amylase zwischen 28 und 91% ein. Bei 2mal 500 mg Oxytetracyclin ist die Abnahme einheitlicher und verstärkt sich. Bei 3 mit * bezeichneten Probanden, die schon vor Behandlung eine erniedrigte Amylaseaktivität hatten, ist der Abfall besonders stark.

Die Lipaseaktivität nimmt nach 2mal 250 mg Oxytetracyclin bei 6 von 8 Personen ab, nach Vorbehandlung mit 2mal 500 mg wird die Abnahme deutlicher (siehe Abb. 2). Eine verstärkte Abnahme bei vorher bereits verminderter Lipasesekretion besteht nicht. In den Aktivitäten von Trypsin und Chymotrypsin zeigte sich nach Vorbehandlung mit dem Antibiotikum keine Änderung.

Die Abnahme der Amylaseaktivität verstärkte sich bei den einzelnen Probanden mit der Zunahme der durchschnittlichen Oxytetracyclinspiegel im Serum. Ein ähnliches Verhalten konnte für die Lipaseaktivität nicht festgestellt werden (die Spiegelbestimmungen verdanken wir der Firma Schering AG, Berlin).

Diskussion

Im Gegensatz zu den eingangs erwähnten Tierversuchen blieb die Aktivität der tryptischen Enzyme im Duodenalsekret der mit Oxytetracyclin behandelten Probanden unverändert. Da diese beiden Enzyme mit wenigen Prozenten den geringsten Proteinanteil im Gesamtsekret haben [7, 12], ist es vorstellbar, daß sich eine beginnende Störung der Pankreasfunktion zuerst durch einen Abfall der Aktivitäten an Amylase und Lipase bemerkbar machen kann. So ist es nach Befunden in der Literatur [3, 10, 15] bekannt, daß beim Menschen bei einer beginnenden Schädigung des Pankreas oft zuerst ein isolierter Abfall der Aktivitäten an Amylase oder Lipase eintreten kann.

Als Ursache der bei unseren Untersuchungen gefundenen Abnahme der Enzymsekretion müssen eine Hemmung der Proteinsynthese und zusätzlich eine Störung der Sekretion durch Oxytetracyclin diskutiert werden. Eine Hemmung der Proteinsynthese durch Tetracyclin wurde beim Warmblütler wiederholt nachgewiesen [4, 9, 11, 19]. Weiter kann die Abnahme der Calciumausscheidung bei unseren Untersuchungen am Menschen auf eine Störung der Pankreassekretion hinweisen, da Calcium bekanntlich eine wichtige Rolle in der exokrinen und endokrinen Sekretion spielt [1, 2, 5, 6, 20]. Neue Untersuchungen in der Literatur [16, 17, 18] mit Gewebsschnitten und fraktionierten Homogenaten des Pankreas von Tauben und Ratten ergaben nach Zugabe von Chlortetracyclin eine Hemmung der Proteinsynthese und eine Hemmung der Sekretion.

Da Tetracycline offensichtlich die Funktion des exokrinen Pankreas hemmen, kann ihre bevorzugte Anwendung zur antibiotischen Begleitbehandlung der akuten Pankreatitis erwogen werden. In älteren Arbeiten wurde auf Grund von tierexperimentellen Untersuchungen und von Beobachtungen an Menschen [13, 14] bereits auf eine günstige Wirkung der Tetracycline bei der akuten Pankreatitis hingewiesen. Eine Hemmung der Enzymaktivitäten durch Oxytetracyclin konnten wir bei unseren Untersuchungen ausschließen.

Literatur

1. Argent, B. E., Case, R. M., Scratcherd, T.: J. Physiol. (Lond.) **230**, 575 (1973). — 2. Argent, B. E., Case, R. M., Fraser, M. P., Scratcherd, T.: J. Physiol. (Lond.) **224**, 29 P (1972). — 3. Bank, S.: S. Afr. med. J. **37**, 1061 (1963). — 4. Caskey, C. T.: In: Metabolic

inhibitors, Vol. IV (Hochster, R. M., Kates, M., Quastel, J. H., Eds.). New York: Academic Press 1973. — 5. Douglas, W. W., Poisner, A. M.: J. Physiol. (Lon.) 165, 528 (1963). — 6. Douglas, W. W., Rubin, R. P.: J. Physiol. (Lond.) 159, 40 (1961). — 7. Figarella, C.: Arch. Mal. Appar. dig. 62, 337 (1973). — 8. Fleischer, K.: Naunyn-Schmiedebergs Arch. Pharmacol. Suppl. 274, R 35 (1972). — 9. Franklin, T. J.: Biochem. J. 90, 624 (1963). — 10. Goebell, H., Bode, Ch., Bastian, R., Strohmeyer, G.: Dtsch. med. Wschr. 95, 808 (1970). — 11. Greenberger, N. J.: Nature (Lond.) 214, 702 (1967). — 12. Keller, P. J., Cohen, E., Neurath, H.: J. biol. Chem. 233, 344 (1958). — 13. Overkamp, H.: Medizinische 37, 1717 (1959). — 14. Persky, L., Schweinburg, F. B., Stanley, J., Fine, J.: Surgery 30, 652 (1951). — 15. Rick, W.: Internist 11, 112 (1970). — 16. Singh, M., Black, O., Webster, P. D.: Gastroenterology 63, 449 (1972). — 17. Singh, M., Black, O., Webster, P. D.: Gastroenterology 64, 983 (1973). — 18. Tucker, P. C., Webster, P. D.: Amer. J. dig. Dis. 17, 675 (1972). — 19. Yeh, S. D. J., Shils, M. E.: Proc. Soc. exp. Biol. (N. Y.) 121, 729 (1966). — 20. Zimmermann, J. M., Dreiling, D. A., Rosenberg, J. R., Janowitz, H. D.: Gastroenterology 52, 865 (1967).

WEIHRAUCH, T. R., KRIEGLSTEIN, J., HÖFFLER, D. (I. Med. Klinik u. Poliklinik u. Pharmakolog. Inst. der Univ. Mainz): **Die Bedeutung der Lipophilie für die Neurotoxizität der Penicilline**

Die Lipophilie eines Pharmakons ist die wichtigste physiko-chemische Eigenschaft für seine Verteilung im Organismus. Sie beeinflußt die Permeation des Medikamentes durch Membranen, seine Affinität zu makromolekularen Strukturen des Gewebes, zu den Plasmaproteinen und schließlich seine Löslichkeit in Gewebslipiden (Krieglstein, 1969, 1973). Die Lipophilie der Pharmaka kann in vitro durch die Bestimmung des Verteilungskoeffizienten zwischen einem organischen Lösungsmittel und Wasser charakterisiert werden. Ist der Verteilungskoeffizient bekannt und damit die Lipophilie eines Pharmakons, so ermöglicht dies eine grobe Voraussage seiner Verteilungsmöglichkeit im Körper.

In der vorliegenden Studie untersuchten wir die Bedeutung der Lipophilie für die Neurotoxizität der Penicilline.

Über neurotoxische Reaktionen unter intrathekaler und hochdosierter intravenöser Anwendung von Penicillin G (Benzylpenicillin) wurden seit 1946 über 50 Fallberichte veröffentlicht (Weihrauch et al., 1974). In früheren Untersuchungen konnten wir im Tierversuch zeigen, daß Benzylpenicillin und halbsynthetische Penicilline bei gleicher Dosierung und gleichem Blutspiegel in sehr unterschiedlichem Ausmaß Elektroencephalogrammveränderungen beim Kaninchen hervorrufen (Weihrauch et al., 1973, 1974). Untersucht wurden Benzylpenicillin (Penicillin „Grünenthal" 10 Mega), Ampicillin (Binotal), Carbenicillin (Anabactyl), Ticarcillin (BRL 2288, Beecham), Methicillin (Cinopenil), Phenethicillin (Oralopen) und die Isoxazolylpenicilline Oxacillin (Stapenor), Cloxacillin (Orbenin) und Dicloxacillin (Dichlor-Stapenor).

Es stellte sich nun die Frage nach der Ursache für die unterschiedliche Neurotoxizität dieser Penicilline. Wir vermuteten, daß sie durch Unterschiede in der Lipophilie bedingt sein könnte.

Zur Charakterisierung der Lipophilie bestimmten wir den Verteilungskoeffizienten der untersuchten Penicilline zwischen Isobutanol und Phosphatpufferlösung, pH 7,4 (Methode modifiziert nach Scholtan, 1968).

Jedes Penicillin wurde in einer Konzentration von 10^{-4} mol/l in 10 ml isobutanolgesättigter Phosphatpufferlösung gelöst (= Ausgangskonzentration c_A; Phosphatpufferlösung nach Sørensen, 0,02 molar mit 0,9% NaCl). Diese Lösung wurde mit 10 ml puffergesättigtem Isobutanol in einer Schüttelbirne 60 min durchmischt. Trennung der organischen Phase von der wäßrigen Phase durch Zentrifugieren für 10 min. Bestimmung der Penicillinkonzentration durch Absorptionsmessung im Spektrophotometer mit einer Wellenlänge zwischen 208 und 216 nm, je nach Absorptionsmaximum der Ausgangslösung: Ampicillin, Benzylpenicillin, Carbenicillin, Ticarcillin und Phenethicillin bei 208 nm, Methicillin und Oxycillin bei 212 nm,

Cloxacillin bei 214 und Dicloxacillin bei 216 nm. Gemessen wurde die Konzentration in der Ausgangslösung (c_A) und in der wäßrigen Phase (c_w). Die Konzentration in der organischen Phase (c_o) ergab sich aus der Differenz $c_o = c_A - c_w$. Der Verteilungskoeffizient P wurde errechnet nach der Formel $P = c_o$.

Tabelle. Verteilungskoeffizienten verschiedener Penicilline. Spektrophotometrische Messung nach Verteilung zwischen Isobutanol und Phosphatpufferlösung, pH 7,4. Die Werte sind angegeben als $\bar{x} \pm s_{\bar{x}}$ (n = 10 für jede Substanz)

Carbenicillin	0,051 ± 0,003
Ticarcillin	0,095 ± 0,21
Methicillin	0,106 ± 0,007
Ampicillin	0,157 ± 0,229
Benzylpenicillin	0,548 ± 0,053
Oxacillin	1,287 ± 0,111
Phenethicillin	1,416 ± 0,151
Cloxacillin	1,781 ± 0,136
Dicloxacillin	4,149 ± 0,327

Die Tabelle gibt die gemessenen Verteilungskoeffizienten wieder. Die Werte sind angegeben als $\bar{x} \pm s_{\bar{x}}$. Für jede Substanz wurden 10 Messungen durchgeführt.

Im weiteren wurde nun der Zusammenhang zwischen Neurotoxizität und Lipophilie geprüft.

Als Maß für die neurotoxische Wirkung erwies sich das erste Auftreten von Spike-wave-Paroxysmen im EEG als zuverlässiger Parameter (t). Weiterhin wurde die Penicillindosis (D) errechnet, nach der erstmals Spike-wave-Paroxysmen auftraten. Diese beiden Parameter wurden zusammengefaßt in einem Neurotoxizitätsquotienten:

$$T = \frac{1}{t \cdot D} \; ; \quad D = \frac{g}{\text{mol. Gew.}} \quad \left[\frac{\text{mMol}}{\text{kg}}\right]$$

Der Zusammenhang von Lipophilie, charakterisiert durch den Verteilungskoeffizienten P, und der neurotoxischen Wirkung, charakterisiert durch das Auftreten der oben genannten Paroxysmen im EEG ist in Abb. 1 dargestellt. Es zeigte sich, daß zwischen der Lipophilie der Penicilline und ihrer neurotoxischen Wirkung

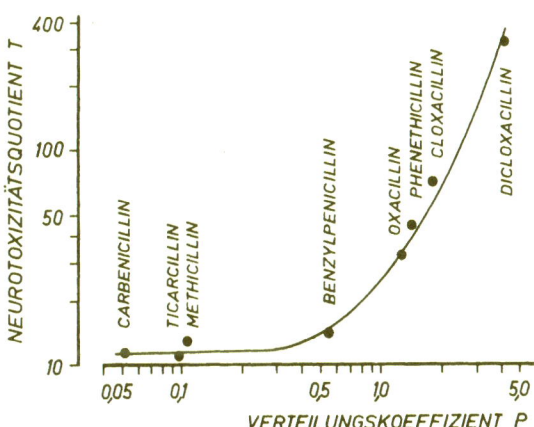

Abb. 1. Neurotoxizität und Lipophilie der Penicillinderivate. Die Lipophilie ist charakterisiert durch den Verteilungskoeffizienten P, die Neurotoxizität der Penicilline durch den Neurotoxizitätsquotienten T ($T = \frac{1}{t \cdot D}$; t = Anzahl der Minuten bis zum Auftreten erster Spike-wave-Paroxysmen; D = Penicillindosis beim Zeitpunkt t in mMol/kg). Ampicillin (P = 0,157 ± 0,229) ist nicht aufgeführt, da hierbei keine Spike-wave-Paroxysmen beobachtet wurden

eine Korrelation besteht (Korrelationskoeffizient r = 0,928). Mit zunehmendem Verteilungskoeffizienten, d. h. mit steigender Lipophilie, nimmt auch die neurotoxische Wirkung auf das ZNS zu. Eine Ausnahme hierin bildet Ampicillin, das lipophiler ist als Carbenicillin, Ticarcillin und Methicillin, aber keine Spike-wave-Paroxysmen im EEG induziert. Eine Erklärung für dieses überraschende Ergebnis läßt sich gegenwärtig noch nicht geben.

Weiterhin läßt die Kurve erkennen, daß auf dem flach verlaufenden Schenkel die weniger lipophilen Penicilline liegen, die eine geringe Neurotoxizität besitzen. Bei einem Verteilungskoeffizienten um 1 beginnt die Neurotoxizitätskurve steil anzusteigen, auf diesem Schenkel liegen die lipophilen Penicilline. Möglicherweise könnte der Verteilungskoeffizient 1 als Richtwert dienen, der eine Einteilung der Penicilline bezüglich ihrer Neurotoxizität erlaubt. Penicilline mit einem Verteilungskoeffizienten unter 1 würden demnach der Gruppe der gering neurotoxischen Penicilline angehören, solche mit einem Wert über 1 wären in die Gruppe der erheblich neurotoxischen Penicilline einzuordnen.

Zusammenfassung

1. Zwischen den untersuchten Penicillinen bestehen z. T. erhebliche Unterschiede bezüglich ihrer neurotoxischen Wirkung.
2. Eine ausschlaggebende Bedeutung für die Neurotoxizität eines Penicillins scheint die Lipophilie zu besitzen. Wie die vorliegende Untersuchung zeigt, nimmt mit steigender Lipophilie die neurotoxische Wirkung zu.
3. Die Bestimmung des Verteilungskoeffizienten eines Penicillins erlaubt eine Voraussage auf die zu erwartende Neurotoxizität.
4. Bei der Entwicklung neuer Penicilline für die hochdosierte intravenöse Therapie sollte der Verteilungskoeffizient als Charakteristikum der Lipophilie im Hinblick auf die zu erwartenden Nebenwirkungen routinemäßig bestimmt werden.

Literatur

Krieglstein, J.: Klin. Wschr. 47, 1125 (1969). — Krieglstein, J.: Dtsch. med. Wschr. 98, 1509 (1973). — Scholtan, W.: Arzneimittel-Forsch. 18, 505 (1968). — Weihrauch, T. R., Höffler, D., Krieglstein, J.: Verh. dtsch. Ges. inn. Med. 79, 1440 (1973). — Weihrauch, T. R., Schmidt, W., Höffler, D., Krieglstein, J.: Arzneimittel-Forsch. 24, 317 (1974).

REINHARD, U., SCHMAHL, F. W., SCHLOTE, W., HEUSER, D., BETZ, E. (Zentrum Innere Med., Univ. Gießen): **Experimentelle Untersuchungen zur Wirkung von intravenös und intracisternal injiziertem Coli-Endotoxin auf das Zentralnervensystem**

Manuskript nicht eingegangen.

HARTMANN, F., UDE, P. (I. Med. Klinik u. Hautklinik Univ. Kiel): **Quantitative dünnschichtchromatographische Bestimmung der Ausscheidung von freiem Triamcinolon-Acetonid im Harn bei externer Folienocclusivbehandlung von Psoriatikern**[*]

Bei Dermatosen, z. B. der Psoriasis vulgaris, läßt sich die externe Corticosteroidtherapie durch die Occlusivverbandstechnik nach Sulzberger u. Witten [1]

---
[*] Herrn Prof. Dr. W. Doerr zum 60. Geburtstag gewidmet.

erheblich intensivieren. Eine Ganzkörpercorticoidfolienbehandlung wurde lange Zeit als Wagnis betrachtet wegen der möglichen Allgemeinwirkungen bei unbekannter transcutaner Resorptionsrate des Corticosteroids. Erstmals haben 1968 Proppe u. Paetzold [2] eine derartige Versuchsreihe an 60 Patienten durchgeführt. Aus den sich ergebenden Problemen sollen in diesem Kurzvortrag 2 Fragen aufgegriffen werden.

1. Kommt es bei großflächiger Anwendung der Folientechnik mit Triamcinolon-Acetonid zu einer Beeinflussung der endogenen Cortisolproduktion?
2. Welche Menge freies Triamcinolon-Acetonid kann man im Harn unter der Therapie nachweisen?

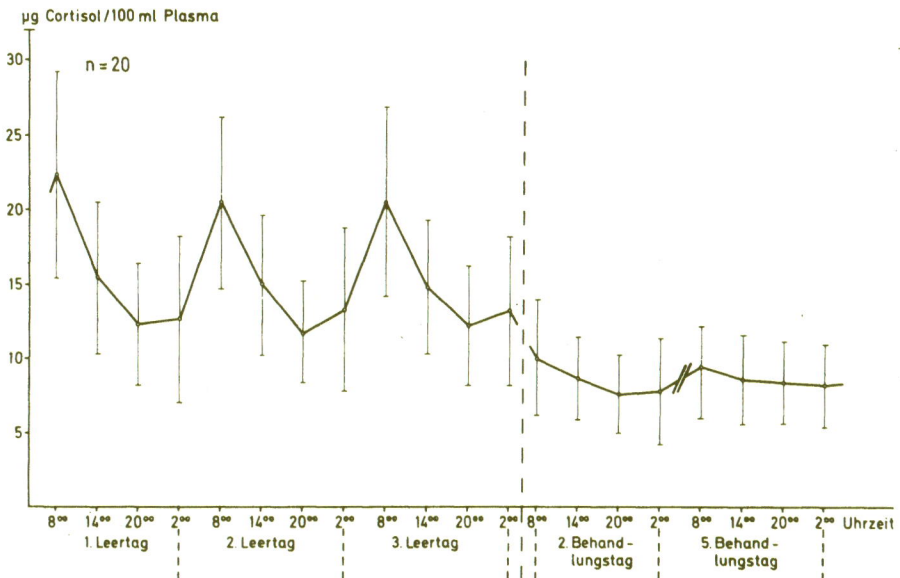

Abb. 1. Plasmacortisolmessungen an 3 Tagen vor der Behandlung (1. bis 3. Leertag) und am 2. und 5. Folienocclusivbehandlungstage mit Triamcinolon-Acetonid. Unter der Behandlung sind die Vergleichswerte signifikant erniedrigt und der Tages-/Nachtrhythmus ist aufgehoben. Untersucht wurden 20 Pat. beiderlei Geschlechts

Bei einem Patienten wurde vor Anlage des Occlusivverbandes unter Aussparung des Halses und Kopfes die gesamte Hautoberfläche nacheinander mit Volan A-Tinktur und Volan A-Creme der Firma v. Heyden eingerieben. Im Mittel werden hierbei 20 ml Tinktur und 30 g Creme verbraucht. Hieraus berechnet sich eine Menge von rd. 70 mg Triamcinolon-Acetonid, die lokal auf der Haut zur Anwendung kommt. Der Folienocclusivverband wird morgens angelegt und über 6 bis 9 Std belassen, diese Behandlung für insgesamt 10 bis 14 Tage durchgeführt.

Die Abb. 1 demonstriert die Meßergebnisse für Plasmacortisol nach der DeMoorschen Methode [3] 3 Tage vor Behandlungsbeginn und am 2. und 5. Behandlungstag. Zur Erfassung des sog. Tages-/Nachtrhythmus der Cortisolsekretion liefen Bestimmungen um 8, 14, 20 und 2 Uhr. Die Mittelwertkurve aller Meßwerte an den Leertagen zeigt den typischen Tages-/Nachtrhythmus mit den Maxima am Morgen. Im Vergleich hierzu zeigt die Mittelwertkurve an den Behandlungstagen keinen Tages-/Nachtrhythmus, und die einzelnen Werte haben gegenüber den Vergleichswerten der Leertage signifikant abgenommen.

In 6 Fällen reichte die Harnmenge aus, um auch in Korrelation zu den Plasmacortisolspiegeln die Cortisolausscheidung im Harn zu messen. An den Leertagen erhielten wir einen Mittelwert von $63{,}6 \pm 20\,\mu\mathrm{g}/24$ Std Harnmenge, an den Behandlungstagen einen Mittelwert von $27{,}7 \pm 21{,}4\,\mu\mathrm{g}$/Tagesurin.

An Hand dieser Cortisolmessungen im Plasma und Urin können wir also feststellen, daß durch eine externe Triamcinolon-Acetonid-Ganzkörperocclusivfolientherapie eine Depression der endogenen Cortisolsekretion stattfindet und somit nicht nur ein lokaler, sondern auch ein systemischer Effekt eintritt.

Die dünnschichtchromatographische Bestimmung des Triamcinolon-Acetonids in freier Form im Harn nahmen wir an Hand einer in Anlehnung an Frantz u. Mitarb. [4] von uns ausgearbeiteten Methode vor [5]. Vor der Aufbereitung wurde dem jeweiligen Harnvolumen als innerer Standard 5 µg Corticosteronacetat zur Bestimmung der Ausbeute zugesetzt. Auf die Extraktion, Reinigung und Konzentrierung der Nebennierenrindenhormone folgte die bandförmige Auftragung der

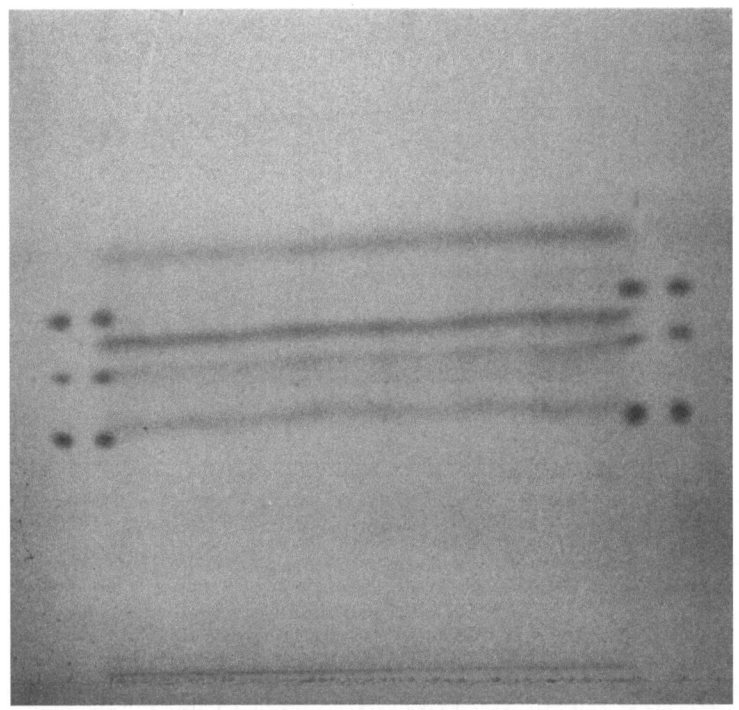

Abb. 2. UV-Auslöschphänomene auf einer Dünnschichtplatte mit UV-Indikator unter UV-Licht. An den Rändern wurden punktförmig Reinsubstanzen zur Identifizierung mitgeführt; von oben nach unten: Corticosteron-Acetat (innerer Standard), Triamcinolon-Acetonid und Cortisol. Cortisol ist als Bande nicht vorhanden. Patientenurin am 2. Behandlungstage

Hormonkonzentrate auf Dünnschichtplatten mit UV-Indikator der Firma Macherey Nagel & Co. Zur Identifizierung der jeweiligen Hormonbande unter UV-Lampe wird seitlich ein Reinsubstanzgemisch mitgeführt.

Die nächste Abbildung (Abb. 2) erhielten wir nach Aufbereitung eines Patientenurins. Frontnah läuft das innere Standard-Corticosteronacetat, darunter das freie Triamcinolon-Acetonid, Cortisol ist in diesem Harn nicht nachweisbar.

Das Kieselgel wird im Bereich der jeweiligen Hormonbanden ausgekratzt, mit Methanol eluiert, das Methanol am Rotationsverdampfer eingedampft und der jetzt hochgereinigte Steroidextrakt in 100 µl Methanol erneut aufgenommen und mit einer Mikropipette jetzt punktförmig auf eine Dünnschichtplatte aufgetragen und entwickelt.

Die Extinktionsmessung im Einzelfleck erfolgt mit dem Chromatogramm-Spektralphotometer der Firma Carl Zeiss. Als Parameter für die Auswertung dient die Ausmessung der Peakhöhen der erhaltenen Extinktionskurven.

Nach dieser Methode konnten wir am 2. Behandlungstag bei einer Ganzkörper-corticoidfolienbehandlung bei 20 Patienten im Mittel 24,3 ± 10,9 μg Triamcinolon-Acetonid/24 Std-Harnmenge nachweisen und am 5. Behandlungstag 25,9 ± 18,4 μg pro Tagesurinmenge.

Eine exakte quantitative Beziehung läßt sich an Hand dieser Untersuchungen, die wir als Vorversuche betrachten, noch nicht herstellen. Wir bemühen uns gegenwärtig, durch eine präzise Messung der auf die Haut aufgebrachten Tinktur ohne Cremezusatz exaktere Bezugsgrößen zu schaffen. In einer vorläufigen Aussage können wir feststellen, daß bei einer großflächigen Anwendung der Triamcinolon-Acetonid-Occlusivfolientechnik eine meßbare transcutane Resorption mit systemischem Effekt stattfindet, daß diese elegante und wirkungsvolle externe Therapie bei Berücksichtigung einiger Grundregeln wie Wirkprinzip der angewandten Corticosteroide, beschränkte Dauer der Folientherapie von maximal 9 Std/Tag und für insgesamt 14 Tage uneingeschränkt empfohlen werden kann. 3 bis 5 Tage nach dem Absetzen dieser Folienbehandlung zeigen unvorbehandelte Patienten wieder ein normales Tages-/Nachtprofil des Plasmacortisols.

Literatur

1. Sulzberger, M. B., Witten, V. H.: Arch. Derm. (Chic.) **84**, 1027 (1961). — 2. Proppe, A., Paetzold, O.-H.: Med. Welt 19 (N. F.) 1968, 627. — 3. De Moor, P., Steenom, O., Raskin, M., Hendrikx, A.: Acta endocr. (Kbh.) **33**, 297 (1960). — 4. Frantz, A. G., Katz, F. H., Jailer, J. W.: J. clin. Endocr. **21**, 1290 (1961). — 5. Hartmann, F., Illner, W. R.: Res. exp. Med. **161**, 165 (1973).

Kramer, D.*, Oellerich, M.*, Helmstaedt, D.**, May, B.** (* Inst. für Klin. Chemie u. ** Abt. für Gastro-Enterologie der Med. Hochschule Hannover): **Methodische und klinische Erfahrungen mit einem dünnschichtchromatographischen Skreeningverfahren zum Nachweis von Drogen im menschlichen Urin (Drug-Skreen)**

Wir möchten über methodische und klinische Erfahrungen bei 381 Untersuchungen berichten, die wir mit einem einfachen Verfahren zum Nachweis von Hypnotika, Narkotika und Psychoanaleptika im Urin durchführten.

Das Verfahren ist unter dem Namen „Drug Skreen" im Handel und kann von E. Brinkmann & Co. bezogen werden. Dabei handelt es sich um eine Kombination von Drogenextraktion mittels Austauscherharzsäule und nachfolgender dünnschichtchromatographischer Trennung.

Der Arbeitsablauf enthält folgende prinzipielle Schritte:

20 ml Urin werden auf eine Fertigsäule aus ungeladenem Austauscherharz (Amberlite XAD-2) gegeben. Im Urin enthaltene Drogen werden an die Säule adsorbiert, mit 1,2 Dichloräthan-äthylacetat (4:6) eluiert, anschließend konzentriert und auf einer Kieselgel-Fertigplatte mit dem Laufmittel Äthylacetat/Methanol/25% Ammoniak (17:2:1) chromatographiert [1].

Neben UV-Strahlung, Hitze und sequentiellem Besprühen mit gruppenspezifischen Reagentien wird die Bestimmung des Rf-Wertes und der Vergleich mit Standardsubstanzen zur Drogenidentifizierung herangezogen.

An anderer Stelle haben wir eine Übersicht verschiedener Drogen mit ihren Nachweiskriterien gegeben [2]. Narkotika sind mit Jodplatin und Dragendorffreagenz gut nachzuweisen. Die dunkelblaue Morphinbande wandert mit einem Rf-Wert von 0,18. Der Methadonfleck befindet sich direkt unter der Lösungsmittelfront, dicht gefolgt von Meperidin. Amphetamin erscheint nach dem Besprühen mit Ninhydrin und anschließender UV-Bestrahlung als rosa-violetter Fleck.

Tranquilizer, wie z. B. Diazepam fluoreszieren im UV-Licht und färben sich mit Jodplatinlösung braun. Phenothiazine, wie z. B. Megaphen ergeben nach Erhitzen der Platte rote Farbkomplexe, die nach Besprühen mit Jodplatinlösung in blaugrün umschlagen. Nikotin färbt sich mit Jodplatinlösung blaugrün.

Auf jede Platte wird regelmäßig ein gefriergetrockneter Kontrollurin (Firma Lederle), der Opiate, Barbiturate und Amphetamine enthält, als Referenzlösung mitgeführt.

Da nach unseren Erfahrungen die Nachweisgrenzen für Barbiturate 1 bis 10 µg/ml, für Amphetamine 0,8 µg/ml und für Narkotika 0,6 bis 1,5 µg/ml sind, und die im Kontrollurin enthaltenen Drogenkonzentrationen in diesen Bereichen liegen, können diese gut nachgewiesen werden.

Tabelle 1. Ergebnisse des Drogennachweises im Urin mit dem Drug-Skreen-Verfahren

Nachweisbar	Untersuchungen gesamt (n = 381)[a]	In therapeutischen Wohngemeinschaften (n = 42)[b]
Nikotin allein	84 (22%)	23 (55%)
Identifizierbare Drogen[c]		
1. Eine Substanz	124 (33%)	10 (24%)
2. Mehrere Substanzen	72 (19%)	— (—)
3. Eine oder mehrere Substanzen und gleichzeitig unidentifizierbare Flecken	36 (10%)	5 (12%)
Nicht identifizierbare Flecken[c]	10 (2%)	1 (2%)
Keine Substanz	43 (11%)	3 (7%)
Nicht auswertbar	12 (3%)	— (—)

[a] 348 Patienten. — [b] 42 Patienten. — [c] Anwesenheit von Nikotin wurde hier nicht bewertet.

Tabelle 2. Nachweis von Drogen aus dem Urin (Drug-Skreen)

Substanzen	Untersuchungen gesamt (n = 381)	Davon Methadonprogramm (n = 49)	Davon therapeutische Wohngemeinschaft (n = 42)
Nikotin	232 (61%)	32 (65%)	41 (98%)
Methadon	107 (28%)	46 (96%)	2 (5%)
Barbiturate	107 (28%)	17 (35%)	9 (21%)
Chinin	48 (13%)	17 (35%)	4 (10%)
Amphetamin	47 (12%)	3 (6%)	1 (2%)
Morphin	39 (10%)	3 (6%)	— (—)
Codein	12 (3%)	1 (2%)	2 (5%)
Valium	8 (2%)	— (—)	1 (2%)
Phenothiazin	6 (1,6%)	— (—)	— (—)
Cocain	3 (0,8%)	— (—)	1 (2%)
Adumbran	3 (0,8%)	— (—)	1 (2%)
Meperidin	3 (0,8%)	— (—)	— (—)
Glutethimid	2 (0,5%)	— (—)	— (—)
Patienten	348	16	42

Die Methode wird zusätzlich durch Einschleusen von Blindproben (Firma Lederle) überwacht, welche 20 der gebräuchlichsten Substanzen in verschiedenen Kombinationen enthalten. Die Auswertung von 20 Blindproben mit insgesamt 80 zu identifizierenden Substanzen ergab eine Trefferquote von 94%. Salicylate konnten dabei nie nachgewiesen werden, wahrscheinlich wegen der ungenügenden Adsorption an die Säule [3]. Über die Nachweiskriterien einer Reihe von Schlafmitteln haben wir bereits berichtet [2]. Gut nachweisbar sind Glutethimide (Doriden), Methaqualon (Mandrax) sowie alle aufgeführten Barbiturate mit Ausnahme von Barbital und Isopropylallylbarbitursäure. Auch therapeutische Barbituratspiegel um 0,1 bis 1 mg-% im Urin sind mit dieser Methode zu erfassen;

d. h. das Verfahren kann auch in der Diagnostik der Schlafmittelvergiftungen eingesetzt werden. Carbromal (Adalin), Persedon und Nodular lassen sich allerdings nicht identifizieren.

Die Eignung des Drug Skreen als Screeningverfahren zeigen die Ergebnisse, die wir aus 381 Untersuchungen von Patienten mit Verdacht auf Intoxikation bzw. Drogenabhängigkeit erhielten (Tabelle 1).

Neben 2% nicht zu identifizierenden Substanzen und 3% meist aus technischen Gründen nicht auswertbaren Flecken war nur in 11% der Untersuchungen überhaupt keine Substanz nachweisbar. Selbst wenn man die 22%, bei denen nur Nikotin gefunden wurde, nicht dazu zählt, konnten immerhin in 62% eine oder mehrere identifizierbare Substanzen nachgewiesen werden. Die geringe Zahl der nicht identifizierbaren Flecken zeigt, daß die Methode praktisch alle wichtigen Substanzen erfaßt, die in unserem Untersuchungsgut vorkommen.

Wir haben das Drug-Skreen-Verfahren routinemäßig auch bei der Betreuung und Überwachung von jugendlichen Drogenabhängigen angewandt. Im folgenden sollen die Ergebnisse demonstriert werden, die im Rahmen eines Methadontherapieprogramms sowie bei Untersuchungen von therapeutischen Wohngemeinschaften erhalten wurden (Tabelle 2).

Auffällig ist die hohe Nikotinfrequenz besonders in den therapeutischen Wohngemeinschaften. Die Häufigkeit des Methadonnachweises erklärt sich durch die Einbeziehung von Patienten aus dem Methadonprogramm. Hier ist Chinin durch Zugabe zum Polamidon als Geschmacksstoff relativ hoch. Der Mißbrauch von Barbituraten liegt in allen untersuchten Gruppen an der Spitze.

Bei der gesonderten Überwachung von 16 Patienten unter Methadontherapie über ca. 4 Monate hinweg, ergab eine Aufgliederung nach Methadon, Barbituraten, Amphetaminen, Opiaten und deren Kombinationen bei insgesamt 55 Harnuntersuchungen die Ergebnisse: 6 Patienten mit insgesamt 15 Überprüfungen nahmen außer Methadon keine anderen Substanzen ein. Bei 4 Patienten, die 16 Proben abgegeben hatten, konnten wir 8mal Barbiturate neben dem Methadon finden. 1 Patient mit 5 Urinproben hatte 1mal Amphetamin zusätzlich genommen. 3 Patienten (12 Proben) konnte 7mal eine Kombination von Barbituraten und Amphetaminen und 2 Patienten mit 7 Überprüfungen 6mal eine Einnahme von Barbituraten mit Opiaten zusätzlich zum Methadon nachgewiesen werden. Es wurden also auch hier am häufigsten Barbiturate eingenommen (9 Patienten).

Für 20 ambulante Drogenabhängige stand uns eine ausführliche Drogenanamnese zur Verfügung, so daß wir einen Vergleich zwischen dieser Anamnese und den Drug-Skreen-Ergebnissen wagten:

Bei 39 durchgeführten Untersuchungen erhielten wir 25mal (65%) eine Übereinstimmung, 8mal (20%) fanden wir Drogen bei angeblich negativer Anamnese, und 6mal (15%) waren trotz anamnestischer Angaben keine Drogen nachweisbar.

Der dünnschichtchromatographische Drogennachweis aus dem Urin in Form des Drug Skreen kann als einfaches, schnelles und empfindliches Verfahren empfohlen werden. Wie wir zeigten, erfaßt es praktisch alle wichtigen Substanzen in den üblicherweise vorkommenden Konzentrationen mit großer Sicherheit und ist daher zum routinemäßigen Einsatz sowohl bei Intoxikationen als auch als Screening- und Überwachungsverfahren gut geeignet.

Literatur

1. Weissmann, N., Lowe, M. L., Beattie, J. M., Demetrion, J. A.: Clin. Chem. **17**, 875 (1971). — 2. Oellerich, M., Kramer, D.: Z. klin. Chem. **12**, 44 (1974). — 3. Kullberg, M. P., Gorodetzky, Ch. W.: Clin. Chem. **20**, 177 (1974).

May, B., Helmstaedt, D., Kramer, D., Lotze, J., Vido, I., Zöller, M., Schmidt, F. W. (Gastroenterolog. Abt. des Departments Innere Med. u. Inst. für Klin. Chemie, Med. Hochschule Hannover; Jugendberatungszentrum des DPWV, Hannover): **Leberschädigung bei drogenabhängigen Patienten**

Verschiedene Untersuchungen — vor allem aus dem anglo-amerikanischen Schrifttum (1, 3 bis 5, 7, 9, 11) — haben gezeigt, daß bei drogenabhängigen Patienten in 40 bis 80% mit Leberschäden gerechnet werden muß. Über den Verlauf derartiger Erkrankungen ist insbesondere aus dem deutschsprachigen Schrifttum nur wenig bekannt. Bei der Unzuverlässigkeit und unsteten Lebensweise der Patienten sind Langzeitbeobachtungen nur unter großen Schwierigkeiten durchzuführen. Seit 1971 konnte in einer eigens hierfür eingerichteten Ambulanz eine zunehmende Zahl jugendlicher Drogenabhängiger untersucht und behandelt werden. Die Gesamtzahl der Drogenabhängigen in Hannover wird auf etwa 600 geschätzt, die Hälfte von ihnen injiziert Suchtmittel intravenös. Das Jugendberatungszentrum des DPWV, von dem ein großer Teil der Patienten überwiesen wurde, wird von etwa 300 Klienten frequentiert.

Tabelle 1. Leberschäden bei 45 Drogenabhängigen

1. Untersuchung	HAA +		HAA −		n
	♂	♀	♂	♀	
Akute Hepatitis[a]	9[b]	4	6[c]	5	24
Chronische Hepatitis					
mit Aggressivität	—	—	2	2	4
ohne Aggressivität	—	1	2	6	9
Toxische Hepatose	—	—	4	3	7
Keine Lebererkrankung	—	—	1	1	2

[a] ♀ 1 Doppelerkrankung (HAA ø, HAA +).
[b] 4 × Übergang in chronisch aggressive Verlaufsform.
[c] 4 × Übergang in chronisch persistierende Verlaufsform.

Bei den Patienten, die alle wegen apparenter oder vermuteter Lebererkrankungen zugewiesen wurden, handelt es sich um 45 Jugendliche im Alter von 16 bis 32 Jahren (Altersdurchschnitt: 20 Jahre). Sie hatten im Durchschnitt 4 Jahre lang Drogen konsumiert. 42 von ihnen hatten im Mittel 2 Jahre lang Drogen intravenös injiziert, bevor sie erstmals untersucht werden konnten. Überwiegender Halluzinogen- und Amphetaminabusus fand sich bei ca. 13% der Patienten, der weitaus größere Teil war und ist opiatabhängig.

51% der Fälle konnte in regelmäßigen Abständen 6 Monate und länger, bis zu 30 Monaten, verfolgt werden, — rund zwei Drittel der Patienten mindestens 3 bis 6 Monate lang. — Leberbiopsien wurden bei 42 Kranken (z. T. mehrfach) durchgeführt.

30% der Jugendlichen wies bei der Erstuntersuchung ein positives Australiaantigen auf. Mit Ausnahme von 2 Patienten fanden sich pathologische Befunde in den klinisch-chemischen Parametern (Bilirubin, Enzyme, Serumeiweißkörper) bei allen übrigen. Bei etwa 30% waren — im Verlauf meist inkonstant — antinukleäre Faktoren und/oder Antikörper gegen glatte Muskulatur oder Lebermitochondrien nachweisbar.

Wie die Tabelle 1 zeigt, kamen etwa 50% der Patienten unter dem Bild einer *akuten Hepatitis* erstmals zur Beobachtung, — etwas mehr als die Hälfte von ihnen wies ein positives Australiaantigen auf. Bei einer Patientin konnte innerhalb eines halben Jahres eine Doppelerkrankung mit zunächst Australiaantigen negativer, — dann positiver Hepatitis verfolgt werden. — 13 Patienten (ca. ein Drittel des Kollektivs) bot bereits bei der ersten Untersuchung das Bild einer *chronischen Hepatitis*. Das weibliche Geschlecht überwog deutlich; das Australiaantigen war mit einer Ausnahme negativ. Anamnestisch bekannte Lebererkrankungen bzw. Ikterusepisoden fanden sich in dieser Gruppe besonders häufig (60% der Fälle). Dies weist auf die Rolle vorbestehender mehr oder weniger akuter Leberschädigungen bei der Entwicklung der chronischen Krankheitsbilder hin. — Bei 7 australiaantigennegativen Kranken schließlich bestanden Krankheitsbilder, die sich weder in das Bild einer akuten Virushepatitis noch in das einer chronischen Hepatitis einfügten und die wir als *toxische Hepatosen* bezeichnet haben: klinisch-chemisch fanden sich hier Eosinophilie, Lymphozytose und die Zeichen einer mäßigen Parenchymschädigung ausgeprägt, — in einigen Fällen auch eine extreme Cholestase. Histologisch standen die Zeichen der Cholestase oder eine ausgeprägte mesenchymale Aktivierung mit ausgeprägter lymphoider Zellinfiltration der Portalfelder sowie noduläre Kupferzellaktivierung im Vordergrund.

Tabelle 2. Dauer des i.v. Drogenkonsums (Jahre) bei 40 Drogenabhängigen bis zur 1. Lebererkrankung (a) und bis zur 1. Untersuchung in der Klinik (b)

Diagnose	a 1. Lebererkrankung	b 1. Untersuchung	n
Akute Hepatitis	1,8	1,7	22
Chronische Hepatitis	1,8	2,7	13
Toxische Hepatose	1,1	1,4	5

Auf der Tabelle 2 sind die zeitlichen Abstände vom Beginn des intravenösen Drogenkonsums bei 40 Patienten bis zur ersten Manifestation einer Lebererkrankung (a) und bis zur ersten Untersuchung in der Klinik (b) dargestellt. Demnach manifestiert sich die akute Hepatitis im Durchschnitt $1^2/_3$ Jahre nach Beginn der intravenösen Drogenaufnahme. In der Gruppe der Patienten, die bei der ersten Untersuchung in der Klinik bereits eine chronische Hepatitis aufwies, waren bis zur Erstmanifestation einer Lebererkrankung ebenfalls $1^2/_3$ Jahre vergangen. Nach einem weiteren Jahr bot sich jetzt das Bild chronisch-entzündlicher Lebererkrankungen. Dies stimmt mit eigenen Verlaufsbeobachtungen gut überein.

Die *akute Hepatitis* der drogenabhängigen Patienten zeigt ein vom normalen Ablauf deutlich unterschiedenes Bild: In der Mehrzahl der hier untersuchten Fälle verlief sie, — wie auch von anderen Autoren [2, 10] beschrieben —, protrahiert, mit nur mäßigem Ikterus (Bilirubin i.S. kaum je über 100 µM/l) und mit einem deutlich geringeren Anstieg der Transaminasen und der GLDH als in einem Vergleichskollektiv. Hingegen sank die CHE in der Regel nicht (in Einzelfällen nur geringfügig) unter die Norm ab. — Patienten mit überwiegendem Konsum von Amphetamin und Derivaten wiesen im Verlauf akuter Episoden von Leberschädigungen im Gegensatz zu Opiatabhängigen eine sehr deutliche Tendenz zu cholestatischen Verlaufsformen auf; AP, LAP und γ-GT stiegen in dieser Gruppe signifikant höher an.

Bei etwa einem Drittel der Patienten mit akuter Hepatitis wurde im Verlauf eines Jahres ein bioptisch gesicherter Übergang in chronische Verlaufsformen beobachtet. Bei 9 Drogenabhängigen mit akuter Hepatitis, die über einen Zeitraum von 12 bis 18 Monaten regelmäßig kontrolliert werden konnten, trat zwar im Laufe der Zeit eine Normalisierung des Bilirubins i.S. und der anfangs stark vermehrten IGM-Globuline im Serum ein; im Gegensatz dazu waren jedoch am Ende der Beobachtungsperiode Transaminasen, LAP und γ-GT immer noch deutlich erhöht. Gleichzeitig fanden sich nun auch vermehrte γ-Globulin- und IGG-Spiegel i.S., die auf eine fortbestehende entzündliche Aktivität hinweisen.

Bei insgesamt 20 drogenabhängigen Patienten konnten Bestimmungen des Cytochrom P 450-Gehaltes der Leber in den Biopsiepräparaten durchgeführt werden. Er betrug im Mittel 5,001 nMol/g Feuchtgewicht und war damit signifikant ($p < 0{,}02$) niedriger als bei lebergesunden Patienten. Bei ihnen wurde in Übereinstimmung mit anderen Autoren [6, 8] ein Cytochrom P 450-Spiegel von 13,17 nMol/g gemessen. Nur bei sehr schwer verlaufenden akuten Hepatitiden nicht drogenabhängiger Patienten, deren GOT i.S. im Mittel auf 700 U/l erhöht war, fand sich ein ähnlicher Abfall des Leber-Cytochroms P 450, — nicht jedoch bei Hepatitiden, deren Parenchymschädigung (gemessen an der Höhe der GOT im Serum: 88 bzw. 126 U/l) derjenigen der Drogenabhängigen vergleichbar war. Es liegt nahe, hier an eine toxische Einwirkung der injizierten Drogenpräparationen zu denken

Zusammenfassung

Bei der Erstuntersuchung von drogenabhängigen Patienten fanden sich *akute Hepatitiden* in 51%, *chronische Hepatitiden* in 29% und überwiegend *toxische Krankheitsbilder* in 16% der Fälle. — Die akute Hepatitis verlief in der Mehrzahl der Fälle protrahiert mit geringerem Anstieg von Bilirubin i.S. und Serumenzymen. Dieser Befund sowie die Tendenz zu cholestatischen Verlaufsformen bei Amphetaminabhängigen und die signifikante Erniedrigung des Cytochrom P 450-Gehaltes der Leber weisen auf eine zusätzliche *toxische Einwirkung* der injizierten Drogenpräparationen hin. — In einem hohen Prozentsatz muß bei Suchtkranken mit einem Übergang in chronische Verlaufsformen der Hepatitis gerechnet werden. Im hier dargestellten Kollektiv wurde dies bis jetzt bei etwa einem Drittel der Fälle bioptisch gesichert.

Literatur

1. Cherubim, C. E.: Ann. intern. Med. **67**, 23 (1967). — 2. Cherubim, C. E., Kane, S., Weinberger, D. R., Wolfe, E., McGinn, T.: Ann. intern. Med. **76**, 385 (1972). — 3. Hunter, J., Carrella, M., Williams, R.: J. Hyg. (Lond.) **69**, 565 (1971). — 4. Litt, J. F., Cohen, M. I., Schonberg, S. K., Spigland, J.: J. Pediat. **81**, 238 (1972). — 5. Louria, D. B., Hensle, T., Rose, J.: Ann. intern. Med. **67**, 1 (1967). — 6. Nelson, P. E. B., Estabrook, R. W.: Chem.-Biol. Interactions **3**, 303 (1971). — 7. Potter, H. P., Jr., Cohen, N. N., Norris, R. F.: J. Amer. med. Ass. **174**, 2049 (1960). — 8. Schoene, B., Fleischmann, R. A., Remmer, H., v. Oldershausen, H. F.: Europ. J. clin. Pharmacol. **4**, 65 (1972). — 9. Sutnick, A. I., Cerda, J. J., Toskes, P. P., London, W. T., Blumberg, B. S.: Arch. intern. Med. **127**, 939 (1971). — 10. Weizel, A., Linhart, P., Kommerell, B., Heilmann, K.: Dtsch. med. Wschr. **98**, 1022 (1973). — 11. Wenzel, R. P., LeBouvier, G. L., Beam, W. E.: J. Amer. med. Ass. **220**, 707 (1972).

OBERDISSE, E., WINKLER, R., GRAJEWSKI, O., VON LEHMANN, B., ARNTZ, H.-R. (Pharmakolog. Inst. der FU Berlin): **Pharmakologische Untersuchungen zum Mechanismus der Praseodym-ausgelösten Leberschädigung**

Eine wichtige Voraussetzung für das Studium regenerativer Prozesse der Leber ist das Auffinden geeigneter Modellsubstanzen zur Erzeugung experimenteller Läsionen. Dabei sollen die Modellsubstanzen durch unterschiedliche Angriffspunkte Schäden hervorrufen. Es könnte dann möglich sein, die bei verschiedenen experimentellen Leberschäden katatoxisch wirkenden Substanzen oder Molekülgruppierungen durch eine gezielte Synthese zusammenzufassen, um so ein möglichst großes Spektrum dystrophischer Veränderungen zu beeinflussen. Eine solche Modellsubstanz sollte nach einmaliger kleiner Dosis reproduzierbare Leberschäden erzeugen, möglichst vielseitige dystrophische Veränderungen hervorrufen und nicht erst im Organismus zu der aktiven Verbindung metabolisiert werden.

Diese Voraussetzungen scheinen die seltenen Erdmetalle zu besitzen, von denen seit langem bekannt ist, daß sie ausgeprägte Veränderungen im Organismus bewirken, die sich vorwiegend an der Leber manifestieren. Bei diesen Veränderungen handelt es sich 1. um eine extreme Senkung der Blutzuckerkonzentration, 2. um eine massive Leberverfettung und 3. um ausgeprägte Nekrosen, wobei der primäre Angriffspunkt der seltenen Erden bislang nicht aufgeklärt wurde, wenn auch eine Analyse von Einzelsymptomen vorliegt [Übersicht bei: Magnusson, G.: Acta pharmacol. (Kbh) 3, Suppl. 1 (1963)].

Die seltenen Erden stehen im Periodensystem in der 3. Nebengruppe. Es sind dreiwertige Kationen, deren erste 4 Vertreter Lanthan, Cer, Praseodym und Neodym hinsichtlich ihrer biologischen Wirkungen keine qualitativen und quantitativen Unterschiede zeigen. Wir führten unsere Untersuchungen mit Praseodym durch, das als Nitrat in einer Dosis von 3 mg Kation/kg Körpergewicht intravenös appliziert wurde.

Bei allen Veränderungen, die durch seltene Erden hervorgerufen werden, fällt auf, daß sie erst nach einer Latenzzeit voll ausgeprägt sind. Diese langsame Progredienz legte die Vermutung nahe, daß die Veränderungen möglicherweise die Folge frühzeitig gestörter Transcriptions- und Translationsprozesse sein könnten, die dann auch über einen längeren Zeitraum nachweisbar sein müßten. Um dies zu prüfen, untersuchten wir die Aktivität der RNA-Polymerasereaktionen in isolierten Leberzellkernen sowie die Proteinsynthese isolierter Ribosomen.

Die RNA-Synthese wird bereits sehr frühzeitig gehemmt. Sowohl die Mn^{++}-abhängige RNA-Polymerase, die α-Amanitin-empfindlich ist und vorwiegend zur Synthese von mRNA führt, als auch die Mg^{++}-stimulierbare Polymerase, die ribosomale RNA synthetisiert, sind bereits 12 Std nach Gabe von Praseodym um 50% in ihrer Aktivität vermindert. Nach weiteren 12 Std ist das Maximum der Hemmung mit etwa 80% erreicht. Von diesem Zeitpunkt an nimmt die Aktivität wieder kontinuierlich zu, wobei die Reaktivierung der Mn^{++}-abhängigen Polymerase wesentlich schneller erfolgt als die der Mg^{++}-stimulierbaren.

Als Maß der Proteinsynthese diente der Phenylalanineinbau durch isolierte Ribosomen. 24 Std nach Gabe von Praseodym sinkt der Aminosäureeinbau auf 40% ab. Nach weiteren 24 Std besteht noch eine Restaktivität von 20%, die nach 96 Std die Kontrollaktivität wieder erreicht. Diese ausgeprägte Hemmung der ribosomalen Proteinsynthese läßt sich — zumindest nach 24 Std — durch Zugabe eines synthetischen Messengers (Polyuridylsäure) weitgehend kompensieren. Statt der ursprünglichen Hemmung von 60% ohne Zugabe von Poly-U resultiert jetzt nur noch eine Hemmung von 20% im Vergleich zu entsprechenden Kontrollen.

Die Stimulierbarkeit durch Poly-U könnte darauf beruhen, daß zu diesem frühen Zeitpunkt die Hemmung der Proteinsynthese überwiegend durch eine Hemmung der mRNA-Synthese erfolgt. Beide Polymerasen werden zwar in gleichem Ausmaß gehemmt, doch wird sich wegen der erheblich kürzeren Halbwertzeit der mRNA eine Synthesehemmung des Messengers früher auf die Proteinsynthese auswirken. Deshalb kann durch Zugabe eines Messengers die Hemmung der Proteinsynthese zum Teil ausgeglichen werden.

Die Entstehung der Fettleber ist in ihrem Pathomechanismus noch nicht vollständig geklärt, könnte aber zum Teil auf die Hemmung der Transcription und Translation zurückgeführt werden, da der Proteinanteil der Lipoproteine nicht mehr synthetisiert werden kann. Zusätzliche Hinweise liefern Versuche mit dem Detergenz TRITON WR 1339. Diese Substanz bindet im Tierversuch Lipoproteine und verhindert so eine Spaltung durch die Lipoproteinlipasen. Es resultiert ein Anstieg der Triglyceride im Serum, der ein Maß für die Triglyceridsekretionsleistung der Leber ist. Bei Kontrolltieren kommt es daher nach Tritongabe zu einer Hypertriglyceridämie, die nach Praseodymvorbehandlung ausbleibt. Daraus kann geschlossen werden, daß die Leberverfettung mindestens zum Teil auf eine Sekretionsstörung der Leber zurückzuführen ist. Offen muß allerdings bleiben, ob nicht auch Veränderungen der Triglyceridsynthese eine Rolle spielen können.

Es wird seit langem diskutiert, ob induzierende Pharmaka in der Lage sind, eine beschleunigte Regeneration geschädigter Zellen oder subzellulärer Strukturen herbeizuführen. Eine solche Induktion ist jedoch im Vergleich mit der Wirkung bestimmter Hormone relativ unspezifisch. Da jedoch Genaktivitäten stimuliert werden, besteht die Möglichkeit, über einen Angriff am Nucleinsäuresystem regenerative Prozesse zu aktivieren. Auf Grund ihres Wirkungsmechanismus sind die seltenen Erden eine brauchbare Modellsubstanz zur Erzeugung einer experimentellen Leberschädigung und eignen sich gut, um den Einfluß induzierender Pharmaka zu untersuchen.

GALLENKAMP, H., SUNDERMANN, D., BRACHTEL, D., GRÜN, M., RASENACK, U., RIETBROCK, I., LIEHR, H., RICHTER, E. (Med. Univ.-Klinik Würzburg): **Einfluß einer Cholinmangeldiät auf den Arzneimittelmetabolismus der Ratte in vivo und in vitro**

Einleitung

Schulze u. Mitarb. [1] haben gezeigt, daß die Vorbehandlung von isolierten Mikrosomen mit Phospholipase C zu einer Verringerung der Phospholipoide und einer Aktivitätsabnahme mikrosomaler Enzyme führt. Nach Strobel u. Mitarb. [2] ist die Aktivität eines rekonstituierten Systems aus Cytochrom P_{450} und NADPH-Cytochrom C-Reduktase vom Vorhandensein von Phosphatidylcholin abhängig. Die Aktivität vieler mikrosomaler Enzyme ist also mit der Anwesenheit von Phospholipoiden in den mikrosomalen Membranen verknüpft.

Die Verfütterung einer Cholinmangeldiät führt zu einer Cholinverarmung des Organismus [3] und nach Bruni u. Hegsted [4] zu elektronenoptischen Veränderungen in den endoplasmatischen Membranen der Leber. Im folgenden soll untersucht werden, inwieweit ein Cholinmangel in vivo den Arzneimittelmetabolismus beeinflußt.

Methodik

Dazu haben wir folgende Versuchsanordnung gewählt: Je 6 Ratten erhielten für durchschnittlich 140 Tage a) Cholinmangeldiät nach French [5], b) cholinsubstituierte Diät (8,2 g freies Cholin/kg Diät), c) normales Tierfutter (Altromin®), alle Diäten ad lib. Nach 12 Std Hungern erfolgte in leichter Äthernarkose die Entnahme von Blut, Leber und Gehirn. Nach dem Homogenisieren der Leber wurden Mikrosomen präpariert. Gemessen wurden Proteingehalt [6] und Cytochrom P_{450} [7] sowie in zwei weiteren Experimenten die Thiopentalhalbwertzeit mit ^{35}S-Thiopental a) mit 20 mg/kg KG i.m. über die fraktionierte Harnausscheidung und b) 21 mg/kg KG i.v. über den Konzentrationsverlauf im Plasma.

Weiter wurden die Aktivitäten der Äthylmorphin-N-Demethylase über die Bestimmung des Formaldehyds nach Nash [8] und die NADPH-Cytochrom C-Reduktase gemessen.

Die Lipide aus Plasma, Mikrosomen und Gehirn wurden nach Folch [9] extrahiert, dünnschichtchromatographisch nach Parker und Petersen [10] aufgetrennt und nach Bartlett [11] über den Phosphatgehalt gemessen. Bestimmt wurden: LPC-Lysophosphatidylcholin, S-Sphingomyelin, PC-Phosphatidylcholin, PI + PS-Phosphatidylinosit und -serin, PÄ-Phosphatidyläthanolamin.

Ergebnisse

Es kommt zu einer Verminderung der Gesamtphospholipoide in Gehirn und Plasma (cholinsubstituierte Tiere: 1900 ± 143, Cholinmangeltiere 960 ± 150 nMol P/ml Plasma bzw. 75 ± 6 und 59 ± 16 µMol/g Gehirn). Dabei bleibt die Verteilung der einzelnen Fraktionen weitgehend gleich. In der Leber sinkt unter diesen Bedingungen die Phospholipoidkonzentration ab (cholinsubstituierte Tiere: 62 ± 5 µMol P/g Leber, Cholinmangeltiere 35 ± 4 µMol P/g Leber). Da sich die Leber jedoch deutlich vergrößert (von 2,7 ± 0,3 g auf 4,8 ± 1 g relatives Lebergewicht), bleibt der Gesamtphospholipoidgehalt bezogen auf 100 g Körpergewicht gleich.

Eine Ursache für die Lebervergrößerung ist die Einlagerung von Neutralfett. Die Verfütterung einer Cholinmangeldiät erzeugt eine Fettleber, eine Zirrhose läßt sich erst nach 200 bis 300 Tagen Fütterungszeit feststellen. Die Leberfunktionsproben sind bei unseren Tieren mit Fettleber normal geblieben.

Tabelle 1. Mikrosomaler Protein- und Cytochrom P_{450}-Gehalt, NADPH-Cytochrom C-Reduktase- und Äthylmorphin-N-Demethylaseaktivität in Lebern von Cholinmangelratten

	n	mg Mikros. Prot./ 100 g KG	Cyt. P_{450} (nMol/ 100 g KG)	NADPH-Cyt. C-Red. (µMole Substr./ min/ 100 g KG)	N-Demethylierung (nMol/100 g KG/ min
Kontrolle 1 (Altromin)	4	182 ± 48	146 ± 22	83 ± 14	911 ± 101 [a]
Kontrolle 2 (Cholin)	6	245 ± 59	97 ± 13	101 ± 9	299 ± 130
Cholinmangel	6	297 ± 59	177 ± 27	164 ± 30	1010 ± 307
P		n.s.	< 0,0005	< 0,001	< 0,0005

[a] Bestimmt in einem vorhergehenden Experiment (Ratten, 6 Wochen Altromin).

Tabelle 2. Phospholipoid- und Cytochrom P_{450}-Gehalt, NADPH-Cytochrom C-Reduktase- und Äthylmorphin-N-Demethylaseaktivität in Lebermikrosomen von Cholinmangelratten

	n	$\frac{\mu Mol\ P}{mg\ Mikros.\ Prot.}$	Cyt. P_{450} (nMol/mg Mikros. Prot.)	NADPH-Cyt C-Red. (µMole Substr./ min/mg Mikros. Prot.)	N-Demethylierung (nMol/mg Mikros. Prot.)
Kontrolle 1 (Altromin)	4	0,63 ± 0,04	0,83 ± 0,15	0,48 ± 0,06	—
Kontrolle 2 (Cholin)	6	0,68 ± 0,09	0,40 ± 0,09	0,43 ± 0,08	1,26 ± 0,57
Cholinmangel	6	0,55 ± 0,04	0,60 ± 0,08	0,56 ± 0,08	3,56 ± 1,44
P		< 0,01	< 0,0025	< 0,01	< 0,0025

In vitro führt Cholinmangel zu einer Zunahme des mikrosomalen Proteins (Tabelle 1), die sich auch in der Cholinkontrollgruppe nachweisen läßt. Cholinmangelratten weisen einen hochnormalen Cytochrom P_{450}-Gehalt/100 g KG auf, während es bei cholinsubstituierten Tieren zu einem Abfall des Gesamtcytochrom P_{450}-Gehaltes kommt. Die NADPH-Cytochrom C-Reduktase ist verdoppelt bei Cholinmangeltieren. Die N-Demethylierung von Äthylmorphin bleibt unverändert, zeigt jedoch eine Reduzierung in der cholinsubstituierten Gruppe.

Der mikrosomale Phospholipoidgehalt ist bei Cholinmangeltieren etwas niedriger im Vergleich zu den substituierten Tieren (Tabelle 2). Die Mikrosomen enthalten sowohl bei Cholinmangel- als auch bei cholingefütterten Tieren weniger

Cytochrom P_{450} als bei Tieren, die Altromin erhielten, wobei der Gehalt bei den cholinsubstituierten Tieren niedriger ist. Die Aktivität der NADPH-Cytochrom C-Reduktase verhält sich genauso. Bezogen auf Milligramm mikrosomales Protein ist die Aktivität der Äthylmorphin-N-Demethylase bei Cholinmangeltieren höher als bei substituierten Tieren.

In vivo zeigt die Gruppe der Cholinmangeltiere mit 15 ± 1 Std eine normale Thiopentalhalbwertzeit. Lediglich bei den Tieren mit substituierter Diät ist die Halbwertzeit auf $23{,}2 \pm 7{,}8$ Std verlängert.

Die Verfütterung einer Cholinmangeldiät führt also zu einer Verminderung der Phospholipoidkonzentration bezogen auf Gramm Leber bzw. Milligramm mikrosomales Protein. Der Cytochrom P_{450}-Gehalt steigt insgesamt an, ist jedoch, bezogen auf Milligramm mikrosomales Protein, etwas verringert. Diese Veränderungen bedingen keinen Wechsel in der Aktivität der von uns gemessenen Arzneimittel metabolisierenden Enzymsysteme in vitro und der Thiopentalhalbwertzeit in vivo.

Diskussion

Die mikrosomalen Membranen bei Cholinmangeltieren sind durch einen gering verminderten Phospholipoid- und Cytochrom P_{450}-Gehalt sowie einen Anstieg des Proteins charakterisiert. Da die NADPH-Cytochrom C-Reduktase ebenfalls eine gesteigerte Aktivität zeigt, vermuten wir, daß ein Teil des mikrosomalen Proteins Enzymprotein ist. Dagegen sind die Mikrosomen cholinsubstituierter Tiere proteinreich mit angestiegenem Phospholipoid- und niedrigem Cytochrom P_{450}-Gehalt. Diese Membranen zeigen normale NADPH-Cytochrom C-Reduktase-, aber erniedrigte N-Demethylaseaktivität. In vivo ist die Thiopentalhalbwertzeit verlängert.

Diese Ergebnisse stimmen z. T. nicht mit Befunden von Cooper u. Feuer [12] überein, die einen Abfall sowohl der Cumarin- als auch der 4-methyl-cumarin-hydroxylaseaktivität bei Cholinmangeltieren fanden. Als Ursache möchten wir die unterschiedliche Fütterungsdauer diskutieren. Mookerjea [13] konnte einen Dreiphasenverlauf bei der Entwicklung des Cholinmangels an Hand der Triglyceridsekretion aus der Leber ins Plasma zeigen. In der 2. Phase stagniert die Triglyceridsekretion etwa bis zum 25. Tag, d. h. in der Zeit, in der Cooper und Feuer gemessen haben. In der späteren Phase kommt es erneut zur Sekretion von Triglyceriden. Barak [14] berichtete übereinstimmend damit, daß die Aufnahme von Cholin durch die Leber in der 2. Phase anstiegen ist, jedoch nach 21 Tagen wieder auf niedrigere Werte zurückkehrt und auf diesem Niveau bleibt. Unsere Messungen könnten demnach in einem Zustand des steady state durchgeführt worden sein, der bei den Untersuchungen von Cooper und Feuer noch nicht erreicht war.

Die Änderungen der Enzymaktivitäten bei den cholinsubstituierten Tieren gegenüber den mit Altromin gefütterten Ratten könnte vermutlich auf einen zu hohen Cholingehalt in der synthetischen Diät zurückgeführt werden. In einem weiteren Versuch haben wir festgestellt, daß hohe Cholindosen zu einem Abfall von Enzymaktivitäten führen können.

Literatur

1. Schulze, H. U., Gallenkamp, H., Staudinger, Hj.: Hoppe-Seylers Z. physiol. Chem. **354**, 391 (1973). — 2. Strobel, H. W., Lu, A. Y. H., Heidema, J., Coon, M. J.: J. biol. Chem. **245**, 4851 (1970). — 3. Haines, M. D. S., Rose, C. I.: Canad. J. Biochem. **48**, 885 (1970). — 4. Bruni, C.: Hegsted, D. M.: Amer. J. Path. **61**, 413 (1970). — 5. French, S. W.: J. Nut. **88**, 291 (1966).— 6. Bode, Ch., Goebell, H., Stähler, E.: Z. klin. Chem. **6**, 418 (1968). — 7. Omura, T., Sato, R.: J. biol. Chem. **239**, 2370 (1964). — 8. Nash, T.: Biochem. J. **55**, 416 (1953). — 9. Folch, J., Lees, M., Sloane Stanley, G. H.: J. biol. Chem. **226**, 497 (1957). 10. —Parker, F., Peterson,

N. F.: J. Lipid Res. **6**, 455 (1965). — 11. Bartlett, G. R.: J. biol. Chem. **234**, 466 (1959). — 12. Cooper, S. D., Feuer, G.: Toxicol. appl. Pharmacol. **25**, 7 (1973). — 13. Mookerjea, S.: Canad. J. Biochem. **43**, 1733 (1965). — 14. Barak, A. J., Tuma, D. J., Beckenhauer, H. C.: J. Nutr. **101**, 533 (1971).

Schwarzbeck, A., Hoer, P. W., Twittenhoff, W.-D. (I. Med. Klinik, Abt. Klin. Nephrologie u. Patholog. Institut der Fakultät für Klin. Med. Mannheim der Univ. Heidelberg): **Leber- und Nierenschädigung durch Inhalation von Kohlenwasserstoffdämpfen aus Tapetenfarbe**

Berichte über schwere Vergiftungen mit halogenierten Kohlenwasserstoffen sind häufig. Subklinisch verlaufende Intoxikationen sind dagegen vermutlich wesentlich häufiger als allgemein angenommen. Wir berichten im folgenden über 2 Fälle, die uns sowohl wegen der ungewöhnlichen Applikationsart als auch wegen der weiten Verbreitung der giftigen Substanz mitteilenswert erscheinen, um so mehr, als Vergiftungen mit dem Stoff Butyldiklykol bisher nicht bekannt geworden sind.

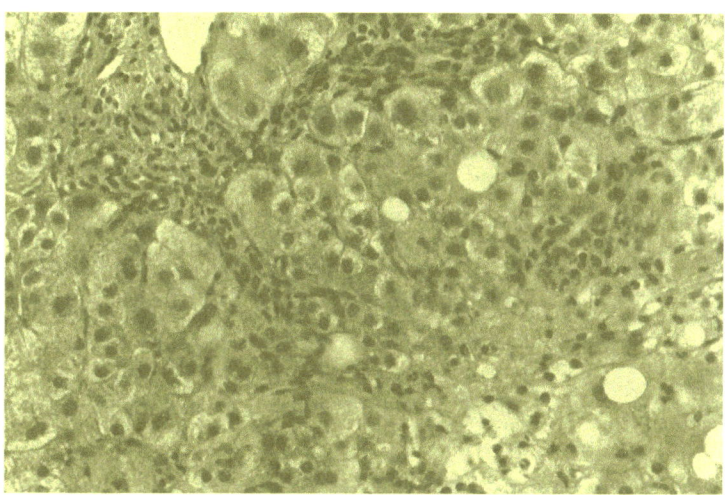

Abb. 1. HE-Färbung, 1:200, faserige Verbreiterung der portalen Felder mit streifiger, interstitieller Fibrose, deutl. entzündl. Infiltrate in den faserigen Abschnitten. Herdförmige granulocytäre Zellinfiltrate sowie deutl. vakuolisierte Leberzellen in der Umgebung der portalen Felder. Zentrolobuläre Entparenchymisierung

Der erste Patient wurde aus einer auswärtigen Klinik zur Hämodialyse überwiesen, nachdem er dort 6 Tage zuvor unter der Verdachtsdiagnose Hepatitis stationär aufgenommen worden war. Der Patient war 8 Tage vor der Aufnahme mit Schüttelfrost, Fieber, Übelkeit, Gliederschmerzen und allgemeinem Krankheitsgefühl erkrankt. 1 Tag vor der Aufnahme bemerkte er eine Gelbfärbung der Haut und Skleren, der Urin war bierbraun, der Stuhl deutlich gefärbt. Befund: 45jähriger Pat. in reduziertem AZ und gutem EZ, deutlicher Ikterus an Haus und Skleren, Leber 4 QF unterhalb des rechten Rippenbogens tastbar, Milz nicht tastbar. Herz und Lungen physikalisch unauffällig, Blutdruck 170/110 mm Hg. Es bestanden Oligoanurie sowie geringgradige periphere Ödeme. Retrogrades Pyelogramm: Unauffällige Nierenhohlraumsysteme bds. Nierenszintigraphie: Keine Anreicherung im Bereich der Nieren. Laborwerte i. S.: SGPT 660 mU/ml, SGOT 240 mU/ml, Bilirubin 4 mg-%, PAL 26 mU/ml, Harnstoff 290 mg-%, Kreatinin 23,1 mg-%, Harnsäure 20,4 mg-%, K 6,8 mval/l, toxische Granulationen der Leukozyten. Urinmenge in 24 Std: 200 ml, ausgeprägte Proteinurie, im Sediment massenhaft Ery und Leuco. Im weiteren Verlauf zeigte sich eine zunehmende Verwirrtheit, es kam zu massiven Durchfällen sowie einer ausgeprägten Gerinnungsstörung. Die bestehende Anurie machte eine insgesamt 6malige Hämodialysebehandlung notwendig. Wegen der unklaren Genese des Krankheitsbildes führten wir nach 10 Tagen eine Leberblindpunktion durch, bei der folgender Befund erhoben wurde (Abb. 1): Die Läppchenstruktur der Leber ist durch kräftige portale und starke interstitielle Faservermehrung verwischt, es finden sich lympho- und histiozytäre Zellinfiltrate sowie Granulozyten; periportal deutlich vakuisolierte Zellen mit herdförmigen granulozytären Zellinfiltraten, die zugrundegehende Leberzellen umschließen. In den periportalen Feldern und im Leberparenchym selbst geringe bis mäßige Eisenpigmentablagerungen. Geringe großtropfige Leberzellverfettung. Zentrolobulär Entparenchymisierung mit zeroidspeichernden Phagozyten, nur geringe entzündliche Reaktion in der Umgebung der zentralen Nekrose.

Bei der intensiven Befragung gab der Patient an, er habe zusammen mit seinem Schwager die häusliche Wohnung mit Dispersionsfarbe gestrichen. Der Schwager sei angeblich gesund und fühle sich wohl. Der Patient ist von Beruf Schweißer, er gibt an, keinen Kontakt mit organischen Lösungsmitteln gehabt zu haben. Eine genaue Inspektion des Haushalts des Patienten ergab keine Substanzen, die für die Intoxikation verantwortlich gemacht werden konnten. Wegen der vermutlich gleichen Exposition führten wir bei dem Schwager des Patienten

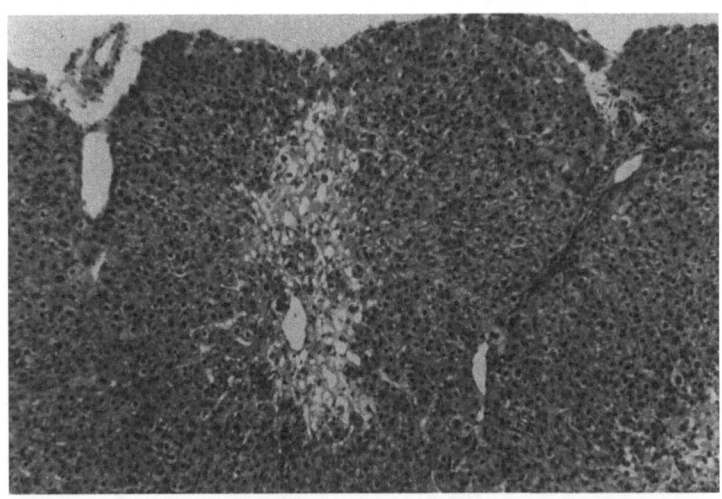

Abb. 2. HE-Färbung, 1:80, zentrolobuläre Nekroseherde mit Entparenchymisierung und mit Zeroid vollgepfropften Phagocyten zwischen den erhaltenen reticulären Fasern des Leberparenchyms; keine entzündlichen Reaktionen im Nekrosebereich und in den periportalen Feldern

ebenfalls eine klinische Untersuchung durch, die physikalisch keinen auffälligen Befund ergab. Aus der Anamnese ließ sich erst nach gezielter Befragung erfahren, daß auch bei ihm Übelkeit und Schüttelfrost am Tage nach den Anstricharbeiten aufgetreten waren. Seit dieser Zeit hat der Patient eine deutliche Nykturie. Im Serum fand sich eine Harnstofferhöhung auf 60 mg-%, Kreatinin 2,1 mg-%, SGPT 101 mU/ml, SGOT 60 mU/ml. Die durchgeführte Inulin- und PAH-Clearance war mit 57 bzw. 291 ml/min deutlich eingeschränkt. Im Blutbild fanden sich ebenfalls toxische Granulationen, die Nierenszintigraphie war unauffällig. Es wurde ebenfalls eine Leberblindpunktion durchgeführt, die folgendes Ergebnis brachte (Abb. 2): erhaltene Läppchenstruktur mit unauffälligen portalen Feldern. Zentrolobulär sieht man große entparenchymierte Leberbezirke mit erhaltener reticulärer Grundstruktur, in den leer erscheinenden Maschen des Grundgewebes histiozytäre Zellelemente, die mit eisennegativem, braunem Pigment vollgepropft sind; eine entzündliche Reaktion in der Umgebung der Nekrosen fehlt, eine Cholostase ist nicht nachweisbar.

Beide Patienten erklärten übereinstimmend, sie hätten während des fraglichen Tages etwa 15 kg Anstrichfarbe verbraucht. Während der Arbeiten hätten sie jeweils ca. 10 Flaschen Bier in 8 Std zu sich genommen. Nach Angaben der Herstellfirma sind Vergiftungen nach Benutzung dieser Farbe nicht bekannt geworden. Die Farbe setzt sich wie folgt zusammen: Titandioxyd, Calciumcarbonat, NaOH 10%ig ca. 5%, Acronal 290 D (BASF), Butyldiglykol ca. 0,5%, Testbenzin ca. 0,5%, Mergal 10 S (Riedel de Haen) ca. 0,02%.

Nach Studium der Literatur erscheint uns am ehesten eine Vergiftung durch Butyldiglykol wahrscheinlich. Hierzu ist festzuhalten, daß es sich bei der als Butyldiglykol bezeichneten Substanz um Diäthylen-Glycol-Monobutyläther (Siedepunkt 225 bis 232 °C, Dampfdruck bei 20 °C 4 mm Hg) handelt, mit dem Vergiftungen bisher nicht beschrieben wurden. Eine Probe der von den Patienten verwendeten Farbe wurde in der Landesanstalt für Arbeitsschutz und Arbeitsmedizin Karlsruhe analysiert. Ergebnis: ,,Nach Untersuchung im Gaschromatographen und Infrarotspektrometer ergab sich: Schwefelkohlenstoff 0%, Methanol 0%, Dioxan 0%, Benzol 0%, Toluol in Spuren, Xylole 0%, Äthylbenzol 0%, halogenhaltige Verbindungen 0%, anzurechnender Gesamtgehalt 0%. Urteil: Der analysierte Arbeitsstoff enthält die in der Lösungsmittelverordnung genannten, bes. gesundheitsschädlichen Flüssigkeiten in einer Menge, welche die in § 2, Abs. 1 und 2 bezeichneten Grenzen nicht überschreitet. Sonstige festgestellte Anteile: höher siedende organische Verbindungen. Die Destillation ergab: Rückstand ca. 59%, Lösemittelanteil Benzin usw. etwa 3%, der Rest Wasser, die Farbe war alkalisch. Nach unseren Informationen ist Butyldiglykol über die Lungen resorbierbar und als resorbierte Substanz nephro- und hepatotoxisch."

Butyldiglykol wurde nur in Spuren nachgewiesen. Unter den Butyldiglykolen werden mehrere Verbindungen unterschieden, die sich auch in ihrer Toxizität abweichend voneinander verhalten. Ihre Toxizität steigt, je weiter die OH-Gruppen voneinander entfernt stehen. Glycole verteilen sich infolge ihrer physikalischen Eigenschaften gleichmäßig im Organismus und führen zu nachweisbaren Schädigungen der parenchymatösen Organe, insbesondere der Leber und Nieren. Der Schweregrad der Vergiftung wird durch die chemische Konstitution und die damit verknüpfte Angreifbarkeit des Moleküls sowie durch die eventuelle Giftigkeit der Abbauprodukte bestimmt. Im Informationsblatt des Bundesgesundheitsministeriums (10. 10. 1968) wird Butyldiglykol als giftige Substanz beschrieben, Vergiftungen beim Menschen seien jedoch bisher nicht bekannt geworden. Im Tierversuch ist die Substanz nephro- und hepatotoxisch, sie führt außerdem zur Hämolyse. Die beschriebene Dispersionsfarbe wird in einer Jahresproduktion von 500 t hergestellt, die Gebrauchsanweisung lautet: ,,Vor Frost schützen, vor Gebrauch umrühren."

Auf Grund des oben beschriebenen Krankheitsbildes glauben wir, daß vor der Benutzung solcher Farben in geschlossenen Räumen dringend gewarnt werden muß, insbesondere, wenn gleichzeitig Alkohol genossen wird. Diese Warnung halten wir auch dann für notwendig, wenn die Konzentration giftiger Substanzen die vom Gesetzgeber vorgeschriebene Menge nicht überschreitet. Nach unseren Erfahrungen müssen wir annehmen, daß subklinisch verlaufende Intoxikationen sehr viel häufiger vorkommen, als allgemein angenommen wird.

Literatur

Ludewig, R., Lohs, K.: Akute Vergiftungen. Stuttgart: Fischer 1971. — Maherand, J. F., Schreiner, G. E.: Trans. Amer. Soc. artif. intern. Org. **15**, 461 (1969). — Ross, I. P.: Brit. med. J. **1956** I, 1340. — Teleky, L.: Gewerbliche Vergiftungen. Berlin-Göttingen-Heidelberg: Springer 1955. — Wirth, W., Hecht, G., Gloxhuber, Chr.: Toxikologie Fibel. Stuttgart: Thieme 1967.

BUNDSCHU, H. D., MENZ, H. P., HAYDUK, K., SCHOMERUS, H., BOHLE, A. (Univ.-Klinik Tübingen, Abt. III u. I u. Patholog. Inst. der Univ. Tübingen): **Schwere (allergische ?) interstitielle Nephritis durch Tuberkulostatica**

Einleitung

Über ein Nierenversagen als Nebenwirkung der breit angewandten neueren Tuberkulostatica liegen bisher nur vereinzelte Mitteilungen vor (Poole et al., 1971; Kleinknecht et al., 1972; Campese et al., 1973; Löllgen u. Bolte, 1973; Ramgopal et al., 1973; Cordonnier et al., 1973; Seuffert et al., 1973; Lakshminarayan et al., 1973; Hessling, 1969; Hellström u. Repo, 1969; Garfield et al., 1966). Im folgenden soll über einen Patienten berichtet werden, bei dem es unter einer tuberkulostatischen Dreifachtherapie mit Rifampicin, Ethambutol und Capreomycin zu einem schweren, langdauernden und nur partiell reversiblen Nierenversagen kam.

Kasuistik (Abb. 1a)

Anamnestisch: 1958 $^2/_3$-Resektion des Magens wegen Ulcus ventriculi. 1966 Lungentuberkulose. 1972 Rezidiv, das ab 30. 4. 1973 mit Rifampicin, 450 mg/die, Ethambutol, 1,6 g/die und Capreomycin, 1,0 g/die, behandelt wurde. Am 2. und 3. 7. 1973 grippeähnliche Symptomatik mit Temperaturen bis 39 °C und petechiale Blutungen (Leukozyten 13400/cmm, Thrombozyten 125000/cmm. Daraufhin wird die Medikation abgesetzt und Prednisolon 80 mg verabreicht. Nach erneuter Gabe der Tuberkulostatica am 5. 7. Fieberanstieg, urticarielles Exanthem, Rückgang der Urinausscheidung und Hypotonie. Am 6. 7. 1973 Verlegung in unsere Klinik.

Aufnahmebefund (6. 7. 1973): 60jähriger Patient, Körpergewicht 56 kg, Größe 160 cm. Generalisiertes Exanthem, Temperatur 38,9 °C, petechiale Blutungen. RR 90/55 mm Hg. Oligurie 100 ml/die.

Labordaten: Hb 15,0 g-%, Thrombozyten 162000 mm³, Eosinophilie von 24%. Mit Ausnahme einer leicht erhöhten LDH (440 IE) keine Zeichen der Hämolyse. Direkter Coombstest negativ, Serumkreatinin 8,2 mg-%, Urinosmolarität 260 mosm/l. Im Isotopennephrogramm[1] Zeichen der schweren Nierenparenchymschädigung. Plasmareninkonz. (RRC) 8. 7. 1973 2,2 ng AT/ml. 9. 7. 1,7 ng AT/ml. Rifampicinspiegel i. S. 0,2 mcg/ml. Antiglobulintest negativ[2].

Nierenpunktion (17. 7. 1973): Mehr als 10 Nierenkörperchen, die regelrecht aufgebaut sind. Gefäße unauffällig. Tubulusepithelien teilweise geschwollen mit herdförmigen Zeichen der Potozytose. Hier und dort niedrige Epithelregenerate, ausgedehnte, vorwiegend aus Plasmazellen, weniger aus Lymphozyten und vereinzelten eosinophilen Leukozyten bestehende interstitielle Infiltrate in allen Schichten der Nierenrinde und an der Nierenmarkgrenze. Immunhistologisch sind die Proben auf IgG, IgA, IgM negativ.

Verlauf: Trotz Normalisierung der Blutdruckverhältnisse und Gabe von 500 mg Furosemid persistierende Oligoanurie. Langsam abfallende Hb-Werte auf 8 bis 9g-%. Serumbilirubinspiegel und Haptoglobin normal. LDH bei späterer Kontrolle normal. Anhaltende Eosinophilie von 20 bis 30%. Wegen dringenden Verdachts auf eine Kaverne im linken Lungenoberfeld erneute tuberkulostatische Therapie mit Ethambutol 1000 mg/d und INH 900 mg/d am 21. 8. 1973, die gut vertragen wird. Da die Oligurie länger als 6 Wochen anhält, wird bei röntgenologisch normal großen Nieren eine zweite Punktion vorgenommen. Von mehr als 10 Nierenkörperchen sind 3 total oder partiell hyalinisiert, die übrigen unauffällig. Harnkanälchenepithelien nur vereinzelt geschwollen; interstitielle plasmazelluläre Infiltrate weniger stark ausgebildet als im ersten Punktat. Interstitielle Fibrose fast diffus.

Trotz der wegen Ulcus erfolgten Magenresektion und der möglicherweise floriden Tbc entschließt man sich jetzt zu einer Therapie mit Prednisolon 100 mg/d. 3 Tage später ansteigende Urinausscheidung auf 3 bis 4 l/d und Abfallen des Serumkreatinin auf 5 mg-%. Der Befund einer dritten Nierenpunktion 6 Wochen nach Einsetzen der Diurese lautet:

8 Glomerula, davon 1 hyalinisiert, Harnkanälchen z. T. typisch aufgebaut, z. T. leicht atrophisch. Interstitium nicht diffus wie im 2. Punktat, sondern herdförmig fibrosiert und etwa gleich dicht entzündlich infiltriert (vorwiegend plasmazellulär) wie im 2. Punktat. In den Lichtungen der distalen Harnkanälchen teils aus Zelldetritus, teils aus Hämoglobin bestehende Zylinder. Nierengefäße unauffällig.

---

[1] Befund Prof. Feine, Medizinisches Strahleninstitut der Universität Tübingen.
[2] Wir danken Herrn Prof. Dr. Schubothe, Medizinische Universitätsklinik Freiburg, für die Durchführung der Untersuchung.

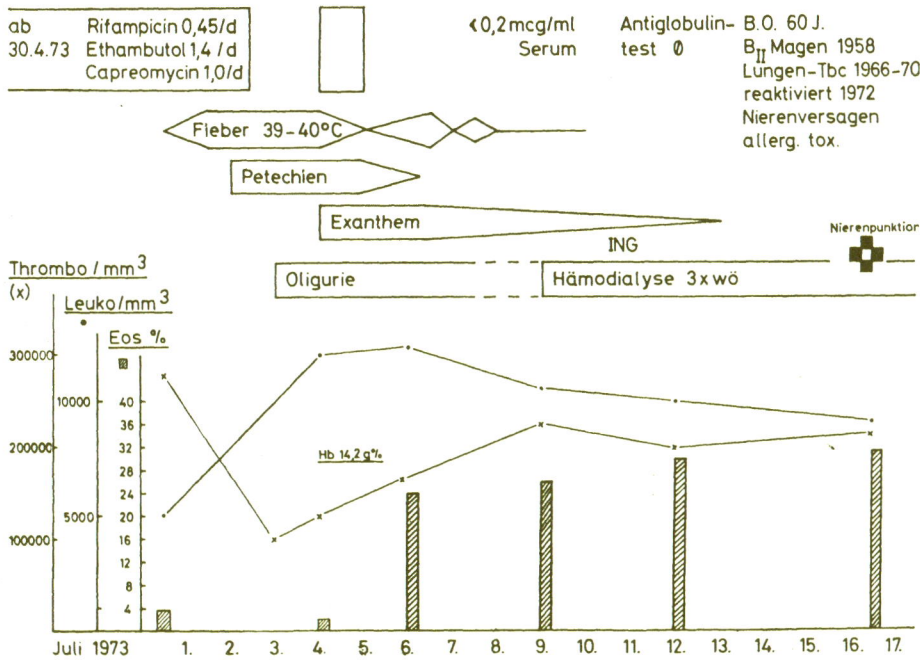

Abb. 1a. Krankheitssymptome während der akuten Phase

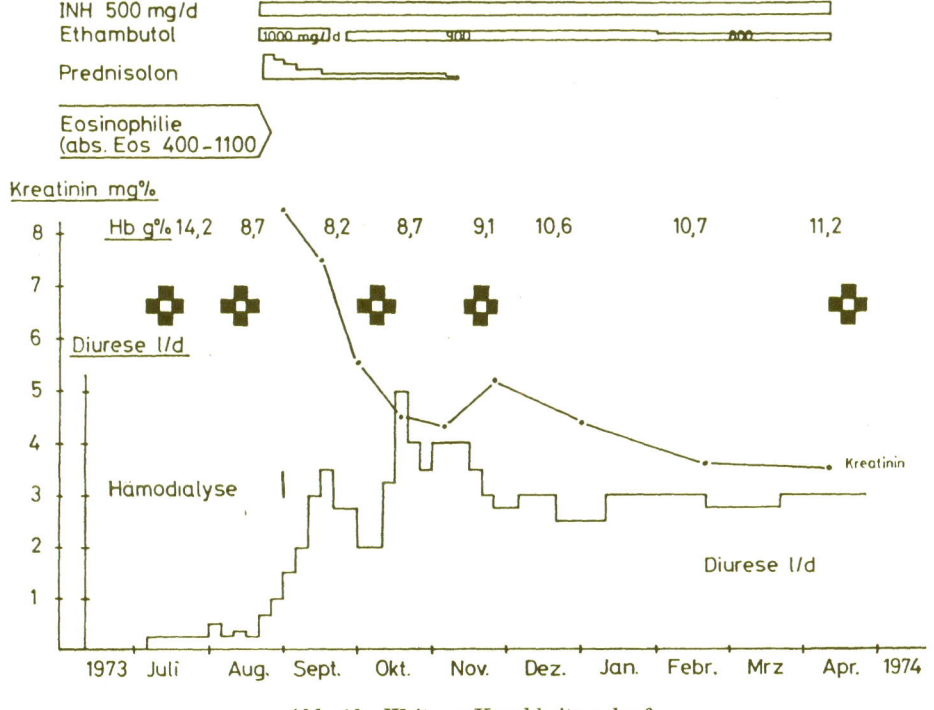

Abb. 1b. Weiterer Krankheitsverlauf

In der Folgezeit Diurese maximal 5300 ml, Rückgang des Serumkreatinins auf 3 bis 4 mg-%, dauerhaftes Verschwinden der Eosinophilie und Abbau der Prednisolontherapie. Nachdem der Serumkreatininspiegel nach Absetzen der Prednisolontherapie ansteigende Tendenz zeigt, wird eine weitere Nierenbiopsie vorgenommen. Histologisch ergibt sich im Prinzip der gleiche Befund wie im 3. Punktat. Auf eine neuerliche Prednisolontherapie wird verzichtet und der Patient im Stadium der kompensierten Retention (Kreatinin 5 mg-%, Hb 10,5 g) aus stationärer Behandlung entlassen. Kontrolluntersuchungen im Dezember 1973 und Februar 1974 lassen eine leichte Besserung der Nierenfunktion erkennen (Serumkreatinin 3 bis 4 mg-%, C kreat. 35 ml/min, Hb 12 g-%). Die abschließende Diagnose einer letzten Nierenbiopsie im April 1974 lautet: Schwere, herdförmige interstitielle Nierenfibrose als Restzustand einer interstitiellen Nephritis mit akutem Nierenversagen (Abb. 2b).

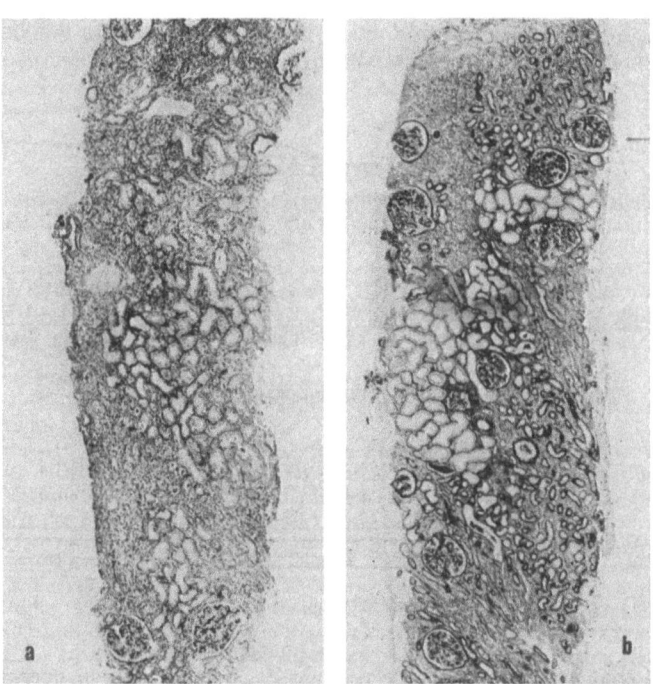

Abb. 2. a) 1. Punktat vom 17. 7. 1973; ca. 3 Wochen nach Beginn der oligo-anurischen Phase: Bild des akuten Nierenversagens mit auffallend starker interstitieller Entzündung. b) 5. Punktat April 1974: als Restzustand der interstitiellen Nephritis mit akutem Nierenversagen besteht eine schwere herdförmige interstitielle Nierenfibrose

Diskussion

Die anfängliche Symptomatik mit Fieber, Thrombopenie, Exanthem und grippeartigem Beschwerdebild läßt nach den bisher vorliegenden spärlichen Mitteilungen (Poole et al., 1971; Kleinknecht et al., 1972; Campese et al., 1973; Löllgen u. Bolte, 1973; Ramgopal et al., 1973; Cordonnier et al., 1973; Seuffert et al., 1973) eher an Rifampicin als an Capreomycin als auslösenden Faktor denken, obwohl Exantheme in Verbindung mit Eosinophilien nach Capreomycin als bekannte Nebenreaktionen gelten. Ethambutol, das bei Beginn der akuten Symptomatik ebenfalls gegeben wurde, scheidet u. E. aus, da es im späteren Verlauf der Erkrankung ohne erkennbare Nebenreaktionen vertragen wurde. Ein weiterer Expositionsversuch zur exakten Klärung des auslösenden Medikaments schien uns bei der schwer geschädigten Nierenfunktion nicht vertretbar. Das Fehlen des Nachweises von Rifampicinantikörpern im Serum erlaubt ebenfalls keine eindeutige Zuordnung, da lediglich ein positiver Ausfall für ätiologische Rückschlüsse beweiskräftig ist. Dauer und Dosis von Rifampicin bis zum Auftreten der Nebenwirkungen stehen in Übereinstimmung mit den Befunden der erwähnten Autoren. Als Ursache für das gehäufte Vorkommen von allergischen Nebenreaktionen wird vor allem bei der intermittierenden Therapie mit Rifampicin der Anstieg von Arzneimittelantikörpern in der Therapiepause diskutiert.

Ungewöhnlich und bisher nicht beschrieben ist der schwere Verlauf und das Ausmaß der histologischen Veränderungen. Nach den bisherigen Beobachtungen dauerte die oligoanurische Phase nur wenige Tage und war von einer weitgehenden Wiederherstellung der Nierenfunktion gefolgt. Bemerkenswert scheint weiterhin das Persistieren der Eosinophilie über mehr als 8 Wochen nach Absetzen der tuberkulostatischen Therapie. Herausgestellt werden muß schließlich das prompte Einsetzen der Diurese und der Rückgang der entzündlichen Veränderungen nach Einsetzen der Prednisolontherapie, obwohl eine zufällige zeitliche Koinzidenz nicht mit letzter Sicherheit ausgeschlossen werden kann.

Zusammenfassung

Es wird über einen 60jährigen Patienten mit akutem Nierenversagen unter tuberkulostatischer Dreifachtherapie mit Ethambutol, Capreomycin und Rifampicin berichtet. Der Verlauf konnte über 1 Jahr verfolgt und durch 5 Nierenbiopsien gesichert werden. Im Gegensatz zu den vereinzelten bisherigen Mitteilungen handelt es sich hier um einen ungewöhnlich schweren Verlauf mit 9wöchiger Oligoanurie, der histologisch eine ausgeprägte interstitielle Nephritis zugrunde lag. Eine entscheidende Besserung konnte unter einer Prednisolontherapie erzielt werden, ohne daß es jedoch zu einer vollständigen Normalisierung der Nierenfunktion kam. Ätiologisch kommt in erster Linie eine allergisch-toxische Reaktion auf Rifampicin in Frage.

Literatur

Aquinas, S. M., Alban, W. G. L., Horsfall, P. A. L., Yenkins, P. K., Hung-Yan, W., Girling, D., Tall, R., Fox, W.: Brit. med. J. **1**, 765 (1972). — Binda, G., Domenichini, E., Gottardi, A., Orlandi, B., Ortelli, E., Pacini, B., Fowst, G.: Drug Res. **21**, 12a, 1963 (1971). — Blajchman, M. A., Lowry, R. C., Petit, J. E., Stradling, P.: Brit. med. J. **3**, 24 (1970). — Bruckschen, E. G.: In: Myambutol — experimentelle und klinische Ergebnisse, S. 63. Aulendorft i. W.: Editio Cantor, KG 1970. — Campese, V. M., Marzulli, F., Schena, F. P., Coratelli, P.: Nephron **10**, 256 (1973). — Cordonnier, D., Muller, J. M.: Lancet **1973 II**, 1364. — Donomae, J.: Ann. N.Y. Acad. Sci. **135**, 1011 (1966). — Garfield, J. W., Jones, J. M., Cohen, N. L., Dalk, J. F., McClement, J. H.: Ann. N. Y. Acad. Sci. **135**, 1039 (1966). — Hellström, P. E., Repo, U. K.: Scand. J. resp. Dis. Suppl. **69**, 69 (1969). — Kleinknecht, D., Homberg, J. C., Decroix, G.: Lancet **1972 II**, 1238. — Krönig, B., Fiegel, P. T., Weihrauch, Th, Höffler, D., Jahnecke, J., Arndt-Hanser, A.: Europ. J. clin. Pharmacol. **5**, 53 (1972). — Kümmerle, H. P., Goosens, N.: Klinik und Therapie der Nebenwirkungen. Stuttgart: Thieme 1973. — Lakshminarayan, S., Sahn, S. A., Hudson, L. D.: Brit. med. J. **2**, 282 (1973). — Löllgen, H., Bolte, J. P.: Münch. med. Wschr. **115**, 913 (1973). — Poole, G., Stradling, P., Worlledge, S.: Brit. med. J. **3**, 343 (1971). — Popplewell, A. G., Miller, J. D., Landwehr, A., Greene, E. M.: Ann. N. Y. Acad. Sci. **135**, 1047 (1966). — Ramgopal, V., Leonard, C., Bhathemena, D.: Lancet **1973 I**, 1195. — Seuffert, C. D., Quellhorst, E., Scheler, F., Schubothe, H., Weber, S.: (im Druck). — von der Grint, A. J.: Side effects of drugs, Vol. 6 (Meyer, L., Herxheimer, Eds.). Amsterdam: Excerpta med. 1969. — Zierski, M.: Brit. med. J. **1**, 183 (1972).

TRÜLZSCH, D., CZYGAN, P., GREIM, H. (Med. Univ.-Klinik Würzburg, Med. Univ.-Klinik Heidelberg u. Inst. für Toxikologie Tübingen): **Polychlorierte Biphenyle und Cytochrom P-450**

Umweltverschmutzende Insektizide wie DDT oder Dieldrin beschleunigen den Arzneimittelmetabolismus beim Menschen [6]. Seit einigen Jahren werden auch polychlorierte Biphenyle (PCB), die u. a. als Weichmacherzusatz für Kunststofferzeugnisse dienen, als Verunreinigung in menschlicher Umgebung gefunden. Sie wurden sowohl im menschlichen Fettgewebe als auch in Muttermilch entdeckt [1, 2]. Verfüttert man PCB an Kaninchen [11] und Ratten [12], wird das drogenabbauende Enzymsystem in der Leber induziert. Gesteigerter Arzneimittelmetabolismus ist häufig Folge einer Zunahme von Cytochrom P-450, der terminalen Oxygenase des unspezifischen mikrosomalen Biotransformationssystems. Wir bestimmten daher als Parameter für den Arzneimittelmetabolismus die Aktivitäten der Aminopyrindemethylase, Anilin-p-hydroxylase, Cytochrom P-450 und b_5 in Lebermikrosomen bei PCB-behandelten Ratten.

Methoden

Gruppen von 6 männlichen Sprague-Dawley-Ratten mit einem Körpergewicht von 140 bis 160 g erhielten einmalig 500 mg/kg PCB (Aroclor 1254) in Maisöl mit der Schlundsonde jeweils 1, 4, 11 oder 23 Tage vor der Tötung. Nach Isolieren der Mikrosomenfraktion wurde die Aktivität von Aminopyrindemethylase [3] und Anilinhydroxylase [10] sowie der Gehalt von Cytochrom P-450 und b_5 [8] gemessen. Die Proteinbestimmung erfolgte nach der Biuretmethode [4].

Tabelle 1. Cytochrom P-450 und b_5 nach PCB-Gabe

Tage nach PCB	P-450 im Leberhomogenat (nMol/g)	P-450 in Mikrosomen (nMol/mg)	b_5 in Mikrosomen (nMol/mg)
Kontrolle	49,9 ± 2,2	0,87 ± 0,16	0,51 ± 0,04
1	90,8 ± 9,0[a]	3,02 ± 0,51[a]	0,58 ± 0,07[a]
4	143,4 ± 5,8[a]	3,06 ± 0,37[a]	0,78 ± 0,10[a]
11	93,8 ± 14,8[a]	2,59 ± 0,58[a]	1,14 ± 0,24[a]
21	80,8 ± 15,8[a]	1,94 ± 0,39[a]	0,96 ± 0,12[a]

[a] Signifikant verschieden von Kontrollen ($p < 0,0005$) (n = 6).

Tabelle 2. Mikrosomale Leberenzyme nach PCB-Gabe

Tage nach PCB	Aminopyrindemethylse (nMol/mg/min)	Anilin-p-hydroxylase (nMol/mg/min)
Kontrolle	10,5 ± 1,0	0,52 ± 0,05
1	16,3 ± 0,8[a]	1,71 ± 0,19[a]
4	16,2 ± 1,1[a]	1,27 ± 0,13[a]
11	18,0 ± 2,3[a]	0,95 ± 0,14[a]
21	18,5 ± 1,8[a]	0,82 ± 0,04[a]

[a] Signifikant verschieden von Kontrollen ($p < 0,0005$) (n = 6).

Ergebnisse und Diskussion

Im Verlauf der PCB-Intoxikation stieg das Cytochrom P-450 auf mehr als das Dreifache des Normalwertes an (Tabelle 1). Die Werte nach 21 Tagen lagen immer noch doppelt so hoch wie der Normalwert. Die mikrosomale Anilin-p-hydroxylation verdreifachte sich ebenfalls und ging mit der Erhöhung von Cytochrom P-450 parallel (Tabelle 2). Nicht so ausgeprägt war der Anstieg für Aminopyrindemethylase und Cytochrom b_5. Elektronenoptisch fiel eine Zunahme besonders des rauhen endoplasmatischen Retikulums auf.

Der mehr als dreifache Anstieg des Cytochrom P-450 und der Anilinhydroxylaseaktivität erscheint ungewöhnlich hoch, verglichen mit anderen Induktoren. Gibt man DDT, Dieldrin oder Phenobarbital erwachsenen Ratten in einer Dosierung nahe LD_{50}, überschreitet die Induktion des Cytochrom P-450 oder der Anilinhydroxylase gewöhnlich nicht 200% [7, 9]. Wegen seiner größeren Fähigkeit, den Arzneimittelstoffwechsel zu induzieren, und seiner weiten Verbreitung, kommt den polychlorierten Biphenylen eine besondere Bedeutung als Umweltverschmutzer zu, indem möglicherweise der menschliche Arzneimittelmetabolismus induziert wird und die Inaktivierung von Arzneimitteln und körpereigenen Substanzen durch PCB beschleunigt wird. Diese Schlußfolgerung ist um so wahrscheinlicher, als Grant u. Mitarb. [5] fast 700 ppm PCB im Fettgewebe von Ratten 22 Tage nach 500 mg/kg PCB, der hier verwendeten Dosis, fanden. Ähnliche PCB-Konzentrationen wurden gelegentlich in menschlichem Fettgewebe beobachtet. In solchen Patienten wäre ein erhöhter Cytochrom P-450-Gehalt in der Leber zu erwarten.

Literatur

1. Acker, L., Schulte, E.: Naturwissenschaften **57**, 497 (1970). — 2. Biros, F. J., Waler, A. C., Medbery, A.: Bull. Environ. Contam. Toxicol. **5**, 317 (1970). — 3. Brodie, B. B., Axelrod, J.: J. Pharmacol. exp. Ther. **99**, 171 (1960). — 4. Gornall, A. G., Bardawill, C. J., David, M. M.: J. biol. Chem. **177**, 751 (1948). — 5. Grant. D. L., Philllips, W. E. J., Villeneuve, D. C.: Bull. Environ. Contam. Toxicol. **6**, 102 (1971). — 6. Hunter, J., Maxwell, J. D., Steward, D. A., Williams, R., Robinson, J., Richardson, A.: Nature (Lond.) **237**, 399 (1972). — 7. Hutterer, F., Klion, F. M., Wengraf, A., Schaffner, F., Popper, H.: Lab. Invest. **20**, 455 (1969). — 8. Omura, T., Sato, R.: J. biol. Chem. **239**, 2370 (1964). — 9. Remmer, H., Greim, H., Schenkman, J. B., Estabrook, R. W.: Methods in Enzymology, Vol. 10, p. 704. New York: Academic Press 1967. — 10. Schenkman, J. B., Remmer, H., Estabrook, R. W.: Molec. Pharmacol. **3**, 113 (1967). — 11. Villeneuve, D. C., Grant, D. L., Phillips, W. E. J., Clark, M. L., Clegg, D. J.: Bull. Environ. Contam. Toxicol. **6**, 120 (1971). — 12. Villeneuve, D. C., Grant, D. L., Phillips, W. E. J.: Bull. Environ. Contam. Toxicol. **7**, 264 (1972).

BLUM, K.-U., KASEMIR, H., SCHARFE, W. (Med. Klinik Univ. Freiburg i. Br.): **Untersuchungen zur Pathogenese der anaphylaktischen Reaktionen nach Thiaminapplikation**

Nach parenteraler Applikation von Thiamin (Vitamin B_1) sind wiederholt z. T. schwerwiegende anaphylaxieähnliche Reaktionen beobachtet worden [1 bis 5]. Es ist schwer vorstellbar, daß ein ständig im Organismus vorhandenes Vitamin ursächlich für diese Reaktionen verantwortlich gemacht werden kann. Vielmehr könnten Begleitstoffe von Thiaminpräparaten solche Reaktionen bewirken.

Von dieser Überlegung ausgehend, wurden handelsübliche Thiaminpräparate dünnschichtchromatographisch aufgetrennt und einzelne Fraktionen im Intrakutantest auf ihre Wirkung untersucht.

Methodik

Die Chromatographie erfolgte auf Platten, die als Schicht Zellulose „Merck" enthielten. Als Fließmittel diente das folgende Gemisch:

Harnstoff	20%ig	(G/V)	1 Teil
HCOOH	85%ig	(V/V)	2 Teile
n-Propanol			3 Teile

Die einzelnen Fraktionen wurden mit Hilfe der Thiochromreaktion sichtbar gemacht.

Bei der präparativen Gewinnung wurden von den Platten im UV-Licht (254 nm) festgelegte Bezirke abgekratzt, mit H_2O bidest. mehrfach eluiert, nach Zentrifugieren über eine 3 G 4 Fritte dekantiert und danach bis fast zur Trockene eingeengt. Der Rückstand wurde in 2,0 ml H_2O aufgenommen. Kontrollen ergaben jeweils elektrometrisch einen pH-Wert von ca. 3,7.

Die Lösung, die noch kolloidale Zelluloseteilchen enthielt, wurde durch ein Millipore-Filter (Porengröße 0,22 μm) in eine sterile 5 ml-Ampulle filtriert. Das gewonnene Filtrat war klar und von leicht gelblicher Farbe.

Die Intrakutantestungen wurden mit jeweils 0,1 ml von kommerziellen Thiaminpräparaten bzw. von eingeengten Chromatogrammeluaten, die u. a. getrennt reines Thiamin und die Substanzen des Nebenfleckes enthielten, an der Volarseite des Unterarmes verschiedener Probanden durchgeführt.

Die Stärke der nach 15 min abgelesenen Intradermalproben wurde auf Referenzproben mit der Histaminverdünnung 1:10000 als Positivkontrolle und mit 0,9%iger NaCl-Lösung als Negativkontrolle bezogen.

Ergebnisse und Diskussion

Die Chromatogramme von verschiedenen thiaminhaltigen Verbindungen ergaben folgende Rf-Werte:

Thiaminnitrat	0,68
Thiaminchlorid	0,67
Thiaminpyrophosphat (Cocarboxylase)	0,38

Außerdem stellte sich ein nur schwach sichtbarer, die Thiochromreaktion gebender Fleck mit einem Rf-Wert von 0,63 dar.

Zur Gewinnung einzelner Fraktionen wurden die Chromatographieplatten jeweils in 6 definierte Bezirke aufgeteilt (Abb. 1) und deren Gehaltstoffe eluiert.

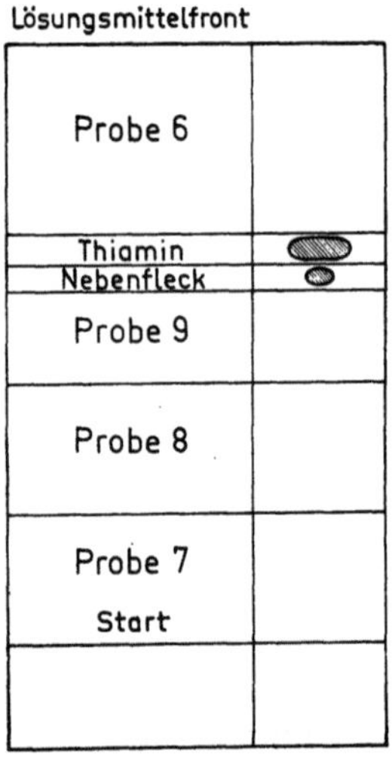

Abb. 1. Elutionsbezirke der Chromatographieplatten

Die so gewonnenen Proben wurden intracutan getestet. Die Resultate sind in der Tabelle zusammengefaßt.

Bei der Probandin Hu., R., handelte es sich um eine 65jährige Patientin, die nach wiederholter Injektion von Supertendin® einen anaphylaxieähnlichen Schock mit Atemenge, Retrosternalschmerz und anschließender Bewußtlosigkeit erlitten hatte. Nach dem Erwachen waren Erbrechen und Durchfall aufgetreten. Intrakutantestungen mit Salicylamid (0,1%) und Xylocain (2%) waren negativ ausgefallen.

Der 49jährige Pat. De., E., hatte wegen einer Wernicke-Encephalopathie Thiamininfusionen erhalten und war während einer Infusion bewußtlos geworden mit nachfolgenden generalisierten Krampfanfällen und Fieber.

Die Normalpersonen Ka., H., und Sch., W., hatten zuvor niemals Thiamin parenteral erhalten.

Die mit (+) bezeichneten schwach positiven Reaktionen sollen als mögliche Artefakte außer Betracht bleiben.

Chromatographisch gereinigtes Thiamin führt in keinem Fall zur Ausbildung von Erythem oder Papel. Dagegen reagierten sämtliche Probanden, also auch die Normalpersonen, auf die intrakutane Injektion des Eluates aus dem Nebenfleck mit ausgeprägter Erythem- und deutlicher Papelbildung. Diese Reaktionen erreichten fast die Stärke der Histamin-Positivkontrollen. Der positive Ausfall der

Intrakutanprobe mit Probe 9 bei dem Patienten De., E., kann durch Kontaminationen aus dem benachbarten Nebenfleck bedingt sein. Sämtliche andere Eluate der Proben 6 bis 8 des Chromatogrammes waren ausnahmslos negativ.

Diese Befunde legen die Deutung nahe, daß es sich bei den anaphylaxieähnlichen Komplikationen der parenteralen Thiamintherapie nicht um allergische Reaktionen des anaphylaktischen Soforttyps I handelt, die durch spezifische Antikörper der Immunglobulinklasse IgE vermittelt werden. Eher ist eine ursächliche Beteiligung von Substanzen des chromatographisch abtrennbaren Nebenfleckes im Sinne einer systematischen anaphylaktoiden Reaktion entweder auf Grund einer eigenen histaminartigen Wirkung oder durch unspezifische Histaminliberation aus den Histamindepots der Mastzellen in Betracht zu ziehen.

Tabelle. Ausbildung von Erythem und Papel (P) 15 min nach intradermaler Injektion von 0,1 ml Testlösung (in Aqua dest.)

	Benerva^R 25γ/ml	Betabion^R 25 γ/ml	Chromatogramm-Eluate: Thiamin 20 - 30γ/ml	Nebenfleck (NF) ca. 20γ/ml	Proben 6 - 8 Front 0 - 3 cm 3 - 6 cm	Probe 9 6 cm - NF
Anaphylaxien						
Hu., R. (Supertendin^R)	+	++	(+)	++(P)	(+)	(+)
De., E. (B$_1$-Infusion)	∅	+	∅	++(P)	∅	+
Normalpersonen						
Ka., H.	(+)	+	∅	++(P)	∅	∅
Scha., W.	(+)	(+)	∅	++(P)	∅	(+)
Referenz-Reaktionen:		Histamin 1 : 10 000		+++(P P)		
		0,9% NaCl		∅		

Zusammenfassung

Aus handelsüblichen Thiaminpräparationen wurde dünnschichtchromatographisch eine Fraktion isoliert, die bei der Intrakutantestung eine Erythem- und Papelbildung auslöst, während gereinigtes Thiamin keine solche Reaktion zeigt.

Literatur

1. Baumgartner, G., Friedel, G.: Nervenarzt **24**, 303 (1953). — 2. Bicknell, F., Prescott, F.: The vitamins in medicine. London: W. Heinemann Med. Books Ltd. 1953. — 3. Danilovic, V., Ljaljevic, M.: Allergie u. Asthma **11**, 185 (1965). — 4. Stepp, W., Kühnau, J., Schröder, H.: Die Vitmaine und ihre klinische Anwendung, Bd. I. Stuttgart: F. Enke Verlag 1952. — 5. Weigand, C. G.: Geriatrics **5**, 274 (1950).

GRABENSEE, B., GÖBEL, H., HOFMANN, K., SCHNURR, E., SCHRÖDER, E. (I. Med. Klinik A, Univ. Düsseldorf): **Tierexperimentelle Untersuchungen zur Behandlung schwerer Schlafmittelvergiftungen mit Hämoperfusion durch Adsorberharz**

Bei der Behandlung schwerster Schlafmittelvergiftungen haben neben den vorrangigen Maßnahmen der Intensivpflege Hämodialyse, Peritonealdialyse und forcierte Diurese einen festen Platz. Die Nachteile dieser Eliminationsverfahren, zu geringe Effektivität der forcierten Diurese und Peritonealdialyse, personeller und apparativer Aufwand der Hämodialyse sowie die Begrenzung des Einsatzes dieser Verfahren auf Substanzen mit bestimmten pharmakologischen Eigenschaften (Fett- bzw. Wasserlöslichkeit, Eiweißbildung), haben die Aufmerksamkeit auf andere Methoden zur Elimination von Pharmaka gelenkt. In Modellversuchen und bei Tieren wurden Perfusionen durch Kationen- und Anionenaustauscherharze und aktivierte Kohle vorgenommen [6]. Rosenbaum u. Mitarb. [3, 4] benutzten ungeladenes Adsorberharz XAD 2 zur Barbitalelimination bei schwer vergifteten Hunden und Patienten.

Wir führten tierexperimentelle Untersuchungen mit diesem Adsorberharz XAD 2 durch und wollten einmal die Effektivität dieses Verfahrens im Vergleich zur Hämodialysebehandlung prüfen, zum anderen wollten wir feststellen, inwieweit den Patienten gefährdende Nebenwirkungen auftreten.

Versuchsanordnung

Wir vergifteten 13 gesunde Bastardhunde mit einem Gewicht zwischen 20 und 33 kg mit 80 bis 100 mg/kg KG Phenobarbital (Luminal®) i.v. Alle Hunde waren tief komatös, reflexlos und zeigten keine Reaktionen auf Schmerzreiz. 10 Hunde mußten wegen zentraler Atemlähmung mit einem Bird-Respirator beatmet werden. 50 bis 120 min nach Injektionsende wurde nach Präparation der Vena und Arteria femoralis und Anlegen eines Gefäßkatheters in Vene und Arterie mittels eines herkömmlichen für die Hämodialyse benutzten Schlauchsystems und einer Rollerpumpe arteriovenös die Adsorberharzsäule durchströmt. Die Säule (Multichromsäule, Fa. Serva, Heidelberg) war gefüllt mit 500 g in physiologischer Kochsalzlösung gelöstem Adsorberharz Amberlite XAD 2 (Fa. Serva, Heidelberg). Es handelt sich um ein ungeladenes Adsorberharz. In feinsten Kügelchen liegt das Polystyrolpolymerisat vor. Bei einer Korngröße von 300 bis 1000 u und einem Durchmesser der einzelnen Poren von 85 bis 95 Å besteht eine große Oberfläche. Das Harz hat eine Adsorbtionsfähigkeit vor allem für Substanzen mit hohem Molekulargewicht und hoher Fettlöslichkeit [3, 4]. Das gesamte System hatte ein Füllvolumen von 200 ml. Es wurde mit einem Blutfluß von 100 ml/min perfundiert. 1 Hund wurde 30 min, 6 Hunde wurden 60 min und 4 Hunde 75 min perfundiert. 2 Hunde wurden vergiftet und nicht perfundiert. Bei Beginn des Blutumlaufs wurden in Vene und Arterie je 2 ml (10000 USP/E) Heparin injiziert. Barbitalkonzentrationen wurden mehrfach vor Perfusionsbeginn, während der Perfusion in 15minütigen Abständen im Zu- und Ablauf der Adsorberharzsäule und erneut nach Ende der Perfusion bestimmt (nach Broughton, Einzelheiten s. bei 2). Nach Perfusionsende wurde das Harz mit 80%igem Äthanol (2 × 1000 ml) durchströmt, um die eliminierten Barbitalmengen wiederzufinden.

Ergebnisse

Noch während der Hämoperfusion traten bei allen Hunden erloschene Reflexe wieder auf, teilweise bestand eine deutliche Reaktion auf Schmerzreize, bei 3 Hunden traten Spontanbewegungen auf. Die Hunde, die kontrolliert beatmet werden mußten, atmeten am Ende der Behandlung spontan. Der Blutdruck war bei allen Hunden am Ende der Perfusion ohne Medikation stabil. Der Abfall der Phenobarbitalblutkonzentration als Mittelwert mit Standardabweichung bei 8 Hunden während der Behandlung mit Hämoperfusion und nach Behandlungsende ist auf Abb. 1 aufgezeichnet, vergleichsweise die Phenobarbitalkonzentration bei 1 Hund, der nicht behandelt wurde. Die mittlere Phenobarbitalclearance betrug nach 15 min Perfusion $87 \pm 10{,}93$ ($\bar{x} \pm s$, $n = 11$), nach 30 min $77{,}6 \pm 10{,}77$ ($n = 10$) und nach 60 min $65{,}75 \pm 16{,}55$ ml/min ($n = 9$). Die im Harz nach Ende der Behandlung wiedergefundene Phenobarbitalmenge lag bei 8 Hunden zwischen 72 und 620 mg (12 bis 31% der verabreichten Dosis). In der Tabelle sind die Mittelwerte der Laboruntersuchungen mit Standardabweichungen am Beginn und Ende der Perfusionsbehandlung dargestellt. In den Lungen der Hunde wurden keine Teile des Adsorberharzes gefunden.

Diskussion

Unsere Untersuchungen zeigen eine hohe Effektivität der Methode bei der Elimination von Barbitalen. Die Clearancewerte liegen auch nach 1 Std Hämo-

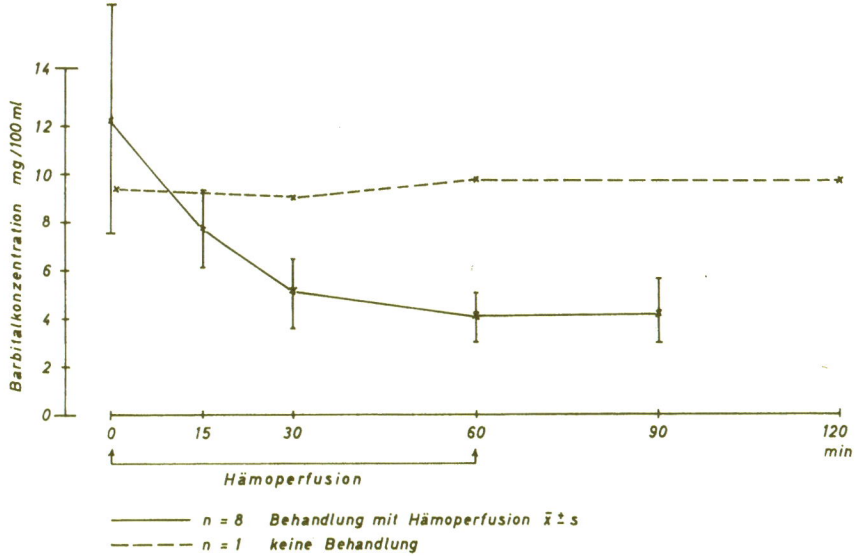

Abb. 1. Mittlere Phenobarbitalblutkonzentration mit Standardabweichung während der Behandlung mit Hämoperfusion durch Adsorberharz XAD 2 und ohne Behandlung

Tabelle. Laborwerte bei Beginn und am Ende der Behandlung mit Hämoperfusion durch Adsorberharz XAD 2 bei Hunden mit schwerer Phenobarbitalintoxikation

Laborunter-suchungen	Zahl n	Perfusionsbeginn $\bar{x}$	±s	Perfusionsende $\bar{x}$	±s	p<
Hb g%	11	12,2	2,4	12,0	2,7	0,4
Ery. Mill./mm³	11	4,96	0,81	4,9	1,14	0,4
Leuko./mm³	11	7410	4450	3030	2690	0,01
Hämatokrit	11	34,1	6,0	33,8	7,6	0,4
Thrombo-zyten/mm³	11	141.000	100.000	38,000	23.00p	0,01
LDH mU/ml	6	130	87	140	83	0,9
Na mval/ml	9	148,0	15	141	14	0,2
K mval/ml	10	3,9	1,2	3,2	0,7	0,01
Ca mval/ml	10	5,6	1,1	5,7	0,7	0,4
Kreatinin mg/100 ml	10	1,1	0,5	1,5	0,4	0,02
Ges.-Eiweiß g%	6	4,57	2,05	3,25	1,60	0,01
Cholesterin mg/100 ml	5	129	27	88	14	0,02

perfusion noch deutlich über den bei Anwendung der Hämodialyse gefundenen Clearancewerten [3, 5]. Durch Steigerung der Blutumlaufgeschwindigkeit kann die Eliminationsrate noch gebessert werden. Hinweis für eine Hämolyse auf Grund der Behandlungsmethode bestand nicht. Der deutliche Abfall der Leukozyten und Thrombozyten während der Behandlungsmaßnahme war kurzfristig. Soweit wir untersuchten, kam es nach Behandlungsende bei Hunden in einigen Stunden zum Wiederanstieg. Blutungskomplikationen traten trotz gleichzeitiger Heparinisierung nicht auf. Deutlicher Abfall von Gesamteiweiß und Cholesterin weisen auf die Möglichkeiten der Adsorbtion eiweißgebundener und fettlöslicher Substanzen hin. Das Hämoperfusionsverfahren mit Adsorberharzen weist bei der Behandlung schwerer Intoxikationen gegenüber der Hämodialyse folgende Vorteile auf:

1. Schnellere Giftelimination und damit frühere Besserung lebensbedrohlicher Komplikationen (zentrale Atemlähmung, Kreislaufinsuffizienz).

2. Geringerer Aufwand mit geringeren Kosten und Möglichkeit zum schnelleren Einsatz.

3. Zu einem Flüssigkeitsverlust, der bei effektiver Hämodialysebehandlung infolge Ultrafiltration oft erheblich ist, kommt es nicht. Damit entfällt die Notwendigkeit einer kontinuierlichen Gewichtskontrolle.

4. Auf Grund eigener Untersuchungen und der Untersuchungsergebnisse von Rosenbaum u. Mitarb. [3, 4] ist anzunehmen, daß auch eiweißgebundene Substanzen eliminiert werden. Darüber hinaus ist dieses Verfahren vor allem effektiv bei fettlöslichen Substanzen. Dies erscheint ein wichtiger Gesichtspunkt bei den an Häufigkeit zunehmenden Psychopharmakaintoxikationen.

Literatur

1. Broughton, P. M. G.: Biochem. J. **63**, 207 (1956). — 2. Grabensee, B.: Habil. Schrift, Düsseldorf 1974. — 3. Rosenbaum, J. L., Winsten, S., Kramer, M. S., Moros, J., Raja, R.: Trans. Amer. Soc. artif. intern. Org. Vol. **16**, 132 (1970). — 4. Rosenbaum, J. L., Kramer, M. S., Raja, R., Boreyko, Ch.: New Engl. J. Med. **284**, 874 (1971). — 5. Schreiner, G. E., Teehan, B. P.: Amer. Soc. artif. intern. Org. **17**, 513 (1971). — 6. Yatzidis, H.: The use of ion exchange resins and charcoal in acute barbiturate poisoning. In: Matthew, H.: Acute barbiturate poisoning. Amsterdam: Excerpta med. 1971.

Immunologie

NYDEGGER, U., LAMBERT, P. H., MIESCHER, P. A. (WHO Forschungslabor des Blutspendezentrums u. Department für Innere Med. der Univ. Genf): **Nachweis von zirkulierenden Immunkomplexen in Patienten mit Lupus erythematodes, viraler Hepatitis und rheumatoider Arthritis mittels radioaktiv markiertem C1q**

Als Immunkomplexkrankheit bezeichnet man Zustände, in welchen zirkulierende Antigen-Antikörperkomplexe zu vaskulären Läsionen führen [4]. So ist die akute Serumkrankheit, experimentell studiert am Kaninchenmodell [5], eine Systemkrankheit, welche durch Ablagerung von relativ kleinen und im Antigenüberschuß formierten Immunkomplexen bedingt ist. Ähnliche oder identische pathogenetische Verhältnisse liegen bei einer Reihe von klinisch wichtigen Krankheiten vor: zirkulierende Immunkomplexe wurden im Lupus erythematodes (LE) [8], in der rheumatoiden Arthritis (RA) [18] sowie in bakteriellen [10], viralen [15] oder parasitären [7] Infektionen gefunden. Aus diesem Grunde hat der Nachweis zirkulierender Immunkomplexe klinische Bedeutung erlangt. Dafür hat man mehrere Methoden zur Verfügung, wovon die meisten auf der Makromolekularnatur oder auf der antikomplementären Eigenschaft der Immunkomplexe beruhen [9, 17]. Ferner ist bekannt, daß die C1q-Komponente des Komplementsystems mit Antikörpermolekülen präzipitiert [12]. Diese Eigenschaft wurde benutzt, um in einem Agargeldiffusionssystem [2] Immunkomplexe im Serum von Patienten mit LE und RA Dermatitis herpetiformis, Lepra und Periarteritis nodosa [1, 6, 11, 16] nachzuweisen.

Die vorliegende Arbeit berichtet über die Möglichkeit, C1q mit ^{125}I radioaktiv zu markieren. Es gelingt dadurch, einen Radioimmuntest zu entwickeln, welcher es erlaubt, mit verbesserter Sensitivität auch quantitative Schätzungen des C1q-präzipitierenden Materials durchzuführen [13, 14].

Methodik

C1q wird durch wiederholte Fällung bei niederer Ionenstärke [19] oder durch DNA-Präzipitation [2] aus frischem Humanserum isoliert. Die Markierung mit ^{125}I erfolgt durch Laktoperoxydasekatalyse (spezifische Aktivität 0,25 µCi/µg C1q). Für den Radioimmun-C1q-Test werden 0,2 ml unverdünntes Patientenserum mit 0,2 ml Veronalpuffer gemischt und 50 µl ^{125}I-C1q, enthaltend 1 µg C1q/ml, zupipettiert. Diese Gemische werden je 1 Std bei 25 und 4 °C inkubiert. Anschließend werden 3 ml Polyäthylenglykol (Endkonzentration 2,5%) hinzugefügt. Die Röhrchen werden nun 2 Std zu 4 °C gestellt und schließlich für 20 min bei 1000 g zentrifugiert. Der Überstand wird verworfen und die Schläge/min im Präzipitat gemessen. Der erhaltene Werte wird mit der zu Beginn des Testes hinzugefügten, proteingebundenen Radioaktivität verglichen, und die Resultate werden in Prozent präzipitierte (% ppt) Radioaktivität ausgedrückt.

Resultate und Diskussion

1. *Experimentelle Voraussetzungen*

Es wurde zunächst festgestellt, daß Immunglobulin G-(IgG)-Anti-IgG-Komplexe, auch wenn sie im Antigenüberschuß formiert wurden und daher sehr klein sind, ^{125}I-C1q präzipitieren. Solche Komplexe konnten noch bis zu einer Menge von weniger als 4 µg Antikörper die Löslichkeit von ^{125}I-C1q verändern. Die Spezifität der C1q-Bindung wurde mit F(ab')2-Fragmenten von Antikörpern geprüft, und es wurde beobachtet, daß die Integrität der Fc-Stelle des IgG-Moleküls Voraussetzung zur ^{125}I-C1q ppt ist. In einem zweiten Schritt interessierte uns die Möglichkeit, durch ^{125}I-C1q-Präzipitation in vivo formierte Immunkomplexe zu erfassen. Bei einer Gruppe von Kaninchen wurde durch einmalige Injektion von bovinem Serumalbumin eine akute Serumkrankheit induziert. Die terminale Ausscheidungsphase dieses Antigens konnte tatsächlich durch das Auftreten ^{125}I-C1q-präzipitierenden Materials weiter charakterisiert werden.

2. Klinische Anwendungen

116 Sera von Patienten mit LE, viraler Hepatitis und rheumatoider Arthritis wurden auf ihre ^{125}I-C1q-Bindung geprüft. Die erzielten Resultate wurden mit gesunden Blutspendern, gesunden Trägern des Hepatitis B-Antigens (HB-ag) sowie mit Patienten mit Arthrose oder posttraumatischer Arthritis verglichen. Die Tabelle vergleicht die ^{125}I-C1q ppt der verschiedenen getesteten Sera und Gelenkflüssigkeiten. Besonders hohe Werte wurden in aktiven Schüben von LE sowie in seropositiver RA gefunden. Meistens waren die erhöhten Werte mit einer Erniedrigung einer oder mehrerer Komplementkomponenten verbunden. Die Verlaufskontrolle eines 15jährigen Mädchens, das an Lupus nephritis litt, spiegelt die ^{125}I-C1q ppt im Rahmen der übrigen biologischen LE-Parameter wieder (Abb. 1).

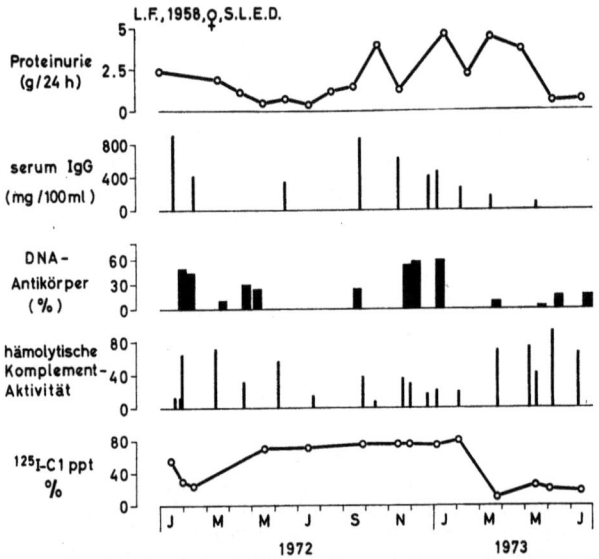

Abb. 1. Verlauf verschiedener Lupusparameter bei einem 15jährigen Mädchen. Episoden mit normaler hämolytischer Komplementaktivität sind mit normal niederen ^{125}I-C1q-Bindungsaktivitäten vergesellschaftet. Andererseits gehen niedere hämolytische Komplementaktivität, Proteinurie und hochtitrige Anti-DNA-Antikörper mit pathologisch erhöhter ^{125}I-C1q-Bindungsaktivität einher

Tabelle. ^{125}I-C1q-Bindung durch Sera und Gelenkspunktate von Patienten mit LE, viraler Hepatitis und RA und von Kontrollpersonen

	Anzahl getestet	^{125}I-C1q-Bindung	
		Serum	Gelenkspunktat
Patienten			
LE[a]	52	42 ± 27	—
Virale Hepatitis	31	28 ± 27	—
RA[b] seropositiv	17	58 ± 26	61 ± 16
RA seronegativ	18	34 ± 21	61 ± 13
Kontrollpersonen			
Gesunde Spender	48	16 ± 6	—
Gesunde HB-ag-Träger	18	18 ± 8	—
Arthrosepatienten	28	18 ± 9	35 ± 10

[a] Lupus erythematodes. — [b] Rheumatoide Arthritis

Es scheint, daß zirkulierende Immunkomplexe auch in der viralen Hepatitis pathogenetisch wirksam sind [3]. Die vorliegenden Resultate bestätigen diese Vermutung (Tabelle). Gesunde HB-ag-Träger präzipitieren nie vermehrt ^{125}I-C1q, unter den HB-ag-positiven Virushepatitispatienten fanden sich jedoch 11 von 31, die vermehrt ^{125}I-C1q präzipitierten.

Schließlich bestätigen die Resultate der Tabelle das Vorliegen von immunkomplexartigem Material in den meisten Gelenkflüssigkeiten von seronegativer und seropositiver RA. Es scheint, daß die Gegenwart von IgM-Rheumafaktoren zur ^{125}I-C1q ppt nicht Voraussetzung ist, da seropositive *und* seronegative Sera ähnliche ^{125}I-C1q ppt-Werte aufweisen.

Schlußfolgerung

Die Resultate lassen den Schluß zu, daß der C1q-Radioimmuntest zum Nachweis von zirkulierenden Immunkomplexen oder immunkomplexähnlichem Material nützlich ist und dank seiner Sensitivität und Reproduzierbarkeit zur Diagnose und Verlaufskontrolle von Immunkomplexkrankheiten geeignet ist. Folgende Einschränkungen müssen berücksichtigt werden: 1. Nur Immunkomplexe, die C1q binden, werden erfaßt. 2. Hypothetische Antikörper gegen C1q im Patientenserum könnten falsche Positivität vortäuschen. 3. Der Test ermöglicht keine Identifizierung des Antigens im Immunkomplex.

Wir danken Frl. Heide Gerber für ihre Mitarbeit am Aufbau der Methodik sowie den Herren PD Dr. K. Fehr, Universitätsrheumaklinik Zürich, und J. N. McCormick, M. D., Northern General Hospital, Edinburg, für die Zustellung von Synovialflüssigkeit und Serum von Arthritispatienten.

Literatur

1. Agnello, V., Koffler, D., Eisenberg, J. W., Winchester, R. J., Kunkel, H. G.: J. exp. Med. **134**, 228s (1971). — 2. Agnello, V., Winchester, R. J., Kunkel, H. G.: Immunology **19**, 909 (1970). — 3. Almeida, S. D., Waterson, A. P.: Lancet **1969 II**, 983. — 4. Christian, C. L.: New Engl. J. Med. **280**, 878 (1969). — 5. Dixon, F. J.: Harvey Lect. **58**, 21 (1963). — 6. Gocke, D. J., Hsu, K., Morgan, C., Bombardieri, S., Lockshin, M., Christian, C. L.: J. exp. Med **134**, 330s (1971). — 7. Houba, V., Lambert, P. H.: Immunopathology Symposium (Miescher, P. A., Ed.). 1974 (im Druck). — 8. Koffler, D., Schur, P. H., Kunkel, H. G.: J. exp. Med. **126**, 607 (1967). — 9. Kunkel, H. G., Mueller-Eberhard, H. J., Fudenberg, H. H., Thomasi, T. B.: J. clin. Invest. **40**, 117 (1961). — 10. Michael, A. F., Jr., Drummond, K. M., Good, R. A., Vernier, R. L.: J. clin. Invest. **45**, 237 (1966). — 11. Mowbray, J. F., Holborow, E. J., Hoffbrand, A. V., Seah, P. P., Fry, L.: Lancet **1973 I**, 400. — 12. Mueller-Eberhard, H. J., Kunkel, H. G.: Proc. Soc. exp. Biol. (N.Y.) **106**, 291 (1961). — 13. Nydegger, U., Gerber, H., Lambert, P. H., Miescher, P. A.: Schweiz. med. Wschr. **104**, 126 (1974). — 14. Nydegger, U., Lambert, P. H., Gerber, H., Miescher, P. A.: J. clin. Invest. (im Druck). — 15. Oldstone, B. A., Dixon, F. J.: J. exp. Med. **134**, 32s (1971). — 16. Rojas-Espinose, O., Mendez-Navarrate, I., Estrada-Parra, S.: Clin. exp. Immunol. **12**, 215 (1972). — 17. Shulman N,. R., Barker, L. F.: Science **165**, 304 (1969). — 18. Winchester, R. J., Kunkel, H. G., Agnello, V.: J. exp. Med. **134**, 286s (1971). — 19. Yonemasu, K., Stroud, R. M.: J. Immunol. **106**, 304 (1971).

Kapp, S., Prellwitz, W., Müller, D. (Zentrallaboratorium der Med. Kliniken u. Inst. für Med. Statistik u. Dokumentation, Univ. Mainz): **Vergleichende Methoden zur quantitativ immunologischen Bestimmung und Ermittlung von Normbereichen der Immunglobuline G, A, M, des Haptoglobins und Transferrins mit Hilfe der automatisierten Immunpräcipitatreaktion (AIP)** *

Verschiedene Serumproteine gewinnen heute für die Diagnose, Differentialdiagnose und Verlaufskontrolle zahlreicher Erkrankungen zunehmend an Bedeutung. Für die quantitative Bestimmung von Proteinen stehen die radiale Immuno-

---

* Mit freundlicher Unterstützung der Deutschen Forschungsgemeinschaft im Rahmen des Sonderforschungsbereiches 36.

diffusion, die Raketenimmunelektrophorese und chemische Methoden zur Verfügung. Diese Verfahren haben jedoch mehrere Nachteile: sie sind zeitaufwendig, teuer und häufig unspezifisch.

Von Githin [3], Larson [9 bis 11], Ricomi [13] und Ritchie [14, 15] wurde die Bestimmung der bei der Antigen-Antikörperreaktion entstehenden Immunpräcipitate mit der Nephelometrie beschrieben. Durch die Einführung des Autoanalyzers II und des Fluoronephelometers der Firma Technicon konnte die Messung der Immunpräcipitatreaktion mechanisiert werden. Diese Methode wird heute im allgemeinen als AIP (automatische Immunpräcipitationsreaktion) bezeichnet.

In dieser Arbeit wurden zur Bestimmung der Immunglobuline G, A, M sowie des Haptoglobins und Transferrins mit dem Autoanalyzer II 4 verschiedene Methoden miteinander verglichen, zusätzlich wurden die verschiedenen Serumproteinbestimmungen mit den Tripartigenplatten der Firma Behring durchgeführt.

Zur Anwendung kamen Bauteile des Autoanalyzers II mit einem Fluoronephelometer und einer Durchflußzelle mit Schreiber, Antisera und Standards wurden von der Firma Technicon benutzt. Zur Qualitätskontrolle diente das Standardhumanserum der Behringwerke AG. Die Messungen wurden mit einer manuellen Vorverdünnung der Serumproben im Verhältnis 1:100 und 1:300 vorgenommen. Alle Proben wurden vor der Messung durch ein Miliporefilter GSW P 02500 filtriert. Es wurden folgende Verdünnungslösungen verwandt.

Methode A: Verdünnung für Antigen und Antikörper: 0,15 m NaCl/l.
Methode B: Verdünnung für Antigen: 0,15 m NaCl/l. Verdünnung für Antikörper: 0,15 m NaCl/l + 40 g PEG/l (MG 6000).
Methode C: Verdünnung für Antigen und Antikörper: Britton-Robinson-NaCl-Puffer 75,4 mMol/l pH 6.
Methode D: Verdünnung für Antigen: Britton-Robinson-NaCl-Puffer 75,4 mMol/l pH 6. Verdünnung für Antikörper: Britton-Robinson-NaCl-Puffer 75,4 mMol/l pH 6 + 40 g PEG/l.

Bei Verwendung von PEG betrug die Inkubationszeit 4 min, ohne PEG 17 min. Die Antikörperverdünnung bei den Methoden A und C ohne PEG betrug für die Bestimmung des IgG 1:40, mit PEG 1:100. Für die Bestimmung des Immunglobulins γA wurde für alle vier Methoden eine Verdünnung 1:40 gewählt, bei den γM-Globulinen wurde für Methode A und C eine Verdünnung 1:25, bei B und D unter Verwendung von PEG die Verdünnung 1:40 vorgenommen. Haptoglobin und Transferrinantiseren wurden ohne PEG 1:40, mit PEG 1:100 bzw. 1:110 verdünnt.

Die Peak-Höhen in Millimeter in Abhängigkeit von der Antigenkonzentration mit den verschiedenen Methoden sind in Abb. 1 ersichtlich. Sowohl bei einer Serumverdünnung von 1:100 wie 1:300 sind bis zu einer bestimmten Antigenkonzentration die Peak-Höhen bei Methode B (0,15 m NaCl + 40 g PEG/l) am höchsten. Ähnliche Verhältnisse liegen auch bei der Bestimmung der Immunglobuline A und M, des Haptoglobins und Transferrins vor. Durch das PEG wird damit die Empfindlichkeit der Methoden gesteigert. In Tabelle 1 sind die unteren und oberen Nachweisgrenzen der Immunglobuline mit der Methode B dargelegt. Bei der routinemäßigen Bestimmung der Immunglobuline mit einer manuellen Probenvorverdünnung von 1:100 und 1:300 können alle in der Klinik wichtigen quantitativen Veränderungen der Serumproteine erfaßt werden.

In Tabelle 2 sind die Korrelationskoeffizienten r der Serumproteinbestimmung mit Hilfe der verschiedenen Methoden der AIP und Tripartigenplatten aufgezeigt. Zwischen den Methoden ergeben sich dabei keine signifikanten Unterschiede. Die Präzision in der Serie und von Tag zu Tag wurde mit dem Standardhumanserum der Firma Behring überprüft. In der Serie ergaben sich dabei Variationskoeffizienten, die zwischen 2,5 und 5,3 lagen. Bei der Präzision von Tag zu Tag sind diese Variationskoeffizienten selbstverständlich höher, sie bewegen sich zwischen 3,6 und 7%. Bei der quantitativ immunologischen Bestimmung mit Hilfe der Tripartigenplatten ergaben sich Werte zwischen 10 und 14%. Somit sind Präzision

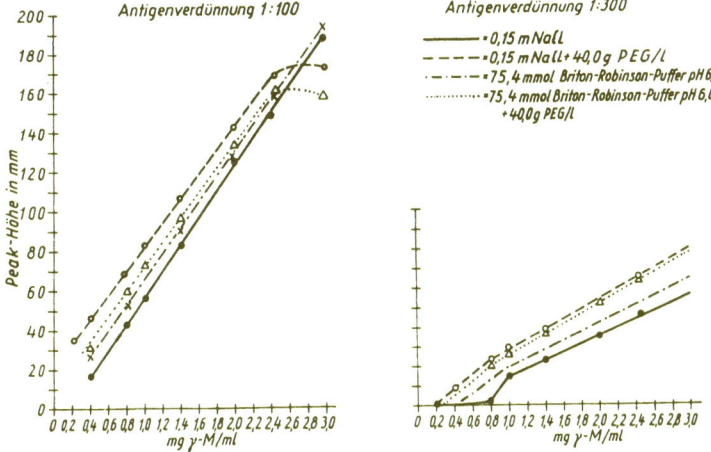

Abb. 1. Peakhöhe in mm bei vier verschiedenen Methoden der γM-Globulinbestimmung mit der AIP

Tabelle 1. Obere (I) und untere (II) Nachweisgrenze der γG-, γA- und γM-Globulinbestimmung mit vier verschiedenen Methoden der AIP bei unterschiedlichen Probenverdünnungen in mg/ml

Protein	Proben-verdünnung		Methode A	Methode B	Methode C	Methode D
IgG	1:100	I	22,0	16,0	22,0	16,0
		II	2,0	1,0	2,0	1,0
	1:300	I	50,0	44,0	50,0	44,0
		II	8,0	4,0	8,0	4,0
IgA	1:100	I	3,5	3,5	—	—
		II	0,5	0,2	—	—
	1:300	I	10,0	9,0	—	—
		II	1,5	0,5	—	—
IgM	1:100	I	3,0	2,4	3,0	2,4
		II	0,4	0,2	0,4	0,4
	1:300	I	8,0	7,0	8,0	7,0
		II	1,0	0,4	0,8	0,4

Tabelle 2. Korrelationskoeffizienten R der Serumproteinbestimmungen mit Hilfe verschiedener Methoden der AIP

	Methoden	n	R	Signifikanz
IgG	AIP_A/Tripartigen	75	0,8950	+ +
	AIP_A/AIP_B	150	0,9600	+ +
	AIP_A/AIP_C	144	0,9500	+ +
	AIP_A/AIP_D	144	0,8714	+ +
IgM	AIP_A/Tripartigen	70	0,8715	+ +
	AIP_A/AIP_B	110	0,8551	+ +
	AIP_A/AIP_C	80	0,9120	+ +
	AIP_A/AIP_D	80	0,8653	+ +
IgA	AIP_A/Tripartigen	70	0,8895	+ +
	AIP_A/AIP_B	140	0,9320	+ +
	AIP_A/AIP_C	140	0,8672	+ +
	AIP_A/AIP_D	140	0,9135	+ +
Haptoglobin	AIP_B/Tripartigen	94	0,8715	+ +
Transferrin	AIP_B/Tripartigen	114	0,8824	+ +

und Richtigkeit der mechanisierten Bestimmung von Serumproteinen deutlich besser. Die Normbereiche der 5 Serumproteine bei 292 gesunden Männern und 261 Frauen sind in Tabelle 3 dargelegt. Die Verteilung der Werte ist in allen Fällen log normal. Zwischen Männern und Frauen bestehen keine signifikanten Unterschiede. Werden die Ergebnisse in den entsprechenden Altersgruppen bei Frauen und Männern miteinander verglichen, so zeigt sich bei den Immunglobulinen G und M folgender Trend: mit zunehmendem Alter steigen die arithmetischen Mittelwerte in diesen Gruppen an.

Eine wichtige Frage für die mechanisierte Bestimmung von Serumproteinen ist die nach der Wirkung des PEG bei der Antigen-Antikörperreaktion. Auf Grund der Untersuchungen von Hellsing [5 bis 7] und Creichton [1] wird ein Einfluß auf die Präcipitation löslicher Antigen-Antikörperkomplexe vermutet. Wahrscheinlich spielen dabei Änderungen der sterischen Konfiguration des Antigen-Antikörperkomplexes eine Rolle.

Tabelle 3. Normbereiche der Serumkonzentrationen der Immunglobuline G, A, M, des Haptoglobulins und Transferrins bei gesunden Männern und Frauen

	IgG		IgA		IgM		Haptoglobin		Transferrin	
	Männer	Frauen	Männer	Frauen	Männer	Frauen	Männer	Frauen	Männer	Frauen
n	292	261	292	261	292	261	292	261	292	261
$\bar{x}$ (g/l)	12,51	11,52	2,12	1,82	1,09	1,21	1,32	1,21	3,30	3,27
s (g/l)	2,9	2,8	0,81	0,76	0,49	0,5	0,5	0,49	0,49	0,49
96 Perzentilgrenzen (g/l)	8 bis 18	7 bis 17	0,75 bis 3,7	0,75 bis 3,25	0,35 bis 2	0,46 bis 2,16	0,5 bis 2,25	0,45 bis 2,07	2,45 bis 4,25	2,35 bis 4,2

Wird anlehnend an die Methoden A und B bei konstanter Antikörperkonzentration eine Heidelberger Kurve gemessen, ergibt sich dabei eine Verschiebung des Äquivalenzpunktes zu geringeren Antikörperkonzentrationen durch PEG.

Zusammenfassend läßt sich sagen, daß die mechanisierte Immunpräcipitatreaktion in bezug auf Präzision und Richtigkeit Vorteile gegenüber den Tripartigenplatten aufweist. Die Verwendung von PEG als Zusatz für die Antikörperverdünnung zeigt dabei folgende Verbesserungen gegenüber der Methode ohne Polyethylenglykol:

1. Verkürzung der Inkubationszeiten.
2. Geringerer Verbrauch von Antiseren.
3. Peak-Höhen und untere Nachweisgrenzen liegen bei der Verwendung von PEG am günstigsten.

Literatur

1. Creighton, W. D., Lambert, P. H., Mischer, P. A.: J. Immunol. 111, 1219 (1973). — 2. Eberling, H.: Eine optimierte automatische Methode zur quantitativen immunologischen Antigen- und Antikörperbestimmung. — 3. Githin, D., Edelloch, H.: J. Immunol. 66, 67 (1951). — 4. Heidelberger, M., Kendall, F. E.: J. exp. Med. 62, 167 (1935). — 5. Hellsing, K.: Biochem. J. 114, 145 (1969). — 6. Hellsing, K.: Biochem. J. 112, 475 (1969). — 7. Hellsing, K.: Influence of polymere on the antigen-antibody reaction in a continiour flow system. In: Automates immuno precipitin reaction, p. 17. New York: Technicon Intern. Cong. 1972. — 8. Killingsworth, L. M., Sacory, J.: Clin. Chem. 17, 936 (1971). — 9. Larson, C., Orenstein, P., Ritchie, R. F.: The new dimension in diagnostic biochemistry, p. 9. Miami, Florida: Thurman Assoc. 1970. — 10. Larson, C., Orenstein, P., Ritchie, R. F.: Advanc. Aut. Anal. 1, 101 (1971). — 11. Larson, C., Gorman, J., Becker, A.: New York: Technicon Intern. Cong. 21 (1972). —12. Marcroft, J., Newland, I. M.: Clin. chim. Acta 46, 399 (1973). — 13. Riccomi, H., Masson, P., Heremans, J. F.: New York: Technicon Intern. Cong. 1972, 53. — 14. Ritchie, R. F.: J. Lab. clin. Med. 70, 512 (1967). — 15. Ritchie, R. F., Alper, C. A., Graves, J., Pearson, N., Larson, C.: Amer. J. clin. Path. 59, 151 (1973).

DESAGA, J. F.* (Zentrum für Innere Med., Univ. Gießen): **Morphologische Identifizierung menschlicher B- und T-Lymphozyten**

Die Sichtbarmachung von Zellmembranstrukturen eröffnet der Morphologie, insbesondere auf dem Gebiet der Immunologie, neue Möglichkeiten für eine funktionsbezogene Differenzierung und Klassifizierung von Zellen. Mit nichtimmunologischen, lichtmikroskopischen Methoden lassen sich an unstimulierten menschlichen Lymphozyten bisher keine morphologischen Details erkennen, die eine Zuordnung der Einzelzelle zur T- oder B-Zellpopulation gestatten. Die vorliegenden Untersuchungsergebnisse zeigen an Hand von histochemisch darstellbaren Zellmembranunterschieden die Möglichkeit auf, Lymphozyten den beiden Zellpopulationen lichtmikroskopisch zuzuordnen. Die histochemische Membrandarstellung beruht auf der allen Lymphozyten gemeinsamen Eigenschaft, ein Eisen-III-Hydroxyd-Glykan, im vorliegenden Fall in Form einer Saccharoseverbindung, abgekürzt FHG-S, an ihren Zellmembranen zu binden.

Bei Lymphozyten aus heparinisiertem Blut von 5 normalen Spendern wurden mit peroxydase- bzw. glykoseoxydasemarkierten [1] polyvalenten Kaninchen-Anti-Human-Immunglobulin-Antiseren (Behring-Werke, Marburg) der Prozentsatz immunglobulintragender und mit Schaferythrozyten der Anteil rosettenbildender Lymphozyten [2] bestimmt. Die Darstellung FHG-S positiver Strukturen geschah folgendermaßen: nach Waschen der Zellen wurden diese in Puffer mit 10 µl/ml FHG-S 60 min/0° inkubiert. Anschließend wurde die Zellsuspension gewaschen und Ausstriche angefertigt. Nach Fixierung wurde mit einer modifizierten Sulfid-Silberreaktion der Eisenanteil des FHG-S-Komplexes dargestellt. FHG-S wurde, wie beschrieben, aus frischem Fe-III-Hydroxyd und Saccharose hergestellt [3]. Nach dieser Prozedur sind alle Lymphozyten markiert. Jedoch weisen sie Unterschiede in Zahl, Größe und Anordnung ihrer Silberkörner auf.

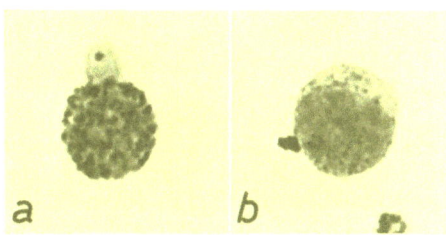

Abb. 1. FHG-S-Markierung. Clusterförmig hochmarkierter (a), feingranulär niedrigmarkierter (b) Lymphozyt (s. Text). Vergr. 1200 ×

Tabelle. Vergleich von Subpopulationen menschlicher peripherer Blutlymphozyten bei FHG-S-Markierung, Darstellung von Ig-Determinanten tragenden und SBRC-Rosetten bildenden Lymphozyten. Vergr. 1200 ×

Spender	FHG - S Markierung				Ig (polyvalent+) (% positiv)	SRBC - Rosetten (% positiv)
	%	clusterförmig hoch markiert	%	diffus - feingranulär niedrig markiert		
M. B.		77		23	26	56
R. P.		80		20	23	49
U. K.		79		21	25	69
H. G.		76		24	25	74
D. D.		79		21	23	79

Bei genauerer Betrachtung ergeben sich 2 Verteilungsmuster. Ein Teil der Lymphozyten hat eine diffuse, feinkörnige, insgesamt niedrige Markierung. Die übrigen sind mit grobgranulären Silberkornclustern hochmarkiert (Abb. 1). Auf-

---

* Mit Unterstützung der Kind Philipp-Stiftung.

lichtmikroskopisch sieht man an dem Eigenreflex jedes Körnchens, daß sich die grobgranulären Silberkorncluster aus Aggregaten einzelner kleiner Silberkörnchen zusammensetzen. Auch Rasterelektronenmikroskopisch finden sich eng benachbarte Einzelkörnchen. Die dargestellten Strukturen besitzen Eigenschaften von Membranantigenen bzw. von Strukturen mit Rezeptorfunktionen: Sie zeigen in Wärme ein capping und patching, das wie in der vorliegenden Versuchsanordnung durch Inkubation bei Kälte oder mit NaN_3 hemmbar ist. Sie sind neuraminidaseresistent, aber proteinasesensibel.

Bei Auszählung fallen in die Gruppe der clusterförmig markierten Lymphozyten vier Fünftel der Zellen. Der Rest hat die niedrige Markierung. Der Anteil an immunpositiven Zellen entspricht (Tabelle) dem Prozentsatz von feinkörnig diffus-FHG-S-markierten Zellen. Der Prozentsatz an Spontanrosetten ist deutlich geringer als der Anteil clusterförmig markierter Lymphozyten. Bei der vorliegenden Untersuchung wurden die Schaferythrozyten nicht mit Neuraminidase vorbehandelt.

Der relative B- bzw. T-Zellanteil bei FHG-Markierung entspricht dem mit anderen Methoden festgestellten Prozentsätzen [4, 5].

Die Darstellung von FHG-S-Strukturen auf Lymphozyten von chronischer lymphatischer Leukämie ergibt ebenfalls eine Markierung wie bei B-Zellen.

Literatur

1. Avrameas, S.: Immunochemistry 6, 43 (1969). — 2. Seiler, F. R., Sedlacek, H. H., Kanzy, E. J., Lang, W.: Behring Inst. Mitteilungen 52, 26 (1972). — 3. Desaga, J. F.: Klin. Wschr. (im Druck). — 4. Polliack, A., Lampen, N., Clarkson, B. D., De Harven, E.: J. exp. Med. 138, 607 (1973). — 5. Uhlenbruck, G., Wernet, P., Schumacher, K.: Klin. Wschr. 51, 1210 (1973).

WAGNER, H., RÖLLINGHOFF, M. (Walter and Eliza Hall Institute, Melbourne, Australien, u. Institut für Med. Mikrobiologie, Univ. Mainz): **T-T-Zell-Interaktion während in vitro zytotoxischen Allograft-Immunreaktionen: Charakterisierung der reaktiven Subpopulationen in kontinuierlichen Albumin-Dichte-Gradienten**

Es gilt heute als gesichert, daß T-Lymphozyten autonom, d. h. in Abwesenheit von B-Zellen, eine zytotoxische Allograft-Immunantwort bilden können [1]. Zum Beispiel konnte in einem Mäuse-in vitro-Allograft-Modell gezeigt werden, daß die in diesem System reaktiven Zellpopulationen das Membranalloantigen θ tragen, das für T-Zellen charakteristisch ist [2]. Kürzlich berichteten wir, daß durch Kokultivierung von Mäusethymozyten (14×10^6) und peripheren, recirculierenden T-Lymphozyten (1×10^6) zusammen mit allogenetischen, Mitomycin C-behandelten Mäusemilzzellen (2×10^6) eine zytotoxische Immunantwort induziert werden kann, deren Größe 10- bis 20fach den rechnerisch zu erwartenden Wert übersteigt [3]. Darüber hinaus ließ sich nachweisen, daß der beschriebene T-T-Zell-Synergismus auf der Tatsache beruht, daß periphere T-Zellen in der Gegenwart von Thymuszellen 10- bis 20fach effizienter in vitro in zytotoxische Effektorzellen differenzieren. Operationell gesehen kommt somit den Thymuszellen die Funktion von Helferzellen in in vitro-zytotoxischen Allograft-Reaktionen zu [3].

Ziel der heute zu berichtenden Untersuchungen war es, die für den T-T-Zell-Synergismus verantwortlichen T-Zellen mit Hilfe eines kontinuierlichen Albumingradienten zu charakterisieren. Begründet wurde dieses Vorgehen mit der Hoffnung, daß mit Hilfe dieser Technik sich eine Reinigungsmöglichkeit für die reaktiven T-Zell-Subpopulationen ergeben könnte.

Entsprechend ihrer Zelldichte trennten wir sowohl Thymus als auch Milz und Ductus Thoracicus-Lymphozyten (TDL) von CBA-Mäusen (H-2k) auf einem kontinuierlichen (15 bis 30%) Albumingradienten [4] auf. In einem zweiten Schritt wurden dann die Lymphozyten der Einzelfraktionen (14 × 10^6) auf ihre Fähigkeit getestet, in vitro gegen Mitomycin C-behandelte BALB/c-Maus-Milzzellen mit einer zytotoxischen Immunantwort zu reagieren. Es fand sich, daß nur „leichte" Thymozyten oder Milzzellen (Dichte < 1,08) die Fähigkeit besaßen, in vitro in zytotoxische Effektorzellen zu differenzieren. Ein reziprokes Verhältnis stellte sich im Falle von rezirkulierenden Lymphozyten heraus (TDL). In diesem Falle fanden sich die Prekursorzellen von zytotoxischen Effektorzellen am „direkten" Ende des Gradienten (Dichte > 1,08).

Nachdem diese Basisinformation zur Verfügung stand, testeten wir diese Einzelfraktionen von Thymozyten auf ihre Fähigkeit, zusammen mit peripheren T-Zellen zu kooperieren. In einem ersten Schritt wurden CBA-Maus-Thymuszellen auf einem kontinuierlichen Albumin-

Tabelle 1

Einzelfraktionen des Gradienten (Dichte: g/cm^3)	1,065	1,07	1,075	1,078	1,080	1,082	1,085	1,087	1,090	1,095
Thymuszellen[a] (fraktioniert) 15 × 10^6-Zellen	10%	35%[a]	12%	5%	2%	0	0	0	0	0
Thymuszellen[b] (14 × 10^6) plus 1 × 10^6 TDL	60%	100%[b]	100%	40%	10%	10%	10%	10%	10%	10%[c]

[a] CBA-Maus-Thymozyten wurden entsprechend ihrer Dichte auf einem kontinuierlichen Albumingradienten aufgetrennt. 15 × 10^6-Zellen aus den jeweiligen Einzelfaktoren wurden im Marbrook-System mit 2 × 10^6 Mitomycin C-behandelten BALB/c-Milzzellen für 6 Tage kultiviert. Die in vitro induzierte zytotoxische Aktivität wurde in einem ^{51}Cr-Test gegen P815 (H-2^d)-Zielzellen getestet [2]. Testzeit war 200 min. Prozentspezifische Lyse [2] der Zielzellen ist angegeben.

[b] 14 × 10^6-Thymuszellen aus den Einzelfraktionen wurden mit 1 × 10^6 CBA-Maus-TDL und 2 × 10^6 Mitomycin C-behandelten BALB/c-Maus-Milzzellen für 6 Tage kultiviert. Die in vitro generierten Effektorzellen wurden in einem ^{51}Cr-Test gegen P815 (H-2^d)-Zielzellen getestet. Prozentspezifische Lyse [2] ist angegeben. In Titrationsexperimenten wurde festgestellt, daß zwischen a und b ein 20facher Aktivitätsunterschied besteht. C gibt die zytotoxische Aktivität an, die von 1 × 10^6 TDL in Gegenwart von nicht reaktiven Thymuszellen generiert wird.

Tabelle 2

Einzelfraktionen des Gradienten (Dichte: g/cm^3)	1,065	1,07	1,075	1,078	1,080	1,082	1,085	1,087	1,090	1,095
Milzzellen[a] (fraktioniert) 15 × 10^6-Zellen	20%	70%	50%	80%	60%	20%	4%	6%	0	0
Milzzellen (1 × 10^6)[b] plus Thymuszellen (14 × 10^6)	30%	20%	80%	4%	10%	80%	100%	100%	100%	4%

[a] CBA-Maus-Milzzellen wurden entsprechend ihrer Dichte auf einem kontinuierlichen Albumingradienten aufgetrennt. 15 × 10^6-Zellen aus den jdweiligen Einzelfraktionen wurden im Marbrook-System mit 2 × 10^6 Mitomycin C-behandelten BALB/c-Milzzellen für 6 Tage kultiviert. Die in vitro induzierte zytotoxische Aktivität wurde in einem ^{51}C^d-Test gegen P815 (H-2r)-Zielzellen getestet [2]. Testzeit war 200 min. Prozentspezifische Lyse [2] der Zielzellen ist angegeben.

[b] 1 × 10^6-Milzzellen aus den Einzelfraktionen wurden mit 14 × 10^6 CBA-Maus-Thymozyten gegen BALB/c-Alloantigen (H-2^d) kultiviert (6 Tage). Die in vitro generierten Effektorzellen wurden anschließend in einem ^{51}Cr-Test (200 min) auf Zytotoxizität gegen P815-Zielzellen getestet. Prozentspezifische Lyse ist angegeben [2].

gradienten entsprechend ihrer Dichte in Einzelfraktionen aufgetrennt. In einem zweiten Schritt wurden 14×10^6 Thymozyten aus jeder Einzelfraktion zusammen mit 1×10^6 CBA-TDL und 2×10^6 allogenetischen, Mitomycin C-behandelten BALB/c-Milzzellen für 6 Tage kultiviert. Die Daten in Tabelle 1 zeigen, daß nur Thymozyten am leichten Ende (spez. Gewicht < 1,08) in der Lage waren, zusammen mit TDL zu kooperieren.

Im nächsten Experimentalansatz wurden Milzzellen auf dem Gradienten entsprechend ihrer Dichte aufgetrennt. Zellen aus den Einzelfraktionen (1×10^6) wurden zusammen mit 14×10^6 Thymuszellen und Mitomycin C-behandelten BALB/c-Milzzellen für 6 Tage kultiviert. Tabelle 2 zeigt, daß in Gegenwart von Thymuszellen „dichte" Milzzellen (spez. Gewicht > 1,08) die Fähigkeit erlangten, in vitro in zytotoxische Effektorzellen zu differenzieren. Ähnliche Ergebnisse wurden im Falle von TDL erhalten. Es erscheint also, daß die reaktiven T-Zell-Subpopulationen, denen das Phänomen der T-T-Zell-Interaktion zugrunde liegt, durch ihre Zelldichte charakterisiert werden können. Damit ergibt sich ein experimenteller Zugang zur weiteren Reinigung und Definierung von T-Zell-Subpopulationen in vitro.

Literatur

1. Cerottini, J. Ch., Brunner, K. T.: Advanc. Immunol. 18, 67 (1974). — 2. Wagner, H., Röllinghoff, M., Nossal, G. J. V.: Transpl. Rev. 17, 1 (1973). — 3. Wagner, H.: J. exp. Med. 138, 1379 (1973). — 4. Shortman, K.: Aust. J. exp. Biol. med. Sci. 46, 375 (1968).

RÖLLINGHOFF, M., WAGNER, H. (Walter and Eliza Hall Institute, Melbourne, Australien, u. Institut für Med. Mikrobiologie, Univ. Mainz): **Aktivierte T-Lymphozyten - ein Weg der physiologischen Tumorabwehr**

Es darf als gesichert gelten, daß die meisten, wenn nicht sogar alle experimentell erzeugten und spontan auftretenden Tumoren dank besonderer tumorassoziierter Transplantationsantigene in ihren Trägern eine Aktivierung des Immunsystems bewirken [1]. Zum anderen wissen wir, daß sich dieser Immunapparat aus verschiedenen zellulären Komponenten zusammensetzt: den thymusabhängigen (T)-Lymphozyten, den knochenmarkabhängigen (B)-Lymphozyten und den Makrophagen [2]. Es erhob sich deshalb die Frage, welche Bedeutung diesen einzelnen Zelltypen während einer Tumorimmunantwort zukommt. Nur dann, wenn die Physiologie der Immunantwort ausreichend charakterisiert ist, wird es ggf. möglich werden, diese Reaktion im Sinne einer therapeutischen Verstärkung zu manipulieren.

Die Frage nach der relativen Beteiligung von T-Zellen, B-Zellen und Makrophagen bei der Tumorimmunantwort wurde in einem syngenetischen Mäuse-Plasmazell-Tumormodell untersucht [3]. Unsere früheren Untersuchungen hatten bereits ergeben, daß eine Tumorimmunität nur in immunologisch voll intakten Mäusen aufgebaut werden konnte, nicht jedoch in T-Zell-defizienten „nackten" Mäusen; weiterhin konnte gezeigt werden, daß protektive Tumorimmunität von immunisierten Tieren ausschließlich mittels T-Lymphozyten auf nichtimmunisierte, normale Empfängermäuse übertragen werden konnte, nicht jedoch mit B-Lymphozyten oder mit Makrophagen [4]. Ziel der im folgenden beschriebenen Untersuchungen war es, die Zellen des Immunsystems zu charakterisieren, die in vitro zu der Induzierung und zu der Effektuierung einer Tumorimmunantwort notwendig sind. Dabei bedienten wir uns zur in vitro-Initiierung der Anti-Plasmazell-Tumorimmunantwort einer gemischten Lymphozyten-Tumorzell-Kultivierungsmethode [5], während die immunzytotoxische Aktivität der Effektorzellen in einem Kurzzeit-^{51}Cr-Freisetzungstest [6] gemessen wurde.

Zur Charakterisierung der Induktionsphase der Tumorimmunantwort wurden 60×10^6 BALB/c-cortisonresistente Thymuszellen (eine Zellpopulation, die zu 99,8% aus T-Zellen besteht; Osmond u. Nossal, 1974, im Druck), 60×10^6 BALB/c-Milzzellen (eine Mischung von B-Zellen, T-Zellen und Makrophagen) und

60×10^6 T-Zell-freie BALB/c-Milzzellen (zur Eliminierung von T-Lymphozyten waren die Milzzellen mit AKR-Anti-θ-Serum plus Komplement behandelt worden) für 7 Tage jeweils zusammen mit 2×10^6 bestrahlten (5000 R) HPC 108-Plasmazell-Tumorzellen kultiviert und anschließend auf ihre Zytotoxizität gegenüber ^{51}Cr-markierten HPC 108-Milzzellen untersucht.

Tabelle 1. Zelluläre Charakterisierung der Induktionsphase der syngenetischen Immunreaktion gegen immune Plasmazell-Tumorzellen in vitro

Reagierende BALB/c-Zellen Cokultivierung für 7 Tage	Stimulierende, bestrahlte Tumorzellen	Prozent Lysis von ^{51}Cr-markierten HPC 108-Zellzellen[a] $\pm$ S.D. (6 Std) Effektorzell/Zielzellverhältnis		
60×10^6	2×10^6	50:1	10:1	2:1
Cortisonresistente Thymozyten	HPC 108	42,4 $\pm$ 1,8	21,0 $\pm$ 2,1	15,3 $\pm$ 1,3
Milzzellen	HPC 108	51,2 $\pm$ 2,1	26,5 $\pm$ 1,4	16,8 $\pm$ 0,6
Milzzellen (nach Behandlung mit AKR-Anti-θ-Serum und C)	HPC 108	15,4 $\pm$ 1,7	14,9 $\pm$ 0,9	12,0 $\pm$ 2,6
Milzzellen (nach Behandlung mit normalem AKR-Serum und C)	HPC 108	50,3 $\pm$ 1,9	27,3 $\pm$ 2,4	14,4 $\pm$ 1,5

[a] Spontanlyse von HPC 108-Zellen in Gegenwart von nichtkultivierten BALB/c-Lymphoidzellen 12,8 $\pm$ 1,4%.

Tabelle 2. Empfindlichkeit von zytotoxischen Anti-HPC 108-Effektorzellen gegenüber AKR-Anti-θ-Serum und Complement

Herkunft der HPC 108-stimulierten BALB/c-Effektorzellen	Behandlung der Effektorzellen	Prozent Lysis von ^{51}Cr-markierten HPC 108-Zielzellen[a] $\pm$ S.D. (6 Std) Effektorzell-/Zielzellverhältnis		
		50:1	10:1	2:1
In vivo-aktivierte Milzzellen[b]	AKR-Serum + C	36,7 $\pm$ 2,4	19,5 $\pm$ 0,9	14,6 $\pm$ 1,5
	AKR-Anti-θ-Serum + C	13,4 $\pm$ 1,3	14,1 $\pm$ 2,1	14,3 $\pm$ 1,9
In vitro-aktivierte Milzzellen[c]	AKR-Serum + C	51,6 $\pm$ 2,7	26,9 $\pm$ 1,8	17,2 $\pm$ 1,9
	AKR-Anti-θ-Serum + C	14,7 $\pm$ 1,4	15,3 $\pm$ 1,6	13,0 $\pm$ 2,1

[a] Spontanlyse von HPC 108-Zellen in Gegenwart von nichtkultivierten BALB/c-Lymphoidzellen 13,7 $\pm$ 1,4%.
[b] Milzzellen aus BALB/c-Mäusen, deren subcutan injizierte Tumoren sich im Stadium der Spontanregression befanden.
[c] Milzzellen, die durch 7tägige Kokultivierung mit bestrahlten HPC 108-Tumorzellen stimuliert worden waren.

Wie aus Tabelle 1 zu ersehen ist, ergab die Kokultivierung von sowohl Thymozyten als auch von nichtvorbehandelten Milzzellen mit den syngenetischen Tumorzellen eine gute Induktion von zytotoxischen Effektorzellen: Bei einem Effektorzell-Zielzellverhältnis von 50:1 wurden in dem 6stündigen ^{51}Cr-Test 42,4 $\pm$ 1,8 bzw. 51,2 $\pm$ 2,1% Lyse von HPC 108-Zielzellen beobachtet. Demgegenüber entwickelten sich während der Kultivierung von T-Zell-freien Milzzellen mit HPC 108-Tumorzellen keine nachweisbaren Effektorzellen; die hier gemessene Zielzelllyse lag mit 15,4 $\pm$ 1,7% nur unwesentlich über dem Spontanlysewert von 12,8 $\pm$ 1,3%. Aus diesen Ergebnissen ist klar zu folgern, daß T-Lymphozyten in der Lage sind, ohne größere Mengen von B-Lymphozyten oder Makrophagen eine zytotoxische Immunantwort aufzubauen. B-Lymphozyten und Makrophagen vermögen hingegen in Abwesenheit von T-Lymphozyten keine zytotoxischen Effektorzellen zu induzieren.

Was die zelluläre Charakterisierung der zytotoxischen Effektorphase der Tumorimmunantwort betrifft, so deutet der bereits beschriebene Befund, daß cortisonresistente Thymuszellen zu zytotoxisch wirksamen Effektorzellen differenzieren können, darauf hin, daß Effektorzellen T-Zell-Charakter haben können. Dieser Verdacht wurde für das untersuchte Tumormodell gesichert, in dem gezeigt werden konnte, daß sowohl in vivo wie auch in vitro stimulierte syngenetische Milzzellen nach Behandlung mit dem T-Zell-spezifischen AKR-Anti-θ-Serum plus Komplement ihre tumorzytotoxische Aktivität praktisch total verloren (Tabelle 2). Dieser Befund weist darüber hinaus darauf hin, daß B-Lymphozyten und Makrophagen im Gegensatz zu T-Lymphozyten bei der Immunzytotoxizität gegenüber Plasmazell-Tumoren keine größere Bedeutung zukommt.

Die hier vorgelegten Ergebnisse zeigen zweifelsfrei, daß T-Lymphozyten in allen Phasen der Immunantwort gegen Plasmazell-Tumoren von essentieller Wichtigkeit sind. Auf der anderen Seite sind jedoch in anderen experimentellen Tumormodellen auch B-Lymphozyten [7] und Makrophagen [8] in vitro als immunologisch wirksame zytotoxische Effektorzellen beschrieben worden. Damit ergibt sich für zukünftige Untersuchungen die Frage, ob in der in vivo-Situation für einen Tumor gleichzeitig nur ein immunologischer Abwehrmechanismus existiert oder ob mehrere Mechanismen parallel nebeneinander ablaufen.

Literatur

1. Hellström, K. E., Hellström, I.: Advanc. Immunol. 18, 209 (1974). — 2. Miller, J. F. A. P., Basten, A., Sprent, J., Cheers, C.: Cell. Immunol. 2, 469 (1971). — 3. Röllinghoff, M., Rouse, B. T., Warner, N. L.: J. nat. Cancer Inst. 50, 159 (1973). — 4. Rouse, B. T., Röllinghoff, M., Warner, N. L.: Europ. J. Immunol. 3, 218 (1973). — 5. Wagner, H., Röllinghoff, M.: J. exp. Med. 138, 1 (1973). — 6. Brunner, K. T., Mauel, J., Cerottini J. C., Chapius, B.: Immunology 18, 501 (1970). — 7. Perlmann, P., Holm, G.: Advanc. Immunol. 11, 117 (1969). — 8. Evans, R., Alexander, P.: Nature (Lond.) 236, 170 (1972).

MALCHOW, H., KLINGELHÖFER, H. L., JOHANNSEN, R. (Med. Univ.-Klinik Marburg a. d. Lahn): **Zur Spezifität lymphozytotoxischer Antikörper. Analyse der Patienten mit positiven zytotoxischen Reaktionen auf homologe Lymphozyten**[*]

Nach früher mitgeteilten Untersuchungen an 1324 ausgewählten und unausgewählten Patienten unserer Kliniken konnten bei 128 von ihnen lymphozytotoxische Antikörper nachgewiesen werden [1]. Der Nachweis wurde mit einer Zweiphasenmethode geführt, die die Mikrotechnik nach Kissmeyer-Nielsen und Kjerbye modifiziert [2, 3]. Von diesen 128 Seren, die nach der oben genannten Methode eine positive zytotoxische Reaktion mit homologen Zellen aufwiesen, konnten 72mal Testungen mit den autologen Lymphozyten ausgewertet werden. 49 dieser 72 Seren reagierten ebenfalls mit den autologen Zellen positiv, so daß nur in diesen Fällen von dem Vorliegen eines Autoantikörpers gesprochen werden kann.

Korrelation zu Daten der Rheumaserologie

Nach den Befunden von Naito et al. [4] besteht zwischen dem Auffinden der lymphozytotoxischen Autoantikörper und den Rheumafaktoren eine Korrelation. An Hand unseres Materials wurden die Korrelationen zu dem Nachweis homologer

---

[*] Mit Unterstützung durch die Deutsche Forschungsgemeinschaft

lymphozytotoxischer Antikörper, zu Leukozytenzahl, zu den Rheumafaktoren (Rheumafaktor Latex-Test und Waaler-Rose-Test), zu den antinukleären Faktoren (Latex-Test und fluoreszenzmikroskopischer Nachweis) zu Schwangerschaft und Transfusionen berechnet. Die Ergebnisse sind in der Tabelle dargestellt.

Tabelle. Zusammenstellung der Korrelationskoeffizienten (r), der Anzahl der Untersuchten (n) und der Signifikanz für n − 2 Freiheitsgrade (p) bei Seren mit lymphozytotoxischen Autoantikörpern. Eine Korrelationsberechnung erfolgte zur Reaktion mit homologen Zellen, Leukozytenzahl, Rheumafaktoren (RF und ASH), antinukleären Faktoren (LE-Faktor, ANF), Geburten und Transfusionen. Die Zusammenstellung ist für das Gesamtkollektiv sowie Frauen und Männer getrennt angegeben

	Gesamt						Frauen			Männer		
	homolog			autolog			autolog			autolog		
	r	n	p	r	n	p	r	n	p	r	n	p
Homolog				0,37	64	0,01	0,18	32	n.s.	0,54	32	0,01
Leukozyten	−0,03	128	n.s.	0,08	64	n.s.	−0,11	32	n.s.	0,00	32	n.s.
RF	0,24	115	0,01	0,37	58	0,01	0,20	28	n.s.	0,40	30	0,05
ASH	0,16	106	n.s.	0,05	57	n.s.	0,06	28	n.s.	0,16	29	n.s.
LE-Faktor	0,09	116	n.s.	0,33	59	0,05	0,41	28	0,05	0,15	31	n.s.
ANF	0,08	112	n.s.	0,33	58	0,05	0,31	29	n.s.	0,35	29	n.s.
Geburten	0,05	128	n.s.	−0,03	64	n.s.	−0,19	32	n.s.			
Transfusionen	0,05	128	n.s.	−0,30	64	0,05	−0,59	32	0,001	0,01	32	n.s.

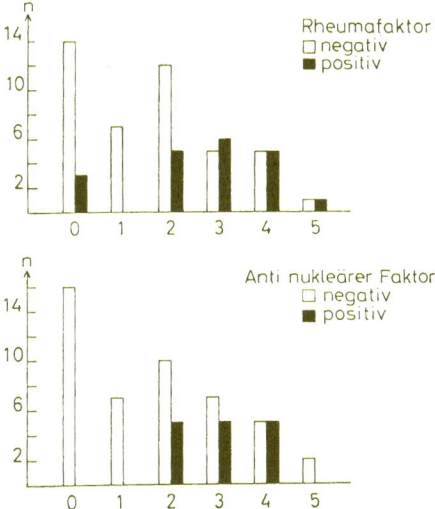

Abb. 1. Untersucht wurden Seren mit lymphozytotoxischen Reaktionen auf homologe Zellen. Auf der Ordinate ist die Anzahl der untersuchten Seren aufgetragen. Auf der Abszisse kennzeichnen die Zahlen 0 bis 5 die Reaktionsstärke mit autologen Zellen. Die weißen Säulen bedeuten einen negativen Nachweis von Rheumafaktoren (obere Hälfte) und antinukleären Faktoren (untere Hälfte). Die schwarzen Säulen weisen einen positiven Befund der Faktoren aus

Nach der Berechnung bestehen signifikante Korrelationen ($p \leq 0{,}01$) zwischen den Ergebnissen an homologen und autologen Zellen sowie zum Nachweis der Rheumafaktoren in der sog. Latex-Probe. Mit einem $p \leq 0{,}05$ bestehen auch noch signifikante Korrelationen zum Nachweis der antinukleären Faktoren (Abb. 1). In der für Männer und Frauen getrennt durchgeführten Berechnung ist zu erkennen, daß bei Männern eine recht gute Korrelation zum Testergebnis mit homologen Zellen besteht, die bei Frauen nicht nachgewiesen werden kann. Zur Sensibilisierung führen nach unseren Berechnungen am ehesten Bluttransfusionen, mehr noch als Schwangerschaften, denn die durch die Screenings-Untersuchungen gewonnenen positiven Befunde an homologen Zellen konnten in der Mehrzahl durch vorausgegangene Transfusionen erklärt werden.

HL-A-Antikörper

Alle Seren, die mit autologen Zellen auf das Vorhandensein einer lymphozytotoxischen Aktivität überprüft worden waren, wurden mit einem „panel" von 25 Spenderlymphozyten auf das Vorhandensein von zytotoxischen HL-A-Antikörpern untersucht. In den „panel" waren die Eigenschaften HL-A 1, 2, 3, 9, 10, 11, W 28, W 19 auf dem 1. Sublocus und HL-A 5, 7, 8, 12, 13, W 18, W 17, SL, W 22, W 27, W 10, W 14, W 15 auf dem 2. Sublocus sowie 4a, 4b, 6a, 6b, 5a, 5b und 9a repräsentiert.

Mit dem „panel" der 25 ausgesuchten Spenderlymphozyten reagierten bei einer Temperatur von 37 °C nur wenige Seren. 4mal war eine fraglich positive Reaktion, 1mal eine schwach positive Reaktion zu beobachten. 5 Seren zeigten eine eindeutig positive Reaktion. Diese 5 Seren waren 4 Frauen und 1 Mann zuzuordnen. Die Frauen hatten 2 bis 4 Schwangerschaften und nur in 1 Fall keine Transfusionen erhalten, während der Mann zahllose Transfusionen im Rahmen seiner Panmyelopathie bekommen hatte. In 3 Fällen war der so nachgewiesene Antikörper multispezifisch, 1mal wurde ein Anti-HL-A 12, 1mal ein Anti-HL-A 7 nachgewiesen.

Verlaufsbeobachtungen

In allen Fällen mit Carcinomen der Pankreaskopfregion, in denen ein Verschlußikterus vorlag, waren positive Befunde zu registrieren. Es wurde jedoch in keinem Fall einer akuten Hepatitis mit Ikterus eine lymphozytotoxische Reaktion beobachtet. Das Vorliegen einer chronischen Niereninsuffizienz mit der Erhöhung harnpflichtiger Substanzen kann auch nicht für eine positive Reaktion herangezogen werden, wie sie in einem Fall mit akutem Nierenversagen zu beobachten war, da Patienten mit chronischer Niereninsuffizienz in der Regel keine positiven Reaktionen zeigen. Unerklärlich bleibt auch der Nachweis einer lymphozytotoxischen Reaktion bei einer Patientin mit Agammaglobulinämie. Bei ihr konnte in einer akuten Attacke einer Bronchitis bei Bronchiektasen auch eine Cytotoxizität auf autologe Zellen beobachtet werden. 3 Monate nach der stationären Entlassung war das Serum nicht mehr gegen homologe wie auch autologe Zellen zytotoxisch. Das Auftreten von Autoantikörpern bei Agammaglobulinämie wurde jedoch besonders für erythrozytäre Autoantikörper beschrieben. Bei 2 Patienten konnte erst im Verlauf der Erkrankung das Auftreten lymphozytotoxischer Autoantikörper festgestellt werden. Ein 57jähriger Mann mit chronisch persistierender Hepatitis und rheumatoider Arthritis hatte vor Behandlung mit Prednison einen negativen Befund und 1 Jahr später einen positiven Befund, jetzt zusammen mit positivem Australia-Antigen und antinukleären Faktoren. Ein anderer Patient mit einer sehr ausgeprägten rheumatoiden Arthritis war 10 Jahre mit Prednison behandelt worden, bei ihm konnte kein lymphozytotoxischer Befund erhoben werden. 6 Wochen nach Absetzen der Steroide wurden die Reaktionen stark positiv und blieben konstant während der weiteren Beobachtungszeit. 2 Frauen mit positivem Kälteagglutininnachweis hatten lymphozytotoxische Autoantikörper. Ob dies ein zufälliges Zusammentreffen oder Ausdruck einer zytotoxischen Reaktion der „Kälteagglutinine" ist, kann an Hand der wenigen positiven Befunde mit Kälteagglutininen nicht beantwortet werden.

Zusammenfassung

Es finden sich bei den Seren mit lymphozytotoxischen Autoantikörpern Korrelationen zum Nachweis von Rheumafaktoren ($p \leq 0{,}01$) und antinukleären Faktoren ($p \leq 0{,}05$). Diese nur lockeren Beziehungen weisen einerseits auf den Unterschied der Antikörper, andererseits auf das gemeinsame Auftreten bei Erkrankungen wie rheumatoide Arthritis, progressive Sklerodermie, Lupus erythematodes u. a. hin. Die Verlaufsbeobachtungen weisen darauf hin, daß solche Autoantikörper nicht immer nachweisbar sind und eine Therapie mit Corticosteroiden sehr wohl einen Einfluß auf das Vorhandensein solcher Autoantikörper ausüben kann. Darüber hinaus konnte gezeigt werden, daß durch die von uns modifizierte Methodik ein wesentlich empfindlicher HL-A-Antikörpernachweis als mit einer Routinemethode möglich ist.

Literatur

1. Malchow, H., Klingelhöfer, H. L., Rau, B., Tücke, M., Himmelmann, G.: Verh. dtsch. Ges. inn. Med. 79, 590 (1973). — 2. Kissmeyer-Nielsen, F., Kjerbye, K. E.: Histocompatibility testing 1967, p. 381 (Terasaki, P. I., Ed.). Kopenhagen: Munksgaard 1967. — 3. Klingelhöfer, H. L., Malchow, H.: Verh. dtsch. Ges. inn. Med. 78, 884 (1972). — 4. Naito, S., Mickey, M. R., Hirata, A., Terasaki, P. I.: Tissue Antigens 1, 219 (1971).

Schumacher, K., Maerker-Alzer, G., Wehmer, U. (Med. Univ.-Klinik Köln-Lindenthal): **Nachweis eines antimitogenen Faktors in der löslichen Cytoplasmafraktion von Humanleber***

Der Nachweis einer ausgeprägten unspezifischen Wanderungshemmung von Makrophagen durch Leberantigenpräparationen bei Patienten mit chronischer Hepatitis veranlaßte uns, nach einem Hemmfaktor im Lebercytoplasma zu suchen.

Aus dem löslichen Cytoplasmaüberstand von Humanleber wurde durch eine Kombination von Fällungsverfahren, Molekularsiebung und Ionenaustauschchromatographie ein Inhibitor isoliert und in einigen seiner Eigenschaften charakterisiert.

Der Inhibitor hat Eiweißnatur. Seine Molekulargröße wurde auf 65000 bis 80000 geschätzt. Die elektrophoretische Beweglichkeit ist sehr gering und entspricht etwa der der $\beta\gamma$-Globuline.

Tabelle. Wirkung des Inhibitors auf PHA- und MLC-stimulierte Lymphozyten und HeLa-Zellen

Inhibitor (Le Cytpl.) µg/0,2 ml	Lymphocytes PHA (^{3}H-Thym.-Mikro) (Ly-control) cpm	Inhibitor (Le Cytpl.) µg/0,2 ml	Lymphocytes MLC (^{3}H-Thym. Mikro) (Ly-control) cpm	Inhibitor (Le Cytpl.) µg/0,2 ml	HeLa ^{3}H-Thym. cpm	HeLa ^{3}H-Thym. cpm
0	8442 (59)	0	7319 (312)	0	77000	42000
		8	5116		78000	33000
12	2923	12,5	1590	6,2	80200	34000
16	102					
25	26	25	288	12,5	61300	27000
50	39		n. d.	25	n. d.	22000
100	28		n. d.	50	n. d.	12000
				100		

Funktionell ist der Inhibitor charakterisiert durch eine potente Hemmung der Lymphozytentransformation nach Stimulation durch PHA, PPD und durch zelluläre oder Transplantationsantigene (MLC) (Tabelle). Auch der Stoffwechsel

---

* Mit Unterstützung der Deutschen Forschungsgemeinschaft.

von in vivo aktivierten Lymphozyten [1, 2] und die Migration von Makrophagen werden gehemmt. Nach PHA-Stimulation ist am stärksten die de novo-Synthese von RNA gehemmt.

Die Spezifität der Hemmung des Lymphozytenstoffwechsels erscheint ziemlich hoch. Dosen, die zu einer 100%igen Hemmung des Lymphozytenstoffwechsels führen, haben nur eine leichte Reduktion des Stoffwechsels von Hela-Zellen zur Folge.

Eine Speciesspezifität des Inhibitors konnte nicht nachgewiesen werden. Ein nach dem gleichen Verfahren aus Kaninchenleber isolierter Inhibitor hemmt auch humane Lymphozyten, hat allerdings in vergleichbaren Dosen nur 40% der Wirkung des Inhibitors aus Humanleber.

Der hier beschriebene Inhibitor ist nicht identisch mit den immunsuppressiv wirksamen α-Globulinen des Serums [3, 4]. Dies läßt sich allein auf Grund der unterschiedlichen elektrophoretischen Beweglichkeit von α-Globulinen einerseits und Inhibitor andererseits sagen. Zwar läßt sich dieser Inhibitor auch aus Humanserum isolieren, er zeigt aber nur etwa 10% der Aktivität des aus Humanleber kommenden Inhibitors. Der im Serum nachgewiesene Inhibitor dürfte aus der Leber in das Serum abgegeben werden.

Wieweit dieser Inhibitor verantwortlich ist für den bereits früher beschriebenen immunsuppressiven Effekt von Lebertransplantaten [5], ist bisher nicht bekannt. Weiter ist unklar, ob der von uns gefundene Inhibitor eine Verwandtschaft hat zu dem von A. von der Decken [6] beschriebenen Hemmfaktor, der die Proteinsynthese in Polyribosomen hemmt. Ebenfalls unbekannt sind bisher die biologische Bedeutung und der Wirkungsmechanismus dieses Inhibitors. Ob dieser Stoff in der Lage ist, immunologische Abläufe in der Leber zu beeinflussen oder ob er etwas mit der Regulation von Wachstum und Leberregeneration zu tun hat, bleibt weiteren Untersuchungen vorbehalten.

Literatur

1. Schumacher, K., Alzer, G.: In: Linder, H.: Die chronische Hepatitis. Baden-Baden-Brüssel: Gerhard Witzstrock. — 2. Alzer, G., Schumacher, K., Gross, R.: Klin. Wschr. **52**, 190 (1974). — 3. Cooperband, S. R., Boudevik, H., Schmid, K., Mannick, J. A.: Science **159**, 1243 (1968). — 4. Yachnin, St.: J. Immunol. **108**, 845 (1972). — 5. Baldwin, W. M., Cohen, M.: Amer. J. Zool. **9**, 1131 (1969). — 6. Decken, A. von der: Hoppe Seylers Z. physiol. Chem. **353**, 1405 (1972).

Dosch, H. M., Gassel, W.-D., Schmidt, W., Rieder, E., Havemann, K. (Med. Univ.-Klinik Marburg a. d. Lahn): **Koloniestimulierende Aktivität (CSA) aus menschlichen Leukozyten**

Koloniestimulierende Aktivität oder CSA wird einer Gruppe neuraminsäurehaltiger Glykoproteine zugeordnet, die in unterschiedlicher Verteilung ubiquitär im Körper vorkommen. CSA induziert die Differenzierung der leukopoetischen Progenitorzellen zu Granulozyten und Monozyten in einem agarhaltigen Kultursystem. Wir benutzten das von Bradley und Metcalf angegebene Kultursystem mit 75000 Knochenmarkszellen pro Kultur. Nach 7tägiger Kultivierung wurden Klone mit mehr als 50 Zellen als Kolonien, mit weniger als 50 Zellen als Cluster ausgezählt. Als CSA-haltige positive Kontrolle diente Serum endotoxinbehandelter Mäuse. 1970 wurde von Robinson u. Pike ein einfacher Rückkoppelungsmechanismus angenommen, nach dem die Leukopoese durch granulozytäre CSA aus absterbenden Granulozyten reguliert werden soll. Zur Klärung dieser Frage wurden periphere menschliche Leukozyten auf CSA untersucht. Menschliche

Monozyten, Lymphozyten und Granulozyten wurden in verschiedenen Konzentrationen in 0,6%igen Agar vorgegeben und die Mäuseknochenmarkszellen in 0,3%igem Agar überschichtet. Abb. 1 zeigt, daß nur vitale Monozyten ein Koloniewachstum induzieren. 10^6 Monozyten bewirken ein optimales Koloniewachstum. Mit höheren Dosen war keine weitere Steigerung zu erzielen. Konzentrationen von unter 5×10^3 waren unwirksam.

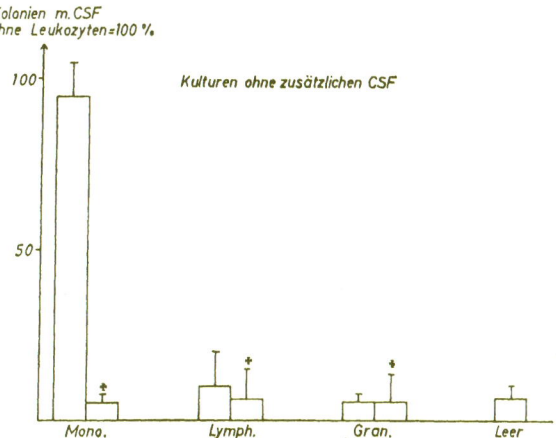

Abb. 1. CSF-Aktivität von vitalen und zerstörten (†) Monozyten, Lymphozyten und Granulozyten (n = 7)

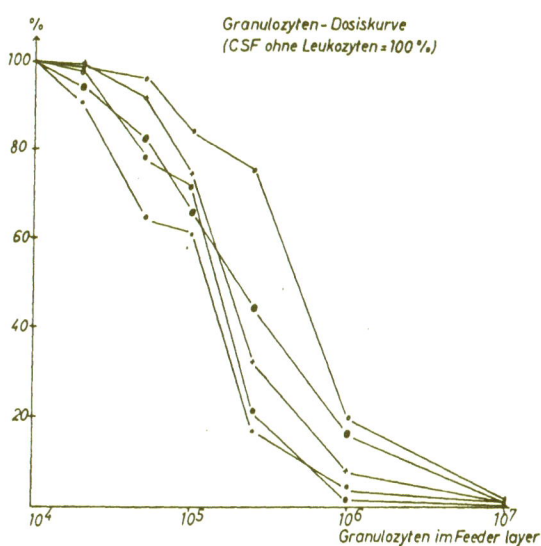

Abb. 2. Dosisabhängige Hemmung des Koloniewachstums durch Granulozyten in optimal mit CSF-stimulierten Kulturen

Reine Lymphozyten und reine Granulozyten waren unabhängig von ihrer Vitalität ohne Einfluß.

In Kulturen, die mit CSA aus dem Serum endotoxinbehandelter Mäuse stimuliert waren, führte der Zusatz vitaler Monozyten zu einem vermehrten Koloniewachstum. Lymphozyten waren auch hier ohne Einfluß. Vitale und zerstörte Granulozyten hemmten das induzierte Koloniewachstum dosisabhängig (Abb. 2).

Um Aufschluß über die subzelluläre Lokalisation der wachstumsfördernden und -hemmenden Aktivitäten zu erhalten, wurden Lymphozyten, Granulozyten und Monozyten durch Differentialzentrifugation in eine Kern-, Granula- und mikrosomale Fraktion getrennt, die mit einmolarer Kochsalzlösung extrahiert wurden. Nach Dialyse wurden die Dialysate und die nichtdialysierbaren Anteile in stimulierten und unstimulierten Kulturen untersucht.

Es zeigte sich, daß die wachstumshemmende Aktivität von Granulozyten der Granulafraktion zuzuordnen ist. Die wachstumshemmende Aktivität ist dialysierbar und noch in hohen Verdünnungen wirksam. Von allen weiteren Fraktionen hatte nur die Granulafraktion der Monozyten einen Einfluß. Sie zeigte deutlich wachstumsfördernde Aktivität und ließ sich gelchromatographisch in einer β-naphthylacetatesterasereichen makromolekularen Fraktion und in einer Fraktion mit einem Molekulargewicht von etwa 30000 anreichern.

Meine Damen und Herren, auf Grund unserer Ergebnisse läßt sich in Übereinstimmung mit den Befunden anderer Autoren annehmen, daß die in vielen Geweben nachweisbare koloniestimulierende Aktivität vorwiegend in Monozyten gebildet wird. Darüber hinaus geben Granulozyten einen dialysierbaren Faktor ab, der das Koloniewachstum hemmt. Seine Charakterisierung ist noch nicht abgeschlossen. Möglicherweise handelt es sich dabei um das von Rytömaa et al. beschriebene granulozytäre Chalon. Diese Ergebnisse wurden mit weitgehend reinen, unstimulierten Leukozytenfraktionen erhalten. Die Bedeutung einer Kooperation zwischen den einzelnen Leukozytenklassen sowie einer Stimulation der Zellen zeigen folgende Befunde:

Werden zu suboptimal mit Monozyten stimulierten Knochenmarkskulturen Granulozyten zugesetzt, so kommt es bei einer Konzentration von etwa 10 bis 15% Granulozyten zu einer deutlichen Steigerung des Koloniewachstums. Möglicherweise bestehen ähnliche Verhältnisse bei der Kooperation zwischen Lymphozyten und Monozyten. Daß hierbei besonders immunologische Reaktionen eine Rolle spielen, zeigen die folgenden Versuche: Es wurden Überstände unstimulierter und spezifisch stimulierter Lymphozytenkulturen auf koloniestimulierende Aktivität untersucht. Abb. 0 zeigt die Ergebnisse bei einem Monozytenanteil von unter 2%. Erwartungsgemäß wird in unstimulierten Lymphozytenkulturen keine CSA freigesetzt. Dagegen kam es in PPD-stimulierten Kulturen zu einer deutlichen Freisetzung, die ihr Maximum am 5. bis 6. Tag der Kultur hatte. In der letzten Abbildung sind die Ergebnisse von Kulturen wiedergegeben, die 20% Monozyten enthielten. Wie zu erwarten, kommt es bereits in unstimulierten Kulturen zu einer kontinuierlich steigenden CSA-Freisetzung. Werden solche Kulturen spezifisch stimuliert, so steigt die CSA in den Überständen stark an. Die in diesen Kulturen freigesetzte CSA-Menge liegt um das 400- bis 500fache größer als die Menge, die von vergleichbaren Mengen gereinigter Monozyten in Feeder-Layern sezerniert wird.

Unsere Befunde lassen sich mit der eingangs erwähnten Annahme eines einfachen Regelmechanismus der Leukopoese durch granulozytäre CSA aus absterbenden Granulozyten nicht vereinbaren. Wahrscheinlicher erscheint ein komplexer Regelmechanismus mit der Kooperation unterschiedlicher Zellklassen.

SCHWARZ, J. A., COMSA, J., SCHEURLEN, P. G. (I. Med. Univ.-Klinik Homburg/Saar): **Zur Wirkung des Thymushormons BC bei der humoralen Immunantwort der Ratte**

Zur Induktion einer thymusabhängigen humoralen Immunantwort ist das Zusammenwirken von aus dem Knochenmark stammenden B-Lymphozyten mit Zellen des Thymus, den T-Lymphozyten, erforderlich. Die Wiederherstellung der immunologischen Reaktivität thymektomierter Versuchstiere durch Implantation einer Thymusgewebe enthaltenden Diffusionskammer machte die Existenz eines oder mehrerer humoraler Thymusfaktoren wahrscheinlich. Bisher ist die Isolierung und Reindarstellung eines solchen Thymusfaktors noch nicht gelungen, ebensowenig wie die hormonellen Zusammenhänge bei der Reifung und Funktion des Immunsystems völlig geklärt sind.

Mit dem von Bernardi u. Comsa isolierten Thymusextrakt „BC" [1] konnten wir [2] in hypophysektomierten und thymektomierten Ratten die Antikörperbildung gegen Humanserumalbumin (HSA) wiederherstellen. Daraufhin untersuchten wir den Einfluß des Thymushormons BC auf die Immunantwort der thymektomierten Ratte gegen Schafserythrozyten (SRBC) im Vergleich zur Wirkung von Phytohämagglutinin (PHA).

Da der nach Adrenalektomie beobachtete Abfall des Gehaltes an „BC" im Thymus durch Desoxycorticosteroninjektionen behoben werden konnte [3], testeten wir die Wirkung von Desoxycorticosteron auf die Antikörperbildung der hypophysektomierten und thymektomierten Ratten gegen HSA im Vergleich zur Wirkung von BC und Wachstumshormon (STH).

Material und Methoden

Versuchstiere: hypophysektomierte Sprague-Dawley-Ratten (Brockman-Institut, Helmont, Holland) und freigezüchtete Sprague-Dawley-Ratten. Die Thymektomie wurde im Alter von 4 Wochen nach Segaloff [2] 8 bis 10 Tage nach der Hypophysektomie durchgeführt. Immunisiert wurde mit 0,25 mg HSA (Behring-Werke) im CFA subkutan (0,5 ml) 2mal pro Woche oder mit 1×10^9 SRBC (Behring-Werke) intraperitoneal. PHA: PHA-purified (Wellcome) 2mal pro Woche 3 mg/kg Körpergewicht intravenös; Thymushormon BC: 120 µg täglich subkutan vom Tage nach der Thymektomie ab; STH vom Rind (Labortoire Choay, Prais) 20 IE täglich intraperitoneal vom Tage nach der Thymektomie.

Von den subfascial in der rechten Achselhöhle gelegenen Desoxycorticosteron-Implantaten wurden durchschnittlich täglich 76 ± 1 µg Desoxycorticosteron resorbiert (Desoxycorticosteron-Base in Cholesterol 29-Dextran, Roussel-Uclaf, Paris).

Der semiquantitative Mikropräzipitationstest wurde in 1,2%igem Agar durchgeführt [4]. Die Bestimmung der Agglutinine und Hämolysine erfolgte im Mikrotitersystem (Cooke Engenerring & Co., Virginia), ebenso die Bestimmung der Antikörper gegen HSA nach Kopplung von HSA an SRBC [5] 4 Wochen nach Immunisierungsbeginn. Postmortal wurde die Vollständigkeit der Hypophysektomie und Thymektomie geprüft und unvollständig operierte Tiere von der Auswertung ausgeschlossen. Hieraus resultiert die unterschiedliche Zahl von Tieren in den einzelnen Gruppen.

Ergebnisse

In der passiven Hämagglutination lagen die Anti-HSA-Titer bei den nichtoperierten Kontrolltieren (n = 13) bei Stufe 10 bis 11, thymektomierte Ratten (n = 6) bildeten Antikörper bis zur Stufe 6 und hypophysektomierte und thymektomierte unbehandelte Tiere (n = 7) keine spezifischen Antikörper oder Antikörper bis maximal Titerstufe 3.

Hypophysektomierte und thymektomierte Ratten (n = 9) mit einem DOC-Implantat zeigten eine normalisierte Immunantwort gegen HSA. Bei zusätzlicher täglicher Gabe von STH (n = 7) oder BC (n = 7) wurde der Durchschnittswert um 1 bis 2 Titerstufen gesteigert, gleichzeitige Gabe von STH und BC ergab bei einem größeren Kollektiv (n = 17) gegenüber der nichtoperierten Kontrollgruppe einen um durchschnittlich 4 Stufen höheren Anti-HSA-Titer (Abb. 1).

Mit dem Mitogen Phytohämagglutinin ließ sich die humorale Immunantwort normaler Ratten gegen HSA steigern, wenn PHA 2mal pro Woche, beginnend 1 Woche nach Immunisierung, und noch deutlicher, beginnend 3 Tage nach Immunisierungsbeginn, mit einer Dosierung von 3 mg/kg Körpergewicht intravenös verabreicht wurde.

Die Immunantwort thymektomierter Ratten gegen das Antigen SRBC wurde weder durch das Thymushormon BC noch durch PHA merkbar beeinflußt, wenn BC oder PHA während der Primärantwort in einer im Albuminsystem wirksamen Dosierung appliziert wurde. Nach PHA- oder BC-Gabe waren lediglich die Hämolysine in den ersten 4 bis 10 Tagen gegenüber unbehandelten thymektomierten Tieren um 2 bis 3 Titerstufen erhöht, die Normalwerte nichtoperierter Kontrolltiere wurden jedoch nicht erreicht. Bei der Sekundärantwort lagen am 5. Tag die Agglutinine und Hämolysine der während der Primärantwort mit BC behandelten thymektomierten Ratten um 1 bis 2 Titerstufen über denjenigen der Kontrolltiere, der unbehandelten und der mit PHA behandelten Tiere.

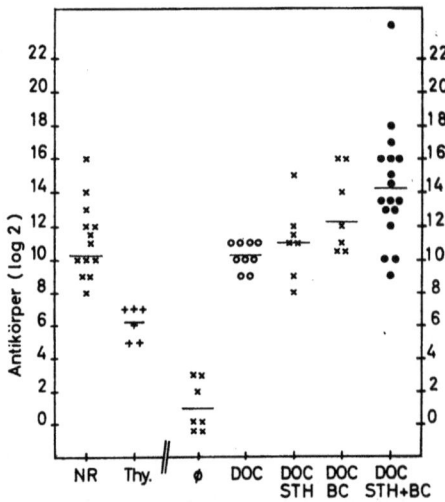

Abb. 1. Anti-HSA-Antikörper normaler (NR), thymektomierter (Thy) und hypophysektomiertthymektomierter Ratten unbehandelt ⌀, mit einem Desoxycorticosteron-Implantat (DOC), 76 γ/die, und täglicher Gabe von Wachstumshormon (STH), 20 IE s.c. und/oder Thymushormon (BC), 120 mg s.c.

Diskussion

Mit dem von Goldstein et al. [6] untersuchten Thymosin konnte in thymektomierten, letal bestrahlten und mit syngenen Knochenmarkszellen rekonstituierten Ratten die Immunantwort gegen ein Proteinantigen nicht normalisiert werden. Von Trainin et al. [7] werden ein ähnlicher Thymusextrakt THF (Thymic Humoral Factor) seit längerem untersucht. Eine Antikörperbildung gegen SRBC ließ sich in thymektomierten und bestrahlten Tieren nach Gabe von THF nicht nachweisen, ähnlich, wie hier das Thymushormon BC oder PHA die abgeschwächte Primärantwort thymektomierter Ratten gegen SRBC nicht normalisierte.

Nach Immunisierung hypophysektomierter und thymektomierter Ratten mit dem thymusabhängigen Antigen HSA wurde [2] wieder eine normale Antikörperbildung beobachtet, wenn die Tiere täglich das Thymushormon BC und Wachstumshormon in substitutiver Dosis [8] erhielten. Da von hypophysektomierten und thymektomierten Ratten auch nach Gabe von DOC in sogar geringerer als der substitutiven Dosis [9] die Antikörperbildung gegen HSA wie bei nichtoperierten Kontrolltieren erfolgte, müssen wir annehmen, daß die humorale Immunantwort auf 2 voneinander unabhängigen Wegen vom Endokrinium gesteuert wird.

Literatur

1. Bernardi, G., Comsa, J.: Experientia (Basel) **21**, 416 (1965). — 2. Schwarz, J. A., Comsa, J.: Z. Immun.-Forsch. **146**, 168 (1973). — 3. Comsa, J.: Nature (Lond.) **184**, 279 (1959). — 4. Nowotny, A.: Basic exercises in immunochemistry, Berlin-Heidelberg-New York: Springer 1969. — 5. Golub, E. S.: J. Immunol. **100**, 133 (1968). — 6. Krüger, J.: Cell. Immunol. **1**, 51 (1970). — 7. Small, N., Trainin, N.: J. exp. Med. **134**, 786 (1971). — 8. Papkoff, H., Li, C. H.: In: Methods in hormone research, p. 680. Academic Press 1962. — 9. Dorfman, R. J.: In: Methods in hormone research, p. 325. Academic Press 1962.

BOTZENHARDT, U., AHR, W., LEMMEL, E.-M. (Sonderforschungsbereich 107, Immunologie, Mainz, I. Med. Klinik, Univ. Mainz): **Immunsuppression durch 036,5122 (Asta): Induktion immunologischer Toleranz gegen Schaferythrocyten**

036.5122 ASTA ist eine vom Cyclophosphamid abgeleitete Substanz, deren dosisabhängigen immunsuppressiven Effekt Lemmel (1973) sowie Potel u. Mitarb. (1973) nachwiesen. Ob diese Substanz wie Cyclophosphamid auch zur Induktion spezifischer immunologischer Toleranz geeignet ist, war die Fragestellung der hier vorgetragenen Experimente. Als Versuchsmodell wählten wir die Immunantwort adulter NMRI-Mäuse gegen Schaferythrocyten (SRBC). Das Ausmaß der Reaktion bestimmten wir mittels der Hämagglutinationstiter und der Zahl der plaquebildenden Zellen in der Milz.

Experimentalansatz

Die Mäuse erhielten zunächst 5×10^8 SRBC i.p. und anschließend 6 Tage 20 mg 036/kg Körpergewicht und Tag. Zu unterschiedlichen Zeitpunkten zwischen 1 und 10 Wochen wurde der Hälfte der Tiere erneut 5×10^8 SRBC gegeben. Den anderen Tieren gaben wir als Zweitantigen statt SRBC 5×10^8 Humanerythrocyten (HRBC), um die Antigenspezifität einer eventuell gesetzten Immunsuppression zu überprüfen. Für die Titerbestimmungen nahmen wir den hierfür vorgesehenen Tieren am achten Tag nach zweiter Antigengabe Blut ab. Den für Plaquetests vorgesehenen Tieren entfernten wir 6 Tage nach zweiter Antigengabe die Milz und bestimmten die Plaquezahlen gegen beide Antigene.

Tabelle 1. Entwicklung der AK-Bildung nach Toleranzinduktion gegen SRBC mittels 036.5122 ASTA (Hämagglutinationstiter $\log_2$)

Abstand AG_1-AG_2 Tage	SRBC		HRBC	
	036	K	036	K
7	1	9	7	8
14	6	14	10	10
21	7	9	8	9
28	9	11	11	11

Zu unterschiedlichen Zeitabständen (AG_1-AG_2) nach Toleranzinduktion gegen SRBC wird erneut AG gegeben und 8 Tage später die Titerhöhe bestimmt (036-Gruppen). Als Spezifitätskontrolle dient die Bestimmung der Titerhöhe „toleranter" Tiere gegen HRBC. Als Kontrolle der „normalen" Immunantwort gegen das jeweilige AG ist jeder 036-Gruppe die Titerhöhe einer Kontrollgruppe zugeordnet, die jeweils zur gleichen Zeit mit gleichem AG primär immunisiert wurde.

Ergebnisse

Tabelle 1 zeigt die Höhe der Hämagglutinationstiter gegen SRBC und HRBC am achten Tag nach zweiter Antigengabe. Die Titerhöhe ist als Logarithmus zur

Basis 2 angegeben. Alle Werte sind Mittelwerte von mindestens 6 Tieren. Die erste Spalte gibt den jeweiligen Zeitabstand zwischen beiden Antigengaben an. In den mit 036 überschriebenen Spalten sind die Titer der wie oben beschrieben immunsuppressiv vorbehandelten Tiere gegen SRBC bzw. HRBC aufgetragen. Jedem dieser Werte ist als Kontrolle ein Wert zugeordnet, der die Höhe der Primärantwort sonst unbehandelter Tiere gegen das gleiche Antigen zur gleichen Zeit angibt, also die Höhe einer, wenn man so will, „normalen" Reaktion anzeigt.

Aus den beiden letzten Spalten geht hervor, daß die Reaktivität der mit SRBC und 036 vorbehandelten Tiere gegenüber HRBC im Vergleich zu den Kontrollen praktisch unvermindert ist, gegen das Zweitantigen HRBC sind diese Tiere also normal reaktiv. Die Titerwerte gegen SRBC liegen dagegen in den ersten 2 Wochen um 8 Titerstufen unter den zugehörigen Kontrollen, was quantitativ auf die zirkulierende Antikörpermenge bezogen bedeutet, daß diese Tiere weniger als 1% der Antikörpermenge der Kontrollen gebildet haben. Bei intakter Immunantwort gegen HRBC finden wir also eine ausgeprägte antigenspezifische Immunsuppression gegenüber SRBC. Dieses Phänomen ist als Ausdruck spezifischer immunologischer Toleranz zu werten. Im Verlauf der dritten Woche nach Toleranzinduktion kommt dann die Antikörperbildung gegen SRBC wieder in Gang, und die Titer nähern sich den Kontrollwerten.

Tabelle 2. Persistenz von Toleranz gegen SRBC

Abstand AG_1-AG_2 Tage	$PFC/10^6$ gegen		
	SRBC 19 S	7 S	HRBC 19 S
8	3,2	0,1	14,4
10	3,7	0,8	27,5
14	9,6	8,0	41,5
17	7,9	1,2	74,2
20	11,0	3,4	112,1
23	19,1	27,9	92,5
27	24,3	17,9	83,0
30	21,5	46,0	99,0
37	26,1	28,3	128,0
74	18,1	85,3	120,7

PFC in Prozent der Reaktion unbehandelter Kontrollen.

In Tabelle 2 sind die Ergebnisse der Plaquetests dargestellt. Die erste Spalte gibt den Abstand zwischen den beiden Antigengaben an. In der folgenden Spalte sind die Plaquezahlen zu den jeweiligen Zeitpunkten 6 Tage nach zweiter Antigengabe in Prozent der Werte primär immunisierter Kontrollen angegeben. Es sind Mittelwerte von je 6 Tieren und sie beziehen sich auf Plaques/10^6 gewonnenen Milzzellen. Die obere Kurve zeigt die Reaktion gegen HRBC. Nach kurzzeitiger anfänglicher Hemmung als Ausdruck einer unspezifischen Immunsuppression direkt nach Medikamentengabe sehen wir eine rasche und vollständige Regeneration des Immunpotentials gegen das Kontrollantigen. Die Immunantwort gegen SRBC ist dagegen auch im Plaquetest fast vollständig unterdrückt. 19 S plaquebildende Zellen treten sogar bis Versuchsende nach über 10 Wochen nur in einer auf 20% der Kontrollwerte verminderten Anzahl auf. Auch 7 S plaquebildende Zellen sind in den ersten 3 Wochen kaum nachweisbar, danach allerdings beobachten wir eine stetige Regeneration des 7 S-Potentials. Als Parameter der Spezifität der von uns gegen SRBC induzierten Toleranz möchten wir noch einmal auf die Differenz der Reagibilität gegenüber NRBC als Kontrolle und SRBC hinweisen.

Die hier mitgeteilten Befunde stehen in Übereinstimmung mit Resultaten von Aisenberg, Dietrich u. Dukor sowie Playfair, denen mittels Cyclophosphamid Toleranzinduktion gelang. Nach den Ergebnissen der beiden erstgenannten Gruppen ist zur Toleranzinduktion mit Cyclophosphamid eine deutlich höhere Medikamentendosis erforderlich, als wir es bei 036 beobachten. Auch die Cyclophosphamiddosis, die diese Autoren verwenden, liegt im Vergleich zur LD_{50} höher als die von uns applizierte Menge 036. Playfair erreichte mit diesen höheren Dosierungen bei sonst fast gleichem Experimentalansatz eine 7 Wochen andauernde Toleranz im 19S-Bereich, die er aber im Gegensatz zu unseren Befunden nach 10 Wochen nicht mehr nachweisen konnte. Resultate über Hämagglutinationstiter oder 7S plaquebildende Zellen teilt Playfair nicht mit.

Ich fasse zusammen: 1. Mit dem Cyclophosphamidabkömmling 036.5122ASTA ist eine Induktion spezifischer immunologischer Toleranz möglich. 2. Im Vergleich zu Cyclophosphamid kann die Toleranzinduktion mit einer geringeren Antigen- und Medikamentendosis erreicht werden.

Literatur

Aisenberg, A. C.: J. exp. Med. **125**, 833 (1967). — Dietrich, F. M., Dukor, P.: Path. Microbiol. **30**, 909 (1967). — Lemmel, E. M.: Habilitationsschrift, Mainz 1973. — Playfair, J. H. L.: Nature (Lond.) **222**, 882 (1969). — Potel, J., Pressler, K., Ruwisch, K. H.: Zbl. Bakt., I. Abt. Orig. A **225**, 416 (1973).

SCHWARZ, J. A., KÖNIG, P., SCHEURLEN, P. G. (Med. Univ.-Klinik u. Poliklinik Homburg/Saar): **Beeinflussung der humoralen Immunantwort durch Vincristinsulfat und Vincristinsulfat/Cyclophosphamid**

Die mit einem Mitoseblocker eingeleitete Tumorsynchronisationstherapie ist der alleinigen zytostatischen Wachstumshemmung deutlich überlegen [1]. Analog sollte durch Vorsynchronisation antigenstimulierter Lymphozyten auch eine Änderung der immunsuppressiven Wirkung eines nachfolgend verabreichten Zytostatikums zu erwarten sein.

In den vorliegenden Tierexperimenten testeten wir die alleinige Wirkung von Vincristinsulfat sowie verschiedene Kombinationen von Vincristinsulfat und Cyclophosphamid auf die primäre und sekundäre humorale Immunantwort.

Material und Methoden

In immunologisch reifen 6 bis 7 Wochen alten, frei gezüchteten Sprague-Dawley-Ratten wurde durch i.p. Immunisierung mit 1×10^9 Schafserythrozyten (SRBC) (Behringwerke) die Primärantwort und durch Injektion der gleichen Menge SRBC nach 60 Tagen die sekundäre Immunantwort untersucht. Blutentnahmen erfolgten aus der Schwanzvene, die Titer der hämolysierenden Antikörper wurden mit der Takatsy-Mikrotitermethode untersucht [2]. Eine Differenzierung zwischen IgM- und IgG-Antikörpern erfolgte durch Reduktion der Seren mit Mercaptoäthanol [3]. Die Kontrollgruppe bestand aus 10 Tieren, die übrigen Kollektive aus 6 bis 7 Tieren. Auf eine Darstellung der Standardabweichungen in den Abbildungen wurde aus Gründen der Übersichtlichkeit verzichtet.

Ergebnisse

Die einmalige intraperitoneale Gabe von 5, 10, 20 und 30 µg Vi/100 g KG 6 Std nach Immunisierung führte im Vergleich zur unbehandelten Kontrollgruppe zu einem beschleunigten und höheren Titeranstieg während der ersten 10 Tage mit einem Maximum am 6. Tag.

Die mehrmalige Vi-Gabe von 1, 3 und 5 µg/100 g KG am Tage 0 bis 4 ergab einen zweigipfeligen Titerverlauf mit einem ersten Maximum am 6. und einem zweiten am 10. Tag. Dabei verhielten sich die Antikörpertiter zur verabreichten Vincristindosis umgekehrt proportional. Nach Reduktion der Seren mit Mercaptoäthanol verschwanden die ersten Gipfel.

Bei Gabe von 10 und 30 µg Vi/100 g KG am Tag 0, 1 und 2 wurde keine Zweigipfeligkeit mehr beobachtet, es kam ab dem 6. Tag zu einem verspäteten und verminderten Titeranstieg mit nachfolgend normaler Sekundärantwort. Nach Gabe von 3mal 50 µg Vi verstarben am 4. Tag alle Tiere dieser Gruppe.

Durch Kombination von Vincristinsulfat mit Cyclophosphamid wird gegenüber der alleinigen Cy-Behandlung eine Verzögerung der Antikörperbildung erreicht. Die Gabe von 1 mg Cy/100 g KG am 1. und 2. Tag nach Immunisierung führt gegenüber der Kontrollgruppe ab dem 10. Tag zu einer Abnahme der spezifischen Antikörper. Die Injektion von 30 µg Vi/100 g KG bei gleicher Cyclophosphamiddosierung bewirkt eine Verzögerung des ansonsten gleichen Titerverlaufs

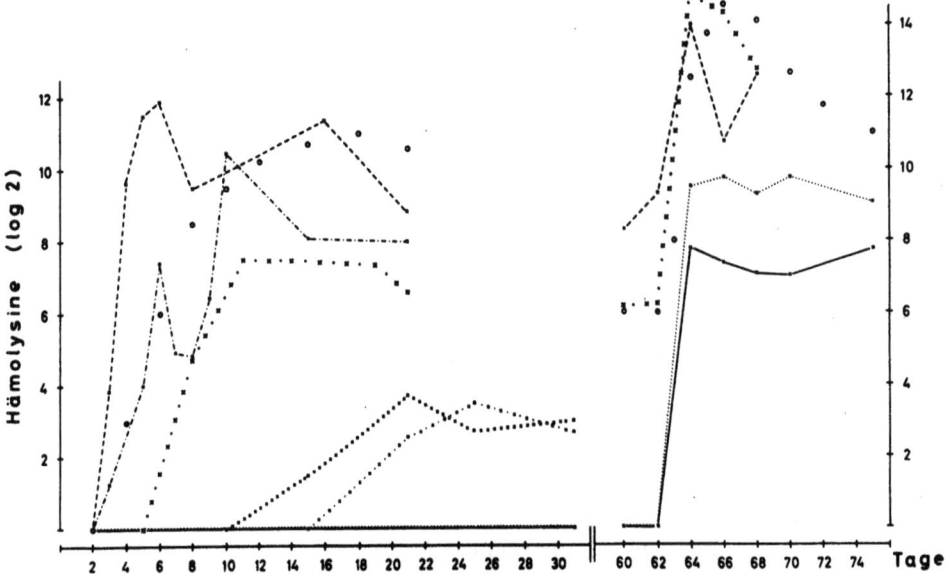

Abb. 1. Immunsuppression während der Primärantwort durch Vincristinsulfat/Cyclophosphamid im Vergleich zu Cyclophosphamid bei SRBC immunisierten Sprague-Dawley-Ratten. Immunisierung am Tag 0; Boosterinjektion am 60. Tag. ∘∘∘∘ Kontrollen; Vincristin® (Lilly): µg/100 g Kg i.p. 6 Std nach Immunisierung und an den Tagen 1 bis 3 (bis 5). Cyclophosphamid = Endoxan® (Asta): mg/100 g KG i.p. an den Tagen 1 bis 2 (bis 4). − − − 1 × 30 µg Vi; —·—·— 5 × 1 µg Vi; × · · × 3 × 30 µg Vi; × × × 2 × 3 mg Cy; × · × · · × 1 × 30 µg Vi, 2 × 3 mg Cy; ——— 4 × 3 mg Cy; · · · · · 30 µg Vi, 4 × 3 mg Cy

um 2 Tage. Durch Vi und 2mal 2 mg Cy/100 g KG wird eine Verzögerung von 3 und bei 2mal 3 mg Cy eine Verzögerung des Titeranstiegs von 5 Tagen beobachtet. Wird 4mal 3 mg Cy/100 g KG verabreicht, kommt es mit und ohne Vi während der Primärantwort zu einer vollständigen Unterdrückung der Antikörperbildung. Nach Boosterung am 60. Tag wird ein für eine Sekundärantwort charakteristischer steiler, aber dosisabhängig verringerter Titerverlauf beobachtet. Hier lagen bei 2 Gruppen die Antikörpertiter der mit Vi und Cy behandelten Tiere in den ersten 10 Tagen geringfügig über den Titern der nur mit Cy behandelten Tiere.

In der nachfolgenden Serie wurde die Vi/Cy-Behandlung mit der alleinigen Cy-Behandlung während der Sekundärantwort untersucht. Lediglich bei Gabe von 2mal 5 µg Vi/100 g KG 6 Std und 1 Tag nach der Boosterinjektion und Cy-Gabe von 3 mg/100 g KG am 1. und 2. Tag lagen die durchschnittlichen Antikörpertiter im Vergleich zu denjenigen der nur mit Cy behandelten Tiere deutlich niedriger.

Diskussion

Die einmalige i.p.-Gabe von Vincristinsulfat führt als Folge der partiellen Synchronisation unmittelbar vorher antigenstimulierter Zellen zu einem steileren und höheren Titeranstieg als in Kontrolltieren. Bei mehrfacher i.p.-Vincristinapplikation kommt es im Serum der Versuchstiere sogar zu einem zweigipfeligen Titerverlauf mit einem ersten durch Mercaptoäthanol inaktivierbaren Gipfel am 6. Tag und einem zweiten mercaptoäthanolresistenten Gipfel am 10. Tag, ähnlich der mit der Agar-Plaquetechnik auf zellulärer Ebene etwas früher nachweisbaren primären IgM- und einer späteren IgG-Antwort [4]. Bei höherer Dosierung zeigt sich eine Abschwächung der Antikörperbildung bis zum Verschwinden des ersten Maximums als Folge der zytoziden Wirkung des Vincristinsulfates. Eine vollständige Unterdrückung der spezifischen Antikörperbildung mit Vincristin war nicht möglich.

Die immunsuppressive Wirkung des Cyclophosphamids [5, 6, 7] auf die primäre und sekundäre humorale Immunreaktion läßt sich durch Kombination mit dem nichtcarcinogenen Vincristinsulfat bei entsprechendem „timing" des reversiblen Mitoseblockers eindeutig steigern.

Literatur

1. Klein, H. O.: Dtsch. med. Wschr. **35**, 1273 (1972). — 2. Schwarz, J. A., Comsa, J.: Z. Immun.-Forsch. **146**, 168 (1973). — 3. Huber: Laboratoriumsdiagnose hämat. u. immunolog. Erkr., S. 244. Berlin-Heidelberg-New York: Springer 1972. — 4. Emmerling, P.: Acta geront. **2**, 25 (1972). — 5. Aisenberg, A. C., Wilkes: Nature (Lond.) 498 (1967). — 6. Many, A., Schwartz, R. S.: Clin. exp. Immunol. **6**, 87 (1970). — 7. Göring, H.: Europ. J. Immunol. **2**, 174 (1972).

HERRLINGER, J. D., MÜLLER-RUCHHOLTZ, W. (II. Med. Klinik u. Immunolog. Laboratorium, Hygiene-Institut, Univ. Kiel): **Hemmung der Antikörperbildung sensibilisierter Tiere. II. Vergleich von Cyclophosphamid und Azathioprin in einer Antigen-Cytostaticum-Kombinationsbehandlung**

Vor einem Jahr berichteten wir über erste erfolgreiche Modellversuche, in einem vorsensibilisierten Organismus durch die Kombination von Antigen mit einem Cytostaticum besser zu desensibilisieren als durch das Cytostaticum allein [1]. Heute berichten wir über vergleichende Untersuchungen der Wirksamkeit zweier Cytostatica, des Azathioprins und des Cyclophosphamids, in der Kombinationsbehandlung. Eine unserer Arbeitshypothesen bei diesen Versuchen ist folgende: Durch eine erneute Konfrontation eines sensibilisierten Organismus mit dem Sensibilisierungsantigen werden auch die für die Aufrechterhaltung der Sensibilisierung verantwortlichen Gedächtniszellen zu Stoffwechselaktivität und Proliferation angeregt. Somit werden auch sie für das Cytostaticum erreichbar.

Material und Methoden

CAP-Inzuchtratten wurden durch viermalige Injektion von je 10^7 C3H-Mäuseerythrocyten sensibilisiert. 2 Wochen später erfolgte die Behandlung mit Antigen (10^9 C3H-Erythrocyten) und Cytostaticum. Nach weiteren 4 Wochen erfolgte die Testung der immunologischen Reaktionslage durch Reinjektion von 10^8-C3H-Eryhrocyten. Als Testsystem diente das Cooke-Mikrotiter-Hämagglutinationssystem. Genauere Angaben zur Methodik sind an anderer Stelle veröffentlicht [2, 3].

Ergebnisse

1. Aufbau der Sensibilisierungen

Nach der ersten der 4 Sensibilisierungsinjektionen waren nur Mercaptoäthanol- (MÄ)-empfindliche Agglutinine nachweisbar (Titer 1:24). Nach den folgenden

Injektionen wurden zunehmend MÄ-resistente Agglutinine bis zu einem Titer von 1:48 nachweisbar. Die MÄ-empfindlichen Antikörper fielen mit zunehmender Sensibilisierungsintensität ab (Titer 1:6 bis 1:12). Der 2 Wochen nach der letzten Sensibilisierungsinjektion gemessene MÄ-resistente Agglutinationstiter wurde für die folgenden Aussagen zum Bezugspunkt genommen.

2. Wirkung von Azathioprin in der Kombinationsbehandlung

Wie in Abb. 1 dargestellt, bewirkt die alleinige Antigengabe zum Behandlungszeitpunkt eine typische Boosterreaktion. Die alleinige Azathiopringabe konnte eine typische Boosterreaktion auf die Antigentestinjektion 4 Wochen später nicht unterdrücken. Wenn kombiniert behandelt wurde — Injektion von 2 gleich großen Azathioprindosen zusammen mit dem Antigen und 24 Std später —, erfolgte bei höchster verträglicher Azathiopringabe (LD^{50} bei unserem Applikationsschema 2mal 102 mg/kg) auf die Testinjektion nur ein geringer Titeranstieg. Mit Reduzierung der Dosis wird dieser Effekt weniger ausgeprägt.

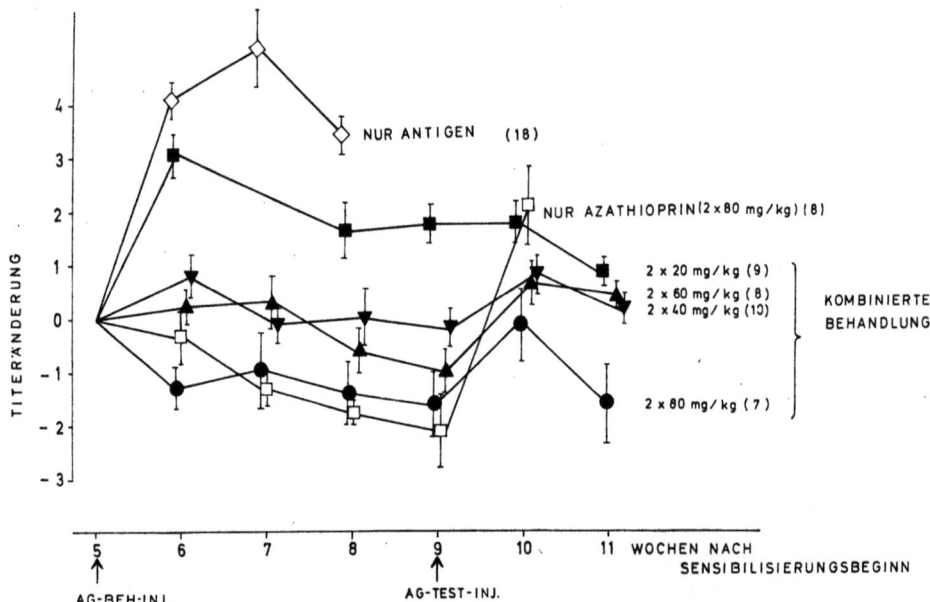

Abb. 1. Wirkung von Azathioprin in der Antigen-Cytostaticum-Kombinationsbehandlung in unterschiedlicher Dosierung auf die immunologische Reaktionslage vorsensibilisierter Tiere. Erläuterung siehe Text. Zahlen in Klammern: Anzahl der Versuche

3. Wirkung von Cyclophosphamid in der Kombinationsbehandlung

Auch Cyclophosphamid alleine gegeben konnte 4 Wochen später eine Boosterreaktion auf die Testinjektion nicht verhindern. Wenn kombiniert behandelt wurde — die beiden gleich großen Injektionen geschahen in gleicher Zeitbeziehung zur Antigengabe wie beim Azathioprin —, erfolgte bei der höchsten verträglichen Dosis von 2mal 50 mg/kg (LD^{50} 2mal 76 mg/kg) auf die Testinjektion kein Titeranstieg. Auch dieser Effekt war dosisabhängig.

4. Bedeutung der Zeitbeziehung Antigenreinjektion/Medikation für die optimale Wirksamkeit der beiden Substanzen

Nach äquitoxischer Dosis von Cyclophosphamid (2mal 50 mg/kg, entsprechen 66% LD^{50}) erschien der Effekt besser als nach entsprechender Azathiopringabe

(2mal 60 mg/kg, entsprechen 60% LD_{50}), die einen geringen Titeranstieg nicht zu verhindern mochte. Voraussetzung war, daß die Medikation in beiden Fällen während der ersten 24 Std nach der Antigengabe geschah. In Abb. 2 ist dargestellt, daß die zeitliche Beziehung von Antigenbehandlungsinjektionen zur Cytostaticumapplikation für die optimale Wirksamkeit der beiden Substanzen von großer Bedeutung war.

Während der ersten 24 Std gegeben, entspricht der dargestellte Wirksamkeitsunterschied dem oben Gesagten. 24 Std später erschien der Effekt von Cyclophosphamid noch leicht gesteigert. Weitere 24 Std später zeigte Cyclophosphamid keine sichere Wirkung mehr, wogegen Azathioprin jetzt nahezu die gleiche Wirkung zeigte wie Cyclophosphamid 24 bzw. 48 Std früher. Die Wirksamkeit der beiden Substanzen war in unserem Modell bei einer Testung 4 Wochen nach Behandlung also nahezu gleich, entscheidend war lediglich der Zeitpunkt der Applikation im Verhältnis zur Antigengabe.

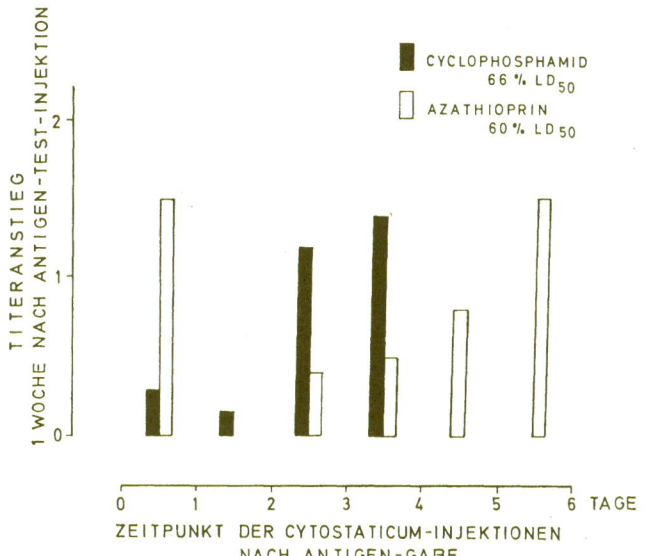

Abb. 2. Bedeutung der Zeitbeziehung Antigenreinjektion/Medikation für die optimale Wirksamkeit von Azathioprin und Cyclophosphamid in der Antigen-Cytostaticum-Kombinationsbehandlung

Zusammenfassend zeigen die Ergebnisse, daß beide untersuchten Substanzen, das Azathioprin und das Cyclophosphamid, in Kombination mit einer Antigenreinjektion dosisabhängig weit wirksamer zur Beeinflussung einer bestehenden Sensibilisierung sind als ohne Antigen gegeben, daß jedoch für die optimale Wirksamkeit für jede Substanz eine bestimmte Zeitfolge der Applikation im Verhältnis zur Antigengabe beachtet werden muß.

Literatur

1. Herrlinger, J. D., Müller, Ruchholtz, W.: Verh. dtsch. Ges. inn. Med. **79**, 613 (1973). — 2. Herrlinger, J. D., Müller-Ruckholtz, W.: Z. Immun.-Forsch. **164**, 195 (1973). — 3. Herrlinger, J. D., Müller-Ruchholtz, W.: Z. Immun.-Forsch. **165** (1974) (im Druck).

Lemmel, E.-M. (I. Med. Klinik Univ. Mainz): **Ein neues Testsystem zur quantitativen und qualitativen Bestimmung immunsuppressiver Aktivität von Pharmaka auf die zelluläre Immunität der Maus**

Während eine Beeinflußbarkeit der humoralen Immunität in verschiedenen Spezies gut faßbar ist, erfordert die Bestimmung der spezifischen Reaktivität des zellulären Immunsystems und deren Beeinflußbarkeit in vivo einen vergleichsweise sehr viel größeren technischen Aufwand; eine quantitative Analyse ist nur in relativ engen Grenzen möglich. — Unsere konventionellen Modelle zum in vivo-Studium der T-Zell-Reaktivität sind die Hauttransplantation und die graft-versus-host-Reaktion unter Verwendung von Inzuchttieren (Maus oder Ratte). Die Intensität der Reaktionsabläufe ist jeweils abhängig von der genetischen Differenz zwischen den Partnerstämmen. Die Hemmung der Abstoßungsreaktion von Hauttransplantaten ist jedoch quantitativ nur ungenügend erfaßbar: einerseits bereitet die Analyse der Abstoßungsphase Schwierigkeiten, zum anderen kann insbesondere beim H-2-inkompatiblen System die Verlängerung der Überlebenszeit um nur wenige Tage bereits Ausdruck einer massiven Immunsuppression sein.

Demgegenüber bietet die graft-versus-host-Reaktion sensitivere Nachweismöglichkeiten. Wir induzieren die konventionelle g.-v.-h.-Reaktion im H-2 inkompatiblen System durch Übertragung von Milzzellen des elterlichen Stammes mit dem genetischen Code AA auf einen 3 Tage alten F1-Hybriden mit dem genetischen Code AB. Aus genetischen Gründen resultiert eine einseitig gerichtete Reaktion A gegen B, diese ist in der Intensität abhängig von der Differenz zwischen A und B, quantitativ ist sie erfaßbar durch Beobachtung von Krankheitsverlauf und Überlebensrate der Empfängertiere oder durch Bestimmung der Organveränderungen von Milz, Leber und Thymus 10 Tage nach Zelltransfer [1]. Das Ausmaß der zu beobachtenden Hepato-Splenomegalie und Thymusinvolution ist proportional zu der Intensität der induzierten g.-v.-h.-Reaktion.

In diesem Testsystem ist eine Hemmung der T-Zell-Reaktivität gut nachweisbar. Gabe einer Testsubstanz nach Übertragung der elterlichen Zellen (z. B. Cyclophosphamid, 3mal 20 mg/kg) führt zu einer Aufhebung der reaktionsbedingten Mortalität der Empfängertiere [2]. Dieses Modell hat jedoch 2 grundlegende biologische Nachteile: Einerseits wird durch die Gabe der Testsubstanz nicht nur der reagierende Teil der elterlichen Zellen getroffen, sondern auch der Organismus der 3 Tage alten Empfängertiere. Zum anderen kann auch nach erfolgreicher Behandlung der g.-v.-h.-Reaktion im überlebenden Empfänger nur mit Mühe bestimmt werden, ob die übertragenen Zellen durch die Behandlung getötet oder in ihrer Reaktivität geblockt wurden [3].

Diese Nachteile haben wir nach dem in Abb. 1 wiedergegebenen Schema versucht zu umgehen. Die konventionelle g.-v.-h.-Reaktion ist Ausdruck einer Reaktion von A gegen B in AB. Bei Übertragung von Gewebe oder Zellen von AB auf AA kann es aus genetischen Gründen gleichfalls nur zu einer Reaktion von A gegen B kommen, resultierend in einer Elimination von AB. Auch hierbei handelt es sich um eine zelluläre Immunreaktion der gegen B gerichteten Zellklone, die durch immunsuppressive Maßnahmen hemmbar sein müßte. Sollte eine Hemmung der Reaktion A gegen B in A gelingen, d. h. sollten die zuständigen Zellklone in ihrer Aktivität blockierbar sein, so müßte dies nachweisbar sein in einer veränderten Reaktivität des Zellmaterials des so vorbehandelten Tieres A bei einer Übertragung auf einen jungen Empfänger AB; die resultierende g.-v.-h.-Reaktion A gegen B müßte gegenüber einer Normalreaktion reduziert sein.

Abb. 2 zeigt das Resultat einer Reihe derartiger Versuchsansätze. Als Immunsuppressivum kommt eine neue Testsubstanz zur Anwendung (036.5122 Asta, ein Cyclophosphamid analog), dessen starke immunsuppressive Eigenschaft an anderer Stelle nachgewiesen wurde. Wiedergegeben ist die Organveränderung der Empfängertiere 10 Tage nach Transfer von jeweils 5 Mill. lebender Zellen pro

Gramm Körpergewicht. Übertragung von normalen elterlichen Milzzellen A resultiert in Hepato-Splenomegalie und Thymusinvolution. Behandlung der Spendertiere mit einer Testsubstanz (hier 036.5122 Asta) 10 Tage vor Zelltransfer resultiert nicht in einer Hemmung der zellulären Reaktivität des übertragenen Zellmaterials.

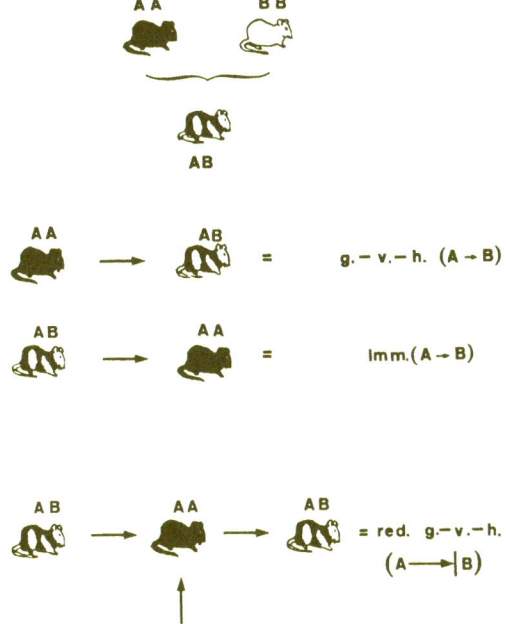

Abb. 1. Spezifische Modifikation der g.-v.-h.-Reaktivität

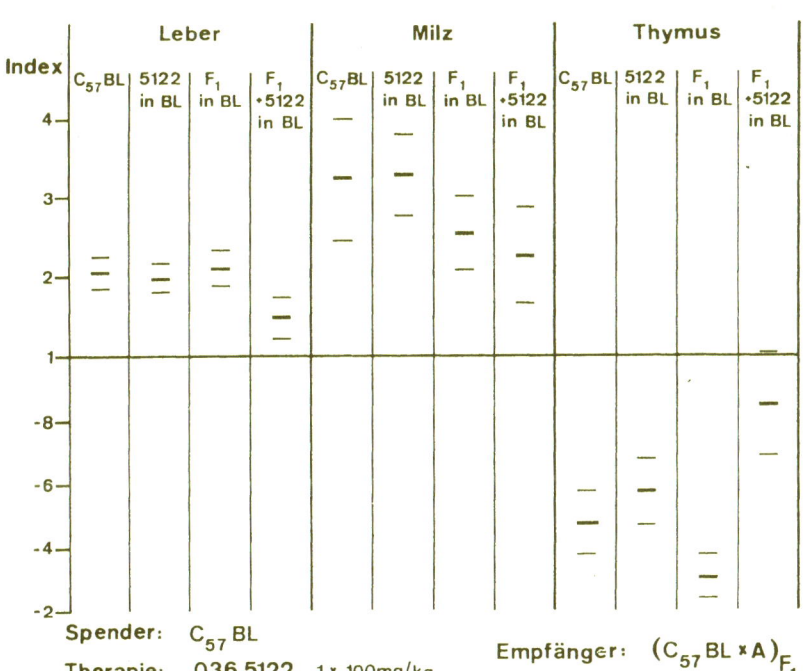

Abb. 2

Behandlung der Spendertiere 10 Tage vor Übertragung mit AB-Antigen resultiert in unveränderter Hepatomegalie und Thymusinvolution, die Splenomegalie erscheint leicht reduziert. Dagegen führt Vorbehandlung des Spenders mit AB-Antigen plus Testsubstanz zu einer deutlichen Minderung der Reaktion von A gegen AB, reflektiert in deutlich reduzierter Hepato-Splenomegalie und Thymusinvolution. Die so induzierte Hemmung der zellulären Reaktivität ist über etwa 3 Wochen Dauer nachweisbar.

Die Analyse dieser Untersuchungen erlaubt folgende Schlüsse:

1. Die Hemmung einer zellulären Immunreaktion ist in diesem Modell gut quantitativ nachweisbar, ohne daß das zum Nachweis verwendete Tier selbst dem Einfluß der Testsubstanz unterworfen ist.

2. Das Immunsuppressivum alleine führt in der verwendeten Dosierung nicht zu einer qualitativen Veränderung der zellulären Reaktivität des Spendermaterials.

3. Die nachgewiesene Hemmung der Immunreaktivität reflektiert eine qualitative Reaktionsänderung des übertragenen Zellmaterials.

4. Diese Reaktionsänderung ist Ausdruck eines Synergismus zwischen Antigen plus Immunsuppressivum.

Es ist zu erwarten, daß weitere Untersuchungen mit diesem Testsystem nicht nur eine Auswertung der Potenz immunsuppressiver Substanzen auf die zelluläre Immunreaktion erlauben. Wir hoffen darüber hinaus, mit diesem Modell beitragen zu können zur Analyse des Ablaufs von T-Zell-Reaktionen sowie der Aktivität der dabei beteiligten Zellarten in der Transplantationsreaktion einerseits und in der g.-v.-h.-Reaktion andererseits.

Durchgeführt mit Unterstützung der DFG (Le 200/4 und SFB 107).

Literatur
1. Simonsen, M.: Progr. Allergy **6**, 349 (1962). — 2. Lemmel, E.-M., Nouza, K.: Folia biol. **12**, 253 (1966). — 3. Lemmel, E.-M., Good, R. A.: Int. Arch. Allergy **36**, 554 (1969).

REITZ, M., BECK, J.-D., GUTJAHR, P., SCHULTE-WISSERMANN, H., LEMMEL, E.-M. (Kinderklinik u. I. Med. Klinik Univ. Mainz): **Zellulär-immunologische Reaktivität unter cytostatischer Therapie bei soliden Tumoren im Kindesalter**

Zu den wichtigsten Nebenwirkungen der zur cytostatischen Behandlung von Tumoren eingesetzten Pharmaka gehört eine Schädigung des hämatopoetischen Systems: Infektanfälligkeit mit oftmals fatalem klinischem Verlauf als Ausdruck einer durch die Therapie gesetzten unspezifischen Immunsuppression ist die klinische Folge. Zur Überwachung und Steuerung der Behandlung wird üblicherweise die Zahl der Leukocyten im peripheren Blut verfolgt. Wir haben vor einiger Zeit darauf hingewiesen, daß dies ein unzureichender Indikator für Immunfunktionen ist [1]. Wir wollen heute hinzufügen, daß auch die Beobachtung der Lymphocytenzahl keinen ausreichenden Maßstab für die Funktion der Reaktionsbereitschaft darstellt.

Tumorpatienten unserer Kinderklinik werden einer cytostatischen Therapie unterworfen, die je nach Tumorart einheitlich durchgeführt wird. Die Behandlungsschemata stehen in Übereinstimmung mit international üblichem Vorgehen, die klinische Durchführung und Auswertung ist Teil eines multiinstitutionellen Programms zur Behandlung von Tumoren im Kindesalter.

Lymphocyten werden aus dem peripheren Blut der Patienten mittels Zentrifugation im Ficoll-Ronpacon-Gradienten gewonnen [2], und zwar in Abständen, die durch das Therapieschema bedingt sind: jeweils vor, gegebenenfalls unter und in 2- bis 3tägigem Abstand nach

Therapiestoß. Die Reagibilität der Zellen auf mitogenen Reiz mit Phytohämagglutinin wird in 3tägigen Kulturen mittels Inkorporation von H3-Thymidin quantitativ erfaßt [3]. Das Ausmaß der Stimulierbarkeit einer standardisierten Zahl von Lymphocyten in der PHA-Kultur gilt als Hinweis für den Grad immunologischer Reaktionsbereitschaft in vivo.

In Abb. 1 ist die Beobachtung des Behandlungsverlaufs bei einem Chondrosarkom eines 14 Jahre alten Jungen wiedergegeben. Die Therapie erfolgte mit Endoxan, Actinomycin, Daunoblastin und Vincristin in konsekutiver Folge. Der Patient kam nach 3½ Monaten Beobachtungsdauer ad exitum. Zur Beobachtung kamen die Spontantransformation der Lymphocyten ohne PHA, die Transformation mit PHA (jeweils ausgedrückt in cpm, Mittelwert von 3 Kulturen), schließlich der aus diesen Werten gebildete Quotient. Nach der Beobachtung des Quotienten findet sich leicht reduzierte Stimulierbarkeit nach Endoxan, scheinbar

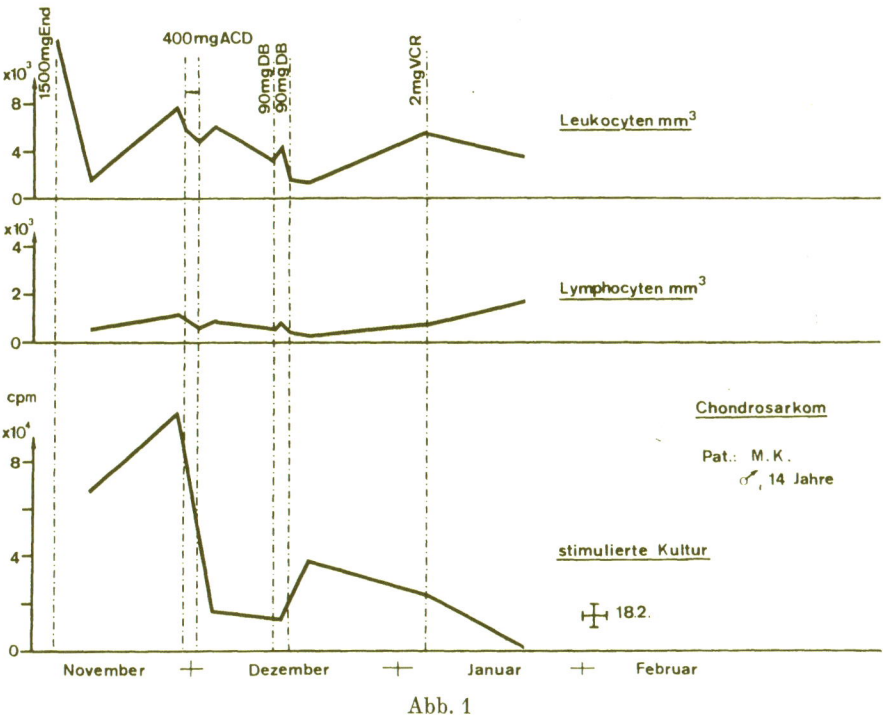

Abb. 1

erhöhte Stimulierbarkeit am Ende der Beobachtungszeit. Der Quotient spiegelt jedoch insbesondere bei abnormen Werten der Spontantransformation einen in der Art der Berechnung liegenden Fehler wieder. Wenn wir die echte Inkorporation unter PHA-Stimulation verfolgen, so nimmt diese permanent ab und fällt im Verlauf der Beobachtungszeit auf Nullwerte. In der Abb. 1 ist daher die eigentliche Stimulierbarkeit konstanter Zellzahlen in der Kultur den in der Behandlungszeit festgestellten Leukocytenzahlen im Blut des Patienten gegenübergestellt. Dabei bleibt die Gesamtzahl der Leukocyten und die Absolutzahl der Lymphocyten pro mm³ peripheres Blut insgesamt zumeist oberhalb eines kritischen Niveaus von 2000 bzw. 600 Zellen. Am Tag der letzten PHA-Kultur, die keine Stimulierbarkeit ergab, und 2 Wochen nach der letzten Medikation durchgeführt wurde, finden wir 3500 Leukocyten mit 50%, also 1750 Lymphocyten/mm³ peripheres Blut, also entsprechend der konventionellen Therapiebeobachtung beruhigende Werte. Wir wollen festhalten: Bei voll ausreichenden Zahlen von Granulocyten und Lymphocyten im peripheren Blut war zu diesem Zeitpunkt eine Stimulierbarkeit in vitro nicht möglich. Da der Patient trotz Absetzens der Medikation kurze Zeit später ad exitum kam, möchten wir annehmen, daß mit dem PHA-Test eine qualitative Schädigung der zellulären Reaktionsbereitschaft zum Ausdruck kommt, die als Nebenwirkung der cytostatischen Therapie aufzufassen ist. — Wir besitzen Beobachtungen an z. Z. 3 weiteren Patienten, bei denen wir eine Nichtansprechbarkeit der Lymphocyten in vitro als Nebenwirkung der Therapie mit dem Ableben der Patienten in Verbindung bringen müssen. In allen Fällen war der Primärtumor weder chirurgisch noch radiologisch anzugehen. Die Dosis der jeweils verabfolgten Cytostatika erschien durchweg klinisch gerechtfertigt, zumal die Zahl der zirkulierenden Leukocyten und Lymphocyten unter Therapie zumeist nicht bedrohlich erniedrigt war. In allen Fällen stand gegen Ende der Beobachtungszeit ein Infektgeschehen im Vordergrund des klinischen Bildes.

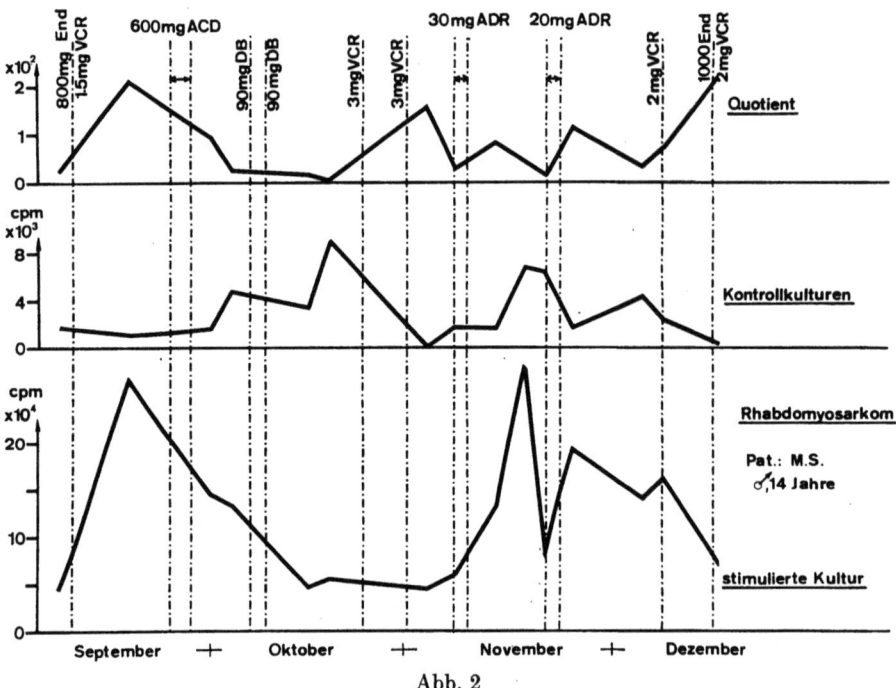

Abb. 2

In Abb. 2 ist die Beobachtung des Behandlungsverlaufs bei einem Rhabdomyosarkom wiedergegeben. Dargestellt ist das Ausmaß der PHA-induzierten Stimulation gegenüber der Spontantransformation, im oberen Teil der Abbildung ausgedrückt als der aus beiden Werten berechnete Index. Wir sehen, daß sowohl Index als auch Stimulation während der gesamten Behandlung in ausreichender Höhe, wenn auch insgesamt leicht reduziert bleiben. Es kann hinzugefügt werden, daß auch die Leukocytenzahlen kritische Werte nicht unterschritten und daß das klinische Bild gebessert schien. Wir können diese Verlaufsbeobachtung als Beispiel einer insgesamt ausreichend eingestellten Therapie ansehen.

Schließlich können wir die entsprechende Beobachtung des Behandlungsverlaufs bei einem Myelosarkom als Beispiel für einen nach unserer Erfahrung durch die Therapie gefährdeten Patienten ansehen. Wir beobachten in diesem Fall im Verlauf der Behandlung eine stetige Abnahme der Stimulierbarkeit peripherer Lymphocyten in vitro. Der Index fällt auf Werte um 0. Es muß auch für diesen

Fall hinzugefügt werden, daß die Zahl der Granulocyten und Lymphocyten im peripheren Blut eine kritische Grenze bisher nie unterschritten hat. Das Grundleiden erscheint klinisch voll kontrolliert.

Zusammenfassend darf gesagt werden: Die PHA-Stimulation von Lymphocyten bei cytostatischer Therapie kann als Parameter angesehen werden, mit dessen Hilfe Hinweise auf eine schädigende Nebenwirkung der Tumorbehandlung auf die Immunreaktivität quantitativ erfaßt werden. Zwischen dem Ausmaß der Reaktionsfähigkeit und der Zahl der zirkulierenden Lymphocyten besteht nach unseren Beobachtungen keine sichere Relation. Wir sind der Ansicht, daß die PHA-Stimulation klinisch relevante Richtwerte liefert, mit deren Hilfe die Dosierung der Tumortherapie überwacht und optimiert werden könnte.

Durchgeführt mit Unterstützung der DFG (Le 200/4 und SFB 107).

Literatur

1. Lemmel, E.-M., Hurd, E., Ziff, M.: Clin. exp. Immunol. 8, 355 (1971). — 2. Böyum, A.: Scand. J. clin. Lab. Invest. 21, Suppl. 97 (1968). — 3. Cooper, H. L., Rubin. A. D.: Blood 25, 1014 (1965).

REIKOWSKI, H., PAPPAS, A., REIKOWSKI, J., V. SEEBACH, H. B., SCHWARZE, G., SCHEURLEN, P. G. (Innere Med. I u. Patholog. Inst. der Univ. des Saarlandes, Homburg/Saar): **Verhalten der Lymphozytentransformation als Parameter der zellulären Immunreaktion bei der chronisch-aggressiven Hepatitis. Eine Langzeitstudie***

Langjährige Beobachtungen haben gezeigt, daß eine sichere Differenzierung zwischen chronisch-aggressiver und chronisch-persistierender Hepatitis oft nur durch die Gesamtheit klinischer, biochemischer und bioptischer Kontrollen möglich ist. Mit der Diagnose einer chronisch-aggressiven Hepatitis stellt sich zwingend die Frage, ob ihr autoimmunologische Prozesse zugrunde liegen, somit möglicherweise eine immunsuppressive Therapie indiziert ist, und an welchen Parametern der Erfolg einer solchen Behandlung gemessen werden kann. Unter diesen Gesichtspunkten haben wir bei unseren Patienten mit chronisch-aggressiver Hepatitis das Serum auf Autoantikörper (ANF, Antikörper gegen glatte Muskulatur und antimitochondriale Antikörper) untersucht und die Transformationsfähigkeit der Blutlymphozyten in vitro nach Stimulation mit PHA (gemessen an der ^{14}C-Thymidin-Inkorporationsrate) vor, während und nach immunsuppressiver Behandlung bestimmt.

Insgesamt standen 19 Patienten zur Verfügung, im einzelnen 10 Männer und 9 Frauen im Alter zwischen 24 und 65 Jahren. In allen Fällen war die Diagnose einer chronisch-aggressiven Hepatitis an Hand von laparoskopisch gewonnenen Leberpunktaten histologisch gesichert worden.

Bisher gibt es keine einheitlichen Kriterien für die Indikation zu einer immunsuppressiven Therapie der chronischen Hepatitis. Wir unterzogen nur solche Patienten einer derartigen Behandlung, die sowohl histologisch wie biochemisch anhaltende Aktivitätszeichen aufwiesen. Biochemisch galten konstant erhöhte Werte der Transaminasen und eine steigende γ-Globulin-Konzentration im Serum als die entscheidenden Parameter, die morphologischen Kriterien für die Aktivität des entzündlichen Prozesses sind im wesentlichen allgemein anerkannt (Desmet et al.). Die Dauer der immunsuppressiven Therapie lag zwischen 7 und 30 Monaten. Bei 5 Patienten wurde sie nach Normalisierung der biochemischen Befunde ohne

* Mit Unterstützung der Deutschen Forschungsgemeinschaft, Bad Godesberg (Pa 129)

unsere Empfehlung abgebrochen. Im einzelnen wurde bei 15 Patienten eine Kombinationsbehandlung mit Azathioprin bzw. Corticosteroide (Prednison, 15 mg pro Tag) verabreicht. Die Anfangsdosis lag für Azathioprin zwischen 200 und 100 mg pro Tag, und in der Mehrzahl der Fälle wurde die Behandlung später um 50 mg reduziert. Die statistische Auswertung der Meßergebnisse erfolgte nach dem t-Test.

Lymphozytentransformationstest (LTT): Lymphozytenkulturen von 19 Pat. mit chronisch-aggressiver Hepatitis und von 47 gesunden Kontrollpersonen wurden mit Phytohämagglutinin (PHA, Difco-P) in Medium TC 199 (Difco) nach der von uns routinemäßig angewendeten Methode für 72 Std inkubiert (Einzelheiten siehe Scheurlen et al., Pappas). Als negative Kontrollen dienten Lymphozytenkulturen ohne PHA-Stimulans.

Immunfluoreszenzserologische Untersuchungen: Die einzelnen Seren der Patienten wurden auf antinukleäre Faktoren, antimitochondriale Antikörper sowie Antikörper gegen glatte Muskulatur unter Anwendung der indirekten Immunfluoreszenztechnik untersucht. Die Auswertung der kryostatischen Schnitte mit einer Schichtdicke von 6 μ (Kombinationspräparat aus Rattenmagen, -niere und -leber) erfolgte nach Behandlung mit fluorchromierten Antiseren Anti-Human-IgG, -IgM und -IgA) in einem Leitz-Fluoreszenzmikroskop (Dr. H. Jost).

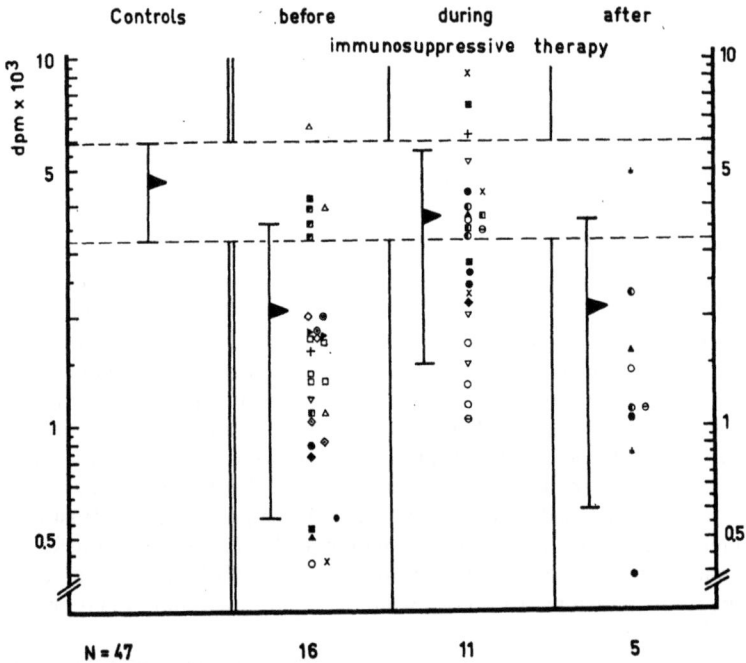

Abb. 1. ^{14}C-Thymidin-Inkorporation PHA-stimulierter Blutlymphozyten von Patienten mit chronisch-aggressiver Hepatitis. Jedes Symbol entspricht einem untersuchten Patienten. Einzelheiten zur Immunsuppresiventherapie siehe Text

1. Für Lymphozytenkulturen ohne PHA-Zusatz ergab sich nach 3tägiger Inkubation eine mittlere Inkorporationsrate von 751 dpm ($\pm$ 75).

2. Die DNS-Syntheserate in Blutlymphozyten von 47 gesunden Kontrollpersonen lag nach Inkubation mit PHA (Abb. 1) zwischen 3838 und 5914 dpm (Mittelwert 4649).

3. Bei 16 Fällen von unbehandelter chronisch-aggressiver Hepatitis war die ^{14}C-Thymidin-Inkorporation nach PHA-Stimulation signifikant vermindert ($p < 0{,}0005$ im Vergleich zur Kontrollgruppe); sie lag im Mittel bei 2105 dpm ($\pm$ 1532). Aus den Transformationsraten von 11 immunsuppressiv behandelten Patienten wurde ein im unteren Normbereich liegender Mittelwert von 3530 dpm

($\pm$ 2054) errechnet. Nach Absetzen der Behandlung fanden wir bei 5 untersuchten Patienten erneut eine deutlich verminderte Stimulierbarkeit der Lymphozyten. Die ^{14}C-Thymidin-Inkorporation lag im Mittel bei 2122 dpm ($\pm$ 1518).

4. Lediglich bei 2 Patienten konnten wir vorübergehend antinukleäre Faktoren und Antikörper gegen glatte Muskulatur nachweisen, jedoch nur vor Beginn der immunsuppressiven Behandlung.

Der Lymphozyten-Transformationstest mit PHA ist heute weitgehend standardisiert und liefert leicht reproduzierbare Ergebnisse, so daß Aussagen über die Funktionsfähigkeit der Lymphozyten möglich sind. Die Mehrzahl der Untersuchungen zeigten, daß Lymphozyten in der PHA-Kultur sowohl bei der akuten infektiösen Hepatitis als auch bei der chronisch-aggressiven Hepatitis signifikant vermindert reagieren (Rössler et al., Pappas). Die Ergebnisse unserer Untersuchungen bei Patienten mit chronisch-aggressiver Hepatitis (vor immunsuppressiver Therapie) bestätigen erneut diese Befunde. Entsprechend der einleitend beschriebenen Bedeutung autoimmunologischer Mechanismen, zumindest bei einem Teil von Fällen mit chronisch-aggressiver Hepatitis, wurden Corticosteroide und verschiedene Zytostatika (vorwiegend Azathioprin) einzeln oder kombiniert bei diesem Krankheitsbild therapeutisch eingesetzt (Corley et al., Meyer zum Büschenfelde). In der Mehrzahl der Fälle konnten auch wir in Übereinstimmung mit diesen Autoren eine deutliche Besserung der klinischen Symptomatik und eine signifikante Rückbildung der pathologisch veränderten Laborwerte nachweisen (Reikowski et al., in Vorbereitung). Smith et al. beschrieben bei Patienten mit chronisch-aggressiver Hepatitis unter immunsuppressorischer Behandlung mit Corticosteroiden und Azathioprin eine normale Leukozytenmigration (LMT). Diese Befunde sind mit unseren Ergebnissen vergleichbar, da beide in vitro-Methoden — LMT und LTT, ersterer jedoch spezifischer als der zweite — als Parameter zellulärer Immunreaktionen gelten. In diesem Zusammenhang ist auch erwähnenswert, daß Denman et al. bei 20 Fällen von primär chronischer Polyarthritis mit visceraler Beteiligung, die vor immunsuppressiver Behandlung eine signifikant verminderte Stimulierbarkeit ihrer Lymphozyten mit PHA aufwiesen, unter Azathioprintherapie eine normale Transformationsrate nachweisen konnten. Klinisch bedeutungsvoll im Hinblick auf Verlauf und Prognose der chronisch-aggressiven Hepatitis sind Bestimmungen des Serumimmunglobulinmusters vor und während immunsuppressiver Behandlung (Schumacher, Schumacher u. Gross). So fand sich für die Mehrzahl der untersuchten Fälle während der Therapie eine eindeutige Tendenz zur Normalisierung der Serumglobulinkonzentration (Reikowski, in Vorbereitung). Die Gesamtheit dieser Untersuchungen weist darauf hin, daß unter immunsuppressorischer Behandlung mit Corticosteroiden und Azathioprin eine Normalisierung zellulärer Immunreaktionen (gemessen am LTT und LMT) möglich ist bei gleichzeitiger Suppression humoraler Immunreaktionen, nachweisbar an der Rückbildung der pathologisch erhöhten Serumimmunglobulinkonzentration, sowie verschiedener Autoantikörpertiter, von denen jedoch nur ein Teil spezifisch gegen Lebergewebe gerichtet ist und deren Pathogenität im einzelnen unterschiedlich zu bewerten ist. Eine Deutung dieser differenzierten Wirkung immunsuppressorischer Behandlung auf beide Grundmechanismen immunologischer Reaktivität kann nur hypothetisch sein. Grundsätzlich unterscheiden sich aber die sog. T-Lymphozyten als Vermittler zellulärer Immunreaktionen, abgesehen von ihrem Muster an Oberflächenrezeptoren und antigenen „markern" im Hinblick auf ihre lange Lebensdauer von den zur humoralen Antikörperbildung befähigten (sog. B-) Lymphozyten (Miller u. Mitchell, Davis). Da die immunsuppressorische Wirkung nahezu aller Zytostatika ebenso wie die der Corticosteroide in erster Linie von ihrer Fähigkeit, die Proliferation immunkompetenter Zellen in verschiedenen, jedoch nicht allen Phasen klonaler Differenzierung (Berenbaum) zu hemmen, zu sehen ist, wäre im Falle der chronisch-aggressiven Hepatitis, bei der offensichtlich humorale und zelluläre Immunreaktionen gleichzeitig ablaufen, eine bevorzugte Wirkung auf den ersteren Reaktionstyp denkbar. Dementsprechend könnte die zunehmende Stimulierbarkeit der Lymphozyten in der PHA-Kultur unter dieser Behandlung auf eine selektive Anreicherung von T-Lymphozyten zurückzuführen sein. Daraus ergibt sich, daß für die Sicherstellung einer ausreichenden therapeutischen Wirksamkeit sowie zum Nachweis einer kompletten Remission die bioptische Kontrolle die sichersten Aussagen machen kann. Ob allerdings dauerhafte Remissionen möglich sind oder eine vieljährige, vielleicht lebenslange Dauertherapie erforderlich ist, das läßt sich an Hand unseres Materials bisher nicht sicherstellen. Denn nur einer unserer Fälle mit einem allerdings von Anfang an nur mäßig aktiven Prozeß weist ein halbes Jahr nach Therapiestopp auch morphologisch keine Zeichen der Reaktivierung auf. Demgegenüber zeigten 5 Fälle — von denen 2 auch morphologisch kontrolliert werden konnten — nach Absetzen der Therapie Zeichen der Reaktivierung aller untersuchter Parameter.

Literatur

Berenbaum, M. C.: Antibiot. et Chemother. (Basel) **15**, 155 (1969). — Corley, Ch.: Amer. J. Med. **41**, 404 (1966). — Denman, E. J.: Ann. rheum. Dis. **29**, 220 (1970). — Meyer zum Büschenfelde, K. H.: Ergebn. inn. Med. Kinderheilk. **32**, 31 (1972). — Meyer zum Büschenfelde, K. H.: Therapiewoche **23**, 3 (1973). — Miller, J. F. A. P.: Transplant. Rev. **1**, 3 (1969). — Pappas, A.: Habilitationsschrift, Homburg 1971. — Rössler, R.: Verh. dtsch. Ges. inn. Med. **1968**, 533. — Scheurlen, P. G.: Klin. Wschr. **46**, 483 (1968). — Schumacher, K.: Klin. Wschr. **47**, 949 (1969). — Smith, M. G. M.: Brit. med. J. **6**, 527 (1972).

Ring, J., Seifert, J., Lob, G., Coulin, K., Spelsberg, F., Pichlmaier, H., Brendel, W. (Inst. für Chirurg. Forschung an der Chirurg. Univ.-Klinik München): **Veränderungen des Wasser-, Elektrolyt- und Eiweißhaushaltes während immunsuppressiver Behandlung durch Drainage des Ductus thoracicus (DD) am Menschen**[*]

In dem breiten Spektrum der gebräuchlichen Immunsuppressiva, das sich von physikalischen (Röntgenstrahlen) über chemische (Cytostatika, Hormone) bis zu biologischen Therapeutica (ALG) erstreckt, wobei in allen Fällen ein gewisser Prozentsatz spezifisch geschädigter Zellen im Organismus verbleibt, stellt die mechanische Entfernung von Lymphozyten mit einem hohen T-Zellanteil durch DD eine wertvolle Ergänzung dar [1, 2, 3, 7, 9, 10, 12, 13, 18, 20, 24, 25]. Während bei den herkömmlichen Immunsuppressiva das Risiko toxischer oder allergischer Nebenwirkungen im Vordergrund steht, stellt die Bilanzierung des Wasser-, Elektrolyt- und Eiweißhaushaltes das Hauptproblem bei der Durchführung der DD dar.

Patienten und Methodik

Bei 20 Pat. wurden neben anderen immunsuppressiven Maßnahmen (Azathioprine, Steroide, ALG) die DD durchgeführt. Die Indikation zur immunsuppressiven Therapie war 1mal der Zustand nach Organtransplantation, 2mal myatrophe Lateralsklerose, 1mal progressive Myelitis, 2mal Schildersche Erkrankung und 14mal multiple Sklerose. Zur Durchführung der DD wurde in Vollnarkose ein Katheter in den Ductus thoracicus gelegt, der über einen Zeitraum von 7 bis 20 Tagen — im Durchschnitt 8,5 Tage — liegen blieb. Die Lymphe wurde zusammen mit heparinisierter Hankscher Lösung, die im Nebenschluß über eine Y-Verbindung an das Drainagesystem angeschlossen wurde, in sterilen Plastikbeuteln (Firma Fenwal) gesammelt. An Hand von täglichen Kontrollen von Serumeiweiß, Lympheiweiß, Serumelektrophorese, Lymphelektrophorese, Serum-, Lymph- und Urinelektrolyten sowie sorgfältiger

[*] Diese Arbeit wurde vom SFB 37 unterstützt.

Messung der Flüssigkeitaus- und -einfuhr erfolgte die Bilanzierung. Der Flüssigkeits- und Elektrolytverlust wurde durch Nähr- und entsprechend konzentrierte Elektrolytlösungen, der Eiweißverlust durch Humanalbumininfusion substituiert. Ferner wurden fortlaufend kontrolliert: rotes und weißes Blutbild, Differentialblutbild, Hämatokrit und Gerinnungsstatus. Die neurologische Betreuung der Patienten erfolgte durch Dr. Angstwurm und Prof. Frick von der Neurologischen Universitätsklinik München.

Ergebnisse

Durch die DD wurden dem Patienten durchschnittlich 66×10^9 Zellen entzogen, was zu einer deutlichen peripheren Lymphopenie führte. Über die therapeutischen Erfolge (Verbesserungen der klinischen Symptomatik in der neurologischen Untersuchungsskala nach Bronx und nach Torben Fog) wurde bereits gesondert berichtet [3, 4, 5, 6, 8, 10, 16].

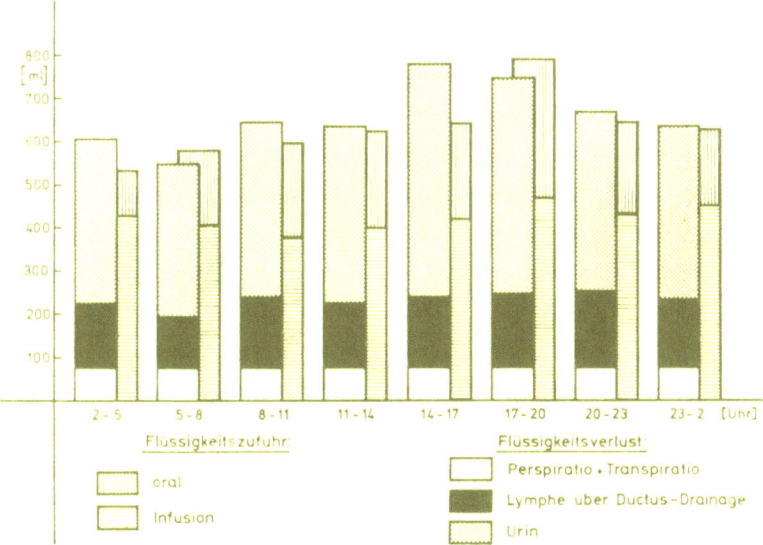

Abb. 1. Flüssigkeitsbilanz während Drainage des Ductus thoracicus. Durchschnittswerte aus 25 Tagesprofilen

Flüssigkeitshaushalt

Bei einem Lymphfluß von 50 bis 70 ml/Std mit einem deutlichen Minimum um 5 Uhr morgens betrug der tägliche Flüssigkeitsverlust durch die Lymphe im Durchschnitt 1,4 Liter, bei einer Drainagedauer von durchschnittlich 9 Tagen ungefähr 14,5 Liter. Nach Berücksichtigung der Gesamtausscheidung wurde den Patienten täglich bis zu 5 Liter Flüssigkeit zugeführt. Abb. 1 zeigt, daß es dennoch nicht zu einer Überinfundierung kam, da insbesondere die orale Flüssigkeitszufuhr den Lymphfluß stark anregte. So erklärt sich wohl auch das Flowminimum um 5 Uhr morgens, da dann die orale Zufuhr besonders niedrig war, während die intravenöse Flüssigkeitszufuhr über die 24 Std hin relativ konstant erfolgte. Durch exakte Messung von Ein- und Ausfuhr ließ sich eine zufriedenstellende Flüssigkeitsbilanzierung erzielen.

Elektrolyte

Die durchschnittlichen Konzentrationen von Natrium und Kalium in Serum und Lymphe lagen während der Drainage mit geringen Schwankungen im Normbereich (Abb. 2), wobei die Lymphkonzentrationen unter den jeweiligen Serumkonzentrationen lagen. Von insgesamt 122 Messungen zeigten lediglich 5 leicht erniedrigte bzw. erhöhte Werte, ohne daß klinische Erscheinungen beobachtet wurden. Lediglich im Calciumhaushalt zeigte sich bei 2 Patienten ein klinisch als Tetanie faßbarer Abfall auf Werte von 3,7 bzw. 3,5 mval/Liter, der durch intravenöse Calciumgaben sofort behoben werden konnte.

Eiweiß

Die Konzentration des Lymphoproteins bewegte sich um 5 g-% mit leicht schwankenden Werten je nach oraler Eiweißzufuhr. Im Verlauf der Drainage sank die Lymphoproteinkonzentration geringfügig, hauptsächlich infolge einer Abnahme der γ-Globulinfraktion. Dies entsprach den Werten der Serumelektrophorese. Auch hier sanken bei annähernd konstanten Konzentrationen der übrigen

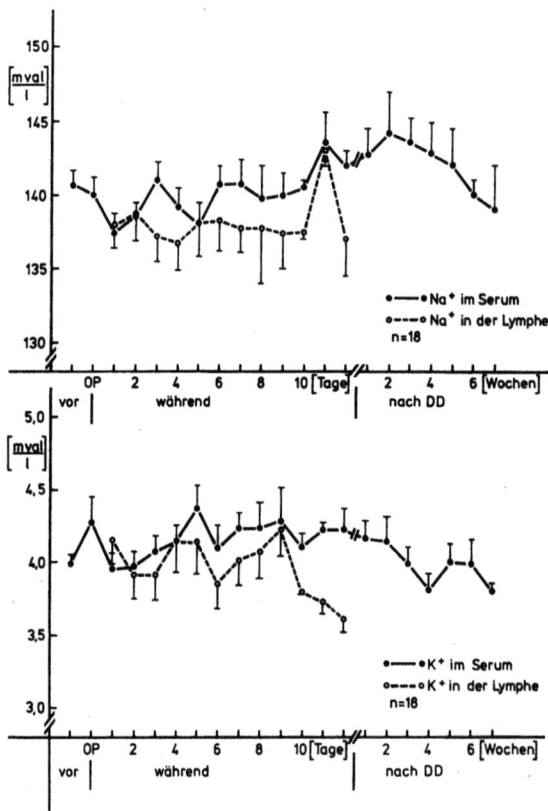

Abb. 2. Elektrolytkonzentrationen in Serum und Lymphe während Drainage des Ductus thoracicus

Eiweißfraktionen während und nach DD die β-Globuline leicht und die 2-Globuline signifikant ab, von einem Durchschnittswert von 1000 ± 20 mg-% vor DD auf 600 ± 20 am 5. Drainagetag und 730 ± 40 mg-% 1 Woche nach Ende der DD.

Die Substitution des verlorenen Proteins durch Humanalbumin war in 10 Fällen durch Unverträglichkeitsreaktionen kompliziert, die in Form von Schüttelfrost, Fieber, Urticaria und Blutdruckabfall auftraten. Die Reaktionen entwickeln sich charakteristischerweise nach 4 bis 5 Tagen und waren durch Prednisolongaben günstig zu beeinflussen. Daß diese Erscheinungen durch Albumin verursacht wurden, ging teils aus positiven Intrakutantesten, teils aus einer positiven Immunelimination [11, 15, 17, 21, 22, 23] hervor, wobei im Gegensatz zu Kontrollen die Konzentration von ^{131}J-Albumin in der zweiten Woche unter 10% des Ausgangswertes abfiel.

Zusammenfassung

1. Die immunsuppressive Wirkung der DD erstreckt sich nicht nur auf die zelluläre, sondern auch auf die humorale Immunantwort.
2. Störungen des Wasser- und Elektrolythaushaltes treten bei exakter Bilanzierung nicht auf.
3. Die Eiweißsubstitution mit Humanalbumin kann zu Unverträglichkeitsreaktionen führen, die bei möglicherweise abgeschwächtem immunsuppressivem Effekt durch Lymphreinfusion vermieden werden können.

Die Autoren danken Frl. J. Krumbach für hervorragende technische Assistenz.

Literatur

1. Bartos, V., Brzek, V.: Chirurg **44**, 110 (1973). — 2. Bergström, K., Franksson, C., Matell, G., von Reis, G.: Europ. Neurol. **9**, 157 (1973). — 3. Brass, B., Theml, H., Backmund, H., Lob, G., Seifert, J., Brendel, W., Spelsberg, F.: Med. Klin. **63**, 1399 (1973). — 4. Brendel, W., Fricke, E., Ring, J., Angstwurm, H., Seifert, J.: Excerpta medica (Amst.) **300**, 67 (1973). — 5. Brendel, W., Lob, G., Angstwurm, H., Frick, E., Brass, B., Mertin, J., Seifert, J., Backmund, H.: Behring Inst. Mitt. **51**, 176 (1972). — 6. Brendel, W., Seifert, J., Lob, G.: Proc. roy. Soc. Med. **65**, 531 (1972). — 7. Eckmann, L., Barandum, S., Keller, H., Noseda, G.: Schweiz. Rundsch. Med. **60**, 150 (1971). — 8. Frick ,E., Angstwurm, H., Spaeth, G.: Münch. med. Wschr. **112**, 221 (1970). — 9. Irvin, G. L., Carbons, P. P.: Surg. Gynec. Obstet. **124**, 1283 (1967). — 10. Lob, G., Liebich, H. G., Seifert, J., Ring, J., Coulin, C., Walter, P., Brendel, W.: Thoracic duct drainage in autoimmune diseases: Protein substitution, lymph kinetics and cell-ultrastructures. 4th Inter. Congr. Lymphology, Tucson, April 1973, Lymphology (in press). — 11. Pepys, J.: Skin tets in diagnosis. In: Clinical immunology, p. 133 (Gell, G. P. H., Commbs, Eds.). Oxford: Blackwell 1968. — 12. Pichlmaier, H.: Fortschr. Med. **145**, 293 (1967). — 13. Raschke, E.: Bruns' Beitr. klin. Chir. **218**, 5 (1971). — 14. Ring, J., Seifert, J., Lob, G., Land, W., Coulin, W., Brendel, W.: Klin. Wschr. **51**, 487 (1973). — 15. Ring, J., Seifert, J., Lob, G., Coulin, K., Brendel, W.: Klin. Wschr. (1974) (im Druck). — 16. Ring, J., Seifert, J., Lob, G., Angstwurm, H., Frick, E., Brass, B., Mertin, J., Backmund, H., Brendel, W.: The chance and risk of an immunosuppressive therapy in autoimmune diseases. In: Meier: Neuromuscular diseases, p. 139. Basel: Karger 1974. — 17. Ring, J., Brass, B., Mertin, J., Spelsberg, F., Seifert, J., Brendel, B.: Excerpta med. (Amst.) **300**, 77 (1973). — 18. Santos, G. W.: Fed. Proc. **26**, 907 (1967). — 19. Schreiber, H. W., Koch, W., Diederich, K.: Langenbecks Arch. klin. Chir. **317**, 124 (1967). — 20. Seifert, J., Ring, R., Liebrich, H. G., Lob, G., Coulin, K., Spelsberg, F., Pichelmaier, H., Brendel, W.: Langenbecks Arch. Chir. Suppl. Chir. Forum, S. 329 (1974). — 21. Seifert, J., Fateh-Moghadam, A., Hopf, U., Land, W., Brendel, W., Lob, G.: Z. ges. exp. Med. **156**, 157 (1971). — 22. Seifert, J., Brendel, W., Land, W., Hopf, U.: Ärztl. Forsch. **26**, 242 (1972). — 23. Seifert, J., Land, W., Ring, J., Lob, G., Brendel, W.: Excerpta med. (Amst.) **300**, 29 (1973). — 24. Tilney, N. L., Murray, J. E.: Transplantation **5**, 1204 (1967). — 25. Woodruff, M. F. A., Anderson, N. A.: Nature (Lond.) **200**, 702 (1963).

FEDERLIN, K., VELCOVSKY, H. G. (Sektion für klin. Immunologie des Zentrums für Innere Med. u. Kinderheilkunde Univ. Ulm): **IgE-Antikörper bei Patienten mit Insulinallergie**

Während allergische Spätreaktionen nach Insulin selten unangenehme Folgen haben, kann es beim Soforttyp zur Generalisation mit anaphylaktischen Erscheinungen kommen. Inwieweit solche Gefahren drohen, war bisher nur vom klinischen Bild her zu beurteilen. Während milde Reaktionen über längere Zeit bestehen können, ist eine ausgedehnte Reaktion vom Soforttyp stets Vorbote einer Generalisation. Ursache für die Sofortallergien sind bekanntlich Antikörper der Immunglobulinklasse IgE. Zum Nachweis einer spezifischen Reaginaktivität gegen Insulin wurden mehrere in vivo- und in vitro-Methoden benutzt, die jedoch aus den verschiedensten Gründen unbefriedigend war. Es handelt sich um den Prausnitz-Küstner-Versuch (Prausnitz u. Küstner, 1921), bei dem das Risiko einer Hepatitis oder einer anderen Infektübertragung auf die Kontrollperson besteht. Dies wurde beim Tierversuch, z. B. mit Rhesusaffen (Layton et al., 1962), zwar vermieden, brachte jedoch das Problem mit sich, daß die Untersuchungen nur an wenigen Institutionen möglich waren und ihre Zahl begrenzt sein mußte (Federlin u. Gigli, 1968). In vitro-Untersuchungen an Leukozyten des Patienten (Degranulation oder Histaminfreisetzung) oder eine Antigenstimulation von Lymphozyten (Halpern et al., 1967) gelangen zwar in speziell damit befaßten Laboratorien, konnten aber nicht als Routineverfahren angesehen werden.

Durch die Entwicklung von Immunadsorbentien und einer Methode, Immunglobuline der Klasse IgE radioimmunologisch zu bestimmen (Wide et al., 1967), ist die Möglichkeit eröffnet, quantitative Bestimmungen der spezifisch gegen ein bestimmtes Allergen gerichteten IgE-Antikörper und damit auch für solche gegen Insulin vorzunehmen. Erste semiquantitative Untersuchungzn wurden von Patterson et al. (1973) kürzlich berichtet. —

Bei unseren Untersuchungen sind wir folgendermaßen vorgegangen: Patientenserum wurde mit insulinbeladener Sepharose 4 B[1] inkubiert. Anschließend wurden Serum und Sepharose wieder getrennt. Im Überstand wurde IgE mit Hilfe des Phadebas-Testes gemessen. Im zweiten Schritt wurde versucht, das an Insulinsepharose gebundene IgE durch pH-Erniedrigung auf 1,5 abzusprengen. Die anfallende Menge an IgE wurde ebenfalls gemessen. Zur Kontrolle diente einerseits eine Versuchsanordnung mit den gleichen Schritten, jedoch mit „Leersepharose" und andererseits erneute Bestimmung der IgE-Antikörper nach Fällung evtl. vorhandener insulinneutralisierender IgG-Antikörper durch ein Anti-human-IgG-Serum. Weder Insulinsepharose noch Leersepharose führten zu einem nennenswerten Verlust an IgE-Antikörpern. Ebenfalls veränderte die Entfernung von IgG-Antikörpern die Meßwerte für Anti-IgE nicht.

Die Berechnung des Gehaltes einer Serummenge an spezifischen IgE-Antikörpern gegen Insulin konnte auf 2 Wegen erfolgen:

1. Da eine Vorbehandlung des Patientenserums mit Anti-IgG keine Änderung der gemessenen IgE-Werte ergab, konnte angenommen werden, daß die Abnahme der IgE-Konzentration nach Sepharoseinkubation durch gebundene IgE-Aktivität bedingt ist. Somit würde die Differenz zwischen der Gesamt-IgE-Konzentration vor Inkubation mit Insulinsepharose und dem aus dem Überstand errechneten IgE-Wert die für Insulin spezifische IgE-Menge bedeuten.

2. Die durch pH-Erniedrigung wiedergewonnene IgE-Menge sollte etwa einen Wert ergeben, der der gebundenen IgE-Konzentration entspricht. Dies war jedoch bei den bisher untersuchten Fällen nicht der Fall. Die abgelöste IgE-Menge betrug lediglich etwa 50% der gebundenen IgE-Menge.

Trotz verschiedener Änderungen der Versuchsbedingungen, wie Verlängerung der Inkubationszeit, Änderungen des pH, konnte die Rate des abgelösten IgE nicht erhöht werden. Derartige Schwierigkeiten sind auch bei Ablösungsversuchen mit anderen Antigenen bei Benutzung von Immunadsorbentien beobachtet worden (Sehon u. Gyenes, 1971). Die in Abb. 1 aufgeführten Resultate stellen somit die rechnerisch ermittelten Werte für Gesamt-IgE und für das insulingebundene IgE dar. Die Gesamt-IgE-Werte bei 10 Kontrollpersonen, die gleichzeitig mit den Patientenseren untersucht wurden, liegen mit einem Mittelwert von etwa 200 E/ml im Bereich der Norm (bei 120 Nichtallergikern ermittelter Wert für Gesamt-IgE). Die Werte für sepharosegebundenes IgE (mit oder ohne Insulin) lagen im Bereich des methodischen Fehlers, der bei den Kontrollen gefunden wurde.

---

[1] Für die Herstellung des Sepharose danken wir den Herren Dr. Mager und Dr. Burgermeister von den Farbwerken Hoechst.

Bei 12 insulinbehandelten Diabetikern *ohne* allergische Symptome in der Vorgeschichte wurde eine Insulinbindung von IgE-Antikörpern im Serum mit einem Mittelwert von etwa 55 E/ml gefunden. Diese Patienten hatten einen Insulinbedarf von 24 bis 40 E/Tag. Im Serum waren mit der Zellulose-Absorptionsmethode von Kerp et al. (1966) keine Antikörper vom neutralisierenden Typ gefunden worden. — 6 Patienten mit einer Spätallergie gegenüber Insulin bzw. mit einer Lipoatrophie wiesen einen durchschnittlich etwas niedrigeren Wert für gebundenes IgE auf. Auch bei Patienten mit einer Sofortallergie wurden keine erhöhten Werte für gebundenes Insulin-IgE gefunden. Dabei handelte es sich einerseits um Patienten, bei denen trotz leichter Sofortreaktionen die Behandlung weitergeführt werden konnte, andererseits um solche, bei denen wegen sehr ausgedehnter Sofortreaktion die Behandlung bereits eine Woche zuvor oder länger durch den Hausarzt abgebrochen worden war. Am rechten Ende der Abbildung sind die Werte für das Gesamt-IgE und für das insulingebundene IgE bei einem Patienten mit schwerer, zeitweise generalisierter Sofortallergie und gleichzeitiger Insulinresistenz zum Zeitpunkt der ersten Erscheinungen, d. h. noch ohne Therapie, aufgeführt. Sie übersteigen deutlich die Werte der übrigen Gruppen.

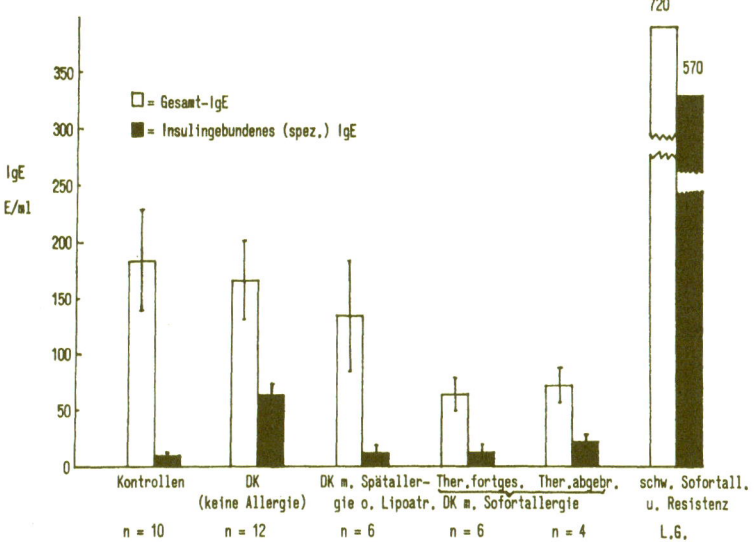

Abb. 1. Mittelwert von IgE-Spiegeln i. S. bei insulinbehandelten Diabetikern (DK)

Die Beobachtung der relativ niedrigen Werte für insulingebundenes IgE bei den weiterbehandelten Patienten mit einer Insulinallergie könnte damit erklärt werden, daß eine spontane Desensibilisierung stattgefunden hat. Bei dem Patienten mit abgebrochener Behandlung ist wahrscheinlich, daß durch den Antigenentzug bei der kurzen Halbwertzeit der IgE-Antikörper der Serumspiegel bereits abgefallen ist, während Reagin-Aktivität im Gewebe noch über mehrere Wochen fortbesteht. Alle Patienten dieser Gruppe wiesen eine stark pathologische Sofortreaktion gegenüber den verschiedensten Insulinen beim Intrakutantest auf. Eine rasche Elimination von IgE-Antikörpern gegen Insulin bei therapeutischer Desensibilisierung oder bei kontinuierlicher Fortführung der Insulintherapie wurde auch von Patterson et al. (1973) beobachtet. In der Abb. 2 sind die Verlaufsbeobachtungen bei dem Patienten mit Sofortallergie und Insulinresistenz zusammengefaßt: Klinische Symptome und IgE-Spiegel zeigen einen parallelen Verlauf im Beginn der Beobachtungszeit. Der Patient benötigte Insulin nach einer Pankreatektomie wegen eines Papillencarcinoms. Nach einer Behandlungsdauer von nur wenigen Wochen kam es zu den immunologischen Folgeerscheinungen. Steroidbehandlung und i.v. Injektion von Insulin führten einen Rückgang der allergischen Symptome sowie der IgE-Werte herbei. Diese Behandlung beeinflußte gleichzeitig die zusätzlich vorhandene Insulinresistenz. Nach Reduzierung der Steroiddosis stiegen die IgE-Werte erneut an, ohne daß die Insulintherapie durch allergische Symptome beeinflußt worden wäre. Der Tod des Patienten, bei dem sich ein Abszeß im Operationsbereich entwickelt hatte, verhinderte weitere Untersuchungen (keine Obduktion). — Der zweite deutliche Anstieg der Konzentration an IgE-Antikörpern sowohl für das Gesamt-IgE als auch für das insulingebundene IgE ohne weitere allergische Symptome ist wohl am besten mit der Entwicklung blockierender Antikörper zu erklären, in deren erster Phase die Reagine zunächst nochmals deutlich ansteigen (Sehon u. Gyenes, 1971).

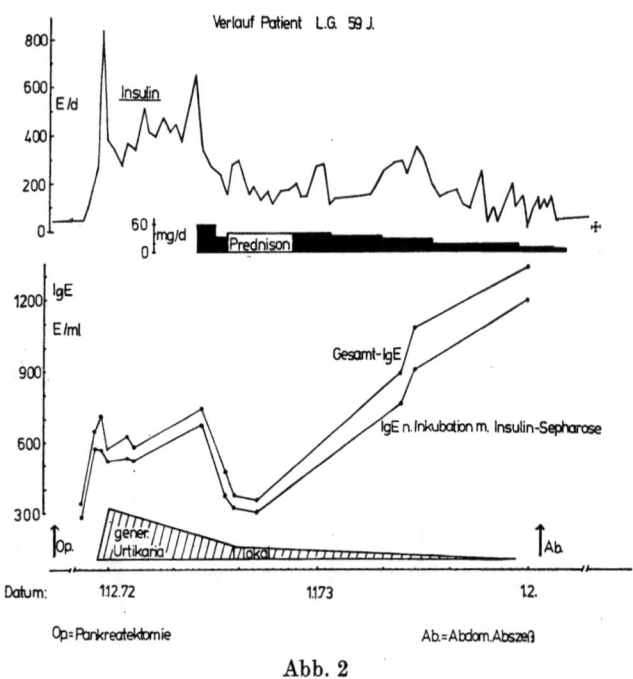

Abb. 2

Mit dem Hinweis, daß es sich bei den vorgelegten Befunden zunächst um vorläufige Resultate handelt, möchten wir folgende Schlüsse ziehen:

1. Insulinspezifische Antikörper des Types IgE lassen sich mit der geschilderten Methode auf relativ einfache Nachweise demonstrieren.

2. Sie entwickeln sich offensichtlich auch bei Diabetikern ohne jegliche allergische Symptome und bilden möglicherweise eine Parallele zum Auftreten von insulinneutralisierenden Antikörpern bei einer Vielzahl der mit den bisherigen Insulinpräparaten behandelten Diabetiker. Eine Korrelation zwischen diesen beiden Antikörpertypen bestand bei dem bisher untersuchten, noch kleinen Patientenkollektiv nicht.

3. Die Bestimmung insulingebundener IgE-Antikörper dürfte sowohl für die Immunogenität chromatographierter Insuline als auch für therapeutische Maßnahmen wie Desensibilisierungsversuche oder Immunsuppression neue Aspekte erbringen.

Literatur

Federlin, K., Gigli, I.: Immunzytologische Aspekte der Antikörperbildung gegen Insulin. In: Allergie und Immunitätsforschung II, S. 47 (Heymer, A., Gronemeyer, W., Hrsg.). Stuttgart: F. K. Schattauer 1968. — Halpern, B., Ky, N., Amache, N.: J. Allergy **40**, 168 (1967). — Kerp, L., Steinhilber, S., Kieling, H.: Klin. Wschr. **44**, 560 (1966). — Layton, L. L., Lee, S., Yamanaka, E.: Nature (Lond.) **193**, 988 (1962). — Patterson, R., Mellies, C. J., Roberts, M.: J. Immunol. **110**, 1135 (1973). — Prausnitz, C., Küstner, H.: Zbl. Bakt. **86**, 160 (1921). — Sehon, A. H., Gyenes, L.: Antibodies in atopic patients and antibodies developed during treatment. In: Immunological diseases, p. 785 (Samter, M., Ed.). Boston: Little, Brown & Co. 1971. — Wide, L., Bennich, H., Johansson, S. G. O.: Lancet **1967 II**, 1105.

AUGENER, W., COHNEN, G., REUTER, A., BRITTINGER, G. (Hämatolog. Abt. der Med. Klinik, Univ.-Klinikum der Gesamthochschule Essen): **T- und B-Lymphozyten bei Gesunden verschiedener Altersklassen und bei Patienten mit lymphoproliferativen Erkrankungen**

Die Lymphozyten der Wirbeltiere von den Vögeln an aufwärts in der Phylogenese sind keine homogene Population, sondern lassen sich auf Grund ihrer funktionellen Eigenschaften und charakteristischer Oberflächenmerkmale im wesentlichen in 2 Klassen einteilen. So unterscheidet man auch beim Menschen zwischen den thymusabhängigen T-Lymphozyten und den thymusunabhängigen B-Lymphozyten, die wahrscheinlich unter dem Einfluß eines beim Menschen bisher noch unbekannten Äquivalentes des cloakalen lymphoiden Organs der Vögel, der Bursa Fabricii, stehen.

Beim Menschen bezeichnet man diejenigen Lymphozyten als T-Lymphozyten [1], die zu einer Spontanrosettenbildung mit Schaferythrozyten befähigt sind. Dagegen spricht man von B-Lymphozyten, wenn an der Oberfläche der Zellen membrangebundene Immunglobuline [2, 3, 4] nachweisbar sind, die in den vorliegenden Untersuchungen mit einer FITC-konjugierten Ziegen-IgG-Präparation mit Spezifität gegen menschliche μ-, γ-, α-, k- und e-Ketten dargestellt wurden. Weitere Marker für B-Lymphozyten sind der Fc-Rezeptor [6, 7] und der C-3 Rezeptor [1].

Bei Normalpersonen fanden wir im peripheren Blut 50 bis 82% T-Lymphozyten bei einem Mittelwert von 68% und 9 bis 29% B-Lymphozyten bei einem Mittelwert von 18% (Tabelle 1). Etwa 10 bis 20% der Blutlymphozyten ließen sich mit den benutzten Markern weder als T- noch als B-Lymphozyten klassifizieren (Abb. 1).

Der Normbereich der Blutlymphozytenzahl liegt zwischen 1000 und 3500/μl, wobei Kinder höhere Werte als Erwachsene aufweisen. In der vorliegenden Studie untersuchten wir Normalpersonen unterschiedlichen Alters und teilten diese in 4 Gruppen (Altersgruppe I: 3 bis 12 Jahre; Altersgruppe II: 19 bis 25 Jahre; Altersgruppe III: 37 bis 50 Jahre; Altersgruppe IV: 67 bis 83 Jahre; Tabelle). Wir fanden, daß der Mittelwert der Zahl der peripheren Lymphozyten in der Altersgruppe I bei 2490/μl lag und auf einen Mittelwert von 1250/μl bei 67- bis 83jährigen Menschen abfiel.

Da in der Dichotomie des immunologischen Systems des Menschen die T-Lymphozyten die Träger der zellulären Immunität und die B-Lymphozyten die Träger der humoralen Immunität sind, war es von Bedeutung zu wissen, ob die Verminderung der Gesamtlymphozytenzahl im Alter durch eine Verminderung der T-Lymphozyten und/oder der B-Lymphozyten bedingt ist.

Bei Verwendung relativer Zahlen fanden wir einen geringen altersabhängigen Abfall der T-Lymphozyten, nämlich von 77% in der Altersgruppe I auf 62% in der Altersgruppe IV, und einen deutlichen Anstieg der B-Lymphozyten von 12 auf 23% (Tabelle). Demgegenüber ergab die Berechnung absoluter Werte keine altersabhängige Veränderung der B-Lymphozytenzahl, die in allen Gruppen um 300/µl lag. Die absolute Zahl der T-Lymphozyten verminderte sich dagegen von einem Mittelwert von 1890/µl in der Altersgruppe I auf einen Mittelwert von 780/µl in der Altersgruppe IV.

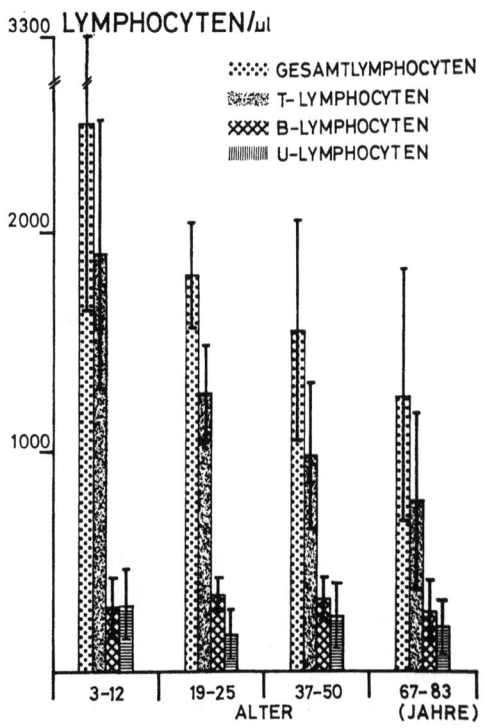

Abb. 1. Gesamtlymphozyten, T-Lymphozyten, B-Lymphozyten und nicht klassifizierbare (U-)Lymphozyten im peripheren Blut bei Gesunden verschiedener Altersgruppen

Tabelle. Prozentsatz von T- und B-Lymphozyten im peripheren Blut bei Normalpersonen verschiedener Altersgruppen

Altergruppen (Jahre)		I 3—12	II 19—25	III 37—50	IV 67—83
T-Lymphozyten (%)	x̄	77	72	61	62
	s	4	5	7	8
	v	71—82	61—79	51—70	50—73
B-Lymphozyten (%)	x̄	12	20	21	23
	s	3	3	2,5	3,5
	v	9—18	15—24	19—26	18—28

Die Verminderung der Zahl der Blutlymphozyten mit zunehmendem Alter war somit ausschließlich durch eine T-Zellenverminderung bedingt (Abb. 1). Diese Befunde sind insofern interessant, als die T-Zellenverminderung die Herabsetzung der zellulären Immunität im Alter erklären kann [8, 9]. Gleichzeitig läßt sich diese Beobachtung den von Bach [10] erhobenen Befunden zuordnen, wonach es im Rahmen der altersabhängigen Involution des Thymus zu einem Abfall des für die Reifung der T-Lymphozyten zuständigen Thymushormons, des Thymosins, kommt.

Die T-Lymphozyten besitzen eine besondere Bedeutung im Rahmen der Immunüberwachung gegenüber Malignomzellen [11]. So sollen sich T-Lymphozyten, nachdem sie Tumorzellen als körperfremd erkannt haben, in zytotoxische T-„Killer"-Blasten umwandeln, die die als körperfremd erkannten Tumorzellen zu eliminieren vermögen. Eine Beziehung zwischen der Verminderung der peripheren Blutlymphozyten und dem gehäuften Auftreten von Malignomen ist bekannt. Bei dem relativ seltenen Befund einer Lymphozytopenie im Blut (Werte unter 1000/µl) wurde bei etwa 30% der Patienten ein Malignom gefunden, wobei über 50% dieser Kranken älter als 50 Jahre waren [12]. Es könnte daher eine Beziehung zwischen dem im Alter gehäuften Auftreten von Malignomen und dem von uns beobachteten Absinken der T-Lymphozyten im peripheren Blut bestehen.

Es ist bekannt, daß die Mehrzahl der Blutlymphozyten von Patienten mit chronischer lymphatischer Leukämie (CLL), deren periphere Lymphozytenzahl stark erhöht ist, B-Zellencharakteristika aufweist. Wir fanden, daß auch bei CLL-Patienten mit fast normalen peripheren Lymphozytenzahlen die Mehrzahl dieser Zellen — im Gegensatz zu Lymphozyten von Normalpersonen — der B-Zellenreihe angehörte.

Ferner interessierte uns die Frage, ob bei Patienten mit anderen malignen Lymphomen (Lymphosarkom, Retikulosarkom, follikuläres Lymphosarkom) durch die Klassifizierung der peripheren Blutlymphozyten in T- und B-Zellen eine Aussage darüber möglich ist, ob die tumorbildenden Lymphozyten zur T- oder B-Zellenreihe gehören. Es zeigte sich, daß die T- oder B-Zellennatur der malignen Lymphome auf diese Weise nur dann bestimmt werden konnte, wenn eine Ausschwemmung neoplastischer Zellen in das periphere Blut vorlag. In allen bisher untersuchten Fällen besaßen diese Lymphozyten B-Zellencharakteristika. Dieser Befund steht in Einklang mit der Auffassung, daß die überwiegende Mehrzahl der beim Menschen auftretenden malignen Lymphome der B-Zellenreihe angehört.

Literatur

1. Jondal, M., Holm, G., Wigzell, H.: J. exp. Med. **136**, 207 (1972). — 2. Papamichail, M., Holborow, E. J., Keith, H. J., Currey, H. J.: Lancet **1972 II**, 64. — 3. Fröland, S., Natvig, J. B., Berdal, P.: Nature (Lond.) New Biol. **234**, 251 (1971). — 4. Coombs, R. R. A., Feinstein, A., Wilson, A. B.: Lancet **1969 II**, 1157. — 5. Rabellino, E., Grey, H. M., Colon, S., Unanue, E. R.: J. exp. Med. **133**, 156 (1971). — 6. Dickler, H. B., Kunkel, H. G.: J. exp. Med. **136**, 191 (1972). — 7. Augener, W., Cohnen, G., Brittinger, G.: Biomed. Express **21**, 6 (1974). — 8. Waldorf, D. S., Willkens, R. F., Decher, J. L.: J. Amer. med. Ass. **203**, 831 (1968). — 9. Gross, L.: Cancer (Philad.) **18**, 201 (1965). — 10. Bach, J.-F.: Transplant. Rev. **16**, 196 (1973). — 11. Smith, R. T., Landy, M. (Eds.): Immune surveillance. Academic Press 1970. — 12. Zachorski, L. R., Linmann, J. W.: Proc. Mayo Clin. **46**, 168 (1971).

GUNZER, U., NÜRNBERGER, R. (Med. Univ.-Klinik Würzburg): **Epstein-Barr-Viruscapsidantigen (EB-VCA)-IgG-Antikörpertiter bei splenektomierten Patienten mit Morbus Hodgkin. Eine Verlaufskontrolle**

EB-VCA-Antikörpertiter sind in den Seren von Burkitt-Lymphom-(BL)-, Nasopharynxcarcinom-(NPC)-, Morbus Hodgkin- und infektiöse Mononukleosepatienten (IM) in auffallend höheren Konzentrationen als bei normalen Kontrollpersonen, die bis zu Titerstufen von 1:80 in ca. 80% positiv sein können, gefunden worden (Henle u. Henle, 1966; Henle et al., 1968; Henle et al. 1969, Henle et al., 1970 b). Höchste Titer finden sich bei BL und NPC, erhöhte Titer überdurchschnittlich häufig bei Morbus Hodgkin, obwohl einige Patienten nicht meßbare oder niedrige Titer aufweisen (Henle u. Henle, 1973). Die Titer scheinen konstant vorhanden bei BL, NPC und Morbus Hodgkin, während sie bei der IM im Verlauf der

Erkrankung, ja, wohl bis zu 3 Monaten nach Beginn der klinischen Symptome auftreten können (Henle et al., 1968; Henle, persönliche Mitteilungen, 1972). Bei Longitudinalstudien fiel auf, daß höhere Anti-EB-VCA-Titer beim Morbus Hodgkin mit einer schlechteren Prognose zusammenfielen (Levine et al., 1971a). Johansson et al. berichteten 1970 über höhere Titer bei histologisch lymphocytenärmeren Hodgkin-Formen, sehr hohe Titer, die dem Verhalten bei BL und NPC glichen, fanden sich bei der lymphocytenärmsten Form schlechthin, dem Hodgkin-Sarkom.

Radiotherapie erbrachte einen Anti-EB-VCA-Titeranstieg noch unter der Therapie beim BL und beim NPC, dort jedoch deutlich später und sehr viel geringer ausgeprägt (Einhorn et al., 1972). Unterschiedlichste Therapieformen hatten keinen Einfluß auf die Titerhöhe bei Hodgkin-Patienten vor Therapiebeginn und bei Kontrollen nach 1 Jahr (Hesse et al., 1973). In dieser Arbeit ist jedoch nur jeweils ein geometrischer Mittelwert vor und nach Therapie erstellt worden.

In der vorliegenden Arbeit wollten wir untersuchen, ob bei engmaschigeren Kontrollen doch eine Bewegung in den Anti-EB-VCA-Titern während und nach Therapie bei einem Kollektiv von splenektomierten Patienten mit Morbus Hodgkin nachweisbar wäre. Außerdem sollte das Verhalten der Titer auf seine prognostische Aussagekraft hin untersucht werden.

Material und Methoden

Von 31 splenektomierten Pat. (im Verhältnis weiblich : männlich = 1:1,6) mit bioptisch gesichertem Morbus Hodgkin (Altersverteilung vgl. Abb. 4, mittleres Alter 31,96 ± 10,76 Jahre) aus der Umgebung von Würzburg, BRD, wurden 650 Anti-EB-VCA-Titer in einer 5fachen logarithmischen Verdünnungsreihe zur Basis 2 aus Seren bestimmt. Wir benutzten die von Henle u. Henle (1966) beschriebene Methode der indirekten Immunfluoreszenz. Verwandt wurden die P 3 HR-1 (HR 1 K) Zellkulturlinien (Hinuma et al., 1967) zum Nachweis des Anti-EB-VCA-Titers und nicht infizierte Raji-Zellen (Pulvertaft, 1964) als negative Kontrollen. Als weitere Negativkontrolle diente das Serum einer 23jährigen Doktorandin, die keine nachweisbaren Anti-EB-VCA-Titer hatte. Für die Überlassung der Zellinien und die Hilfe beim Einarbeiten in die Methodik sind wir Herrn Prof. zur Hausen u. Mitarb. (Virolog. Institut der Univ. Erlangen, BRD) zu Dank verpflichtet. Als Antiserum verwendeten wir FITC-konjugiertes Anti-human-IgG vom Kaninchen der Fa. Behringwerke, Marburg, BRD. Von dieser Firma stammten auch die TRI-Partigenplatten zur semiquantitativen Bestimmung der Immunglobuline im Serum (Normalwerte vgl. Legende zu Abb. 1).

Zur Herstellung der smears wurden nur Kulturen verwandt, die mit einem hochtitrigen Serum mindestens 5% intensiv fluoreszierender Zellen erkennen ließen. Als positiv wurden nur Zellen registriert, die in ihrer Gesamtheit fluoreszierten, nicht etwa nur an einer Membranstelle.

Statistik

Die gefundenen Anti-EB-VCA-Titer wurden für das gesamte Kollektiv in die jeweils zugehörigen Monate 1 bis 20 nach Splenektomie eingeordnet. Für jeden Monat wurden die geometrischen mittleren Titer (GMT) der Gruppe ermittelt und ihre Standardabweichungen berechnet. Obwohl für die niedrige und hohe Titergruppe mit nur 4 Einzelelementen eine Standardabweichung nicht korrekt angegeben werden kann, haben wir sie hier dennoch angegeben, weil sich auf *einem* Diapositiv zeigen läßt, daß insbesondere die hohe Titergruppe nicht immer aus gleich hohen Werten besteht. Die in Milligramm-Prozent gemessenen Werte für Serumimmunglobuline und die Altersmittelwerte sind in üblicher Weise als arithmetische Mittel mit ihren Standardabweichungen angegeben worden. Adaptierte Kontrollkollektive, d. h. *splenektomierte* non-Hodgkin-Lymphompatienten, standen uns aus verständlichen Gründen nicht in statistisch ausreichender Zahl zur Verfügung. Ein entsprechendes Kollektiv wird aufgebaut.

Ergebnisse

Das Kollektiv wurde mit unterschiedlichsten Verfahren nach der Splenektomie therapiert. Es kam weniger auf die Art als vielmehr auf die durchschnittliche Dauer der Therapie nach Splenektomie an, die zwischen dem 8. und 9. Monat lag.

Während des gesamten Beobachtungszeitraumes bewegten sich die Konzentrationen der Serumimmunglobuline IgA, IgG und IgM innerhalb der Normbereichsgrenzen, wie sie für die TRI-Partigenplatten angegeben sind, auf der Abb. 1 als horizontale Linien für jedes Ig dargestellt. Der gemeinsame Abfall aller 3 Immunglobulinsysteme während der ersten 3 Monate der Therapie entsprach

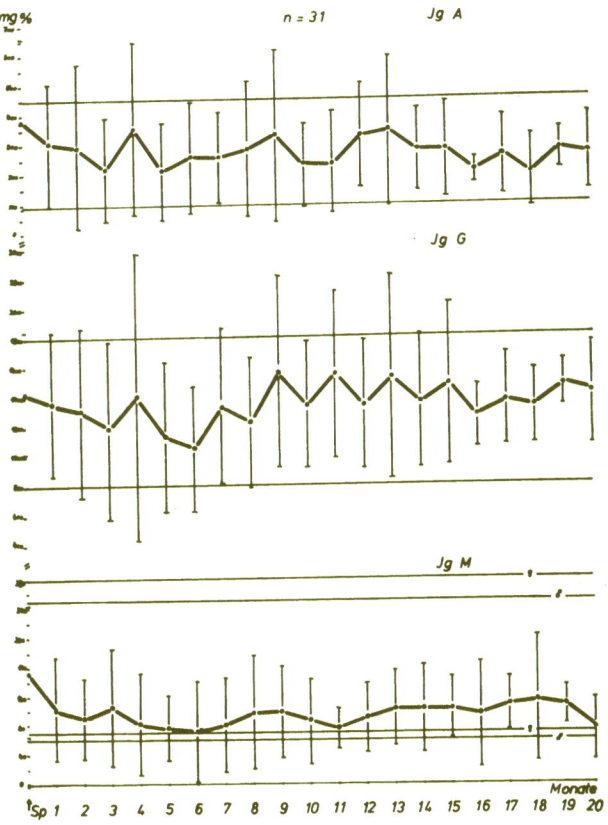

Abb. 1. Die Bestimmung der Immunglobuline erfolgte mit TRI-Partigenplatten (Behringwerke, Marburg). Normalwerte durch horizontale Striche markiert: IgA 210 (90 bis 450) mg/100 ml Serum, IgG 1250 (800 bis 1800) mg/100 ml Serum, IMg für die Frau 160 (70 bis 280), für den Mann 125 (60 bis 250) mg/100 ml Serum

dem aus der Literatur bekannten Verhalten für nichtsplenektomierte Patienten unter verschiedensten Cytostatika (Bläker et al., 1966; Freund et al., 1969; Klemm et al., 1970). Nach diesem Zeitpunkt kam es zu keinem weiteren Abfall, aber auch insbesondere beim IgG zu keinem Anstieg. IgM folgte beim Splenektomierten in unserem Kollektiv zwar in Einzelfällen dem Verlauf, den Mondorf (1969) und Zierott (1973) für splenektomierte non-Hodgkin-Patienten skizzierten, das Gesamtkollektiv verließ jedoch trotz fallender Tendenz nicht den Normbereich.

Bei der Ermittlung der Anti-EB-VCA-GMT (Abb. 2) fielen je 4 Patienten mit sehr hohen und sehr niedrigen Titern aus dem Gesamtkollektiv der mittleren, über die Norm erhöhten Titer heraus. Diese Patienten hatten in dem nachträglich verfolgten Gesamtverlauf einen leicht erhöhten Ausgangswert und boten bereits unter Therapie, besonders aber nach Absetzen, einen deutlichen Anstieg. Der niedrige Anfangswert wurde besonders am Punkt der größten Streuung noch von der Patientin beeinflußt, die zu der Zeit noch in der niedrigsten Gruppe lag, nach einem dreiviertel Jahr jedoch in die höchste Titergruppe überwechselte. Die Patientin mußte als Therapieversager gelten, sie befand sich im Präfinalstadium. 2 weitere Patienten aus dieser Gruppe waren bereits im 23. Monat nach Splenektomie verstorben, ein letzter Patient befand sich im 10. Jahr der laufenden Erkrankung, zur Zeit jedoch in Remission. Das mittlere Kollektiv bewegte sich in den von Henle et al. angegebenen Grenzen für durchschnittliche EB-VCA-Antikörpertiter beim nichtsplenektomierten Hodgkin-Patienten. Die niedrigste Titergruppe, die sich im Titerbereich der normal-durchseuchten gesunden Bevölkerung bewegt, ließ ebenfalls noch keine sicheren Titerbewegungen im Beobachtungszeitraum erkennen.

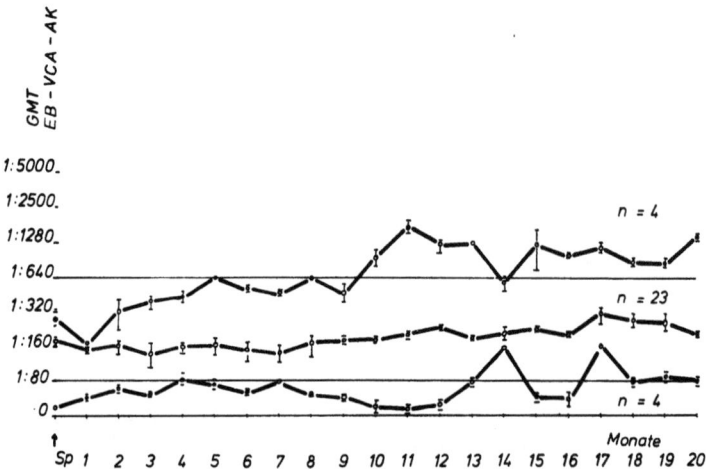

Abb. 2. Die über 20 Monate nach Splenektomie kontrollierten EB-VCA-Antikörper als GMT aufgetragen, ergaben 3 Titergruppen. Normbereich nach der Literatur für nicht splenektomierte Hodgkin-Patienten von 1:80 bis 1:640, desgl. Normbereich für Normalpersonen bis 1:80

Henle, Goldman und Demissie et al. haben 1966, 1968 und 1969 darauf aufmerksam gemacht, daß bei gesunden Normalprobanden jenseits des 40. Lebensjahres, für den Fall, daß sie Anti-EB-VCA-Titer entwickelt haben, höhere Titer auftreten können. In unserem Kollektiv haben wir dieser Erscheinung Rechnung getragen, es fand sich jedoch, zumindest jetzt noch keine entsprechende Korrelation.

Als Abhängigkeit vom histologischen Typ, der Einteilung des Rye-Symposions (Lukes, 1966), das in der bisherigen Literatur (Johansson, 1970; Hesse, 1973) angegeben wurde, folgend, konnten wir für die lymphocytenreicheren Formen ebenfalls niedrigere Titer als für die lymphocytenarmen Formen nachweisen. Für den Typ I mit seinem relativ hohen GMT kam die bekannte Schwierigkeit in der Interpretation eines histologischen Hodgkin-Präparates zum Tragen, da hier eine Patientin mit sehr hohem Titer von 2 Pathologen in Typ I und III eingeteilt wurde. Das klinische Ausbreitungsstadium ließ noch keine sicheren Verbindungen zu der Titerhöhe erkennen.

Zusammenfassend sei gesagt: Die Fähigkeit zur EB-VCA-Antikörperbildung ist auch beim splenektomierten Patienten, zumindest solange er nicht präfinal eine Paralyse seines gesamten Immunsystems erleidet, nicht negativ beeinflußt.

Unter der Therapie kommt es zu keinen auffälligen Titerbewegungen in der niedrigen und leicht erhöhten Titergruppe. *Unter* der Therapie oder unmittelbar nach Absetzen auftretende Titeranstiege können als ungünstiges prognostisches Zeichen gelten.

Die Anstiege des vom IgG abhängigen EB-VCA-Antikörpers, den wir untersucht haben, sind nicht von einem Anstieg des Serums IgG begleitet.

Es dürfte interessant sein zu beobachten, ob die niedrigen Titergruppen irgendwann eine Verschlechterung ihres Krankheitsbildes mit einem deutlichen Titeranstieg ankündigen.

Literatur

Bläker, F., Fischer, K., Landbeck, G.: Dtsch med Wschr **91**, 2259 (1966) — Demissie, Svedmyr: Acta path. microbiol. scand **75**, 457 (1969). — Einhorn, N., Henle, G., Henle, W., Klein, G., Clifford, P.: Int. J. Cancer **9**, 182 (1972). — Freund, R., Rauer, U., Hitzig, W. H.: Mschr. Kinderheilk. **117**, 563 (1969). — Goldmann: Lancet **1968 I**, 1156. — Henle, G., Henle, W.: J. Bact. **91**, 1248 (1966). — Henle, G., Henle, W., Diehl, V.: Proct. nat. Acad. Sci. (Wash.) **59**, 94 (1968). — Henle, G., Henle, W., Clifford, P., Diehl, V., Kafuko, G. W., Kirya, B. G., Klein, G., Morrow, R. H., Munube, G. M. R., Pike, P., Tukei, P. M., Ziegler, J. L: J. nat. Cancer Inst. **43**, 1147 (1969). — Henle, W., Henle, G., Burtin, P., Cachin, Y., Clifford, P., de Schryver, A., De Thé, G., Diehl, V., Ho, H. C., Klein, G.: J. nat. Cancer Inst. **44**, 225 (1970). — Henle, W., Ho, H. C., Henle, G., Kwan, H. C.: J. nat. Cancer Inst. (1973). — Hesse, J., Andersen, E., Levine, P. H., Ebbesen, P., Halberg, P., Reisher, J. I.: Int. J. Cancer **11**, 237 (1973). — Hinuma, Y., Konn, M., Ymaguchi, Wudarski, J., D. J., Blakeslee, J. R., Grace, J. T.: J. Virol. **1**, 1045 (1967). — Johansson, B., Klein, G., Henle, W., Henle, G.: Int. J. Cancer **6**, 450 (1970). — Klemm, D., Heinen, P., Obrecht, P.: Therapiewoche **6**, 253 (1970). — Levine, P. H., Ablashi, D. V., Berard, C. W., Carbone, P. P., Waggoner, D. E., Malan, L.: Cancer (Philad.) **27**, 416 (1971). — Lukes, R. J., Butler, J. J., Hicks, B.: Cancer (Philad.) **19**, 317 (1966). — Mondorf, W., Lennert, K. A., Kollmar, M.: Klin. Wschr. **47**, 533 (1969). — Pulvertaft, R. J. V.: Lancet **1964 I**, 238. — De Vita, V. T., Sperick, A. A., Carbone, P. P.: Ann. intern. Med. **73**, 881 (1970). — Zierott, G., Zenker, M., Thiede, A.: Bruns' Beitr. klin. Chir. **220**, 804 (1973).

MALCHOW, H., HORSTKAMP, B., JOHANNSEN, R., SCHMIDT, W., HAVEMANN, K. (Med. Univ.-Klinik Marburg): **Zur Spezifität lymphozytotoxischer Antikörper. Serologische und chemische Eigenschaften. Der Einfluß der Autoantikörper auf Lymphozytenmischkultur (MLC) und Lymphozytenkultur***

Lymphozytotoxische Seren aus unserer früher beschriebenen Untersuchungsserie [1], von denen einige als Autoantikörper einzureihen waren [2, 3], wurden auf zusätzliche Parameter hin untersucht. Es sollte eine Aussage getroffen werden, in welchem Maße auch agglutinierende Eigenschaften auftreten, wie hochtitrig die Seren sind, ob eine Absorption mit verschiedenen Zellen möglich ist, zu welcher Immunglobulinklasse die Antikörper zählen und welchen Einfluß lymphozytotoxische Autoantikörper auf die Stimulierung homologer und autologer Zellen in der Lymphozytenmischkultur (MLC) sowie in der Lymphozytenkultur unter dem unspezifischen Mitogen Phytohämagglutinin ausüben.

Agglutination

Bei der Untersuchung von 94 lymphozytotoxischen Seren fand sich nur 8mal eine Agglutination der Leukozyten. Eine autologe Agglutination wurde nicht überprüft. Eine Korrelation der Leukozytenagglutination zur Zytotoxizität an autologen und homologen Lymphozyten war nicht erkennbar.

Titerbestimmung der lymphozytotoxischen Autoantikörper

Die Bestimmung der Endtiter zeigt, daß die Seren nur in wenigen Ausnahmen auch in höherer Verdünnung noch eine lymphozytotoxische Aktivität aufweisen.

---

* Mit Unterstützung durch die Deutsche Forschungsgemeinschaft.

Seren mit einem Titer von 1:8 und höher sind nicht an bestimmte Erkrankungen gebunden, sie können sowohl beim rheumatischen Fieber, rheumatoider Arthritis, Lupus erythematodes, Myokardinfarkt, infektiöser Mononukleose als auch bei

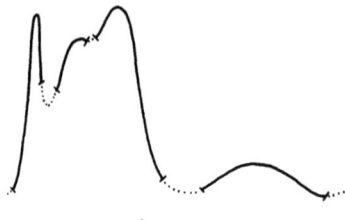

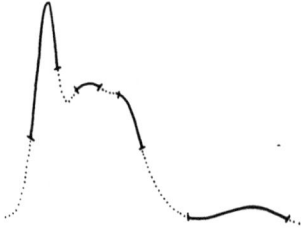

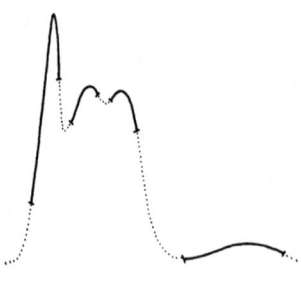

Abb. 1. Die Abbildung zeigt die Chromatographien mit Sephadex G-200 von 3 Seren. Die obere Kurve stellt ein Normalserum dar, in der mittleren Kurve ist das Serum einer Patientin mit Lupus erythematosus und in der unteren das Serum eines Patienten mit infektiöser Mononukleose aufgetragen. Unter den Kurven sind jeweils die zytotoxischen Aktivitäten der einzelnen Fraktionen aufgetragen. Fraktion I ist eine Anreicherung von IgM, Fraktion II eine Anreicherung von IgG, Fraktion III enthält im wesentlichen Albumin und Fraktion IV niedermolekulare Produkte. Die mittlere Kurve repräsentiert die Mehrzahl der untersuchten Seren mit lymphozytotoxischen Autoantikörpern

Erkrankungen mit Kälteagglutinin vorkommen. Die Verdünnung erfolgte mit einem geprüften nichtzytotoxischen AB-Serum. Die höchsten Titerstufen konnten jedoch bei Erkrankungen mit positiven Kälteagglutininen gefunden werden, hier war ein Serum bei einer Verdünnung von 1:1024 noch deutlich positiv.

Absorption

Das Serum einer Patientin mit Lupus erythematosus, das unter unseren Versuchsbedingungen im Zytotoxizitätstest 75 bis 100% Zellen abtötete, ließ sich nach 6 Absorptionsschritten mit je 40×10^6 Lymphozyten (Kontamination 8% Granulozyten), bei einer eingesetzten Menge von 1 ml Serum fast vollständig absorbieren. Die gleiche Menge dieses Serums wurde nach den gleichen Bedingungen ebenfalls in 6 Absorptionsschritten mit 60×10^6 Granulozyten (Kontamination 10% Lymphozyten) nicht ausreichend absorbiert, das Serum zeigte da immer noch eine zytotoxische Reaktion (bis zu 25% abgetötete Zellen). Durch Thrombozyten gelang es erst nach Verdünnung des Serums auf 1:16 nach dem 4. Absorptionsschritt mit je $1,5 \times 10^9$ Thrombozyten. Diese Befunde sprechen dafür, daß durch Lymphozyten besser als durch Granulozyten oder Thrombozyten die lymphozytotoxische Aktivität absorbiert werden kann.

Zytotoxische Wirkung auf Affenzellen

14 Seren wurden in ihrer Wirkung auf Schimpansenlymphozyten untersucht. Dabei waren Seren ausgesucht worden, die in jedem Fall autolog zytotoxisch wirken, andererseits aber einen unterschiedlichen Grad hinsichtlich ihrer Stärke aufwiesen. Es zeigte sich, daß die Lymphozyten von 8 verschiedenen Schimpansen mit den untersuchten Seren ganz ähnliche Reaktionsmuster gaben wie die homologen menschlichen Lymphozyten. In der Regel war die Reaktion mit den Schimpansenlymphozyten bei den etwas niedriger titrigen Seren etwas ausgeprägter als mit den homologen menschlichen Lymphozyten. Lymphozyten vom Pavian hingegen eigneten sich nicht zum Nachweis solcher lymphozytotoxischen Antikörper, da für sie das benutzte Kaninchenkomplement zytotoxisch wirkte.

Bestimmung der Immunglobuline

Die Präzipitation der zytotoxischen Seren von allen Patienten mit Lupus erythematodes und rheumatoider Arthritis mit Anti-IgM- und Anti-IgG-Seren ergab lediglich mit Anti-IgM einen Verlust der zytotoxischen Aktivität. Das optimale Mischungsverhältnis des verwandten Anti-IgM zu den zu untersuchenden Seren betrug je nach Stärke des Antikörpers 1:1 bis 8:1.

Wurden die Seren mit 2-Mercaptoäthanol behandelt, so verloren sie ihre zytotoxische Aktivität.

Schließlich wurden ausgewählte Seren über Sephadex G 200 chromatographiert, konzentriert und getestet. Ein Teil der Fraktionen wurde auch unverdünnt untersucht. Zytotoxische Aktivität fand sich nur in den Fraktionen I und II (siehe Abb. 1). Die Immunelektrophoresen der Fraktionen zeigten, daß in Fraktion I IgM und in Fraktion II IgG angereichert sind. Nur in einem Serum, das einem Patienten mit infektiöser Mononukleose zuzuordnen ist, war die Zytotoxizität ausschließlich in der IgG-Fraktion lokalisiert. In allen anderen Zellen war die größte Aktivität in der Anreicherung von IgM vorhanden.

Lymphozytenmischkultur (MLC) mit Patientenlymphozyten

Von einigen Patienten, die lymphozytotoxische Autoantikörper aufwiesen, wurden MLCs mit autologen Lymphozyten und blutgruppenidentischen Kontrolllymphozyten angelegt. Den Kulturen wurde einmal Kontrollserum und zum anderen die lymphozytotoxischen Seren der Patienten zugesetzt. Es zeigte sich, daß in der Mehrzahl der Fälle die Reaktionen der Mischkultur durch den Zusatz von autologen zytotoxischen Seren deutlich gehemmt wurde. Die Berechnung nach dem t-Test nach Transformation der Mittelwerte in den Logarithmus naturalis zeigte, daß diese Inhibition auch statistisch auf dem 1%-Niveau signifikant war.

Lymphozytenkultur mit Phytohämagglutinin

Die Inkubation der Patientenlymphozyten in ihrem autologen Serum, stimuliert durch Phytohämagglutinin und mit der Stimulierbarkeit von Kontrolllymphozyten und Kontrollserum verglichen, zeigte zwar ebenfalls eine Inhibition, der t-Test für korrelierende Stichproben nach Transformation der Mittelwerte in den Logarithmus naturalis sicherte diese Ergebnisse jedoch lediglich auf dem 5%-Niveau ab.

Tabelle. In der Tabelle sind die Ergebnisse der MLC mit autologen Lymphozyten, in Gegenwart des autologen Serums (auto) und eines AB-Serums sowie die Lymphozytenkulturen mit autologem (auto) und AB-Serum aufgetragen. In der 2. Hälfte der Tabelle sind die Versuche 1 und 2 mit 2 unterschiedlichen Spenderlymphozytenkombinationen der Blutgruppe 0 angeführt. Die Prozentzahlen drücken die Inhibition (In) durch das autologe Serum im Vergleich zum Kontrollserum (AB) aus. Erläuterung der weiteren Abkürzungen: cpm = Impulse pro Minute des in DNS inkorporierten ^{3}H-Thymidins, LE = Lupus erythematosus, R.A. = rheumatoide Arthritis

Diagnosen	MLC Serum			PHA-Kultur Serum			MLC Gesunde Spenderlymphozyten (0)				
	auto cpm	AB cpm	In %	auto cpm	AB cpm	In %	Diagnosen	1 cpm	%	2 cpm	%
LE	116	768	15				Kontrolle	3725	100	2356	100
LE	462	996	46				Kälteagglutin.	2391	64	1211	52
LE	101	404	25	177	4933	4	M. Basedow	1834	48	916	39
LE	171	1538	11	1388	7349	19	Rheum. Fieber	2339	63	987	42
R.A.	2083	7838	27	786	8560	9	R.A.	1276	34	1022	43
R.A.	412	900	46				Rheum. Fieber	656	18	1108	47
R.A.	469	840	56				R.A.	2830	76	879	37
R.A.	11518	13345	86				R.A.	877	24	866	37
R.A.	538	1121	48				Chron. Hepatitis	1022	27	787	33
R.A.	2086	44831	5				LE	488	13	301	13
R.A.	2402	18109	13				LE	542	15	184	8
Hyperthyreose	2366	11183	21	8223	30025	27	Mononukleose	310	8	875	37
Arthr. urica	3577	15762	23								
Chron. Hepatitis	2641	5914	45	4293	25250	17					
Chron. Hepatitis	2087	6185	34	4592	8645	53					
Lebercirrhose	286	1031	28	3645	10673	34					

MLC mit gesunden Spendern der Blutgruppe 0

In der Kombination von 2 Spenderlymphozyten, die gute gegenseitige Stimulierung zeigten, sollte der Einfluß einiger lymphozytotoxischer Seren untersucht werden, ohne daß hier der Einfluß autologer Lymphozyten mitspielt. Nach dem multiplen Mittelwertsvergleich nach Scheffe zeigten sich signifikante Unterschiede gegenüber den Kontrollen bei nahezu allen Seren. Eine signifikante Korrelation der Inhibition in der MLC mit der Stärke der Reaktion im Nachweis lymphozytotoxischer Autoantikörper ergab sich jedoch nicht (siehe Tabelle).

Zusammenfassend gehören die von uns untersuchten lymphozytotoxischen Autoantikörper zur Klasse der IgM, da die zytotoxische Aktivität durch spezifische Präzipitation mit Anti-IgM-Seren und durch 2-Mercaptoäthanol-Behandlung aufgehoben werden kann und nach Fraktionierung über Sephadex G 200 die aktive Fraktion im IgM-Bereich angereichert ist. Diese lymphozytotoxischen

Autoantikörper erscheinen nur relativ species-spezifisch zu sein, denn die phylogenetisch nahe verwandten Schimpansenlymphozyten sind ebenfalls gegen diese Antikörper sensibel. Zwar kann die lymphozytotoxische Aktivität durch Lymphozyten am besten absorbiert werden, dies ist jedoch auch mit Granulozyten und Thrombozyten möglich, wenn auch nur durch Einsatz erheblich größerer Zellmengen. In nahezu keinem Fall konnten auch agglutinierende Eigenschaften in diesen zytotoxischen Seren nachgewiesen werden. Nur sehr selten finden sich Seren, die auch noch nach starker Verdünnung zytotoxisch sind. Sowohl bei unspezifischer Stimulation mit Phytohämagglutinin wie auch bei spezifischer Stimulation in der Lymphozytenmischkultur wirken die lymphozytotoxischen Seren inhibierend auf den ^{3}H-Thymidineinbau in Lymphozyten. Die Inhibition der Lymphozytenmischkultur von gesunden Kontrollpersonen durch die lymphozytotoxischen Seren ist dagegen weniger ausgeprägt.

Literatur

1. Malchow, H., Klingelhöfer, H. L., Rau, B., Tücke, M., Himmelmann, G.: Verh. dtsch. Ges. inn. Med. 79, 590 (1973). — 2. Klingelhöfer, H. L., Malchow, H., Börngen, U., Havemann, K.: Verh. dtsch. Ges. inn. Med. 78, 884 (1972). — 3. Malchow, H., Klingelhöfer, H. L., Johannsen, R.: Verh. dtsch. Ges. inn. Med. 80 (1974).

AUER, I. O.*, TOMASI, T. B., MILGROM, F. (Med. Univ.-Klinik Würzburg, Departs. of Medicine and Microbiology, State Univ. of New York, Buffalo, USA): **Unabhängigkeit des Auftretens der autoimmunhämolytischen Anämie vom Auftreten natürlicher thymozytolytischer Autoantikörper und Autoantikörper, nachgewiesen durch Lyse des DBA/2-Lymphoms L 5178 Y in NZB-Mäusen**

New Zealand Black-(NZB)-Mäuse entwickeln spontan ein dem menschlichen Lupus erythemat. diss. (LED) ähnliches Krankheitsbild, bestehend aus Wärmeantikörper autoimmunhämolytischer Anämie (AIHA) und Immunkomplexnephritis [1]. Der Immunstatus dieser Mäuse ist gekennzeichnet einerseits durch frühzeitiges Auftreten von natürlichen Autoantikörpern [1] und andererseits durch spontanes Auftreten von Defekten des zellulären Immunsystems mit zunehmendem Alter [2 bis 6].

Wir untersuchten in NZB-Mäusen spontan auftretende Autoantikörper, die spezifisch T-Zellen lysieren [7]. Die Organverteilung des reaktiven Antigens, das an T-Zellen und Hirnzellen gefunden wird, sowie physikalisch-chemische Eigenschaften, wie IgM-Natur und optimale Bindungsaktivität der Thymocytolysine bei 4 °C, machen es sehr wahrscheinlich, daß sie mit den erstmals von Shirai et al. [8] beschriebenen „natural thymocytotoxic autoantibodies" (NTA) identisch sind. Auch beim Menschen finden sich bei Erkrankungen mit Autoimmunmarkern wie LED [9, 10], PCP [9, 10], progressive Sklerodermie [10] und chronisch-aggressive Hepatitis [11] lymphozytotoxische Antikörper mit ähnlichen physikalisch-chemischen Eigenschaften [10] und Spezifität [12, 13].

Daneben beschrieben wir in NZB-Mäusen erstmals Autoantikörper, die das DBA/2-Lymphom L 5178 Y (LY) lysieren [14]. Absorption mit syngenem und autologem Gewebe zeigte die Autoantikörpernatur der LY-Lysine, die außer vom thy-1-positiven DBA/2-Lymphom LY, vor allem von Nierenzellen, weitaus weniger von Thymozyten und Milzzellen absorbiert wurden [14]. Da es sich bei LY-Zellen um einen malignen, von T-Zellen abstammenden Klon handelt, können LY-Lysine als Autoantikörper, die eine T-Zellen-Subpopulation lysieren, angesehen werden.

---

* Mit Unterstützung der Paul-Martini-Gesellschaft.

Es ist die Hypothese vorgetragen worden, NTA könnte über eine Ausschaltung von T-Suppressorzellen, die hemmend auf B-Zellenfunktion [15] und auch auf Autoantikörperproduktion [16] wirken, pathogenetische Bedeutung für die Erkrankung haben [17]. Auf der Grundlage des für LY-Lysine Diskutierten könnte in einem ersten Versuch einer Klärung, ob diesen eine pathogenetische Bedeutung zukommt oder nicht, auch für LY-Lysine ein ähnlicher Mechanismus diskutiert werden.

Wir untersuchten daher die Korrelation zwischen NTA bzw. LY-Lysinen und der Coombs-positiven AIHA in diesem Stamm. NTA und LY-Lysine wurden sowohl als Serumantikörper als auch auf der Ebene der antikörperproduzierenden Zelle nachgewiesen.

Methoden

NZB/BIN/J-, DBA/2- und C 57 Bl/6-Mäuse wurden von The Jackson Laboratory, Bar Harbor, Maine, USA, erworben. Die untersuchten NZB-Mäuse waren 10 bis 14 Monate alt.

Thymozyteneinzelzellsuspensionen (Targetzellen) waren aus Thymi von 6 bis 8 Wochen alten NZB-Mäusen, wie in [7] beschrieben, hergestellt worden. Die Lymphoblastenzellinie LY war als Ascitestumor in DBA/2-Mäusen unterhalten worden (Einzelheiten bei [14]).

Nachweis der Serumantikörper erfolgte im sog. Spottest wie bei [7] und [14] beschrieben; das Assay für plaquebildende Zellen erfolgte nach Fuji et al. [18], in der Modifikation nach Auer et al. [7, 14]. Beide Methoden bedienen sich der Zytolyse in Agargel. Kurz: Für Spot- bzw. Plaqueassay wurden 0,4 ml bzw. 0,3 ml 0,7%iger Bakto Agar mit Targetzellen entsprechend 2×10^7 Thymozyten/0,05 ml bzw. 1×10^7 LY-Zellen/0,05 ml gemischt. Beim Plaqueassay wurden des weiteren 4×10^6 Milzzellen/0,05 ml zugegeben. Diese Mischung wurde auf einem Objektträger ausgestrichen. Im Spottest wurden Tropfen der zu untersuchenden Seren auf die Oberfläche des Agarlayers aufgetragen, die Objektträger zunächst für 1 Std bei 4 °C inkubiert und dann, nach Waschen, für 1 Std bei 37 °C mit verdünntem Kaninchenserum als Komplementquelle erneut inkubiert. Im Plaqueassay wurden, nach Inkubation für 1 Std bei 37 °C und für 30 min bei 4 °C, die Objektträger mit verdünntem Kaninchenserum als Komplementquelle für eine Stunde bei 37 °C inkubiert. Titer von 2 und höher wurde im Spottest als positiv betrachtet, mehr als 40 PFC/Milz galten als positiv im Plaqueassay.

Der direkte Coombs-Test wurde nach Yunis et al. [19] durchgeführt. Das verwendete Ziegenantiserum gegen Mausgesamtserum (Hyland Laboratories, Los Angeles, USA) war 3mal mit normalen Mauserythrozyten und 1mal mit retikulozytenreicher Erythrozytensuspension von C 57 Bl/6-Mäusen absorbiert worden und zeigte keine Reaktion mehr mit retikulozytenreichen Erythrozyten von C 57 Bl/6-Mäusen. Das Antiserum wurde in den optimalen Verdünnungen von 1:50 und 1:250 angesetzt.

Die statistische Auswertung der 2×2 Kontingenztabellen erfolgte nach dem, auf der hypergeometrischen Verteilung beruhenden, „Exaktentest von Fischer für die 2×2 Kontingenztabelle" für eine Sicherheitswahrscheinlichkeit von 95% [20].

Ergebnisse

Wenn NTA und LY-Lysine als Serumantikörper über einen Zeitraum von 6 bis 7 Wochen in 10tägigem Abstand verfolgt wurden, ergaben sich nur geringe Titerschwankungen. NTA fand sich in 18 von 22 NZB-Mäusen im Spottest (Tabelle 1a) und in 16 derselben im Plaqueassay (Tabelle 1b). 18 dieser Mäuse waren Coombs-positiv. Wie aus der 2×2-Kontigenztabelle ersichtlich, ergab sich keine Korrelation zwischen Auftreten der NTA und dem Auftreten der AIHA bei einem $p > 0,3$ für den Spottest und $p > 0,2$ für das Plaqueassay im Exaktentest von Fischer. LY-Lysine fanden sich in 21 der 25 untersuchten NZB-Mäuse im Spottest (Tabelle 2a) und in 22 der 25 untersuchten Mäuse im Plaqueassay (Tabelle 2b). 20 der 25 Mäuse waren Coombs-positiv. Auch hier fand sich keine von einer Zufallsverteilung abweichende Korrelation zwischen dem Auftreten der LY-Lysine und dem Auftreten der AIHA ($p > 0,1$ bzw. $p > 0,4$).

Diskussion

In unserer Untersuchung konnten wir keine Korrelation zwischen Auftreten von NTA bzw. LY-Lysinen im Serum und Auftreten des direkten Coombs-Testes finden. In einem Vergleich des Auftretens von Antireovirus-RNA-Antikörpern und NTA im Serum von NZB-Mäusen konnte von Goldblum et al. [21] ebenfalls keine Korrelation gefunden werden. Im Falle des ausschließlichen Nachweises zirkulierender Autoantikörper muß jedoch festgestellt werden, daß diese nicht immer sichere Aussagen über die Quantität der Antikörperproduktion (Zahl der PFC) zulassen. Autoantikörper, vor allem die mit hoher Avidität, können in vivo adsorbiert werden. Die in der Zirkulation nachweisbaren Antikörper stellen dann solche mit niederer Avidität oder Überschußantikörper dar. Ein fehlender Nachweis von Autoantikörpern im Serum schließt somit deren Produktion in einem für eine pathogenetische Rolle ausreichendem Maße nicht aus [22].

Tabelle 1. Vergleich der Ergebnisse des direkten Coombs-Testes mit den Ergebnissen des Spottestes (a) und des Plaqueassays (b). (NZB-Thymozyten als Target)

a) Direkter Coombs-Test

	Positiv	Negativ	Gesamt
Spottest			
positiv	15	3	18
negativ	3	1	4
Gesamt	18	4	22

p > 0,3

b) Direkter Coombs-Test

	Positiv	Negativ	Gesamt
Plaqueassay			
positiv	14	2	16
negativ	4	2	6
Gesamt	18	4	22

p > 0,2

Tabelle 2. Vergleich der Ergebnisse des direkten Coombs-Testes mit den Ergebnissen des Spottestes (a) und des Plaqueassays (b). (L 5178 Y-Zellen als Target)

a) Direkter Coombs-Test

	Positiv	Negativ	Gesamt
Spottest			
positiv	16	5	21
negativ	4	0	4
Gesamt	20	5	25

p > 0,1

b) Direkter Coombs-Test

	Positiv	Negativ	Gesamt
Plaqueassay			
positiv	17	5	22
negativ	3	0	3
Gesamt	20	5	25

p > 0,4

Der gelungene Nachweis von NTA bzw. LY-Lysinen auf der Ebene der antikörperproduzierenden Zelle erlaubt es, diese Schwierigkeit der Interpretation zu umgehen. Jedoch fand sich auch zwischen NTA-PFC bzw. LY-Lysin-PFC und der AIHA keine Korrelation. Das gleichmäßige Vorhandensein von NTA und LY-Lysinen im Serum über den getesteten Zeitraum macht es unwahrscheinlich, daß diese Autoantikörper nach vorübergehendem Auftreten wieder verschwinden.

Somit ergeben unsere Untersuchungen, bei einer allerdings beschränkten Zahl von untersuchten Tieren, keinen Anhalt dafür, NTA bzw. LY-Lysine als ausschließlich auslösenden Faktor für die Autoimmunphänomene der NZB-Mäuse zu betrachten. Es stellt sich diese Frage, ob diese Autoantikörper nicht eher Folge, denn Ursache eines T-Suppressorzelldefektes in der NZB-Maus sind.

Literatur

1. Howie, J. B., Helyer, B. J.: Advanc. Immunol. **9**, 215 (1968). — 2. Cantor, H., Asofsky, R., Talal, N.: Exp. Med. **131**, 22 (1970). — 3. Teaque, P. O., Yunis, E. J., Rodey, G., Fish, S. J., Stutman, O., Good, R. A.: Lab. Invest. **22**, 121 (1970). — 4. Leventhal, B. G., Talal, N. J.: J. Immunol. **104**, 918 (1970). — 5. Gelfand, M. C., Steinberg, A. D.: J. Immunol. **110**, 1652 (1973). — 6. Chused, D. M., Steinberg, A. D., Parker, I. M.: J. Immunol. **111**, 52 (1970). — 7. Auer, J. O., Tomasi, T. B., Milgrom, F.: Cell. Immunol. **10**, 404 (1974). — 8. Shirai, T., Mellors, R. C.: Clin. exp. Immunol. **12**, 133 (1972). — 9. Mittal, K. K., Rossen, R. D., Sharp, J. T., Lidsky, M. D., Butler, W. T.: Nature (Lond.) **225**, 1255 (1970). — 10. Terasaki, P. I., Mottironi, V. D., Barnett, E. V.: New Engl. J. Med. **283**, 724 (1970). — 11. Bertrams, J., Reis, H. E., Kuwert, E., Selmair, H.: Verh. dtsch. Ges. inn. Med. **79**, 642 (1973). — 12. Lies, R. B., Messner, R. P., Williams, R. C.: Arth. and Rheum. **15**, 45 (1972). — 13. Lies, R. B., Messner, R.: Clin. Res. **21**, 582 (1973). — 14. Auer, I. O., Tomasi, T. B., Milgrom, F.: J. Immunol. **112**, 320 (1974). — 15. Barthold, D. R., Stashak, P. W., Amsbaugh, D. F., Prescott, B., Baker, P. J.: Cell. Immunol. **6**, 315 (1973). — 16. Allison, A. C., Denman, A. M., Barnes, R. D.: Lancet **1971 I**, 135. — 17. Shirai, T., Yoshiki, T., Mellors, R. C.: J. Immunol. **109**, 32 (1972). — 18. Fuji, H., Zaleski, M., Milgrom, F.: J. Immunol. **106**, 56 (1971). — 19. Yunis, E., Hong, R., Grewe, A. M., Martinez, C., Cornelius, E., Good, R. A.: J. exp. Med. **125**, 947 (1967). — 20. Finney, D. J.: Biometrika **35**, 145 (1948). — 21. Goldblum, R., Talal, N.: Clin. Res. **21**, 580 (1973). — 22. McCluskey, R. T.: Bull. N. Y. Acad. Med. **46**, 769 (1970).

RAHMAN, A., KRÜGER, J. (Zentrum für Klin. Chemie, Immunologie u. Humangenetik am Klinikum der Univ. Gießen): **Thymuslymphozytendefekt bei autoimmunhämolytischer Anämie und Lupus erythematodes visceralis**

NZB-Mäuse und deren Hybride mit verwandten Stämmen entwickeln spontan eine Vielzahl von Autoantikörpern gegen autologe Gewebeantigene, DNA und Erythrozytenoberflächenantigene [1]. Aus diesem Grund ist an ihnen bevorzugt die Immunbiologie der Autoimmunität untersucht worden. Es wurde gezeigt, daß diese Mäuse in den ersten Lebensmonaten große Mengen Autoantikörper gegen eine Reihe von Antigenen bilden können, gleichzeitig aber einen Defekt in der Toleranzinduktion gegen dieselben aufweisen, welcher mit einem Toleranzverlust gegen Autoantigene einhergeht [2]. Diese Befunde deuten auf eine enge Beziehung zwischen dem Verlust experimenteller Toleranz und Selbsttoleranz. Vom 4. Lebensmonat an, einem Zeitpunkt, zu dem gehäuft immunhämolytische Anämien, antinukleäre Antikörper und Nierenerkrankungen auftreten, kommt es zu einem zunehmenden Verlust zellulärer Immunreaktionen [3 bis 6]. Obwohl die Pathogenese dieser Autoimmunerkrankungen und die Gründe für die abnorme Reaktionslage des Immunsystems in diesen Tieren unbekannt sind, sind eine Reihe von Theorien aufgestellt worden, die dem T-Lymphozyten eine zentrale Rolle zuschreiben. Diese werden gestützt durch eine Reihe neuerer Ergebnisse: Neonatale Thymektomie begünstigt und beschleunigt das Auftreten von Autoimmunität [7], das Auftreten eines natürlichen Antilymphozyten-Antikörpers führt zu einer Autoimmun-T-Lymphozytopenie [8], abhängig vom Lebensalter ändert sich die Immunitätslage gegenüber T-zellunabhängigen Antigenen als Ausdruck des Verlustes von T-Suppressorzellen, möglicherweise als Folge der bereits erwähnten T-zellspezifischen Antikörper [9]. Obgleich NZB-Mäuse serologische und immunpathologische Abnormitäten aufweisen, die denen bei Lupus erythematodes visceralis (LE) und autoimmunhämolytischer Anämie (ihA) ähnlich sind, ist es unbekannt, ob diese Ähnlichkeit auch für ätiologische und funktionelle Faktoren zutrifft. Wir haben Patienten mit LE und ihA auf einen T-Zelldefekt hin untersucht,

Tabelle 1. Klinische und immunologische Untersuchungsergebnisse von Patienten mit autoimmunhämolytischer Anämie

Patient	ihA-Typ	Alter (Jahre)	Geschl.	Freie Auto-AK	Zell-fixierte Autoantikörper vom IgG-Typ	Zell-fixiertes Komplement	% Spontan-rosetten	Auto-lympho-zytotoxine	Therapie
Z. A.	chronisch-idiopathisch[a]	58	f.	ø	++	ø	43	ø	Imurek Decortin-H
S. K.	chronisch-idiopathisch[a]	74	m.	ø	++	ø	47	ø	Imurek Decortin-H
R. E.	chronisch-idiopathisch	82	f.	ø	+++	ø	60	ø	Imurek Decortin-H
J. W.	chronisch-idiopathisch[a]	64	m.	ø	+++	ø	38	ø	Imurek Decortin-H
L. R.	chronisch-idiopathisch[a]	21	m.	+++	++++	ø	46	ø	Imurek Decortin-H
W. O.	chronisch-idiopathisch	71	m.	ø	+++	ø	44	ø	Decortin-H
G. H.	chronisch-idiopathisch	84	f.	ø	+++	ø	68	ø	Decortin-H
R. W.	chronisch-idiopathisch[a]	53	m.	ø	++	+	26	ø	Imurek Decortin-H
W. M.	akut-reversibel	70	f.	ø	ø	++	54	+	Decortin-H
H. J.	symptomatisch	22	f.	ø	+	+++	57	ø	Imurek Decortin-H
S. H.	symptomatisch[a]	49	f.	ø	ø	+	20	+	Imurek Decortin-H
K.-H. H.	symptomatisch[a]	41	m.	+++	+++	ø	25	ø	ø
W. J.	symptomatisch[a]	43	f.	+++	ø	+	46	++	Decortin-H
M. F.	symptomatisch[a]	52	f.	+	++++	ø	36	n.d.[b]	ø

[a] Hämolytischer Schub. — [b] Nicht durchgeführt.

in der Vorstellung, daß ähnliche pathogenetische Mechanismen wirksam sein können.

Thymuslymphozyten wurden durch Spontanrosettenbildung mit Schaferythrozyten unter standardisierten Bedingungen bestimmt [10]. In der Mehrzahl der Fälle wurde dieser Test durch Lymphozytenkulturen, denen Phytohämagglutinin und/oder Concanavalin A zugesetzt wurde, ergänzt. Da die Stimulierbarkeit der Zellen mit dem Prozentsatz der ermittelten Spontanrosetten korreliert, werden im folgenden nur Spontanrosetten angegeben. Autolymphozytotoxine wurden durch Mikrolymphozytotoxizitätstest [11] ermittelt. Über serologische Techniken ist ausführlich an anderer Stelle berichtet worden [12].

Tabelle 2. Klinische und immunologische Untersuchungsergebnisse von Patienten mit Lupus erythematodes visceralis (LE)

Patient	Diagnose	Alter (Jahre)	Geschl.	AFN	% Spontanrosetten	Autolymphozytotoxine	Therapie
W. J.	LE[a]	35	f.	+	18	+ + + +	Decortin-H
C. A.	LE	33	f.	+	37	ø	Imurek Decortin-H
M. E.	LE	49	f.	+	66	ø	Imurek Decortin-H
W. T.	LE[a]	39	f.	+	25	ø	Imurek Decortin-H
B. T.	LE	40	f.	+	57	+ + + + +	Imurek Decortin-H
K. J.	LE	54	f.	+	64	n.d.[b]	Imurek Decortin-H
F. B.	LE	49	f.	+	25	ø	Decortin-H
G. J.	LE	50	f.	+	26	ø	Decortin-H
F. G.	LE[a]	48	m.	+	23	n.d.[b]	Decortin-H
K. E.	LE[a]	40	f.	+	32	n.d.[b]	Decortin-H

[a] Akuter Schub. — [b] Nicht durchgeführt.

Tabelle 1 zeigt die Untersuchungsergebnisse von 14 Patienten mit ihA. Entsprechend dem klinischen Verlauf und den serologischen Befunden wurde zwischen chronisch-idiopathischen [8], akut reversibel [1] und symptomatischen Formen [5] unterschieden. Freie antierythrozytäre Autoantikörper wurden mit einer Ausnahme nur bei Patienten mit symptomatischer ihA gefunden. Zellfixierte Autoantikörper waren bei allen chronisch-idiopathischen Formen und 3 von 5 der symptomatischen nachweisbar. Zellfixiertes Komplement war dagegen in erster Linie bei Patienten mit akut reversibler und symptomatischer ihA zu finden. Der Prozentsatz von Spontanrosetten wurde bei 100 gesunden Blutspendern unterschiedlicher Altersgruppen mit 55 bis 75 ermittelt. Im Vergleich dazu sind bei allen Patienten mit ihA im akuten Schub die Spontanrosetten mit 20 bis 47% deutlich vermindert. Patienten in Remission hatten Werte im Normbereich oder geringfügig erniedrigt (44 bis 68%). Autolymphozytotoxine mit niedrigem Titer wurden in nur 3 von 13 untersuchten Seren gefunden.

Vergleichbare Ergebnisse ergaben die Untersuchungen von 10 Patienten mit LE (Tabelle 2). Hohe Titer gegen antinukleäre Faktoren charakterisierten neben den klinischen Befunden die einzelnen Krankheitsbilder.

Bei 4 Patienten mit akutem Schub waren spontanrosettenbildende Lymphozyten deutlich vermindert (18 bis 32%). Bei Krankheitsbildern in Remission lagen nur 3 Befunde im Normbereich. Auch bei dieser Patientengruppe wurden nur in 2 von 7 untersuchten Fällen Autolymphozytotoxine nachgewiesen, allerdings hochtitrige. Da bei den restlichen 3 Patienten keine Lymphozytotoxine gegen allogene Testzellen gefunden wurden, können Autolymphozytotoxine als ausgeschlossen gelten.

Zum gegenwärtigen Zeitpunkt ist es schwierig, die Bedeutung eines Thymuslymphozytendefektes bei LE und ihA richtig einzuschätzen. Die vorgetragenen Befunde können jedoch als Hinweis dafür dienen, daß die Abnahme von T-Zellen im peripheren Blut des Menschen die funktionelle Grundlage von Autoimmunphänomenen ist. Eine qualitative Aussage dieses Defektes ist allerdings nicht möglich. Die Unterdrückung autoimmunkompetenter B-Lymphozyten durch T-Regulatorzellen [13] kann gestört sein. Es wurde vermutet, daß die Autoimmun-T-Lymphozytopenie Folge der Autolymphozytotoxinbildung wäre. Der Nachweis dieser Antikörper in 5 von 23 Fällen macht einen derartigen pathogenetischen Mechanismus nicht wahrscheinlich. Der Defekt an T-Zellen könnte nicht so sehr das Ergebnis der Lymphozytotoxinbildung als vielmehr deren Ursache sein, da bei Patienten mit LE und ihA zahlreiche Autoantikörper gefunden werden.

Es war nicht die Absicht, die komplizierten Wechselwirkungen bei Autoimmunerkrankungen zu entwirren. Es kann aber abschließend wenigstens gesagt werden, daß die untersuchten Autoimmunphänomene entweder ursächlich oder als Folge einer Störung des immunologischen Gleichgewichts von Lymphozytenunterpopulationen auftreten.

Literatur

1. Howie, J. B., Helyer, B. J.: Advanc. Immunol. **9**, 215 (1968). — 2. Talal, N., Steinberg, A. D.: In: Current topics in microbiology and immunology. Berlin-Heidelberg-New York: Springer (im Druck). — 3. Cantor, H. R., Asofsky, R., Talal, N.: J. exp. Med. **131**, 223 (1970). — 4. Leventhal, B. G., Talal, N.: J. Immunol. **104**, 918 (1970). — 5. Rodey, G. E., Good, R. A., Yunis, E. J.: Clin. exp. Immunol. **9**, 305 (1971). — 6. Stutman, O.: J. Immunol. **109**, 602 (1972). — 7. Teague, P. O., Yunis, E. J., Rodey, G. E., Fish, A. J., Stutman, O., Good, R. A.: Lab. Invest. **22**, 121 (1970). — 8. Shirai, T., Yoshiki, T., Mellors, R. C.: Clin. exp. Immunol. **12**, 455 (1972). — 9. Barthold, D. R., Kysela, S., Steinberg, A. D.: J. Immunol. **112**, 9 (1974). — 10. Jondal, M., Holm, G., Wigzell, W.: J. exp. Med. **136**, 207 (1972). — 11. Terasaki, P. J., McClelland, J. D.: Nature (Lond.) **204**, 998 (1964). — 12. Mueller-Eckhardt, Ch., Kretschmer, V.: Blut **25**, 63 (1972). — 13. Gershon, R. K.: In: Contemporary topics in immunobiology. New York: Plenum Press (im Druck).

PAPPAS, A., SCHWARZE, G., KÖNIG, K., SCHEURLEN, P. G. (Innere Med. I u. Urolog. Klinik, Univ. des Saarlandes, Homburg/Saar): **Tumorspezifische, zelluläre Immunreaktionen in vitro bei Patienten mit Hypernephrom***

Sensitive, immunologisch kompetente Lymphozyten sind in der Lage, in vitro nach Inkubation mit spezifischem Antigen verschiedene chemische Mediatoren freizusetzen, von denen der sog. Migrations-Inhibitions-Faktor (MIF) heute am besten charakterisiert ist. Umfangreiche, vorwiegend tierexperimentelle Untersuchungen deuten darauf hin, daß diese antigeninduzierte Migrationshemmung als ein Phänomen zellulärer Immunreaktionen einzuordnen ist [2, 5, 7, 8, 9, 11, 15]. In diesem Untersuchungssystem gelten Lymphozyten als Träger der immunologischen Information, als deren Ausdruck die Migrationsfähigkeit von Makrophagen spezifisch beeinträchtigt werden kann. Klinische Anwendungsmöglichkeiten für dieses Untersuchungssystem ergaben sich mit der Einführung des Leukozyten-Migrations-Testes (LMT) durch Söborg u. Bendixen 1967 [12], einem modifizierten Test, in dem Granulozyten die migrierende Zellpopulation darstellen.

In der Literatur sind mit dem LMT bisher tumorspezifische Immunreaktionen für lympho-retikuläre Tumoren in größerer Anzahl [10] und für verschiedene

---

* Mit Unterstützung der Deutschen Forschungsgemeinschaft, Bad Godesberg (Pa 129/3).

Karzinome [1, 4, 10] beschrieben worden, unseres Wissens nach jedoch nicht für Hypernephrome. In Zusammenarbeit mit unserer urologischen Klinik war es möglich, bisher 19 Patienten mit histologisch gesichertem Hypernephrom zu testen, ein relativ homogenes Patientenkollektiv, da in allen Fällen klinisch kein Anhalt für eine Metastasierung vorlag, eine Nephrektomie indiziert war und bei allen Patienten unmittelbar präoperativ eine Strahlenbehandlung durchgeführt worden war (je 3mal 700 R Herddosis, Photonen 42 MEV). Für unsere Untersuchungen hat sich eine Modifikation des sog. indirekten LMT, ursprünglich von Thor et al. [15] sowie Rockling et al. [7] eingeführt, bewährt, da im Vergleich zur direkten Technik falsch positive Resultate in deutlich geringerer Zahl nachweisbar waren. Aus den Operationspräparaten wurden Tumorextrakte nach der von Segall et al. [10] angegebenen Methode hergestellt (Abb. 1). Je 3 Kulturen mit und ohne Tumorextrakt wurden pro Ansatz hergestellt (Abb. 1). Im ersten Schritt wurde eine

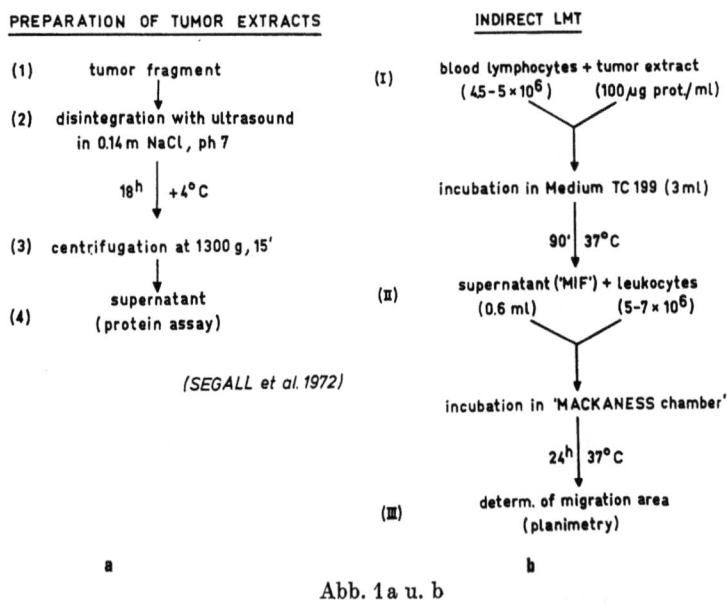

Abb. 1 a u. b

standardisierte Menge Tumorextrakt, bezogen auf seinen Proteingehalt (100 µg pro ml), mit Lymphozyten in Medium 199 inkubiert und in einem zweiten Arbeitsgang 0,6 ml des zellfreien Überstandes in der sog. Mackaness-Kammer zusammen mit Leukozyten gesunder Spender enthaltenden Kapillaren erneut inkubiert. Die abschließende Auswertung erfolgte planimetrisch zur Berechnung des sog. Migrationsindexes [14].

Als Kontrollen dienten Ansätze mit Extrakten verschiedener Normalgewebe (einschließlich makroskopisch unauffälligen Gewebes von hypernephromtragenden Nieren) und mehrerer benigner Tumoren. Die Indices dieser Gruppe lagen zwischen 0,72 und 1,2 und wurden als normale Migrationswerte den folgenden Untersuchungen zugrunde gelegt. Die Ergebnisse mit Gewebsextrakten von insgesamt 19 Patienten mit Hypernephrom sind in Abb. 2 dargestellt: Jeder Wert gibt den Migrations-Index (MI) wieder und wurde aus je 3 Ansätzen mit und ohne Tumorextrakt ermittelt. Nach Inkubation mit autologen Lymphozyten war in 17 Fällen (84%) eine deutliche Migrationshemmung nachweisbar; lediglich bei 2 Patienten lag der Index im mittleren Normbereich. Wurden die Hypernephromextrakte mit allogenen Lymphozyten von Hypernephromträgern inkubiert, so ergab sich in

8 von 7 untersuchten Fällen eine Hemmung. Erwähnenswert ist, daß in einem Falle keine Hemmung auftrat; dabei handelte es sich um einen der beiden Patienten, die auch im autologen System ineffektiv waren. Untersuchungen mit allogenen Lymphozyten von 14 verschiedenen gesunden Probanten zeigten übereinstimmend keine Hemmung nach Inkubation mit Hypernephromextrakten, und Lymphozyten von Patienten mit verschiedenen anderen Neoplasien erwiesen sich in 8 (4 Bronchialkarzinome, 2 Magen-Adenokarzinome, 1 Colonkarzinom, 1 Morbus Hodgkin) von 9 untersuchten Fällen ohne Effekt (normale Migration). Die Lymphozyten eines Patienten mit Retikulumsarkom ergaben jedoch einen Migrationsindex von 0,38.

Unter Zugrundelegung der entsprechenden Kontrollen dürfte die nachgewiesene Inhibition als spezifisch und weniger als Ausdruck eines unspezifischen toxischen Effektes der Tumorpräparation zu deuten sein. Unsere Befunde unter-

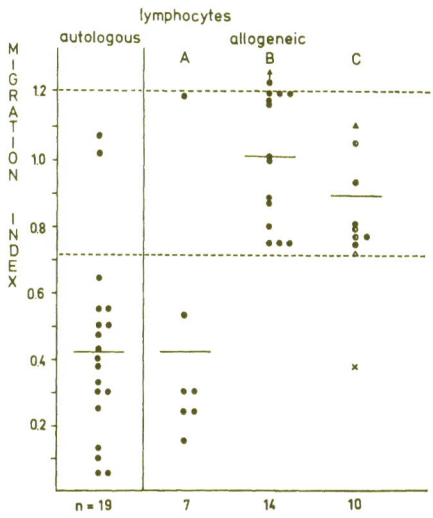

Abb. 2. Leukozytenmigration nach Inkubation von 19 Hypernephromgewebsextrakten mit autologen Lymphozyten (linke Spalte) und allogenen Lymphozyten A) von Hypernephromträgern, B) von 14 verschiedenen gesunden Probanden und C) von Patienten mit verschiedenen malignen Tumoren (● 4 Bronchialkarzinome, ◐ 2 Magen-Adenokarzinome, △ 1 Colonkarzinom, ▲ 1 Morbus Hodgkin, × 1 Retikulumzellensarkom). Jedes Symbol entspricht dem sog. Migrationsindex (errechnet aus je 3 Kulturen mit und ohne Tumorextrakt)

stützen somit das Konzept einer tumorspezifischen Freisetzung des Migrations-Inhibitions-Faktors. Immunologische Mechanismen, zellulärer und humoraler Art, gegen tumorspezifische Antigene sind für das Hypernephrom mehrfach nachgewiesen worden. So fanden Stjernswärd et al. 1970 [13] bei 3 von 6 Patienten eine vermehrte DNS-Synthese in Leukozyten des peripheren Blutes nach Kontakt mit autologen Hypernephromzellen. Ähnliche Effekte beschrieben auch Hellström et al. 1971 [6] sowie Bubenik et al. 1971 [3] im „colony inhibition test". Im Vergleich zu entsprechenden Untersuchungen anderer Autoren fanden wir mit dem LMT für Hypernephrome in einem relativ hohen Prozentsatz — den Ergebnissen von Bull et al. 1973 [4] mit Colonkarzinomen vergleichbar — eine spezifische Migrationshemmung, die möglicherweise als Folge der vorhergehenden Herdbestrahlung zu deuten ist, im Sinne einer effizienteren Tumorantigenfreisetzung bei der Aufbereitung des Gewebes. Zur Prüfung dieser Hypothese wird derzeit die Effektivität einer Bestrahlung des operativ gewonnenen Tumormaterials unmittelbar vor Herstellung der Extrakte untersucht, denn unsere

Teste mit nicht vorbestrahlten Tumoren (jedoch andere Spezies) haben bis jetzt lediglich in 45 bis 55% zu einer spezifischen Hemmung geführt.

Literatur

1. Andersen, V., Bendixen, G., Schiødt, T.: Acta med. scand. **186**, 101 (1969). — 2. Bennet, B., Bloom, B. R.: Transplantation **5**, 996 (1967). — 3. Bubenik, J., Jakoubkova, J., Krakora, P., Baresova, M., Helbich, P., Viklicky, V., Malskova, V.: Int. J. Cancer **8**, 503 (1971). — 4. Bull, D. M., Leibach, J. R., Williams, M. A., Helms, R. A.: Science **181**, 957 (1973). — 5. Chaparas, S. D., Thor, D. E., Hedrick, S. R.: J. Immunol. **107**, 149 (1971). — 6. Hellström, I., Hellström, K. E., Sjögren, H. O., Warner, G. A.: Int. J. Cancer **7**, 1 (1971). — 7. Rocklin, R. E., Meyers, O. L., David, J. R.: J. Immunol. **104**, 95 (1970). — 8. Rosenberg, S. A., David, J. R.: J. Immunol. **105**, 1447 (1970). — 9. Rosenberg, S. A.: In: In vitro methods of cell-mediated immunity, p. 297 (Bloom, B. R., Glade, P. R., Eds.). New York: Academic Press Inc. 1971. — 10. Segall, A., Weiler, O., Genin, J., Lacour, J., Lacour, F.: Int. J. Cancer **9**, 417 (1972). — 11. Söborg, M.: Acta med. scand. **182**, 167 (1967). — 12. Söborg, M., Bendixen, G.: Acta med. scand. **181**, 147 (1967). — 13. Stjernswärd, J., Almgard, L. E., Franzen, S., von Schreeb, T., Wadström, L. B.: Clin. Immunol. **6**. 963 (1970). — 14. Thor, D. E.: In: In vitro methods of cell-mediated immunity, p. 273 (Bloom, B. R., Glade, P. R., Eds.). New York: Academic Press Inc. 1971. — 15. Thor, D. E., Jureziz, R. E., Veach, S. R.: Nature (Lond.) **219**, 755 (1968).

MAERKER-ALZER, G., SCHUMACHER, K., GROSS, R. (Med. Univ.-Klinik, Köln-Lindenthal): **Lymphozyten mit gesteigerter DNS-Synthese bei chronisch aktiver Hepatitis***

Eine schwere Dysproteinämie und der Nachweis von humoralen Antikörpern sind ein geläufiger Befund bei der chronisch-aggressiven Hepatitis. Obwohl das typische histologische Bild und Ergebnisse mit dem Makrophagen-Migrations-Inhibitionstest auf eine zellgebundene Immunreaktion hinweisen, ist es bislang nicht gelungen, Lymphozyten in vitro mit aus Leber gewonnenen Antigenen zu stimulieren.

Untersuchungen über das Verhalten peripherer Lymphozyten bei Patienten mit chronisch-aggressiver Hepatitis ergaben den Nachweis von Lymphozyten, die spontan, d. h. bereits ohne in vitro-Stimulation, einen deutlich gesteigerten DNS-Stoffwechsel aufweisen [1]. Diese Untersuchungen wurden bisher an 76 Patienten mit chronisch-aggressiver Hepatitis oder aktiver Cirrhose durchgeführt. Gemessen wurde der ^{14}C-Thymidineinbau in periphere Lymphozyten nach einer Kulturdauer von 48 Std.

Bei allen Patienten wurden außerdem die Immunglobuline quantitativ bestimmt, humorale Antikörper immunfluoreszenzoptisch nachgewiesen, auf Australia-Antigen und -Antikörper mit der Überwanderungselektrophorese untersucht und bei 26 Patienten eine PHA-Stimulation der Lymphozyten durchgeführt.

Bei 24 der 76 untersuchten Patienten konnten wir einen erhöhten „Ruhe"-Stoffwechsel der Lymphozyten feststellen. Der Mittelwert unterschied sich mit 290 ± 195 cpm signifikant vom Mittelwert der Kontrollgruppe (48 Probanden, 46 ± 65 cpm). Eine Korrelation des erhöhten „Ruhe"-Stoffwechsels der Lymphozyten zu anderen immunologischen Parametern war nicht nachweisbar. Zwar fanden sich in der Gruppe mit erhöhtem „Ruhe"-Stoffwechsel häufiger Erhöhungen der Immunglobuline sowie Antikörper gegen Kerne, Glomerula und Gefäße, ein signifikanter Häufigkeitsunterschied dieser Befunde gegenüber der Gruppe ohne aktivierte Lymphozyten war jedoch nicht vorhanden. Die Häufigkeit von HB-Antigen und HB-Antikörper war in beiden Gruppen gleich. Eine verminderte

---

* Mit Unterstützung der Deutschen Forschungsgemeinschaft.

PHA-Stimulation bei Patienten mit in vivo aktivierten Lymphozyten konnten wir nicht beobachten.

Besonders interessant waren Verlaufsbeobachtungen bei 12 Patienten mit in vivo aktivierten Lymphozyten (IVAL). Bei 4 Patienten normalisierte sich der „Ruhe"-Stoffwechsel der Lymphozyten in kurzer Zeit, konform mit einer Besserung des klinischen Zustandes; bei 8 Patienten blieb der Nachweis von IVAL im wesentlichen konstant. Diese Patienten hatten eine auffallend schlechte Prognose und kamen innerhalb des Beobachtungszeitraumes an den Folgen ihrer chronisch-aggressiven Hepatitis im Coma hepaticum ad exitum (Abb. 1).

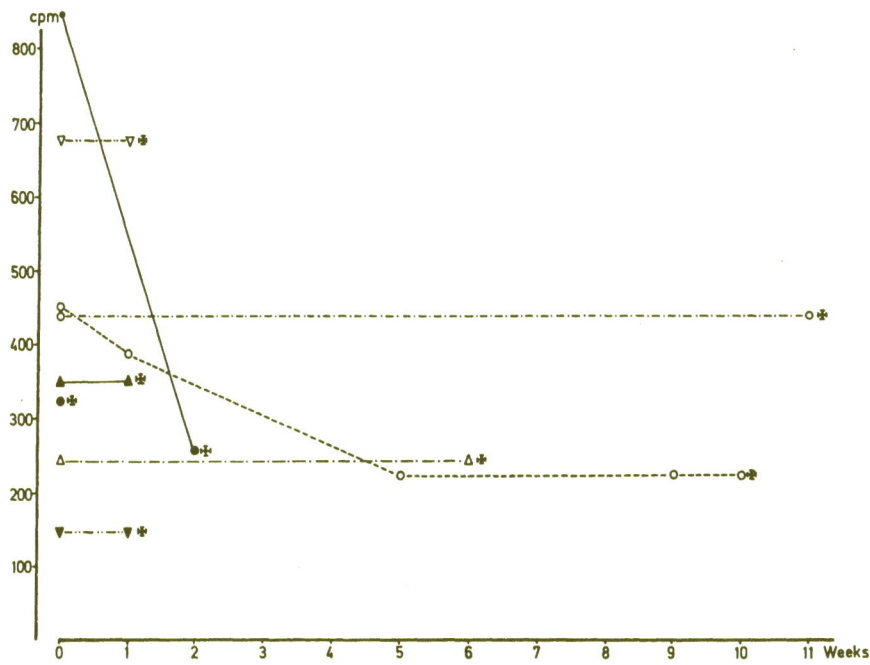

Abb. 1. Klinischer Verlauf bei Patienten mit bleibend erhöhtem „Ruhestoffwechsel" der Lymphocyten in bezug auf ihre Überlebenszeit

In weiteren Untersuchungen haben wir versucht, die Natur der in vivo aktivierten Zellen zu klären. Makrophagen und Granulozyten wurden auf Grund von Adhärenzversuchen ausgeschlossen. Autoradiographische Untersuchungen zeigten, daß es sich bei den stoffwechselaktiven Zellen um große Zellen mit rundlichem oder bohnenförmigem Kern handelt, welche große Ähnlichkeit mit Blastzellen nach PHA-Stimulation aufweisen. Weitere Untersuchungen machen es wahrscheinlich, daß es sich bei den aktivierten Zellen um B-Lymphozyten handelt, denn die in vivo aktivierten Lymphozyten formen keine Spontanrosetten mit Schaferythrozyten. Dies konnte ebenfalls durch autoradiographische Untersuchungen, die in Kombination mit dem Rosettenphänomen durchgeführt wurden, nachgewiesen werden. Der positive Nachweis, daß die aktivierten Lymphozyten B-Lymphozyten entsprechen, steht allerdings noch aus.

Sogenannte atypische Lymphozyten wurden bereits seit 1907, vor allem bei Virusinfektionen, beobachtet [2]. Später wurde gezeigt, daß diese Zellen sich zum Teil in DNS-Synthese befinden [3]. Ein vermehrtes Auftreten von aktivierten Lymphozyten wurde auch bei der Lymphogranulomatose beobachtet [4, 5]. Hierbei wurde erstmals die Möglichkeit diskutiert, daß diese Zellen etwas mit der

Immunantwort zu tun haben. Nach Transfusion von frischem HLA in kompatiblem Blut [6] und nach Nierentransplantationen [7] traten ebenfalls aktivierte Lymphozyten im peripheren Blut auf.

Bei unseren Untersuchungen über eine zelluläre Immunreaktion bei Patienten mit chronisch-aggressiver Hepatitis konnten wir in einem Drittel der Fälle in vivo aktivierte Lymphozyten beobachten, welche dem morphologischen Aspekt nach Blastzellen gleichen. Da wir die Zugehörigkeit der Zellen zur Gruppe der T-Lymphozyten ausschließen konnten, nehmen wir an, daß es sich um B-Lymphozyten handelt. Wir möchten diese Zellen als Zeichen einer ablaufenden Immunreaktion bei chronisch-aggressiver Hepatitis deuten. Klinisch war das Auftreten und vor allem die Persistenz von IVAL mit einer auffallend schlechten Prognose kombiniert, so daß dem Nachweis dieser Zellen ein hohes klinisches Interesse zukommt.

Literatur

1. Maerker-Alzer, G., Schumacher, K., Gross, R.: Klin. Wschr. **52**, 190 (1974). — 2. Türk, W.: Wien. klin. Wschr. **20**, 157 (1907). — 3. Rubini, J. R., Bond, V. P., Keller, S., Fliedner, T. M., Cronkite, E. P.: J. Lab. clin. Med. **1961**, 751. — 4. Crowther, D., Hamilton Fairley, G., Sewell, R. L.: Brit. med. J., 1969 II, 473. — 5. Huber, Ch., Huber, H., Schmalzl, F., Lederer, B., Bütterich, D., Braunsteiner, H.: Acta haemat. (Basel) **44**, 222 (1970). — 6. Schechter, G. P., Soehnlen, F., McFarland, W.: 14th Annual meeting of the American Society of Hematology, San Francisco 1971. — 7. Hamburger, J., Debray-Sachs, M., Dimitriu, A., Lacombe, M., Dimitriu, D., de Grouchy, J.: Transpl. Proc. **4**, 189 (1972).

SODOMANN, C.-P., ROTHER, M., HAVEMANN, K. (Med. Univ.-Klinik Marburg a. d. Lahn): **Die spontane Lymphocytenproliferation bei der akuten und chronischen Hepatitis***

Die Blutlymphocyten zeigen normalerweise nur einen geringen Ruhestoffwechsel und keinen Hinweis für DNS-Synthese. Das Auftreten atypischer Lymphocyten, sog. Virocyten, im Blutausstrich bei Virusinfektionen, besonders bei der Hepatitis, deutet auf eine Steigerung des Nukleinsäurestoffwechsels hin. Diese atypischen Lymphocyten sind morphologisch und biochemisch mit sog. Blastzellen verwandt, die nach Antigenstimulation in Lymphocytenkulturen auftreten und einen deutlich erhöhten Protein-, RNS- und DNS-Stoffwechsel aufweisen.

Bei Patienten mit akuter Hepatitis ist in Chromosomenpräparationen eine erhöhte spontane Mitoserate nachgewiesen worden [6]. Diese Lymphocyten lassen sich auch leicht in Langzeitkulturen halten [1, 2, 9], was mit Lymphocyten gesunder Kontrollpersonen nur schwer zu erreichen ist. Lymphocyten von Patienten mit infektiöser Mononukleose zeigen ein ähnliches Verhalten wie die bei akuter Hepatitis [7].

Im Anschluß an diese Befunde haben wir die spontane Lymphocytenproliferation im Verlauf der Australia-Antigen-(Au-Ag)-positiven und -negativen akuten und chronischen Hepatitis untersucht und mit unseren früheren Befunden einer Verstärkung der Lymphocytenproliferation auf Phytohämagglutinin (PHA) bei Patienten mit akuter Virushepatitis verglichen. Die erhöhte PHA-Reaktivität der Lymphocyten ging im allgemeinen im Verlauf der Erkrankung rasch auf normale Werte zurück, blieb aber bei Patienten mit einer chronischen Verlaufsform der Hepatitis und Persistieren der Au-Ag-ämie zumeist bestehen [10].

Für die Bestimmung der sog. spontanen Lymphocytenproliferation haben wir die Lymphocyten aus heparinisiertem Venenblut durch unmittelbar der Entnahme folgende Zentrifugation auf Ficoll-Isopaque isoliert. Nach dreifachem Waschen wurden jeweils 3×10^6 Lymphocyten pro 4 ml Kultur in Medium TC 199 mit Penicillin und Streptomycin und

---

* Mit Unterstützung der Deutschen Forschungsgemeinschaft.

15% autologem Serum bzw. parallel 15% AB „pool"-Serum aufgenommen und sofort mit ³H-Thymidin beimpft. Die anschließende Kultur wurde über 4 Std bei 37 °C wassergesättigter Atmosphäre und einem Luft + 5%-CO_2-Gemisch durchgeführt. Die Kulturen wurden durch Abkühlen auf 0 °C beendet und sofort aufgearbeitet. Die ³H-Thymidinaufnahme wurde mit einer von Schellekens u. Eijsvoogel [4] angegebenen, leicht modifizierten Methode bestimmt. Es wurden jeweils Vierfachbestimmungen durchgeführt.

Bei Patienten mit akuter Virushepatitis B fand sich die spontane Lymphocytenproliferation in der frühen Phase der Erkrankung, d. h. in den ersten 10 Tagen des Ikterus und vor Überschreiten des Transaminasegipfels, deutlich gegenüber den normalen Kontrollen erhöht (Abb. 1). Diese Erhöhung war in Gegenwart des homologen Serums noch deutlicher ausgeprägt als mit autologem Serum. In der späten Phase der B-Hepatitis kehrten die Werte wieder in den Normal-

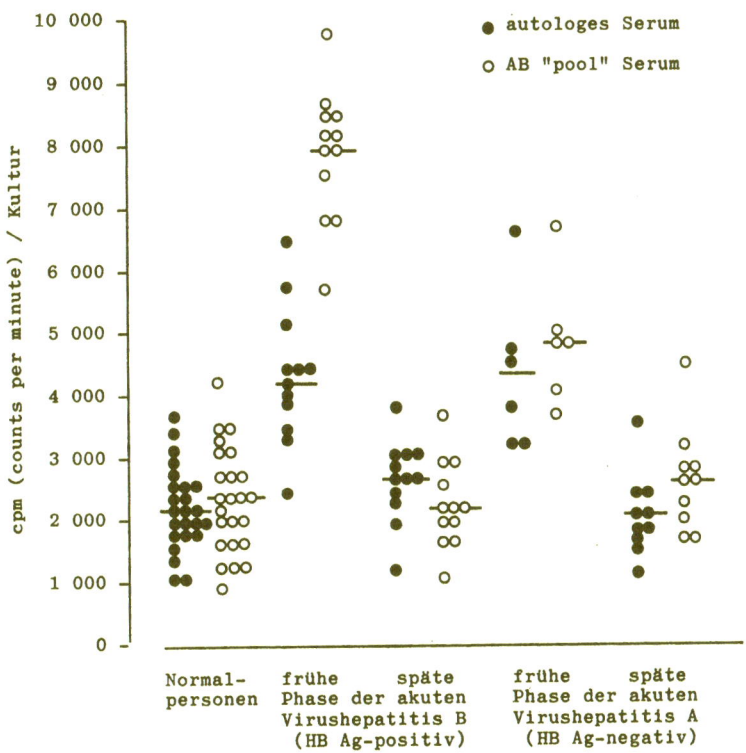

Abb. 1. Die spontane Lymphocytenproliferation bei der akuten Virushepatitis: ³H-Thymidinaufnahme der Lymphocyten in 4 Std-Kulturen (1,5 × 10⁶ Lymphocyten, 2 ml TC 199 mit 15% Serum)

bereich zurück. Bei der akuten Virushepatitis A waren die Befunde in der frühen und späten Phase ganz ähnlich; nur der Unterschied der Ergebnisse in Gegenwart des autologen und des AB „pool"-Serums war in der frühen Phase der Au-Ag-negativen Hepatitis nicht ausgeprägt (Abb. 1).

Bei Patienten mit chronisch-aggressiver Hepatitis fand sich im Falle einer Au-Ag-ämie eine erhöhte spontane Lymphocytenproliferation. Nur in wenigen Fällen waren die Werte erniedrigt; bei ihnen war bereits ein cirrhotischer Umbau der Leber histologisch nachgewiesen worden (Abb. 2). Bei den Patienten mit Au-Ag-negativer chronisch-aggressiver Hepatitis lagen die Werte im Normalbereich oder — bei cirrhotischem Umbau der Leber — darunter. Die spontane Proliferation der Lymphocyten von Patienten mit chronisch-persistierender Hepatitis war unabhängig von der Au-Ag-ämie normal, mit Ausnahme eines Falles mit erhöhten Werten, die gleichermaßen in Gegenwart von auto- und homologem Serum gefunden wurden (Abb. 2).

Bei vergleichenden Untersuchungen an 3 Patienten mit alkoholischer Lebercirrhose wurde die spontane Lymphocytenproliferation deutlich erniedrigt (< 1000 cpm/Kultur — sowohl unter autologem als auch unter AB „pool"-Serum), bei 3 Patienten mit infektiöser Mononukleose und begleitender Entzündung der Leber stark erhöht (> 14000 cpm/Kultur) gefunden.

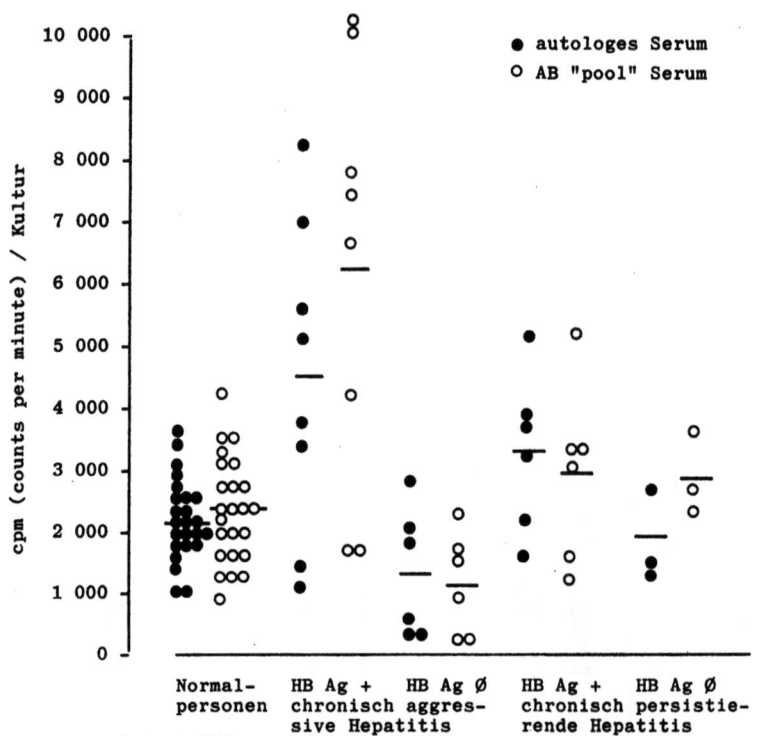

Abb. 2. Die spontane Lymphocytenproliferation bei der chronischen Hepatitis: ^{3}H-Thymidinaufnahme der Lymphocyten in 4 Std-Kulturen (1,5 × 10^6 Lymphocyten, 2 ml TC 199 mit 15% Serum)

Die Änderung der DNS-Stoffwechselaktivität ist am ehesten als Ausdruck einer bereits in vivo erfolgten Lymphocytenstimulation zu erklären. Douglas [1] und Moses [7] machen den Virusbefall der Lymphocyten für ihre Aktivitätssteigerung verantwortlich. Eine weitere Möglichkeit, das Entstehen atypischer, transformierter Lymphocyten zu erklären, ist eine in vivo ablaufende Immunreaktion gegen Lymphocyten, die durch die Virusinfektion in ihrer Antigenität verändert sind (Lymphocytenmischkultur in vivo) [3]. Auch nach Bluttransfusionen, Nierentransplantationen und bei Abstoßungsreaktionen, bei Tuberkulose und Arzneimittelallergien kann eine Erhöhung des Nukleinsäurestoffwechsels der Lymphocyten nachgewiesen werden.

Die zusätzliche Steigerung der Lymphocytenproliferation bei Patienten mit akuter Virushepatitis B in Gegenwart homologen Serums ist nicht geklärt. Sie könnte auf einen hemmenden Effekt des Au-Ag-haltigen Serums bei an sich stark gesteigerter DNS-Synthese zurückgehen.

Auffällig sind die differenzierten Befunde über die spontane Lymphocytenproliferation bei der chronisch-aggressiven Hepatitis. Ähnlich wie Maerker-Alzer u. Schumacher [5] fanden wir die Lymphocytenproliferation bei einem Teil der Patienten erhöht: Dabei handelte es sich um Patienten mit Au-Ag-ämie, aber ohne histologisch nachgewiesenen cirrhotischen Umbau der Leber.

Die vorliegenden Ergebnisse erlauben die Annahme, daß bei einem wesentlichen Teil der Patienten mit chronisch-aggressiver Hepatitis und Virämie die Lymphocyten neben einer gesteigerten PHA-Reaktivität auch einen erhöhten spontanen DNS-Stoffwechsel haben.

Interessanterweise haben neueste Untersuchungen ergeben, daß die Lymphocyten von Patienten mit chronischer Hepatitis nicht auf Au-Ag reagieren, während sich Lymphocyten von Rekonvaleszenten mit Hepatitis B in der Kultur durch Au-Ag stimulieren lassen (eigene unveröffentlichte Befunde). Diese Dissoziation der spontanen und PHA-Reaktion der Lymphocyten auf der einen Seite und ihrer Reaktion in der Lymphocytenkultur auf Au-Ag andererseits ist zwar nicht ungewöhnlich, ihre Bedeutung bedarf aber einer weiteren Abklärung.

Literatur

1. Douglas, D. S., Glade, P. R., Fudenberg, H. H., Hirschhorn, K.: J. Virol. **3**, 520 (1969). — 2. Glade, P. R., Douglas, D. S., Hirshaut, Y., Hirschhorn, K.: Lancet **1968 II**, 1273. — 3. Junge, U., Hoekstra, J., Deinhardt, F.: Lancet **1970 II**, 217. — 4. Schellekens, P. T. A., Eijsvoogel, V. P.: Clin. exp. Immunol. **3**, 571 (1968). — 5. Maerker-Alzer, G., Schumacher, K.: Verh. dtsch. Ges. inn. Med. **80** (1974). (im Druck). — 6. Malacarne, P., Dallapicola, B.: J. infect. Dis. **123**, 213 (1971). — 7. Moses, H. L., Glade, P. R., Kasel, J. A., Rosenthal, A. S., Hirshaut, Y., Chessin, L. N.: Proc. nat. Acad. Sci. (Wash.) **60**, 489 (1968). — 8. Sodomann, C.-P., Rother, M., Havemann, K., Schmidt, H.: Arbeitstagung über Leukocytenkulturen, Innsbruck 1973 (Abstrakt). — 9. Stevens, D. P., Barker, L. F., Fike, R., Hopps, H. E., Meyer, H. M.: Proc. Soc. exp. Biol. (N.Y.) **132**, 1042 (1969). — 10. Sodomann, C.-P., Havemann, K.: Internist **14**, 583 (1973).

INTORP, H. W., SEIDEL, B., BOROWSKI, H., ROESSNER, A., THEMANN, H. (Med. Univ.-Poliklinik Münster u. Abt. für Med. Ultrastrukturforschung am Inst. für Med. Physik, Univ. Münster): **Autoimmunreaktionen gegen das Nebennierenmark**

In tierexperimentellen Untersuchungen konnte nachgewiesen werden, daß die Nebenniere gewebsspezifische Antigene enthält, die in der Rinde lokalisiert sind und Autoimmunreaktionen auslösen [1, 2, 3]. In Übereinstimmung damit fanden sich bei Nebennierenerkrankungen des Menschen — wie dem Morbus Addison — wiederholt Autoantikörper gegen Antigene der Nebennierenrinde, die als Ausdruck eines immunologischen Geschehens zu deuten sind [4, 5]. Da in antigenanalytischen Untersuchungen auch im Nebennierenmark verschiedene Antigene gefunden wurden, war zu vermuten, daß auch gegen Antigene des Nebennierenmarks Autoimmunreaktionen gerichtet sein könnten.

Wie eingehende Untersuchungen von Milgrom u. Witebsky [6] ergeben haben, enthält die Nebenniere neben verschiedenen anderen auch solche Antigene, die sich durch die bemerkenswerten Eigenschaften der Hitzestabilität und Äthanolunlöslichkeit auszeichnen. Von diesen ist ein Antigen nebennierenspezifisch, während ein anderes sowohl in der Nebenniere als auch in verschiedenen anderen Organen und Geweben vorhanden ist. Dies konnte sowohl mit der passiven Hämagglutinationsreaktion als auch mit der Doppeldiffusionsmethode im Agargel nachgewiesen werden. Antiseren, die durch Immunisierung von Kaninchen mit hitzestabilen und äthanolunlöslichen Nebennierenpräparationen des Rindes erzeugt worden waren, reagierten vor Absorption mit zahlreichen Gewebspräparationen, nach Absorption dagegen nur noch mit Nebenniere (Abb. 1 a). Nach elektrophoretischer Auftrennung der Antigenpräparationen fanden sich in der Reaktion mit nichtabsorbiertem Antiserum bei allen untersuchten Gewebspräparationen Präzipitationsbögen im anodischen Bereich, während nach Absorption des Antiserums mit Rinderleber nur noch eine kräftige, in der Nähe der Antiserumauftragsstelle gelegene Präzipitationslinie zu beobachten war. Bei der weiteren Austestung der absorbierten Antiseren stellte sich heraus, daß diese nicht nur mit Rindernebenniere, sondern auch mit Nebennierenpräparationen anderer Spezies wie Schwein, Hund und Kaninchen reagierten. Wie zu erwarten war, lagen die Titerwerte aller untersuchten Antiseren in der Reaktion mit dem homologen Antigen deutlich höher als mit den heterologen Antigenpräparationen.

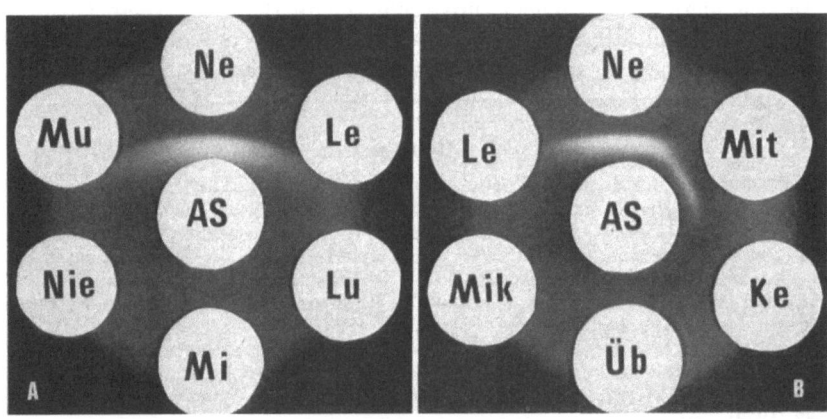

Abb. 1. A Doppeldiffusionsmethode im Agargel. Periphere Auftragstellen: hitzestabile und äthanolunlösliche Präparationen verschiedener Rinderorgane; Ne: Nebenniere, Le: Leber, Lu: Lunge, Mi: Milz, Nie: Niere, Mu: Muskel. Zentrale Auftragstelle: Kaninchenantiserum 9 D nach Absorption mit Rinderleberpräparation. B Doppeldiffusionsmethode im Agargel. Periphere Auftragstellen: verschiedene hitzestabile und äthanolunlösliche Gewebspräparationen und subzelluläre Gewebsfraktionen des Rindes; Ne: Nebennierengesamtpräparation, Mit: Mitochondrienfraktion der Nebenniere, Ke: Kernfraktion der Nebenniere, Üb: löslicher Überstand der Nebenniere, Mik: Mikrosomenfraktion der Nebenniere, Le: Lebergesamtpräparation. Zentrale Auftragstelle: Kaninchenantiserum 9D nach Absorption mit Rinderleberpräparation

Um das hitzestabile und äthanolunlösliche nebennierenspezifische Antigen im Gewebe zu lokalisieren, wurden Nebennierenrinde und -mark durch Dissektion voneinander getrennt und dann auf ihre Antigenaktivität untersucht. In der passiven Hämagglutinationsreaktion und der Doppeldiffusionsmethode im Agargel konnte nachgewiesen werden, daß das nebennierenspezifische Antigen in wesentlich höherer Konzentration im Mark enthalten ist. Immunhistologische Untersuchungen ließen erkennen, daß dieses hitzestabile und äthanolunlösliche Antigen in enger Beziehung zu den chromaffinen Zellen des Nebennierenmarks steht (Abb. 2a).

Weitere Untersuchungen galten der Frage nach der Lokalisation dieses hitzestabilen und äthanolunlöslichen gewebsspezifischen Antigens in den Zellen der Nebenniere selbst. Zu diesem Zweck wurden Zellsuspensionen des Nebennierenmarks in verschiedene subzelluläre Fraktionen aufgetrennt. Zur Bestimmung des Reinheitsgrades der einzelnen Fraktionen wurden elektronenmikroskopische Untersuchungen durchgeführt. Dabei stellte sich überraschenderweise heraus, daß die „Mitochondrienfraktion" zu über 90% Sekretgranula enthielt. Die Austestung der einzelnen Fraktionen in der Doppeldiffusionsmethode im Agargel zeigte aber, daß gerade diese subzelluläre Gewebspräparation die stärkste Antigenaktivität enthielt (Abb. 1b).

Durch weitere Untersuchungen sollte geprüft werden, ob Antigene des Nebennierenmarks Autoimmunreaktionen auslösen können. Nach Heteroimmunisierung von Kaninchen mit hitzestabilen und äthanolunlöslichen Präparationen der Nebenniere kam es zur Bildung von Antikörpern, die nicht nur mit dem homologen Antigen reagierten, sondern — allerdings deutlich schwächer — auch mit Nebennierenpräparationen des Kaninchens, also der zur Immunisierung verwandten Spezies selbst. Daß es sich dabei um echte Autoantikörper handelte, geht aus immunhistologischen Untersuchungen hervor. Dabei gelang der Antikörpernachweis im Gewebe der immunisierten Tiere selbst. Der fluoreszenzmikrosko-

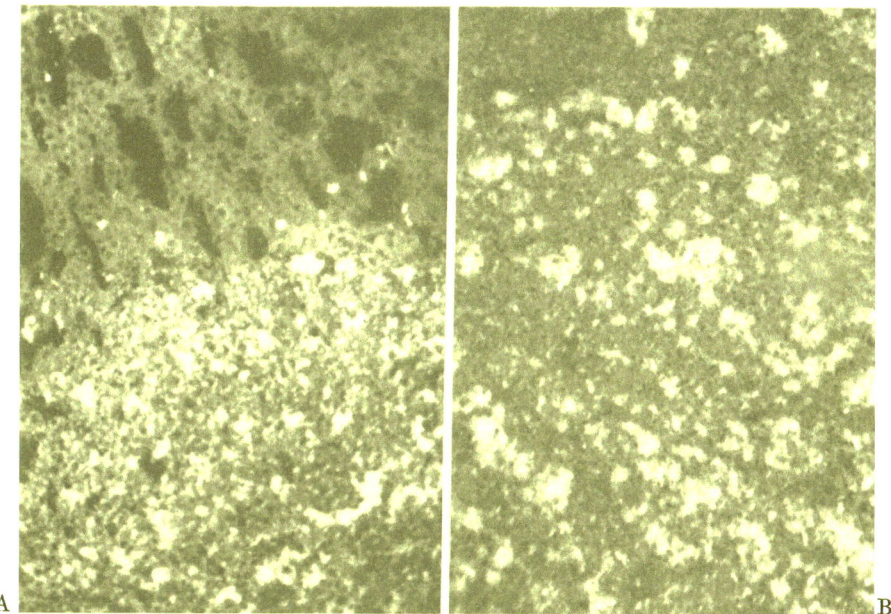

Abb. 2. A Fluoreszenzmikroskopische Aufnahme der Rindernebenniere; oben: Rinde, unten: Mark. Indirektes Immunfluoreszenzverfahren. Fluoresceinmarkiertes Anti-Kaninchen-γ-Globulin der Ziege. Vergr. 145 ×. B Fluoreszenzmikroskopische Aufnahme der Kaninchennebenniere des Tieres 722. Direktes Immunfluoreszenzverfahren. Fluoreszeinmarkiertes Anti-Kaninchen-γ-Globulin der Ziege. Vergr. 312 ×

pische Nachweis von Antikörpern im Bereich des Nebennierenmarks sowie die Lokalisation und Verteilung dieser Antikörper im Gewebe läßt erkennen, daß auch beim Kaninchen eine enge Beziehung zu den chromaffinen Zellen der Nebenniere besteht (Abb. 2b).

Nach Heteroimmunisierung von Kaninchen mit hitzestabilen und äthanolunlöslichen Nebennierenpräparationen wurde mit Hilfe der Migrationshemmungsreaktion geprüft, ob neben humoralen auch zelluläre Immunreaktionen in Gang kommen. Die bisher vorliegenden Befunde lassen vermuten, daß nach Stimulierung mit diesem gewebsspezifischen Antigen im Tierversuch auch zelluläre Immunreaktionen ausgelöst werden, die gegen das hitzestabile und äthanolunlösliche Antigen der Nebenniere gerichtet sind.

Literatur
1. Witebsky, E., Milgrom, F.: Immunology **5**, 67 (1962). — 2. Andreda, J. A., Skelton, F. R., Andrada, E. C., Milgrom, F., Witebsky, E.: Lab. Invest. **19**, 460 (1968). — 3. Themann,

H., Andrada, J. A., Andrada, E. C., Poutot, M.: Beitr. path. Anat. **139**, 219 (1969). — 4. Goudie, R., Anderson, J., Gray, K., White, W.: Lancet **1966** I, 1173. — 5. Blizzard, R., Chee, D., Davies, W.: Clin. exp. Immunol. **2**, 19 (1967). — 6. Milgrom, F., Witebsky, E.: Immunology **5**, 46 (1962).

HAHN, E., NOWACK, H., TIMPL, R. (Med. Univ.-Klinik Marburg a. d. Lahn. u. Max-Planck-Inst. für Biochemie, Martinsried b. München): **Immunologie des Kollagens: Genetische Regulation der Immunantwort bei Inzuchtmäusen***

Einleitung

Autoantikörper gegen strukturelle Elemente des Interzellulärraumes haben bei der Diskussion der Pathogenese krankhafter Vorgänge im Bindegewebe immer wieder eine Rolle gespielt. Die grundsätzliche Frage nach der Fruchtbarkeit eines solchen Konzeptes konnte bisher deshalb nicht gelöst werden, weil ein geeignetes tierexperimentelles Modell fehlte. Bis 1954 galt das Kollagen sogar als nicht immunogen, und erst in den letzten Jahren ist es gelungen, die Antikörperantwort auf natives und denaturiertes Kollagen bei verschiedenen Tierspezies zu charakterisieren [1], unterstützt durch erhebliche Fortschritte bei der Aufklärung der Struktur dieses ubiquitären Bindegewebsproteins [1 bis 4]. Dabei ergaben sich starke artbedingte und individuelle Unterschiede, die einen komplexen Regulationsmechanismus der Immunantwort vermuten ließen. Die Maus kann als das am besten etablierte Tiermodell zum Studium der Regulation von Immunantworten gelten [5 bis 8]. Wir haben uns für 2 Fragen interessiert, indem wir uns der Maus als Immuntier bedienten:

1. Läßt sich eine genetische Kontrolle der Antikörperproduktion gegen native Kollagenmoleküle nachweisen?
2. Sind die beteiligten Gene an Histokompatibilitätsgene gekoppelt?

Material und Methoden

1. Antigen. — Kalbshautkollagen wurde mit 0,5 m Essigsäure extrahiert wie in [9] beschrieben und in 0,05% Essigsäure bei −20 °C gelagert.
2. Versuchstiere und Immunisierung. — NMRI- und Swiss-Mäuse wurden von einem lokalen Züchter gekauft. Alle ingezüchteten Mausstämme, deren kongene Stämme, die F_1-Generation und die Rückkreuzgeneration kommen aus dem Jackston Laboratory, Bar Harbor, Maine, USA. Wenn nicht besonders vermerkt, wurden zur Immunisierung nur 8 bis 12 Wochen alte Mäuse verwendet. Sie wurden unter konventionellen Bedingungen bei Altrominzuchtdiät Nr. 1314 und Wasser ad libitum gehalten. Zur Immunisierung wurde am Tag 0 insgesamt 50 µg natives Kalbskollagen in 0,1 ml 0,05%ige Essigsäure zusammen mit 0,1 ml komplettem Freundschen Adjuvans subkutan in 2 Stellen der Bauchhaut injiziert. Am Tag 28 erhielten die Tiere 50 µg Kalbskollagen in 0,05% Essigsäure intraperitoneal, wurden am Tag 49 durch Herzpunktion entblutet und das Serum bei −25 °C gelagert. Antikörper dieser Seren wurden „Sekundärantwort" genannt. Bei den Experimenten zur Dosisabhängigkeit der Immunantwort wurden die erste und zweite Dosis immer gleichgehalten.
3. Passive Hämagglutination. — Antikörpertiter wurden in der passiven Hämagglutination bestimmt wie beschrieben [10] und als −$\log_2$-Einheiten ausgedrückt.
4. Typisierung der H-2-Spezifität. — Die H-2-Allele der Rückkreuzgeneration (Tabelle 1) wurden freundlicherweise von Dr. D. Götze (Institut für Hämatologie der Gesellschaft für Strahlen- und Umweltforschung mbH, München) typisiert [11].

Resultate

Nur 20 bis 30% von normal gezüchteten NMRI- und Swiss-Mäusen zeigten einen Antikörpertiter gegen Kalbskollagen (Hahn u. Timpl, unveröffentlichte Resultate). Weitere Hinweise auf genetische Kontrollmechanismen fanden sich bei der Immunisierung genetisch definierter Mausstämme und ihrer kongenen

---
* Mit Unterstützung des SFB 37 der Deutschen Forschungsgemeinschaft.

Partner, die sich nur in der H-2-Spezifität unterscheiden. Die Sekundärantwort dreier solcher Stämme (Abb. 1) zeigt deutlich die Unterschiede für jede genetische Variante selbst bei der höchsten Antigendosis von 500 µg/Injektion ($p < 0,01$). Der deutlichste Unterschied zeigte sich bei einer Antigendosis von 5 µg. Weitere Experimente mit der F_1-Generation [C57 Bl/10Sn × B10.BR/SgSn (H-2^b × H-2^k)] ergaben, daß der Responderstatus dominant vererbt wurde. Rückkreuzung der F_1-Generation mit B10.BR/SgSn (H-2^k, Non-Responder) zeigte, daß alle hetero-

Tabelle. Kopplung der Immunantwort an die H-2-Spezifität: Bildung von Antikörpern gegen natives Kalbshautkollagen bei kongen resistenten Elternstämmen, F_1-Generation und Rückkreuzgeneration. Antigendosis 5 µg (Sekundärantwort). Ingezüchteter Partner C57Bl/10Sn; H-2^b. Kongener Stamm: B10.BR/SgSn; H-2^k. F_1-Generation (C57Bl/10Sn ♀ × B10.BR/SgSn ♂) F_1. Rückkreuzgeneration (F_1 ♀ × B10.BR/SgSn ♂); 44% H-$2^{b,k}$ (heterozygot), 56% H-2^k (homozygot). Die relevanten Unterschiede sind hoch signifikant ($p < 0,01$)

Generation	Geschlecht	H-2	Titer als $-\log_2(x \pm s)$	Antikörperantwort hoch (H) oder niedrig (N)	n
Eltern	W	bb	6,9 ± 1,0	H	5
	M	bb	6,7 ± 1,4	H	9
Eltern	W	kk	1,0 ± 0,0	N	5
	M	kk	3,1 ± 1,2	N	10
F_1	M	bk	7,2 ± 2,1	H	14
Rückkreuzung	M +	bk	7,2 ± 2,6	H	15/34
	W	kk	2,8 ± 1,2	N	19/34

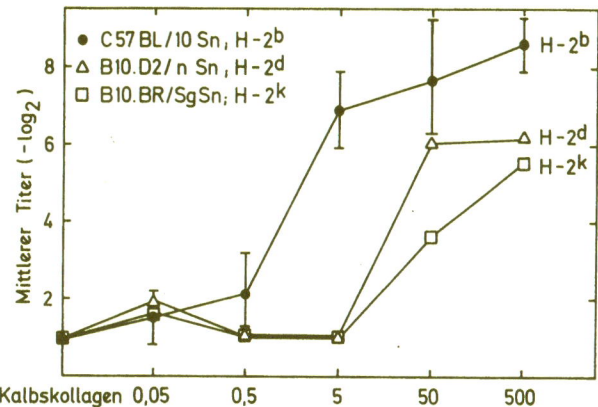

Abb. 1. Abhängigkeit der Antikörperproduktion von der Kalbskollagendosis, die zur Immunisierung dreier kongen resistenter Mausstämme eingesetzt wurde. Passive Hämagglutination, mittlerer Titer von fünf Mäusen in jeder Gruppe (Sekundärantwort)

zygoten Tiere (H-$2^{b,k}$) hohe Antikörpertiter machten, alle Tiere, die homozygot für H-2^k waren, haben sich dagegen als schlechte Antikörperproduzenten erwiesen (Tabelle 1).

Antikörpertiter bei männlichen und weiblichen Tieren zeigten keinen signifikanten Unterschied (Tabelle 1).

Diskussion

Das Kollagenmolekül hat 3 strukturell verschiedene Klassen antigener Bereiche, die von verschiedenen Tierspezies unterschiedlich gut erkannt werden [1]. Wie bei der Ratte [1, 12, 13] reagiert das Immunsystem der Maus nur auf helikale

Bereiche des Kollagenmoleküls, die auch unter nativen Bedingungen vorliegen (Hahn u. Timpl, unveröffentlichte Resultate). Da normale NMRI- und Swiss-Mäuse in 20 bis 30% eine solche Immunantwort zeigen, entstand die Frage, ob und welche genetische Faktoren hier wirksam sind.

Für eine Reihe von synthetischen Polypeptiden und einige komplexe Protein- und Glykoproteinantigene wurde inzwischen gezeigt, daß die Immunantwort der Maus histokompatibilitätsgekoppelt ist. In einigen Fällen ist es gelungen, Immunantwort-Gene im H-2-Komplex der Maus zu lokalisieren [5 bis 8]. Für das Kollagenmolekül ergaben unsere Untersuchungen mit kongen resistenten Stämmen auf verschiedenem genetischem Hintergrund ebenfalls, daß die Immunantwort der Maus eine enge Koppelung an Histokompatibilitätsgene zeigt (Abb. 1 und Tabelle 1). Im Unterschied zu den Ergebnissen anderer Autoren mit komplexeren Antigenen [14] wurden in der kongenen Gruppe C57Bl/10Sn auch bei höchster Antigendosis die Antikörpertiter des guten Responders nicht vom schlechten Responder erreicht (Abb. 1). Bei einem weiteren Stamm (DBA/1J, H-2^q) konnten bei Antigendosen von 0,5 bis 500 µg Kalbskollagen überhaupt keine nennenswerten Antikörpertiter entdeckt werden (Nowack, Hahn u. Timpl, unveröffentlichte Resultate). Es scheint hier ein grundsätzlicher Unterschied vorzuliegen, der möglicherweise in der besonderen antigenen Struktur des Kollagenmoleküls zu suchen ist und weiterer Studien bedarf.

Im übrigen stehen unsere Ergebnisse mit den F_1- und Rückkreuzgenerationen (Tabelle 1) im Einklang mit der Annahme, daß hier autosomal dominant vererbliche Immunantwortgene wirken, die mit dem H-2-Komplex der Maus seggregieren und sich entsprechend lokalisieren lassen werden. Dafür bedarf es weiterer Experimente mit Rekombinanten. Da wir inzwischen auch zeigen konnten, daß die Immunantwort von T-Zellen abhängig ist und mit diesen auf Non-Responder übertragen werden kann ([1]; Nowack, Hahn u. Timpl, unveröffentlichte Resultate), steht hier ein Tiermodell zur Verfügung, in dem immunologische Reaktionen auf ein Strukturantigen des Bindegewebes auf genetischer Ebene untersucht werden können. Dabei interessieren vor allem Mechanismen der Selbsttoleranz und möglicher Autoimmunität, die für die Frage des Kollagens als Immunpathogen neue experimentelle Ansätze finden lassen könnten.

Literatur

1. Timpl, R., Furthmayr, H., Hahn, E., Becker, U., Stoltz, M.: Behring Inst. Mitteilungen 53 (1973). — 2. Kühn, K.: Essays Biochem. 5, 59 (1969). — 3. Traub, W., Piez, K. A.: Advanc. Protein Chem. 25, 243 (1971). — 4. Callop, P. M., Blumenfeld, O. O., Seifter, S.: Ann. Rev. Biochem. 41, 617 (1972). — 5. McDevitt, H. O., Benacerraf, B.: Advanc. Immunol. 11, 31 (1969). — 6. Mozes, E., Shearer, G. M.: Curr. Top. Microbiol. 59, 167 (1972). — 7. Katz, D. H., Benacerraf, B.: Advanc. Immunol. 15, 1 (1972). — 8. Benacerraf, B.: Ann. Immunol. (Inst. Pasteur) 125C, 143 (1974). — 9. Pontz, B., Meigel, W., Rauterberg, J., Kühn, K.: Europ. J. Biochem. 16, 50 (1970). — 10. Beil, W., Furthmayr, H., Timpl, R.: Immunochemistry 9, 779 (1972). — 11. Götze, D., Reisfeld, R. A.: J. Immunol. (im Druck). — 12 Beil, W., Timpl, R., Furthmayr, H.: Immunology 24, 13 (1973). — 13. Hahn, E., Timpl, R.: Europ. J. Immunol. 3, 442 (1973). — 14. Vaz, N. M., Phillips-Quagliata, J. M., Levine, B. B., E. M.: J. exp. Med. 134, 1335 (1971).

MAERKER-ALZER, G., MITRENGA, D., SCHUMACHER, K. (Med. Univ.-Klinik Köln-Lindenthal): **Monoklonale Immunglobuline mit Antikörperaktivität**

Monoklonale Immunglobuline — Paraproteine — werden von den Tochterzellen einer einzigen, meist maligne transformierten Zelle, also von einem Zellklon, synthetisiert und sezerniert. Da jede antikörperbildende Zelle nur Antikörper einer Spezifität synthetisiert, kann man bei monoklonalen Immunglobulinen, wenn überhaupt, auch nur jeweils eine Antikörperspezifität erwarten.

Der Nachweis von Autoantikörpern bei Patienten mit Paraproteinosen veranlaßte uns zu einer systematischen Untersuchung nach dem Auftreten von Antikörpern gegen Kerne, Mitochondrien, glatte Muskulatur, Herzmuskel, Magenschleimhaut, Glomerula und kleine Gefäße der Niere in unseren Seren mit monoklonalem IgM. Als Nachweismethode diente die Immunfluoreszenz in der Sandwichmethode. Als Antiseren wurden FITC-markierte multispezifische Antiseren gegen IgG, IgA, IgM und monospezifische Antiseren gegen IgG und IgN (Behring-Werke, Marburg) verwendet. Der Nachweis monoklonaler Immunglobuline erfolgte in der Immunelektrophorese, die Quantifizierung der Immunglobuline wurde mit der radialen Immundiffusionstechnik durchgeführt.

In 15 von 40 Seren mit einem typischen monoklonalen Immunglobulin M konnte mindestens einer der von uns getesteten Antikörper nachgewiesen werden, entsprechend 37%. Bei der quantitativen Immunglobulinbestimmung zeigten diese Patienten alle eine massive Vermehrung von IgM. IgG und IgA waren meist erniedrigt oder im unteren Normbereich gelegen. 2 Patienten wiesen eine polyklonale Vermehrung von IgG und IgA auf.

Tabelle. Antikörper in 15 Seren mit monoklonalem IgM

	Insgesamt	davon Typ IgM	davon Typ IgG
AK gegen Nierentubuli	11	6	5
AK gegen Glomerula und Gefäße	5	4	1
AK gegen Kerne	4	2	2
AK gegen Herzmuskel	5	4	1
AK gegen glatte Muskulatur	2	1	1
AK gegen Magenschleimhaut	3	3	—
Summe	30	20	10

In diesen 15 Seren konnten 30mal verschiedene Antikörper nachgewiesen werden, von denen allerdings nur 20 der Klasse der Immunglobuline M angehörten (Tabelle). Auffallend war eine Häufung von Antikörpern gegen solche Antigene, die besonders gut in der Niere nachweisbar sind und wohl durchweg Mitochondrien entsprechen. Bei 3 Patienten mit antimitochondrialen Antikörpern war die Luesserologie positiv. Dieser Befund, aus Untersuchungen von Doniach et al. [1] bekannt, zeigt die Kreuzantigenität von den zur Luesdiagnostik verwendeten Antigenen mit Mitochondrienmembranen an. Antikörper gegen die übrigen Antigene kamen etwa gleich häufig vor. Bemerkenswert waren 2 Patienten mit hochtitrigen Kälteagglutinen. Beide wiesen Antikörper vom IgM-Typ gegen Magenschleimhaut und Gefäße auf.

In über der Hälfte der Seren war nur ein Antikörper nachweisbar. In 3 Seren waren jedoch sogar 4 Antikörper vorhanden, deren Kreuzreaktivität im einzelnen nicht geprüft wurde.

In fast einem Drittel der Seren mit monoklonalem IgM konnten Antikörper gegen eines oder mehrere der getesteten Antigene nachgewiesen werden. Allerdings gehörten nur zwei Drittel dieser Antikörper zur IgM-Klasse, während ein Drittel der Antikörper vom IgG-Typ war. Ob die Antikörper vom IgM-Typ identisch waren mit dem monoklonalen IgM in diesen Seren, wurde nicht speziell untersucht, ist aber wahrscheinlich, da neben dem monoklonalen IgM normales IgM immunelektrophoretisch nicht mehr nachweisbar war.

Der Nachweis von Antikörpern vom Typ der Autoantikörper gegen verschiedene Gewebsantigene neben dem Nachweis eines Paraproteins zeigt, daß ein offenbar gleichartiger oder ähnlicher Defekt der Regulation der humoralen Immunantwort [2] zur unkontrollierten Bildung von monoklonalen Immunglobulinen einerseits und zur Bildung von Autoantikörpern andererseits führt. Dies wird besonders deutlich an den Patienten, bei denen ein Autoantikörper in einer anderen Immunglobulinklasse als das monoklonale Immunglobulin auftrat [3, 4]. Ein wie immer entstandener Defekt des Immunsystems, vor allem die Regulation betreffend, würde dann sowohl die ungehemmte Autoimmunreaktion mit Bildung von Autoantikörpern als auch die Bildung von entweder Nonsens-Immunglobulinen (Paraproteinen) oder monoklonalen Immunglobulinen, die, vielleicht auch nur zufällig, Autoantikörpercharakter haben, erlauben.

Schließlich ist zu diskutieren, daß die maligne Entartung von Plasmazellen bzw. die fehlende Eliminierung dieser pathologischen Zellen Folge und nicht Ursache eines Defektes des Immunsystems ist. Defekte des immunologischen Kontrollsystems und des Regulationsmechanismus der Immunantwort würden demnach partiell ähnliche Wirkung haben.

Eine primäre pathogene Bedeutung der bei unseren Patienten gefundenen Antikörper muß verneint werden. Alle 15 Patienten litten an einer lymphoproliferativen Erkrankung, hatten keine klinische Zeichen einer Autoimmunkrankheit. Sekundäre Wirkungen (Bildung von Immunkomplexen, Immunkomplexnephritis) wurden bisher bei diesen Patienten nicht untersucht.

Für die Praxis ergeben unsere Befunde, daß der Nachweis von Autoantikörpern ohne klinisches Korrelat die Untersuchung auf monoklonale Immunglobuline veranlassen sollte.

Literatur

1. Doniach, D., Delhanty, J., Lindquist, H. J., Catteral, R. D.: Clin. exp. Immunol. **6**, 871 (1970). — 2. Wetter, O.: Klin. Wschr. **51**, 889 (1973). — 3. Metzger, H.: Amer. J. Med. **47**, 837 (1969). — 4. Schwarz, J. A., Hufnagel, H. D., Jost, H., Scheurlen, P. G.: Klin. Wschr. **51**, 900 (1973).

Sennekamp, J., Stroehmann, I., Krasemann, Ch., Schoroth, P. (Med. Klinik u. Inst. für Med. Mikrobiologie u. Immunologie Univ. Bonn): **Mitochondrienantikörper bei entzündlichen Erkrankungen**

Die Verwendung von Nierengefrierschnitten zum simultanen Nachweis von Kern- und Mitochondrienantikörpern in der Immunfluoreszenz ermöglichte es uns im Verlauf eines Jahres bei 1500 Patienten, deren Seren auf Kernantikörper untersucht werden sollten, zusätzlich Mitochondrienantikörper zu erfassen [9]. Die Häufigkeit der Mitochondrienantikörper betrug ein Siebtel der Frequenz der Kernantikörper. Tabelle 1 zeigt, bei welchen Erkrankungen die Antikörper gefunden wurden.

Auffällig ist die relativ hohe Zahl von 6 Fällen von Patienten mit Pseudo-L.E., einem Krankheitsbild, über welches 1972 von Maas u. Mitarb. [6] erstmals hier berichtet wurde und das 1973 von Berg u. Mitarb. [1] bestätigt werden konnte. Klinisch ist das Krankheitsbild dem Lupus erythematodes disseminatus verwandt [7]. Hervorstechendes Merkmal unserer Fälle waren rezidivierende Fieberschübe mit meist hohen Temperaturen über einen bis wenige Tage. Bei erhöhtem γ-Globulin war die BKS mäßig bis stark beschleunigt. Es handelte sich ausschließlich um Frauen im Alter zwischen 39 und 56 Jahren. Pleuritiden, Myalgien und Arthropathien sahen wir mehrfach. Bei einer Patientin stand eine schwere Myocarditis im Vordergrund, die zur manifesten Herzinsuffizienz geführt hat. Eine andere Patientin hatte bei zur Zeit erheblichen Beschwerden ein beschwerdefreies Intervall von 5 Jahren. In Übereinstimmung mit den erwähnten Autoren beobachteten wir in keinem Fall eine Nierenbeteiligung.

Zusätzlich fiel bei unseren Patientinnen auf, daß um die Zeit des Beginns der Erkrankung in 5 von 6 Fällen Zahngranulome vorlagen. Der Antistreptolysintiter war in keinem Fall erhöht. Bei einer Patientin besserte sich nach Entfernung mehrerer Zahngranulome das Krankheitsbild eindrücklich. Die Patientin mit dem höchsten Mitochondrienantikörpertiter von 1:16000 bekam unmittelbar im Anschluß an die operative Entfernung der Zahngranulome sowie in gleicher Weise nach einer Tonsillektomie und einer Nasennebenhöhlenoperation hohes Fieber bis 41 °C in der gleichen Art wie die Fieberschübe ihres Pseudo-L.E. Es ist denkbar, daß diese Reaktionen auf eine Bindung der Mitochondrienantikörper an bei den Eingriffen freigewordene Mitochondrienbestandteile zurückzuführen sind. Das Fluoreszenzmuster der Mitochondrienantikörper aller Pseudo-L.E.-Patientinnen bestand in einer Fluoreszenz sowohl der proximalen als auch distalen Nierentubuli.

Mitochondrienantikörper von der gleichen Fluoreszenz, jedoch niedertitriger, befanden sich auch im Serum eines 58jährigen Mannes, der früher häufig unter Angina gelitten hatte und jetzt an einer Sepsis erkrankt war. In den Blutkulturen wurden Streptokokken und Staphylokokken nachgewiesen, ohne daß aber Hinweise auf eine Krankheit nach Art des Pseudo-L.E. vorlagen.

Tabelle

	Kern-antikörper	Mitochondrien-antikörper	Mitochondrien-antikörpertiter
L.E.D.	46	—	—
Pseudo-L.E.	—	6	>1:1000
Erythema exsud. multiforme	—	1	>1:1000
Sepsis	—	1	1: 500
Lues	—	1	1: 100
Autoimm. Anämie	—	1	1: 500
Psoriasis	—	1	1: 100
Chron. Leberleiden	24	8	>1: 100
Sonstige Erkrankungen	51	—	—

Fluoreszenzserologische Ergebnisse von 1500 Pat.

Mitochondrienantikörper bei Lues (Tabelle) wurden von Wright [10] und Doniach [3] beschrieben. Diese Antikörper lassen sich mit Cardiolipin (VDRL-Antigen) absorbieren.

Über ein Vorkommen von Mitochondrienantikörpern bei Erythema exsudativum multiforme, Psoriasis und autoimmunhämolytischer Anämie (Tabelle) sind uns keine Mitteilungen bekannt.

Bei den chronischen Leberleiden (Fluoreszenz der distalen Nierentubuli) handelte es sich vorwiegend um primär biliäre Zirrhosen [2]. In einem Fall lag eine Cholostase seit mehreren Monaten infolge eines Gallengangcarcinoms vor [5].

Außerdem beobachteten wir eine isolierte Fluoreszenz nur der Henle-Schleifen bei einem 11jährigen Jungen mit rheumatoider Arthritis, wie sie von Ford [4] 1973 erstmals u. a. bei rheumatoider Arthritis beschrieben wurde. Bei unserem Patienten war 2 Monate zuvor eine Zahnzyste entfernt worden.

Eine Erklärung für das hier beobachtete gehäufte Vorkommen bakterieller Infekte bei Patienten mit Mitochondrienantikörpern kann auf der einen Seite als Ausdruck einer gestörten Infektabwehr betrachtet werden. Andererseits erhebt sich jedoch die Frage, ob im Organismus verweilende Bakterien eine Bildung von Mitochondrienantikörpern bei disponierten Personen induzieren könnten. Nach der Endosymbiontenhypothese sind Mitochondrien Abkömmlinge von Bakterien, die ursprünglich von primitiven heterotrophen Zellen aufgenommen wurden [8]. Eine Induktion der Bildung von Mitochondrienantikörpern durch Bakterien wäre denkbar, wenn gemeinsame Antigene in Mitochondrien und den betreffenden Bakterien gefunden würden.

Frl. Erika Teschke danken wir für die technische Assistenz.

Literatur

1. Berg, P. A., Traunecker, U., Märker, A.: Dtsch. med. Wschr. 98, 1186 (1973). — 2. Brunner, G., Vido, I., Schmidt, G.: Dtsch. med. Wschr. 97, 1448 (1972). — 3. Doniach, D., Lindqvist, H. L., Berg, P. A.: Int. Arch. Allergy 41, 501 (1971). — 4. Ford, P. M.: Clin. exp. Immunol. 14, 569 (1973). — 5. Klatskin, G., Kantor, F. S.: Ann. intern. Med. 77, 533 (1972). — 6. Maas, D., Merz, K. P., Hahn, J., Schubothe, H.: Verh. dtsch. Ges. inn. Med. 78, 895 (1972). — 7. Maas, D., Schubothe, H.: Dtsch. med. Wschr. 98, 131 (1973). — 8. Metzner, H.: Naturwissenschaften 60, 507 (1973). — 9. Sennekamp, J., Brunner, G., Stroehmann, I.: Dtsch. med. Wschr. 98, 1223 (1973). — 10. Wright, D. J. M., Doniach, D., Lessof, M. H., Turk, J. L., Grimble, A. S., Catterall, R. D.: Lancet 1970 I, 740.

KALDEN, J. R., KLEINE, T. O. (Abt. Klin. Immunologie u. Bluttransfusionswesen der Med. Klinik der Med. Hochschule Hannover u. Klin.-Chem. Labor der Univ.-Nervenklinik Marburg a. d. Lahn): **Kreatinkinasehemmende Faktoren im Serum von Myasthenia-gravis-Patienten***

Serumautoantikörper, die mit den Querstreifen von Skelettmuskulatur, Herzmuskulatur und dem Zytoplasma von Thymusmyloidzellen reagieren, werden in 35 bis 40% von Myasthenia-gravis-Patienten ohne makroskopische Thymusveränderungen und bei über 90% von Patienten mit einem Thymom gefunden. Mit verschiedenen Techniken wurden in den vergangenen Jahren wiederholt Versuche gemacht, die genaue Bindungsstelle des Skelettmuskelantikörpers im Bereich der Muskelsarkomere zu bestimmen. Arbeiten von Strauß et al., Engel et al. sowie von anderen Autorengruppen und Eigenuntersuchungen zeigten dabei vorwiegend eine Antikörperaktivität im Bereich der I-Banden. Kürzliche Untersuchungen der Arbeitsgruppe um Osserman dagegen machten hauptsächlich eine Bindungsaktivität des Antikörpers im Bereich des Myosins und damit im Bereich der A-Banden wahrscheinlich, wo nach kürzlich publizierten Befunden auch das muskelspezifische Enzym Kreatinkinase gebunden werden soll (Houkar u. Putnam). In den folgenden Untersuchungen wurde versucht, einen möglichen Antikörper gegen Kreatinkinase im Serum von Myasthenia-gravis-Patienten nachzuweisen, wobei angenommen wurde, daß ein vorhandener Antikörper spezifisch die Aktivität dieses Enzyms hemmt, wie es für andere Enzym-Antikörper-Reaktionen bekannt ist.

Methodik

Serum von 30 Myasthenia-gravis-Pat., von 20 Kontrollpersonen sowie von 10 Pat. mit einer Kollagenose und von 5 Polymyositispat. wurden mit gereinigter Kreatinkinase aus Kaninchenskelettmuskel einzeln inkubiert. Der genaue Versuchsansatz ist aus Tabelle 1 zu entnehmen. Die Enzymaktivität der Kreatinkinase wurde unter Standardbedingungen gemessen (s. Tabelle 2).

Die Seren aller Versuchskollektive wurden vor und nach der Inkubation im indirekten Immunfluoreszenztest auf Serumskelettmuskelantikörper untersucht, der Antikörpertiter wurde bestimmt.

Ergebnisse

Nach insgesamt 24 Std Inkubation mit Serum von 20 Kontrollpersonen war ein signifikanter Abfall der Kreatinkinaseaktivität um 21% gegenüber der Ausgangs-

---

* Mit Unterstützung der Deutschen Forschungsgemeinschaft.

aktivität zu verzeichnen (p < 0,01). Dagegen zeigten 14 von 16 Myasthenia-gravis-Patienten mit positivem Skelettmuskelantikörper nach 24 Std Inkubation einen Abfall *größer* als 21%. 8 Seren von 14 Patienten *ohne* nachweisbare Skelettmuskelantikörper hemmten die Kreatinkinaseaktivität nach 24 Std Inkubation ebenfalls *stärker* als die Kontrollseren. Bei den restlichen 6 Seren war hingegen keine Verminderung der Kreatinkinaseaktivität gegenüber den Kontrollen festzustellen.

Bei den 16 Seren der Myasthenia-gravis-Patienten mit Skelettmuskelantikörpern zeigten 14 Seren nach der Inkubation mit aus Muskel isolierter Kreatinkinase einen signifikanten Abfall des Skelettmuskelantikörpertiters: Der mittlere Antikörpertiter ± Standardabweichung betrug vor der Inkubation 1:296 ± 49, nach der Inkubation 1:59 ± 28 (p < 0,025).

Tabelle 1. Versuchsansatz zur Messung der Hemmung der CK-Aktivität

Probe: 200 µl Serum *Leerwert:* 200 µl Serum
100 µl TRAM-Puffer pH 7   100 µl TRAM-Puffer pH 7
ca. 1,5 µg CK aus Kaninchenmuskel
Inkubation: 2 Std bei 37 °C, anschließend ca. 24 Std bei 1 °C
Entnahme: je 100 µl (ca. 50 ng CK) zur Aktivitätsbestimmung nach 0, 1, 2 und 24 Std
Berechnung der Enzymaktivität: mIU/ml Probe minus mIU/ml Leerwert

Tabelle 2

Hauptreaktion: Creatin-P + ADP $\overset{CK}{\rightleftarrows}$ Creatin + ATP

Hilfsreaktion: ATP + Glucose $\overset{HK}{\rightarrow}$ ADP + Glucose-6-P

Indikatorreaktion: Glucose-6-P + NADP $\overset{G6P-DH}{\longrightarrow}$ Gluconat-6-P + NADPH + H$^+$

Um zu prüfen, inwieweit dieser Befund spezifisch für Myasthenia-gravis-Patienten ist, wurden 15 Seren von Patienten mit einer Kollagenosenerkrankung unter gleichen Bedingungen untersucht: 3 Seren von Patienten mit einem Lupus erythematodes sowie 5 Seren von Polymyositispatienten zeigten eine signifikante Erniedrigung der Kreatinkinaseaktivität gegenüber dem Kontrollkollektiv. Bei den 3 Lupus erythematodes-Patienten waren Skelettmuskelantikörper im Serum nachzuweisen, bei den Polymyositispatienten dagegen nicht.

Die beschriebenen Ergebnisse legen nahe, daß bei einem Teil der Myasthenia-gravis-Patienten sowie bei Polymyositispatienten ein Serumfaktor vorliegt, der mit dem muskelspezifischen Enzym Kreatinkinase reagiert und dessen Aktivität inhibiert. Die bislang durchgeführten Absorptionsstudien weisen darauf hin, daß dieser Faktor wahrscheinlich Antikörpercharakter besitzt. Weitere Versuche, mit Hilfe von Immunabsorbionstechniken die Antikörpernatur dieses Faktors aufzuklären, sind im Gange.

HOSSFELD, D. K., WENDEHORST, E., SEEHAUSEN, P. (Innere Klinik, Univ.-Klinikum Essen): **Philadelphia (PH[1])-negative chronisch-myeloische Leukämie (CML) mit Verlust des Y-Chromosoms**

Manuskript nicht eingegangen.

PILLER, G., DEUTSCH, E., MOSER, K., RAINER, H. (I. Med. Univ.-Klinik Wien):
In vitro-Beeinflussung von DNA-Polymerasen*

Trotz weitergehender biochemischer Untersuchungen ist der Mechanismus der Transformation von Zellen in bösartige Geschwülste nicht aufgeklärt. Der Nachweis einer virusspezifischen 70 S RNA in Leukämiezellen [1, 5, 7, 8 bis 10] und bei verschiedenen menschlichen Tumoren [5] sowie das Vorkommen einer RNA-abhängigen DNA-Polymerase mit immunologischen und biochemischen Eigenschaften der reversen Transcriptase onkogener RNA-Viren [1 bis 3, 5 bis 8, 10] lassen jedoch Spekulationen darüber zu, daß ein onkogenes RNA-Virus Bedeutung für die menschliche Malignität haben könnte.

Eine mögliche Chemotherapie viraler Erkrankungen und des Krebses erfordert daher, in selektiver Weise die Replikation spezifischer Nukleinsäurespezies zu beeinflussen. Einzelne Rifamycinderivate erwiesen sich in diesem Zusammenhang als wirksame Inhibitoren der reversen Transcriptase menschlicher bzw. viraler Pro-

Tabelle. Beeinflussung der ^{14}C-TTP-Inkorporation durch Zugabe von Distamycinderivaten (Substanz 182 = C_{XIII}) bzw. Rifamycinderivaten (Substanz 48623-Ba = C_{11}, 48414-Ba = C_{22}, 48733-Ba = C_{27}) in den Testansatz zur Bestimmung der Enzymaktivität der DNA-abhängigen DNA-Polymerasen I und II aus leukämischen Leukozyten

Substanz	Menge (µg)	Polymerase I (%)	Polymerase II (%)
Kompletter Ansatz		100	100
C_{XIII}	5	36	84
	10	14	34
C_{11}	5	96	102
	10	270	190
	15	930	820
C_{22}	5	87	93
	10	360	270
	15	860	1002
C_{27}	5	113	107
	10	470	240
	15	890	810

venienz. Denn diese reverse Transcriptase könnte nur in onkogenen RNA-Viren, bei Tumoren und Leukosen, niemals aber in normalen oder stimulierten Blutzellen nachgewiesen werden. Durch Auffindung eines spezifischen Inhibitors wäre es möglich, die Funktion dieses Enzyms für die neoplastische Transformation abzuklären und durch Interferenz einer solchen Substanz in selektiver Weise in die Transcription viraler Nucleinsäuren einzugreifen.

Wir erlauben uns nun, über unsere Ergebnisse zu berichten, welche bei in vitro-Versuchen an DNA- bzw. RNA-abhängigen DNA-Polymerasen und Rifamycinen bzw. Distamycinen gewonnen wurden.

Die Tabelle zeigt die Beeinflussung der DNA-abhängigen DNA-Polymerasen I und II aus leukämischen Leukozyten durch diese Substanzen. Dabei zeigte sich, daß nur das C_{XIII}-Distamycin zu einer Hemmung der DNA-Polymerasen I und II führt, während die anderen Rifamycinderivate eher eine Aktivierung derselben bewirken.

* Diese Untersuchungen wurden mit Unterstützung des österreichischen Forschungsrates (Projekt 1477), im Auftrag des österreichischen Bundesministeriums für Wissenschaft und Forschung und mit Hilfe der Krebsforschungsspende des Bundespräsidenten der Republik Österreich, Dr. h. c. Franz Jonas, durchgeführt.

In Abb. 1 ist die Beeinflussung der reversen Transcriptase durch die gleichen Substanzen dargestellt.

Hier kam es zu einer deutlichen Hemmung des Enzyms (Verminderung der ^{3}H-TTP-Inkorporation) durch die cyklischen Rifamycine und das Distamycin C_{XIII}, nur die Stammsubstanz Rifampicin beeinflußte die Reaktion nicht.

Die cyklischen Rifamycine sind also imstande, die reverse Transcriptase ohne Hemmung der übrigen DNA-Polymerasen zu blockieren. Dieser Befund steht in Paralellität zu experimentellen Untersuchungen von Green [4], daß die maligne

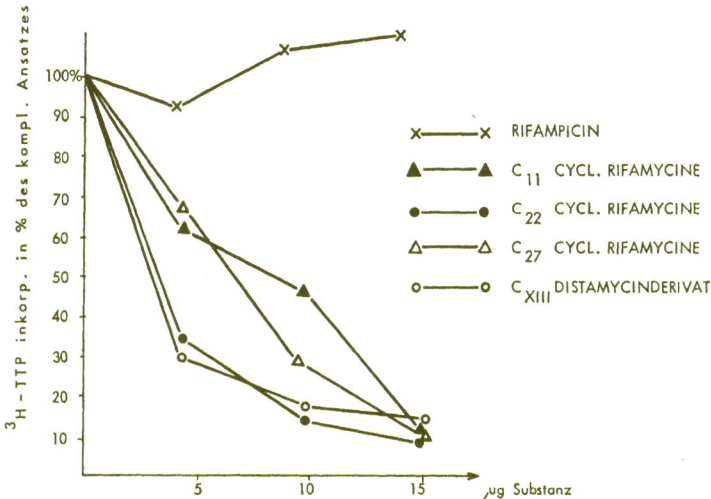

Abb. 1. Beeinflussung der ^{3}H-TTP-Inkorporation durch Zugabe von Rifampicin und cycl. Rifamycinen und dem Distamycinderivat in den Testansatz zur Bestimmung der Enzymaktivität der RNA-abhängigen DNA-Polymerase (reverse Transcriptase) aus leukämischen Leukocyten

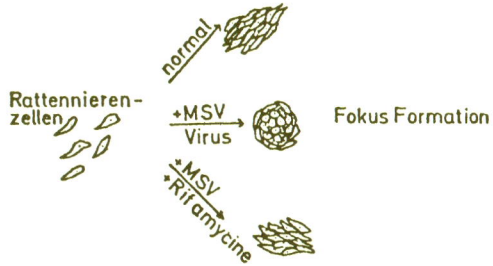

Abb. 2. In vitro-Beeinflussung der Zelltransformation durch MSV-Viren und zyklische Rifamycinderivate. (In Anlehnung an Gallo)

Transformation von Rattennierenzellen unterbleibt, wenn die Zellen nach Vorbehandlung mit den oben erwähnten cyklischen Rifamycinderivaten mit MSV-Viren infiziert werden. Die Abb. 2 zeigt dies schematisch. Darüber hinaus wurde von Gallo [11] über eine selektive Toxizität dieser selben Substanzen in vitro auf leukämische Zellen berichtet. Damit zeigen diese Versuchsdaten enge Beziehungen zwischen der Hemmung der reversen Transcriptase einerseits und der Inhibition der Zelltransformation andererseits. So ist die Stammsubstanz Rifampicin z. B. nicht in der Lage, die Zelltransformation auch in hohen Dosen zu verhindern. Die Substanz C_{11}-Rifamycin verhindert die maligne Transformation in einer zugesetzten Konzentration von 10 µg/ml absolut.

Es erscheint uns daher naheliegend anzunehmen, daß die reverse Transcriptase Bedeutung für die maligne Transformation der Zellen haben könnte und unter Umständen — dafür bestehen allerdings noch keine experimentellen Hinweise — auch daran beteiligt ist, das Stadium der Malignität aufrechtzuerhalten.

Inhibitoren der DNA-Polymerasen onkogener RNA-Viren könnten die Rolle dieses Enzyms für die Neoplasie erklären helfen und in einem solchen Falle auch für die Carcinomprophylaxe bzw. -therapie angewendet werden.

Für eine spätere klinische Erprobung wurden die Substanzen auf die Antipolymeraseaktivität ausgetestet.

Literatur

1. Baxt, W., Hehlmann, R., Spiegelman, S.: Nature (Lond.) New Biol. **240**, 72 (1972). — 2. Gallo, R. C., Yang, S. S., Ting, R. C.: Nature (Lond.) **228**, 927 (1970). — 3. Gallo, R. C.: Nature (Lond.) **234**, 194 (1971). — 4. Green, M., Bragdon, J., Rankin, A.: Proc. nat. Acad. Sci. (Wash.) **69**, 1294 (1972). — 5. Hehlmann, R., Kufe, D., Spiegelman, S.: Proc. nat. Acad. Sci. (Wash.) **69**, 1727 (1972). — 6. Rainer, H., Höcker, P., Pittermann, E., Moser, K.: Acta haemat. (Basel) (im Druck). — 7. Sarin, P. S., Gallo, R. C.: RNA directed DNA polymerase. Chapter 8 for international review of science series in biochemistry, Vol. 6 (Burton, K., Ed.). Oxford: Butterworth and medical and technical publishing Co. 1973. — 8. Sarngadharan, S., Prem, M., Reitz, S., Gallo, R .C.: Nature (Lond.) New Biol. **240**, 67 (1972). — 9. Schlom, J., Spiegelman, S., Moore, D.: Nature (Lond.) **231**, 97 (1971). — 10. Schlom, J., Spiegelman, S.: Science **175**, 542 (1972). — 11. Smith, G. R., Whang Peng, J., Gallo, R. C., Levine, P., Ting, R. C.: Nature (Lond.) New Biol. **236**, 166 (1972).

RAINER, H., MOSER, K., DEUTSCH, E. (I. Med. Univ.-Klinik, Wien): **Reverse Transcriptaseaktivitäten im Plasma von drei Patientinnen mit Mammacarcinom**[*]

Zusammenfassung

Die Arbeitsgruppe um Spiegelman und unsere Laboratorien haben nachgewiesen, daß das Enzym reverse Transcriptase auch extrazellulär bei malignen Erkrankungen aufgefunden werden kann. Ein solches Enzym wurde von Spiegelman aus der Muttermilch, von uns aus dem Plasma von Patientinnen mit Mammacarcinom und leukämischen Erkrankungen isoliert. Das von uns isolierte Enzym wurde zur elektrophoretischen Homogenität angereichert und kann

1. synthetische Templates (Primers) mit der der viralen Transcriptase inhärenten Spezifität ablesen,

2. heteropolymere RNA-Anteile einer einsträngigen Phagen-RNA in eine homologe DNA-Sequenz übersetzen und

3. weist chromatographisch ähnliches Verhalten wie die reverse Transcriptase onkogener RNA-Tumorviren auf.

Vorläufige Untersuchungen zum Nachweis eines analogen Enzyms im Plasma bei anderen malignen Erkrankungen haben bisher kein positives Ergebnis gebracht.

Schlüsselwörter: Leukämie, Mammacarcinom, reverse Transcriptase, Tumorviren.

Reverse Transcriptase Activities in Human Plasma of Malignant States

Summary

Work from Spiegelman's and our laboratories documented extracellulär occurrence of the enzyme reverse transcriptase in malignant states. This enzyme was

---

[*] Diese Untersuchungen wurden mit Unterstützung des Österreichischen Forschungsrates, Projekt 1477, im Auftrag des Bundesministeriums für Wissenschaft und Forschung und mit Hilfe der Krebsforschungsspende des Herrn Bundespräsidenten der Republik Österreich, Dr. h. c. Franz Jonas, durchgeführt.

shown to be present in particles of human milk by Spiegelman and in patients with breast cancer or leukemias by us. The isolated enzyme was purified to electrophoretic homogeneity and

1. utilizes synthetic template — primers with a specificity like the viral reverse transcriptase,
2. is capable of copying heteropolymeric regions of natural RNA-template-primer complexes,
3. shows the chromatographic behaviour of the viral enzyme.

These preliminary investigastions documented the presence of the above mentioned only in these two forms of malignancies, while the other patients looked for this probably viral-related encyme in the plasma were negative.

Key words: breast cancer, leukemia, reverse transcriptase, tumor viruses.

Erstmalig wurde über das Vorkommen einer reversen Transcriptase extrazellulär in Partikeln menschlicher Muttermilch bei Patientinnen mit Mammacarcinom berichtet [1 bis 5, 10 bis 14]. Die elektronenmikroskopische Untersuchung dieser „Partikel" zeigte dabei weitgehende Ähnlichkeiten mit dem mouse mammary tumor virus auf. Die Methode der simultanen Isolierung der reversen Transcriptase mit RNA ergab die Assoziation dieses Enzyms an eine 60 bis 70 S RNA mit einer Kettenlänge von ca. 200 Nukleotiden, eine längere Poly rA-Sequenz und die Hybridisierbarkeit der endogen synthetisierten DNA mit der RNA des mouse mammary tumor virus [1 bis 5, 10 bis 14]. Die von humanen Milchpartikeln synthetisierte DNA war darüber hinaus mit RNA aus Polysomen, welche aus menschlichem Mammacarcinom isoliert wurde, hybridisierbar.

Weitergehende Untersuchungen haben gezeigt, daß es bei einigen Erkrankungen offensichtlich auch zu einem Auftreten einer reversen Transcriptase im menschlichen Blutplasma kommen kann [6, 8, 10]. So konnten Hirschman u. Mitarb. [6] bei Australia Antigen-positiven Patienten eine DNA-Polymerase nachweisen, die von diesen Autoren als reverse Transcriptase angesprochen wurde. Allerdings war die isolierte Enzymmenge so gering, daß keine Produktanalyse durchgeführt wurde, so daß dieser Befund fraglich erscheint, namentlich wo von Loeb et al. [10] in ein Fünftel der Australia Antigen-Präparationen zwar eine DNA-Polymerase, aber keine reverse Transcriptase mit den biochemischen Eigenschaften des viralen Enzyms aufgefunden wurde. Unsere Arbeitsgruppe hingegen konnte erstmalig im Plasma einer Patientin mit Mammacarcinom über das Vorkommen einer reversen Transcriptase berichten [8]. Dieser Befund war für uns Ausgangspunkt für die Frage, ob der Nachweis einer reversen Transcriptase im menschlichen Plasma dafür geeignet erscheint, einen zusätzlichen Parameter für die klinische Karzinomdiagnostik zu liefern.

Ergebnisse

In einer vorausgegangen Studie haben wir über ein Enzym im menschlichen Blutplasma bei einer Patientin mit Mammacarcinom und bei leukämischen Erkrankungen berichtet, welches RNA als Template für die DNA-Synthese heranziehen kann [8]. In Erweiterung und Bekräftigung dieses Befundes ist es uns nunmehr gelungen, diese Enzympräparation bis zur elektrophoretischen Homogenität anzureichern. In Abb. 1 wird das chromatographische Verhalten dieser Enzympräparation auf oligo dT-Zellulose wiedergegeben. Wie aus Abb. 1 ersichtlich wird, bleibt trotz der relativ hohen Molarität des Äquilibrierpuffers von 0,15 M eine Polymerase an dieser Säule haften, welche erst mit relativ hoher Salzkonzentration (zwischen 0,25 und 0,3 M) eluiert werden kann.

In der Folge wurden eine Reihe maligner Erkrankungen wie Hypernephrom, Lungencarcinom, Magencarcinom, Mammacarcinom und Leukämie auf das Vorkommen einer reversen Transcriptase im Plasma untersucht. In den meisten Fällen ist es uns dabei nicht gelungen, ein solches Enzym nachzuweisen. Bei 2 weiteren Patientinnen mit Mammacarcinom und je einem Fall von Präleukämie und Leukämie konnte jedoch aus dem Plasma ebenfalls eine reverse Transcriptase isoliert werden. Die Template-(Primer)-Charakteristika der isolierten Enzympräparation werden in den Tabeleln 1a und 1b wiedergegeben. Wie aus der

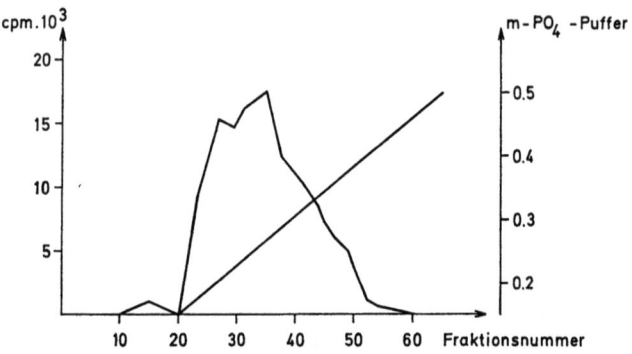

Abb. 1. Affinitätschromatographie auf oligo dT-Zellulose

Tabelle 1a. Template-(Primer)-Charakteristika der reversen Transcriptase aus dem Plasma von 3 Patientinnen mit Mammacarcinom. (Angaben in Trinukleotidinkorporation in pMol/Std/µg)

Template	Patientin		
	B.K.	F.N.	H.B.
$rA \cdot dT_{10}$	117,8	328,2	214,2
$dA \cdot dT_{10}$	56,2	56,8	64,8
$rA \cdot dT$	128,4	376,3	246,7
$dA \cdot dT_{Phe}$	74,3	89,6	93,4
$t\text{-RNA}_{E.\,coli}$ ^{3}H-TTP + dT_{10}	3,8	5,7	4,5
$t\text{-RNA}_{E.\,coli}$ ^{3}H-TTP + dT_{10}	5,8	6,5	6,4
Q_β RNA ^{14}C-TTP + dT_{10}	3,3	2,0	3,2
Q_β RNA ^{3}HdGTP + dT_{10}	0,9	0,7	1,1
70 S RNA leukämischer Zellen ^{14}C-TTP + dT_{10}	NT	4,7	5,5

NT = nicht getestet

Tabelle 1b. Templatecharakteristika der reversen Transcriptase im Plasma leukämischer Erkrankungen

Template	Patient	
	B.E. Präleukämie	A.K. akute Leukose
$rA \cdot dT_{10}$	17,2	174
$dA \cdot dT_{10}$	5,3	62,7
Q_β RNA + dT_{10} ^{14}C-TTP	0,043	1,83
Q_β RNA + dT_{10} ^{3}H-dGTP	0,01	1,2

Tabelle 1c. Reverse Transcriptase und Harnsäurespiegel im Plasma der Patientin H.B. vor und nach 14 Tagen Behandlung mit 30 mg Adriamycin/2 mg Onkovin wöchentlich

	Vor Behandlung	Nach Behandlung
Reverse Transcriptase	+	−
Harnsäure (m Val)	7,6	10,5

Tabelle ersichtlich, zeigen sie ähnliche chemische Kriterien. So wird das Template rA · dT$_{10}$ weit besser als dA · dT$_{10}$ abgelesen. Die Inkubation mit ^{14}C-TTP und ^{3}H-dGTP im Polymerasetestansatz unter der Verwendung der einsträngigen Phagen-RNA Q$_\beta$ oder 60 bis 70 S RNA leukämischer Zellen ergab, daß sowohl ^{3}H wie auch ^{14}C in das säurefällbare Präzipitat inkorporiert wurden. Dieser Befund spricht dafür, daß alle isolierten Enzympräparationen in der Lage sind, auch heteropolymere RNA-Anteile einer natürlich vorkommenden einsträngigen RNA in eine DNA-Sequenz zu übersetzen. Das chromatographische Verhalten der isolierten Enzyme war zudem weitgehend ähnlich (ohne Abbildung). Im Falle der Leukämie zeigte das Enzym darüber hinaus ein ähnliches Molekulargewicht von ca. 130000, wie es für die reverse Transcriptase leukämischer Zellen typisch ist [7].

Eine klinische Verlaufskontrolle der Nachweisbarkeit der reversen Transcriptase im Plasma ergab, daß das Enzym nach 14tägiger Behandlung mit Adriablastin/ Onkovin (30 mg/2 mg in wöchentlichen Abständen) nicht mehr im Plasma auf- gefunden werden kann (Tabelle 1 c).

Diskussion

Unsere bisherigen Untersuchungen haben ergeben, daß der Nachweis einer reversen Transcriptase in Leukämiezellen hilfreich für die Leukämiediagnostik ist [7]. Im Plasma kann aber das vorliegende Enzym offensichtlich nur bei sehr wenigen Patienten aufgefunden werden, bisher lediglich bei leukämischen Er- krankungen und bei Mammacarcinom mit weitgehendster Metastasierung.

Die Ursache des Auftretens extrazellulärer Aktivitäten der reversen Transcrip- tase im Plasma und in der Muttermilch erscheint als weitgehend ungeklärt. Wäh- rend von Spiegelman et al. [1 bis 5, 9 bis 14] angenommen wird, daß das extra- zellulär nachgewiesene Enzym Ähnlichkeiten mit der reversen Transcriptase onkogener RNA-Viren aufweist, wurde von Gerwin et al. [10] erarbeitet, daß sich das Enzym aus menschlicher Muttermilch chromatographisch anders als die be- kannten DNA-Polymerasen onkogener RNA-Viren verhält. Die morphologischen Studien erscheinen uns zum heutigen Zeitpunkt noch als sehr schwer interpretier- bar. Für das unterschiedliche chromatographische Verhalten wären jedoch andere Erklärungsmöglichkeiten zu berücksichtigen: verändertes chromatographisches Verhalten durch eukaryote Modifikation eines virusbezogenen Gens, Instabilität des viralen Enzyms oder auch Vermischung mit eukaryoten Polymerasen.

Die chemischen Kriterien der von uns isolierten Enzympräparationen zeigen nämlich eher bemerkenswerte Analogien zur reversen Transcriptase onkogener RNA-Viren: die Bevorzugung von rA · dT$_{10}$ über dA · dT$_{10}$, die offensichtliche Transcription heteropolymerer RNA-Sequenzen in DNA und die Verwendung relativ hoher Salzkonzentrationen zur Elution des Enzyms von oligo dT- Zellulose.

Der Mechanismus des Übertrittes des Enzyms aus der Tumorzelle in das Plasma könnte einen aktiven Transportmechanismus [zum Beispiel das sog. „budding" oder der Freisetzung (Proto)-Virus-(ähnlicher) Partikel] eher, als lediglich einen passiven Übertritt des Enzyms durch Zellzerfall in das Plasma darstellen. Diese Annahme wird durch die Beobachtung unterstützt, daß nach Behandlung mit einem interkalierenden Farbstoff im Plasma keine reverse Transcriptase mehr nachweisbar war. Würde es sich dabei um einen passiven Vorgang des Über- trittes in das Plasma durch gesteigerte Zelldesintegration handeln, so wäre die nachgewiesene Enzymmenge nach Behandlung (Harnsäureanstieg!) angestiegen.

Literatur

1. Axel, R., Gulati, S. C., Spiegelman, S.: Proc. nat. Acad. Sci. (Wash.) **69**, 3143 (1972). —
2. Axel, R., Schlom, J., Spiegelman, S.: Proc. nat. Acad. Aci. (Wash.) **69**, 535 (1972). —

3. Axel, R., Schlom, J., Spiegelman, S.: Nature (Lond.) **235**, 32 (1972). — 4. Baxt, W., Hehlman, R., Spiegelman, S.: Nature (Lond.) New Biol. **240**, 72 (1972). — 5. Gulati, S. C., Axel, R., Spiegelman, S.: Proc. nat. Acad. Sci. (Wash.) **69**, 2020 (1972). — 6. Hirschman, S. J., Vernace, S. J., Schaffner, E.: Lancet **1971** I, 1099. — 7. Rainer, H., Höcker, P., Pittermann, E., Moser, K.: Acta haemat. (Basel) **50**, 200 (1973). — 8. Rainer, H., Piller, G., Deutsch, E., Moser, K.: Klin. Wschr. **51**, 1076 (1973). — 9. Roy-Burman, P., Rongey, R. W., Henderson, B. E., Gardner, M. B.: Nature (Lond.) New Biol. **274**, 146 (1973). — 10. Übersicht in Sarin, P. S., Gallo, R. C.: RNA-directed DNA polymerase. Chapter 8 for the international review of science. Series in biochemistry. Vol. 6 nucleic acids (Burton, K., Ed.). Oxford: Technical Publishing Corp. 1973. — 11. Schlom, J., Spiegelman, S.: Science **174**, 840 (1971). — 12. Schlom, J., Spiegelman, S., Moore, D. H.: J. nat. Cancer Inst. **48**, 1197 (1971). — 13. Schlom, J., Spiegelman, S., Moore, D. H.: Science **175**, 542 (1972). — 14. Schlom, J., Michalides, R., Kufe, D., Hehlmann, R., Spiegelman, S., Bentvelzen, P., Hageman, P.: J. nat. Cancer Inst. **51**, 541 (1973).

LEHMANN, F.-G., LEHMANN, D. (Med. Univ.-Klinik Marburg a. d. Lahn): **Regan-Isoenzym: Isolierung der alkalischen Phosphatase aus menschlicher Plazenta und Entwicklung einer empfindlichen Methode für die Tumordiagnostik***

Die klinisch-chemisch bestimmte Gesamtaktivität der alkalischen Phosphatase im Serum ist die Summe der Aktivitäten der alkalischen Phosphatasen aus Leber, Knochen, Dünndarm, Niere und Plazenta. Einige maligne Tumoren besitzen die Fähigkeit zur Neosynthese einer alkalischen Phosphatase, die nach den Untersuchungen von Fishman (Isolierung des Enzyms aus dem Tumor eines Patienten, Mr. Regan, daher: Regan-Isoenzym der alkalischen Phosphatase) biochemisch und immunologisch mit der alkalischen Phosphatase aus Plazenta identisch ist [1 bis 4]. Diese Befunde erklären die klinischen Beobachtungen einer erhöhten alkalischen Phosphatase im Serum von Patienten mit malignen Tumoren, ohne daß diese klinisch-chemisch oder autoptisch einen Hinweis für eine Cholostase oder Knochenmetastasierung zeigten.

Konzeption

Durch die isolierte Bestimmung der aus den malignen Tumoren stammenden alkalischen Phosphatase müßten diese Tumoren serologisch diagnostiziert werden können [3, 5]. Das Regan-Isoenzym wird daher neben dem α_1-Fetoprotein und dem colon embryogenic antigen (CEA) zu den carcino-embryonalen Tumorantigenen gerechnet. Biochemische Methoden wie die Phenylalaninhemmung oder die Hitzeinaktivierung haben sich wegen einer zu großen Streubreite nicht bewährt und elektrophoretische Trennungen im Agar- oder Polyacrylamidgel sind wegen des nicht aufgeklärten Isoenzymmusters der alaklischen Phosphatase, der häufigen individuellen Varianten und der Möglichkeit der Polymerisation von Untereinheiten nicht anwendbar. Wir entwickelten daher eine immunologische Methode, bei der die aus den Tumoren stammende alkalische Phosphatase durch spezifische gegen die mit ihr immunologisch identische alkalische Phosphatase aus menschlicher Plazenta gerichtete Antikörper auspräzipitiert wird. Voraussetzungen für die Durchführung dieser Technik sind: 1. die Isolierung reiner alkalischer Phosphatase aus menschlicher Plazenta, 2. die Herstellung von Antiseren, 3. die Überprüfung der Spezifität der Antikörper mit reiner menschlicher alkalischer Phosphatase aus Leber, Dünndarm, Knochen und Niere, 4. quantitative Messungen mit verschiedenen genetisch determinierten Varianten mensch-

---

* Mit Unterstützung durch die Deutsche Forschungsgemeinschaft (Le 205/5). Wir danken Herrn Prof. Dr. G. Pfleiderer (Abt. Chemie an der Ruhr-Univ. Bochum) für die Überlassung gereinigter alkalischer Phosphatasen aus Dünndarm, Niere und Knochen sowie für Anti-Dünndarm- und Anti-Nierenphosphataseserum.

licher Plazentaphosphatase, 5. die Entwicklung eines geeigneten Immunabsorbens aus den Antiseren und 6. der Aufbau einer für die klinische Diagnostik brauchbaren Methode.

Isolierung der alkalischen Phosphatase aus menschlicher Plazenta

Drei verschiedene Phänotypen der alkalischen Phosphatase mit unterschiedlicher elektrophoretischer Wanderungsgeschwindigkeit (F-, S- und FS-Typ) wurden durch Butanolextraktion, fraktionierte Acetonfällung (30 bis 55% Sediment), Hitzeschritt (65 °C), fraktionierte Ammoniumsulfatfällung (45 bis 62% Niederschlag), Anionenaustauscherchromatographie über DEAE-A 50-Sephadex mit einem diskontinuierlichen NaCl-Gradienten, Gelfiltration über Sephadex-G 200 und Auskristallisierung mit Ammoniumsulfat isoliert. Die Reinheit der kristallinen Präparate betrug bis zu über 99%, die Ausbeute 52,3%, die Anreicherung 204fach und die spezifische Aktivität bis zu 196 U/mg. In der Tabelle ist das Aufarbeitungsprotokoll aus einer Isolierung aus sechs Plazenten zusammengefaßt. Die Aufarbeitungen wurden nicht nach Phänotypen getrennt durchgeführt; die Trennung der Varianten erfolgte während der Molekularsiebung auf Sephadex-G 200.

Tabelle. Reindarstellung der alkalischen Phosphatase aus menschlicher Plazenta

	ml	U	mg	U/mg	% Ausbeute	An- reicherung
Butanolextrakt	12970	17980	18620	0,96	100,0	1,0
Acetonfällung						
30% Überstand	17640	14110	17460	0,81	78,6	0,85
55% Sediment	940	23100	16700	1,38	127,5	1,44
Hitzeschritt	880	24600	8510	2,88	137,0	3,00
Ammoniumsulfat						
45% Überstand	950	24300	6900	3,53	135,0	3,68
62% Sediment	220	23600	2550	9,26	131,0	9,76
DEAE-A 50-Sephadex	261	22950	880	26,1	127,0	27,2
Sephadex G-200	411	12760	286	44,6	71,4	46,5
Kristalle	8,2	9380	47,8	196,0	52,3	204,0

Herstellung der Antiseren

Kaninchen wurden mit kristalliner alkalischer Plazentaphosphatase intraplantar, intramuskulär, subkutan und intravenös in kompletten Freundschen Adjuvans immunisiert.

Spezifität der Antiseren

Antiserum gegen alkalische Plazentaphosphatase reagiert bei quantitativen Präzipitations- und Hemmungsmessungen in einem Konzentrationsbereich von 0,1 bis 500 µl nicht mit reiner alkalischer Phosphatase aus menschlicher Leber, aus menschlichem Knochen und aus menschlicher Niere. Es präzipitiert jedoch reine Dünndarmphosphatase total im Antigen-Antikörper-Äquivalenzbereich (Abb. 1). Antiseren gegen Leber- und Nierenphosphatase reagieren nicht mit reiner Plazentaphosphatase. Antiserum gegen Dünndarmphosphatase hemmt reine Plazentaphosphatase auf weniger als 40% der Ausgangsaktivität und präzipitiert sie völlig. Die Überprüfung in der Doppeldiffusion zeigt eine Teilidentität der antigenen Determinanten der Dünndarm- und der Plazentaphosphatase.

Reaktion mit verschiedenen Plazentaphänotypen

Anti-F-, Anti-S- und Anti-FS-Plazentaserum reagiert in gleicher Weise mit reinem oder angereichertem Phänotyp F, S oder FS bei quantitativen Messungen in einem Bereich von 0,1 bis 100 µl.

Herstellung des Immunabsorbens

Die γ-Globulinfraktion der Antiseren wurde durch zweimalige Ammoniumsulfatpräzipitation bis 40 bzw. 35% Sättigung gewonnen und mit Glutaraldehyd nach Avrameas zu einem unlöslichen Polymerisat quervernetzt, das mehrfach gewaschen und im Ultraturrax feindispers homogenisiert wurde.

Bestimmung des Regan-Isoenzyms im Serum

0,5 ml Serum werden 10 min bei 65 °C hitzeinaktiviert. Durch die Hitzebehandlung wird die thermolabile Dünndarmphosphatase, die mit dem Antiserum kreuzreagiert, zerstört, während die thermostabile Plazenta- (bzw. Tumor-) phosphatase aktiv bleibt. Der größte Teil der Leber-, Knochen- und Nierenphosphatase wird ebenfalls inaktiviert. Danach wird zu 0,3 ml hitzeinaktiviertem Serum 100 µl Anti-Plazentaphosphatase-Antiserumpolymerisat (Immunabsorbens) gegeben, 60 min bei Zimmertemperatur inkubiert und 30 min bei 20000 g abzentrifugiert. Das abzentrifugierte Polymerisat wird in phosphatgepufferter

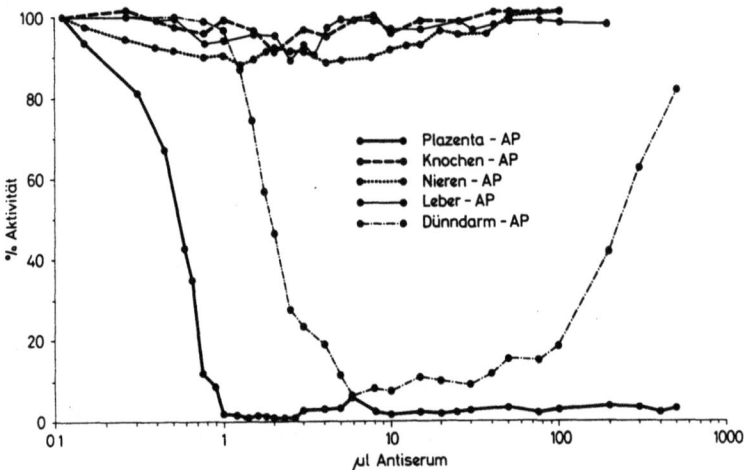

Abb. 1. Präzipitation reiner menschlicher alkalischer Phosphatase aus Plazenta, Leber, Dünndarm, Knochen und Niere durch Anti-Plazentaphosphatase-Serum

phys. NaCl-Lösung gewaschen, abzentrifugiert und in 1,5 ml Testreagenz aufgenommen, nachdem die Extinktion des Testgemisches ohne Polymerisat gemessen wurde. Nach Inkubation über 20 min bei 25 °C wird in einer Eppendorff-Zentrifuge kurz abgeschleudert und die Extinktion des Testgemisches ohne Polymerisat abgelesen: Endwertbestimmung nach 20 min (p-Nitrophenylphosphat als Substrat, pH 10,5). Es wird die bei Antikörperüberschuß gebundene maximal gehemmte Regan-Isoenzymaktivität bestimmt. Da die maximale Hemmung des Enzyms je nach Antiserum zwischen 25 und 45% Restaktivität zeigt, ergibt sich eine hinreichende Genauigkeit der Methode.

Klinische Ergebnisse

Die Bestimmung des Regan-Isoenzyms in 54 Seren von Blutspendern ergab Normalwerte bis zu 7,1 mU/ml. Bei 63 normalen und pathologischen Schwangerschaften zeigte sich ein progredienter Anstieg des Plazentaisoenzyms der alkalischen Phosphatase im Serum bis zur 40. Schwangerschaftswoche von 24 mU/ml. Erste orientierende Untersuchungen bei Karzinompatienten zeigten in einem unausgewählten Krankengut von 83 Seren pathologische Erhöhungen des Regan-Isoenzyms in 31,4% der Fälle. Die höchste im Serum festgestellte Aktivität betrug 27 mU/ml.

Zusammenfassung

Es wird eine für klinisch-chemische Routinediagnostik anwendbare immunologische Bestimmungsmethode für die alkalische Plazentaphosphatase (Regan-Isoenzym) beschrieben, die sich zur Diagnose der pathologischen Schwangerschaft und zur serologischen Tumordiagnostik eignet.

Literatur

1. Fishman, W. H., Inglis, N. R., Green, S., Anstiss, C. L., Gosh, N. K., Reif, A. E., Rustigian, R., Krant, M. J., Stolbach, L. L.: Nature (Lond.) **219**, 697 (1968). — 2. Fishman, W. H., Inglis, N. R., Stolbach, L. L., Krant, M. J. A.: Cancer Res. **28**, 150 (1968). — 3. Inglis, N. R., Kirley, S., Stolbach, L. L., Fishman, W. H.: Cancer Res. **33**, 1657 (1973). — 4. Sussman, H. H., Small, P. A., Cotlove, E.: J. biol. Chem. **243**, 160 (1968). — 5. Usategui-Gomez, M., Yeager, F. M., Fernandez de Castro, A.: Cancer Res. **33**, 1574 (1973).

Fritze, D., Kern, D. H., Pilch, Y. H. (Univ. of California, Los Angeles):
„Micro-assay" für die serologische Bestimmung von Tumorzellantikörpern: Vorläufige Ergebnisse mit chemisch induzierten Mäuse-sarcomas und menschlichen Tumorzellkulturen

Einleitung

Es gilt heute als mehr oder weniger akzeptiert, daß die meisten experimentell erzeugten Tiertumoren und die pathologischerweise auftretenden menschlichen Malignome tumorspezifische Antigene haben (Hellström, 1974).

Der Nachweis solcher tumorspezifischen Antigene erfolgte tierexperimentell in vivo mit Hilfe von Tumortransplantaten (Foley, 1953) und in vitro vor allem durch zelluläre (Takasugi und Klein, 1970) und humorale (Bloom, 1970) Zytotoxizitätstechniken.

Es stellte sich heraus, daß durch bestimmte chemische Substanzen induzierte Tiertumoren „individuelle" tumorspezifische Antigene besitzen. Nur gelegentlich wurde mitgeteilt, daß die Tumorantigene chemisch induzierter experimentell erzeugter Tumoren „cross"-reagierten (Reiner u. Southam, 1969; Holmes, 1971). Im Unterschied dazu lernten wir, daß durch onkogene Viren experimentell erzeugte Tiertumoren tumorspezifische Antigene tragen, die „cross"-reagieren (Pilch, 1974). Tumorspezifische Antigene und „Cross"-Reaktivität wurde auch bei menschlichen Neoplasien beobachtet. Die „Cross"-Reaktivität von menschlichen Sarcomantigenen gab der Vermutung neue Nahrung, daß menschliche Malignome durch onkogene Viren erzeugt würden (Wood u. Morton, 1971).

Das Phänomen „Cross"-Reaktivität scheint daher für Probleme der Tumorgenese und Tumordiagnostik von zunehmender Bedeutung zu sein.

In unserem Labor wurde ein sensitives, reproduzierbares und schnelles in vitro-Microassay zum Nachweis tumorspezifischer Antikörper entwickelt. „Cross"-Reaktivität von experimentell erzeugten tierischen und menschlichen Tumoren wird demonstriert.

Material und Methoden

Die methodischen Einzelheiten des in vitro-Zytotoxizitätstestes wurden beschrieben (Fritze, 1974). Im Prinzip werden Tumorzellkulturen radioaktiv mit ^{125}I-Iodo-deoxyuridine (IDU) markiert. Die markierten Tumorzellen werden dann auf einer Plastikplatte mit Testseren und Complement inkubiert. Mit negativen Kontrollseren erhalten wir typischerweise Aktivitäten von 600 bis 2000 cpm (Counts per min).

Ergebnisse

Immunseren wurden im syngenischen Mäusestamm C_3H gegen ein Methylcholanthren (MC-1) und ein Benzpyren (BP-1) induziertes Maussarcoma erzeugt. Überraschenderweise waren beide Immunseren zytotoxisch für beide Tumor-Targetzellen bis zu einer Verdünnung von 1:1024.

Beide Immunseren konnten spezifisch mit beiden Tumorzellarten absorbiert werden. „Cross"-Reaktivität zwischen den zwei chemisch induzierten Maussarcomas wird vermutet.

In verschiedenen Gruppen von Meerschweinchen wurden Antiseren gegen menschliche Zellkulturen von 2 Melanomen und 1 Adenocarcinom des Magens erzeugt. Diese 3 Antiseren wurden gegen 6 von verschiedenen Patienten stammende Tumor-Targetzellen getestet. Die beiden Melanomaantiseren reagierten übereinstimmend zytotoxisch mit drei verschiedenen Melanomazellkulturen als Targetzellen, waren aber völlig negativ für Kulturen von einem Brustcarcinom (BT 20), einem Magencarcinom (RI) und einem Eierstockcarcinom. Umgekehrt war das Magencarcinom-Antiserum nur zytotoxisch für die Adenocarcinom-Targetzellen und negativ für alle anderen. Die Melanomaantikörper beider Melanomaantiseren konnten weder mit kultivierten Fibroblasten desselben Melanomapatienten noch mit Magencarcinomzellen absorbiert werden. Hingegen ließen sich beide Melanomaantiseren komplett mit einer Melanomazellkultur absorbieren. Andererseits konnte das Magencarcinomantiserum weder mit Fibroblasten noch mit Melanomzellen des gleichen Patienten absorbiert werden, jedoch spezifisch mit Magencarcinomzellen.

Das Histocompatibilitätsmuster von 2 der 3 Melanompatienten wurde bereits untersucht. Es fanden sich völlig verschiedene und nicht „cross"-reagierende Spezifitäten (Dr. Takasugi, pers. Mitteilung).

Diskussion

Wir stellen ein in vitro-Mikrozytotoxizitätssystem vor, das IDU als Tumor-Targetzellmarker verwendet. Die restliche Zytotoxizität nach Einwirkung von Antiserum und Complement läßt sich damit objektiv erfassen. Wir fanden „Cross"-Reaktivität von Tumorzellantigenen bei 2 durch verschiedene chemische Cancerogene erzeugten Maussarcomas in einem syngenischen System. Wir vermuten „Cross"-Reaktivität zwischen 3 menschlichen Melanomazellkulturen von verschiedenen Patienten in einem xenogenischen System. Weitere Untersuchungen werden zeigen, ob die beobachtete „Cross"-Reaktivität tumorspezifisch ist.

Literatur

Hellström, K. E., Hellström, I.: Lymphocyte mediated cytotoxicity and blocking serum activity to tumor antigens (im Druck). — Foley, E. J.: Cancer Res. **13**, 835 (1953). — Takasugi, M., Klein, E.: Transplantation 9, 219 (1970). — Bloom, E. T.: J. nat. Cancer Inst., **45**, 443 (1970). — Reiner, J., Southam, C.: Cancer Res. 29, 1814 (1969). — Holmes, E. C., Morton, D. L., Schidlovsky, G., Trahan, E.: J. nat. Cancer Inst. **46**, 693 (1971). — Pilch, Y. H., Myers, G. H., Sparks, F. S., Golub, S. H.: Prospects for the immunotherapy of cancer (im Druck). — Fritze, D., Kern, D. H., Pilch, Y. H.: (im Druck). — Wood, W. C., Morton, D. L.: New Engl. J. Med. **284**, 569 (1971).

Pees, H. W. (Med. Univ.-Klinik u. Poliklinik Homburg/Saar, Lehrstuhl Innere Med. I): **Probleme des zellulären zytotoxischen Testes bei menschlichen Tumoren**[*]

Zelluläre immunologische Reaktionen von Krebspatienten gegen ihren eigenen Tumor können in vitro mit dem von Takasugi u. Klein (1970) angegebenen Test untersucht werden. Dabei lösen sich adhärente Targetzellen durch sensibilisierte Lymphozyten von der Glasoberfläche ab und die verbleibenden Tumorzellen werden mikroskopisch ausgezählt. Mit dieser Methode fanden Hellström u. Mitarb. (1971), daß Blutlymphozyten von Krebspatienten nicht nur gegen Gewebekultur-

[*] Die Untersuchungen sind mit Unterstützung der Deutschen Forschungsgemeinschaft, Bad Godesberg, durchgeführt worden.

zellen ihres eigenen Tumors, sondern auch gegen histologisch gleichartige Malignome anderer Patienten zytotoxisch reagieren.

Einer routinemäßigen Anwendung dieses Testes stehen noch technische Schwierigkeiten entgegen: Unspezifische Effekte sind häufig und können ihre Ursache haben in einer Überfüllung des Systems, in zu hoher Beimengung nichtlymphozytärer Zellen und in mechanischen Einflüssen während Waschung und Färbung. Die Proliferation der Tumorzellen während der Testzeit kann sich mit der Zerstörung durch Lymphozyten überlagern und die Auswertung sehr erschweren. Schließlich bleibt das subjektive und mühsame Auszählen im Mikroskop ein wesentliches Hindernis. Ziel der vorliegenden Arbeit war daher eine Verbesserung der Methodik durch eine neuartige Isotopenmarkierung der Tumorzellen (Bean u. Mitarb., 1973).

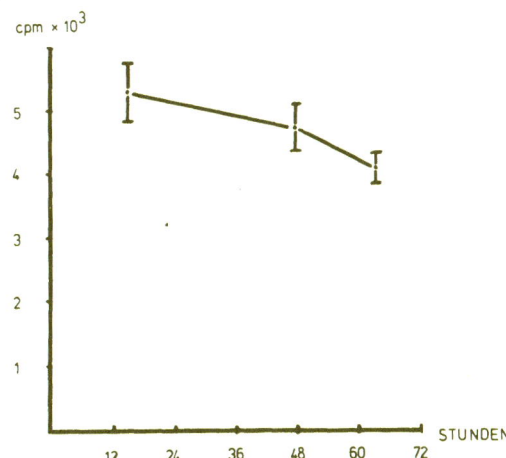

Abb. 1. Stabilität der Markierung von menschlichen Fibroblasten mit ^{3}H-Prolin (50 µC/ml)

Als Targetzellen dienten die etablierte Blasenkarzinomlinie T-24 (Bubenik u. Mitarb., 1973) sowie Langzeitkulturen anderer Tumoren und Explantate von normaler Haut. Alle Kulturen wurden routinemäßig überprüft auf Verunreinigungen mit Bakterien, Pilzen und Mykoplasmen (Fogh u. Mitarb., 1971). Die Züchtung erfolgte in MEM-Eagle mit Earles Salzen und Zusatz von 15% fetalem Kälberserum (FLOW), 1% Glutamin und 2% Penicillin-Streptomycin bei 5% CO_2. Das Kulturmedium MEM-Eagle enthält kein Prolin, das in Form der „nicht-essentiellen Aminosäuren" (NEAA, GIBCO) hinzugesetzt wird. Da Prolin vorwiegend in Proteine mit relativ langer Halbwertszeit eingebaut wird, bot sich die Möglichkeit an, die Targetzellen mit radioaktivem Prolin zu markieren. Wir inkubierten daher Monolayerkulturen über 18 bis 24 Std mit 50 µCi ^{3}H-Prolin/ml in insgesamt 5 ml MEM ohne NEAA (spezifische Aktivität 45,7 Ci/mM, NEN), Anschließend wurde durch dreimaliges Waschen mit MEM + 2% NEAA das nicht eingebaute Isotop entfernt. Nach Behandlung mit 0,25% Trypsin wurde die Zellsuspension zweimal gewaschen und in MEM mit 10% inaktiviertem Humanserum AB/Rh positiv aufgenommen. Mit einer Hamilton-Spritze gaben wir 1000 markierte Zellen in jedes Loch einer Mikroplatte vom Typ 3040 (Falcon Plastics) in einem Volumen von 0,1 ml MEM.

Einige Stunden später wurden Lymphozyten hinzugefügt in 0,1 ml MEM + 10% Humanserum. Die Reinigung erfolgte mit Defibrinierung, Gelatinesedimentation, Filtration durch Nylonsäulen und osmotischem Schock mit Tris-NH_4Cl (O'Toole u. Mitarb. 1972). Nach 48 bis 60 Std Inkubationszeit wurden die Platten zweimal gewaschen, luftgetrocknet und mit einem Kunststofffilm übersprüht. Die Lochböden der Mikroplatte ließen sich mit einer Presse in Szintillationsgefäße ausstanzen. Nach Zugabe von 0,2 ml Hyamin-Hydroxyd und Szintillationsflüssigkeit (Permablend I, Packard) erfolgte die Bestimmung der restlichen Radioaktivität im Flüssigkeitsszintillationszähler. Wir benutzten 3 verschiedene Lymphozytenkonzentrationen mit maximal 500 × 10^3 Zellen in jeweils 5 Ansätzen.

Gegenüber anderen Isotopenmarkierungen (Jagarlamoody u. Mitarb., 1971; Cohen u. Mitarb., 1972) zeichnet sich die ^{3}H-Prolintechnik durch einfache Handhabung, praktisch fehlende Reutilisierung und eine sehr stabile Markierung über

48 bis 72 Std aus (Abb. 1). Eine spezifische Reaktion gegen die Blasenkarzinomlinie, d. h. eine selektive Zerstörung von T-24, sahen wir bei 10 von insgesamt 27 Patienten mit diesem Tumor, hingegen nur bei $^1/_{13}$ Normalpersonen und $^1/_{32}$ Patienten mit anderen Tumoren (Abb. 2). Unspezifisch reagierten 6 der 27 Blasenkarzinome und 7 von 32 Patienten mit anderen Malignomen. Bei der Einteilung nach dem Tumorstadium zeigten $^8/_{15}$ Patienten der Frühstadien bis T_2 eine spezifische Reaktion und nur $^2/_{12}$ Patienten in den fortgeschrittenen Stadien T_3 und T_4. Die unspezifische Zerstörung von Targetzellen ist in der Literatur mehrfach diskutiert worden (Oettgen u. Mitarb., 1972), über den Mechanismus ist noch wenig bekannt. Nach unseren Erfahrungen lassen sich diese unspezifischen Effekte reduzieren durch die Verwendung von Humanserum statt fetalem Kälberserum. Offensichtlich ist die Präparation der Effektorzellen ein kritischer Schritt; es gelang uns nicht, eine spezifische Reaktion nachzuweisen mit Lymphozyten, die über Ficoll-Isopaque gereinigt worden waren.

	"spezifisch" (zytotoxisch nur gegen T-24)	"unspezifisch" (zytotoxisch gegen T-24 und andere Targetzellen)	"negativ"
Blasenkarzinome	10/27 { Stadium bis T_2 8/15; Stadium T_3+T_4 2/12 }	6/27	11/27
Andere Malignome	1/32	7/32	24/32
Normalpersonen	1/13	0/13	12/13

Abb. 2. Zytotoxische Reaktion von menschlichen Lymphozyten gegen T-24-Blasenkarzinomzellen

Um die Bedeutung dieser zellulären Immunreaktion für die Prognose des Tumorleidens untersuchen zu können, erscheinen Verlaufsbeobachtungen der Patienten und weitere Vereinfachungen der Methode erforderlich.

Literatur

Bean, M. A., Pees, H., Rosen, G., Oettgen, H. F.: Nat. Cancer Inst. Monogr. **37**, 41 (1973). — Bubenik, J., Barešová, M., Viklický, V., Jakoubková, J., Sainerová, H., Donner, J.: Int. J. Cancer **11**, 765 (1973). — Cohen, A. M., Millar, R. C., Ketcham, A. S.: Cancer Res. **32**, 2421 (1972). — Fogh, J., Holmgren, N. B., Ludovici, P. P.: In Vitro (Boston) **7**, 26 (1971). — Hellström, I., Hellström, K. E., Sjögren, H. O., Warner, G. S.: Int. J. Cancer **7**, 1 (1971). — Jagarlamoody, S. M., Aust, J. C., Tew, R. H., McKhann, C. F.: Proc. nat. Acad. Sci. (Wash.) **68**, 1346 (1971). — Oettgen, H. F., Bean, M. A., Klein, G.: Cancer Res. **32**, 2845 (1972). — O'Toole, C., Perlmann, P., Unsgaard, B., Moberger, G., Edsmyr, F.: Int. J. Cancer **10**, 77 (1972). — Takasugi, M., Klein, E.: Transplantation **9**, 219 (1970).

Peter, H. H., Seeland, P., Diehl, V., Kalden, J., Deicher, H. (Med. Hochschule, Abt. Klin. Immunologie, Hannover): **Zelluläre und humorale Immunreaktion von Melanom- und Kontrollpatienten gegen eine ^{51}-Cr-markierte allogene Melanom-Targetzelle**

Manuskript nicht eingegangen.

BORBERG, H. (Med. Univ.-Klinik Köln): **Untersuchungen zur experimentellen Immuntherapie chemisch induzierter Fibrosarkome der Maus durch aktive Immunisierung***

In den letzten Jahren hat die Gewißheit zugenommen, daß spezifische Immunreaktionen auch durch menschliche Geschwülste ausgelöst werden können. Seither verstärken sich die Bemühungen, die herkömmlichen Methoden der Geschwulstbehandlung durch immunologische Verfahren zu ergänzen. Sie können jedoch nur erfolgreich sein, wenn es gelingt die durchweg schwache Immunantwort des Tumorträgers wesentlich zu steigern. Vier Möglichkeiten bieten sich an und befinden sich zum Teil bereits im Stadium der klinischen Erprobung: Die unspezifische Stimulierung des RES, die aktive Immunisierung, die adoptive Immunisierung und die Serumtherapie.

Die therapeutische Anwendung der aktiven Immunisierung mit bestrahlten autologen oder homologen Tumorzellen beim Menschen hat Hoffnungen geweckt, die noch nicht voll erfüllt werden konnten. Es erschien daher wünschenswert, die Grenzen und Möglichkeiten durch quantitative tierexperimentelle Untersuchungen eingehender zu definieren. Dabei gingen wir von der Vorstellung aus, daß eine aktive Immunisierung als Therapie etablierter wachsender Tumoren, dem Korrelat einer „Minimal Residual Disease" behandelter Patienten, nur dann sinnvoll sein würde, wenn im Modell zunächst die Variablen einer aktiven Immunisierung *vor* der Transplantation des Tumors optimal definiert sein würden.

Material und Methoden

Für die Versuche wurden reinrassige Mäuse der Stämme BALB/c, C 57 Bl/6 und F_1 Hybriden der Stämme C 57 Bl × A aus eigener Zucht verwendet. Durch subcutane Injektion von Methylcholanthren in Sesamöl wurden in den Tieren Fibrosarkome erzeugt. Aus den Tumoren wurden Zellsuspensionen hergestellt [5, 6], wenn erforderlich bestrahlt und quantitativ isogenen Tieren injiziert. Die Vitalität der Zellen wurde mit Trypanblau bestimmt, Präparationen mit mehr als 50% gefärbter Zellen wurden nicht verwendet. Die zur Immunisierung benutzten Zellen wurden vor der Injektion mit 10000 r bestrahlt, während die eigentlichen Tumortransplantate unbestrahlt blieben. Ihr Wachstum wurde mit zweimal wöchentlicher Messung des größten und kleinsten Tumordurchmessers verfolgt.

Ergebnisse

Für häufig benutzte Tumoren wurde zunächst die Angehrate definiert, die ein 100% sicheres Tumorwachstum in allen Tieren garantierte. Sie liegt, z. B. bei dem am meisten verwendeten Tumor BALB/c Meth A im Bereich von 1 bis $2,5 \times 10^6$ Zellen. Ferner wurden die Tumoren nach ihrer Antigenität ausgelesen. Dazu wurden isogene Mäuse an je 2 verschiedenen Stellen des Abdomens und des Rückens s. c. mit bestrahlten Zellen injiziert. Nach sicherer und kompletter Rückbildung dieser Zellen, d. h. 14 Tage nach der Immunisierung wurden den Tieren $2,5 \times 10^6$ unbestrahlte Zellen s. c. an einer Stelle des Abdomens transplantiert. Abgestoßene oder stark im Wachstum gehemmte Tumoren wurden als antigen bezeichnet und verwendet.

In der ersten Serie von Experimenten wurde unter der eingangs genannten Vorstellung die Immunisierung mit bestrahlten Zellen *vor* die Transplantation unbestrahlter Zellen gelegt. Es wurde versucht, die Bedeutung der Injektionsroute, der Materialverteilung, der Zelldosis und des Zeitraums zwischen Immunisierung und Transplantation zu ermitteln.

Von den untersuchten Injektionswegen erwies sich die s. c. Applikation der bestrahlten Tumorzellen gegenüber der intraperitonealen oder intralinealen überlegen. Wegen der Größe der Zellen konnte der Wert einer i.v. Zufuhr nicht untersucht werden.

---

* Mit Unterstützung des Ministers für Wissenschaft und Forschung des Landes Nordrhein-Westfalen.

Eine ausgedehnte Verteilung der immunisierenden Zellen bewirkte bei einer konstanten Belastungsdosis keine wesentliche Verbesserung der Transplantatabstoßung.

Eine Erhöhung der zur Immunisierung nötigen Zelldosis hatte über einen Optimalbereich hinaus keine Wirkung. 1 bis 10×10^6 bestrahlter Zellen reichten aus, ein Transplantat in der Höhe der 100%igen Angehrate nach einem Intervall von 14 Tagen zur sicheren Abstoßung zu bringen. Eine Erhöhung des Inokulums bestrahlter Zellen auf das 400fache vermochte jedoch nicht eine nur fünffach erhöhte Belastung mit unbestrahlten Zellen abzufangen.

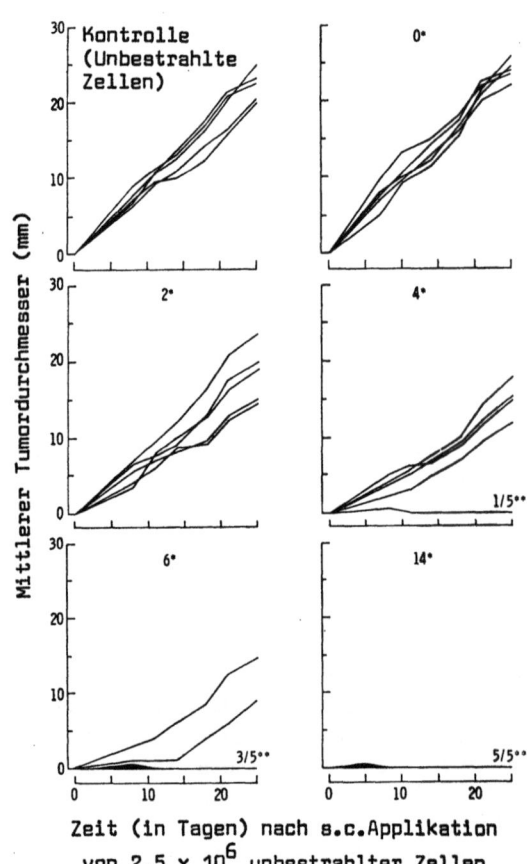

Abb. 1. Beziehung zwischen Zeit und Wirkung der aktiven Immunisierung von 10^7 bestrahlter Zellen des Fibrosarkoms BALB/c Meth A. * Intervall zwischen der Gabe bestrahlter und der Bestrahlung durch unbestrahlte Zellen. ** Vollständige Abstoßung

Auf Grund dieser Befunde ließ sich die jeweils beste Immunisierung festlegen. So ergab bei dem am besten untesuchten Sarkom Meth A eine Immunisierung mit 1×10^6 Zellen s.c. an vier verschiedenen Stellen 14 Tage vor der der Belastung mit $2,5 \times 10^6$ unbestrahlten Zellen des gleichen Tumors eine optimale Immunität gemessen an der Transplantatabstoßung.

Um das Modell den Bedingungen der Immuntherapie möglichst nahezubringen, wurde auf der Basis dieser Erfahrungen die Zeit als letzte und wichtigste Variable genauer untersucht. Es fand sich, daß ein Zeitraum von 6 Tagen erforderlich ist, um einen Immunisierungseffekt einigermaßen deutlich und 4 Tage um ihn eben sichtbar zu machen. Auch eine starke Verringerung der Transplantationsdosis auf unter $1/5$ ergab, daß 3 Tage zur Auslösung einer nachweisbaren Reaktion benötigt werden (Abb. 1).

Nach diesen Ergebnissen mußte die Wirksamkeit bestrahlter Tumorzellen auf ein *gleichzeitig* gegebenes Inokulum unbestrahlter Zellen des gleichen Tumors oder eines, wenn auch noch so kleinen, bereits vorher etablierten Transplantats infrage gestellt werden.

Die Tabelle zeigt, daß eine noch so starke Erhöhung der Immunisierungsdosis bei ebenso deutlicher Verminderung der Belastung zum gleichen Zeitpunkt praktisch ausnahmslos ohne Erfolg blieb.

Ebenso erfolglos blieben bisher Bemühungen, das Wachstum bereits *etablierter* Transplantate aus unbestrahlten Tumorzellen durch die nachfolgende Vakzination bestrahlter Zellen des gleichen Tumors zu beeinflussen.

Tabelle. Aktive Immunisierung. Unwirksamkeit bestrahlter Tumorzellen bei gleichzeitiger Applikation eines unbestrahlten Tumortransplantats

Tumor	Tierstamm	Immunisierung		Belastungsdosis (in 10^6)	Ergebnis Zahl der Abstoßungen/ Gesamtzahl der Tiere
		Zellzahl (in 10^6)	Anzahl s.c. Applikationen		
Meth 1	(C 57 Bl/6 × A) F_1	10	4	2,5	0/5
		10	10	2,5	0/5
		10	IP	2,5	0/5
		10	4	2,5	0/5
		100	10	2,5	0/5
		10	10	2,5	0/5
		10	IP	2,5	0/5
Meth 12	(C 57 Bl/6 × A) F_1	5	4	2,5	0/5
		5	4	1,0	0/5
		5	4	0,5	0/5
		5	4	0,1	0/5
Meth 14	(C 57 Bl/6 × A) F_1	10	4	2,5	0/5
Meth A asc.	BALB/c	200	4	2,5	0/5
		100	4	2,5	0/5
		50	4	2,5	0/5
		10	4	2,5	0/12
		10	4	1,0	0/4
		10	4	0,5	0/5
		10	4	0,1	0/5
		50	20 + IP	0,5	0/3
		30	20 + IP	0,02	2/5
Meth 101	BALB/c	15	4	0,5	0/5

Diskussion

Die dargestellten Ergebnisse zeigen, daß bei den verwendeten immunogenen Tumoren eine aktive Immunisierung erfolgreich ist, wenn zwischen der Applikation der bestrahlten und der Transplantation unbestrahlter Zellen ein genügender Zeitraum liegt. Damit werden ältere Untersuchungen bestätigt [1, 7, 8] und erweitert, indem eine Anzahl von Faktoren genannt werden kann, die eine optimale Immunisierung beeinflussen: Für die Applikation bestrahlter Zellen sind es Applikationsroute, Verteilung und Anzahl, für die nachfolgende Belastung mit unbestrahlten Tumorzellen des gleichen Tumors sind es Zeitpunkt und Dosis.

Die Befunde stehen in auffälligem Gegensatz zum Mißerfolg einer aktiven Immunisierung bei der gleichzeitigen Verabfolgung von bestrahlten und unbestrahlten Zellen. Sie weichen von Ergebnissen ab, die in den letzten Jahren über Erfolge besonders bei der aktiven Immunisierung bei Leukämien in der französischen und englischen Literatur berichtet wurden [2, 3, 4]. Diese Erfolge wurden mit einer extremen Reduzierung der Tumorzellmasse im Vergleich zur immunisierenden Zelldosis erklärt. Unsere Ergebnisse weisen auf die Existenz weiterer Variablen hin. Zum Beispiel können tumorspezifische Antigene unterschiedlichen Charakter haben, man denke an den Unterschied zwischen chemisch induzierten und virusinduzierten Tumoren, oder verschieden stark zum Ausdruck kommen. Ferner ist die Immunkompetenz des Tumorträgers von Bedeutung. Ihr Umfang wird bestimmt von der Reduktion der Tumorzellmasse, der immunologischen Ausgangslage, die das Tumorwachstum ermöglichte, und dem Einfluß vorangegangener Behandlungen. Schließlich müssen blockierende Faktoren wie Antikörper, Antikörper-Antigenkomplexe oder die Antigenfreisetzung an dieser Stelle genannt werden.

Diese keineswegs komplette Zusammenstellung zur Zeit in der Diskussion befindlicher Faktoren, die das Tumorwachstum und damit den Erfolg einer aktiven Immunisierung beeinflussen, kann unterschiedliche Ergebnisse besonders beim Vergleich von Leukämien und soliden Tumoren durchaus erklären. Sie sollte andererseits nicht zur unkritischen Verallgemeinerung tierexperimenteller Untersuchungen führen mit der Folgerung, daß die vorgelegten Ergebnisse einen Therapieeffekt der aktiven Immunisierung grundsätzlich ausschließen. Dagegen sollten die oben beschriebenen Befunde ebenso wie die noch unbefriedigende Prädiktivität und Reproduzierbarkeit entsprechender Bemühungen beim Menschen und die noch nicht übersehbaren Auswirkungen etwa des Enhancement bei der Anwendung am Patienten Anlaß zur Vorsicht und zur Zurückhaltung sein.

Literatur

1. Glynn, J. P., Humphreys, S. R., Trivers, G., Bianco, A. R., Goldin, A.: Cancer Res. **23**, 1008 (1963). — 2. Mathé, G.: Rev. franç. Etud. clin. biol. **13**, 881 (1968). — 3. Mathé, G., Pouillart, P., Lapeyraque, F.: Experientia (Basel) **27**, 446 (1971). — 4. Mathé, G.: Recent Results Cancer Res. **30**, 64 (1970). — 5. Old, L., Boyse, E. A., Clark, D. A., Carswell, E.: Ann. N. Y. Acad. Sci. **101**, 80 (1962). — Old, L., Boyse, E. A.: Ann. Rev. Med. **15**, 167 (1964). — 7. Prehn, R. T.: Fed. Proc. **24**, 1018 (1965). — Révész, L.: J. nat. Cancer Inst. **20**, 1157 (1958).

BANDLOW, G., SCHLEMMINGER, B., BANDLOW, K. (Hygiene-Inst., Univ. Göttingen): **Rückbildung eines Mäusemastozytoms nach Virusbehandlung**

Verschiedene Viren können offensichtlich das Wachstum tierexperimenteller Tumoren hemmen. Doch die virale Onkolyse ist nach wie vor mit der Schwierigkeit verbunden, geeignete, selektiv wirksame Viren zu finden, die einerseits befähigt sind, die Tumorzellen zu zerstören, andererseits aber nur eine möglichst geringe Reaktion in den normalen Zellen des Wirtsorganismus hervorrufen. Die meisten der bis heute als onkolytisch wirksam erkannten Viren sind nämlich hochpathogen und führen bereits im gesunden Tier auf Grund günstiger Vermehrungsbedingungen zu schweren Schäden.

Wir führten unsere Untersuchungen mit einem bei DBA/2-Mäusen transplantablen Mastzelltumor P 815-x-2 durch. Der Tumor wächst i.p. in Ascitesform, s.c. als solides Sarkom und in vitro als Suspensionszellkultur. In vitro-Suspensionszellkulturen wurden mit verschiedenen Virusstämmen inokuliert. Das Vacciniavirus und das Virus der vesikulären Stomatitis eigneten sich für eine in vitro-Vermehrung besonders gut. Diese Viren wurden daher für eine Vermehrung im Tumorgewebe in vivo, also in tumortragenden Mäusen, ausgewählt. In vitro kultivierte Tumorzellen wurden dazu in einer Konzentration 10^5 den Mäusen s.c. transplantiert und am 10. Tag nach Transplantation mit Vacciniavirus und VSV infiziert. Ähnlich wie in vitro kommt es auch in vivo zu einer Vermehrung der Viren im Tumor, wobei die gewählte Inokulationsdosis keine Rolle spielte (Abb. 1). Während in Organen des RES, beispielsweise der Milz, nur ein kurzzeitiger, vorübergehender Virustiteranstieg zu beobachten war, wurde im Tumorgewebe selbst bis zur völligen Tumorrückbildung, d. h. bis zum 15. Tag nach Virusinjektion, infektiöses Virus festgestellt.

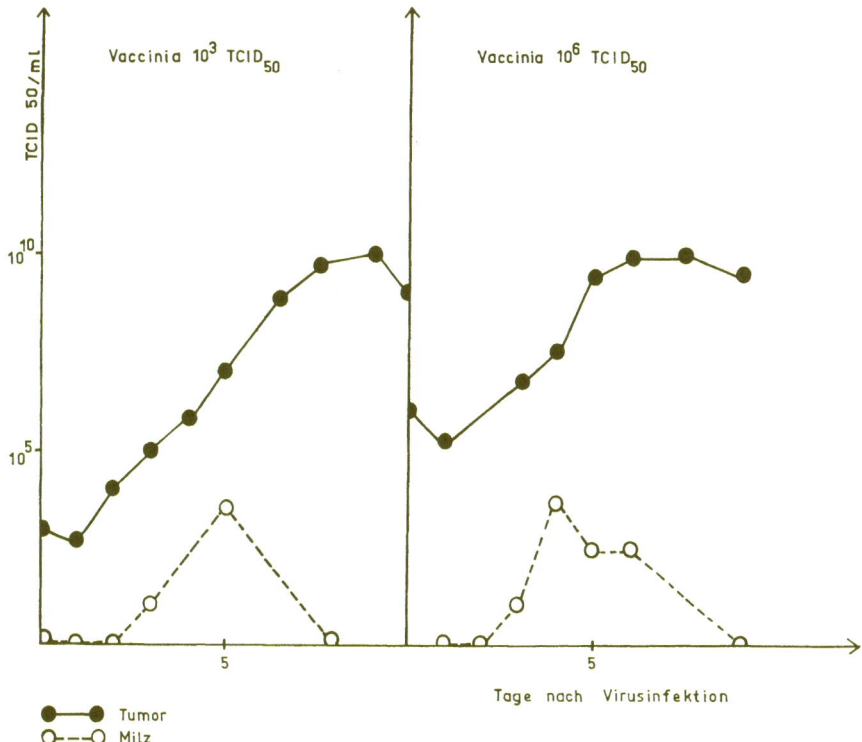

Abb. 1. Vermehrung von Vacciniavirus im s.c. wachsenden Mastozytom von DBA/2-Mäusen. Verlauf der Infektiositätstiter nach Injektion von 10^3 $TCID_{50}$ (links) und nach Injektion von 10^6 $TCID_{50}$ (rechts) Vacciniavirus

Durch die intratumorale Inokulation der Viren wird eine komplette Rückbildung des Tumorgewebes erreicht. Eine rasante Gewichtsreduktion des Tumors objektivierte diesen Befund. Die Tumorrückbildung führte zu einer wesentlich verlängerten Überlebenszeit der virusinokulierten Mäuse. Unklar ist bislang, warum die mit Vacciniavirus und VSV behandelten Mäuse schließlich doch sterben.

Welche Erklärung gibt es nun für die virusbedingte Tumorrückbildung? Zunächst einmal ist wohl die zytozide Virusvermehrung für die Tumorregression verantwortlich zu machen. Neben dem zunächst direkt zytoziden Virus ist jedoch offensichtlich auch das Immunsystem bei der Tumorrückbildung beteiligt. Dafür spricht einmal die Rückbildung der multiplen Metastasen in Leber und Milz, die noch zu einem Zeitpunkt vor sich geht, zu welchem vermehrungsfähiges Virus aus dem RES nicht mehr isoliert werden konnte. Zum anderen fiel histologisch eine zunehmende Lymphozyteninfiltration in das neoplastische Gewebe auf, die wir nur bei den virusinokulierten Tumoren und deren nicht direkt virusinokulierten Metastasen beobachten konnten. Und schließlich konnten wir zeigen, daß durch die Virusinfektion die Immunogenität der Tumorzelle im Sinne einer Steigerung verändert wurde. Dieser immunologische Adjuvanseffekt der Viren ließ sich im heterologen und allogenen System demonstrieren.

Das Vacciniavirus und das Virus der vesikulären Stomatitis haben sich in unserem Modellsystem als onkolytisch wirksame Viren erwiesen. Untersuchungen darüber, ob auch andere Tumoren durch diese Viren in ihrem Wachstum zu beeinflussen sind, sind im Gange.

BARLOGIE, B., RÖSSNER, A.*, ASSEBURG, U., KAMANABROO, D., HIDDEMANN, W., BÜCHNER, TH. (Med. Klinik u. Poliklinik, * Inst. für Med. Ultrastrukturforschung, Univ. Münster): **Untersuchungen zur Teilsynchronisation von Zellen der experimentellen Rattenleukämie L 5222**

Die Leukämie L 5222 von BD IX-Ratten wurde 1967 von Ivankovic [1] durch eine einmalige i.v.-Gabe von 200 mg/kg KG Äthylnitrosoharnstoff chemisch induziert und seither durch Transplantation erhalten. Wie neuere cytochemische Untersuchungen von Leder [2] ergeben haben, handelt es sich um eine undifferenzierte Leukämie, an der die Tiere in Abhängigkeit von der übertragenen Zellzahl nach 5 bis 10 Tagen zugrunde gehen.

Wegen der raschen Proliferation ist diese Leukämie gut geeignet, um zellkinetische Effekte von Cytostatica auszutesten, wobei der Beobachtungszeitraum auf wenige Tage begrenzt ist.

Die von Göhde u. Dittrich [3] entwickelte und von Büchner [4] in die klinische Hämatologie eingeführte Methode der Impulscytophotometrie ist ein Zelldurchflußverfahren, das auf dem Wege der Fluorochromierung von DNS [5] aktuellen Einblick in die Verteilung von Zellen auf die Phasen des Generationszyklus gewährt.

Mit Hilfe dieses Verfahrens führten wir Untersuchungen an Knochenmarkzellen von leukämischen BD IX-Ratten und nicht-leukämischen Wistar-Ratten durch. Das Material wurde in der von uns beschriebenen Weise [6] für die Impulscytophotometrie aufgearbeitet, und es wurden DNS-Histogramme von je 150000 bis 450000 Zellen erstellt.

Entsprechend den von Hoelzer [7] durchgeführten Untersuchungen über das Verteilungs- und Proliferationsmuster der Leukämie L 5222 konnten wir impulscytophotometrisch bei 8 Kontrollratten eine Zunahme des S-Phasenanteils von Knochenmarkzellen im Spontanverlauf der Leukämie beobachten, von im Mittel 30% bei 30000 Leuko/mm^3 auf im Mittel 40% bei 140000 Leuko/mm^3. Hierin kommt die zunehmende Markinfiltration durch die Zellen der unreifzelligen Leukose mit einem im Vergleich zur normalen Hämatopoese höheren Anteil von proliferierenden Zellen zum Ausdruck. Der S-Phasenzuwachs wurde mit der Progredienz der Leukämie geringer.

Wir haben nun den zellkinetischen Effekt von Cytosin-Arabinosid (Ara-C) und Hydroxyharnstoff (HU) auf die Knochenmarkzellen untersucht und im Fall der Leukämie L 5222 bei einer Leukozytose von 30000 bis 40000/mm^3 mit der Verabreichung dieser Cytostatica begonnen.

Ara-C wurde in einer einmaligen Dosis von 6 mg/kg KG i.p. appliziert. DNS-Histogramme von Knochenmarkzellen wurden vor sowie 6, 12 und 18 Std nach Therapie registriert. Wir fanden mit großer Regelmäßigkeit eine Anreicherung von Zellen im S-Phasenbereich [8]. Die S-Phasenfraktion nahm im Mittel von 32% vor Therapie auf maximal 45% 12 Std nach Ara-C zu, wobei der steilste

Anstieg in den ersten 6 Std erfolgte. Bemerkenswert ist, daß die Leukozyten während der Versuchsdauer um den Ausgangswert von ca. 35000/mm³ vor Therapie schwankten, also nicht weiter anstiegen. An dem nicht leukämischen Kontroll-

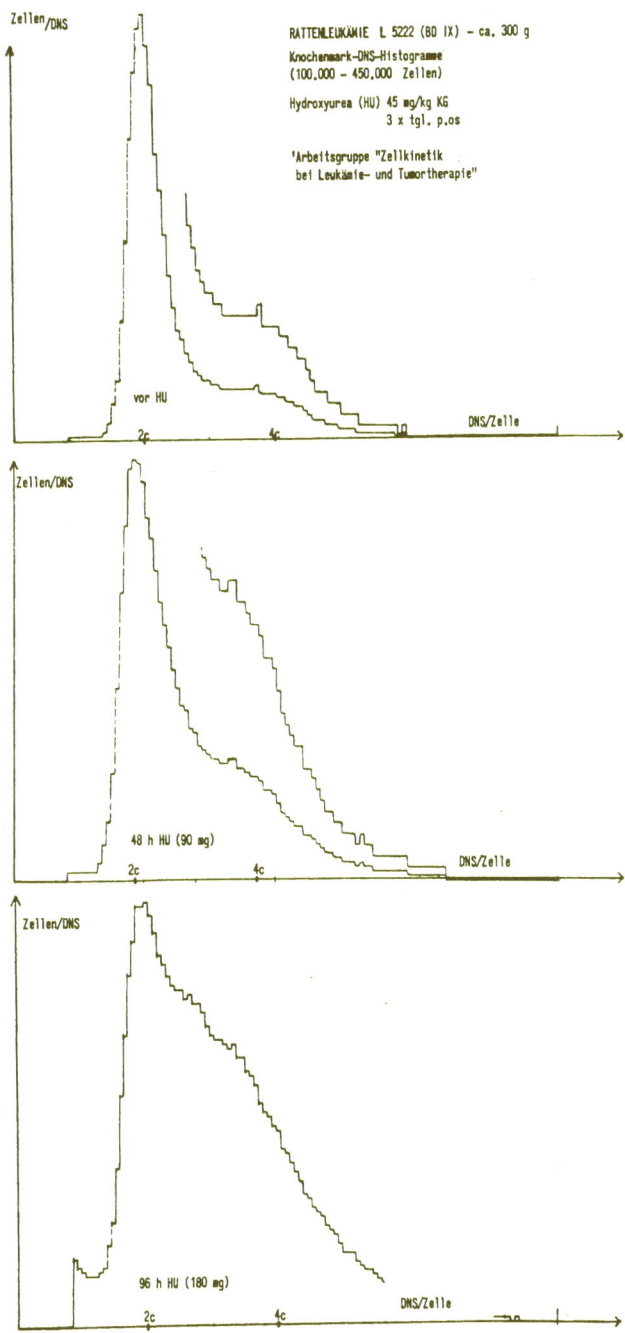

Abb. 1. DNS-Histogramme (ICP) von Knochenmarkzellen der Rattenleukämie L 5222 (BD IX) (je 100000 bis 450000 Zellen). Akkumulation im S-Phasenbereich nach Hydroxyurea (HU) 45 mg/kg KG 3 × tgl. p.os. Vor HU 37% S-Phasenzellen nach 48 Std 60% S-Phasenzellen nach 96 Std 75% S-Phasenzellen

kollektiv von 4 Wistarratten war impulscytophotometrisch kein Effekt von Ara-C auf die normale Hämatopoese zu erkennen.

HU wurde 8 leukämischen BD IX-Ratten in einer Dosis von 45 mg/kg KG alle 8 Std per os verabreicht und die Wirkung auf die Knochenmarkzellen nach 1, 2, 3, 4 und z. T. 5 Tagen untersucht.

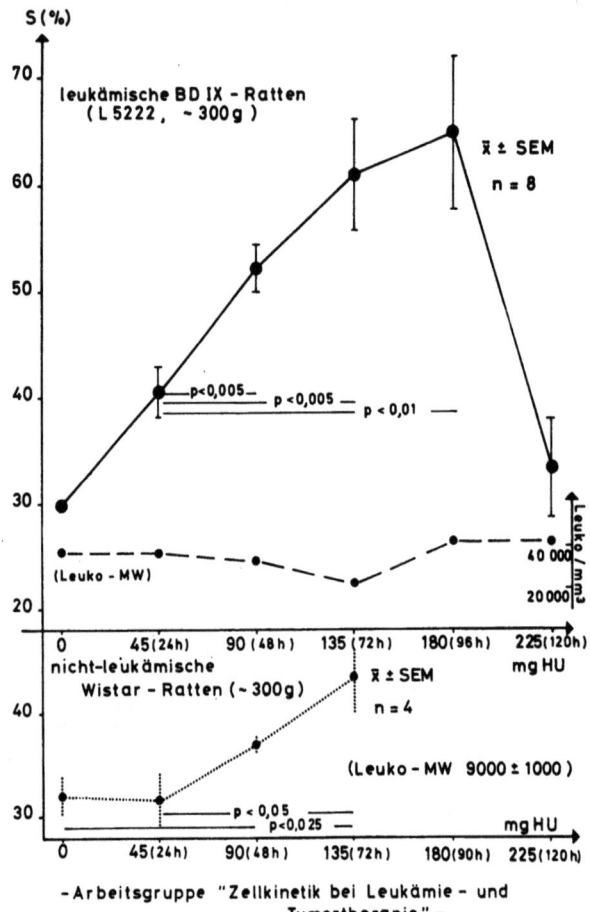

Abb. 2. Stärkere S-Phasenblockade der leukämischen (L 5222) als der nichtleukämischen Knochenmarkzellen durch Hydroxyurea (HU) 45 mg/kg KG 3 × tgl. p.os. (Der terminale S-Phasenabfall nach 120 Std bei leukämischen BS IX-Ratten konnte nur bei 2 Tieren beobachtet werden)

Die Abb. 1 soll an Hand von Original-DNS-Histogrammen den starken S-Phasenakkumulationseffekt von täglich 3×45 mg/kg KG HU demonstrieren; die S-Phasenfraktion nimmt von 37% vor Therapie auf 75% nach 4 Tagen zu. Aus der Abb. 2 wird ersichtlich, daß einem mittleren S-Phasenzuwachs auf das 2fache nach 72 Std eine geringere Zunahme um Faktor 1,3 bei den nichtleukämischen Wistarratten entspricht. Der terminale S-Phasenabfall konnte nur bei 2 Tieren beobachtet werden.

Eine höhere HU-Dosis von 75 mg/kg KG alle 8 Std per os ließ im Einzelfall auch einen Anstieg der S-Phasenfraktion erkennen, der sich jedoch statistisch nicht sichern ließ. Die Leukozyten fielen unter dieser Behandlung auf minimal 3000/mm^3 ab.

Auffallend war eine Verlängerung der Überlebenszeit der leukämischen BD IX-Ratten bei beiden HU-Dosierungsschemata, die wegen der Lebensbegrenzung durch die häufigen Markentnahmen nicht konsequent untersucht wurde.

Als Ergebnis unserer Untersuchungen darf festgehalten werden:

Ara-C und HU führen bei der Leukämie L 5222 zu einer Akkumulation von Knochenmarkzellen in der S-Phase. Dabei entsteht bisher der Eindruck, daß die arretierende Wirkung auf die leukämischen Zellen stärker ist als auf nichtleukämische Knochenmarkzellen.

Elektronenoptische Untersuchungen haben ergeben, daß die leukämischen Blasten zum Zeitpunkt maximaler Anreicherung in der S-Phase weder im Fall von Ara-C noch nach HU in der niedrigen Dosierung von 3×45 mg/kg KG Zeichen einer Zellschädigung aufweisen. Dies läßt eine reversible S-Phasenblockade im Sinne einer Synchronisation annehmen. Morphometrische Analysen lassen eine Volumenzunahme der Zellen erkennen, woran Cytoplasma und Zellkern in gleicher Weise beteiligt sind. Es ist bemerkenswert, daß sich das Verhältnis von Heterochromatin zu Euchromatin stark zugunsten des Euchromatins ändert.

Neben der Zellzyklusblockade in der S-Phase kommt besonders im Fall der höheren HU-Dosis ein cytocider Effekt mit inkonstanter und geringerer Zunahme der S-Phasenfraktion sowie einem Leukozytenabfall zum Tragen.

Die zellkinetische Wirkung von Ara-C im Sinne einer S-Phasenblockade [9, 10] konnte von uns inzwischen vielfach auch an Knochenmarkzellen der akuten menschlichen (myeloischen und lymphatischen) Leukämie nachgewiesen werden [11].

Eine inhibitorische Wirkung von HU auf die DNS-Synthese von HeLa-Zellen wurde erstmals 1964 von Young u. Hodas [12] beobachtet, die von Rajewski [13, 14] unter dem Aspekt der Synchronisation verschiedener normaler und maligner Säugergewebe untersucht wurde. Im Unterschied zu der von Rajewski gefundenen Blockierung im G_1-S-Übergangsbereich konnten wir im Fall der Leukämie L 5222 und inzwischen auch an einigen menschlichen akuten Leukämien eine Akkumulation von Zellen über den gesamten S-Phasenbereich nachweisen.

Wir danken Herrn Prof. Dr. H. Druckrey (Forschergruppe Präventivmedizin, Max-Planck-Institut für Immunbiologie Freiburg i. Br.) und Herrn Prof. Dr. S. Ivankovic (Deutsches Krebsforschungszentrum Heidelberg) für die großzügige Überlassung von BD IX-Ratten und die freundliche Beratung betreffend die Erhaltung der Leukämie L 5222.

Literatur

1. Invankovic, S., Zeller, W. J.: Pers. Mitteilung (im Druck). — 2. Leder, L. D.: General Characterization of the L 5222 Model. Meeting of the EORTC Cell Surface Project Group 1974. — 3. Göhde, W., Dittrich, W.: Acta histochem. (Jena) Suppl. 10, 429 (1971). — 4. Büchner, Th., Dittrich, W., Göhde, W.: Verh. dtsch. Ges. inn. Med. 77 416 (1971). — 5. Le Pecq J. B., Paoletti, C.: J. molec. Biol. 27, 87 (1967). — 6. Büchner, Th., Hiddemann, W., Schneider, R., Kamanabroo, D.: Blut 28, 191 (1974). — 7. Hoelzer, D., Calvo, W., Meyer-Hamme, K.-D., Harriss, E. B.: J. nat. Cancer Inst. 50, 1545 (1973). — 8. Barlogie, B., Büchner, Th., Asseburg, U,, Kamanabroo: Med. Welt 1974 (im Druck). — 9. Büchner Th., Göhde, W., Schneider, R., Hiddemann, W., Kamanabroo, D.: Zellsynchronisation und cytocide Effekte durch Chemotherapie der Leukämie in der Klinik an Hand der Impulscytophotometrie. Symposion Impulscytophotometrie. Berlin-Heidelberg-New York: Springer 1973 (im Druck). — 10. Mauer, A. M., Lampkin, B. C., McWilliams, N. B.: Transplant. Proc. 3 (1973). — 11. Büchner, Th., Asseburg, U., Kamanabroo, D., Hiddemann, W., Hiddemann, R.-M., Barlogie B., Göhde W.: Verh. dtsch. Ges. inn. Med. 80 (1974) (im Druck). — 12. Young, C. W., Hodas, S.: Science 146, 1172 (1964). — 13. Rajewski, M. F.: Synchronisation in vivo:

Kinetics, of mammalian cell populations following bloockage of DNA synthesis with hydroxyurea. Abstr., 2nd Meeting Europ. Study Group for Cell Proliferation, Schloß Reisensburg, Germany, 1968. — 14. Rajewski, M. F.: Exp. Cell Res. 60, 269 (1970).

BÜCHNER, TH.*, ASSEBURG, U., KAMANABROO, D., HIDDEMANN, W., HIDDEMANN, R. M., BARLOGIE, B.*, GÖHDE, W.* ** (Med. Klinik u. Poliklinik u. ** Inst. für Strahlenbiologie, Univ. Münster): **Klinische Untersuchungen zur kombinierten Chemotherapie der Leukämie mit Teilsynchronisation der Zellen**

Zellsynchronisation als therapeutisches Prinzip strebt die Anreicherung von Tumor- oder Leukämiezellen in therapiesensiblen Phasen des Zellzyklus und ihre nachfolgende Vernichtung durch Medikamente oder Bestrahlung an. Bei menschlicher Leukämie bisher erprobte Konzepte benutzten Vincristin [10] oder Hydroxyharnstoff [11, 12] als synchronisierende Substanzen. Die Zeitanordnung der Folgetherapie wurde dabei an Hand von zuvor in vitro mittels der Doppelmarkierung bestimmten Zellzykluszeiten der Leukämiezellen [10] bzw. Verfolgen der Hydroxyharnstoff-Konzentration im Blut sowie der Thymidinkinase-Aktivität und der ^{3}H-Thymidin-Inkorporation in Leukämiezellen des Blutes [12] vorgenommen. Mittels Impulscytophotometrie [5, 7] wurde für Hydroxyharnstoff auch an der Rattenleukämie L 5222 eine synchronisierende Wirkung an Hand einer Akkumulation von Zellen im S-Phasenbereich des DNS-Histogramms nachgewiesen [1], was sich bei einzelnen bisher untersuchten Patienten mit AML bestätigt fand.

Für die beiden, heute in der Leukämiebehandlung gebräuchlichen Substanzen Adriamycin und Cytosin-Arabinosid konnte ebenfalls mittels Impulscytophotometrie eine synchronisierende Wirkung gezeigt werden, für Adriamycin an verschiedenen experimentellen und menschlichen Tumoren eine Vermehrung von Zellen im (G_2 + M)-Bereich des Histogramms [6, 8] und für Cytosin-Arabinosid an Ehrlich-Aszitestumorzellen der Maus [6], am Knochenmark bei der Rattenleukämie L 5222 [1] und am peripheren Blut bei Leukämiekranken [2] eine Akkumulation im S-Phasenbereich.

Es erschien daher angezeigt, die zellkinetische Wirkung von Adriamycin und Cytosin-Arabinosid auch am Knochenmark von Patienten mit akuter Leukämie unter den Bedingungen der Therapie zu untersuchen. Dazu wurde konstant 48 Std nach Beginn der Gabe von Adriamycin oder Cytosin-Arabinosid eine zusätzliche Markpunktion vorgenommen und das Material nach spezieller Präparation [4] und Färbung mit Ethidiumbromid im Impulscytophotometer gemessen; die einzelnen Arbeitsschritte von der Entnahme bis zum ausgeschriebenen DNS-Histogramm von 50000 bis 100000 Zellen konnten innerhalb 1 Std durchgeführt werden (vgl. hierzu [3]). Cytosin-Arabinosid wurde als Dauerinfusion von 3 mg/kg pro 24 Std über 48 Std gegeben, Adriamycin als zweimalige Infusion von je 30 bis 50 mg 48 bzw. 24 Std vor der zusätzlichen Sternalpunktion.

Unter Cytosin-Arabinosid kam es bei 14 von 23 Patienten (61%) und bei 30 von 43 Therapiekursen (70%) zu einer Zunahme von Zellen im Bereich der S-Phase auf das 1,2- bis 5fache (im Mittel 2,2) des Ausgangswertes. Abb. 1 zeigt den Akkumulationseffekt im S-Phasenbereich am Beispiel eines Patienten mit AML.

Unter Adriamycin zeigte das DNS-Histogramm des Knochenmarks bei 7 von 9 Patienten und bei 10 von 14 Therapiekursen eine Zunahme von Zellen im (G_2 + M)-Bereich des Histogramms auf das 3- bis 16fache des Ausgangswertes mit gleichzeitiger Abnahme von Zellen im Bereich der S-Phase (vgl. hierzu [9]).

* Arbeitsgruppe Zellkinetik bei Leukämie- und Tumortherapie.

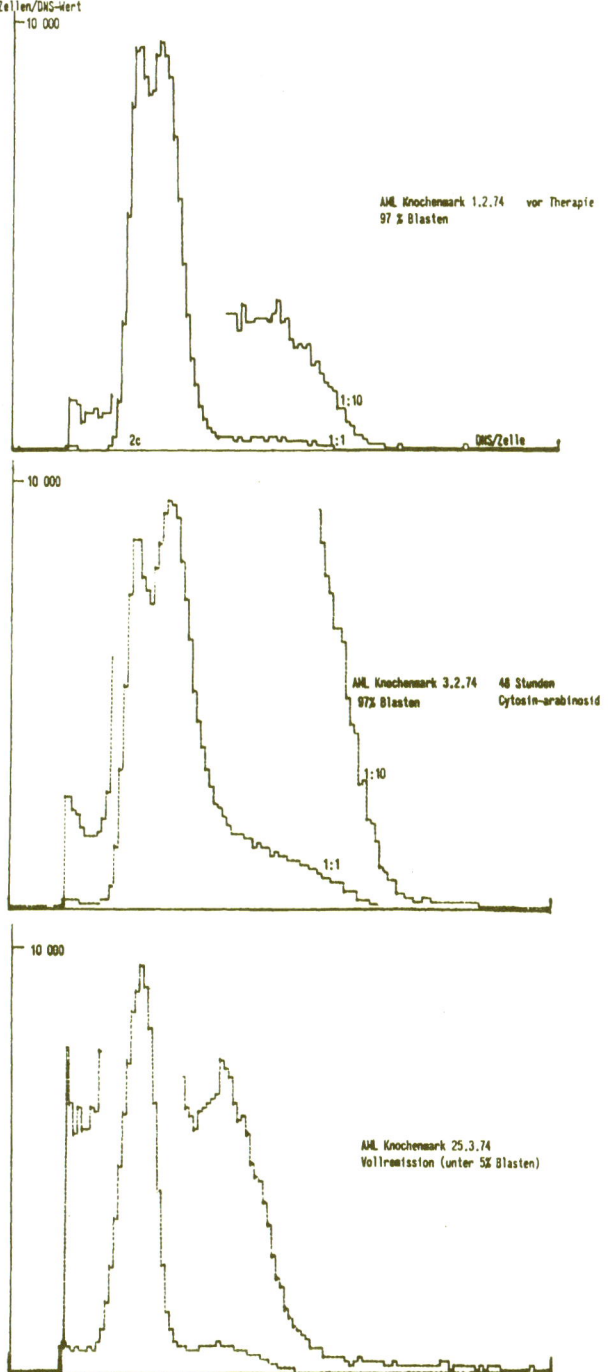

Abb. 1. Teilsynchronisation vom Typ der Akkumulation im Bereich der S-Phase: Original-DNS-Histogramme mittels ICP (50000 bis 100000 Zellen) vom Knochenmark eines Patienten mit AML. Oben: Vor Therapie relativ geringer Anteil von Zellen im Proliferation (rechts von den hohen Gipfeln); Sonderfall eines Extragipfels neben dem G_1-Gipfel vermutlich als Ausdruck einer anäuploiden Zellinie, ebenso nachweisbar im Histogramm des peripheren Blutes (nicht im Bild). Mitte: Nach 48 Std Infusion von Cytosin-Arabinosid Zunahme der Zellen im Bereich der S:Phase, vor allem der frühen S-Phase (rechts von den beiden Gipfeln). Nach direkt anschließender Gabe von Ifosfamid Verschwinden des Extragipfels im peripheren Blut, Abfall der Leukozytenzahl, Verbrauchskoagulopathie mit Anstieg des Fibrinogenspiegels unter Heparingabe, Weiterbestehen des Extragipfels im Histogramm des Knochenmarks. Unten: Nach 3 Therapiekursen mit Cytosin-Arabinosid (s. Text) und Ifosfamid (je 2 × 0 5 mg/24 Std) Vollremission mit Verschwinden des Extragipfels im Knochenmark

Abb. 2 zeigt diesen Akkumulationseffekt am Beispiel eines Patienten mit AML. Unter Daunorubicin zeigten alle 3 bisher untersuchten Patienten einen gleichartigen Effekt im DNS-Histogramm des Knochenmarks.

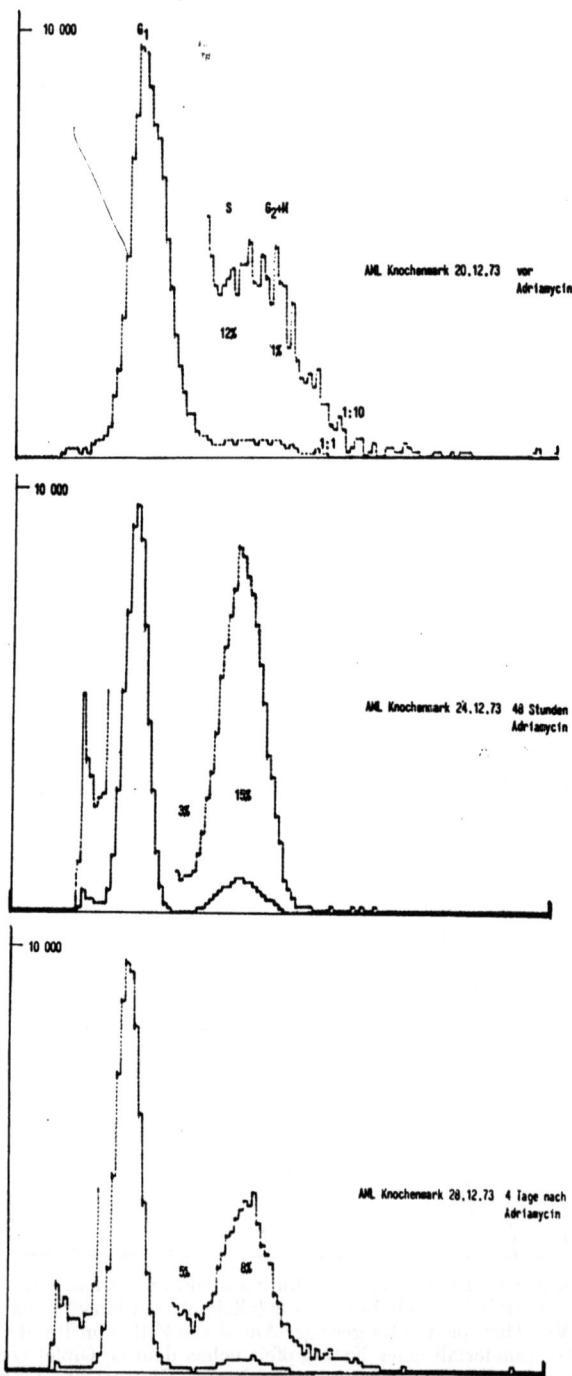

Abb. 2. Teilsynchronisation vom Typ der Akkumulation im G_2-Bereich. Oben: Vor Therapie. Mitte: Starke Vermehrung von Zellen im Bereich der G_2-Phase (Mitosen im Ausstrich nicht vermehrt) und Abnahme im S-Bereich. Unten: 5 Tage nach Adriamycin und einer Infusion von 3 g Ifosfamid Rückgang der G_2-Akkumulation

Die cytologische Auswertung der Markausstriche ergab nach Cytosin-Arabinosid und Adriamycin keine wesentliche Änderung der quantitativen zellulären Zusammensetzung des Knochenmarks innerhalb von 48 Std.

2 Beobachtungen mögen zur Interpretation einer Akkumulation im S-Phasenbereich unter Cytosin-Arabinosid beitragen:

1. Die Veränderung im Histogramm ging regelmäßig mit dem Auftreten ausgeprägter Megaloblasten in der roten Reihe und zum Teil mit einer megaloblastenähnlichen Transformation leukämischer Blasten im Markausstrich einher. Bei 3 Patienten mit perniziöser Anämie zeigte das DNS-Histogramm vor Gabe mit Vitamin B_{12} eine starke Vermehrung von Zellen im S-Phasenbereich, die unter Behandlung zur Norm zurückging (vgl. hierzu [13]).

2. Der autoradiographische Markierungsindex nach Inkubation mit ^{3}H-Thymidin am Ende der Cytosin-Arabinosid-Infusion war in 15 Knochenmarkproben mit deutlich erhöhtem S-Anteil im Histogramm nur einmal gegenüber dem Ausgangswert erhöht, in 5 Fällen (davon 2 mit einem Index von weniger als 1%) unverändert, dagegen in 9 Fällen erniedrigt (teilweise auf 0).

In der Behandlung der hier untersuchten Patienten wurde die Beobachtung einer Zellakkumulation im S-Phasenbereich zum Anlaß genommen, als zweites Cytostatikum Ifosfamid als einmalige Infusion von 3 g/Patient (anfangs der Studie) oder als 2 Infusionen von je 0,5 bis 1 g im Abstand von 24 Std (in der letzten Zeit) teilweise kombiniert mit 1 Injektion von Vincristin (0,025 mg/kg) zu geben. Diese Folgetherapie wurde auch bei Patienten mit Akkumulation im $(G_2 + M)$-Bereich nach Adriamycin angewandt. Beim Ausbleiben eines Akkumulationseffektes unter Cytosin-Arabinosid wurde die Infusion dieses Medikamentes auf 5 Tage verlängert und zusätzlich 6-Mercaptopurin verabreicht.

8 Monate nach Beginn der Studie ergibt sich aus der Klinik der Eindruck einer ausgeprägten cytostatischen Wirkung des Regimes bei nachweisbarer Akkumulation, erkennbar am Abfall der Leukozytenzahl und einer Markaplasie. Mehrere Vollremissionen auch nach Rezidiven und Therapieresistenz zuvor sowie bisher noch nicht zu beurteilende Verläufe stehen neben nicht ansprechenden Fällen und schweren Komplikationen teils mit tödlichem Ausgang. Eine genaue Darstellung der Bedingungen, Gestaltung und Resultate der Therapie findet hier zu wenig Platz und erfordert eine längere Laufzeit der Erprobungen. Bisher bleibt der klinische Eindruck eines stark wirksamen cytostatischen Prinzips, das bei vergleichsweise niedriger Dosierung der einzelnen Medikamente zur Remission führen kann, auch wenn beteiligte Medikamente in höherer Dosis zuvor unwirksam waren.

Zusammenfassung

Cytosin-Arabinosid führte innerhalb von 48 Std bei Patienten mit akuter myeloischer Leukämie im Knochenmark an Hand des DNS-Histogramms mittels ICP zu einer Akkumulation von Zellen im Bereich der S-Phase, Adriamycin im gleichen Zeitraum zu einer Vermehrung von Zellen im $(G_2 + M)$-Bereich (G_2-Zellen, da Mitosen cytologisch nicht vermehrt). Diese innerhalb 1 Std nachweisbaren Symptome lassen auf eine Teilsynchronisation der leukämischen Population schließen. Eine verstärkte cytocide Wirkung anschließend verabreichter Substanzen auf in chemosensiblen Phasen angereicherte Leukämiezellen auch bei vergleichsweise niedriger Dosierung ist anzunehmen und findet sich bei der bisher kurzen klinischen Erfahrung an Hand von Leukozytenabfall, Markaplasie, Therapiekomplikationen und Vollremissionen nach einer kurzen Dauer der Studie von 8 Monaten bestätigt. Bei der Entwicklung der Kombinationstherapie akuter Leukämien sind neben den cytociden Effekten von Cytosin-Arabinosid und Adriamycin deren zellkinetische Wirkung zu berücksichtigen, die bisher nicht genug ausgenützt erscheint, und mit Hilfe der ICP als diagnostischer Kontrolle in ein sinnvolles Zeitschema der Kombinationstherapie der Leukämie eingebracht werden könnte.

Literatur

1. Barlogie, B., Kamanbroo, D., Asseburg, U., Hiddemann, W., Büchner, Th.: Verh. dtsch. Ges. inn. Med. 80 (1974). — 2. Büchner, Th.: Blut 28, 1 (1974). — 3. Büchner, Th., Dittrich W., Göhde W.: Automatische DNS-Messungen zur Zellkinetik von Leukämien mit Hilfe der Impulscytophotometrie. In: Leukämie (Gross R., van de Loo, J., Hrsg.). Berlin-Heidelberg-New York: Springer 1972. — 4. Büchner, Th. Hiddemann, W., Schneider R., Kamanabroo, D.: Blut 28, 191 (1974). — 5. Göhde, W.: Automation of cytophotometry by use of the impulscytophotometer. In: Fluorescence techniques in cell biology, p. 79 (Thaer, A. A., Sernetz, M., Eds.). Berlin-Heidelberg-New York: Springer 1973. — 6. Göhde, W.: Habilitationsschrift, Münster 1973. — 7. Göhde, W., Dittrich, W.: Acta histochem. (Jena) Suppl. 10, 429 (1971). — 8. Göhde, W., Schumann, J., Büchner, Th., Barlogie, B.: Synchronisation von Tumor- und Leukämiezellen durch Adriamycin. Adriamycin-Symposion, Frankfurt 1974. — 9. Hillen, H.: Proliferation patterns of bone marrow cells in acute leukemia before, during and after chemotherapy. Colloquium Zellkinetik und Tumortherapie, Münster 1974. — 10. Klein, H. O., Lennartz, K. J.: Proliferationskinetische Grundlagen der Behandlung von akuten Leukosen. In: Leukämie, S. 479 (Gross, R., van de Loo, J., Hrsg.). Berlin-Heidelberg-New York: Springer 1972. — 11. Rajewsky, M. F., Hülser, D. F., Fabricius, E.: Z. Krebsforsch. 76, 266 (1971). — 12. Wilmanns, W., Wilms, K., Rajewsky, M. F.: Biochemische Grundlagen der Behandlung von Leukosen. In: Leukämie, S. 159 (Gross, R., van de Loo, J., Hrsg.). Berlin-Heidelberg-New York: Springer 1972. — 13. Yoshida, Y., Todo, A., Shirakawa, S., Wakisaka, G., Uchino, H.: Blood 31, 292 (1968).

ANDREEFF, M. (Med. Univ. Poliklinik Heidelberg): **Wirkung verschiedener neuer Cytostatika auf die DNS-Reduplikation und die Proliferationskinetik am Modell des Ehrlich-Lettréschen Ascites-Tumors**

In der Chemotherapie maligner Tumore ist die Wirkung von cytostatisch wirksamen Substanzen auf die DNS-Synthese und auf die Proliferationskinetik von besonderem Interesse, da sich aus der Kenntnis der phasenspezifischen Wirkung therapeutische Konzepte ableiten lassen [1, 2].

Wir untersuchten 4 verschiedene Zytostatika am Modell des hyperdiploiden Ehrlich-Lettré-Ascites-Tumors (EAT), der zu Beginn seines intraperitonealen Wachstums eine Wachstumsfraktion von 1 aufweist, d. h. daß die Gesamtpopulation am Zellzyklus teilnimmt und sich somit nicht das Problem der nichtproliferierenden Go-Zellen stellt.

Von den 4 untersuchten Substanzen wird Bleomycin bereits in der Chemotherapie eingesetzt, von Nicotinamidadenindinucleotid (NAD) und von Hydroxyguanidin (OH-G) ist zwar eine zytostatische Wirkung bekannt, jedoch nicht ihre Wirkung auf den Zellzyklus, und die zytostatische Wirkung des Ethidiumbromids (EB) war bislang völlig unbekannt.

Das von Umezawa [5] entwickelte Bleomycin wirkt klinisch insbesondere bei verhornenden Plattenepithelkarzinomen sowie bei der Lymphogranulomatose. Der molekulare Wirkungsmechanismus besteht in einer Hemmung der DNA-abhängigen DNA-Polymerase sowie in der Abspaltung von Thymin aus der DNS unter Bildung von Athyminsäure [3]. Wenn man in vitro mit Hilfe der Flüssigkeitsszintillationsspektrometrie die Inkorporation des radioaktiv markierten DNS-Präkursors Thymidin in die DNS von EAT-Zellen bestimmt, findet sich eine signifikante und dosisabhängige Hemmung. Die folgenden DNS-Histogramme wurden mit dem Impulscytophotometer nach Dittrich und Göhde gewonnen und stellen die Meßwerte an 50000 bis 100000 einzelnen Tumorzellen dar. Jeweils 5 Tiere wurden 2 bis 120 bzw. 168 Std nach simultaner Inokulation des Tumors und des Cytostatikums getötet. In vivo wird zunächst eine Blockierung der

S-Phase des Zellzyklus bewirkt, was sich im Histogramm in einem initialen Abfall von Zellen S- und $(G_2 + M)$-Bereich manifestiert. Zu einem späteren Zeitpunkt (6 Std) ist in der frühen S-Phase eine Subpopulation zu erkennen, deren Wanderung durch den Zellzyklus verfolgt werden kann. Bei der prozentualen Auswertung treten 2 Subpopulationen auf, die im Abstand von 2 Std innerhalb 10 bzw. 11 Std durch den Zellzyklus wandern (Abb. 1). Es kommt also zu einer Teilsynchronisation des Tumors. Der Effekt ebbt nach der Passage eines Zellzyklus ab. Später kommt es zu einer Arretierung eines Teiles der Zellen in der späten S- und der G_2-Phase, wodurch sich die therapeutische Kombination von Bleomycin mit Bestrahlung anbietet.

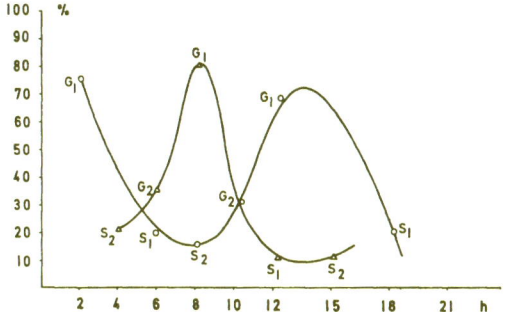

Abb. 1. Teilsynchronisation von Ehrlich-Ascites-Tumorzellen: Die prozentuale Auswertung von DNS-Histogrammen zeigt 2 Subpopulationen (○———○, △———△), die im Abstand von 2 Std durch den Zellzyklus wandern. (250 µg Bleomycin/7,5 × 10^7 Zellen)

Das NAD wird extrazellulär in Adenosin umgewandelt und über die Adenosinnucleotide in die Nucleinsäuren eingebaut. In der prozentualen Verteilung der einzelnen Zellzyklusphasen ist ein starker Abfall des $(G_2 + M)$-Anteiles zu erkennen, darüber hinaus auch ein Absinken des Anteiles der frühen S-Phase und nach 4, 10 und 21 Std ein Anstieg in der späten S-Phase. NAD bewirkt also entweder eine Verlängerung oder eine temporäre Blockierung der späten S-Phase des Zellzyklus (Abb. 2).

Das OH-G ist ein Derivat des Hydroxyharnstoffes (OH-H) und kombiniert den antitumorösen Effekt des OH-H mit dem antiviralen Effekt des Guanidins, weshalb ihm möglicherweise eine besondere Bedeutung in der Therapie virusinduzierter Tumoren zukommt. Im Histogramm ist wieder der Abfall der S- und $(G_2 + M)$-Phase zu sehen. In der prozentualen Darstellung zeigt sich, daß der Block offensichtlich in der Mitte der S-Phase stattfindet, da die frühe S-Phase leicht ansteigt, die späte aber deutlich abfällt.

Das häufig als Fluorochrom für die DNS benutzte EB interkaliert in die DNS-Doppelhelix [4], d. h. es bindet sich an die Basenpaare in einer Sandwichform. In vitro führt dies zu einer deutlichen Hemmung der DNS- und später auch der RNS-Synthese. Im Histogramm findet sich ein dosisabhängiger Abfall von Zellen in S- und $(G_2 + M)$-Phase, der bei geringen Dosen (250 µg) reversibel und bei hohen Dosen (750 µg) irreversibel ist. Entsprechend wachsen die mit der geringen Dosis behandelten Tumorzellen weiter, während die mit der höheren Dosis behandelten Tumorzellen nicht mehr proliferieren. Im Tierversuch sind nach 14 Tagen sämtliche unbehandelten Tiere abgestorben, die mit 250 µg EB behandelten leben nur 2 Tage länger. Sämtliche Versuchstiere des mit 750 µg EB behandelten EAT überleben die Versuchsdauer von 3 Monaten.

Diese Untersuchungen sollten einige Möglichkeiten zur Feststellung zellzyklusphasenspezifischer Wirkungen von Zytostatica demonstrieren.

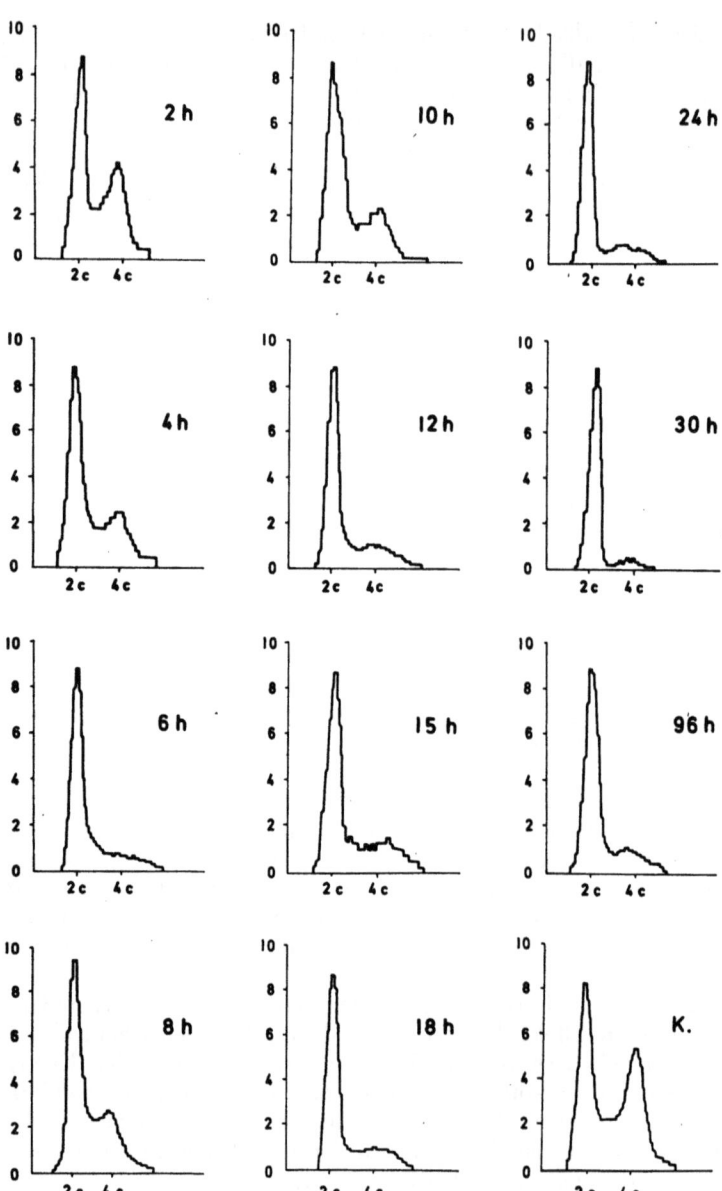

Abb. 2. Original DNS-Histogramme eines Ehrlich-Ascites-Tumors nach Einwirkung von Hydroxyguanidin. Abszisse: DNS-Gehalt, Ordinate: relative Häufigkeit. Jedes Histogramm enthält 50000 bis 100000 Meßwerte. K = unbehandelte Kontrolle. Einzelheiten siehe Text. (10 mg Hydroxyguanidin/$7{,}5 \times 10^7$ Zellen)

Literatur

1. Andreeff, M.: Impulscytophotometrische DNS-Bestimmung proliferierender Systeme. In: Impulscytophotometrie (Andreeff, M., Hrsg.). Heidelberg 1974 (im Druck). — 2. Göhde, W.: Impulscytophotomerietest der Zytostaticawirkung. In: Aktuelle Probleme der Therapie maligner Tumoren (Wüst, G., Hrsg.). Stuttgart 1973. — 3. Müller, E. G., Yamazaki, Z.-I., Zahn, R. K.: Biochem. biophys. Res. Commun. 46, 1667 (1972). — 4. Le Pecq, J.-B.: Ethidium Bromide: a fluorescent probe of nucleic acid structure and its potential for in-vivo studies. In: Fluorescence techniques in cell biology (Thaer, A. A., Sernetz, M., Eds.). Berlin-Heidelberg-New York: Springer 1973. — 5. Umezawa, H.: Studies on bleomycin. Gann. Monograph on Bleomycin, Tokyo 1970.

DOUWES, F. R., HAUSWALDT, CH., KABOTH, U., ZIESEMER, G. (Med. Univ.-Klinik Göttingen): **Erfahrung mit der Procarbazintherapie bei Morbus Waldenström**

Einleitung

Der klinische Verlauf des M. Waldenström wird in der Regel am meisten durch das Hyperviskositätssyndrom beeinflußt [3, 4]. Die therapeutischen Bemühungen sind daher in erster Linie auf die Beseitigung der Hyperviskosität gerichtet und erst in zweiter Linie auf die malignen Zellinfiltrate. Für den akuten Fall wird die Hyperviskosität zuverlässig durch die Plasmapherese beseitigt [3, 7]. Mit alkylierenden Substanzen wie Cyclophosphamid, Chlorambucil und Melphalan kann eine günstige Beeinflussung der Krankheit nur in 40 bis 50% erreicht werden [1 bis 4]. Mitrou et al. berichten 1972, daß bei 7 Patienten eine Behandlung mit Procarbazin zu besseren Ergebnissen führt als mit alkylierenden Substanzen [6]. In der vorgelegten Studie wird über 5 Patienten berichtet, die seit 12 bis 18 Monaten mit Procarbazin behandelt werden.

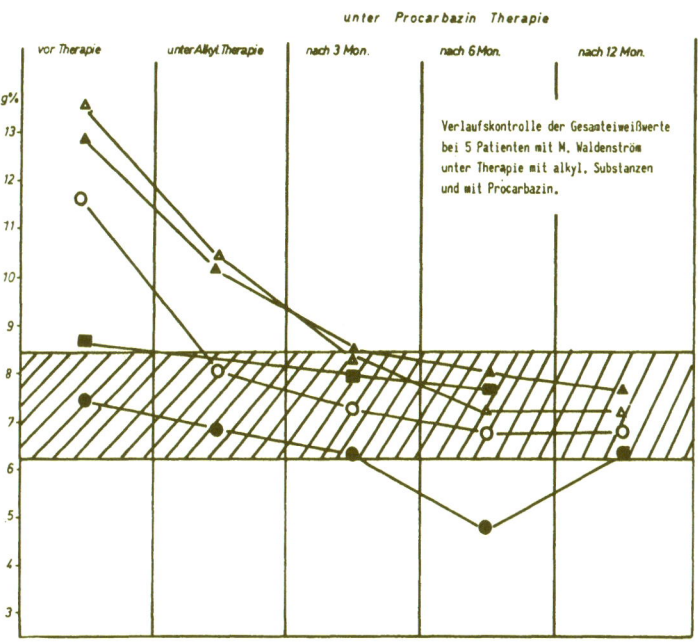

Abb. 1. Verlaufskontrolle der Gesamteiweißwerte von 5 Pat. mit M. Waldenström. Unter Procarbazintherapie ist ein stärkerer Abfall erkennbar als unter Therapie mit alkyl. Substanzen. Nach 1 Jahr Therapie mit Procarbazin weisen alle Patienten einen normalen Gesamteiweißwert auf

Ergebnisse

Die Diagnose wurde bei diesen Patienten sowohl serologisch als auch morphologisch gesichert. Vier der Patienten wurden vorher mit alkylierenden Substanzen behandelt. Alle Patienten erhielten initial 150 bis 200 mg Procarbazin (Natulan) täglich per os.

Am Anfang kam es bei allen Patienten zu gastro-intestinalen Symptomen mit Übelkeit und Erbrechen. Auf die Dauer wurde die Behandlung jedoch gut vertragen, zumal in allen Fällen schon nach 3 bis 6 Monaten eine Dosisreduktion bis auf 50 mg/Tag vorgenommen werden konnte. Klinisch besserten sich in 2 Fällen neurologische Symptome, in 1 Fall sogar eine Querschnittssymptomatik. In 2 anderen Fällen wurden ausgeprägte Hyperviskositätssyndrome beseitigt, so daß

Plasmapheresen nicht mehr notwendig waren. Auffallend war in allen Fällen der starke Abfall des Gesamteiweißes auf 65% des ursprünglichen Wertes, so daß nach 12 Monaten Therapie bei allen Patienten normale Gesamteiweißwerte vorlagen (Abb. 1). Auch der IgM-Spiegel zeigte (Tabelle) einen stärkeren Abfall unter der Procarbazintherapie. Unter der alkylierenden Behandlung war nur ein Abfall der IgM von 37% gegenüber den Initialwerten zu verzeichnen, während unter Procarbazin ein weiterer Abfall auf 60% der ursprünglichen Werte festgestellt werden konnte. Normalwerte der IgM wurden jedoch nur in 1 Fall erreicht, in den übrigen blieben die IgM-Werte erhöht.

An Nebenwirkungen wurde bei allen Fällen initial eine ziemliche lästige Nausea beobachtet, die wesentlich stärker ausgeprägt war als z. B. bei der Procarbazinbehandlung von Patienten mit Lymphogranulomatose. Eine Myelosuppression mit Anämie, Leukopenie und Thrombopenie wurden ebenfalls bei allen Patienten beobachtet. In der Regel entwickelte sich die Markssuppression erst mit einer Latenz von 3 bis 6 Monaten. Sie war jedoch nie so stark, daß die Therapie längere Zeit unterbrochen werden mußte.

Tabelle

	Vor Therapie	Unter alkyl. Therapie	Unter Procarbazintherapie		
			nach 3 Monaten	nach 6 Monaten	nach 12 Monaten
Gesamteiweißwerte in g-% Mittelwert ± SD n = 5	10,8 ± 2,6	9,2 ± 2	7,7 ± 0,9	0,9 ± 1,3	7,1 ± 0,6
Prozentualer Abfall des Gesamteiweißes gegenüber den Initialwerten	—	15%	29%	37%	35%
Absolutmenge an IgM in mg/ml Mittelwert ± SD n = 5	60	38	35	31	24
Prozentualer Abfall der IgM gegenüber den Initialwerten	—	37%	42%	49%	60%

Diskussion

Mit Procarbazin ließ sich bei allen Patienten mit M. Waldenström das Hyperviskositätssyndrom und damit viele klinische Symptome gut beeinflussen. Selbst nach 1½jähriger Behandlung hat sich bisher keine Resistenz gegen das Zytostatikum entwickelt. Das entspricht den günstigen Erfahrungen von Mitrou et al. mit günstigen Verläufen bis zu 7 Jahren. Aus unseren Beobachtungen läßt sich eine gute Wirkung des Procarbazins auf die Gesamteiweißwerte und die IgM-Werte ablesen, die der Wirkung alkylierender Substanzen überlegen ist. Die Wirkung von Procarbazin auf die IgM scheint fast selektiv zu sein, da in 1 Fall einer polyklonalen Gammopathie neben der drastischen Senkung der Gesamteiweißwerte eine isolierte Verminderung der IgM festgestellt werden konnte. Die Nebenwirkungen sind ähnlich zu beurteilen wie die bei anderen Zytostatika auch, insbesondere ist auf eine verzögerte Myelodepression zu achten.

Literatur

1. Clatanoff, V., Meyer, O. O.: J. Amer. med. Ass. 183, 40 (1963). — 2. Klemm, D.: Dtsch. med. Wschr. 90, 1277 (1965). — 3. MacKenzie, M. R., Fudenberg, H. H.: Blood 39, 874 (1972). — 4. MacKenzie, M. R., Brown, E., Fudenberg, H. H., Goodenday, L.: Blood, 35, 394 (1970). — 5. MacCallister, B. D., Bayrd, E. D., Harison, E. G., McGuckin, W. F.: Amer. J. Med. 43, 394 (1967). — 6. Mitrou, P., Schubert, J. C F, Martin, H.: Dtsch. med. Wschr. 97, 1864 (1972). — 7. Salomon, J., Alexander, M. J., Steinfeld, J. L.: J. Amer. med. Ass. 183, 165 (1963). — 8. Salomon, A., Fahey, J. L.: Ann. intern. Med. 58, 789 (1963).

Krüsmann, W. F., Slanina, J., Schubert, U., Wahren, Ch., Vorwerck, H. (Med. Univ.-Klinik Freiburg i. Br. u. Abt. für Strahlentherapie): **Über den Einfluß einer Therapie mit energiereichen Strahlen (^{60}Co) oder einer Chemotherapie auf die PHA-Stimulierbarkeit der Lymphozyten bei Patienten mit Morbus Hodgkin oder Bronchialcarcinom***

Bei Patienten mit Morbus Hodgkin oder Bronchialcarcinom untersuchten wir den Einfluß einer Telekobaltbestrahlung oder einer Chemotherapie auf die PHA-P-Stimulierbarkeit der Lymphozyten. Die von uns angewandte Methode der Lymphozytenisolierung und der Lymphozytenkulturen ist an anderer Stelle ausführlich veröffentlicht [1]. Bei den Patienten, die mit Telekobaltbestrahlung behandelt wurden, wurden die Lymphozytenkulturen am 3. und 5. Tag und bei den Patienten, die mit Chemotherapie behandelt wurden, am 4. Tag abgebrochen.

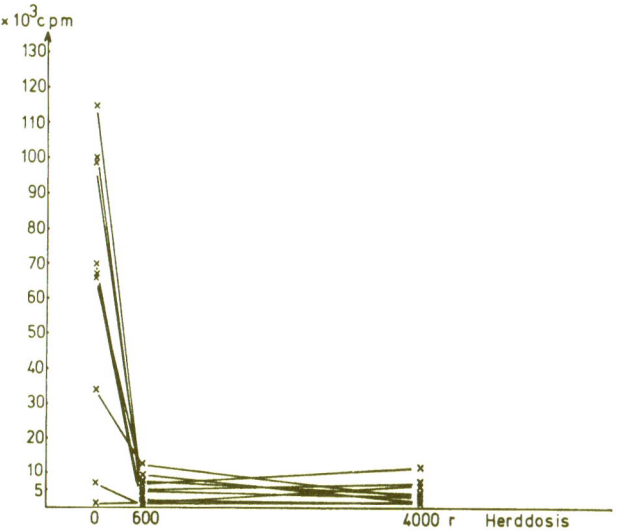

Abb. 1. ^{3}H-Thymidineinbau in 3 Tage alte PHA-P-stimulierte Lymphozytenkulturen von Patienten mit Morbus Hodgkin (Stadium I bis III) vor und während einer supradiaphragmalen ^{60}Co-Bestrahlungstherapie

Zunächst sollen die Befunde besprochen werden, die wir bei Patienten vor und unter Telekobaltbestrahlung erhielten. Die Bestrahlung bei den Patienten mit Morbus Hodgkin wurde nach der in Freiburg üblichen Methode der total-nodalen Strahlentherapie durchgeführt [2]. Bei 10 Patienten mit Morbus Hodgkin und den klinischen Stadien I A, II A, III A und III B wurde vor und während einer supradiaphragmalen ersten Bestrahlungsserie die Stimulierbarkeit der Lymphozyten untersucht. Die PHA-P-Stimulierbarkeit der Lymphozyten zeigte bei den supradiaphragmal bestrahlten Patienten bereits nach einer Herddosis von 600 r sowohl am 3. Tag (Abb. 1) wie auch am 5. Tag der Lymphozytenkultur eine signifikante Abnahme. Bei der Patientengruppe fielen 2 Patienten auf, die klinisch die größten Tumormassen aufwiesen und die niedrigste Stimulierbarkeit der Lymphozyten zeigten. Bei diesen beiden Patienten kam es unter der Bestrahlung nicht mehr zu einer weiteren Abnahme der Stimulierbarkeit der Lymphozyten.

Bei 10 Patienten mit Bronchialcarcinom wurde der Lymphozytenstimulationstest vor und unter einer Telekobaltbestrahlung durchgeführt. Bei diesen Patienten wurde entsprechend der Tumorausbreitung eine lokale Tumorbestrahlung bzw. eine zusätzliche Bestrahlung regionärer Lymphknotenmetastasen des Mediastinums

---

* Mit Unterstützung durch die Deutsche Forschungsgemeinschaft.

durchgeführt. Die statistischen Berechnungen der Stimulierbarkeit der Lymphozyten ergaben erst bei einer Herddosis von 4000 r eine signifikante Abnahme am 3. Tag der Lymphozytenkultur gegenüber den Ausgangswerten vor der Bestrahlung, während die Stimulierbarkeit der Lymphozyten am 5. Tag der Lymphozytenkultur nicht statistisch signifikant gegenüber den Werten vor der Bestrahlung abgenommen hatte.

Bei Patienten unter einer Chemotherapie erhoben wir folgende Befunde: Bei 11 Patienten mit Morbus Hodgkin mit den klinischen Stadien III und IV wurde die Stimulierbarkeit der Lymphozyten vor und unter der Chemotherapie untersucht. Vor Beginn der Chemotherapie wiesen besonders niedrige Werte 5 Patienten auf, bei denen 2 bis 10 Monate vorher eine Telekobaltbestrahlungsserie durchgeführt worden war. 6 Patienten waren bisher noch nicht behandelt worden. Die Patienten wurden mit einer Viererkombination nach De Vita [3]

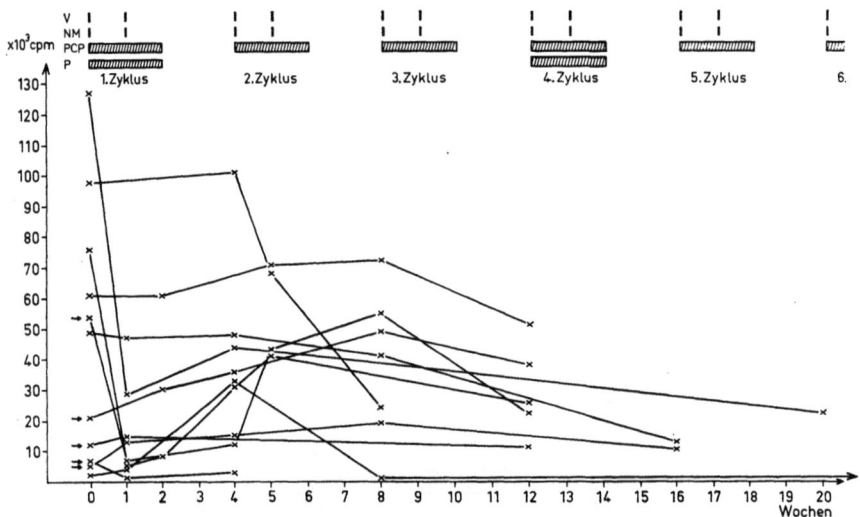

Abb. 2. ^{3}H-Thymidineinbau in 4 Tage alte PHA-P-stimulierte Lymphozytenkulturen von Patienten mit Morbus Hodgkin (Stadium III und IV) vor und während der Chemotherapie (ALGB 7251: V = Vincristin 1,4 mg/m^2, i.v.; NM = Nitrogen Mustard 6 mg/m^2, i.v.; PCP = Procarbazin 100 mg/m^2/Tag, oral; P = Prednison 40 mg/m^2/Tag, oral). — Patienten mit vorausgegangener Strahlentherapie

behandelt. Die Blutentnahmetermine zur Anlegung von Lymphozytenkulturen lagen einerseits vor Beginn der Chemotherapiezyklen bzw. bei Blutentnahmen innerhalb des 1. oder 2. Zyklus 1 Woche nach Beginn des Zyklus und direkt vor der intravenösen Injektion von Vincristin und Mustargen. Bei den gewählten Blutabnahmeterminen änderte sich die PHA-P-Stimulierbarkeit der Lymphozyten nicht statistisch signifikant während der Therapie im Vergleich zu den Werten vor Beginn der Chemotherapie (Abb. 2).

Bei 5 Patienten mit metastasierendem Bronchialcarcinom untersuchten wir gleichfalls die Stimulierbarkeit der Lymphozyten. Die Patienten wurden nach dem Schema 152 A oder B des Schweizer Arbeitskreises für klinische Krebsforschung behandelt. Bei 1 Patienten mit oberer Einflußstauung wurde zunächst ein Cyclophosphamidstoß mit 2 g Endoxan verabfolgt. Bei 2 Patienten war vor der Chemotherapie eine Telekobaltbestrahlung durchgeführt worden. 2 Wochen nach Beginn der Chemotherapie trat bei 3 Patienten eine deutliche Reduktion der Lymphozytenstimulierbarkeit auf. Bei diesen Patienten handelte es sich um die beiden Patienten, die vor Beginn der Chemotherapie bestrahlt worden waren sowie um den einen Patienten, bei dem zunächst ein Cyclophosphamidstoß gegeben worden war. Nach dem überwiegenden statistisch schwach signifikanten initialen Abfall der Lymphozytenstimulierbarkeit zeigte sich im weiteren Verlauf wieder eine Zunahme der Stimulierbarkeit der Lymphozyten.

Zusammenfassend fanden wir bei Patienten mit Morbus Hodgkin oder Bronchialcarcinom, die mit einer Telekobaltbestrahlungsserie behandelt wurden, eine Reduktion der PHA-P-Stimulierbarkeit der Lymphozyten unter der Bestrahlungstherapie. Dabei zeigten die Patienten mit Morbus Hodgkin, bei denen infolge der größeren Bestrahlungsfelder die absorbierte Bestrahlungsenergie erheblich größer war [1], eine stärkere Reduktion der Lymphozytenstimulierbarkeit.

Bei weiter fortgeschrittenen Krankheitsstadien fanden wir unter einer Chemotherapie bei Patienten mit Morbus Hodgkin bei den gewählten Blutabnahmeterminen keine signifikante Änderung der Lymphozytenstimulierbarkeit, während bei Patienten mit Bronchialcarcinom eine vorübergehende initiale Reduktion der Stimulierbarkeit der Lymphozyten gefunden wurde.

Aus Zeitmangel kann auf Vergleichsbefunde der Literatur von Untersuchungen der Lymphozytenstimulierbarkeit bei Patienten während einer Strahlentherapie [4, 5] oder einer Chemotherapie [6 bis 12] sowie auf den Vergleich der Lymphozytenstimulierbarkeit bei den von uns untersuchten Patienten vor der Therapie im Vergleich zu einem Kollektiv von Normalpersonen nicht eingegangen werden.

Literatur

1. Krüsmann, W. F., Slanina, J., Hennekeuser, H. H., Wahren, Ch., Scholz, R., Vorwerck, H.: Z. Krebsforsch. (im Druck). — 2. Musshoff, K.: Z. Krebsforsch. 78, 162 (1972). — 3. DeVita, V. T., Serpick, A. A., Carbonne, P. P.: Ann. intern. Med. 73, 881 (1970). — 4. Thomas, J. W., Coy, P., Lewis, H. S., Yuen, A.: Cancer (Philad.) 27, 1046 (1971). — 5. Stjernswärd, J., Jondal, M., Vanky, F., Wigzell, H., Sealy, R.: Lancet 1972 I, 1352. — 6. Baenkler, H. W., Scheiffarth, F., Warnatz, H., Leykam, D.: Verh. dtsch. Ges. inn. Med. 77, 1147 (1971). — 7. Hersh, E. M., Oppenheim, J. J.: Cancer Res. 27, 98 (1967). — 8. Winkelstein, A., Mikulla, J. M., Nankin, H. R., Pollock, B. H., Stolzer, B. L.: J. Lab. clin. Med. 80, 506 (1972). — 9. Astaldi, G., Eridani, S., Ponti, G. B., Valentini, R., Giangrande, A.: Blut 19, 8 (1969). — 10. Cheema, A. R., Hersh, E. M.: Cancer (Philad.) 28, 851 (1971). — 11. Scheurlen, P. G.: Verh. dtsch. Ges. inn. Med. 74, 747 (1968). — 12. Boppel, P.: Inaugural Diss., Berlin 1972.

FIRUSIAN, N. (Innere Univ.- u. Poliklinik, Tumorforschung, Essen, GHS):
Therapeutische Aspekte der Hirnhautmetastasierung

Durch die verbesserten Möglichkeiten der Therapie maligner Tumoren und Systemerkrankungen sind wir bedingt durch Verlängerung der Überlebensrate gehäuft mit den seltenen Erscheinungsbildern der Metastasierung maligner Erkrankungen konfrontiert. Zentralnervöse Herdbildungen maligner Tumoren können zu einem Zeitpunkt auftreten, wo infolge der Hormontherapie oder Chemotherapie bereits eine Remission eingeleitet ist, in Analogie zu ZNS-Beteiligung bei den akuten Leukosen. Im Rahmen dieses Referates sollen lediglich die meningialen Formen der metastatischen Absiedlungen maligner Tumoren und Systemerkrankungen exklusive akute Leukosen erwähnt werden.

Eine Meningiosis carcinomatosa s. sarcomatosa bei diffuser Metastasierung eines Primärtumors ist selbstverständlich leicht zu diagnostizieren. Beim Auftreten der Ausfälle der basalen Hirnnerven drängt sich die Diagnose auf. Die Diagnose ist wesentlich schwerer, wenn eine meningiale Reaktion oder ein umschriebenes zerebrales Syndrom durch alle diagnostischen Hilfsmittel nicht aufgeklärt werden können. In manchen Fällen handelt es sich um Leitsymptome, wie epileptische Reaktionen oder echte Ausfallserscheinungen. Fast ohne Ausnahme klagen Patienten mit Meningiosis carcinomatosa über heftige lageabhängige Kopfschmerzen. Der Hauptpunkt des Schmerzes läßt sich über Atlanto-occipital-Membran projezieren.

Meningiale Metastasierung wird am häufigsten bei Mamma-Ca. beobachtet, gefolgt von Retikulosarkom und Lymphosarkom. Unter 220 Patientinnen mit metastasierendem Mamma-Ca. beobachteten wir bei 7 eine Meningiosa carcinomatosa.

Die Diagnose der Meningiosa carcinomatosa wird durch die Liquoruntersuchung gesichert. Eine Lumbalpunktion soll aus Gründen der Therapieeinleitung auch dann angestrebt werden, wenn eine Papillenstauung vorliegt. Hier genügen 1 bis 2 ml Liquor zwecks cytologischer Untersuchung. Neben der Zellzahlerhöhung finden wir regelmäßig eine positive Eiweißreaktion, hochgradige Erniedrigung des Zuckerspiegels und gelegentlich sogar das Bild des Spinnwebengerinnsels. Die cytologische Diagnostik erscheint daher aus differentialdiagnostischen Gründen (Trennung gegenüber abakterieller Meningitis, Meningitis tuberkulosa) unentbehrlich. Die Bedeutung der Cytozentrifugation als ein Anreicherungsverfahren soll hier erwähnt werden. Tabelle 1 demonstriert die Liquorveränderungen bei 10 Patienten mit Meningiosis carcinomatosa bzw. sarcomatosa.

Die Lymphangiosis carcinomatosa, welche einen Plexus ergreift, geht relativ häufig mit einer Meningiosis carcinomatosa einher. Diese Form der Carcinomausbreitung gilt als eine lokale Ausbreitung des Carcinoms, die bei Patientinnen mit Mamma-Ca. auf der erkrankten Seite den Plexus brachialis befällt. Diese besondere Reaktion auf die Metastasierung erfordert diagnostische Beachtung. Es ist der Verdienst des Neurologen Janzen [1], auf diesen interessanten Typ der Dissemination hinzuweisen. Daraus ergibt sich die klinische Regel: Eine homolaterale Brachialgie nach Ablatio mammae wegen Carcinom muß stets als Rezidivsymptom angesehen werden, sofern nicht andere und eindeutige Bedingungen für den Schmerz erkannt worden sind. Die Lymphangiosis carcinomatosa, welche einen Plexus ergreift und anschließend entlang den Nervenwurzeln in den Spinalkanal einbricht, gilt als Wegbahner für die Entstehung der Meningiosis carcinomatosa. In unserem Krankengut fanden wir bei 4 von 7 Patientinnen mit Meningiosis carcinomatosa bei Mamma-Ca. eindeutige Symptome der Plexusbeteiligung.

Therapie der Meningiosis neoplastica

Stammler u. Mitarb. [2] sowie Mumenthaler [3] erwähnen in ihrer Zusammenfassung über Meningiosis carcinomatosa bzw. sarcomatosa die Therapie nicht. Im Rahmen eines hervorragenden Beitrages über ,,Reaktionen des Nervensystems und Malignome" werden die therapeutischen Aspekte von Janzen [1] nur gestreift. Dieser Autor erwähnt in diesem Zusammenhang die relativ positiven Resultate der Radiotherapie bei Einwanderung osteolytischer Knochenmetastasen in den Epiduralraum.

In Analogie zu Meningiosis leukämica führen wir bei Meningiosis carcinomatosa und sarcomatosa die intrathekale Methotrexattherapie durch. Entsprechend des anatomischen Substrates dieses Prozesses und insbesondere im Hinblick auf die Gefahr der Hirnnervenbeteiligung führen wir außerdem bei Meningiosis carcinomatosa eine Radiotherapie der Atlanto-occipital-Region durch. Resultate der Therapie bei insgesamt 10 Patienten mit Meningiosis neoplastica sind in Tabelle 2 zusammengestellt. Bei 7 Patienten trat unter dieser Therapie eine objektivierbare Remission, erkennbar an vollständiger Normalisierung des Liquorbefundes sowie Erlangung der Beschwerdefreiheit, auf. Die längste Remission betrug 13 Monate, und die kürzeste Remission hielt 6 Wochen an. Die Methotrexatdosis betrug

Tabelle 1. Liquorbefunde sowie klinische Symptomatologie bei 10 Pat. mit Meningiosis neoplastica

Patienten	Liquor-zellzahl	Pandy-reaktion im Liquor	Liquor-zuckerspiegel in mg-%	Liquorcytologie	Klinische Symptomatologie
1. N. H. Met. Mamma-Ca.	840/3	++	15	Massenhaft Ca.-Zellen im Verband	Benommenheit, heftige Kopfschmerzen, Erbrechen
2. K. I. Met. Mamma-Ca.	230/3	+	35	Ca.-Zellen im Verband	Heftige Kopfschmerzen, Übelkeit, Konvulsionen
3. K. C. Met. Mamma-Ca.	140/3	+	10	Ca.-Zellen im Verband	Schwindelerscheinungen, Übelkeit, Kopfschmerzen
4. D. G. Met. Mamma-Ca.	90/3	+	45	Ca.-Zellen im Verband	Heftigste Kopfschmerzen, Übelkeit, Meningismus
5. G. D. Met. Mamma-Ca.	40/3	+	38	Vereinzelt Ca.-Zellen	Kopfschmerzen, Übelkeit, Lichtempfindlichkeit
6. H. M. Mikro-Ca. der Mamma	800/3	++	25	Lymphoide Zellen (Spinnwebengerinnsel)	Kopfschmerzen, Benommenheit, Meningismus
7. F. H. Met. Mamma-Ca.	110/3	+	55	Vereinzelt Ca.-Zellen	Kopfschmerzen, Übelkeit, Meningismus
8. V. S. Retikulosarkom	80/3	+	45	Sichere Retikulumzellen	Kopfschmerzen, Gangstörungen, Übelkeit
9. S. H. Retikulosarkom	90/3	+	35	Sichere Retikulumzellen	Kopfschmerzen, motorische Aphasie
10. B. A. Lymphosarkomatose	200/3	+	54	Lymphoblastische Formationen	Kopfschmerzen, Schwindelerscheinungen, Hirnnervenausfälle

Tabelle 2. Therapieresultate der Meningiosis neoplastica bei 10 Pat.

Fall	Erkrankung	Art der Therapie	Therapieeffekt
1. N. H.	Meningiosis carcinomatosa bei metastasierendem Mamma-Ca.	Radiotherapie der Atlanto-occipital-Region mit 3000 r, Intrathekale Methotrexattherapie (25 mg/Woche)	Objektive Remission für 13 Monate
2. K. I.	Meningiosis carcinomatosa und Hirnmetastasen bei metastasierendem Mamma-Ca.	Intrathekale Methotrexattherapie (25 mg/Woche)	Kurzdauernde Remission für 4 Wochen
3. K. C.	Meningiosis carcinomatosa bei metastasierendem Mamma-Ca.	Radiotherapie der Atlanto-occipital-Region mit 2600 r, Intrathekale Methotrexattherapie (25 mg/Woche)	Objektive Remission seit 5 Monaten, Remission hält an
4. D. G.	Meningiosis carcinomatosa und Hirnmetastasen bei metastasierendem Mamma-Ca.	Radiotherapie des Hirnschädels mit 2000 r, Intrathekale Methotrexattherapie (25 mg/Woche)	Objektive Remission für 6 Wochen
5. G. D.	Meningiosis carcinomatosa bei metastasierendem Mamma-Ca.	Intrathekale Methotrexattherapie (25 mg/Woche)	Vollremission seit 6 Monaten, Remission hält an
6. H. M.	Meningiosis carcinomatosa bei Mikro-Ca. der Mamma	Keine spezifische Therapie	Exitus 3 Tage nach Eintritt der Benommenheit
7. F. H.	Meningiosis carcinomatosa bei metastasierendem Mamma-Ca.	Intrathekale Methotrexattherapie (25 mg/Woche)	Ineffektiv
8. V. S.	Meningiosis sarkomatosa bei Retikulosarkomatose	Intrathekale Methotrexattherapie (25 mg/Woche)	Vollremission für 8 Monate
9. S. H.	Meningiosis sarkomatosa bei Retikulosarkomatose	Intrathekale Methotrexattherapie (25 mg/Woche)	Vollremission für 1 Jahr
10. B. A.	Meningiosis sarkomatosa bei Lymphosarkomatose	Intrathekale Methotrexattherapie und Radiotherapie des Hirnschädels	Ineffektiv

25 mg/Woche. Nach Induzierung der Vollremission erfolgten weitere intrathekale Applikationen zwecks Konsolidierung. Die durchschnittliche Gesamt-Methotrexatdosis betrug 300 mg.

Bei 2 Patienten entwickelten sich zu einem Zeitpunkt der Remission seitens der Meningiosis Symptome, die auf Vorliegen einer Hirnmetastasierung hinwiesen. In diesem Zusammenhang soll auf diagnostische Bedeutung der Pandy-Reaktion hingewiesen werden, die auch positiv bleibt, wenn eine Pleocytose unter der Therapie der Meningiosis verschwunden ist.

Zusammenfassende Besprechung

Es wurde auf die metastatische Beteiligung der Hirnhaut unter besonderer Berücksichtigung des Mamma-Ca. hingewiesen. An Hand eines Krankenkollektivs wurden die Resultate der intrathekalen Methotrexattherapie in Kombination mit Radiotherapie der Atlanto-occipital-Region präsentiert. Die bisher vorliegenden Resultate geben die Veranlassung, auch die zentralnervöse Metastasierung maligner Tumoren einer spezifischen Therapie zu unterziehen.

Literatur

1. Janzen, R.: Krebsforschung u. Krebsbekämpfung, S. 252 (1967). — 2. Stammler, A., Marguth, E., Schmidt-Wittkamp, E.: Fortschr. Neurol. psychiat. 32, 53 (1964). — 3. Mumenthaler, M., Schliack, H.: Läsionen peripherer Nerven. Stuttgart 1965.

MALCHOW, H., BUCHELT, L., GASSEL, W.-D., JOSEPH, K., SCHULTZ, H., SCHMIDT, M., SODOMANN, C.-P., HAVEMANN, K. (Med. Klinik, Med. Poliklinik u. Radiologiezentrum der Univ. Marburg a. d. Lahn): **Prospektive Studie zur Remissionsinduktion und -erhaltung bei malignen Lymphomen**[*]

Es soll der Plan einer prospektiven Studie bei malignen Lymphomen vorgestellt und die ersten Ergebnisse mitgeteilt werden. Der Inhalt der Studie ist die Induktion von Remissionen bei Patienten mit malignen Lymphomen durch kombinierte cytostatische Therapie und durch adoptive Immuntherapie.

Als Ausdruck der abnormen Zelldifferenzierung der Lymphozyten von Patienten mit lymphoproliferativen Erkrankungen finden sich Störungen der zellulären und humoralen Immunität. So ist die gestörte zelluläre Immunität an der verminderten Kutanreaktion auf ubiquitäre Antigene, an der verzögerten Abstoßung homologer Transplantate und an der verminderten Sensibilisierbarkeit mit bestimmten Antigenen erkennbar. Als in vitro-Korrelat findet sich eine verminderte oder verzögerte Lymphozytenproliferation auf spezifische und unspezifische Mitogene sowie Tumorzellantigene. Weiterhin ist eine verminderte Bildung humoraler Lymphozytenfaktoren sowie häufig in Abhängigkeit von der Ausbreitung der Erkrankung eine Störung cytotoxischer Reaktionen von Patientenlymphozyten mit Tumorzellen nachweisbar. Ein Teil dieser gestörten in vitro-Reaktionen ist direkter Ausdruck der abnormen Proliferation von Lymphozyten bei den genannten Erkrankungen. Nach übereinstimmender Auffassung kommt der überwachenden Funktion des Immunapparates (immune surveillance) bei der Ausschaltung abartiger Zellklone im Rahmen der Tumorentwicklung eine entscheidende Bedeutung zu. Aus diesem Grunde sind die bei zahlreichen Tumorerkrankungen — einschließlich der malignen Lymphome — nachweisbaren Störungen der Immunität möglicherweise für die Tumorentwicklung mitverantwortlich. Von den zahlreichen Möglichkeiten der gezielten Beeinflussung der

---

[*] Mit Unterstützung durch die Deutsche Forschungsgemeinschaft.

Immunitätslage der Patienten, wie der passiven Immuntherapie mit cytotoxischen Antikörpern, der adoptiven Immuntherapie mit sensibilisierten Lymphozyten oder Transfer-Faktor (TF) oder der aktiven Immuntherapie durch Immunisierung mit Tumorantigen oder durch Behandlung mit unspezifischen Adjuvantien (z. B. BCG), hat besonders die adoptive und aktive Immuntherapie Bedeutung erlangt. Eine experimentelle Behandlung mit sensibilisierten Lymphozyten, Tumorantigenen oder Tumorzellen verbietet sich bei den malignen Lymphomen

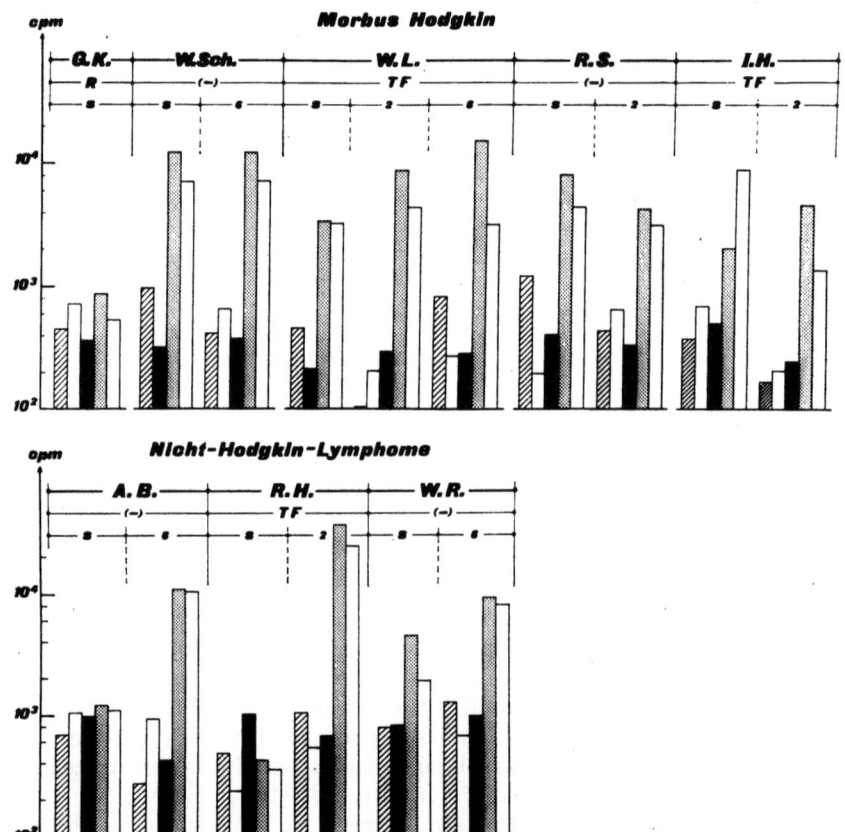

Abb. 1. Die Abbildung zeigt die Lymphozytenkulturen von Patienten mit Morbus Hodgkin (obere Hälfte) und Lymphosarkom (untere Hälfte). Aufgetragen sind die Mittelwerte aus 4 Parallelansätzen. Gemessen wurde der Einbau von ^{3}H-Thymidin in Lymphozyten und angegeben sind die Impulse pro Minute (cpm). Der Maßstab ist logarithmisch. In einer Säulengruppe sind nacheinander aufgetragen: Lymphozytenkultur ohne Phytohämagglutinin (PHA) 72 Std, 144 Std, mit 25 µg Tuberkulin nach 114 Std, mit 12,5 µg PHA nach 72 Std und mit 12,5 µg PHA nach 144 Std. In der obersten Zeile sind die Initialen der Patienten angegeben, darunter die Angabe ob Transfer Faktor injiziert wurde und darunter wiederum der Zeitpunkt.
Die Symbole sind identisch mit denen, die bereits in der Tabelle angeführt wurden

zur Zeit aus mehreren Gründen (z. B. wenig definierte Tumorantigene, nicht ausreichende Menge an autologen oder homologen Tumorzellen, Barriere durch Transplantationsantigene). Die Wahl bestand daher nur zwischen einer unspezifischen Adjuvanstherapie und einer experimentellen Behandlung mit TF. Die unbestreitbaren Erfolge der Adjuvanstherapie wurden in letzter Zeit jedoch durch Berichte über zahlreiche Nebenwirkungen und gelegentlich beobachtete Aktivierung des Tumorwachstums beeinträchtigt. Dagegen sind von dem niedermolekularen TF praktisch keine Nebenwirkungen beschrieben. Obgleich bisher keine Erfahrungen mit TF bei malignen lymphoproliferativen Erkrankungen bekannt sind, haben wir uns wegen erster positiver Berichte über die Beeinflussung des Tumorwachstums durch TF für eine experimentelle Therapie mit TF entschieden. Aus zahlreichen Berichten ist ersichtlich, daß eine Immuntherapie besonders dann erfolgversprechend scheint, wenn durch konventionelle Behandlung wie Strahlentherapie und/oder Chemotherapie eine komplette Remission der Erkrankung erzielt wurde.

Aus diesem Grunde wurden Patienten mit malignen Lymphomen nach Stellung der Diagnose eingehend durchuntersucht und eine Stadieneinteilung vorgenommen [1]. Nur generalisierte Formen der jeweiligen Erkrankungen (Stadium IIIb und IV) werden in die Studie aufgenommen. Vor dem Beginn der Therapie wurde ein möglichst umfassender Immunologischer Status aufgenommen, der sowohl über die zelluläre und humorale Immunität wie auch über die Differenzierungsfähigkeit der Lymphozyten Auskunft geben soll. Die so untersuchten Patienten wurden einer kombinierten cytostatischen Behandlung zugeführt. Patienten mit Lymphosarkomen und anderen Nicht-Hodgkin-Lymphomen wurden mit der Cytostatikakombination COP (Ccyclophosphamid, Vincristin, Prednison) [2], Patienten mit Morbus Hodgkin wurden mit COPP (Cyclophosphamid, Vincristin, Procarbacin, Prednison) [3] behandelt. Die Gesamtdauer der jeweiligen cytostatischen Therapie betrug 6 Monate. Nur Patienten mit kompletten Remissionen werden in die weitere Studie übernommen. Es werden 2 Gruppen gebildet: Patienten mit Morbus Hodgkin und Patienten mit Nicht-Hodgkin-Lymphomen. In beiden Gruppen erhielten die Patienten während der Remission alternierend keine Therapie oder eine experimentelle Therapie mit TF (s. u.). TF wurde unmittelbar nach Abschluß der Untersuchungen, d. h. etwa 6 Wochen nach abgeschlossener Cytostatikabehandlung sowie nach einem weiteren Vierteljahr appliziert. Der immunologische Status wird 14 Tage, 60 Tage und 180 Tage nach der Gabe von TF oder Placebo aufgenommen. Alle Patienten bleiben in laufender ambulanter Kontrolle bis zum Auftreten eines evtl. Rezidivs.

Für diese Untersuchungen wird sowohl ein TF-Pool für Morbus Hodgkin sowie Nicht-Hodgkin-Lymphom hergestellt. Als Spender dienen zur Hälfte langjährig rezidivfreie Patienten mit den entsprechenden Erkrankungen sowie zur anderen Hälfte gesunde, junge Normalpersonen. TF wird nach der Methode von Lawrence hergestellt [4]. Seine Wirksamkeit wird an Primaten (Konformation der Hautreaktion auf ubiquitäre Antigene) ermittelt.

Ergebnisse

Es können nur vorläufige Ergebnisse mitgeteilt werden, da das Projekt erst seit einem guten Jahr angelaufen ist. In diesem Zeitraum sind 16 Patienten mit Morbus Hodgkin und 20 Patienten mit Nicht-Hodgkin-Lymphomen zur kombinierten cytostatischen Behandlung in die Studie aufgenommen worden. Vollremissionen wurden bisher bei 7 Patienten mit M. Hodgkin und 3 Patienten mit Nicht-Hodgkin-Lymphomen erzielt. 3 Patienten mit M. Hodgkin und 6 mit Nicht-Hodgkin-Lymphomen verstarben während oder nach der Phase der Cytostatikatherapie. Alle Patienten, bis auf einen Patienten mit Lymphosarkom (Rezidiv nach 10 Monaten), sind bisher in der Remission. Die Dauer der Remission liegt z. Z. zwischen 1 und 12 Monaten. Von den 7 Hodgkin-Patienten mit Remissionen erhielten 3 TF und 4 Placebo. Bei den Nicht-Hodgkin-Lymphomen erhielt 1 Patient TF und 2 Patienten Placebo. Es wurden jeweils 5 ml der TF-Präparation (Äquivalent der Leukozyten aus 500 ml Blut) subkutan injiziert. Nebenwirkungen wurden nicht beobachtet.

Tabelle. In der Tabelle sind die Ergebnisse der Hauttestungen mit ubiquitären Antigenen wiedergegeben. In der 1. Gruppe sind die Patienten mit Morbus Hodgkin zusammengestellt, in der 2. Gruppe die Patienten mit Lymphosarkomen. Unter der Rubrik Patient sind die Initialen des jeweiligen Patienten aufgeführt. In der Zeile Transfer Faktor bedeuten R = Rezidiv, — = Placebo, TF = Gabe von Transferfaktor. In der Rubrik Zeit steht S für den Zeitpunkt der Feststellung einer Remission nach vollständigem Abschluß der Zytostatikazyklen, d. h. nach Ablauf eines halben Jahres kombinierter Chemotherapie. Die Zahlen 1 bis 6 stehen für die Anzahl der Monate nach S. Die benützten ubiquitären Antigene sind in der linken Spalte aufgetragen. Erklärung der Symbole: 0 = negativ, $^1/_4$ = Durchmesser 2,5 mm, $^1/_2$ = Durchmesser 5 mm, 1 bis 5 = Durchmesser in cm. In der Rubrik „Tuberkulin" bedeuten: — = nicht getestet, 0 = 10^{-1} negativ, die Zahlen 1 bis 5 stehen für positiv 10^{-1} bis 10^{-5} mit gereinigtem Tuberkulin

Diagnose	Morbus Hodgkin					Nicht-Hodgkin-Lymphome		
Patient	W. Sch.		W. L.	R. S.	I. H.	A. B.	R. H.	W. R.
Transfer Faktor	∅		+	∅	+	∅	+	∅
Zeit	S	6 8	S 2 6	S 2	S 2	S 2 6	S 1 2	S 6
Staph. albus	0	0 0	0 0 $^1/_4$	1 $^1/_4$	0 1	$^1/_2$ $^1/_2$ 1	0 0 1	0 0
Staph. aureus	$^1/_4$	0 $^1/_4$	0 1 $^1/_4$	$^1/_2$ 0	0 $^1/_4$	$^1/_4$ 0 $^1/_4$	0 1 0	2 0
Streptokokken	2	1 $^1/_4$	1 1 $^1/_4$	1 1	$^1/_4$ $^1/_2$	1 $^1/_2$ $^1/_2$	1 2 2	0 2
Cand. albicans	1	2 $^1/_2$	1 2 3	0 0 $^1/_4$	0 0	3 3 3	$^1/_2$ 2 3	0 0
Trichophyton	2	1 1	0 $^1/_2$ 1	2 $^1/_2$	0 1	0 $^1/_4$ 1	0 1 1	0 0
A 13	$^1/_4$	1 $^1/_4$	1 1 1	0 0	$^1/_4$ 3	1 $^1/_4$ 1	1 2 1	0 0
Tuberkulin	—	3 3	4 4 4	2 0	0 4	3 4 4	2 3 3	— 1
Ergebnis	∅		+	∅	+	(+)	+	∅

Die Ergebnisse der Hauttestungen auf ubiquitäre Antigene sind in der Tabelle wiedergegeben. Es sind nur die Patienten aufgeführt, bei denen die erste Testung nach der Gabe von TF durchgeführt wurde. Trotz der geringen Zahl war sowohl bei Patienten mit M. Hodgkin wie auch bei Nicht-Hodgkin-Lymphomen nur dann eine Verbesserung der Hautreaktion zu verzeichnen, wenn TF gegeben wurde. Im Gegensatz zu den Ergebnissen der Hauttestungen sind die erhobenen in vitro-Befunde weniger eindeutig. Es wurde die Spontanproliferation der peripheren Blutlymphozyten, die in vitro-Reaktion auf Tuberkulin sowie die Reaktion auf Phytohaemagglutinin (PHA) untersucht. Sowohl bei den Patienten, die TF erhalten hatten, wie auch bei den Kontrollen war $3^1/_2$ Monate nach Abschluß der cytostatischen Therapie eine deutliche Zunahme der Reaktion auf Tuberkulin und PHA gegenüber der Reaktion 6 Wochen nach Abschluß der cytostatischen Therapie zu verzeichnen. Der Grund für die fehlenden Unterschiede liegt möglicherweise darin begründet, daß alle Patienten als Folge der cytostatischen Therapie nach 6 Wochen noch vermindert reagierten. Die Vergrößerung der Kollektive und die Kontrollen werden zeigen, ob sich im weiteren Verlauf zwischen TF-behandelten Patienten und den Kontrollen Unterschiede einstellen. Möglicherweise ist die Produktion von migrationsinhibierendem Faktor (MIF) in Gegenwart von Tuberkulin [5] ein besserer Parameter, da die beiden untersuchten Patienten (1 Patient mit TF, 1 Patient ohne TF) deutliche Unterschiede erkennen ließen.

Die weitere Fortführung der Studie bei malignen Lymphomen wird zeigen, ob durch eine adoptive Immuntherapie mit TF eindeutige Unterschiede in den in vivo- und in vitro-Reaktionen sowie in der Remissionsdauer der Patienten zu erreichen sind.

Literatur

1. Musshoff, K., Slanina, J.: Klin. Wschr. **52**, 109 (1974). — 2. Luce, J. K.: Cancer (Philad.) **28**, 306 (1971). — 3. De Vita, V. T.: Ann. intern. Med. **73**, 881 (1970). — 4. Lawrence, H. S.: Advanc. Immunol. **11**, 196 (1969). — 5. Sodomann, C.-P., Schmidt, M., Havemann, K.: Verh. dtsch. Ges. inn. Med. **77**, 384 (1971).

Bruntsch, U., Reis, H. E., Schmidt, C. G. (Innere Klinik u. Poliklinik, Tumorforschung, Klinikum Essen): **Erfahrungen mit Cytosin-Arabinosid in der Behandlung der Zoster**

Varizellen und Zoster werden durch den gleichen Erreger — das Varizella-zostervirus — aus der Herpesgruppe verursacht. Der primäre Kontakt mit dem Virus führt beim Menschen zur Erkrankung an Windpocken. Nach der Erkrankung überlebt das Virus in latenter Form in den sensiblen Ganglien des Nervensystems. Es wird allgemein angenommen, daß der Zoster durch eine späte Aktivierung des latenten Virus verursacht wird. Der schnelle Anstieg spezifischer Antikörper im Sinne einer anamnestischen Reaktion scheint dabei eine Generalisierung normalerweise zu verhüten.

In der Regel heilt der Zoster komplikationslos aus. Es gibt jedoch komplizierte Verläufe und Spätfolgen, die die Notwendigkeit einer wirksamen Therapie deutlich machen. Zu den Komplikationen gehören die Zosterpneumonie, die Enzephalitis, der Zoster ophthalmicus und die kutane Generalisation. Die gefürchtetste Folge ist die postherpetische Neuralgie, die bis zum Suizid führen kann. Die Häufigkeit des Zoster wird mit 1:10000 bis 1:25000 angegeben. Die höheren Altersgruppen sind dabei deutlich bevorzugt. Bei Patienten mit malignen Erkrankungen liegt die Morbilität sehr viel höher. Für Patienten mit Morbus Hodgkin wird eine Erkrankungshäufigkeit zwischen 15 und 25% angenommen.

Prädisponiert sind außerdem Patienten mit Autoimmunerkrankungen und solche, die unter immunsuppressiver Therapie stehen. Die gleiche Personengruppe, die eine höhere Disposition für die Erkrankung aufweist, zeigt auch die größte Häufung an Komplikationen. So traten postherpetische Neuralgien im Krankengut der Mayo-Klinik insgesamt in 10% der Fälle auf. Bei Patienten über dem 60. Lebensjahr jedoch bei über 50%. Eine Disseminierung der Erkrankung trat bei fehlender Grundkrankheit in 4%, bei zugrundeliegenden lymphatischen Systemerkrankungen in etwa 40% auf.

Wegen dieser gefürchteten Komplikationen ist die Frage nach einer wirksamen Therapie von hoher Aktualität.

Berichte aus der Literatur über die Wirksamkeit von Antimetaboliten der Pyrimidin-Nucleosid-Gruppe bei DNS-Virusinfektionen haben uns veranlaßt, besonders gefährdete Patienten aus unserer Klinik mit Cytarabin zu behandeln. Die Ergebnisse sollen mitgeteilt und mit denen aus der Literatur verglichen werden.

Zuvor soll kurz der Wirkungsmechanismus des Cytarabin, soweit er aufgeklärt ist, erläutert werden.

Cytarabin ist in Deutschland unter dem Namen Alexan® im Handel. Es ist ein synthetisches Nucleotid, das sich vom natürlich vorkommenden Cytidin durch den Zuckeranteil unterscheidet. Statt der Ribose ist die Arabinose eingebaut. Nach Untersuchungen von Bach scheint die Wirkung hauptsächlich auf der Hemmung der DNS-Polymerase zu beruhen. Cytarabin hemmt damit die DNS-Synthese. Es ist ein zyklusspezifisches Agens und wirkt nur in der S-Phase. Eine Wirkung auf ruhende Zellen oder Organismen ist nicht anzunehmen. Neben der zytostatischen und antiviralen Eigenschaft ist Cytarabin stark immunsuppressiv. In geeigneten Konzentrationen, die allerdings für den Menschen noch nicht bekannt sind, scheint es selektiv die humorale bzw. zelluläre Immunität oder beide zu hemmen (Gray).

Bei der Behandlung des Zoster mit Cytarabin wird eine kurzzeitige virusstatische Wirkung angestrebt. Die endgültige Ausheilung wird durch die immunologischen Kräfte des Organismus erreicht. Dabei ist klar, daß eine Dosierung und Applikationsart, die zu einer ausgeprägten Immunsuppression führt, den Erfolg verhindern kann. Es werden deshalb niedrige Dosen und kurze Infusionsdauern empfohlen.

Wir behandelten 16 Pat. mit Zoster und 2 mit Herpes simplex mit Cytarabin in einer Dosierung von 20 bis 40 mg/qm/Tag. Das Medikament wurde in einer Kurzinfusion über 30 min gegeben. Die Behandlung wurde nach dem letzten Auftreten neuer Effloreszenzen noch 2 Tage fortgesetzt und betrug meistens 5 Tage. Alle Patienten litten an einer malignen Grundkrankheit, die meisten an Morbus Hodgkin in einem fortgeschrittenen Stadium. Während wir anfangs die Cytarabintherapie nur bei deutlicher Tendenz zur Generalisation einsetzten, behandelten wir später so früh als möglich. Die Fälle 1 bis 3 wurden von uns erst spät behandelt. Bei den Patienten 1 und 3 kam es zu ausgedehnten Hautulzerationen, auch die Schmerzdauer war lang. Der zweite Patient entwickelte gleichzeitig mit der kutanen Dissemination eine schwere, nicht bakterielle Pneumonie, wahrscheinlich eine Zosterpneumonie und eine Soorinfektion. Er verstarb 2 Tage nach Beginn der Cytarabinbehandlung. Bei den 13 Pat., die wir möglichst frühzeitig behandelten, sahen wir keine Komplikationen. Die Bläschenbildung sistierte in 2 bis 3 Tagen, die Schmerzen verschwanden spätestens binnen einer Woche. In keinem Falle beobachteten wir eine postherpetische Neuralgie. 1 Pat. mit einer Zosterenzephalitis war ebenfalls in wenigen Tagen beschwerdefrei. Klinische Nebenwirkungen traten nicht auf.

Bei einigen Patienten hatten wir die Therapie sofort abgesetzt als keine neuen Effloreszenzen mehr auftraten. Viermal sahen wir 2 Tage später ein neues Auftreten von Bläschen. Wir sind deshalb dazu übergegangen, die Behandlung erst 2 Tage nach dem Stillstand der Erkrankung zu beenden.

In der Literatur sind unseres Wissens etwa 100 Fälle von Cytarabintherapie bei Herpesinfektionen beschrieben. Eine Übersicht gibt die Tabelle 2.

Tabelle 1. Klinische Daten und Verlauf der Patienten mit Zoster und Cytarabinbehandlung

Fall	Initialen Alter	Grundkrankheit	Therapie d. Grundkrankheit	Cytarabin-Tagesdosis (mg/m²)	Therapiedauer (Tage)	Therapiebeginn	Tage bis Stillstand der Effloreszenzen	Schmerzen	Beurteilung
1	B.B. 38	M. Hodgkin IVB lymphozytäre Depletion	Bestrahlung, Milzexstirp. Zytostatika	50 10	3≥6	9	6	21	gut
2	J.J. 27	M. Hodgkin IVB lymphozytäre Depletion	Bestrahlung, Milzexstirp. Zytostatika	20	2	10	-	-	Pat. gest. (Soor + Zoster)
3	M.M. 27	M. Hodgkin IVB lymphozytäre Prädominanz	Bestrahlung, Milzexstirp. Zytostatika	20	4	12	4	56	nicht beurteilbar
4	E.F. 29	M. Hodgkin IVB gemischte Zellularität	Bestrahlung, Milzexstirp.	20	2≥5	-	5	5	sehr gut
5	J.D. 25	M. Hodgkin IVB lymphozytäre Depletion	Bestrahlung	20	5	1	5	7	sehr gut
6	J.L. 17	M. Hodgkin IVB, gemischte Zellularität	Bestrahlung, Zytostatika	20	4	3	3	2	sehr gut
7	D.K. 36	M. Hodgkin IVB lymphozytäre Depletion	Bestrahlung, Milzexstirp. Zytostatika	50	2	3	1	4	sehr gut
8	F.K. 57	Retikulosarkom, Diabetes	Bestrahlung, Zytostatika	20 40	3≥6	4	5	5	sehr gut
9	M.B. 40	chron. Lymphadenose, Diabetes	Zytostatika	30 20	2≥5	7	4	0	sehr gut
10	H.M. 38	M. Hodgkin IVB, lymphozytäre Depletion	Zytostatika	20	3	1/2	2	3	sehr gut
11	E.K. 50	metastasierendes Mammakarzinom	Op., Bestrahlung Zytostatika	20	5	9	2	4	sehr gut
12	P.H. 33	M. Hodgkin IIIB noduläre Sklerose	Bestrahlung Zytostatika	20	5	9	0	3	sehr gut
13	R.U. 30	M. Hodgkin IIIB	Bestrahlung Zytostatika	20	5	1	2	0	sehr gut
14	E.B. 59	metastasierendes Mammakarzinom	Op., Bestrahlung Zytostatika	20	5	7	2	3	sehr gut
15	J.K. 44	M. Hodgkin IVB	Bestrahlung Zytostatika	10	2	7	1		sehr gut
16	W.P. 49	Retikulosarkom	Zytostatika	20	4	2	1		sehr gut
17	H.Sch. 20	M. Hodgkin IIA noduläre Sklerose	Bestrahlung	40	6	3	3	-	sehr gut
18	H.S. 34	M. Hodgkin IVB lymphocytäre Depletion	Bestrahlung Zytostatika	50	5		3	4	sehr gut

Fälle 1 - 14, 17 u. 18: Herpes Zoster
Fälle 15 u 16 Herpes simplex labialis

Tabelle 2. Ergebnisse der Zosterbehandlung mit Cytarabin nach Literaturangaben. Bei 100 Pat. sind sowohl solche mit als auch ohne Grundkrankheit aufgeführt

Autoren	Patienten n	Cytarabin-Tagesdosis (mg/m²)	Behandlungsdauer (Tage)	Applikationsart	Beurteilung d Effektes
Calabresi 1965	1	80	5	Injektion	gut
Hall et al 1969	9	100	4	Tropfinfusion	sehr gut
MacKelvey, Kwaan 1969	1	100	5	Tropfinfusion	sehr gut
Foerster, Hryniuk 1971	30	10-20	3	Tropfinfusion	sehr gut
Prager et al 1971	1	100	7	Injektion	sehr gut
Neilan, Schechter 1971	1	80-100	4	Tropfinfusion	sehr gut
Juel-Jensen 1971	9	10-80	5	Injektion	sehr gut
Pierce, Jenkins	4	100	5	Tropfinfusion	sehr gut
Fortuny et al 1973	10	25	5	Injektion	sehr gut
Reis et al 1973	10	20-30	5	Injektion	sehr gut
Davis et al 1973	5	100	1 1/2	Tropfinfusion	fehlend
Stevens et al	19	100	3	Tropfinfusion	negativ
insgesamt	100				

Auffällt, daß zunächst die meisten Patienten mit Dosen behandelt wurden, wie sie für die Leukämietherapie notwendig sind. Hryniuk u. Mitarb. konnten dann zeigen, daß Dosierungen mit 10 bis 20 mg/qm/Tag als kurze Infusionen gleich gute Ergebnisse brachten wie die Langzeitinfusionen mit 100 mg/qm/Tag.

Eine fehlende bzw. sogar negative Wirkung der Cytarabintherapie stellten Davis u. Mitarb. bzw. Stevens u. Mitarb. fest. Dabei stellt die von Stevens publizierte Arbeit die einzige kontrollierte Studie überhaupt dar. Sie gaben Cytarabin in einer Dosierung von 100 mg/qm/Tag als Dauertropf über 24 bis 72 Std. Einen positiven Effekt auf die Erkrankung konnten sie nicht feststellen. Für den fehlenden Erfolg der Cytarabintherapie in dieser Studie gibt es verschiedene Erklärungsmöglichkeiten. Am wahrscheinlichsten ist jedoch, daß bei dieser Dosierungsform die immunsuppressive Wirkung so ausgeprägt ist, daß die Wirtabwehrmechanismen geschädigt werden und trotz verminderter Virusreplikation kein klinischer Erfolg eintritt. Mit der niedrig dosierten Kurzinfusion wird eine Immunsuppression wahrscheinlich vermieden.

Zusammenfassend läßt sich sagen, daß die meisten Autoren darin übereinstimmen, daß Cytarabin ein nützliches Therapeutikum bei der Behandlung schwerer Varizella-Zosterinfektionen darstellt. Wir halten diese Therapie bei besonders gefährdeten Patienten zur Vermeidung oder Therapie von Komplikationen und wahrscheinlich auch zur Verhinderung postherpetischer Neuralgien für indiziert.

Zu diesen besonders gefährdeten Patienten würden wir die folgenden Gruppen rechnen:

1. Patienten über 50 Jahre,
2. Patienten mit malignen Krankheiten,
3. Patienten mit Autoimmunkrankheiten oder solche, die unter immunsuppressiver Therapie stehen,
4. Patienten mit Zoster ophthalmicus,
5. Patienten mit Grundkrankheiten wie Diabetes mellitus, rheumatischer Arthritis oder Sinusitis frontalis.

Als Dosierung sind 20 mg/qm/Tag für etwa 5 Tage ausreichend. Die Behandlung muß dabei so früh als möglich, noch während der Replikationsphase der Viren, einsetzen.

Literatur

Calabresi, P.: Ann. N. Y. Acad. Sci. **130**, 192 (1965). — Davis, C. M., Vandersarl, J. V.: J. Amer. med. Ass. **224**, 122 (1973). — Foerster, J., Hryniuk, W.: Lancet **1971 II**, 712. — Fortuny, I. E., Weiss, R., Theologides, A., Kennedy, B. J.: Lancet **1973 I**, 38. — Gray, G. D.: Transplant. Proc. **5**, 1203 (1973). — Hall, T. C., Wiefert, C., Jaffe, N., Traggis, D., Lux, S., Rompf, P., Katz, S.: Trans. Ass. Amer. Phycns **82**, 201 (1969). — Juel-Jensen, B. E.: Lancet **1971 II**, 374. — Mackelvey, E. M., Kwaan, H. C.: Blood **34**, 706 (1969). — Neilan, B. A., Schechter, G. P.: Med. Ann. D. C. **40**, 573 (1971). — Pierce, L. E., Jenkins, R. B.: Arch. Opthal. **89**, 21 (1973). — Prager, D., Bruder, M., Sawitzky, A.: J. Pediat. **78**, 321 (1971). — Reis, H. E., Bruntsch, U., Schmidt, C. G.: Dtsch. med. Wschr. **98**, 2293 (1973). — Stevens, D. A., Merigan, T. C.: J. clin. Invest. **51**, 1170 (1972). — Stevens, D. A., Jordan, G. W., Waddell, T. F., Merigan, T. C.: New Engl. J. Med. **289**, 873 (1973).

HINZ, M., HEINEMANN, G., BÜRKLE, P., PFEIFFER, E. F. (Zentrum Innere Med. u. Kinderheilkunde, Univ. Ulm): **Die Behandlung von β-Zelltumoren mit Streptozotocin: Klinische und experimentelle Untersuchungen zum Wirkungsmechanismus**

Manuskript nicht eingegangen.

HARTWICH, G., DOMSCHKE, W., MATZKIES, F., PESCH, H.-J. (Med. Klinik mit Poliklinik u. Patholog. Inst. Universität Erlangen-Nürnberg): **Disaccharidasen der Dünndarmschleimhaut unter zytostatischer Behandlung**

Bei der Behandlung mit zytostatisch wirksamen Medikamenten müssen schwerwiegende Nebenwirkungen in Kauf genommen werden. Von besonderer Bedeutung sind morphologische und funktionelle Schäden der Dünndarmschleimhaut. Die morphologischen und proliferationskinetischen Veränderungen der Dünndarmschleimhaut unter einer zytostatischen Behandlung sind durch zahlreiche systematische Untersuchungen gut bekannt. Weniger bekannt ist, ob den gefundenen morphologischen Veränderungen der Dünndarmschleimhaut entsprechende funktionelle Abweichungen parallel gehen.

Wir untersuchten im Tierexperiment das Verhalten der Disaccharidasen Saccharase, Lactase, Maltase und Cellobiase unter der Behandlung mit Vincristinsulfat, Ifosfamid und einer Kombination von Vincristinsulfat und Ifosamid.

Die Bestimmung der Disaccharidasen hat in den vergangenen Jahren besonderes Interesse erlangt, da man erkannt hat, daß erbliche und erworbene Disaccharidasemangelerscheinungen Krankheitswert haben können. Disaccharidasen sind in enger Kopplung mit Transportsystemen für die Spaltung und Absorption von Zuckern verantwortlich. Ein Mangel an diesen Enzymen verursacht eine Disaccharidmaldigestion.

Wir verwendeten männliche SPF-Wistarratten mit einem Körpergewicht von 180 bis 200 g, jeweils 60 Tiere pro Versuchsreihe.

5 Gruppen wurden mit Vincristinsulfat behandelt, 4 Gruppen mit Ifosfamid in unterschiedlicher Dosierung und 2 Gruppen mit einer Kombination von Vincristinsulfat und Ifosamid, jeweils in unterschiedlicher Dosierung.
Alle Stoffe wurden intraperitoneal appliziert.
Zur Bestimmung der Disaccharidaseaktivitäten wählten wir die von Dahlqvist angegebene Zweistufenmethode. Die Aktivitäten wurden auf den Eiweißgehalt der einzelnen Schleimhautproben bezogen. Die Proteinbestimmung erfolgte nach der von Lowry et al. modifizierten Methode von Folin-Ciocalteu.
Die ermittelten Werte wurden statistisch geprüft.

In unseren Versuchen kam es bei geeigneter Dosierung der Zytostatika zu einem Abfall der Disaccharidaseaktivitäten.

Nach $1 \times 0,1$ mg/kg Vincristinsulfat war dieser Abfall jedoch nur gering. Bereits nach 48 Std hatten die Enzymaktivitäten den Ausgangswert wieder erreicht. Nach Dosiserhöhung auf $1 \times 0,5$ mg/kg war der Aktivitätsabfall aller untersuchten Disaccharidasen wesentlich ausgeprägter, nach 36 Std fand sich ein Zwischenanstieg der Aktivitäten in der Jejunalschleimhaut.

Die tiefsten Werte wurden im Duodenum und im Jejunum nach 60 Std registriert. Selbst 180 Std nach der Injektion waren alle Aktivitäten noch deutlich erniedrigt.

Nach weiterer Dosiserhöhung auf 1×1 mg/kg ließ sich der Aktivitätsabfall nicht noch weiter steigern. Allerdings muß bedacht werden, daß nach dieser sehr hohen Dosis ein Teil der Tiere vor Versuchsende starb, so daß eine Selektion resistenterer Tiere zur Messung gelangte.

Wenn kleine Vincristindosen über mehrere Tage in 48stündigen Abständen appliziert wurden, so änderten sich die Disaccharidaseaktivitäten nur unwesentlich. Wenn die gleichen Dosen dagegen statt in 48stündigen in 24stündigen Abständen gespritzt wurden, so kam es zu einem statistisch signifikanten Abfall der Disaccharidaseaktivitäten. Dies zeigt, daß die Schädigung der Disaccharidasen nicht nur von der Dosierungshöhe, sondern auch vom zeitlichen Intervall der Einzelapplikationen der Zytostatika abhängig ist.

Nach Anwendung von Ifosfamid in unterschiedlicher Dosierung fanden sich ebenfalls verminderte Disaccharidaseaktivitäten, besonders nach 1×250 mg/kg und 3×100 mg/kg (Abb. 1).

Beim Langzeitversuch mit 10 mg/kg täglich über 3 Wochen, fanden sich dagegen erst gegen Versuchsende statistisch signifikante Veränderungen.

Bemerkenswert war auch das Ergebnis der zytostatischen Kombinationsbehandlung mit Vincristinsulfat und Ifosfamid. Nach einer relativ kleinen Dosis Vincristin von 0,1 mg/kg, die weder morphologische Veränderungen an der Dünn-

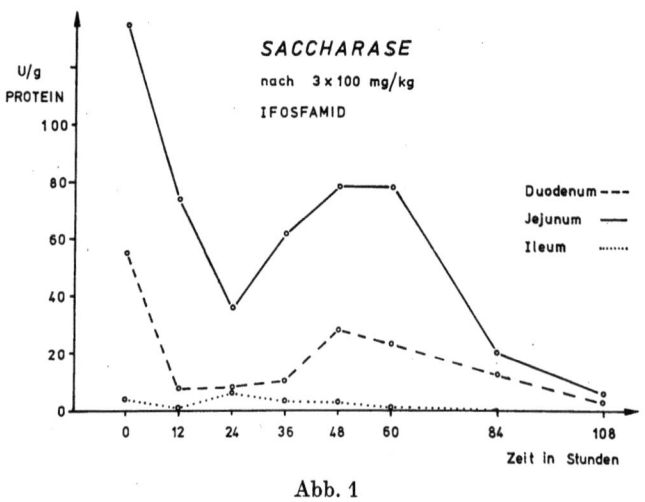

Abb. 1

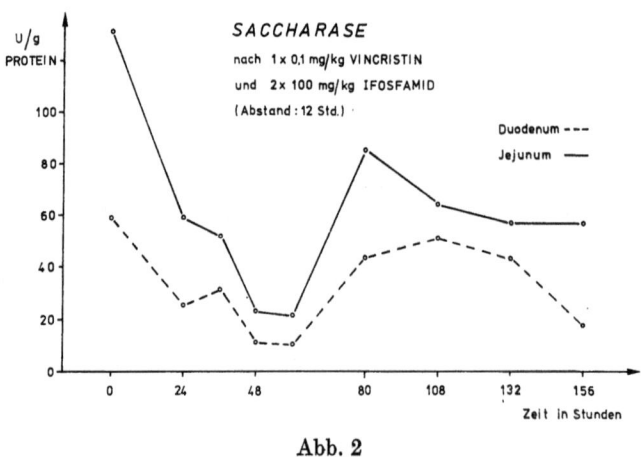

Abb. 2

darmmukosa hervorrief, noch zu einem nennenswerten Disaccharidaseabfall führte, wurde die Wirkung einer einmaligen Ifosfamiddosis von 1×100 mg/kg deutlich verstärkt. Noch ausgeprägter waren die Veränderungen (Abb. 2), wenn in 12stündigem Abstand eine zweite Ifosfamiddosis appliziert wurde.

Bei Anwendung dieses Polychemotherapieschemas am Menschen muß bedacht werden, daß die erwünschte größere Wirksamkeit bei der Behandlung von Tumoren mit größeren Nebenwirkungen erkauft werden muß.

Bei der Mehrzahl unserer Versuche setzte der Abfall der Aktivitäten innerhalb der ersten 24 Std ein, zu einem Zeitpunkt, an dem ein Funktionsausfall noch nicht zu erwarten ist, wenn die Zytostatika nur über eine Beeinträchtigung der teilungsfähigen Zellen im Kryptengrund wirken würden; denn bei der Ratte dauert es ca. 48 Std, bis die Epithelien vom Kryptengrund zur Zottenspitze gewandert sind.

Ein Stop der Zellteilung könnte sich demnach erst nach 48 Std auswirken, da bis dahin genügend funktionstüchtige differenzierte Zottenepithelien zur Verfügung stehen, die als nicht teilungsfähige Zellen von den Zytostatika nicht zerstört werden.

Der schon sehr früh einsetzende Abfall der Disaccharidaseaktivitäten macht einen direkten toxischen Effekt der untersuchten Zytostatika auf die Disaccharidasen wahrscheinlich. Der bisher für das Colchizin angenommene spezifische Wirkungsmechanismus auf die Disaccharidasen ist also offenbar ein für alle Zytostatika allgemein gütiges Prinzip. Daneben läßt sich möglicherweise aus dem in einigen Versuchsreihen gefundenen Aktivitätsprofil, nämlich dem erneuten Absinken der Aktivitäten nach einem Zwischenanstieg, ein zweiter Angriffspunkt der Zytostatika ableiten. Denn durch Eingriff in die DNS-Synthese oder den Ablauf der Mitose wird die Zellproliferation im Kryptengrund gehemmt. Dadurch kommt es zu einem Verlust an funktionstüchtigen differenzierten Epithelien mit Abfall der Disaccharidaseaktivitäten.

Nach morphologischer Restitution der Darmschleimhaut, nach 6 bis 7 Tagen, finden sich dennoch die Disaccharidase-Aktivitäten noch über Tage deutlich vermindert.

Unsere Untersuchungen haben gezeigt, daß Zytostatika verschiedener Substanzgruppen die Disaccharidaseaktivitäten der Dünndarmschleimhaut der Ratte vermindern können. Entsprechende Untersuchungen an der Dünndarmschleimhaut des Menschen werden zeigen müssen, ob auch unter therapeutischen Bedingungen ähnliche Schäden auftreten, u. U. mit der Konsequenz einer überbrückenden parenteralen Ernährung.

GLAUBITT, D., GERHARTZ, H., SCHNEIDER, J. (Nuklearmed. Abt. u. Hämatologisch-onkologische Abt. der Med. Klinik im Klinikum Westend der FU Berlin sowie dem Inst. für Nuklearmed. der Städt. Krankenanstalten Krefeld): **Eisenstoffwechseluntersuchungen mit ^{59}Fe bei Plasmozytomkranken**

Bei Kranken mit einem Plasmozytom kann das Knochenmark stark mit Plasmozytomnestern durchsetzt sein, so daß eine Einschränkung der Bildung erythropoetischer Blutzellen und damit auch pathologische Veränderungen des Eisenstoffwechsels in Betracht kommen. Es war daher von uns von Interesse, ob sich bei Plasmozytomkranken die Ferrokinetik ändert und ob hierbei einander ähnliche oder sogar typische Befundkombinationen auftreten.

Methodik

Wir untersuchten den Eisenstoffwechsel bis zu 3 Wochen lang bei 5 Patienten und 6 Patientinnen im Alter von 57 bis 80 Jahren. Vorher waren die Kranken mehrere Jahre lang zytostatisch behandelt worden, davon 4 Kranke zusätzlich mit Corticoiden. Wir ermittelten die Ferrokinetik (Huff u. Mitarb., 1951; Giblett u. Mitarb., 1956; Bothwell u. Mitarb., 1957; Heimpel, 1971) nach intravenöser Verabreichung von 0,2 μCi ^{59}Fe-Eisencitrat/kg Körpergewicht (Farbwerke Hoechst AG, Frankfurt/Main-Höchst). Wir bestimmten hierbei die biologische Halbwertzeit des ^{59}Fe im Plasma, den Eisenpool im Plasma, die Eisenumsatzgeschwindigkeit im Plasma, den Radioeiseneinbau in die Erythrozyten sowie die Oberflächenradioaktivität im Bereich von Kreuzbein, Milz, Leber und Herz (s. auch Glaubitt u. Mitarb., 1972, 1973). Die Berechnung des Eisenpools und der Eisenumsatzgeschwindigkeit im Plasma setzte die Kenntnis des Plasmavolumens voraus, das an Hand des Blutvolumens mit Hilfe ^{51}Cr-markierter autologer Erythrozyten (Kuni u. Mitarb., 1963) gemessen wurde.

Ergebnisse

Eine Anämie besteht nur bei einer Patientin; die Hämoglobinkonzentration im Blut beträgt 9,7 g/100 ml. Sämtliche Kranken weisen eine normale Eisenkonzentration im Serum auf. Die bei 8 Kranken bestimmte latente Eisenbindungskapazität im Serum ist normal. — Die Resultate der ferrokinetischen Untersuchungen sind uneinheitlich. Der Eisenpool im Plasma (Normalbereich: 2,3 bis 4,6 mg) ist bei einem Patienten deutlich und bei 2 Patientinnen geringfügig vermindert. Die biologische Halbwertzeit des ^{59}Fe im Plasma ist bei je 2 Kranken erheblich oder angedeutet verlängert, während sie bei einem Patienten wenig und bei einer Patientin mäßiggradig verkürzt ist. Der Radioeiseneinbau in die Erythrozyten ist bei 5 Kranken geringfügig bis beträchtlich herabgesetzt, davon bei je 2 Kranken mit verlängerter oder verkürzter biologischer Halbwertzeit des ^{59}Fe im Plasma. Die Eisenumsatzgeschwindigkeit im Plasma (Normalbereich: 0,30 bis 0,60 mg/kg · d) ist bei 3 Kranken mäßiggradig bis deutlich verringert und bei 3 Kranken erheblich bis stark gesteigert. Die externen Radioaktivitätsmessungen ergeben bei 6 Kranken eine geringgradig und bei 4 Kranken eine erheblich eingeschränkte Radioeisenanreicherung im Bereich des Kreuzbeins; bei 6 Kranken ist die ^{59}Fe-Speicherung im Bereich der Leber und bei einem Patienten im Bereich der Milz gesteigert. Eine 72jährige Patientin bietet keinen sicher pathologischen ferrokinetischen Befund. — Einige bemerkenswerte Ergebnisse der Eisenstoffwechseluntersuchungen seien hervorgehoben. — Eine 67jährige Patientin zeigt neben einer Verkleinerung des Eisenpools im Plasma (2,18 mg) eine Verlängerung der biologischen Halbwertzeit des ^{59}Fe im Plasma, eine Herabsetzung der Eisenumsatzgeschwindigkeit im Plasma (0,13 mg/kg · d), eine Verminderung des ^{59}Fe-Einbaus in die Erythrozyten, einen verzögerten und dabei nur geringen Anstieg der Radioaktivität im Bereich des Knochenmarks sowie eine erhebliche und anhaltende Radioeiseneinlagerung im Bereich der Leber (Abb. 1 oben). Eine erythropoetische Knochenmarkinsuffizienz ist in Betracht zu ziehen. — Ein 80jähriger Patient weist eine Verlängerung der biologischen Halbwertzeit des ^{59}Fe im Plasma, eine herabgesetzte Aufnahme der Radioaktivität im Bereich des Kreuzbeins und eine vom 7. Untersuchungstag an fortdauernde, vermehrte Radioeisenanreicherung in der Leber auf (Abb. 1 unten). Es besteht der Verdacht auf eine beginnende erythropoetische Knochenmarkinsuffizienz. — Bei einem 57jährigen Patienten sind der Eisenpool im Plasma (1,18 mg) verkleinert und die Eisenumsatzgeschwindigkeit im Plasma (0,17 mg/kg · d) vermindert, während die externen Radioaktivitätsmessungen eine eingeschränkte ^{59}Fe-Speicherung im Bereich des Kreuzbeins und eine verstärkte Einlagerung von Radioeisen im Bereich der Milz ergeben. Bei diesem Patienten ist eine beginnende erythropoetische Knochenmarkinsuffizienz nicht auszuschließen. — Bei einer 68jährigen Patientin mit leichter Anämie liegt die biologische Halbwertzeit des ^{59}Fe im Plasma dicht über der oberen Grenze des Normalbereichs, während der Radioeiseneinbau in die Erythrozyten geringgradig herabgesetzt und die Radioaktivität im Bereich der Leber vom 9. Untersuchungstag an gesteigert sind. Im Bereich des Kreuzbeins sinkt die in vermindertem Ausmaß aufgenommene Radioaktivität verzögert ab. Diese Befunde könnten auf eine beginnende erythropoetische Knochenmarkinsuffizienz und zusätzlich auf eine geringgradige ineffektive Erythropoese hinweisen. — Bei einer 58jährigen Patientin finden sich eine Verkürzung der biologischen Halbwertzeit des ^{59}Fe im Plasma, eine starke Erhöhung der Eisenumsatzgeschwindigkeit im Plasma (1,37 mg/kg · d), eine Verminderung des Radioeiseneinbaus in die Erythrozyten, eine Herabsetzung der ^{59}Fe-Aufnahme im Bereich des Kreuzbeins bis auf fast die Hälfte des Ausgangswertes und eine von den Anfangswerten nur wenig abweichende Radioeisenanreicherung in Leber und Milz (Abb. 2 oben). Möglicherweise ist an anderen Stellen des Körpers kompensatorisch eine medulläre Erythropoese vorhanden, die durch unsere Untersuchungen nicht erfaßt wird. Eine erythropoetische Knochenmarkinsuffizienz und zusätzlich eine ineffektive Erythropoese kommen als Ursachen der Befundkombination in Betracht. — Bei einem 62jährigen Patienten sind die biologische Halbwertzeit des Radioeisens im Plasma verkürzt, die Eisen-

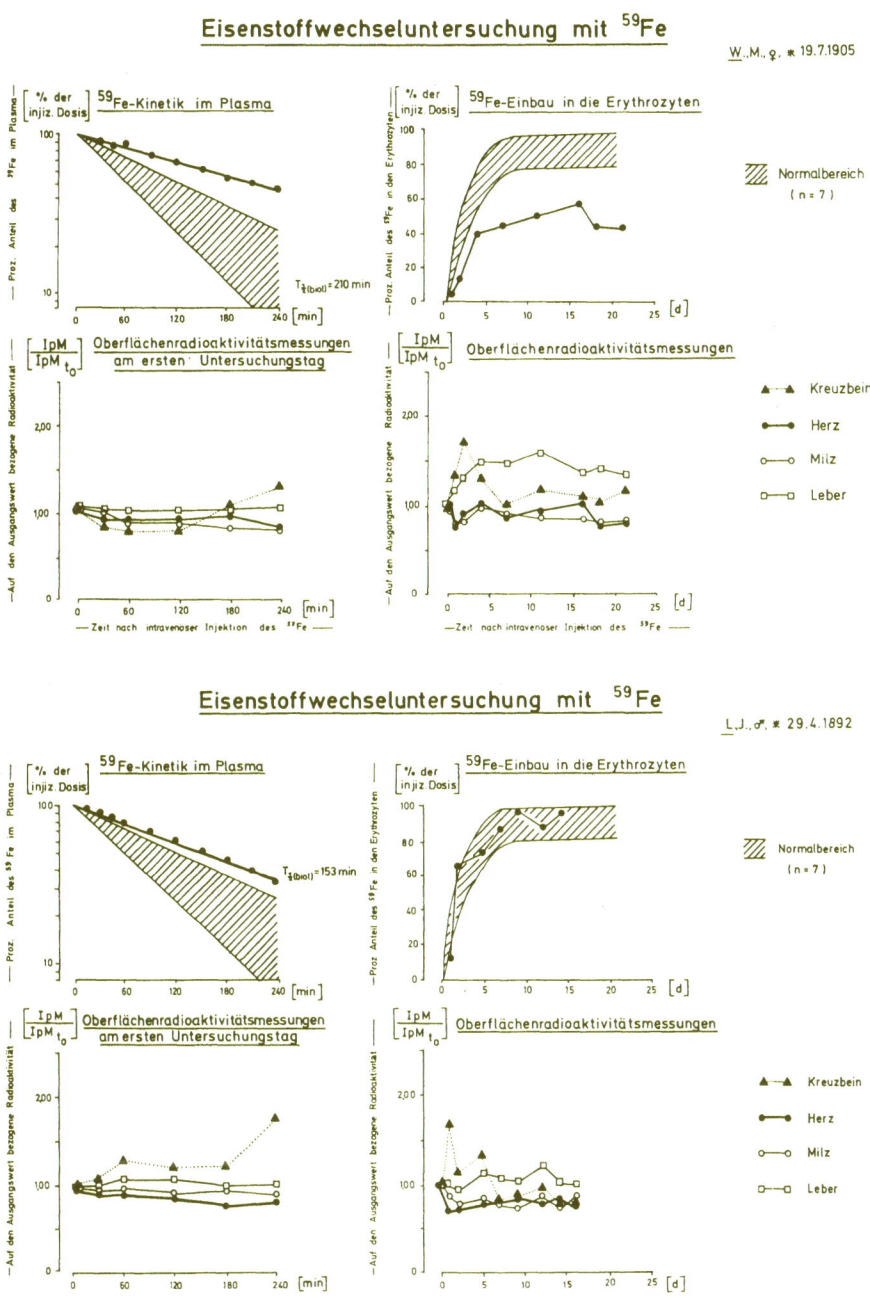

Abb. 1. Ferrokinetik bei einer 67jährigen Pat. mit erythropoetischer Knochenmarkinsuffizienz (oben) und einem 80jährigen Pat. mit Verdacht auf beginnende erythropoetische Knochenmarkinsuffizienz (unten)

umsatzgeschwindigkeit im Plasma (0,95 mg/kg · d) erhöht, der ^{59}Fe-Einbau in die Erythrozyten herabgesetzt und die Radioeisenspeicherung im Bereich des Knochenmarks geringgradig eingeschränkt (Abb. 2 unten). Möglicherweise handelt es sich um eine ineffektive Erythropoese.

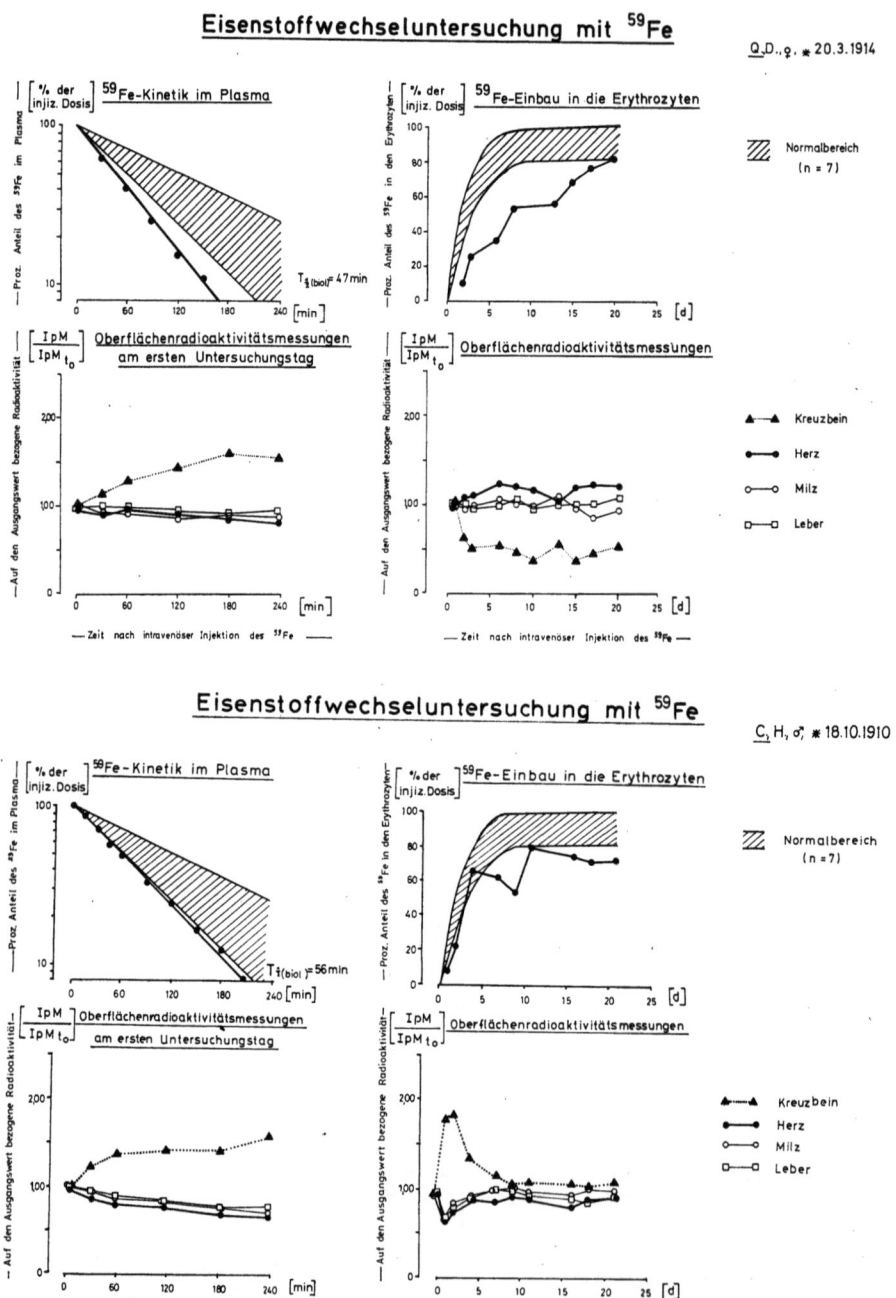

Abb. 2. Ferrokinetik bei einer 58jährigen Pat. mit erythropoetischer Knochenmarkinsuffizienz und Verdacht auf ineffektive Erythropoese (oben) und einem 62jährigen Pat. mit Verdacht auf ineffektive Erythropoese (unten)

Diskussion

Eine typische Befundkombination der Eisenstoffwechseluntersuchungen ist nicht ersichtlich. Bei 2 Kranken sind die biologische Halbwertzeit des ^{59}Fe im Plasma und der Radioeisencinbau in die Erythrozyten vermindert; bei einem Patienten ist hierbei die Eisenumsatzgeschwindigkeit im Plasma erheblich gesteigert. Bei 2 weiteren Kranken finden sich eine Verlängerung der biologischen Halbwertzeit des Radioeisens im Plasma und eine Herabsetzung des ^{59}Fe-Einbaus in die Erythrozyten bei je einmal normaler oder herabgesetzter Eisenumsatzgeschwindigkeit im Plasma. Bei je einem Kranken sind eine Verlängerung der biologischen Halbwertzeit des Radioeisens im Plasma oder eine Verminderung der Eisenumsatzgeschwindigkeit und des Eisenpools im Plasma oder eine Erhöhung der Eisenumsatzgeschwindigkeit im Plasma oder eine Einschränkung des ^{59}Fe-Einbaus in die Erythrozyten bei geringer Anämie festzustellen. Bei einem Patienten sind die biologische Halbwertzeit des ^{59}Fe im Plasma verlängert und die Eisenumsatzgeschwindigkeit im Plasma herabgesetzt.

Bemerkenswert ist, daß mit einer Ausnahme bei den Kranken die Radioaktivität im Bereich des Kreuzbeins nur bis zu 1,8mal höher ist als der Ausgangswert; bei 4 Kranken beträgt der höchste Wert 1,4 oder weniger. Bei 10 Kranken sprechen die Befunde daher für eine geringe bis hochgradige erythropoetische Knochenmarkinsuffizienz.

Das wichtigste Ergebnis unserer Untersuchungen ist der Hinweis auf eine erythropoetische Knochenmarkinsuffizienz bei 10 Kranken. Bei 4 Kranken kommt eine ineffektive Erythropoese in Betracht. Anhaltspunkte für eine Hämolyse, eine extramedulläre Erythropoese oder einen Eisenmangel finden sich nicht. Bei den Plasmozytomkranken mit einer pathologischen Ferrokinetik ist eine enge Relation zu den klinischen Befunden oder den Krankheitssymptomen nicht zu erkennen. Dennoch ist zu beachten, daß bei einem Plasmozytom der Eisenstoffwechsel in erheblichem Ausmaß pathologisch verändert sein kann.

Zusammenfassung

Ferrokinetische Untersuchungen mit ^{59}Fe an 11 Kranken mit einem Plasmozytom zeigten bei 10 Kranken pathologische Befunde. Eine Befundkombination, die für eine bestimmte Störung des Eisenstoffwechsels als typisch anzusehen wäre, war nicht feststellbar. Bei 10 Kranken fanden sich Hinweise auf eine erythropoetische Knochenmarkinsuffizienz, bei 4 Kranken Anhaltspunkte für eine ineffektive Erythropoese.

Literatur

Bothwell, T. H., Hurtado, A. V., Donohue, D. M., Finch, C. A.: Blood **12**, 409 (1957). — Giblett, E. R., Coleman, D. H., Pirzio-Biroli, G., Donohue, D. M., Motulsky, A. G., Finch, C. A.: Blood **11**, 291 (1956). — Glaubitt, D., Schneider, J., Gerhartz, H.: Verh. dtsch. Ges. inn. Med. **79**, 473 (1973). — Glaubitt, D., Thormann, I., Oppert, H., Schmutzler, H., Swierzinski, R.: 10. internationale Jahrestagung der Gesellschaft für Nuclearmedizin, Freiburg i. Br. 1972 (im Druck). — Heimpel, H.: Hämatologie. In: Nuklearmedizin. Funktionsdiagnostik, S. 99 (Emrich, D., Hrsg.). Stuttgart: Thieme 1971. — Huff, R. L., Elmlinger, P. J., Garcia, J. F., Oda, J. M., Cockrell, M. C., Lawrence, J. H.: J. clin. Invest. **30**, 1512 (1951). — Kuni, H., Graul, E. H., Hundeshagen, H., Schaumlöffel, E.: Atompraxis **9**, 1 (1963).

Rüdiger, H. W. (I. Med. Klinik Univ. Hamburg): **Die Anwendung von Zellkulturen auf genetische Fragestellungen der Inneren Medizin**

Zellkulturen stellen im Gegensatz zu den Organkulturen ein uniformes Zellmaterial dar. Es ist zweckmäßig zu unterscheiden zwischen

1. Lymphocyten-Kurzzeitkulturen: Diploide Zellen, Anwendung in erster Linie für Routine-Chromosomenanalysen, Kulturdauer 3 bis 5 Tage;

2. Lymphocyten-Langzeitkulturen: Aneuploide transformierte Zellen mit zeitlich unbegrenztem Wachstum;

3. Fibroblastenkulturen: Diploide, dem Bindegewebe entstammende Zellen mit begrenzter Lebensdauer von 30 bis 60 Generationen oder ca. 1 Jahr.

Die folgenden Ausführungen beziehen sich nur auf Fibroblastenkulturen. Das Anlegen einer Fibroblastenkultur ist technisch nicht schwierig. Dem Patienten wird mit steriler Schere und Pinzette ein kleines Hautstück — am besten von der Innenseite des Oberarms — entnommen. Ein ca. 4 × 4 mm großes Stück genügt völlig, die Schnittführung soll so flach sein wie möglich, dadurch blutet es kaum und eine Lokalanästhesie ist überflüssig. Das Hautstück wird sofort nach Entnahme in ein kleines Gefäß mit sterilem Kulturmedium versenkt und kann so mindestens 3 Wochen bei Raumtemperatur aufbewahrt werden bis die Zellkultur angelegt wird. Dazu wird das Hautstück so weit wie möglich zerkleinert und die Stückchen zusammen mit Kulturmedium bei 37 °C inkubiert. Es ist entscheidend, daß die Hautstückchen in engem Kontakt mit der Oberfläche des Kulturgefäßes gehalten werden, da die auswachsenden Fibroblasten den Kontakt mit einer Oberfläche brauchen, an die sie sich anheften und auf der sie schließlich einen dichten einzelligen Rasen bilden. Nach 3 bis 6 Wochen steht genügend Material für Untersuchungen zur Verfügung. Die Einsatzmöglichkeiten der Fibroblastenkulturen für die klinische und experimentelle Medizin umfassen vor allem:

  I. Diagnose von Krankheiten
   1. Stoffwechseldefekte
   2. Chromosomenanomalien
   3. Erbliche Dispositionen zu Krankheiten

  II. Analyse zellulärer Phänomene
   1. Altern von Zellen
   2. Maligne Entartung
   3. Differenzierung
   4. Zellzyklus
   5. Interzelluläre Wechselwirkungen

Stoffwechseldefekte

Diagnose und Analyse von erblichen Stoffwechselkrankheiten ist die Domäne der Fibroblastenkultur. Von den ca. 130 bekannten erblichen Stoffwechseldefekten des Menschen existieren für etwa 60 Defekte inzwischen Methoden der Analyse in Zellkulturen und eine große Anzahl von Enzymdefekten verdankt seine Aufklärung diesem System wie z. B. alle Mucopolysaccharid-Speicherkrankheiten, die Orotsäureacidämie und das Lesch-Nyhan-Syndrom. Jeder dieser Stoffwechseldefekte kommt in einer fast unbegrenzten Zahl von Varianten vor, die eine verwirrende Vielfalt des klinischen Bildes bedingen. Für den Glukose-6-phosphatdehydrogenase-Mangel beispielsweise sind weit über 200 Enzymvarianten bekannt mit allen Übergängen im klinischen Bild, von schwerster hämolytischer Anämie bis zur völligen Symptomlosigkeit. Erbliche Stoffwechseldefekte sind damit auch nicht nur eine Domäne des Pädiaters, sondern spielen eine Rolle gerade für die Innere Medizin. Ein Beispiel möge das verdeutlichen: Abb. 2 zeigt 2 Patienten mit völlig verschiedenem klinischen Bild. Der 5jährige Junge hat ein Hurler-Syndrom mit dem typischen entstellten Gesicht, schwersten Skelettdeformierungen, Hepato-Splenomegalie und Schwachsinn. Der erwachsene Patient hat ein Scheie-Syndrom und wirkt auf den ersten Blick überhaupt nicht auffällig. Man findet bei der Untersuchung Kontrakturen der Fingergelenke, Hornhauttrübung und vermehrte Körperbehaarung. Die Intelligenz ist normal. Beide Patienten haben eine unterschiedliche Variante des gleichen Enzymdefekts, nämlich eines Mangels an

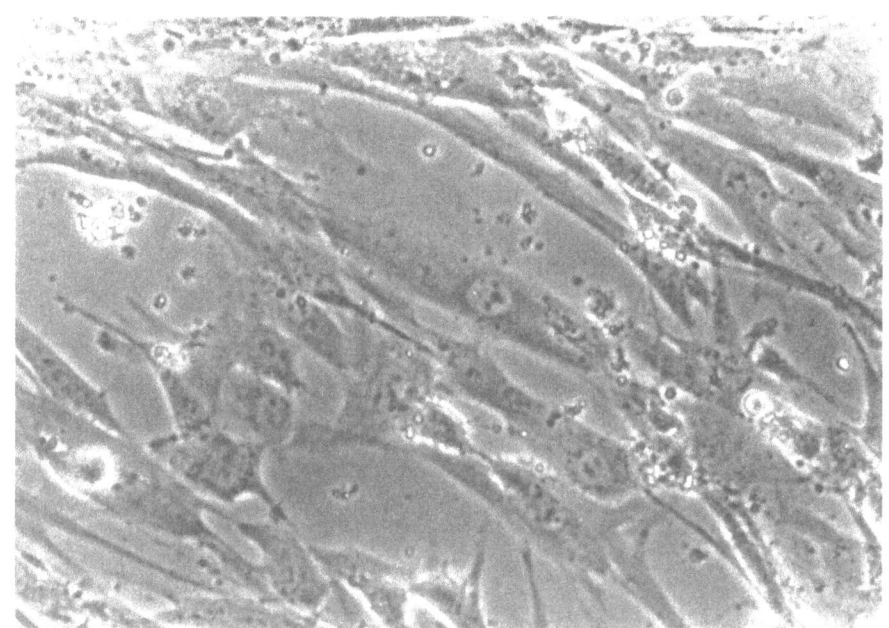

Abb. 1. Fibroblasten in Kultur bei Betrachtung mit dem Phasenkontrastmikroskop. (Vergr. ca. 210fach)

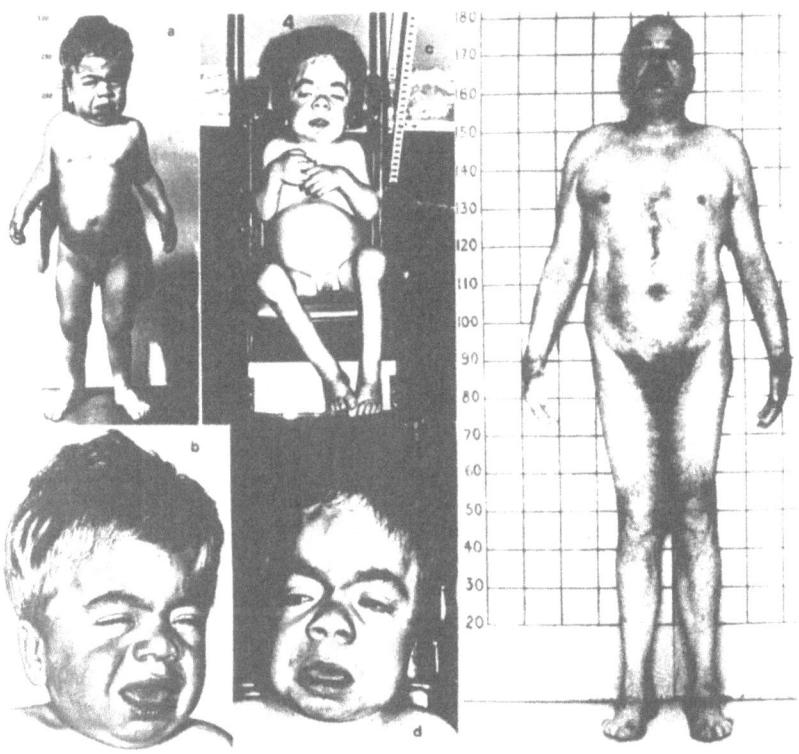

Abb. 2. Der gleiche Enzymdefekt (L-Iduronidasemangel) in zwei Varianten mit unterschiedlichem klinischen Bild. Links: 6jähriger Junge (Hurler-Syndrom); rechts: 57jähriger Mann (Scheie-Syndrom). Das Bild des erwachsenen Patienten stammt von V. A. McKusick

L-Iduronidase (ein mucopolysaccharidabbauendes Enzym), wie man mit Hilfe von Fibroblastenkulturen beweisen kann.

Chromosomenanomalien

Die Voraussetzungen für eine Chromosomenanalyse sind proliferierende diploide Zellen, die in der Regel durch Lymphocyten-Kurzzeitkulturen zur Verfügung stehen. Nur bei besonderen Fragestellungen, wenn zeitaufwendige Spezialuntersuchungen notwendig werden (Analyse von Deletion der Translokation) kommen Fibroblastenkulturen in Betracht. Für den Internisten wichtige Krankheiten sind das Turner-Syndrom (46, X0), das Klinefelter-Syndrom (47, XXY) und evtl. das XYY-Syndrom.

Erbliche Dispositionen zu Krankheiten

Eine Voraussetzung für die karzinogene Wirkung von zyklischen Kohlenwasserstoffen wie Benzypren und Dimethylbenzanthracen ist die Bindung an die Desoxyribonucleinsäure der Zelle, dazu müssen diese Substanzen vorher in der Zelle durch Arylhydrocarbonhydroxylasen oxidiert werden. Dieses Enzymsystem wird durch die zyklischen Kohlenwasserstoffe selbst induziert, das Ausmaß dieser Induzierbarkeit ist genetisch determiniert und kann mit Hilfe von Zellkulturen bestimmt werden. Untersuchungen aus dem Jahre 1973 konnten erstmals nachweisen, daß die Induzierbarkeit der Arylhydrocarbonhydroxylasen bei Patienten mit Bronchialkarzinom signifikant höher ist als bei Nicht-Karzinomträgern. Sollte sich das bestätigen, so ist es mit Hilfe von Zellkulturen in Zukunft möglich, die individuelle Disposition zu bestimmen, ein Bronchialkarzinom zu bekommen. Die Menschen mit einer nachgewiesenen erhöhten Disposition könnten sich dann schützen, indem sie z. B. nicht rauchen.

Untersuchungen zellulärer Phänomene

Viele Eigenschaften normaler Bindegewebszellen bleiben in der Fibroblastenkultur erhalten wie die begrenzte Lebenszeit und die Wachstumshemmung durch Zellkontakt. Fibroblastenkulturen sterben nach 30 bis 60 Generationen ohne erkennbare Ursache ab und spiegeln unter Berücksichtigung der rascheren Teilungsrate in Kultur wie im Zeitraffer die Lebensspanne von Zellen in vivo. Für die Fibroblastenkultur als Modell für Untersuchungen über das Alter von Zellen sprechen außerdem zwei Beobachtungen:

1. Je jünger der Spender desto größer die Generationszahl seiner Fibroblasten in Kultur.

2. Fibroblasten von Patienten mit Krankheiten, die zu vorzeitigem Senium führen, wie Progerie- oder Werner-Syndrom, haben in Kultur eine stark verminderte Lebenserwartung.

Zellkulturen sind in den vergangenen Jahren das wichtigste Modell zum Studium des Problems der malignen Entartung geworden. Von den vielen Gesichtspunkten, die dafür maßgebend sind, sei hier nur einer erwähnt: Wachstumshemmung durch Zellkontakt ist eine grundlegende Eigenschaft normaler Körperzellen, die durch maligne Transformation aufgehoben wird. Tumoren wachsen infiltrierend und destruierend; transformative Fibroblasten in Kultur verlieren in ganz analoger Weise die Kontakthemmung.

Zellkulturen stellen ein wichtiges Hilfsmittel zur Diagnose und Analyse genetischer Krankheiten dar und vereinigen in vielen Fällen die Vorteile der in vivo Untersuchungen mit der Einfachheit und Reproduzierbarkeit des in vivo-Tests.

Literatur

Hayflick, L., Moorhead, P. S.: Exp. Cell Res. **25**, 585 (1961). — Kellermann, G., Shaw, C. R., Luyten-Kellerman, M.: New Engl. J. Med. **289**, 934 (1973). — Kelley, N. W., Wyngaarden, J. B.: In: The metabolic basis of inherited disease, 3rd. Ed. New York: McGraw-Hill Book Comp. 1971. — McKusick, V. A.: Mendelian inheritance in man, 3rd Ed. Baltimore: The Johns Hopkins Press 1972. — McKusick, V. A.: Heritable disorders of connective tissue, 4th Ed. St. Louis: V. C. Mosby Comp. 1972. — Passarge, E., Wendel, U., Wöhler, W., Rüdiger, H. W.: Dtsch. med. Wschr. **99**, 144 (1974). — Paul, J., Cell and tissue culture, 4th Ed. Edinburgh: E. & S. Livingstone 1971. — Priest, J. H.: Human cell culture in diagnosis of disease. Springfield/Illinois: C. C. Thomas 1972. — Wendel, U., Rüdiger, H. W., Passarge, E.: Mschr. Kinderheilk. **122**, 23 (1974).

Kuhn, H., Mäurer, W., Breithardt, G., Kübler, W. (I. Med. Klinik B der Universität Düsseldorf): **Erfahrungen mit der Eiweißbindungstechnik zur Bestimmung des cyclischen Adenosin 3:5 Monophosphats (cAMP) im Plasma***

Die Bestimmung des cAMP erfolgte bisher ganz überwiegend im Gewebe, in Zellfraktionen und im Urin und diente vor allem experimentellen Fragestellungen. Ergebnisse über die Bestimmung des cAMP-Gehaltes im Plasma liegen bisher nur spärlich vor [3, 4, 5, 6, 7, 8, 10]. Neben verschiedenen klinischen Aspekten gewann aber die Frage der Plasmakonzentrationen in den letzten Jahren an Bedeutung vor allem durch die Beobachtung, daß die exogene Zufuhr verschiedener Substanzen, die die Adenylcyclase stimulieren und zu einer Zunahme des Gewebsgehaltes an cAMP führen, auch eine z. T. beträchtliche Erhöhung des Plasmaspiegels an cAMP zur Folge hat [5, 6, 7].

Für Gewebsbestimmungen von cAMP wurde in jüngerer Zeit ein relativ einfach durchzuführender Test angegeben, der auf der weitgehend spezifischen Bindung von cAMP an verschiedene Proteine beruht [1, 2]. Mehrere Firmen entwickelten auf diesem Prinzip basierende Testkombinationen. Über die Anwendung der Eiweißbindungsmethode, insbesondere zur Bestimmung des cAMP im Plasma sowie über Fehlermöglichkeiten dieses Verfahrens soll im Folgenden berichtet werden. Verwendet wurden die Testkombinationen der Firmen Boehringer-Mannheim und Amersham-Buchler mit den darin enthaltenen Proteinen aus Muskelgewebe sowie bindendes Protein aus Nebennierenrindengewebe, das nach der Methode von Brown u. Mitarb. gewonnen wurde.

Abb. 1 (hier nicht abgebildet) zeigt kurz die wesentlichen Schritte der cAMP-Bestimmung mittels Eiweißbindungstechnik. Dem ersten Schritt der Plasmaproteindenaturierung folgt die Einengung des gewonnenen Überstandes, dann die Inkubation unter Zugabe des Bindungsproteins und des radioaktiven Tracers in Form des cyclischen H3-AMP. Nach Abtrennung des ungebundenen Anteils an cyclischem H3-AMP erfolgt schließlich die Messung des gebundenen Anteils im Flüssigkeitsszintillationszähler.

Abb. 2 (hier nicht abgebildet) zeigt die Abnahme des gebundenen Anteils an cyclischem H3-AMP bei zunehmender Konzentration der unmarkierten Substanz im Testvolumen.

Abb. 3 (hier nicht abgebildet). Für die Richtigkeit eines Meßergebnisses unter den Bedingungen der Eiweißbindungstechnik ist zunächst zu fordern, daß cAMP-freies Plasma sich quantitativ ebenso verhält, wie der für die Erstellung der Standardkurven verwendete cAMP-freie Natriumacetatpuffer. Sie sehen hier den Nullstandard aufgetragen, d. h. den Prozentsatz des an Protein gebundenen cyclischen H3-AMP nach Zugabe von cAMP-freiem Natriumacetatpuffer. Damit verglichen wurden die Meßwerte in verschiedener Weise aufbereiteter Plasma-

---

* Mit Unterstützung durch die Deutsche Forschungsgemeinschaft SFB 30 Kardiologie Düsseldorf.
Mit der technischen Assistenz von G. Storck und G. Güthling.

proben, in denen die cyclischen Nucleotide durch Zugabe von Phosphodiesterase gespalten wurden. Man erkennt, daß im Gegensatz zum Alkohol oder perchlorsäuredenaturierten Plasma (u. a. ließen sich hier ferner durch Verwendung der

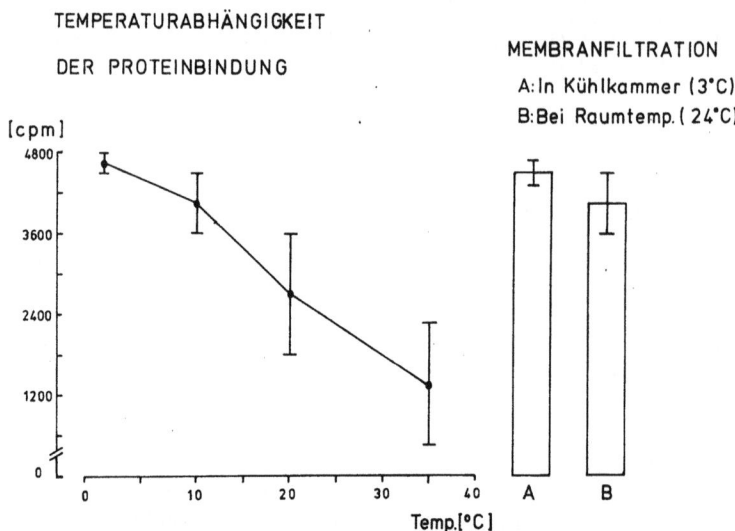

Abb. 1. Temperaturabhängigkeit der Proteinbindung während der Filterspülung, dargestellt an der in cpm gemessenen Radioaktivitätsabnahme des Nullstandards (Ordinate) bei zunehmender Temperatur des für die Spülung verwendeten Phosphatpuffers (Abszisse) (links). Rechts aufgetragen ist die Höhe des Nullstandards bei Durchführung der Filtration in einer Kühlkammer und bei Raumtemperatur. Aufgetragen sind jeweils Mittelwert und Standardabweichung von je 4 Messungen (Gesamt-cpm 12100, cAMP-Test nach Gilman [1] der Firma Boehringer, Mannheim)

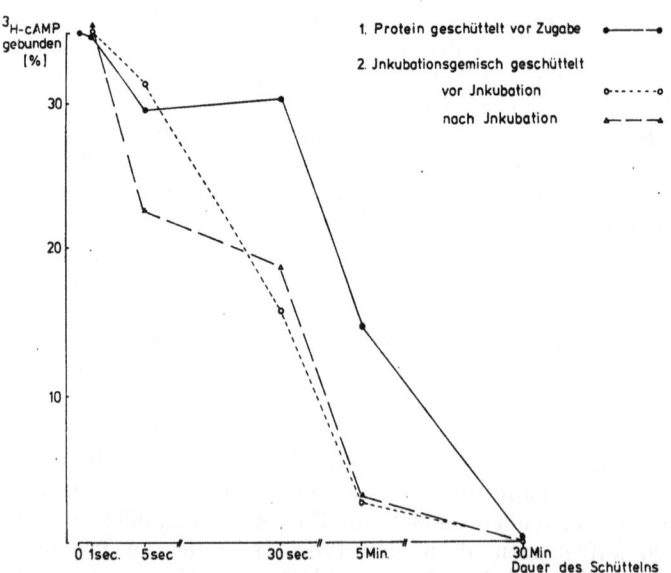

Abb. 2. Beeinflussung der Proteinbindung durch Schütteln des Bindungsproteins und des Inkubationsgemisches (Temperatur 3 °C). Ordinate: Nullstandard, angegeben als Prozentsatz des gebundenen ^{3}H-cAMP, Abszisse: Dauer des Schüttelns. Dargestellt sind die Mittelwerte von je 3 Messungen. (Filtertechnik, cAMP-Testkombination der Firma Boehringer, Mannheim, nach Gilman [1], Rotationsmischer der Firma Eppendorf)

Gefriertrocknung Streuung und Ausbeute entscheidend verbessern) bei Verwendung von Trichloressigsäure zur Plasmadenaturierung ein signifikant geringerer Anteil an gebundenem cyclischem H3-AMP gefunden und somit im cAMP-freien Plasma das Vorhandensein von cAMP vorgetäuscht wird. Nach diesen Befunden erweist sich die von einigen Autoren bei Anwendung der Eiweißbindungstechnik für die Plasmadenaturierung empfohlene Trichloressigsäure [9] nicht als brauchbar. Ebenso fand sich bei Anwendung der Kohleadsorptions- statt der Filtertechnik eine deutliche Abnahme an gebundenem H3-AMP.

Verschiedene Autoren beobachteten eine weitgehende Auflösung der Proteinbindung, wenn die etwa 1stündige Inkubation bei Raumtemperatur und nicht in der Kälte erfolgte [3].

Abb. 1 zeigt die hochgradige Temperaturempfindlichkeit der Proteinbindung nach Durchführung der Filtration. Bereits bei relativ niedrigen Temperaturen kommt es während der im Gegensatz zur 1stündigen Inkubationsdauer nur einige Sekunden dauernden anschließenden Spülung des Filters zu einem deutlichen Bindungsverlust (ebenso wie bei zunehmendem Spülvolumen), kenntlich an der Abnahme der in cpm gemessenen Radioaktivität. Die danach erforderliche Verwendung von eiskalter Pufferlösung zeigt aber noch unbefriedigende Ergebnisse, wenn der Filtrationsvorgang bei Raumtemperatur und nicht in einer entsprechenden Kühlkammer stattfindet. Verantwortlich hierfür dürfte eine bei Raumtemperatur zunehmende Erwärmung der unterhalb des Filters sich ansammelnden Flüssigkeitsschicht sein.

Auf der weiteren Suche nach den Ursachen der zunächst nichtbefriedigenden Präzision und Richtigkeit der Eiweißbindungsmethode fand sich ferner folgendes auffallendes Verhalten der Proteinbindung:

Abb. 2. Nach Schütteln des Inkubationsgemisches — wie dies in der Literatur bei Anwendung dieser Methode empfohlen wird [3] — kommt es im Vergleich mit der nicht geschüttelten Probe bereits nach kurzer Zeit zu einer zunehmenden Auflösung der Proteinbindung. Dieses Verhalten fand sich auch nach Schütteln des Inkubationsgemisches unmittelbar vor der Inkubation und bei Schütteln des isolierten Proteins vor Zugabe zum Inkubationsmedium (Filter- und Kohleadsorptionstechnik), was auf eine strukturelle Veränderung am Bindungsprotein schließen läßt. Diese Schüttelempfindlichkeit sowohl des bindenden Proteins als auch der bereits erfolgten Proteinbindung konnten wir bei Überprüfung aller drei zu Beginn genannten Proteine feststellen.

Abb. 6 (hier nicht abgebildet). Schließlich sei noch kurz auf folgende für die Messung des cAMP im Plasma wichtige Befunde hingewiesen: Im Gegensatz zu Literaturangaben [3] fand sich nach Einfrieren des Plasmas auf $-12°$ eine Abnahme der cAMP-Konzentration in mehreren Fällen bis zu 30%, was jedoch bei Verwendung von bereits eingeengtem Plasmaüberstand nicht festgestellt werden konnte.

Abb. 7 (hier nicht abgebildet). Ferner empfiehlt es sich bei Blutabnahmen aus der Cubitalvene ein Stauen des Oberarms zu vermeiden, da es hierbei zu einer z. T. erheblichen Zunahme der cAMP-Konzentration im Cubitalvenenblut kommen kann.

In der Literatur wird bei Plasmabestimmungen von cAMP mittels der Eiweißbindungstechnik die Präzision der Methode mit einem Variationskoeffizienten von über 10% angegeben [3], bei Gewebsbestimmungen liegt die Streuung in der Regel noch wesentlich höher. Unter Vermeidung der genannten, für die Qualität der Methode entscheidenden Fehlerquellen lag die Varianz unter 5%. Ferner erwiesen sich die bei anderen Autoren für die Berechnung der cAMP-Konzentration im Plasma erforderlichen Korrekturfaktoren [3] nicht als notwendig.

Literatur

1. Gilman, A. G.: Proc. nat. Acad. Sci. (Wash.) **67**, 305 (1970). — 2. Brown, B. L., Albano, J. D. M., Ekins, R. P., Sgherzi, A. M.: Biochem. J. **121**, 561 (1971). — 3. Tsang, C. P. W., Lehotay, D. C., Murphy, B. E. P.: J. clin. Endocr. **35**, 809 (1972). — 4. Rabinowitz, B., Katz, J.: Clin. Chem. **19**, 312 (1973). — 5. Ball, J. H., Kaminski, N. I., Hardman, J. G., Broadus, A. E., Sutherland, E. W., Liddle, G. W.: J. clin. Invest. **51**, 2124 (1972). — 6. Broadus, A. E., Kaminski, N. I., Northcutt, R. C., Hardman, J. G., Sutherland, E. W., Liddle, G.: J. clin. Invest. **49**, 2237 (1970). — 7. Kuhn, H., Breithardt, G., Mäurer, W., Kübler, W.: Canine plasma cyclic AMP levels after the administration of glucagon. International Study Group for Research in Cardiac Metabolism-European Section, Symposium Prag 1974 (im Druck). — Mäurer, W., Kuhn, H., Kübler, W., Breithardt, G.: Verh. dtsch. Ges. Kreisl.-Forsch. 1974 (im Druck). — 9. Biochemica Dienst Boehringer, Mannheim, Nr. 23, März 1973. — 10. Wehmann, R. E., Blonde, L., Steiner, A. L.: J. clin. Invest. **53**, 173 (1974).

GRAFFLAGE, B., BUTTGEREIT, G., KÜBLER, W. (I. Med. Klinik B Univ. Düsseldorf u. Organisch-Analytisches Labor der Bayer AG, Leverkusen): **Die Anwendung der flammenlosen Atomabsorption für die Bestimmung von Spurenelementen im Serum des Menschen**[*]

Die physiologische und klinische Bedeutung von Spurenelementen ist noch weitgehend unbekannt. Dies ist vor allem auf methodische Schwierigkeiten zurückzuführen, da die bisher für die Bestimmung von Spurenelementen in biologischen Geweben angewendeten Verfahren für die Klinik entweder zu teuer und zu aufwendig waren oder eine zu große methodische Fehlerbreite bei relativ geringer Nachweisgrenze aufwiesen. Mit der flammenlosen Atomabsorptionsspektroskopie bietet sich ein neues Verfahren an, das für die Messung von Spurenelementen in der Klinik geeignet erscheint. Diese Methode weist als Vorteil einen sehr einfachen und kurzen Analysengang bei relativ hoher Empfindlichkeit und Nachweisgrenze auf, so daß in wäßrigen Lösungen die Messung von Spurenelementen in den im Serum zu erwartenden Konzentrationen problemlos gelingt. Bei Verwendung von biologischem Material führen jedoch die in der Probe vorhandenen organischen und anorganischen Substanzen zu erheblichen Störeffekten, die sich in unspezifischen Signalen und in Veränderungen des spezifischen Signals äußern können.

Im folgenden soll eine Methode zur Messung der im Serum in sehr geringen Konzentrationen vorkommenden Spurenelemente Chrom und Mangan beschrieben und die dabei zu überwindenden Schwierigkeiten besprochen werden.

Die Messungen wurden zunächst mit einem Atomabsorptionsgerät ohne Deuteriumkompensator[1] in Kombination mit einer spannungsgesteuerten Graphitrohrküvette[2] ohne kontinuierliche Aufheizung durchgeführt. Bei Verwendung dieser Gerätekombination wurde für den Chromgehalt im Serum ein Mittelwert von 28 µg/l gefunden. Dieser Wert liegt eindeutig über den mittels Neutronenaktivierung erhaltenen Resultaten und ist durch das Miterfassen unspezifischer Rauchsignale bedingt. In weiteren Versuchen wurde deshalb versucht, die organische Matrix durch chemische Einwirkungen zu entfernen und dadurch das Auftreten unspezifischer Rauchsignale zu verhindern.

Alle diese Bemühungen brachten keine brauchbaren Resultate, da die verwendeten Chemikalien unspezifische Rauchsignale verursachten und zusätzlich zum Teil infolge Verunreinigung mit Spurenelementen das Meßergebnis verfälschten.

---

[*] Die Untersuchungen wurden mit Unterstützung der Deutschen Forschungsgemeinschaft im Rahmen des SFB 30 — Kardiologie — der Univ. Düsseldorf durchgeführt.
[1] AAS-Gerät 290 der Bodenseewerke Perkin-Elmer, Überlingen.
[2] Graphitrohrküvette der Bodenseewerke Perkin-Elmer, Überlingen.

Die weiteren Versuche wurden deshalb mit AAS-Geräten mit Deuteriumkompensator (300 S[3] und 403[4]) in Kombination mit einer stromregulierten Graphitrohrküvette (HGA 72[5]) durchgeführt. Diese Gerätekombination bietet folgende Vorteile:

1. Die kontinuierliche Aufheizung der Graphitrohrküvette ergibt eine wesentliche Verbesserung in der Beseitigung der organischen und anorganischen Matrix durch Veraschung ohne Verlust der nachzuweisenden Spurenelemente.

2. Nach Entfernung der Matrix durch Veraschung werden die nachzuweisenden Spurenelemente durch weitere Temperaturerhöhung in der Graphitrohrküvette freigesetzt. Die Nachweisgrenze der durch diesen Atomisierungsvorgang freigesetzten Spurenelemente ist durch Verbesserung des elektronischen Systems erhöht.

Tabelle. Voruntersuchungen zum Nachweis von Chrom und Mangan mittels flammenloser Atomabsorption (AAS) in Verbindung mit dem Gerät AAS 290 und der Graphitrohrküvette HGA 70. (* Nach Zugabe von 20 μl erfolgte jeweils ein Trocknungsschritt.) p.a. = pro analysi (Reinheitsgrad), Sp. = Suprapur (Reinheitsgrad), APDC = Ammonium-Pyrrolidin-Dithiocarbamat, MIBK = Methyl-Isobutylketon

		VERSUCHSANSÄTZE					
		1	2	3	4	5	6	7
PROBENVORBEREITUNG	SERUM [ml]	< 2 ml	1 ml	1 ml	1 ml	5 ml	5 ml	5 ml
	PROTEIN-FÄLLUNG	—	+ 1 ml 1N H₂SO₄ p.a.	+ 1 ml 20% CCl₃COOH p.a.	Verdünnung + 1 ml Aqua demin.	+ 2,5 ml HCl Sp.	+ 2,5 ml 20% CCl₃COOH p.a.	+ 2,5 ml 20% CCl₃COOH p.a.
	EIN-ENGUNG	—	—	—	—	5 ml Überstand bei 200°C	5 ml Überstand bei 160°C	5 ml Überstand bei 160°C
	RÜCKSTAND-AUFNAHME IN	—	—	—	—	0,5 ml HCl	0,15 ml Phthalsäure + 0,1 ml APDC	1 ml APDC+1ml Phthals. + 3ml MIBK→schütteln→zentrifugieren→organ. Phase messen
	PROBENVOLUMEN	20 μl	50 μl	4 × 20 μl*	20 u. 50 μl	20 μl	20 μl	20 μl
MESSBEDINGUNGEN DER AAS	PROGRAMM-WAHL HGA 70	7 (1100°C)	6 (750°C)	7	7	7	7	6
	ATOMISIERUNGS-SPANNUNG	9 VOLT	9 VOLT	9 VOLT	9 VOLT	9 VOLT	9 VOLT	9 VOLT
	TROCKNUNGS-ZEIT	60"	120"	120"	60"	40"	40"	40"
	VERASCHUNGS-ZEIT	300"	300"	300"	300"	120"	120"	30"
	ATOMISIERUNGS-ZEIT	20"	20"	20"	10"	10"	10"	10"
ERGEBNIS		Unspezifisches Rauchsignal	Unspezifisches Rauchsignal	Unspezifisches Rauchsignal	Unspezifisches Rauchsignal	Unspezifisches Rauchsignal	Unspezifisches Rauchsignal	Unspezifisches Rauchsignal

3. Durch Einbau eines sog. Deuteriumkompensators können unspezifische Rauchsignale eliminiert werden.

Die trotz dieser Verbesserungen beim Nachweis einzelner Spurenelemente auftretenden Schwierigkeiten sollen im folgenden am Beispiel des Chroms und des Mangans genauer aufgezeigt werden.

In Folge des geringen Chromgehaltes im Serum und der geringeren Empfindlichkeit der Chromlinie muß für die Chrombestimmung im Serum ein Volumen von 50 μl eingesetzt werden. Die optimale Veraschungstemperatur beträgt rd. 1400°C.

---

[3] AAS-Gerät 300S der Bodenseewerke Perkin-Elmer, Überlingen.
[4] AAS-Gerät 403 der Bodenseewerke Perkin-Elmer, Überlingen.
[5] Graphitrohrküvette HGA 72 der Bodenseewerke Perkin-Elmer, Überlingen.

Bei Erreichen dieser Temperatur sind keine unspezifischen Signale mehr nachweisbar. Auf die Anwendung des die Empfindlichkeit des Meßsystems reduzierenden Deuteriumkompensators kann deshalb verzichtet und die Nachweisgrenze für Chrom im Serum verbessert werden. Die günstigsten Meßbedingungen bei der Atomisierung liegen bei 2474 °C. Höhere Temperaturen geben keine bessere Empfindlichkeit, da dann die Eigenemission der Graphitrohrküvette zunimmt, so daß keine Nullinienkonstanz mehr gegeben ist. Die folgende Originalregistrierung zeigt die Messung von Chrom im Serum. Es sind als Doppelbestimmung die Eichwerte 10 µg/l, 5 µg/l und der Meßwert im Serum dargestellt. Die bei 50 Personen ohne erkennbare Erkrankungen gemessenen Werte sind in der nächsten Abbildung wiedergegeben. Sie zeigt, daß die Verteilung des Chromgehaltes im Serum Gesun-

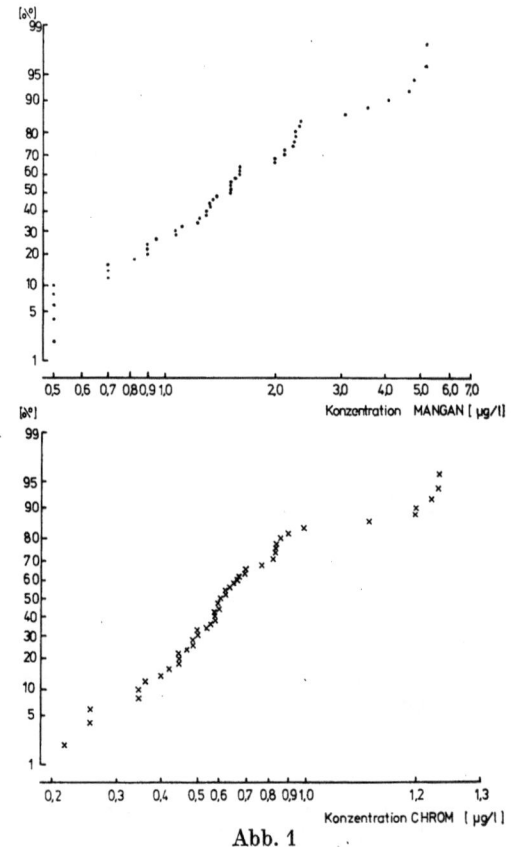

Abb. 1

der als log normal beschrieben werden kann, mit einem Median von 0,60 µg/l. Die Präzision der Messungen innerhalb der gleichen Analysenserie wies einen Variationskoeffizienten von 13% auf. Bei der Bestimmung von Tag zu Tag erhöhte sich der Variationskoeffizient auf 16%.

Da die Manganlinie eine höhere Empfindlichkeit als die Chromlinie aufweist, können bei der Bestimmung des Serum-Mangangehaltes geringere Probenmengen verwendet werden. Da Mangan bei höheren Temperaturen flüchtig wird, sollte die Veraschungstemperatur beim Nachweis dieses Elementes 1300 °C nicht überschreiten. In diesem Temperaturbereich ist allerdings die anorganische Matrix nicht vollständig entfernt, die dadurch bedingten unspezifischen Rauchsignale können jedoch durch Zwischenschaltung des Deuteriumkompensators eliminiert werden. Die günstigsten Meßbedingungen sind bei einer Atomisierungstemperatur von 2600 °C erreicht. Die bei 50 Personen ohne erkennbare Erkrankung gemessenen Serum-Manganwerte zeigen eine log normale Verteilung, mit einem Median von 1,58 µg/l. Der Variationskoeffizient für die Messung in der Serie lag bei 14%, für die Messung von Tag zu Tag bei 16%.

Zusammenfassend können wir feststellen: Die Verwendung hochempfindlicher Atomabsorptionsgeräte mit Graphitrohrküvette ermöglicht die direkte Analyse einer Serumprobe ohne vorherige chemische Aufbereitung. Hierdurch wird der Spurenelementgehalt weder durch Adsorption an Glaswände noch durch Zugabe nichthochgradig gereinigter Chemikalien verändert.

Die flammenlose Atomabsorption weist für die Messung von Spurenelementen folgende Vorteile auf:

1. Die Methode ist einfach durchführbar.
2. Der apparative Aufwand ist vertretbar.
3. Die Meßergebnisse sind elementspezifisch.
4. Der Arbeitsaufwand ist mit 7 bis 8 min relativ gering.
5. Für die Messung werden geringe Blutmengen benötigt, d. h. weniger als 2 ml.
6. Die Ergebnisse sind relativ gut reproduzierbar.

Anhang

Der Hochdruck im Fertilitätsalter der Frau

FRIEDBERG, V. (Univ.-Frauenklinik Mainz)

Referat

Zum Thema: „Der Hochdruck im Fertilitätsalter der Frau" können vom Geburtshelfer eigentlich nur 2 spezifische Verlaufsformen geschildert werden, die für den Internisten von Interesse sind: nämlich einmal das noch recht wenig bekannte und daher bis heute auch nicht schlüssig bewiesene Problem, ob durch Ovulationshemmer (O.H.) ein Hochdruck entstehen kann und zum andern, die seit Jahrzehnten und in vielen Arbeiten untersuchte, aber ebenfalls noch nicht geklärte Frage: Welches sind die Ursachen des Hochdrucks während einer Schwangerschaft?

Da es sich hierbei nur um Randgebiete der Inneren Medizin handelt, sollen von diesen Teilgebieten des Hochdrucks nur kurz die wesentlichsten Fakten geschildert werden.

Ad 1. Was weiß man über den Zusammenhang einer langfristigen Einnahme von O.H., kurz die „Pille" genannt und der Entstehung einer Hypertonie?

Es gibt wohl kaum ein Medikament, das in den letzten 15 Jahren von einer so großen Zahl von Menschen in einem derartigen Ausmaß und oft über so viele Jahre hinweg eingenommen wird, wie dies bei der „Pille" der Fall ist. Aber gerade deshalb muß man besonders vorsichtig sein, eine Beziehung zwischen der Einnahme von O.H. und irgend einem Krankheitssymptom zu konstruieren, da bei einer mehrjährigen Beobachtungsdauer schon allein durch die Altersverschiebungen sicher nicht selten Krankheitssymptome auftreten können, die aber durchaus nicht „pillen-spezifisch" sein müssen. Ich erinnere nur an den immer wieder diskutierten Zusammenhang zwischen der Einnahme von O.H. und dem Auftreten von Thrombosen bzw. Embolien, oder an das die Gynäkologen brennend interessierende Problem, ob die Pille zyto-morphologische Veränderungen an der Portio uteri verursacht, die wiederum Vorstadien eines Collumkarzinoms sein könnten, und noch viel schwieriger dürfte es sein, den sicheren Beweis zu erbringen, ob ein Zusammenhang besteht zwischen der Pilleneinnahme und einem sich entwickelnden Hochdruck der Frau.

Der erste klinische Hinweis über eine mögliche Beziehung von O.H. und Hypertonie stammte von Redmaster, der 1967 bei einem Kollektiv von Hypertonikerinnen unter 45 Jahren festgestellt hatte, daß 32% dieser Hypertonikerinnen oft über mehrere Jahre O.H. genommen hatten, verglichen mit Normotonikerinnen derselben Altersgruppe, von denen nur 18% die Pille eingenommen hat.

Eine Reihe von Internisten und Gynäkologen, wie z. B. Carmichel, Pellacy, Clezy, Saruta u. a., haben darauf hin später — etwa in den Jahren 1969 bis 1972 zum Teil auch in prospektiven Untersuchungsreihen —, meist aber an einem sehr kleinen Zahlenmaterial, festgestellt, daß unter der Einnahme von O.H. der systolische und diastolische Druck statistisch signifikant anstieg, wobei aber z. B. schon Clezy auffiel, daß ein relativ hoher Anteil dieser Frauen vorher eine Schwangerschaft mit einer Präklampsie durchgemacht hatten.

Ein größeres Untersuchungskollektiv konnte eigentlich bisher nur Weier aufweisen, der in einer 3-Jahres-Studie 83 Frauen fortlaufend untersucht hatte, verglichen mit 48 Frauen, die zur Kontrazeption keine O.H., sondern mechanische Verhütungsmethoden angewandt hatten. Nach seinen Untersuchungen stieg bei allen Frauen, die O.H. eingenommen hatten, der Blutdruck mit einer Schwankungsbreite des systolischen Drucks zwischen 5 und 36 mm Hg, im Durchschnitt um 14,2 mm Hg, an. Der diastolische Druck nahm dagegen nur geringfügig zu, im Durchschnitt nur um 8,5 mm Hg (Abb. 1 und 2). In der Kontrollgruppe waren keine Blutdruckveränderungen nachweisbar, wobei noch zu erwähnen ist, daß

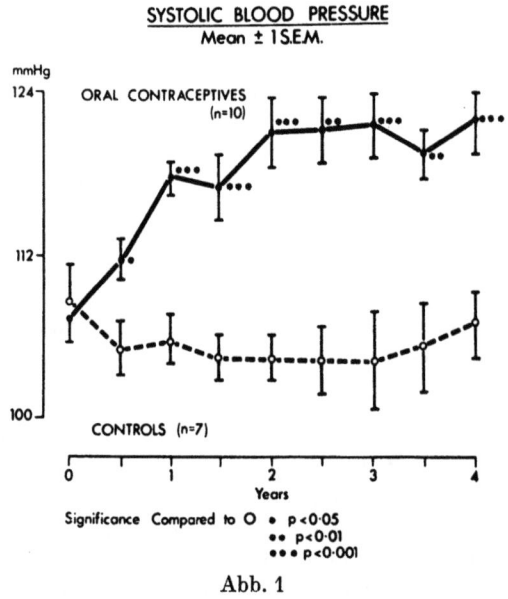

Abb. 1

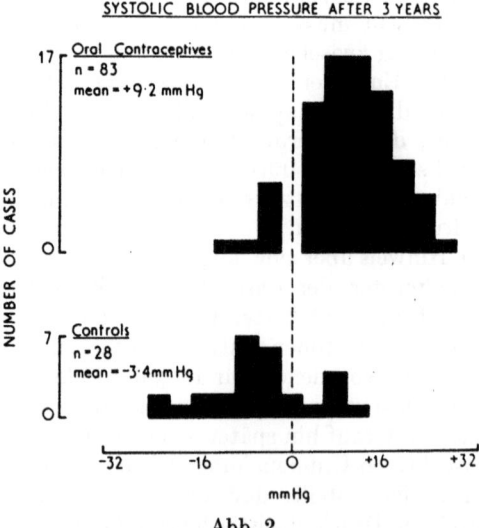

Abb. 2

hinsichtlich der Zunahme des Blutdrucks keine Relation zum Gewichtsanstieg, zur Familienanamnese, zur sozialen Klasse, zum Rauchen usw. festzustellen war. Interessant war bei den Untersuchungen von Weier weiterhin, daß 32 von diesen 83 Frauen nach einiger Zeit keine O.H. mehr einnahmen, wobei der Blutdruck sehr rasch wieder zu den Ausgangswerten zurückkehrte.

Limm u. Mitarb. sowie Spellacy und Bürk zeigten in Einzelstudien, daß von den *2 Sexualhormonen*, die bekanntlich in der „Pille" enthalten sind, anscheinend allein der Östrogenkomponente ein hypertoner Effekt zukommt, da im Gegensatz zur Östrogenzufuhr selbst hohe Dosen von Progesteron keine Wirkung auf den Blutdruck hatten.

Als Ursache für diese doch meist nur geringfügige Steigerung des Blutdrucks unter O.H. können natürlich verschiedene Möglichkeiten diskutiert werden, wie z. B. eine Natriumretention durch die Östrogenkomponente, eine Vergrößerung des zirkulierenden Blutvolumens oder eine Aktivierung des *Renin-Angiotensin-Aldosteronsystems*. Es darf wohl als sicher angenommen werden, daß während der Einnahme von O.H. die Angiotensinogenkonzentration im Plasma, ebenso aber auch die Renin- und Aldosteronkonzentration stark erhöht sind. Dabei zeigte sich aber, daß auch bei normotonen Frauen unter der Einnahme von O.H. dieselbe Aktivierung des Renin-Angiotensin-Aldosterons gefunden wird, so daß diese „pillenspezifische Abweichung" dieses Regulationssystems den Hochdruck nicht erklären kann.

Es scheint, daß der Organismus unter normalen Umständen die erhöhte Renin-Angiotensin-Aldosteronkonzentration zu kompensieren vermag, ohne daß der Blutdruck wesentlich beeinflußt wird. Dies gilt u. a. auch in besonderem Maße für die Gravidität — darauf darf ich noch einmal in diesem Zusammenhang zurückkommen —, da auch bei normotonen Schwangeren die Renin- und Aldosteronplasmawerte extrem hoch sind, ohne daß hiermit eine Blutdrucksteigerung bzw. eine Natriumretention verbunden sein muß. *Anscheinend nur bei zusätzlichen Risikofaktoren* — wie z. B. vererbbare Hochdrucklage — kann sich eine Hypertonie entwickeln.

Unabhängig von der Relevanz solcher Befunde und Erklärungen muß man aber doch wohl aus diesen Befunden den Schluß ziehen, bei Frauen, die über mehrere Jahre O.H. einnehmen, immer wieder den Blutdruck zu kontrollieren, um den Hypertonikerinnen zu raten, von den O.H. auf mechanische Kontrazeptiva auszuweichen.

Ad 2. Über das zweite hier interessierende Problem, nämlich über den *Schwangerschaftshochdruck*, wäre natürlich sehr viel mehr zu berichten, vor allem über die Folgen des Hochdrucks für die Entwicklung der Frucht, doch dies dürfte die Internisten weit weniger interessieren als die Geburtshelfer, für die es wirklich das zentrale Problem der Schwangerenvorsorge ist. Ich möchte daher vor Internisten nur einige Bemerkungen machen zur Ätiologie und Therapie des Schwangerschaftshochdrucks.

Wenn man versucht, den Schwangerschaftshochdruck von den zahlreichen anderen Hochdruckformen abzugrenzen, so kann man ihn vielleicht durch 4 klinische Fakten charakterisieren:

1. Der Schwangerschaftshochdruck ist fast immer temporär an die Gravidität gebunden, d. h. er bildet sich post partum sehr rasch wieder zurück. Wahrscheinlich gibt es nur wenige Fälle, bei denen ein reiner Schwangerschaftshochdruck manifest bleibt. Bei den allermeisten Fällen mit einer manifesten Hypertonie post partum handelt es sich um Pfropfgestosen, die sich auf dem Boden einer essentiellen Hypertonie oder einer chronischen Nephropathie entwickelt haben.

2. Der Schwangerschaftshochdruck stellt kein einheitliches klinisches Bild dar, da immerhin etwa 30% aller Schwangerschaftshypertonien sog. Pfropfgestosen sind, d. h. es bestand bei diesen schon vor der Gravidität zumindest ein latenter oder schon manifester Hochdruck, der aber den meisten Frauen vorher unbekannt war.

3. Der Schwangerschaftshochdruck kann sich innerhalb weniger Tage bis auf Werte über 200 mg Hg systolischer Druck entwickeln.

4. In der Folge eines Schwangerschaftshochdrucks treten sehr häufig sog. renale Symptome auf, wie z. B. Ödeme und Proteinurie, und ebenso weisen die Nieren z. T. beachtliche funktionelle und morphologische Veränderungen auf. Diese renalen Veränderungen sind aber — im Gegensatz zu früheren Ansichten — sehr wahrscheinlich nicht die Ursache, sondern nur die Folge des Schwangerschaftshochdrucks.

Die reine Schwangerschaftshypertonie ist also demnach eine temporäre funktionelle Regulationsstörung des Blutdrucks, die abgesehen von der Plazenta nur selten zu manifesten Organschäden führt, die daher zumindest für die Mutter als überwiegend benigne anzusehen ist, wenn man einmal von den wenigen Fällen absieht, bei denen sich in der Folge eines Schwangerschaftshochdrucks eine Eklampsie entwickelt, die noch heute ein erhebliches Risiko für die Mutter darstellt. Doch sind diese Fälle glücklicherweise sehr selten, und davon soll auch hier nicht die Rede sein.

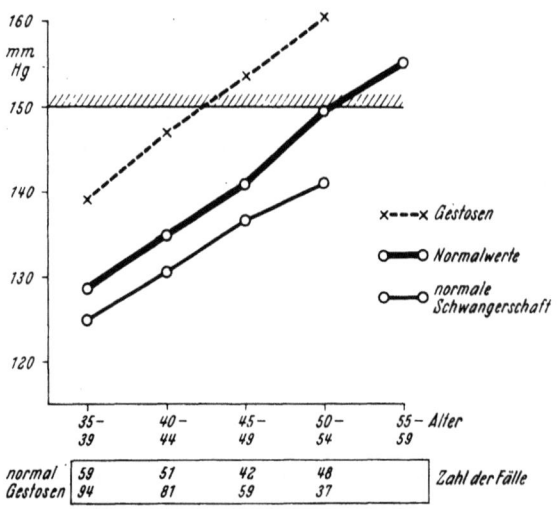

Abb. 3. Mittlerer systolischer Blutdruck in verschiedenen Altersgruppen: 1. bei der Durchschnittsbevölkerung (O━━━O), 2. nach normaler Schwangerschaft (O────O) und 3. nach Schwangerschaftstoxikosen (× - - - - ×)

Über die *Ursachen*, die zu diesem reinen oder genuinen Schwangerschaftshochdruck führen, ist bis heute eigentlich nur wenig Sicheres bekannt. Von den zahlreichen Theorien, die in den letzten 50 Jahren hierzu entwickelt wurden, sind für die Ätiologie des Schwangerschaftshochdrucks nur 2 uns etwas näher bekannte Fakten übrig geblieben:

1. Die Heredität des Schwangerschaftshochdrucks und
2. die Feststellung, daß eine verminderte utero-plazentare Durchblutung entweder Ursache oder Folge einer Schwangerschaftshypertonie ist.

Ad 1. *Heredität:*

Es ist schon seit langem bekannt, daß in manchen Familien Schwangerschaftstoxikosen gehäuft auftreten. Es wurde von Bechgaard und später auch von anderen Autoren mitgeteilt, daß nach einer vorausgegangenen Schwangerschaftstoxikose der Beginn eines „Altershochdrucks" 10 Jahre früher liegt als bei Frauen, die eine normotone Schwangerschaft durchgemacht haben. Wir konnten diese Befunde von Bechgaard z. T. wenigstens bestätigen (Abb. 3). Frauen, die einen Schwangerschaftshochdruck durchgemacht hatten, erreichen im späteren Alter etwas früher den Hypertoniegrenzwert von 140 mm Hg systolischen

Drucks, nämlich etwa zwischen 35 bis 40 Jahren, um schließlich zwischen 40 bis 45 Jahren im Durchschnitt einen systolischen Druck von 150 mm Hg aufzuweisen. Dagegen wird nach einer normalen Schwangerschaft der Grenzwert von 140 mm Hg systolischen Drucks von den Frauen erst zwischen 50 und 55 Jahren erreicht. Auch bei der Berechnung der Verteilungskurven des systolischen Blutdrucks 10 bis 20 Jahre nach einer normalen Schwangerschaft oder nach einer früher durchgemachten Schwangerschaftstoxikose zeigte sich in den verschiedenen Altersgruppen bei den Toxikosen schon nach dem 40. Lebensjahr eine deutliche Verschiebung zur Hochdruckseite (Abb. 4).

Wie bei den essentiellen Hypertonien bei der inneren Medizin wurden auch in der geburtshilflichen Literatur anamnestische Erhebungen und Kontrolluntersuchungen bei älteren *Geschwistern* von toxikosekranken Frauen durchgeführt und ziemlich gleichlautend festgestellt, daß der Prozentsatz der *elterlichen* Hypertoniker von toxikosekranken Frauen höher ist als bei der Vergleichsgruppe normalschwangerer Frauen. So fand z. B. Adams bei 53,8% der Eltern von toxikosekranken Frauen eine Hypertonie gegenüber 29% von normotonen Schwangeren. Weiterhin fand Adams bei Schwestern von Toxikosepatienten,

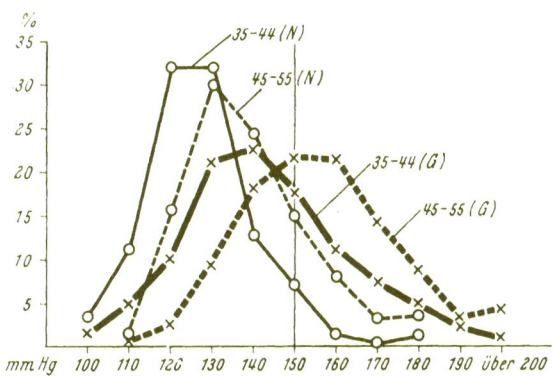

Abb. 4. Verteilungskurve des systolischen Blutdrucks nach normaler Schwangerschaft (*N*) und nach Schwangerschaftstoxikosen (*G*) in verschiedenen Altersgruppen

daß diese häufiger selbst eine Hypertonie oder zumindest eine Toxikose während ihrer Gravidität durchgemacht hatten. Selbstverständlich muß man bei diesen Untersuchungen einschränkend hinzufügen, daß es sich um retrospektive Untersuchungen handelte, und somit waren in diesen Untersuchungskollektiven auch „Pfropftoxikosen" eingeschlossen, d. h. Fälle, bei denen schon vor der Schwangerschaft eine essentielle Hypertonie bestanden hat, von der eine familiäre Disposition allgemein angenommen wird.

Insgesamt darf man auf Grund dieser Beobachtungen bei Schwangerschaftshypertonien mit einer gewissen Berechtigung auf *eine vererbbare Neigung zu hypertonen Regulationsstörungen* schließen, d. h. der Schwangerschaftshochdruck stellt sich demnach gehäuft bei solchen Frauen ein, die *familiär mit Hochdruck* belastet sind und bei denen sich später im Alter dann sehr oft ein chronisches Hochdruckleiden manifestiert. Die Schwangerschaft bzw. die Präklampsie übernimmt dabei nur die Rolle einer „Demaskierung" einer bereits vorhandenen hypertonen Tendenz. Vergleichbar ist diese Situation etwa mit dem Prädiabetes einer jüngeren Frau, der nicht selten während der Gravidität manifest wird, post partum aber oft nicht mehr nachweisbar ist, häufig dann aber im Alter als manifester Diabetes wieder auftritt.

Ad 2. *Die utero-plazentare Ischämie:*

Es ist heute wohl eine allgemein akzeptierte Feststellung, daß bei dem Schwangerschaftshochdruck eine Verminderung des utero-plazentaren Blutstromgebietes vorliegt, wobei man aber nicht eindeutig sagen kann, ob diese Verminderung der Plazentadurchblutung Ursache oder Folge des Schwangerschaftshochdrucks ist.

Diese *Reduktion des utero-plazentaren Blutstroms* bei Schwangerschaftstoxikosen läßt sich relativ leicht mittels Isotopen abschätzen, wobei man z. B. ^{24}Na in den Uterusmuskel injiziert und dann seine Abwanderungsquote, d. h. die Halbwertzeit seiner Aktivitäten bestimmt. Herr Beck hat an meiner Klinik derartige Untersuchungen schon vor einigen Jahren durchgeführt, und die folgende Abbildung demonstriert einen derartigen Kurvenverlauf bei 1 Gestosefall und 2 Normalfällen (Abb. 5).

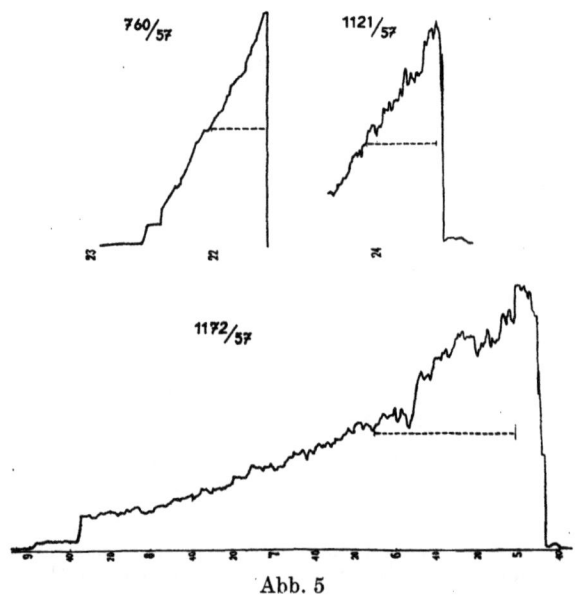

Abb. 5

Sehr viel genauere Werte liefert natürlich die direkte Bestimmung der Uterusdurchblutung mittels N_2O, wobei nach dem Fickschen Prinzip die arteriovenöse Differenz bestimmt wird, so daß daraus die Durchblutung eines Organs sich einigermaßen genau errechnen läßt. Dabei zeigte sich z. B., daß die Uterusdurchblutung, die außerhalb der Gravidität ca. 50 ml/min beträgt, in der normalen Gravidität bis über 600 ml/min ansteigt; bei mittelschweren Toxikosen findet man dagegen eine Reduktion des plazentaren oder uterinen Blutdurchflusses unter 50% gegenüber der Norm.

Immer wieder erhebt sich aber die entscheidende Frage: Ist die Durchblutungsverminderung des Uterus, die für die kindliche Prognose entscheidend ist, die Ursache der Schwangerschaftshypertonie oder nur die Folge, möglicherweise bedingt durch sekundäre Umbauvorgänge in der Wand der Deziduagefäße bzw. durch funktionelle Arteriolenspasmen dieser Gefäße.

Die Theorie einer *plazentaren Durchblutungsstörung* als Ursache der Toxikose wurde durch die Arbeiten von Ogden, Bastiaansen und Berger unterstützt. Bei verschiedenen Tiergattungen wurde von diesen Autoren die Blutzufuhr zum Uterus durch unterschiedliche Methoden gedrosselt, und es entwickelte sich bei diesen Versuchstieren in den folgenden Minuten ein Blutdruckanstieg, verbunden mit einer Proteinurie und Oligurie (Abb. 6). Diese Autoren schlossen aus diesen Drosselungsversuchen, daß von der minderdurchbluteten Plazenta pressorische Substanzen abgegeben werden. Ein analoges Verhalten ist Ihnen als Internisten seit den klassischen Untersuchungen von Goldblatt an der gedrosselten Niere sehr gut bekannt, wo als Pressorsubstanz unter den verschiedensten Bedingungen der Nierendrosselung Renin freigesetzt wird. Gross, der in der Plazenta reninähnliche Substanzen nachwies, nimmt daher mit einer gewissen Berechtigung an, daß wir es in der Plazenta mit einem ähnlichen Mechanismus zu tun haben wie an der gedrosselten Niere, d. h. daß von einer minderdurchbluteten Plazenta Renin abgegeben wird, aus dem sich dann über Angiotensin I das eigentliche blutdrucksteigernde Angiotensin II entwickelt.

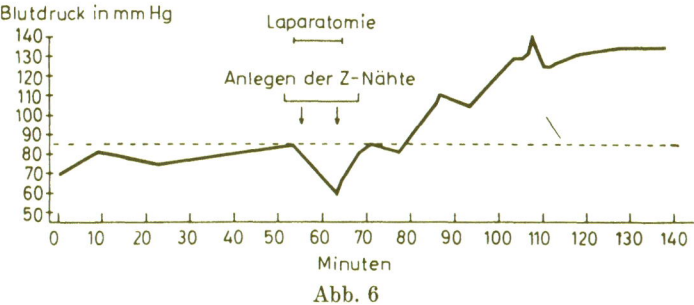

Abb. 6

So bestechend diese Theorie sein mag, so haben die an einzelnen Stellen in letzter Zeit durchgeführten Nachuntersuchungen der Befunde von Berger diesen Drosselungshochdruck an der Plazenta nicht bestätigen können. Ebenso konnten wir, zusammen mit der I. Medizinischen Klinik, bei Schwangerschaftstoxikosen zumindest keine Bestätigung dafür erbringen, daß es sich bei dieser hypothetischen pressorischen Substanz aus der minderdurchbluteten Plazenta um Renin handelt. Mein Mitarbeiter, Herr Schmidt, sowie von der I. Medizinischen Klinik haben bei Nichtschwangeren, Normalschwangeren und Hypertonikerinnen Reninbestimmungen in der Technik von Boucher durchgeführt. Während der normalen Gravidität ist der Plasma-Renin-Spiegel fast um das Dreifache gegenüber den nichtschwangeren Kontrollfällen erhöht, dagegen liegen bei Schwangerschaftstoxikosen die Reninwerte gegenüber normalschwangeren Frauen nicht wie erwartet noch höher, sondern im Gegenteil, gerade bei schweren Toxikosen waren sie sogar eher vermindert (Abb. 7).

Auch zusätzliche Untersuchungen des Angiotensinogens, das am Beginn dieser Reaktionskette zum Angiotensin II steht, zeigten, daß in der normalen unkomplizierten Schwangerschaft nicht nur der Reningehalt des Plasmas gegenüber Nichtschwangerer signifikant erhöht ist, sondern es besteht gleichzeitig eine Zunahme der regulierenden Reninsubstrate (Angiotensinogen) um das Dreifache. Bei Schwangerschaftstoxikosen wurden bisher nur wenige Fälle untersucht, jedoch fand Schmidt, ähnlich den schon gezeigten Plasma-Renin-Befunden, keinen weiteren Anstieg des Plasma-Angiotensinogens.

Dieses fast paradoxe Verhalten des Plasmarenins bzw. *Angiotensinogens* zwischen Nichtschwangeren, Schwangeren und Hypertoniepatientinnen erinnert auffallend an unsere früheren Befunde über die Aldosteronausscheidung, wie sie von meinem früheren Mitarbeiter, Herrn Stark, vor einigen Jahren publiziert wurden (Abb. 8). Auch hier findet man in der normalen Gravidität eine stark erhöhte Aldosteronausscheidung, dagegen bei Spätgestosen oft ein Absinken der Aldosteronausscheidung auf Werte, wie man sie bei Nichtgraviden als Normalwerte feststellen kann.

Man kann diese Befunde über das Renin-Angiotensin-Aldosteronsystem in der normalen und pathologischen Schwangerschaft nur insoweit interpretieren, daß anscheinend in der normalen Schwangerschaft eine Aktivierung dieses Systems eintritt, mit hohen Renin-Angiotensinogen- und Aldosteronwerten, ohne daß aber hierdurch irgendwelche klinisch faßbaren Folgen für die Schwangere auf-

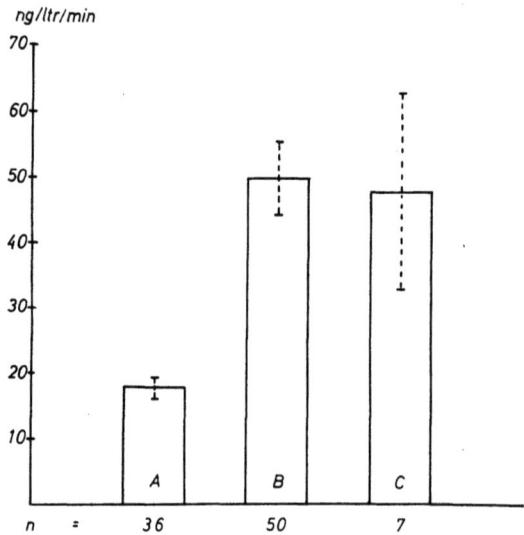

A = Kontrollgruppe
B = normotone Schwangere 20.-40. Woche
C = hypertone Schwangere

Abb. 7. Plasma-Renin-Spiegel in der Gravidität

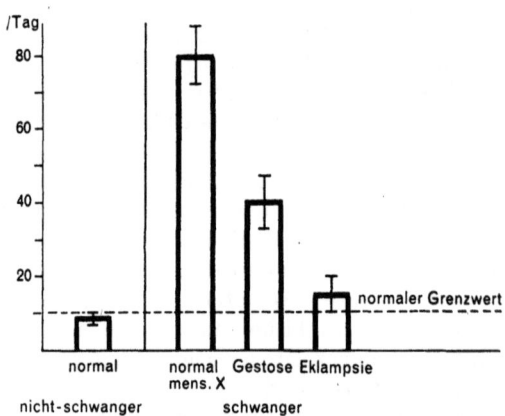

Abb. 8. Die Aldosteronausscheidung in der normalen und der pathologischen Schwangerschaft

treten, d. h. weder erfolgt hierdurch — wie man eigentlich erwarten müßte — eine Blutdruckerhöhung noch eine Natriumretention, während andererseits bei den Schwangerschaftshypertonien, bei denen diese Symptome oft sehr ausgeprägt auftreten, Renin, Angiotensinogen und Aldosteron eher in verminderter Form gegenüber der normalen Schwangerschaft gebildet werden.

Die so schön erscheinende Hypothesenkette, die das Auftreten eines Schwangerschaftshochdrucks verständlich machen könnte, nämlich Drosselung der Plazentadurchblutung → Bildung und Ausschüttung einer pressorischen Substanz aus der Plazenta → Hypertonie, ist bis heute einfach nicht schlüssig bewiesen, und wir müssen daher ganz offen zugeben, daß wir über die Ätiologie des Schwangerschaftshochdrucks bzw. der Spätgestose bis heute wenig zuverlässig wissen.

Abschließend noch einige kritische Bemerkungen zur Therapie des Schwangerschaftshochdrucks, vor allem hinsichtlich der perinatalen Mortalität, die gewissermaßen als Gradmesser für den therapeutischen Erfolg gelten kann.

Trotz der Fülle von Medikamenten, die uns die Pharmaindustrie bzw. die Erfahrung der Internisten mit den Hypotensiva zur Behandlung der Schwangerschaftshypertonie in den letzten Jahren zur Verfügung stellten, bedeutet für uns die Therapie mit blutdrucksenkenden Substanzen eigentlich eine einzige große Enttäuschung. Abgesehen von den Fällen mit einer leichten bis mittelschweren Gestose bzw. Hypertonie, die sich wahrscheinlich allein schon durch eine konse-

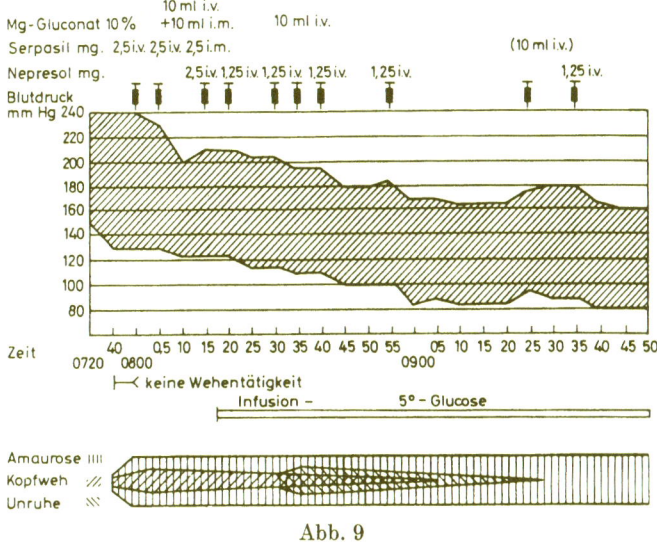

Abb. 9

quente Bettruhe mit und ohne Hypotensiva bessern, sind dagegen die bekannten hypotensiv wirkenden Medikamente bei mittelschweren bis schweren Fällen von keiner allzu großen Effektivität. So wirken z. B. Raupinaabkömmlinge wie das Serpasil, Ganglienblocker oder das Guanithin bei den schweren Spätgestosen kaum oder überhaupt nicht, und nur von einer Substanz, nämlich dem Hydralazin, kann mit einer gewissen Sicherheit gesagt werden, daß diese auch bei den schweren Präeklampsien und Eklampsien den Blutdruck zuverlässig zu senken vermag. Leider verursacht aber das Hydralazin erhebliche Nebenwirkungen wie Übelkeit, Erbrechen usw., so daß wegen dieser starken Nebenwirkungen das Präparat nur äußerst vorsichtig in Form einer Dauertropfinfusion unter ständiger Blutdruckkontrolle appliziert werden kann (Abb. 9). Demnach handelt es sich zumeist bei den schweren Gestosen um einen fixierten und behandlungsresistenten Hochdruck, und es ist demgegenüber immer wieder erstaunlich festzustellen, wie rasch sich diese schwere und behandlungsresistente Hypertonie post partum wieder normalisiert.

Das zweite für uns etwas enttäuschende Faktum bei der Therapie mit Hypotensiva ist folgende Erkenntnis: Bei allen Therapieverbesserungen, die wir gegenüber früher zur Behandlung des Hochdrucks in der Schwangerschaft zur Verfügung haben, handelt es sich letztlich nur um eine rein symptomatische Behandlung, d. h. es gelingt z. B. mit den schon erwähnten Hydralazinen, den Blutdruck zu senken und mit Diuretika die Schwangerschaftsödeme zur Ausschwemmung zu bringen, dagegen konnte die perinatale Mortalität, die ein sehr empfindlicher Gradmesser für unsere therapeutischen Erfolge oder Mißerfolge ist, seit Anwendung der hypotensiven Substanzen kaum gesenkt werden (Abb. 10). Anscheinend sind bei mittelschweren und schweren Gestosen die morphologischen Veränderungen der Plazenta — vor allem die Veränderungen der Deziduagefäße, die Fibrinthromben im intervillösen Raum oder die hämorrhagischen Infarkte der Plazenta — schon so ausgeprägt und irreversibel, da die Minderdurchblutung der Plazenta, die wohl letztlich entscheidend für den Zustand des Kindes ist, nicht oder nicht mehr ausreichend verbessert werden kann.

	1954/55	1956/57	1958/59	1964/65	1966/67	1969/70	1971/72
GEBURTEN	1852	2083	2317	2312	2821	3214	3269
GESTOSEN	134	137	169	148	192	228	264
	(7,3%)	(7,5%)	(7,3%)	(6,4%)	(6,8%)	(7,1%)	(8,1%)
KINDLICHE TODESFÄLLE	19	19	27	17	24	17	16
	(14,3%)	(12,1%)	(16,0%)	(11,5%)	(12,5%)	(7,5%)	(6,1%)

Abb. 10

Eine Verbesserung der perinatalen Mortalität bei den Spätgestosen scheint sich erst in den letzten Jahren abzuzeichnen, seitdem wir mittels biochemischer und elektronischer Untersuchungsmethoden die Möglichkeit haben, die Plazentafunktion einigermaßen genau zu bestimmen, um somit rechtzeitig, d. h. bei beginnender Plazentainsuffizienz, die Schwangerschaft mittels Sectio zu beenden, bevor das Risiko für die Frucht zu groß wird.

Somit ist das Problem des Schwangerschaftshochdrucks heute für uns Geburtshelfer ein Problem der Plazentainsuffizienz. Wir können sehr wohl mit Hypotensiva, Diuretika und Sedativa die Schwangerschaftshypertonie therapeutisch-symptomatisch beeinflussen, der Therapieerfolg bleibt aber mit diesen Medikamenten insoweit versagt, da Wachstum und Funktionszustand des Kindes sich dadurch kaum verbessern lassen. Wahrscheinlich wird für uns nur dann ein echter Therapieerfolg bei der Schwangerschaftshypertonie möglich sein, wenn uns Medikamente zur Verfügung stehen, die nicht nur den Hochdruck zu senken vermögen, sondern nachweislich auch eine Verbesserung der Uterusdurchblutung bewirken.

The Role of Psychosocial Stimulation in the Pathogenesis of Hypertension*

HENRY, J. P., ELY, D. L., STEPHENS, PATRICIA M. (Univ. of Southern California, School of Medicine, Department of Physiology, Los Angeles, U.S.A.)

Referat

Both mice and men have neuroendocrine mechanisms based on the hypothalamus which respond to the powerful emotions of attachment and competitive be-

---
* This work has been supported by the National Institutes of Health Grant No. MH 19441 and involves collaboration with the Section on Pharmacology of the Laboratory of Clinical Science, National Institute of Mental Health.

havior. We will present behavioral, physiological, and biochemical evidence that mice can experience sustained arousal as a result of social interaction. The same sympathetic adrenal-medullary defense reaction and the same pituitary adrenal-cortical alarm response, which determine the elevations of systolic arterial blood pressure in men and in experimental primates, also operate in mice. We will show that when a mouse has spent a large fraction of its life-span in a population cage where there is social disorder cardiovascular disease ensues. At first the changes are reversible, but, as in the human condition, after a long time, the measured pressures remain elevated and arteriosclerosis ensue [1].

We will also demonstrate that the behavior of the animal within the social group, whether typically dominant and active or subordinate with avoidance and withdrawal, plays a part in determining its biochemical and physiological responses. For the dominant animals show more of the sympathetic adrenal-medullary catecholamine response and the subordinates, more of the pituitary adrenal-cortical response pattern.

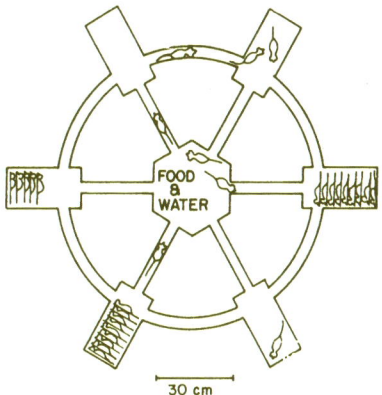

Fig. 1. Intercommunicating box system used to induce social interaction holds 16 male and 16 female mice. Lucite boxes are of standard size (23 × 11 × 11 cm) and are connected into a circle by flexible plastic tubes (internal diameter 3.8 cm). The central hexagon holds food and water and is connected to each box by radial tubes (internal diameter 3.2 cm). Thirty-two schematized mice are distributed in a typical pattern of aggregated groups

We use the CBA strain of mice in colonies of 16 males and 16 females. Our "ethological" approach uses normal social interaction as they compete for food, for water, for territory, and for mates as a means of stimulation [1]. The population cage housing the colony (Fig. 1) is made of standard vivarium-size boxes 23 × 11 × 11 cm. The tubes joining the cages are just big enough for a pregnant female to pass through or for two determined males to struggle past each other. In the maximum stimulus situation, food and water are only available at the center, so that they must come close to each other to satisfy their hunger and thirst. We deliberately modify early experience by raising the animals by themselves in 1-liter glass jars until they are fully adult at 4 months of age. Such animals remain aggressive and socially disturbed throughout their lives.

The four columns of Fig. 2 show the method of producing the two different forms of socialization we use, that is, isolated animals and normal boxed siblings. In the first phase, the nurslings are weaned at 2 to 3 weeks. The normal course is for them thereafter to live together in the standard boxes until they are mature at 4 months. At this point, the normal animals (Column 1) are separated from the opposite sex. They then live as siblings in the standard cages indefinitely. If you test such normal animals monthly for as long as you wish, you will find that their blood pressure remains a steady 123 ± 12 mm Hg, as does that of animals living in isolation (Fig. 3).

Fig. 4, Column 1, gives this 125 mm Hg a value of 100%. Column 2 shows the pressure after normally socialized animals taken from various boxes have been mixed in a population cage for 6 months; there has been much fighting and it is

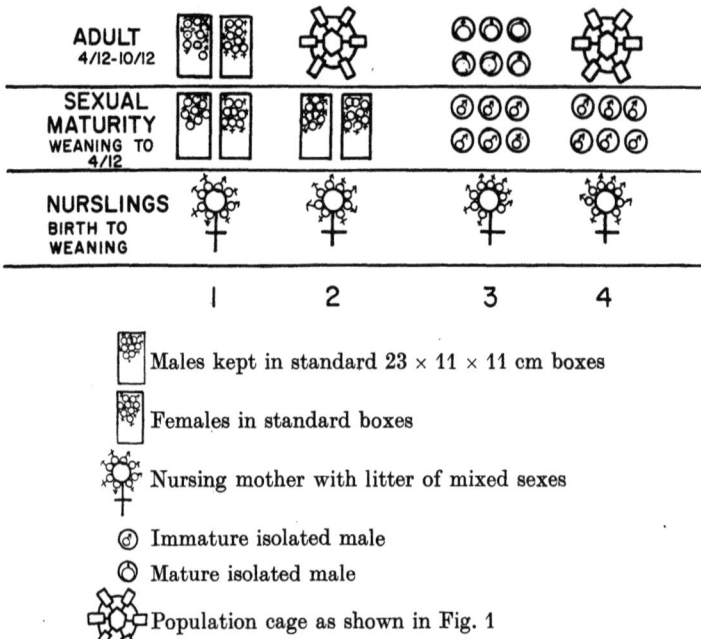

Fig. 2. Procedures employed to induce varying degrees of social interaction. Figures in the three rows above symbolize different procedures as indicated in the description. Controls in Group 1 are normally raised, normally boxed siblings. Group 2 represents normally raised, normally boxed sibling which when mature at 4 months are mixed in order to make up the complement of a population cage. Group 3 represents animals which when weaned at 14 days are kept thereafter in isolation in glass jars. Group 4 represents animals which have been isolated until 4 months and are then placed in a population cage

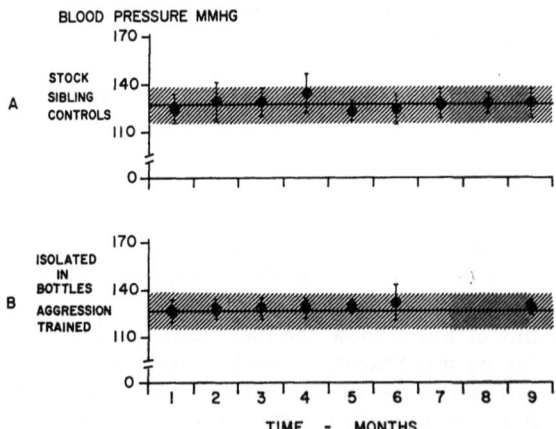

Fig. 3. Observations of systolic arterial pressure of (top) 16 normal sibling controls in standard boxes and (bottom) animals isolated in jars. *Ordinate:* mean arterial pressure in mm Hg. *Abscissa:* time in months. Vertical Bars: monthly mean S.D.

elevated. So, too, is the level of tyrosine hydroxylase (TH) in the adrenals. This is the enzyme that is critical in noradrenaline formation. The adrenaline-synthesizing phenylethanolamine N-methyltransferase (PNMT) is also elevated (Column 2) in these vigorously competing social groups.

If the animals continue to live in isolation until 10 months old, then the blood pressure stays at control levels and the TH and PNMT are actually lowered due to the lack of stimulation (Column 3). But if isolated animals are placed for 6 months in the population cage, they fight even more than the mixed socialized strangers of Column 2. Not only is their blood pressure elevated, but the PNMT increases more than in the mixed group of Column 2 which were normally socialized.

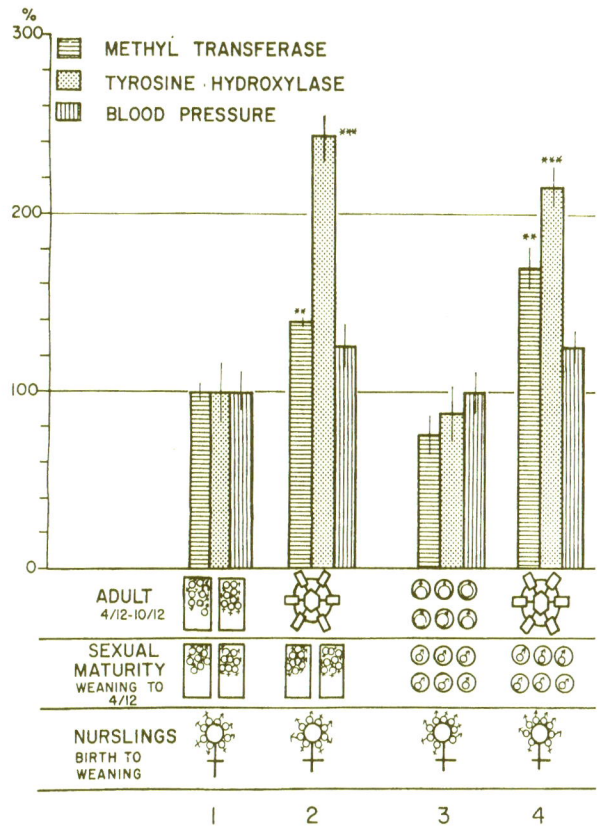

Fig. 4. Effects of various psychosocial procedures on average systolic blood pressure, adrenal content of ←————→ phenylethanolamine N-methyltransferase (PNMT) and tyrosine hydroxylase (TH). Figures in bottom three rows symbolize different procedures as detailed in Fig. 2. Controls in Group 1 are normally raised, normally boxed siblings. In both Groups 2 and 4, the enzymes diffes significantly from the control value, i.e. PNMT = $p < 0.01$ and TH = $p < 0.001$

It is probable that this increase in adrenal catecholamine-synthesizing enzymes leads to an increased response to the sympathetic stimuli that normally follow confrontations of the socially disturbed animals [2]. It may help to convert transient stimuli into more severe and sustained disturbances by accelerating the well known structural modification of the arterioles by increase of the wall to lumen ratio that has been studied by Folkows group [3].

Fig. 5 presents monthly blood pressure readings of three colonies of isolated animals living in population cages. The blood pressure is approximately 160 mm Hg and this is sustained for months. In fact, despite return of two of the groups of these much stimulated, socially disturbed animals to isolation at the ninth month, their pressures remained elevated during a further one and two months of observation respectively [4].

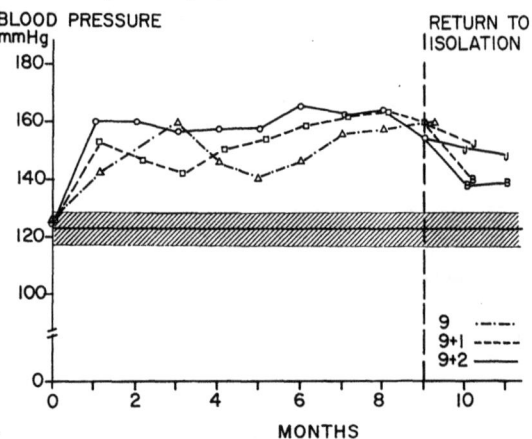

Fig. 5. The average systolic blood pressure of 16 male mice was measured monthly in each of the three colonies that were exposed to nine months of social disorder in an intercommunicating box system (Fig. 1). The group marked "9" was terminated while still interacting, but the 16 males in the 9 + 1 group were returned to isolation for one month and those of the 9 + 2 group were isolated for two months. In order to determine whether the type of isolation affected the blood pressure response, the members of one-half of each group were assigned to free-roaming isolation in 16 separate standard 23 × 11 × 11 cm cages "B" and the other half, to confined isolation by placing them in individual glass jars "J"

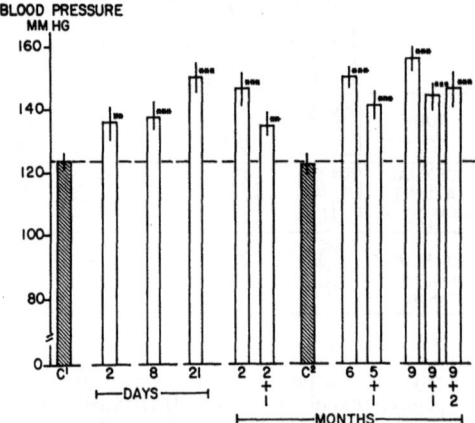

Fig. 6. Average systolic blood pressure of 10 socially disordered colonies at the time of termination. *Abscissa* represents the number of days or months that the animals were exposed to social interaction in a standard population cage. The +1 and +2 represent colonies that were returned to isolation and no longer socially stimulated for one and two months respectively. *Ordinate* the open histograms represent the last of the series of monthly readings of systolic blood pressure of the males in each of the colonies under study. The vertical lines represent standard errors of the mean. The shaded column labelled Initial Blood Pressure represents the mean initial pressure of all groups before exposure to stimulation in the population cages. The column marked C_4 (n = 15) represents a control group that was isolated for a further six months. The significance of the differences between the control groups and those of the various experimental groups was determined by paired Student's t-tests. The asterisks denote significant differences from these control values in various groups: * = $p < 0.05$; ** = $p < 0.01$; and *** = $p < 0.001$

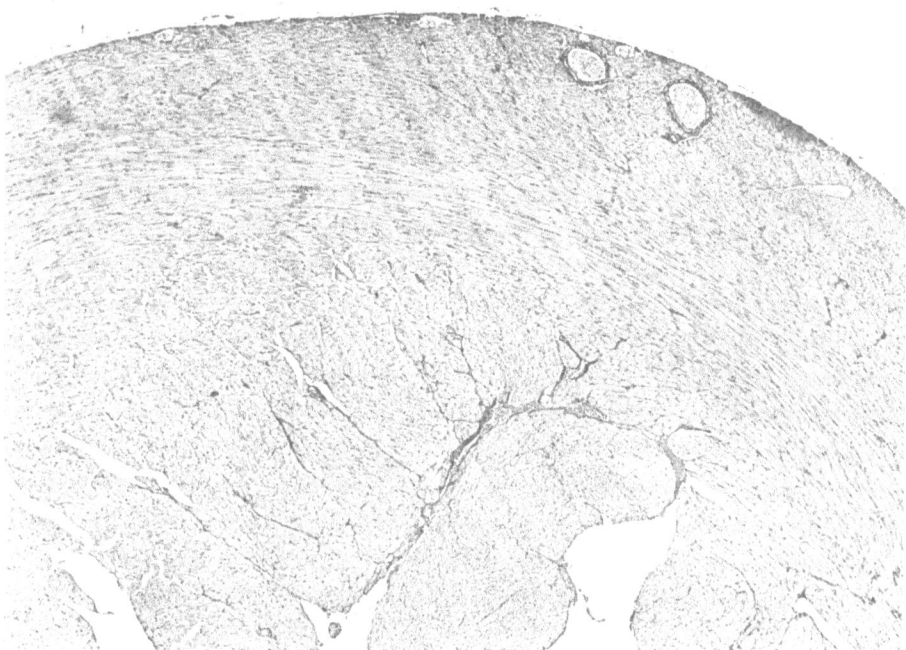

Fig. 7. Ventricular cross section in a 12-month-old CBA mouse. Note the thin light-staining intramural arterial walls and the near absence of fibrous tissue between the muscle bundles.
Allochrome: × 34 (normal)

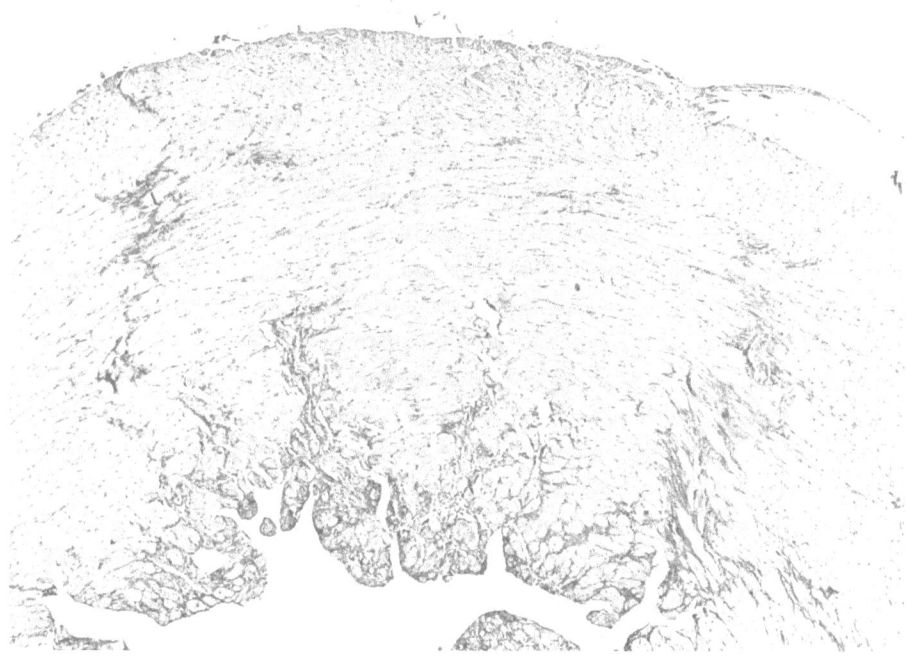

Fig. 8. The endocardial side of this severely damaged myocardium is grossly fibrotic and several confluent patches extend outward through the thickness of the ventricular wall.
Allochrome: × 34, score 3+

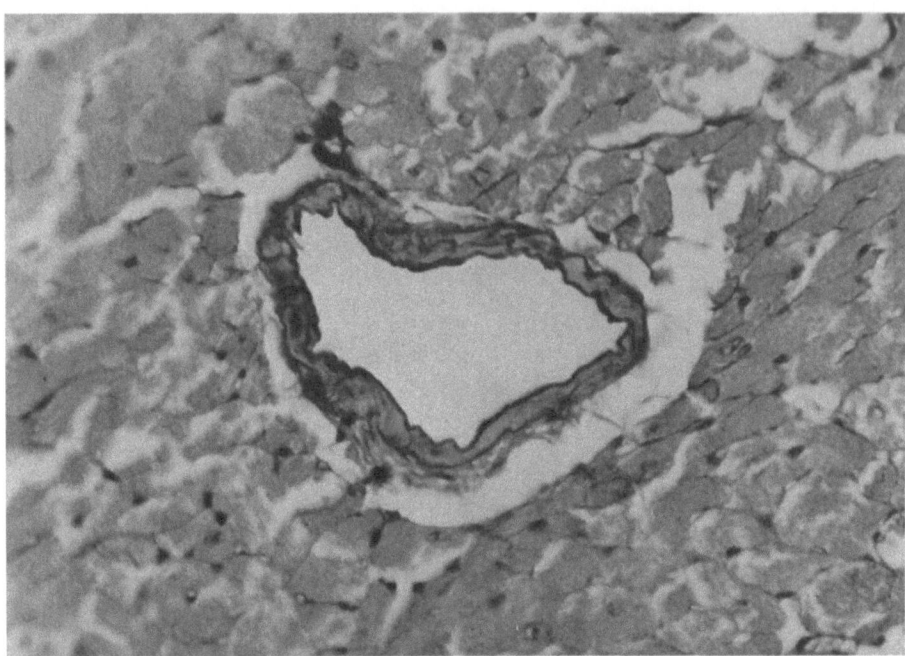

Fig. 9. A normal intramural coronary vessel in the myocardium of a 12-month-old animal. The lumen is not encroached upon by the clearly layered media and the elastic rings are easily discernible. Allochrome: × 263

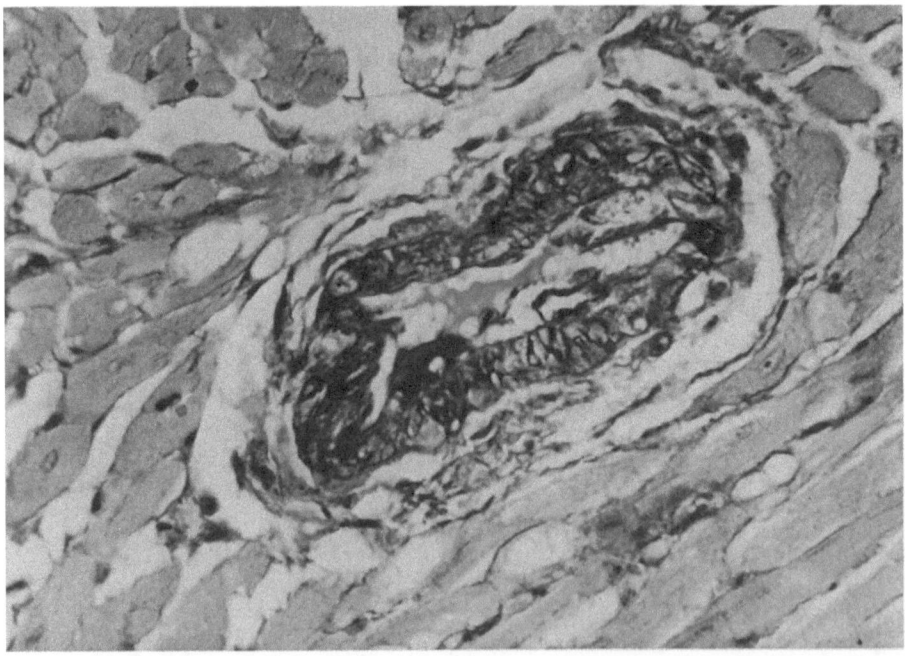

Fig. 10. An intramural coronary vessel in a myocardium with severe fibrotic changes. The lumen is grossly reduced. The muscle walls are swollen and vacuolated, and the elastic layer is no longer recognizable. There is an increase of fibrous tissue around the vessel. Allochrome: × 263

We have looked for complications of these sustained elevations of blood pressure, wondering whether cardiovascular disease developed in these controlled colonies. We waited to see how long they had to be together before the blood pressure measurements ceased to return to normal in spite of reisolation of the animals. In the next figure, 6, a series of blood pressure measurements were made on 10 colonies whose duration of exposure to social interaction ranged from 2 days to 9 months. The blood pressure attains 140 mm Hg by 2 days and 150 mm Hg at 21 days. Monthly readings, as shown in Fig. 5, indicated that it remained at approximately 160 mm Hg in the colonies of 4-month-old isolates that were exposed to 2, 6, and 9 months of social interaction. If they are returned to isolation, the blood pressure of the colonies that had been exposed to only a few days of stress will rapidly return to a normal 125 mm Hg. But you can see that as the months go on, the pressure measurements no longer return to normal when the colony is disbanded and the animals are returned to isolation.

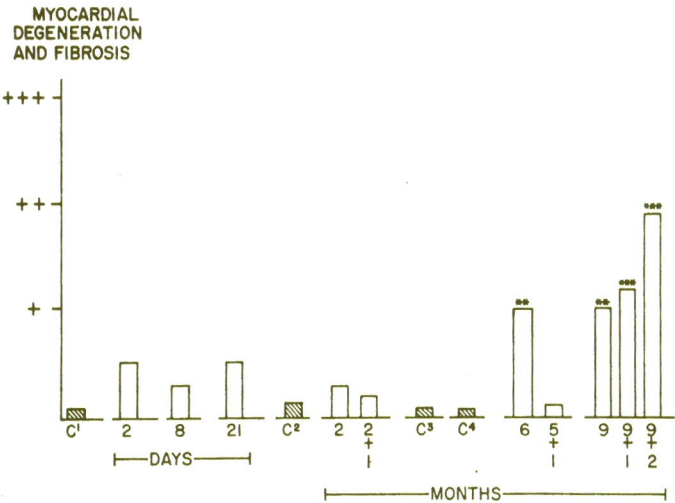

Fig. 11. The incidence of myocardial degeneration in the males of each of the socially disordered series presented in Fig. 6. For the scoring method see Reference 7. The shaded columns C_1 to C_3 represent the scores of boxed sibling male control groups C_1 4 months (n = 21), C_2 6 to 8 months (n = 17), C_3 10 to 15 months (n = 34) and C_4 is the control group mentioned in Fig. 6 that was isolated for an extra six months. The statistical comparison was as described in that figure

What of the tissues ? Are there signs of cardiovascular disease in these matched colonies ? Figs 7 and 8 compare the ventricle of a boxed, sibling male of the same age with the ventricule of an animal exposed to the population cage. Both are stained for fibrous tissue which stands out as red strands. The control 10 to 15 months animal shows negligible changes. But in the ventricules from the older colonies, there are confluent patches of fibrous tissue.

Two more slides, Figs. 9 and 10, point to the trouble. There has been progressive arteriosclerosis which closes down the coronary vessels within the ventricular wall. This leads to microinfarcts and to subsequent confluent patches of fibrosis.

Ratcliffe has shown that such intramural coronary vessel damage occurs in man [5], socially stimulated pigs [6], and chickens [7], as well as in our mice [8].

Fig. 11 contrasts the damage in the myocardium at the various stages of the experiment with 10 colonies. It is only in the later months that significant changes occur. Similar observations of the aorta gave evidence of arteriosclerosis as can be seen in Fig. 12. From the viewpoint of these animals whose life-span is 24 months, the damage develops at a point when they are middle-aged and reproductive activity is past its peak.

Observations of the heart weight of the colony animals support the preceding work. In Fig. 13, it can be seen that the weights of the older colonies significantly exceed those of control animals living as siblings in boxes.

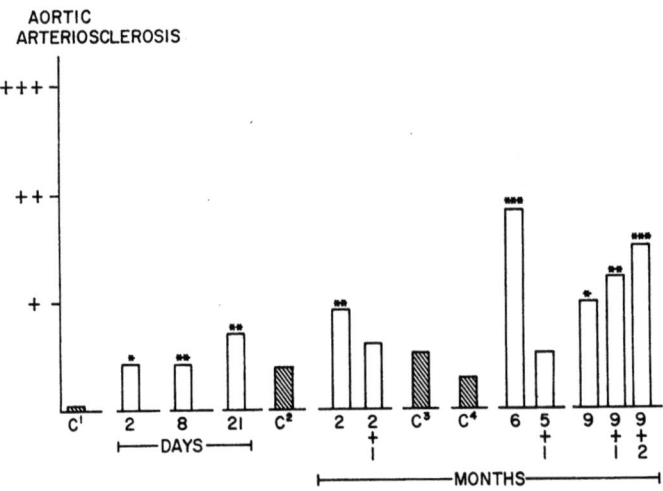

Fig. 12. The incidence of aortic arteriosclersis and fibrosis in the males of each colony of the series presented in Fig. 6. Scoring methods, statistics, and control scores were as in Fig. 11

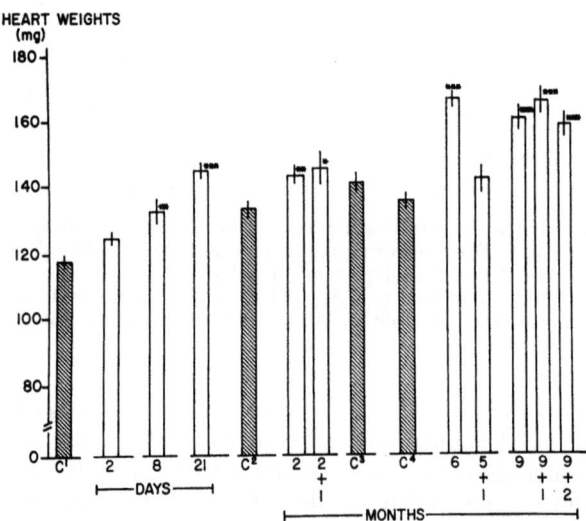

Fig. 13. The heart weights of the males in the 10 colonies as shown in Fig. 6. The asterisks denote significant differences from control values as indicated in the legend for Fig. 6. *Abscissa* is as in Fig. 6

These data indicate that the behavioral changes induced by the repeated confrontations between these animals lead to increased synthesis of catecholamines and to high blood pressure. The work shows that when the social stimulation that is associated with this systolic arterial pressure elevation is sustained for a large part of the life-span, heart weight increases and arteriosclerosis develops [8].

Now we will report on our current efforts to differentiate between the responses of the dominant and the subordinate animals in the group. A sympathetic adrenal-medullary response that involves the catecholamine-synthesizing enzymes can be separated from a pituitary adrenal-cortical response whose intensity is measured by the level of plasma corticosterone [9]. There is evidence that this distinction between response patterns is universal in mammals and that dominant primates also differ from subordinates biochemically in their response patterns to social stimulation [10].

The method used is to follow the social interaction in a normal colony in which a dominance hierarchy is being established. In contrast with the observations of high blood pressure, in this work we use normally socialized animals and a population of only 5 males and 10 females. The Reimer and Petras cage [11] that we use for this phase also differs from the cage described earlier (Fig. 14). It offers

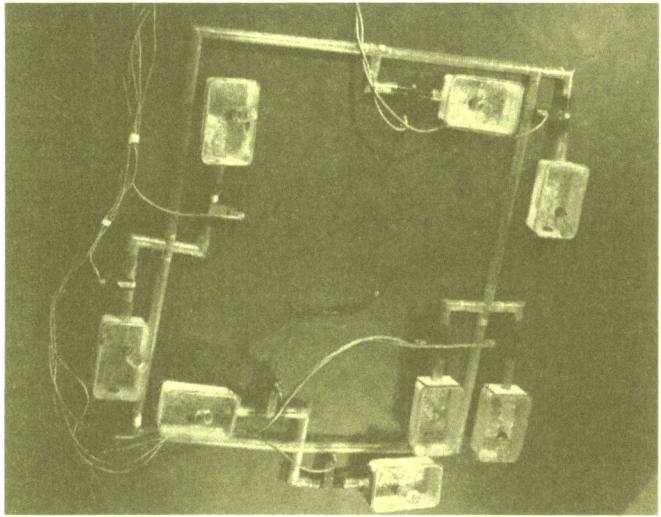

Fig. 14. A population cage based on the Reimer-Petras design. Food and water are available in every box. All boxes have a right-angle to be negotiated in the tubular runway leading to the single entrance. The Hall Effect magnetic detection modules are seen at the portal of each box

food and water in each box which has a single entrance. Territory can be stabilized and defended far better in such a system than in the other cage that is designed to induce social turmoil. A single dominant and a number of subordinate males emerge [12]. As Fig. 15 shows, the subordinate is less active than the dominant. He times his movements, ermerging only when the latter is resting or asleep. The dominant can also be recognized by his freedom from bites and access to all boxes, including that of the females (Fig. 16).

Activity is followed by monitoring each box with Hall Effect devices placed at the entrance. These detect magnetic flux, and the animals are implanted with tiny magnets to activate them as they pass (Fig. 17) [12]. A computer works round the clock analyzing the movements from box to box. It can be programmed to write out on an XY plotter the number of passages between two areas in a given time, for example, between food and nesting. It will also score as a proportionate circle the time spent in the individual boxes. Fig. 18 contrasts a dominant's very active pattern with of the subordinates.

This system gives us the needed basis of a continuous, automated, quantitative behavioral analysis; post-mortem organ weights and indirect, conscious

BEHAVIORAL PROFILES

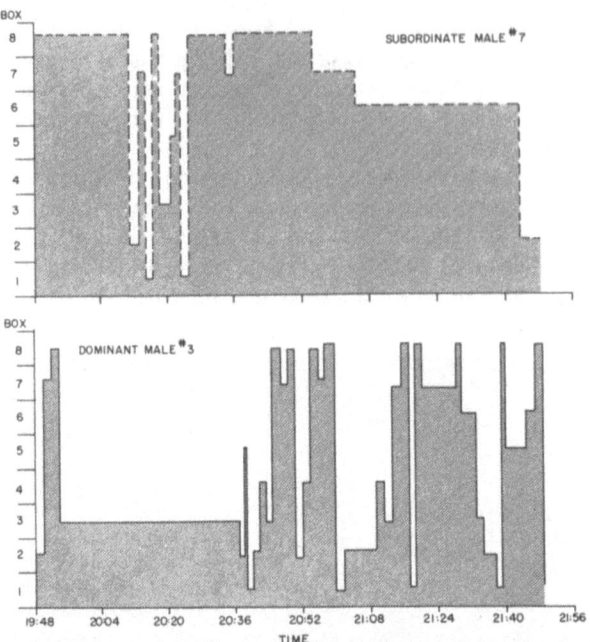

Fig. 15. Contrasting behavioral profiles of a dominant and a subordinate in a standard eight-box population cage to which both are adapted. *Ordinate* is box number and *abscissa* is time in hours. The subordinate times his movements to occur at a time when the generally more active dominant is inactive

MALE TERRITORIES

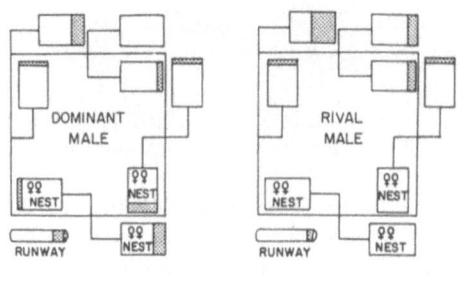

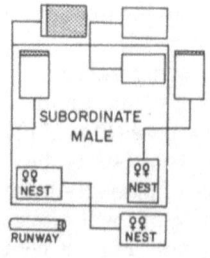

Fig. 16. Illustrating the different territorial distribution of dominants, rivals, and subordinate male mice in a population cage of the design shown in Fig. 14

1734

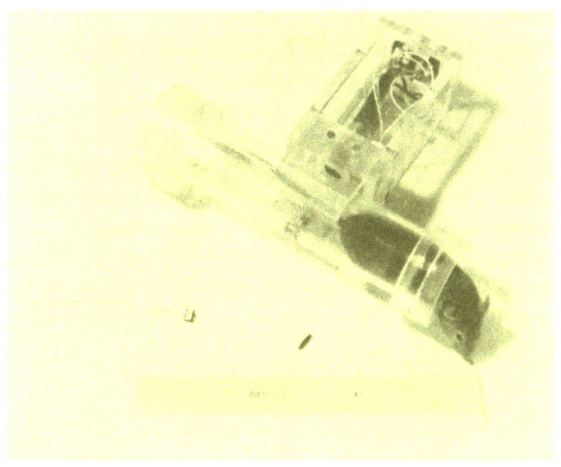

Fig. 17. Foreground: implantable Alnico VIII magnet. Left: detached Hall Effect device. Background: mouse passing through portal, triggering the Hall Effect

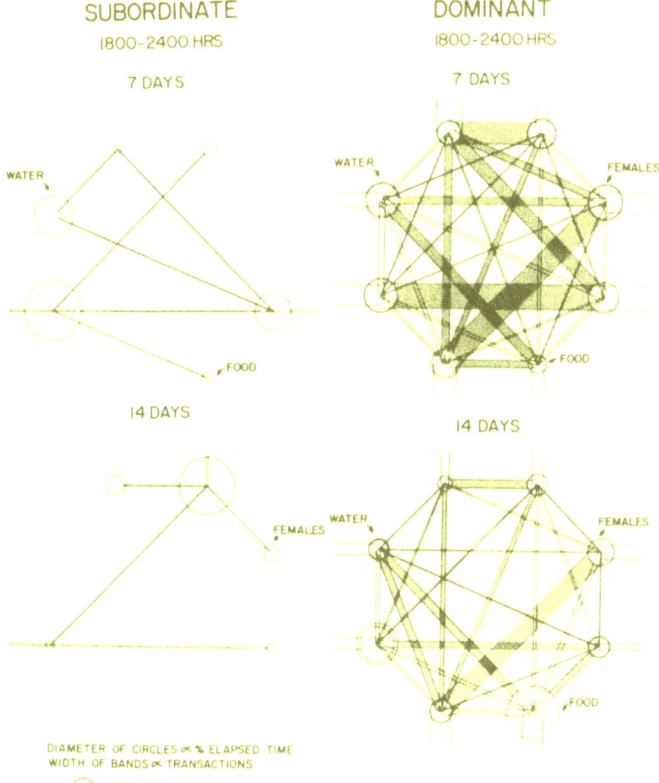

Fig. 18. Contrasting behavior patterns in a population cage as plotted over a 6-hours period by computer. The diameter of the circles is proportional to the time spent in the box and the width of the bands connecting boxes is proportional to the number of trips taken. The dominant animal has greater activity and visits more boxes

blood pressure measurements; micromeasurements of adrenal catecholamine-synthesizing enzymes; and fluorometric analysis of the plasma corticosterone level complete the physiological dependent variables.

Fig. 19 shows the adrenal weights. In our most recent work, these did not change significantly in the 16 colonies studied at various stages of hierarchy formation, i.e. at 14, 42, and 105 days. This means that although they are competing and working out their respective dominance and subordinate behavior patterns, these socialized animals are not seriously stressed.

However, although adrenal weights do not change in this experimental series, corticosterone in the subordinate is significantly higher at 14 days than it is in the dominant. But note that this is only found when competition is most intense. Later there is no difference in corticosterone levels.

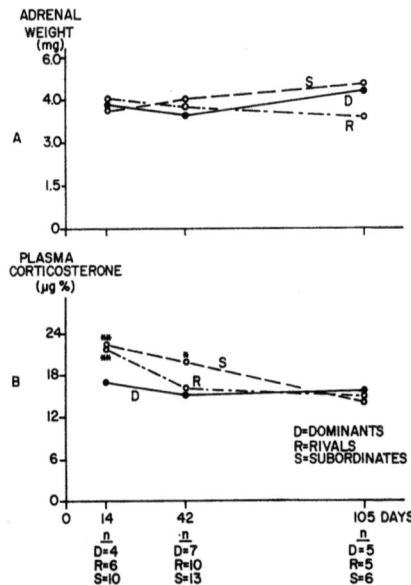

Fig. 19. Adrenocortical responses of dominant, rival, and subordinate males after different periods of normal socialization in a population cage. (A) Absolute adrenal weight measured at autopsy. (B) Plasma corticosterone fluorometrically measured. The n's are not identical for each social rank at 14, 42, and 105 days because different colonies were terminated at each period (* = $p < 0.05$; ** = $p < 0.01$).

Now contrast the adrenal-medullary-catecholamine-synthesizing enzymes shown in Fig. 20. The dominant is far more active in terms of norepinephrine synthesis by tyrosine hydroxylase. In the dominant the changes of PNMT involving adrenaline synthesis are still increasing between 14 and 42 days. Yet, at this time, it is decreasing in the other males as they accept the social order and their subordination.

Fig. 21 shows the difference between the systolic blood pressure of the dominant and the subordinates. During the first three weeks of competition, the pressures of these socially adapted, group reared animals remain normal. Then the dominant's pressure begins to differentiate and from 42 days onward it remains at approximately 150 mm Hg instead of the 130 mm Hg of the subordinates.

These observations confirm a general theme — the perception by a mammal that expectations are not being met and that its position in the social hierarchy is being threatened is accompanied by a rise in corticosterone [9] and by withdrawal behavior compatible with depression. On the other hand, the associated struggle to maintain its position in the hierarchy appears to be related to raised catecholamine levels and to activation of the defense or fight-flight response [9,13].

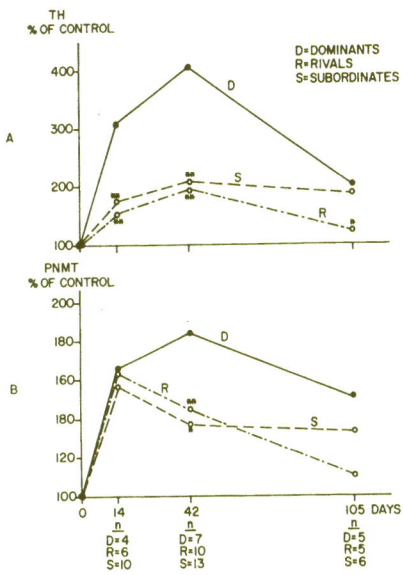

Fig. 20. (A) Adrenal content od tyrosine hydroxylase (TH) and (B) adrenal content of phenylethanolamine N-methyltransferase (PNMT) in dominants, rivals, and subordinates after 14, 42, and 105 days of normal socialization in a population cage (see Fig. 19 for comment on "n")

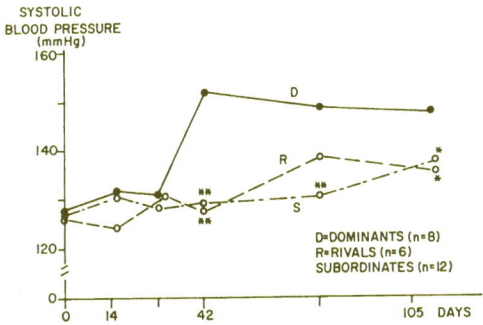

Fig. 21. Systolic blood pressure of dominants, rivals, and subordinates from eight different colonies during normal socialization. Measurements were followed on the same animals at specific intervals throughout the 105-days period ($* = p < 0.05$; $** = p < 0.01$)

Fig. 22 shows a test of this hypothesis. It contrasts the catecholamine-synthesizing enzymes, the plasma corticosterone, and the blood pressure of a dominant animal that remains in control with the levels when such an animal has been made to intrude into an alien colony. The methyltransferase drops. Thus adrenaline synthesis decreases relatively. However, the noradrenaline enzyme remains enormously elevated and does not change. Corticosterone rises significantly as the animals perception of his environment changes from one in which he is in control and his expectations are met to one in which he is suddenly forced to behave as an avoiding subordinate. Finally, the dominants already elevated blood pressure rises to extremely high levels. The mean for the six intruder dominants is a dangerously high 200 mm Hg.

Now for a return to the 10 colonies and a look at adrenal weights and the changing ratio between the two catecholamine-synthesizing enzymes. The shaded con-

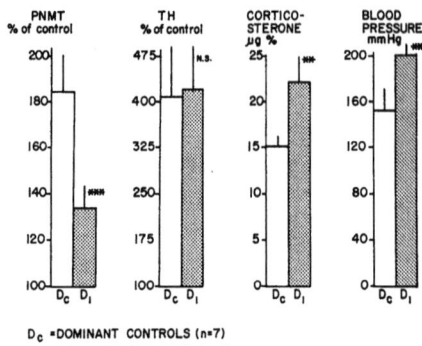

Fig. 22. Effects of social rejection upon a former dominant. Open column: the levels of PNMT, the adrenal enzyme controlling adrenaline synthesis; TH, the rate-limiting enzyme for noradrenaline, plasma corticosterone, and blood pressure in a group of normal dominants. Hatched column represents the same parameters in former dominants that have been placed in a strange social group as solitary intruders

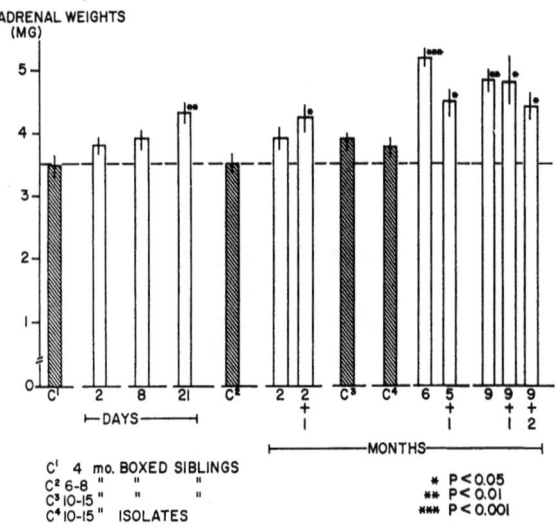

Fig. 23. The adrenal weights of the males in the 10 socially disordered colonies as shown in Fig. 6. The asterisks denote significant differences from control values as indicated in the legend for Fig. 6. *Abscissa* is as in Fig. 6

trol columns C_3 and C_4 show that the weight of the adrenal of normally boxed animals of 10 to 15 months does not increase with age (Fig. 23). However in the aging competing colonies, it is significantly increased, even in those that return to isolation for two months.

Fig. 24 shows the levels of the noradrenaline enzyme tyrosine hydroxylase. Let us just look at the level in the oldest colonies. It is normal, although the methyltransferase, i.e. the enzyme-synthesizing adrenaline, remains elevated even in animals that have been reisolated for two months (Fig. 25). The normal tyrosine hydroxylase confirms our observation that there is little fighting in these old colonies. Despite this, there is a rise in adrenal weight which implies cortical

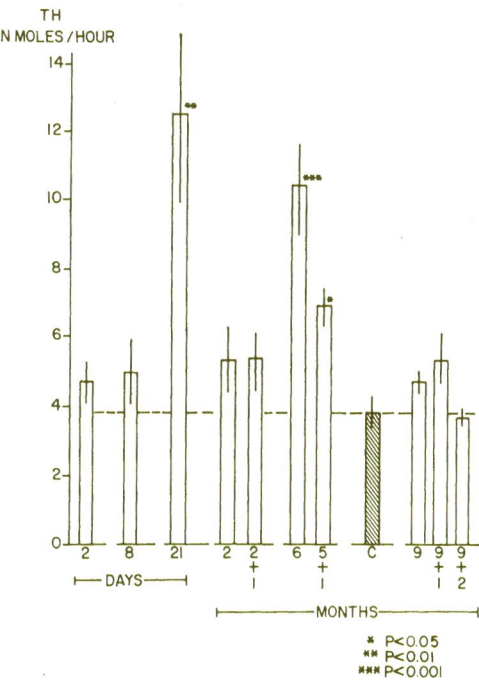

Fig. 24. The tyrosine hydroxylase (TH) activity of an n = 8 random sample of the male members of each of the 10 colonies described in Fig. 6. The asterisks denote significant differences from the C_4 (n = 15) control value as indicated in the legend for Fig. 6. The *abscissa* is as in Fig. 6

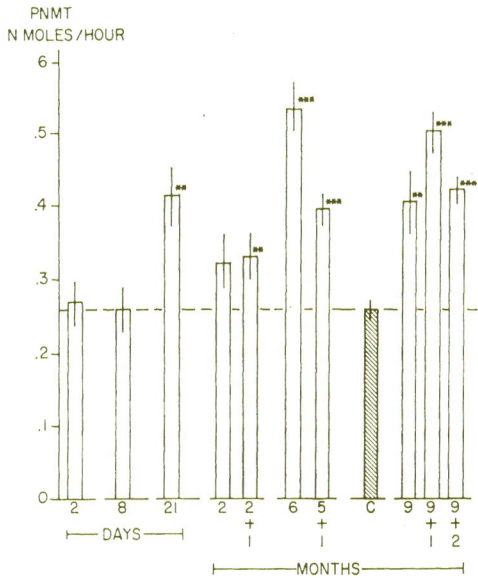

Fig. 25. The phenylethanolamine N-methyltransferase (PNMT) activities of the same males as shown in Fig. 24. The asterisks denote significant differences from control values as indicated in the legend for Fig. 6. The *abscissa* is as in Fig. 6

hypertrophy. When combinded with the rise in the methyltransferase, which synthesizes adrenaline and whose activity level appears determined in part by adrenal cortical control, it suggests that in the older colony there may be a disturbance of adrenal cortical function.

We have seen that the dominant animal has less adrenal cortical activation than the subordinate. We have also seen that the dominant, who is subordinated by being placed in a colony to which he does not belong, shows a sharp shift toward adrenal cortical drive, while still maintaining intense medullary activation. Now we see that as the animals in a disordered colony age and develop arteriosclerosis, there is evidence of a fixed increase in adrenal cortical activity. This persists for months after removal of the aging animals from the socially stimulating situation. Perhaps some self-perpetuating pathological process has replaced the earlier reversible situation.

We are reminded of the observations of Laragh with high and low renin patients [14]. In the early stages of prolonged social competition, there is a preponderance of sympathetic adrenal-medullary fight-flight stimulation in which the renin-angiotensin system is probably activated. But we have behavioral evidence that as the mice age, they fight less vigorously. At the same time, the adrenal cortical response becomes more prominent. It would be interesting to know whether there is an increase in mineralocorticoid activity in these older animals that appear to have changed their social attitudes from an aggressive fight-flight pattern to one of avoidance.

References

1. Henry, J. P., Meehan, J. P., Stephens, P. M.: Psychosom. Med. **29**, 408 (1967). — 2. Henry, J. P., Stephens, P. M., Axelrod, J., Mueller, R. A.: Psychosom. Med. **33**, 227 (1971). — 3. Folkow, B., Hallbäck, M., Lundgren, Y., Sivertsson, R., Weiss, L.: Circulat. Res. Suppl. **32/33**, 2013 (1973). — 4. Henry, J. P., Cassel, J. C.: Amer. J. Epidem. **90**, 171 (1969). — 5. Ratcliffe, H. L., Redfield, E.: Virchows Arch. Abt. A **357**, 1 (1972). — 6. Ratcliffe, H. L., Luginbuhl, H., Schnarr, W. R., Chacko, K.: J. Comparative Physiol. Psychol. **68**, 385 (1969). — 7. Ratcliffe, H. L., Snyder, R. L.: Brit. J. exp. Path. **48**, 357 (1967). — 8. Henry, J. P., Ely, D. L., Stephens, P. M., Ratcliffe, H. L., Santisteban, G. A., Shapiro, A. P.: Atherosclerosis **14**, 203 (1971). — 9. Henry, J. P., Ely, D. L., Stephens, P. M.: Changes in catecholamine-controlling enzymes in response to psychosocial activation of the defence and alarm reactions. In: Physiology, Emotion and Psychosomatic Illness, p. 225. Ciba Foundation Symposium 8 (new series). Amsterdam: Associated Scientific Publishers 1972. — 10. Sassenrath, E. N.: Hormones and Behavior **1**, 283 (1970). — 11. Reimer, J. D., Petras, M. L.: J. Mammalogy **48**, 88 (1967). — 12. Ely, D. L., Henry, J. A., Henry, J. P., Rader, R. D.: Physiol. Behav. **9**, 675 (1972). — 13. Henry, J. P.: Biological correlates of psychosomatic illness. In: Biological foundations of psychiatry (Society of biological psychiatry). New York: Raven Press (in press). — 14. Laragh, J. H.: Amer. J. Med. **55**, 261 (1973).

Alkoholische Pankreatitis
Chronische kalzifizierende Pankreatitis

SARLES, H., SAHEL, J. (Unité des Recherches de Pathologie, Digestive I.N.S.E.R.M., Marseille)

Referat

Die *chronische kalzifizierende Pankreatitis* (PCC) ist eine neue anatomisch-klinische und pathogenetische Einheit, die durch eine besondere Anordnung pathologisch-anatomischer Veränderungen definiert werden kann, ob nun auf den Röntgenaufnahmen oder in den Organschnitten kalkhaltige Steinbildungen vorhanden sind oder nicht [10, 11, 13]. Das Vorkommen von Kalziumkonkrementen, fälschlich als Verkalkungen bezeichnet, charakterisiert nur das unvermeidliche Spätstadium der Erkrankung, ein Stadium, das wir als *kalzifizierte Pankreatitis* bezeichnen.

Die kalzifizierende Pankreatitis gehört zum chronischen rezidivierenden Verlaufstyp der Erkrankung, wie er auf dem Pankreatitis-Symposium in Marseille 1963 definiert wurde [12]. Sie ist bei weitem die häufigste und daher charakteristischste Form der chronischen Pankreatitis (PC).

Das charakteristischste pathologische Zeichen der PCC ist die Anordnung der Läsionen in Herden, die augenscheinlich einem Läppchen oder einer Läppchengruppe entsprechen. Eine Gruppe geschädigter und z. T. zerstörter Pankrealäppchen sind von normalen umgeben. Im späteren Stadium ist das Verhältnis umgekehrt, ein normales Läppchen persistiert inmitten zerstörter. Eine dreidimensionale Rekonstruktion von Verzweigungen des Wirsungschen Hauptkanals wurde mit Hilfe von 2 Serien von 800 bzw. 1200 Schnitten hergestellt [9]. Die Kanäle wurden vom Hauptkanal an bis zu den äußersten Acini untersucht. Ein Kanal kann normal sein, ebenso wie die Läppchen, die er drainiert. Im Gegensatz hierzu ein anderer, nebenliegender Kanal, sehr unregelmäßig geformt ist und von einem breiten Sklerosesaum eingefaßt: Seine Zweige enthalten Eiweißpräzipitate, von denen eine kalzifiziert ist und folglich Steine bildet, die Läppchen sind normal, wiewohl unregelmäßig, häufiger alteriert, mitunter zerstört.

Dieses Verfahren läßt erkennen, daß bei der PCC manche Kanäle und ihr Verteilungsbereich geschädigt sind, während andere, obwohl in ihrer unmittelbaren Nachbarschaft gelegen, normal sind. Das erklärt die auf den Schnitten sichtbare Verteilung der Herde.

Diese herdförmigen Läsionen weisen 3 charakteristische Veränderungen auf:

a) Das gehäufte Auftreten von Eiweißniederschlägen und Eiweißpfropfen in den Kanälen. Diese Niederschläge reichen von einem dünnen, regelmäßigen Eiweißbeschlag, der durch ein proteinreiches Sekret in einen normalen Kanal zurückgelassen wurde, bis zu unregelmäßig geformten und kalzifizierten Konglomeraten. Die an unserem Laboratorium durchgeführten Untersuchungen haben gezeigt, daß diese Pfröpfe von normalen Enzymproteinen des Pankreassaftes gebildet werden, die ausgefüllt und anschließend mit Kalziumkarbonat übersättigt Kalkkonkremente oder Steine bilden. Freilich kann man derartige Ablagerungen nicht nur bei der PCC, sondern auch bei anderen Formen von Pankreatitis sehen. Aber sie sind dort viel seltener, während die dreidimensionale Studie ihre gleichbleibende Häufigkeit bei der PCC zeigt, bei der sie das früheste pathologische Zeichen zu sein scheint, das jeder anderen Läsion vorangeht.

b) Gleichfalls charakteristisch sind wegen ihres regelmäßigen und zahlreichen Auftretens rundliche Hohlräume in den mehr oder weniger geschädigten Lobuli. Diese Hohlräume sind mit einem kubischen Epithel ausgekleidet, das häufiger kanalikulären als azinösen Ursprungs ist.

c) Eine gleichfalls regelmäßig beobachtete Veränderung ist eine peri- und intralobuläre Sklerose im Bereich der geschädigten Läppchen.

Das anfänglich normale Epithel der Kanälchen weist, besonders dort, wo es mit den Eiweißpfropfen und den Kalkkonkrementen in Berührung steht, schnell fortschreitende degenerative Veränderungen auf, die zu seinem Verschwinden führen. Danach kommt es durch Proliferation des perikanalikulären Bindegewebes zur Obliteration des Kanals: Der anfänglich unvollständigen Obstruktion durch Eiweißpfröpfe und Kalkkonkremente folgt auf diese Weise ein vollständiger und endgültiger Verschluß. Dieser führt zur Sequestration eines zunehmenden Volumens exokrinen Pankreasparenchyms. Die von der Drainierung ausgeschlossenen Lobuli degenerieren oft und verschwinden völlig, sie hinterlassen nurmehr einige von kubischem Epithel ausgekleidete runde Hohlräume, wie die dreidimensionale Darstellung zeigt. Mitunter, besonders bei unvollständiger Stenose, bewahrt das sequestrierte Pankreasgewebe genügend lange eine genügend starke sekretorische enzymatische Aktivität, um durch den Druck gebildeten Sekrets eine Dilatation der Kanälchen zu bewirken, aus denen sich dann kleine intrapankreatische Zysten bilden. Diese können mit dem Hauptkanal in einer restlichen Verbindung stehen oder abgeschlossen sein. Wenn sich die Zysten ausdehnen, erreichen sie die Oberfläche des Organs, brechen in die peripankreatischen Gewebe ein und können so weiterwandern. Die Einteilung Körtes in Zysten und Pseudozysten eignet sich für verschiedene Entwicklungsstadien der zystischen Hohlräume bei PCC wenig. Wir ziehen es vor, diese als Zysten mit intra- oder extrapankreatischer Ausbreitung zu bezeichnen. Diese finden sich bei einem Drittel aller Fälle von PCC.

Diese chronischen Veränderungen werden häufig, begleitet von Schmerzepisoden, durch akute Läsion kompliziert, unter denen Ödembildung und Fettgewebsnekrosen häufiger sind als hämorrhagische Nekrosen. Diese akuten Läsionen sind in der Regel reversibel. Sie sind um so weniger schwer, je weiter die chronischen Pankreasveränderungen fortgeschritten sind. Zumindest im Sonderfall der alkoholischen Pankreatitis kann man sagen, daß das akute Krankheitsbild nur bei chronischen Alkoholikern vorkommt und daß es die Folge, nicht die Ursache chronischer Veränderungen ist. Im Widerspruch hierzu steht die Auffassung von Comfort u. Mitarb., die jedoch durch die Ergebnisse ätiologischer und klinischer Untersuchungen nicht bestätigt wird [5]. Eine kürzlich durchgeführte geographische Untersuchung der PCC [15] hat gezeigt, daß die Krankheit in 2 Regionen besonders häufig ist.

1. In der intertropikalen afro-asiatischen Zone, wo ihre Häufigkeit mit der kindlichen Kwasiokor zu korrelieren scheint.

2. In der gemäßigten Zone Europas, Nordamerikas, Südafrikas und Lateinamerikas. Hier beginnt sie durchschnittlich mit 38 Jahren bei den Menschen, die mindestens seit 4 Jahren, meistens seit 8 bis 10 Jahren, durchschnittlich 100 ml Alkohol täglich zu sich nehmen. Die Art des alkoholischen Getränkes scheint hierbei keine Rolle zu spielen (Wein, Bier, Whisky, Aperitifs, Sake usw.). Jedoch fand sich, daß die Ernährung der Kranken signifikant reicher an Eiweiß und Fetten war als die der Vergleichspersonen.

Die anderen Ursachen der PCC sind selten: ein familiär gebundenes Auftreten, verschiedene Formen des Hyperparathyreoidismus und ausnahmsweise die Mukoviszidose bei Erwachsenen mit kalzifizierender Pankreatitis. Die Häufigkeit der idiopathischen kalzifizierenden Pankreatitis in Frankreich mit knapp 20% erscheint um so häufiger, als ihre 2 Hauptursachen, Unterernährung im Kindesalter und Alkoholismus bei Überernährung, nur an einem kleineren Teil der Bevölkerung vorkommen, als dies beispielsweise in Deutschland der Fall ist.

Die Diagnostik der alkoholischen PCC ist in der Regel einfach, wenn man weiß, daß eine gründliche, geduldige, humane und billige Untersuchung mit sorgfältiger Erhebung der Anamnese zuverlässigere diagnostische Hinweise liefert, als moderne radiologische und biochemische Untersuchungsmethoden, die kostspielig und u. U. gefährlich sind und deren Ergebnisse stets überbewertet werden. Heftige, oft nach hinten ausstrahlende Schmerzen im oberen Abdomen, die unregelmäßig auftreten und oft länger als einen Tag dauern, erstmals vor oder um das 45. Lebensjahr bei einem Mann auftreten, der seit mehr als 4 Jahren ca. 150 ml reinen Alkohol täglich zu sich nimmt, sind außerordentlich charakteristisch. Das ein- bis mehrfache gleichzeitige Auftreten eines passageren Ikterus oder Subikterus, der wie bei der Cholelithiasis den Schmerzen folgt, dem jedoch kein Fieber vorangeht, verstärkt den Verdacht. Eine gleichfalls charakteristische Erscheinung ist das Auftreten langdauernder Schmerzen in der ersten halben Stunde nach der

Mahlzeit, ähnlich wie bei Mesenterial- oder Coeliacalarterienstenose, jedoch weniger regelmäßig und unabwendbar. Je häufiger die Schmerzen auftreten, desto stärker magert der Kranke ab, je seltener sie auftreten, desto mehr bessert sich sein Ernährungszustand. Ungeachtet einer konservativen oder chirurgischen Behandlung ist diese Entwicklung unvermeidbar, wenn eine globale Pankreasinsuffizienz mit fehlender Resorption und diabetischer Stoffwechsellage besteht.

Behandlungsmaßnahmen

Den Entstehungsmechanismus der Pankreasläsionen haben wir an Hunden, Ratten und Menschen untersucht [14, 16].

Beim Hund muß man die Wirkung des Alkohols bei dem an Alkohol nicht gewöhnten Tier (akuter Alkoholismus) von der des an Alkohol gewöhnten Tieres (chronischer Alkoholismus) unterscheiden.

1. Akuter Alkoholismus: Wir haben gezeigt, daß die intradigestive oder intravenöse Verabreichung von Alkohol am nicht gewöhnten Hund, ebenso wie beim Menschen, durch direkte Einwirkung auf das Pankreas, eine Hemmung der exokrinen Sekretion, besonders des Sekreteiweißes, hervorruft. Vagotomie, Atropin und Ganglienblocker, jedoch nicht Reserpin, unterdrücken diesen Effekt. Hieraus läßt sich folgern, daß der Alkohol unter diesen Bedingungen im Bereich des Hirnnervenkerns des Parasympathicus wirkt.

2. Chronischer Alkoholismus: Nach einer täglichen Alkoholaufnahme von 2 g/kg KG über ein Jahr schlägt die Alkoholwirkung beim Hund in das Gegenteil um. Durch Zusammenwirken verschiedener Mechanismen kommt es zur Sekretion eines Pankreassaftes mit abnorm hoher Konzentration von Proteinen, die ausfallen und Eiweißpfröpfe und Kalkkonkremente wie beim Menschen bilden. An diesem Vorgang sind folgende Mechanismen beteiligt:

a) eine vermehrte Freisetzung von Cholecystokinin nach fetten Mahlzeiten;

b) eine vermehrte Freisetzung von Gastrin nach Fleischmahlzeiten, besonders nach der Aufnahme von Fleisch und Alkohol;

c) eine Erhöhung der Empfindlichkeit der Azinuszelle gegenüber Cholecystokinin, die übrigens wieder verschwindet, wenn die chronische Alkoholzufuhr länger als ein Jahr dauert;

d) die Umkehrung des akuten Alkoholeffektes, der nun nicht mehr eine Hemmung, sondern eine Vermehrung der Pankreassekretion und hierbei besonders der Proteine bewirkt. Dieser Effekt ist durch Atropin, jedoch nicht durch Ganglienblocker, Vagotomie oder Reserpin unterdrückbar. Seine Angriffspunkte sind somit die intrapankreatischen ganglionären Synapsen des Parasympathicus.

Bei der Ratte kann eine akute Alkoholzufuhr von 9 bis 12 g/kg KG zum Tode des Tieres führen, ohne Pankreasläsionen hervorzurufen. Dagegen vermehrt die Verabreichung 20%igen Alkohols über 20 bis 30 Monate in signifikanter Weise die Häufigkeit einer spontanen Pankreaserkrankung, die mit der menschlichen PCC identisch ist. Auch hier ist eine primäre Störung einer Hyperkonzentration von Proteinen im Pankreassaft, die ausfallen und intrakanalikuläre Eiweißpfröpfe und später Kalkkonkremente bilden. Kombinierte Biosynthese- und Autohistoradiographiestudien an der alkoholisierten Ratte haben uns besonders eine Beschleunigung der Durchgangszeit der Enzyme vom zymigen Granulen zum Azinuslumen gezeigt. Dieser Vorgang, ebenso wie eine Hypertrophie der Azinuszelle, die wir gleichzeitig beim Menschen und bei der alkoholisierten Ratte fanden, scheint einen Überfunktionszustand der Zelle infolge Vermehrung des Parasympathicustonus oder Freisetzung von Cholecystokinin und Pankreozymin — bei Hund auch von Gastrin — anzuzeigen.

Zusammenfassend läßt sich feststellen: Alkohol führt beim Menschen, der Ratte und im Hund nur dann zu einer Hyperkonzentration der von den Azinuszellen sezernierten Proteine, wenn eine Konditionierung durch langdauernde Alkoholzufuhr erfolgt ist. Diese Hypersekretion hat komplexe hormonale und parasympathische Ursachen. Wird die Hypersekretion von Eiweiß nicht durch eine gleichzeitige Hypersekretion von Wasser und Bikarbonat ausgeglichen, so führt sie zur Bildung von Eiweißpräzipitaten in den Kanallumina. Diese Eiweißpräzipitate überladen sich mit Kalziumkarbonat und bilden Kalkkonkremente. Eiweißpfröpfe und Konkremente verstopfen die Abflußwege und rufen ihrerseits Läsionen der Kanälchen und der Lobulie hervor.

Zu klären bleibt, warum nur bei einem so geringen Prozentsatz der chronischen Alkoholiker eine PCC entsteht. 2 Argumente lassen sich zur Erklärung anführen:

1. Anscheinend schädigt der Alkohol das Pankreas von Menschen — und vielleicht auch von Tieren — vor allem dann, wenn die Ernährungsweise abnorm eiweiß- und fettreich ist.

2. Es scheint, daß die Entstehung einer PCC durch einen genetisch determinierten Faktor begünstigt wird. Hierfür sprechen 2 Feststellungen: die Häufung von Fällen in der gleichen Familie und ebenso bei Angehörigen der Blutgruppe 0, wie Bank u. Mitarb. gezeigt haben [1].

Kürzlich wurde in unserem Labor bei Kranken mit PCC eine gegenüber der Norm erheblich gesteigerte Pankreassekretion von Laktoferrin festgestellt. Die Anwesenheit von Laktoferrin im Pankreassekret scheint der Ausbildung der Läsion voranzugehen. Sie könnte ein pankreatisches Äquivalent der genetisch determinierten Sekretion im Speichel bei den Blutgruppen A, B und 0 darstellen [4, 6]. Laktoferrin, das Agglomeration von Proteinen begünstigt, könnte somit auch die Ausfällung der hyperkonzentrierten Enzymproteine des Pankreas begünstigen. Alles in allem ist die Annahme eines kongenitalen begünstigenden Faktors, der oft latent bleibt, manchmal durch Ernährungsstörungen (Alkoholismus oder Eiweißmangel in der Kindheit) aufgedeckt wird, sich nur selten als idiopathische PCC spontan manifestiert, verlockend und mit den bekannten Tatsachen gut vereinbar.

Die zu Beginn der alkoholischen PCC auftretende Störung der Eiweißsekretion ist wahrscheinlich ein unspezifischer Mechanismus der Pankreaspathologie. Hierfür spricht:

a) daß bei der Pankreatitis des Hyperparathyreoidismus die Läsionen identisch sind und daß intravenöse Injektion von Kalzium, wie Goebell [7] gezeigt hat, die Eiweißsekretion des Pankreas vermehrt,

b) daß bei der durch Corticosteroidtherapie induzierten Pankreatitis die Azini und die Kanälchen gleichfalls durch Eiweißpräzipitate verstopft sind [3, 8],

c) daß wahrscheinlich auch bei der Mukoviszidose die Verstopfung der Pankreas- oder zumindestens der Speichelkanäle durch eine Hypersekretion der normalerweise abgeschiedenen Proteine hervorgerufen wird [2].

Abschließend läßt sich feststellen, daß es die Kombination ökologischer, biochemischer, physiologischer und morphologischer Untersuchungen gestattet hat, die chronischen Pankreatitiden und unter ihnen besonders die durch Alkohol induzierten Formen in einem neuen Licht zu sehen.

Literatur

1. Bank, S., Marks, I. N., Louw, J. H.: The aetiology of calcific pancreatitis in the Western Cape. 8. Intern. Congress of Gastroenterology, Prague 1968, p. 1248. (Gregor, Rield, Eds.). Stuttgart, New York: Schattauer 1969. — 2. Blomfield, J., Dascalu, J., van Lennep, E. W.: Gut **14**, 558 (1973). — 3. Carone, F. A., Liebow, A. A.: New Engl. J. Med. **257**, 690 (1957). — 4. Colomb, E., Estevenon, J. P., Figarella, C., Guy, O., Sarles, H.: Biochem. biophys. Acta (Amst.) **342**, 306 (1974). — 5. Comfort, M. W., Gambill, E. E., Baggenstoss, A. M.: Gastroenterology **6**, 376 (1946). — 6. Estevenon, J. P., Sarles, H., Figarella, C.: Scand. J. Gastroent. (sous presse). — 7. Goebell, H., Bode, Ch., Baltzer, G.: Effect of acute and chronic hypercalcemia on the pancreatic excertion of calcium and enzymes. Bruxelles: European Pancreatic

Club 1971. — 8. Legre, M., Boucher, J., Lebreuil, G.: Med. Chir. Dig. **1**, 113 (1972). — 9. Nakamura, K., Sarles, H., Payan, H.: Gastroenterology **62**, 942 (1972). — 10. Payan, H., Sarles, H., Demirdjian, M.: Rev. Eur. Etud. Clin. Biol. **17**, 663 (1972). — 11. Sarles, H., Muratore, R., Sarles, J. C.: Sem. Hôp. Paris **37**, 1507 (1961). — 12. Sarles, H.: Bibl. Gastroent. (Basel) **7** (1963). — 13. Sarles, H., Sarles, J. C., Camatte, R.: Gut **6**, 545 (1965). — 14. Sarles, H.: Scand. J. Gastroent. **6**, 193 (1971). — 15. Sarles, H.: Digestion **9**, 389 (1973). — 16. Sarles, H.: Gastroenterology **66**, 604 (1974).

Berichtigung

Verhandlungen der Deutschen Gesellschaft für innere Medizin, 79. Band 1973

Auf Seite 199, letzter Absatz, erster Satz, muß es heißen:

Neuere Untersuchungen haben gezeigt, daß die *Proteinsynthese* in Bakterien und den *Mitochondrien* der reifenden Knochenmarkzellen besonders Chloramphenicol-empfindlich ist, was auf gleiche Eigenschaften der mitochondrialen Ribosomen zurückgeführt wird (Martelo u. Mitarb., 1969; Firkin, 1972).

Auf Seite 203, zweiter Absatz, erster Satz, muß es heißen:

Das Ausmaß dieser Nebenwirkung war bei dem enormen Umsatz dieses Schlafmittels mit angeblich 1 bis 2‰ relativ gering, für die Betroffenen natürlich viel zu hoch.

Namenverzeichnis
der Vortragenden und Diskussionsredner

(Die Seitenzahlen der Referate sind halbfett, die der Vorträge gewöhnlich und die der Aussprachen kursiv gesetzt)

Abdelhamid, S. 811
Adam, O. 895
Ahr, W. 1595
Albert, E. D. 1414
Althoff, P. H. 1336
Altmann, H. 1218
Andrassy, K. **609**, 1362
Andreeff, M. 1678
Angelkort, B. *746*, *752*, *760*, *802*, 823, *825*, 1436, 1439, *1445*
Anger, K. 1187
Anlauf, M. **189**
Appel, E. 256
Arendt, D. 530
Armbruster, H. 219
Armbruster, L. 1379
Arnold, H. 695
Arnold, R. **361**, **368**
Arnold, W. 461
Arntz, H.-R. 1556
Asbeck, F. 1466
Asscher, A. W. **594**
Asseburg, U. 1670, 1674
Ast, E. 479
Atzpodien, W. 1254, 1314
Auer, I. O. 1627
Augener, W. 1617

Baas, E. U. **419**
Babucke, I. 436
Bach, R. 467
Bachour, G. 1169
Back, P. 415
Baer, K. 1379
Bär, U. 554, 923
Baetzner, P. 1165
Bahlmann, J. 736, 790, 805, 808
Baldus, O. 1218
Bamberg, E. 1443
Bandlow, G. 1668
Bandlow, K. 1668
Barlogie, B. 1670, 1674
Barmeyer, J. 1054
Barth, P. 1446
Bauer, E. 479, 530
Baur, H. R. 1203
Bayer, Ch. 1165
Bayer, J.-M. 224
Beck, J.-D. 1604

Becker, C. D. 1093
Becker, H. J. 258, 1093, 1108, 1143, 1175, 1195
Beckerhoff, R. 219, 224
Beg, L. 303
Behrenbeck, D. W. 1055, 1103, 1110, 1134
Belz, G. 1080
Belz, G. G. 1080, 1521
Bender, F. 1169
Berger, D. 814
Berger, von, L. 513
Berssenbrügge, G. 764
Berthold, H. 472, 474
Bettelheim, H. 761
Betz, E. 1548
Beyer, J. 258, 1302, 1304, 1336, 1349, 1374
Beyer, J. H. 1502
Bierbach, H. 1254
Bihari-Varga, M. 535
Birk, J. 1316, 1318, 1340
Biro, G. 728
Bischoff, B. 1452
Bischoff, K. O. 1101
Bleifeld, W. 1044, 1046, 1116, 1123, 1174
Bleyl, H. 1452
Blömer, H. 1151
Blomer, R. J. 933
Blum, A. L. 360
Blum, K.-U. 1569
Blumberg, A. **625**
Bock, K. D. 58, 107, **189**, 248, 275, 291, 820
Bode, Chr. 427, 484, 530
Bode, J. Chr. 427, 484, 546
Bodem, G. 1527
Böckel, K. 1318
Böhmer, D. 256
Boesken, W. H. 782
Bogenstätter, P. 923, 925
Bohle, A. 565 ff., 1564
Bolte, H. D. 1206
Bommer, J. **609**, 1355, 1371
Bonelli, J. 1083
Bonfils, S. 360, **361**
Bopp, E. 1538
Borberg, H. 1499, 1665
Borowski, H. 1641
Bostroem, B. 1264

Both, A. 1264
Bottermann, P. 1299, 1402
Botzenhardt, U. 1595
Brachtel, D. 207, 1558
Brandis, M. 790
Braun, L. 733
Braun, S. 1283
Braunbeck, W. 1428
Brechenmacher, D. 1247
Brecht, H. M. 245, 659
Breddin, K. 1432, 1443, 1445
Breithardt, G. 240, 1114, 1797
Brendel, W. 1610
Brittinger, G. 1617
Brittinger, W. D. 687, 1472
Brod, J. **146**
Brodersen, H. Ch. 1314
Brodersen, M. 465
Brouwers, H. P. 561
Brown, J. C. **377**
Brown, J. J. 111
Brunnbauer, H. J. 1197
Brunner, E. 1507
Brunner, H. 435, 722, 1510
Bruntsch, U. 1693
Buchanan, K. D. **392**
Buchborn, E. 654
Buchelt, L. 1689
Buckesfeld, R. G. 1077
Büchel, C. G. 738
Büchner, Th. 1670, 1674
Bürkl, B. 1538
Bürkle, P. 1696
Bundschu, H. D. 229, 277, 703, 1077, 1564
Burck, H. C. 229
Burgkhardt, B. 1163
Burkhardt, H. 687
Burmeister, P. 1379
Bussmann, W.-D. 1108
Buttgereit, G. 1710
Bwanausi, E. 1430

Cachovan, M. **146**
Canzler, H. 533, 1262
Caspary, W. F. **412**, 1277, 1280
Chimombe, A. E. 548

Chriske, H. W. 1055, 1066, 1103, 1110
Classen, M. **350**
Cleator, I. G. M. **377**
Cohnen, G. 1617
Comsa, J. 1593
Conn, J. W. **171**
Cordes, U. 258, 374
Cotran, R. S. **841**, 850
Coulin, K. 1610
Cramer, F. **1**
Cremer, H. 793
Cremer, W. 749
Creutzfeldt, C. **361**, **368**
Creutzfeldt, W. **330**, **361**, **368**, 552, 1280
Creutzig, H. 736
Cronholm, T. 1233
Czygan, P. 443, 445, 1567

Dacian, S. 1180
Dahlheim, H. 215
Dambacher, M. A. 880
Darga, A. 779
Day, A. J. 950
Decot, M. 1165
Deetjen, P. **851**
Degenhardt, G. 1318
Dehmisch, K. 1394
Deicher, H. 459, 510, 1664
Delius, W. 1129, 1149
Delling, G. 738
Demling, L. 319, 328, **350**
Dengler, H. R. 1527
Dennhardt, H. H. 1513
Desaga, F. J. 1463, 1490, 1581
Deutsch, E. 709, 1480, 1483, 1652, 1654
Diedrichsen, G. 1387, 1391
Diehl, V. 1664
Dierks, R. 436
Dieterle, C. 1308
Dieterle, P. 1308
Dietrich, M. 1488
Dietschy, J. M. **399**, **419**
Dietze, G. 487, 1283
Dissmann, Th. 301
Distler, A. 78, 202, 253, 263, 291
Ditschuneit, H. 1259
Ditschuneit, H. H. 1259, 1293
Dittmann, K. 448
Dobbelstein, H. 541, **616**
Dörfler, H. 1297
Dollinger, H. 513
Domschke, W. 1697
Dosch, H. M. 1590
Dotevall, G. **380**
Douwes, F. R. 1423, 1681
Drings, P. 1362
Dryburgh, J. R. **377**
Duensing, F. 725, 727
Dürr, Ch. 479

Dürr, H. K. 546
Dufey, K. 222
Dvorak, K. 1377

Eckhardt, T. 1460
Edel, H. **653**, 654
Edel, H. H. 779
Edgington, T. S. **826**, 850
Effert, S. 1157
Egidy, von, H. 1177
Ehe, I. 1212
Ehlers, E. 1458
Ehrly, A. M. 1450
Eichhorn, M. 1409
Eigler, F. W. 107
Eigler, J. **583**
Eisenburg, J. 487
Eissner, D. 1374
Eitelhuber, U. 749
Elbert, B. 1430
Elster, K. 319
Ely, D. L. 107, **1724**
Emrich, D. 1277
Epstein, F. H. **36**
Erb, W. 448, 451
Erbe, R. 471
Erdmann, E. 1075
Erhard, F. 1323, 1352
Ermler, R. 1299
Ertl, G. 1131
Essers, U. 1507, 1510
Ewe, K. **309**
Ewers, H. R. 561
Eysselein, V. 1224

Fach, A. 1311
Fahrländer, H. 319, 328
Falkenberg, F. 767
Fateh-Moghadam, A. 799
Faulhaber, J. D. 1293
Federlin, K. 1409, 1613
Fehm, H. L. 1382
Feiereis, H. 557
Feinendegen, L. E. 539
Fejér, F.-L. 743
Fertöszögi, F. 472
Feurle, G. 515, 690
Feyen, H. 1365
Fiedler, H. *470*
Fiegel, P. 279
Finke, K. 817, 1330
Firusian, N. 1685
Fischer, B. 439
Fischer, G. 1072
Fischer, J. 1513
Fischer, N. 224, 530
Flatz, G. **1016**
Fleischer, K. 1543
Fleischmann, D. 1116
Fleischmann, R. 501
Förster, H. 1293
Foltin, E. 1131
Forell, M. M. 516, 541, 546
Forssmann, W. G. **361**
Frank, W. 1222

Fraser, R. **111**
Freiberg, J. 697
Frerichs, H. 1291
Freyberger, H. 328
Fricke, G. 306, 1189, 1090
Friedberg, V. **1715**
Friedrichs, M. 1314
Fritsch, W.-P. 518, 521
Fritze, D. 1661
Fröhlich, J. 701
Froer, K. L. 1197, 1200
Frohlich, E. D. 282
Fromm, H. **421**, 533, 554
Frühauf, St. 516
Fuchs, H. 319
Fuchs, I. 291
Fuchs, K. 552
Fuente, de la, E. 1325
Fuhrmann, B. 1180
Fuhrmann, W. **981**
Fulton, R. K. 802
Funovics, J. 435
Fussgänger, R. D. 1293, 1306
Fuss-Jahn, B. 697

Gäng, V. 720
Gallenkamp, H. 1558
Gallitz, T. 1048
Gamm, H. 1513
Ganzinger, U. 1480
Gassel, W.-D. 1590, 1689
Gebert, S. 1541
Geiger, G. 1368
Geiger, H. **1007**
Geiger, R. 1289
Geisthövel, W. 1397
Gerhardt, H. 506
Gerhartz, H. 1699
Gerlach, U. 496
Gerö, S. 535
Gerok, W. 499, 701
Gessler, U. 738
Gessner, K. 757
Gielow, L. 291
Gieselmann, W. 1177
Gilfrich, H. J. 1095
Gilli, J. 952
Girndt, J. 1077
Gisbertz, A. 736
Gisbertz, K. H. 1264
Gladisch, W. 916, 1060
Glass, P. 921, 940, 943, 946, 1142
Glatz, A. 1450
Glaubitt, D. 743, 1699
Gleichmann, U. 1114, 1136
Gless, K.-H. 1385
Glogner, P. 1475
Go, V. L. W. 536, 537
Göbel, H. 1571
Goebel, K. M. 1184, 1256
Goebell, H. 432, 523
Goeckenjan, G. 908
Goedde, H. **1022**

Göhde, W. 1674
Götze, H. G. 733
Goppel, L. 1197, 1200
Gottsmann, M. 1323
Gottwik, M. 958
Gotzen, R. 243, 301
Goubeaud, G. 728
Graben, N. 820
Grabensee, B. 251, 1571
Grabs, V. 1349
Gradaus, D. 1169
Grafflage, B. 1710
Grajewski, O. 1556
Grandpierre, B. 672
Grasedyck, K. 503
Greim, H. 443, 445, 1567
Greiser, E. 923
Greten, H. 1272
Gries, F. A. 1262, 1264
Grill, H. 215
Grobecker, H. 256, 258
Gröbner, W. 1235
Grohmann, H. 1120
Groll, J. 1269
Gross, F. **21**, 107
Gross, J. 687
Gross, R. 1497, 1499, 1636
Grosse-Brockhoff, F. 1533
Grosser, K. D. 1110
Grote, G. 1318
Grün, M. 1558
Grünert-Fuchs, M. 966
Grunst, J. 487, 1283
Günnewig, H. 248
Gundert-Remy, U. 1530
Gunzer, U. 1619
Gurland, H. J. **645**, 654
Gutjahr, P. 1604

Haager, E. F. 1157
Haas, H. G. 880
Haasis, R. 1077, 1165
Haberland, K. 743
Hadam, W. 1330
Häckl, E. 733
Haemmerli, U. 360
Haerle, M. 958
Haerten, K. 1192
Hagemann, H. 550
Haggi, H. R. 1175
Hahn, E. 1644
Hahn, J. 1289
Hahn, K. 1374
Hahnel, E. 451
Haider, M. 1048
Hain, P. 1145, 1177
Halbfass, H. J. 676
Hanrath, P. 1044, 1046, 1174
Hansen, W. 494
Hansson, L. **49**
Happ, J. 1303, 1336
Harmjanz, D. 146
Harrison jun., C. E. 1215
Hartmann, F. 923, 925, 1548

Hartwich, G. 1697
Haslbeck, M. 1293, 1311
Hausamen, T. U. 518, 521, 1533
Hausmann, L. 1267, 1269
Hauss, W. H. 288, 1063, 1357
Hauswaldt, Ch. 1405, 1407, 1681
Havemann, K. 1590, 1623, 1638, 1689
Hawlina, A. 260, 669
Hayduck, K. 226, 229, 277, 1564
Heckers, H. 506, 1227
Hecking, E. 811
Heesen, D. 707, 1330, 1377
Heene, D. L. 1456
Heidbreder, E. 715
Heidenreich, O. 893
Heidland, A. 204, 237, 684, 695, 715, 720, 814
Heidler, R. 738
Heilmann, F. E. 679
Heimsoth, V. H. 275, 746, 749
Heimstaedt, D. 923
Heinecke, H. 707
Heinemann, G. 1696
Heinrich, D. 1134
Heintz, R. 199, **634**, 722, 1510
Heinze, A. 272
Heinze, V. 472, 676
Helber, A. 213, 1377
Held, E. 789, 797
Held, H. 481, 501
Helle, M. 503
Heller, S. 703
Hellriegel, K. P. 1499
Hellwig, H. 1055, 1103
Helmke, K. 1409
Helmstaedt, D. 1551, 1554
Hempel, K. 814
Hendrischk, A. 1541
Heni, N. 1475
Henk, R. 1452
Hennemann, H. 204, 237, 684, 695, 814
Hennersdorf, G. 925
Henrichs, H. R. 1289, 1379
Henry, J. P. 107, **1724**
Hepp, K. D. 487, 1222, 1283
Herbst, B. **146**
Herkel, L. 1054
Hermans, W. 1436
Herrlinger, J. D. 1599
Herrmann, J. 1262, 1339
Hertenstein, Ch. 1502
Herzog, P. 1387, 1391
Hesch, R. D. 1277
Hess, H. 1470
Hesse, W. 429
Heuckenkamp, P.-U. 1241
Heuser, D. 1548
Hevendehl, G. 684, 814

Hiddemann, R. M. 1674
Hiddemann, W. 1670, 1674
Hilger, H. H. 1055, 1066, 1103, 1218
Hiltmann, W. D. 1181
Hinz, M. 1308, 1696
Hitzenberger, G. 1083
Hobler, H. 1385
Hodgson, M. 690
Hodler, J. **597**
Höcker, P. 1483
Höffken, B. 1328
Höffler, D. 662, 1546
Hoeltzenbein, J. 684
Hoelzer, D. 1486, 1488, 1505
Hönigsmann, Ch. 761
Höpken, W. 510
Hoer, P. W. 1561
Hofmann, A. F. **407**
Hofmann, G.-G. 1346
Hofmann, K. 251, 1571
Hofschneider, P. H. **1032**
Hohenfellner, R. **80**
Hohmann, K. H. 728
Holle, J.-P. 1189
Holm, E. 439
Holtermüller, K. H. 536, 537
Holzhüter, H. 752, 823, 1436, 1439, *1439*, *1442*
Honetz, N. 1492
Hoppe-Seyler, G. 672
Horler, E. 237
Horn, K. 1346, 1352
Horsch, A. K. 950, 952
Horster, F. A. 1262
Horstkamp, B. 1623
Horstmann, E. 1180
Hossfeld, D. K. 1651
Hotz, J. 523
Hrubesch, M. 1357
Hübner, W. 697
Hüfner, M. 1385
Huenges, R. 226
Huff, H. 1323, 1333
Hundeshagen, H. **146**
Hunstein, W. 467
Husen, van, N. 496
Huth, K. 1227

Ilg, R. 1077, 1165
Intorp, H. W. 764, 1641
Ishihara, A. 1340
Islam, M. S. 894

Jacobi, H. 1314
Jacobitz, K. 923, 925
Jahnecke, J. **97**, 107, 222
Jahnke, K. 1262
Jahrmärker, H. 893, 1048, 1086, 1120
Januschke, Ch. 733
Januszewicz, W. **139**
Jarosch v. Schweder, W. 268

Jax, W. 251
Jensch, P. 1157
Jerusalem, C. R. 427
Jipp, P. 954
Johannsen, R. 1586, 1623
Johnson, P. M. 303
Jontofsohn, R. 676
Joost, S. 1507
Joseph, K. 1689
Julius, St. 49
Junge, U. 1405, 1407
Jungmann, E. 1302
Junkers, K. 672, 676
Just, H. 279, 1131

Kaboth, U. **344**, 786, 1681
Kaczmarczyk, G. 1274
Käufer, P. 1458
Kaffarnik, H. 969, 1184, 1256, 1267, 1269
Kaiser, D. 1495
Kaiser, W. 1241, 1247
Kalden, J. 1664
Kalden, J. R. 1650
Kallfelz, C. 1189
Kaltenbach, M. 940, 943, 1093, 1108, 1142, 1143, 1175, 1195
Kamanabroo, D. 1670, 1674
Kapp, S. 491, 1577
Kapp, S. T. 291
Kappel, G. 715
Kappert, A. 266
Kappert, J. 209
Karacsonyi, P. 1530
Karl, H.-J. 1400
Kasemir, H. 1289, 1569
Kasper, H. 548, 1224
Kasperek, K. 539
Kaufmann, W. 213
Kaukel, E. 900
Kaulen, H. D. 1497
Kehr, S. 1428
Keil, von, W. H. 969
Keil-Kuri, E. 1470
Keim, H. J. 303
Keller, R. 906
Kelley, W. N. 1235
Kern, D. 1661
Kerp, L. 1289, 1379
Kerr, D. N. S. 850
Kersting, F. 260, 1123
Kessler, F. J. 1244
Ketzler, K. 654
Kikis, D. 306
Kindler, U. 463
Kirch, W. 662
Klapdor, R. 550
Klaus, D. 209, 266
Klaus, W. 923
Kleeberg, U. R. 1521
Klein, P. J. 1134
Klein, U. E. 544
Kleine, T. O. 1650

Klemm, J. 1323
Klempa, I. 690
Klempt, H.-W. 1169
Klewer, H. 718
Kleybrink, H. 518, 521
Klingelhöfer, H. L. 1586
Klose, G. 1272
Klumpp, F. 209, 266
Kluthe, R. 654, 850, 958
Knabe, M. 1066
Knick, C. 811
Knocke, K. W. 510
Knop, R. 1159
Kober, G. 1195
Koch, H. **350**
Koch, K. M. 681, 690
Koch, N. 1436
Köbberling, J. **996**
Köhler, H. 662
Köhler, J. 533
König, K. 1633
König, P. 1597
Koeppe, P. 662
Körber, H.-J. 1126
Kolb, H. J. 1244
Kolb, P. 1151
Koller, S. *925, 932, 946*
Kollmeier, W. 1051, 1163, 1181
Kommerell, B. 471
Kopsa, H. 709, 731, 761
Kordes, B. 530
Korn, A. 1083
Kortüm, K. 229
Koschinsky, T. 1262
Koser, B. 771
Kramer, D. 1551, 1554
Kramer, H. J. 893
Kramer, R. 510
Krasemann, Ch. 1648
Krause, D. K. 226, 1377
Krause, P. H. 790
Krause, U. 1304
Krause, W. H. 1465
Kray, D. 1066
Krayenbühl, H. P. 1056
Krehan, L. 1143
Kremer, G. J. 291, 550, 966, 1254, 1314
Krempien, B. **609**, 1362, 1368
Kretschmer, G. 435
Kreusser, W. 204
Kreuzer, H. 1072, 1172
Krieglstein, J. 1546
Kriehuber, E. *1055*
Kroeger, F.-J. 1374
Krönig, B. **154**, 222
Kropp, J. 1212
Krück, F. 893
Krüger, J. 1630
Krüskemper, H. L. 1262, 1339
Krüsmann, W. F. 1683
Krull, P. 805
Krupke, J. 733

Kübler, W. 240, 1264, 1707, 1710
Kühn, H.-A. 328
Kühn, K. 805
Kümmerle, F. 328
Küster, J. 1200
Küter, E. 1259
Kuhn, H. 240, 1707
Kult, J. 720
Kunze, K. 728
Kurrle, E. 1486, 1488, 1505
Kutschera, J. 921, 940, 943, 946, 1142
Kutzer, R. 712

Laar, H. J. 501
Lambert, P. H. 1575
Lambert, R. 823
Lamberts, B. 199, 260, 722, 760
Lamerz, R. 779
Lampadius, M. 1129
Lang, K. F. 279
Lange, H. 800
Langhans, J. 1505
Langness, U. 503
Lankisch, P. G. 552, 1077
Lanser, K. 894
Laragh, J. H. 171, 303
Larbig, D. 1077, 1165
Lasch, H. G. 903
Laube, H. 1306
Lauer, K. 777
Leber, H. W. 712
Lechler, E. 1466
Lehmann, von, B. 1556
Lehmann, D. 1658
Lehmann, F.-G. 1658
Lehmann, R. 456, 469
Lehnert, P. 1352
Leinweber, B. 506
Lemke, R. 209, 266
Lemmel, E.-M. 1595, 1602, 1604
Lenartz, H. 1436
Lenhardt, G. 1475
Lenhart, P. 1249
Lever, A. F. **111**
Liddle, G. W. **171**
Liebau, G. 277
Liebau, H. 268
Liebich, R. 703
Liehr, H. 1558
Liem, J. 1197
Liersch, M. 429
Limbourg, P. 279
Lindmar, R. 253
Lindner, J. 503
Linhart, P. 471
Linker, H. 757, 1430
Lipke, M. 1502
Lippold, R. 1177
Lison, A. E. 764
Lob, G. 1610
Lode, H. 1541

1750

Löffler, A. 539
Löffler, G. 1231, 1286, 1293
Löffler, H. 1490, 1495
Löser, H. 1187
Loew, H. 679, 733, 1357
Lohmann, F. W. 243, 301
Lohmann, R. 654
Lohmöller, G. 282
Lohr, J. 1131
Lommer, D. 1387, 1391
Londong, W. 516
Loo, van de, J. 1466
Loogen, F. 1114, 1136, 1192
Loos, U. 1316, 1340
Losse, H. 654, 764
Lotze, J. 1554
Luboldt, W. 746
Lubrich, E. 1407
Lucke, C. 1328
Lück, R. 1490
Lücke, H. 1280
Lüderitz, B. 1126, 1523
Lüders, Th. 1299
Luska, G. 1421
Lutilsky, L. 1129, 1149
Lutz, E. 258, 1108, 1175
Lutz, H. 807
Lydtin, H. 215
Lynen, R. 786

Mackenrodt, G. 777
Mackensen, S. 544
Maerker-Alzer, G. 1412, 1589, 1636, 1646
Mäurer, W. 240, 1707
Magnet, W. 1394
Magometschnigg, D. 1083
McCall, J. T. 536
Mahn, von, I. 437
Maier, K.-P. 499
Maier, P. 474
Maier, V. 1306, 1308
Malagelada, J. R. 536, 537
Malchow, H. 1586, 1623, 1689
Mallasch, M. 1449
Malluche, H. H. 690
Mann, H. 692
Marktl, W. 1238
Marschner, I. 1333
Marshall, M. 1247
Marth, H. 298
Martin, K.-L. 1175
Martin, M. 1466, 1477
Martini, G. A. 328
Maruhn, D. 291
Marx, T. 958
Masche, R. 1446
Massarrat, S. 530
Matern, H. 1233
Matern, S. 1233
Mathes, P. 1215
Mathey, D. 1044, 1046, 1123, 1174

Matte, R. 1277
Matthes, K. J. 506
Matthias, F. R. 1456
Matzkies, F. 1697
Maus, W. 1465
May, B. 923, 1551, 1554
Mecke, R. 472
Meesmann, W. 1098, 1101, 1154
Mehlis, O., 1355
Mehnert, H. 487, 1222, 1244, 1283, 1293, 1311
Meier, I. 1177
Meier, J. 895, 898
Melz, D. 923
Mengden, von, H.-J. 1140
Menz, H. P. 277, 1564
Merguet, P. 561
Merkel, H. 437
Meurer, K. A. 213, 1377
Meyer, J. 1157
Meyer zum Büschenfelde, K. H. 461
Michael, C. 679
Michel, R. 1066
Mies, R. 707, 1330
Miescher, P. A. 1515, 1575
Milgrom, F. 1627
Milstrey, H. R. 1206
Minne, H. 523, 1365
Miss, H. 1262
Mitrenga, D. 1646
Mitschke, H. 731
Mittermayer, K. 1492
Möckel, G. 451
Möhr, J. R. 930
Möhring, J. 116
Möller, R. 1054
Molz, S. 487
Mondorf, A. W. 767, 771, 777
Mondorf, W. 921
Morgner, K.-D. 1328, 1397
Morr, H. 914
Morton, J.-J. 111
Mosbach, H. E. 393
Moschinsky, D. 1264
Moser, K. 1480, 1483, 1652, 1654
Most, E. 1169
Mühlfellner, G. 969, 1184, 1256, 1267
Mühlfellner, O. 969, 1184, 1267
Müller, D. 291, 491, 1577
Müller, H. 436, 679, 958
Müller, M. 1238
Müller, N. 793
Müller, R. 222, 459, 510
Müller-Berghaus, G. 437, 1458, 1460
Müller-Ruchholtz, W. 1599
Mues, G. 291
Mund, B.-R. 1472
Musil, H. A. 245

Nast, H. P. 202
Nawrath, G. D. 528
Neitzert, A. 969, 1184, 1256
Neubauer, M. 1374, 1394
Neuhaus, G. A. 880
Neuhaus, K. L. 1072, 1172
Neuhaus, M. 764
Neumann, E. 1492
Neumann, F. 526
Netter, P. 811
Nieling, Ch. 1517
Niemczyk, H. 232, 235
Niessen, H. W. 1172
Nolte, D. 903
Nordeck, E. 1159
Nover, A. 68
Nowack, H. 1644
Nürnberger, R. 1619
Nyc, H. 709
Nydegger, U. 1575

Ober, K. F. 1095
Oberdisse, E. 1556
Oberländer, V. 1402
Oberndorfer, H. 1308
Oberwittler, W. 1063
Ochs, H. G. 199, 752
Oehler, G. 1452
Oehlert, W. 474
Oellerich, M. 1551
Ohlen, J. 1286
Ohler, W. G. A. 1428
Ohnemus, H. 432
Okamoto, K. 168
Olbermann, M. 491
Oldstone, M. B. A. 848, 850
Onesti, G. 189
Opherk, D. 1192
Ossenkop, Ch. 725, 727
Otte, M. 541, 546
Otter, H. P. 1086
Otto, I. 476
Otto, P. 319, 808
Oversohl, K. 1449

Pabst, K. 1054
Paidlick, A. 427
Palm, D. 256
Papavassiliou, K. 1063
Papenberg, J. 479, 1251
Pappas, A. 1607, 1633
Patyna, W. D. 681
Paul, F. 526
Pedersen, F. S. 684
Pederson, R. A. 377
Pees, H. W. 1662
Peiper, H. J. 552
Perings, E. 1405, 1407
Persigehl, M. 539
Pesch, H.-J. 1697
Peter, H. H. 1664
Peters, U. 1533
Peters, P. E. 811
Petersen, K.-G. 1289
Petersen, P. 258, 1093, 1108

Petzold, R. 807
Pfannenstiel, P. 811
Pfeiffer, E. F. 513, 1306, 1308, 1316, 1318, 1340, 1382, 1696
Pflanz, M. 42
Pfleiderer, G. 767
Pflieger, H. 1488
Philipp, Th. 253
Philippi, A. 263
Pichlmaier, H. 1610
Pickhardt, C. R. 1346, 1352
Piehl, W. 1055
Pierach, C. A. 1203
Piesch, E. 1163
Pilch, Y. H. 1661
Piller, G. 1652
Pinnow, E. 204
Pittermann, E. 1480, 1483
Pixberg, H. U. **146**, 811
Plache, H. 692
Planz, G. 256, 258
Planz, J. 253
Platte, M. 1157
Pöttgen, W. 1517
Pop, T. 1116, 1123
Port, F. K. 802
Pralle, H. 712, 1495
Preiss, J. 1513
Prellwitz, W. 491, 1577
Preuss, R. 1412

Quellhorst, E. 725

Rabast, U. 1224
Rackwitz, R. 1048, 1086, 1120
Raedsch, R. 447
Rahlf, G. 1206
Rahman, A. 1630
Rahn, G. 1072
Rahn, K. H. 107, 260, **628**, 669
Rainer, H. 1480, 1483, 1652, 1654
Raith, L. 1400
Rakow, A. D. 1259
Ralla, W. 715
Raptis, S. 513, 1316, 1318
Rasenack, U. 1558
Rath, K. 817
Ravens, K. G. 954
Recht, K. 1218
Reck, G. 219
Recke, S. H. 1145
Rehn, K. 755
Reichel, W. 786
Reichertz, P. L. 925
Reifferscheid, M. **324**
Reikowski, H. 1607
Reikowski, J. 1607
Reimer, F. 1231
Reinhard, U. 1548
Reinhardt, H. W. 1274
Reinhardt, P. 222

Reinicke, R. 1456
Reis, H. E. 749, 1693
Reith, H.-J. 439
Reitinger, D. 921
Reitinger, W. 771
Reitz, M. 1604
Remi, C. 1530
Renschler, H. 1218
Renner, E. 654, 850
Renner, D. 667, 760
Renner, R. 1222
Retiene, K. 1349
Reubi, F. C. **182**
Reuter, A. 1617
Reuter, H. 757, 1430
Reuther, P. 232, 235
Richter, E. 1538, 1558
Rick, W. 518, 521
Riecker, G. **873**, 893
Riedel, J. 1274
Rieder, E. 1590
Rietbrock, I. 1558
Ring, J. 1610
Rinke, H. 1180
Ritter, G. 1277
Ritz, E. **609**, 1355, 1362, 1368
Robertson, J. I. S. **111**
Robin, M. 1423
Rochel, M. 232
Röckel, A. 684
Röher, H. D. 1362
Röllinghoff, M. 1582, 1584
Rössner, A. 1641, 1670
Romen, W. 684, 695
Rominger, K. L. 1095
Rosellen, E. 550
Rosenkranz, K. 923
Rosskamp, E. 213
Rotermund, H. M. 474
Rothenbuchner, G. 1316, 1318, 1340
Rothenfusser, B. 1244
Rother, M. 1638
Roux, A. 1513
Rudolf, H. 1515
Rüdiger, H. W. 1703
Rudolph, W. 1180, 1197, 1200
Ruge, W. 533
Rupp, M. 1116, 1157
Rusche, H. J. 1339
Rutishauser, W. 1056

Saborowski, F. 817, 1377
Sack, D. W. 1215
Sack, K. 665
Sack, W. 1210
Sadony, V. 1154
Sahel, J. **1740**
Sailer, D. 807
Sandel, P. 1048
Sarles, H. **1740**
Sattler, E. L. 437
Schaaf, W. 1412

Schacht, U. 518, 521
Schäfer, N. 298
Schärer, R. 850
Scharfe, W. 1569
Scharrer, I. 1432
Schattenkirchner, M. 1414
Schatz, H. 1308
Schauder, P. 1291
Schaumann, H. J. 1051, 1181
Scheinpflug, W. 1450
Scheler, F. **72**, 786
Schemmel, K. 1054
Scherberich, J. E. 767, 771, 777
Scherer, U. 1302
Scheurlen, P. G. 1593, 1597, 1607, 1633
Schicketanz, K.-H. **68**
Schikora, R. 933
Schilling, F. *1412*, *1417*, 1418
Schimetzek, H. 933
Schindler, D. 533, 554
Schlaak, M. 456, 469
Schlemminger, B. 1668
Schley, G. 1098
Schlosser, V. 958, 1054
Schlote, W. 1548
Schmahl, F. W. 1227, 1548
Schmid-Schönbein, H. 963, 1449
Schmidt, C. G. 1502, 1693
Schmidt, D. M. R. 1490
Schmidt, E. 1169
Schmidt, F. W. 526, 1554
Schmidt, H. 552
Schmidt, K. 472, 1054
Schmidt, M. 783, 1689
Schmidt, P. 709, 731, 761
Schmidt, T. H. 298
Schmidt, W. 916, 1060, 1590, 1623
Schmidt-Gayk, H. 1362, 1371
Schmidtmann, W. 793
Schmidt-Menard, A. 1490
Schmidt-Wilcke, H. A. 528
Schmiel, F. K. 1172
Schmitt, G. 960
Schmitz, Th.-E. 224
Schnabel, K. H. 916, 1060
Schneid, M. 471
Schneider, B. 923
Schneider, C. 1145
Schneider, H. 1195
Schneider, J. 209, 266, 1267, 1699
Schneider, P. 908
Schneider, W. 1427
Schnellbacher, E. 550, 1254
Schnelle, K. 1535
Schnurr, E. 251, 1571
Schober, A. 456, 469
Schöffling, K. 1302, 1336, 1394

Schölkens, B. A. 285
Schölmerich, J. 701
Schönbeck, M. 1056
Schönborn, J. 1224
Schoene, B. 501
Schoeppe, N. 777
Schoeppe, W. 245, 659, 771
Schollmeyer, P. 672, 701, 782
Scholz, S. 1414
Schomerus, H. 1564
Schoner, W. 1075
Schopf, R. 476
Schoppe, W.-D. 463
Schoroth, P. 1648
Schramm, G. 1066
Schreiter, B. 467
Schreiter, H. 1080
Schreiter, U. 952
Schröder, F. 251, 1571
Schröder, G. 243
Schröder, H.-M. 771
Schröder, K. E. 1318
Schroeder, T. M. **1016**
Schröter, D. 557
Schubert, G. E. 797
Schubert, H. **377**
Schubert, U. 1683
Schubotz, R. 1267
Schuchard, J. 215
Schuckmann, von, H. 911
Schürer, W. 1414
Schütterle, G. 712, 718, 728
Schulte, H. 1063
Schulten, H. K. 1103
Schulte-Wissermann, H. 1604
Schultheis, K. H. 1365
Schultheis, R. 823
Schultz, H. 1689
Schulz, A. 738
Schulz, V. 916, 1060
Schulz, W. 738
Schulze, B. 1355
Schulze, F. 1405
Schumacher, K. 1412, 1589, 1636, 1646
Schumann, G. 253, 291
Schumann, E. 1405, 1407
Schumann, J. 1349
Schuster, R. 556
Schwaier, A. 1293
Schwartz, R. 692
Schwarz, J. A. 1593, 1597
Schwarzbeck, A. 1472, 1561
Schwarze, G. 1607, 1633
Schwarzmeier, J. 1083
Schwarzmeier, J. D. 1238, 1492
Schweiger, J. 667
Scriba, P. C. 1323, 1346, 1352
Sczuka, Ch. 960
Sebening, H. 1129, 1149
Seboldt, H. 1165, 1187
Seebach, von, H. B. 1607

Seehausen, P. 1651
Seeland, P. 1664
Seidel, B. 1641
Seidl, S. 1443
Seifert, J. 1610
Seiffert, G. 1400
Seipel, L. 1114, 1136
Seitz, H. 1371
Sellmair, P. 934
Senges, J. 1212
Sennekamp, J. 1648
Seybold, D. 800
Sieberth, G. 757
Sieberth, H.-G. 733
Siegenthaler, W. 219, 893
Siemon, G. 906
Siemssen, S. 900
Sill, V. 900
Simon, H. 306, 1090, 1189
Sinning, P. 712
Sinterhauf, K. 1387, 1391
Sjövall, J. 1233
Slanina, J. 1683
Slat, B. 435
Smekal, von, P. 1066, 1110
So, C. S. 1151
Sodomann, C.-P. 1638, 1689
Soergel, K. H. 360, 585
Sommer, U. 439
Sommer, H. 548
Souvatzoglou, A. 1323, 1325
Spellerberg, P. 760
Spelsberg, F. 1610
Spillner, G. 1054
Spiller, P. 1072
Stacher, A. 1480, 1483
Stahlheber, H. 541
Standl, E. 1244, 1311
Stange, E. 1251
Stanjek, A. 684
Stapenhorst, K. 1159
Steffen, Ch. 530
Stegaru, B. 1051, 1181
Stegmann, Sh. 465
Steinbach, P.-D. **68**, 966
Steinbauer-Rosenthal, I. 1414
Steinbeck, G. 1126, 1523
Steiner, B. 226, 229
Steinhilber, S. 1289
Stella, A. **129**
Stengel, R. 1371
Stenglein, B. **832**
Stephan, B. 459
Stephan, K. 1154
Stephens, P. M. 107, **1724**
Sterzel, R. B. 790
Steudle, R. 1423
Stiehl, A. **418**, 447
Stiess, G. 472, 474
Stiller, S. 692
Stock, K. 923
Stocker, K. 1241, 1247
Stolley, H. 934
Strauer, B. E. 1069, 1106
Stroehmann, I. 1648

Strohmeier, E. 1346
Strohmeyer, G. 360
Strozyk, K. 291
Stühlen, H. W. 1157
Stumpe, K. O. **863**
Stunkat, R. 1165, 1187
Sundermann, D. 1558
Szekely, S. 535

Tantow, J. 793
Tauchert, M. 1055, 1103
Tebbe, U. 1206
Thamer, G. 457
Theile, U. **989**
Theisen, K. 1120
Themann, H. 1641
Thiel, G. 850
Thiele, D. 484
Thiele, J. 805
Thiele, K. G. 774
Thoenen, H. **124**
Thoenes, G. H. **832**
Thoenes, W. 850
Thoma, R. 906
Thurau, K. 215, 565 ff.
Thurmayr, R. 541, 934, 937
Tiedemann, W. 1523
Timpl, R. 1644
Tönnis, H. J. 727
Tomasi, T. B. 1627
Track, N. S. **361**, **368**
Treese, N. 232, 235
Trülzsch, D. 445, 1567
Truniger, B. **856**
Tücke, M. 530
Tuckman, J. **182**
Twittenhoff, W.-D. 687, 1472, 1561

Ude, P. 1548
Udes, H. 1274
Uhl, N. 755
Uhlich, E. 797
Uhlschmid, G. 219
Uibel-Nuhs, H. 757, 1430
Ujak, W. 790
Ulmer, W. T. 894
Unbehaun, V. 226
Ungern-Sternberg, von, A. 966
Urbanek, U. 439

Vaughan jr., E. D. 303
Vecsei, P. 1385
Velcovsky, H. 1409, 1613
Veser, J. 1222
Vetter, H. 224
Vetter, W. 219, 224
Vido, I. 1554
Vlachoyannis, J. 245, 659
Völker, K. 461, 900
Vogel, F. **970**
Vogelberg, K. H. 1262, 1264
Vogt, W. 1086

Voigt, K. H. 1382
Volger, E. 963
Volk, B. 499
Vorburger, C. **182**
Vorlaender, K. O. 1418
Vorwerck, H. 1683
Vosberg, H. 1357
Vykoupil, K. 736

Wachsmuth, E. D. 1210
Wagner, A. 921, 940, 943, 1142
Wagner, E. 898
Wagner, H. 288, 295, 1318, 1357, 1582, 1584
Wagoner, R. D. 802
Wahren, Ch. 1683
Waldhäusl, W. 1083
Waldthaler, A. 1299
Walter, U. 202, 222, 263
Walther, O. E. 692
Wambach, G. 213
Weber, E. 1530
Weber, P. 797
Wehmer, U. 1589
Wehr, M. 1267
Wehrmann, M. 510
Weicker, H. 1212
Weidmann, P. **182**
Weigand, K. 476
Weigel, R. 1187
Weihrauch, T. R. 1546
Weis, H. J. **338, 419**
Weismüller, G. 659
Weitzel, D. 808
Wellauer, J. 1056

Wendehorst, E. 1651
Wendt, G. G. **970, 1033**
Wenning, N. 1318
Wenzel, E. 752, *1432*, 1436, 1439, *1439*, *1445*, *1466*
Werder, von, K. 1323, 1325, 1333
Werner, E. 681
Werner, U. 248, 275
Werning, C. 224
Wernze, H. 207
Wesch, G. 687
Wessels, F. 272, 288, 295
Westermann, E. 923
Wetter, O. 749, 1502
Wheeler-Hill, R. 229
Wichert, von, P. 911, 914
Wicklmayr, M. 487, 1283
Wiedemann, R. 1445
Wienbeck, M. **353**
Wiesenbecker, Ch. 718
Wieland, O. H. 1231, 1286
Wiethold, G. 256, 258
Wildgrube, H. J. 448
Wildmeister, W. 1262
Wilhelm, J. 665
Wilke, A. 911
Willers, H. 510
Winckler, K. 556
Winkelmann, W. 707, 1330, 1377
Winkler, R. 1556
Wipping, F. 1227
Wirth, K. 1527
Wirtzfeld, A. 1129, 1149
Wirz, P. 1056

Wizemann, V. 718
Wober, W. 215
Wolf, R. 1374
Wolfert, W. 432
Wolff, H. P. **10, 13, 14,** 107, 263
Wolfram, G. 1249, 1297
Wolpers, C. *456*
Wuttke, H. 1344

Yamori, Y. **168**
Yoshida, Y. 240

Zanchetti, A. **129**
Zarifi, N. 777
Zaruba, K. 219
Zazgornik, J. 709, 731, 761
Zehner, J. 209, 266
Zeidler, H. 1421
Zeile, G. 1513
Zelder, O. 427
Zenkner, D. 1180
Ziegler, R. 523, 1365
Zierden, E. 288, 295
Ziesemer, G. 1681
Zilker, Th. 1299
Zillessen, E. 467
Zilly, W. 1538
Zimmermann, R. 1446
Zipfel, J. 1131
Zipfel, S. 1131
Zobl, H. 790, 805
Zöfel, P. 209, 969, 1267
Zöller, M. 1554
Zöllner, N. 1235, 1241, 1247, 1249, 1297

Sachverzeichnis

(Die Seitenzahlen der Referate sind halbfett, die der Vorträge gewöhnlich
und die der Aussprachen kursiv gesetzt)

Adenyl-Cyclasesystem, Nierenfunktion 659
Äthylalkohol, Häm- und Porphyrinsynthese 481
Akromegalie, hypothalamische 1336
Aldosteron 219
Aldosteronexkretion 213
Alkohol, Fettstoffwechsel 479
Alkoholabbau, Phenobarbital 484
Alkoholkardiomyopathie 1206
Allopurinol, Pyrimidinstoffwechsel 1235
Alltagsblutdruck **154**
α-Acetyldigitoxin, Pharmakokinetik 1527
Alveolitis, allergische 914
Amilorid 1523
Anämie, autoimmunhämolytische 1627, 1630
Anämie, renale **625**
Anämie, renale, Pathogenese 712
Androgenanalyse 1394
Androstendion, Stoffwechsel 1400
Angiologie 950ff.
Angiotensin II, Elektrolyt- und Proteinexkretion 204
Angiotensin II, Gesunde, Hypertoniker 215
Angiotensin II, Metabolismus 202
ANIT-Cholestase, Kohlenhydratstoffwechsel 432
Antikörper, lymphozytotoxische 1586, 1623
Antikörperbildung, Hemmung 1599
Anurie, Trimethoprim und Sulfamethoxazol 672
Aorta, arteriosklerotische 958
Aorta, Ca-Einbau 695
Aortenklappenersatz 1195
Aortenwandlipide 1251
Aprindin, Nebenwirkungen 1114
Arwin 1470
Arylamidase 544
Arzneimittelmetabolismus, Cholinmangeldiät 1558
Arzneimittelnebenwirkungen, Erfassung 923, *925*
Arzneimittelwirkung, Genetik **1022**
Atemregulation, chemosensible 903
Atemwegobstruktion, Atropinderivat 898
Atemwegobstruktion, CO-Diffusionskapazität 906
Atemwegwiderstand 895
Australia-Antigen, Problematik **344**
Australia-Antigen, solid-phase-Radioimmunoassay 457
Australia-Antigensubtypen D und Y 463
Auskultationsübungen, programmierte 1218
Autoantikörper, nierenspezifische 764

Balloneinschwemmkatheterisierung 1169
Bartter-Syndrom 229
Basisanamnese 930, *932*
Basisinformationen, Auskunftssystem 934
Basiswerte, Blutdruck **154**
Bauchspeicheldrüse, Biopsie, Laparaskopie 550
Bedarfschrittmachermodelle 1159
Begrüßung des Vorsitzenden **10**
Belastungs-EKG, Befunde 1143
Benecyclan 960
Benzpyrenhydroxylase 501
Berichte, medizinische, halbautomatische 937
Berichtigung 79. Band 1973 1746
β-Blocker, antihypertensiver Effekt 268
β-Rezeptorenblocker, Hypertonie 272
β-Rezeptorenblocker, Myocard 1086
β-Rezeptorenblocker, Niereninsuffizienz 667
β-Sympatholytika 258, 1093
β-Sympatikolytika, Reninsekretion 266
B- und T-Lymphozyten, Identifizierung 1581
Bindegewebsvermehrung, pathologische 503
Biphenyle 1567
Blut, Fließeigenschaften 1450
Blutdruck, arterieller, zentralnervöse Strukturen 232
Blutdruck, Nierenfunktion 820
Blutdruckvariabilität 222
Blutdruckwerte, Tagesperiodik 298
Blutgerinnung, Paraproteinämie 1465, *1466*
Blutlymphozyten, Kultivierung 1505
Bronchialcarcinom, Plasmacortisol 1379

Calciumperfusion, intraduodenale 537
Calciumresorptionsstörung, unter Antiepileptica 1277
Calciumstoffwechsel **609**
Cardiomyopathie, Anti-Sarkolemm-Antikörper 1210
Cefazolin, Pharmakokinetik 1541
Cephalosporinderivat, Nephrotoxizität 665
Chenodesoxycholsäurebehandlung 447
Chenodesoxycholsäuretherapie 451
Cholecystokinin-Pankreozymin, Calcium 536
Cholestase 429
Cholestase, Enzyme 530
Cholestase, Gallensäurenstoffwechsel **415**
Cholesterin, Dünndarmresektion **419**
Cholesterin-Gallensteine, Entstehung, Behandlung 407
Cholesterinsynthese, Einflüsse 1247

Chondrocalcinose 1421
Chymotrypsinbestimmung, Stuhl 546
Corticosteroidbiosynthese 1387
Corticosteroide, Biosynthese 1391
Colitis ulcerosa, somatische und psychische
  Aspekte 557
Coma, hyperosmolare **863**
Cytochrom P-450 1567
Cytostatika, zellulär-immunologische
  Reaktivität 1604

Dauerdialyse, intermittierende **645**
Dauerdialysepatienten, Eisenmangel 679
Defektimmunopathien, Genetik **1007**
Dextran, niedermolekulares, Nierenfunktion
  662
Dextrostix®-Reflektometersystem 1311
Diabetes mellitus, Blutfluß 963
Diabetes mellitus, Genetik **989**
Diabetes, subklinischer 1293
Diabetologie 1283 ff.
Dialyse, chronische, Säurebasenhaushalt 817
Dialyse, Gonadotropinspiegel 703
Dialyse, Insulinsekretion 697
Dialysebehandlung, niedriger Dialysatfluß
  692
Dialysestationen, HB-Antigen 472
Diarrhoe, Pathophysiologie **309**
Diazoxid, Hypertoniker 279
Dickdarm, Präkanzerose **319**
Dickdarmerkrankungen, Differentialtherapie
  328
Dienstpläne, Computerprogramm 946
Digitoxinspiegel, Tuberkulostatika 1533
Digoxin, radioimmunchemische Bestimmung
  1077
Digoxinspiegel 1530
Divertikulitis **324**
Divertikulose **324**
DNA-Polymerasen 1652
DNS-Reduplikation 1678
Dociton 260
Dopamin-β-Hydroxylase-Aktivität 256
Dopamin, Nierenfunktion 659
D-Penicillamin, Immunantwort 1412
D-Penicillamin, Knochenmark 1405
D-Penicillamin, Mesenchymsuppression 1407
D-Penicillaminbehandlung 506
D-Penicillamintherapie, antinukleäre
  Faktoren 1409, *1412*
Drug-Skreen 1551
Dünndarmschleimhaut, Disaccharidasen
  1697
Dunbar-Syndrom 550
Duodenalulcus, Gastrin **368**
Dysphagie, Diffenrentialdiagnose **353**

Eiweißbindungstechnik, cAMP 1707
Endokarditis, Klappenersatz 1197
Endokrine Erkrankungen, Genetik **996**
Endokrinologie 1316 ff.
Enteritis regionalis, Diagnostik 554
Enzymaktivitäten, intrathrombozytäre 1428
Enzymsekretion, Calcium 537

EKG-Analyse, Computerprogramm 1157
EKG-Befundschreibung, Digitalrechner 940
EKG-Veränderungen, hypoxiebedingte 1140
Elektrolythaushalt, Störungen 851, 851 ff.
Epstein-Barr-Viruscapsidantigen 1619
Eröffnungsansprache des Vorsitzenden 14
Erythropoese, urämiebedingte 755
Erythrozyten, 2,3-Diphosphoglyzeratabfall
  1244
Erythrozyten, Membran-ATPase 1521
Euler-Liljestrand-Mechanismus,
  β-Rezeptorensystem 900

Femoralarterien, I-^{14}C-Ölsäure 950
Festvortrag 1
Fettgewebe, Serumproteine 1222
Fettsäuremuster, Äthanolbelastung 1267
Fettsäurestoffwechsel, Insulin 1264
Fettstoffwechsel, Alkohol 479
Fettstoffwechsel, muskulärer 1231
Fettstoffwechselstörungen, Genetik **981**
Fibrin, Endotoxin 1460
Fibrinmonomere 1456
Fibrinogen-Antigen-Determinanten 1463
Fibrinogen-Fibrin-Derivate 1466
Fibrinolyse, Indomethacin 1439, **1442**
Fibrosarkom, Immuntherapie 1665
Fludilat® 960
Formuladiät, Stoffwechsel 1224
Forschung, klinische 14
FOSMED 933
Friedreichsche Ataxie, EKG 1151

Galaktosaminhepatitis, ^{125}J-Fibrinogen,
  ^{131}J-Albumin **437**
Gallefluß 435
Gallenblasenentleerung, Calcium 537
Gallensäure **338**
Gallensäuren, Absorption **399**
Gallensäuren, Blut, Urin 448
Gallensäuren (GS)-Stoffwechsel, Dünn-
  darmerkrankungen **421**
Gallensäuren, Zucker, Aminosäuren **412**
Gallensäurenstoffwechsel, Cholestase **415**
Gallensäurestoffwechsel, Dünndarmresektion
  419
Gallensäuresynthese, Regulation **393**
Gallensteine, Auflösung **338**, 451, *456*
Gastric Inhibitory Polypeptide 377
Gastrin, Blut, Gewebe **361**
Gastrin, Duodenalucus **368**
Gastrin, extragastrisches 521
Gastrinfreisetzung, Antacida 515
Gastrinfreisetzung, Regulation 518
Gastrinstimulation 513
Gastroenterologie, aktuelle Probleme 309 ff.
Genetik, Gesellschaft **1033**
Genetik innerer Krankheiten 970 ff.
Gerinnungsfaktoren XII und XI 1458
Gerinnungsthromben, experimentelle 1446
Glasstaublungenembolie, Phospholipid-
  stoffwechsel 911
Glomeruläre Erkrankungen 790
Glomerulonephritis, Immunhistologie **832**

Glomerulonephritis, Immunpathologie **826**
Glucagonsekretion, Ernährungsfaktoren 1306
Glucosestoffwechsel, Herzmuskel 1286
Glucoseutilisation, Muskel 1283
Glukoneogenese, Nierenrindenschnitte 722
Glycodiazin 501
Glykosidplasmaspiegel 1080

Hämatologie 1427 ff.
Hämodialyse, Eisenabsorption 681
Hämodialyse, Vitamin B_6 720
Hämodialysepatienten, Magensaftsekretion 690
HB-Ag, fluoreszenzserologischer Nachweis 461
HBAg, Mundspeichel 465
HB-AG, Nachweis 459
HB-Antikörper, Transfusion 469, **470**
HB-Antikörpernachweis 456
Hemiblock, anteriorer 1184
Hepatitis B-Antigen, Klinikangehörige 467
Hepatitis, chronisch-aggressive, Therapie 506
Hepatitis, chronische, Differenzierung 499
Hepatitis, HB-Ag-negativ, HB-Ag-positiv 471
Herz, Antigen-Antikörperreaktion 1212
Herzerkrankung, koronare 1066, 1072
Herzglykosiden, Rezeptorbindung 1075
Herzinfarkt, Frühmobilisation 1051
Herzinfarkt, Risikofaktoren 1063
Herzkatheterbefundbriefe, Digitalrechner 943, *946*
Herzklappenersatz, Hämolyse 1200, 1203
Herzkrankheit, koronare 1069
Herzschrittmachersystem, Glukokortikoide 1165
Herztöne, Frequenzanalyse 1177
Herzvitien, cyanotische 1187
Herzzeitvolumina, Impedanzkardiographie 1181
HGH-Sekretion 1330
Hirnhautmetastasierung 1685
Histokompatibilitätsantigen HL-A 27 1414, *1417*
Hochdruck, Epidemiologie **36**
Hochdruck, Fertilitätsalter **1715**
Hochdruck, Harnwegsystem **90**
Hochdruck, Kapazitätssystem **146**
Hochdruck, Nebennierenrinde **78**
Hochdruck, Niere **72**
Hochdruck, Pathogenese **21**
Hochdruck, Salzhunger, Salzhaushalt **116**
Hochdruckkranke **154**
Hochdruckpathogenese, psychosoziale Einflüsse **1724**
Hörstörung, urämische 731
Hormone, gastrointestinale **330**
Humangenetik, Bedeutung **970**
Humanleber, Cytoplasmafraktion 1589
HVL-Funktion 1325
Hydroxyprolinbestimmung 1402
Hypercholesterinämie, Dynothel 1259
Hyperoxalurie 533

Hyperglucagonämie, Dünndarmresorption 1280
Hyperlipoproteinämie, Therapie 1262
Hypernephrom 1633
Hyperparathyreoidismus, Diagnose 1365
Hyperparathyreoidismus, normokalzämischer 1362
Hyperparathyreoidismus, sekundärer 1371
Hypertension, Catecholamine **139**
Hypertension, chronic renal failure **182**
Hypertension, Hemodynamics **49**
Hypertension, Pathogenesis **107**
Hypertension, Renin, Angiotensin **111**
Hypertension, sympathetic Nervous System **124**
Hypertonie 222
Hypertonie, arterielle 21 ff.
Hypertonie, Augenhintergrund **68**
Hypertonie, β-Rezeptorenblocker **189**
Hypertonie, Differentialdiagnose, Epidemiologie, Sozialmedizin **58**
Hypertonie, Elektrolytstoffwechsel 295
Hypertonie, essentielle 213
Hypertonie. essentielle, Sympathikus 253
Hypertonie, Glucosaminidase, Trehalase 291
Hypertonie, Harnkatecholaminexkretion, Plasmareninaktivität 248
Hypertonie, Indometacin 285
Hypertonie, Insulinsekretion 288
Hypertonie, Kontrolle, Verhalten **97**
Hypertonie, Lunge 306
Hypertonie, Plasmareninaktivität 245
Hypertonie, psychologische und sozialmedizinische Aspekte **42**
Hypertonie, pulmonale 306
Hypertonie, renale, Plasmaaldosteron 209
Hypertonie, Saluretica 282
Hypertonie, spontane **168**
Hyperuricämie, fructoseinduzierte 1238
Hypophysendiagnostik, rationelle 1318
Hypotension, Leberdystrophie 207
Hypothyreose, experimentelle 1355

IgE-Antikörper 1613
Immunantwort, Beeinflussung 1597
Immunelektrophorese, Digitalrechner, Auswertung 921
Immunglobuline, HB-Antigen 472
Immunglobuline, Hepatitis 474
Immunglobuline, monoklonale 1646
Immunkomplexe, zirkulierende 1575
Immunologie 1575 ff.
Immunphänomene, TSH-Einflüsse 1344
Immunpräcipitatreaktion, automatisierte 1577
Immunreaktion, tumorspezifische 1633
Immunsuppression 1595, 1610
Immunsuppression, Testsystem 1602
Infarktgröße, Hämodynamik 1044
Insulin, Ernährungsfaktoren 1306
Insulin, peripheres Gewebe 1308
Insulin, Verteilungsraum 1297
Insulinallergie 1613
Insulinresistenz, akute Hepatitis 1314

Insulinzubereitungen, Reinheit 1304
Intermediärstoffwechsel, Rattenleber 1233
Intestinaltrakt, gerinnungshemmende
 Substanzen 687
Iso- und Auto-Antikörper, Nachweis 1515
Isotopenschrittmacher 1163
Isoproterenol, Dosiswirkungskurve 1101

Kaliumhaushalt, Störungen 873
Kalziumhaushalt, Störungen 880
Kardiologie 1044 ff.
Katecholamine, Gesunde, Hypertoniker 215
Knochengewebe, Biomechanik 1368
Knochenmarkzellen, DNA-Synthese 1510
Kohlenhydratstoffwechsel, muskulärer 1231
Kohlenwasserstoffdämpfe, Tapetenfarbe
 1561
Kollagen, Immunologie 1644
Kontraktilitätsreserve, Koronarerkrankung
 1108
Kontrarezeptiva, hormonale 1269
Koronarsklerose, Hämodynamik 1056
Koronarverschluß, Dipyridamol 1098
Koronarverschluß, epikardiales Elektro-
 kardiogramm 1154
Krankenblattführung, computerunterstützte
 925
Kreislauf, künstlicher 823
Kreislaufparameter, zentralnervöse
 Strukturen 235

Leber, Harnsäureproduktion 487
Leber, Prothrombin 1452
Leber, Stoffwechsel 429
Leberdurchblutung 435
Lebererkrankungen, chronische 503
Lebererkrankungen, Gallensäuren 443
Leberschädigung, Drogen 1554
Leberschädigung, Praseodym-ausgelöste
 1556
Leberschädigung, Thioacetamid 439
Lebertransplantation 427
Leukämie 1674
Leukämie, akute 1486
Leukämie, Blastenpropulation 1490
Leukämie, Zellen, PHA-transformierte 1492
Leukozyten, koloniestimulierende Aktivität
 1590
Leydigzellfunktionsdiagnostik, Nieren-
 transplantation 707
Lidocain, Hämodynamik 1110
Linksschenkelblock 1145
Linksschenkelblock, Koronarangiographie
 1149
Lipide, Saccharose 1249
Lipidproteine 954
Lipidstoffwechsel, Pyridinolcarbamat 952
Lipoproteine, Saccharose 1249
Lithocholsäure 447
Lown-Ganong-Levine-Syndrom 1136
Luftdruckabfall, Sauerstoffversorgung 916
Lungenvolumina, statische 908
Lupus erythematodes visceralis 1630
Lymphomene, maligne 1689

Lymphozyten, DNS-Synthese 1636
Lymphozyten, PHA-Stimulierbarkeit 1683
Lymphozyten, T- und B- 1617
Lymphozytenproliferation, spontane 1638
Lymphozytentransformation, Immun-
 reaktion 1607

Mäusemastozytom, Virusbehandlung 1668
Magen-Darmtrakt, gastrointestinale
 Hormone 385
Magensekretion 561
Magensekretion, Calcitonin 523
Magensekretion, hormonale Hemmung 380
Magenvolvulus 556
Magnesiummangel, akuter 1274
Mammacarcinom 1654
Marcumar®, Pharmakokinetik 1475
Medizinische Dokumentation 921 ff.
Minoxidil, Antihypertonicum 275, 277
Mitochondrienantikörper 1648
Mitralstenose, Kinekardiographie 1180
Mitralstenosen, Ultraschallkardiogramm
 1175
Molekulargenetik 1032
Morbus Fabry 1254
Morbus Waldenström, Procarbazintherapie
 1681
Morphin, Myokardkontraktilität 1106
Motilin 377
Myasthenia-gravis-Patienten 1650
Myocardkontraktilität, zentralnervöse
 Strukturen 232
Myokard, Ca-Einbau 695
Myokard, Mitochondrienfunktion 1215
Myokardinfarkt, Infarktresektion 1054, 1055
Myokardinfarkt, Prognose 1048
Myokardinfarkt, Spiroergometrie 1060
Myokardinfarkt, ventrikuläre Arrhythmie
 1131
Myokardinfarkt, Volumenbelastung,
 Herzfunktion 1046

Natrium, Dopamin 251
Nebennierenmark, Autoimmunreaktionen
 1641
Nebennierenrindentumor, Cushing-Syndrom
 1382
Nebennierenszintigraphie 1374, 1377
Nebenschilddrüsenszintigraphie 1357
Nephrektomie, bilaterale 701
Nephrologie 565 ff.
Nephrologie, Isotopennephrographie 811
Nephropathie, lymphostatische 793
Nervenaktionspotential, sensibles 727
Niere, Gewebsantigene 767
Nieren, Ultraschalldiagnostik 807
Nieren, Virus 848
Nierenallotransplantation 219
Nierenerkrankungen, Hämostasedefekt 752
Nierenerkrankungen, Komplement-
 faktoren 786
Nierenfunktion, Blutdruck 820
Nierenfunktion, Enzymausscheidung 774
Nierenfunktion, Herzglykoside 669

Niereninsuffizienz, chronische 597
Niereninsuffizienz, chronische, Pharmakotherapie 628
Niereninsuffizienz, chronische, Therapie 634
Niereninsuffizienz, chronische, Thrombozyten 757, *760*
Niereninsuffizienz, Knochenmarkszintigraphie 743, **746**
Niereninsuffizienz, Plasmaaminosäuren 789
Niereninsuffizienz, terminale 749
Niereninsuffizienz, terminale, Diffentialtherapie 654
Nierenscintigraphie 303
Nierentransplantation, Leukopenien 676
Nierentransplantation, ophtalmologische Befunde 761
Nierentransplantation, Proteinclearance 779
Nierentransplantation, Tages- und Nachtrhythmus 709
Nierenveränderungen, Plasmocytom 805
Nierenversagen, akutes, **565**, 797, **583**
Nierenversagen, akutes, Arteriographie 802
Nierenversagen, akutes, Kalorimetrie 800, *802*
Nierenversagen, chronisches 746
Nierenversagen, Endzustand **594**
Noradrenalin, Stoffwechsel 237

Opthalmopathie, endokrine 1340
Orciprenalindepotpräparat 1095
Osteopathie **609**
Osteopathie, renale 736, 738
Osthopathie, renale 733

Pankreas, Zinkausscheidung 539
Pankreasdiagnostik 548
Pankreasfunktion, exokrine 1543
Pankreassekretion, hormonale Hemmung **380**
Pankreassekretion, Niereninsuffizienz 541
Pankreatitis, alkoholische **1740**
Pankreatitis, chronische, Therapie 552
Papillensondierung, transduodenale **350**
Penicilline, Neurotoxizität 1548
Pentazocin, Kreislauf 1103
Pentazocin, Myokardkontraktilität 1106
Pepsin-Säuresekretion 528
Phagozytose 1423
Phalloidinintoxikation, Dialysebehandlung 684
Pharmakologie, klinische 1521 ff.
Phosphatase, alkalische, Fraktionen 496
Phosphatase, alkalische, Isolierung 1658
Plättchenretention 1430, *1432*
Plasma Corticosteron, Bestimmung 1385
Plasmafaktor, stammzellenfördernd 1507
Plasma-Katecholamine, Doppelisotopen-Methode 240
Plasmalipase, hepatische 1272
Plasma-Noradrenalin, Tyramin 243
Plasmarenin 219
Plasmareninaktivität 213, 222
Plasma-Renin, Dopamin 251
Plasma-Renin-Konzentration, Neonatalperiode 226

Plasmazytom, Eisenstoffwechsel 1699
Polyneuropathie, urämische 725, 728
Postheparinmonoglyzeridlipase 494
Präleukämie 1483
Prehypertension, Hemodynamics **49**
Proliferationskinetik 1678
Promyelocytenleukose 1495
Propranolol 260
Propranolol, Hämodynamik 1083
Propranolol, Reninsekretion 263
Proteinsynthese, Rattenleberzellen 476
Psoriasis, Folienocclusivbehandlung 1548
Pulmonologie 894 ff.
Pyelogramm, Funktionsdiagnostik 301
Pyelonephritis, Immunopathologie **841**
Pyridinnukleotide, Nierenrindenschnitte 760
Pyruvatkinase-Mangel 1517

Reduktionsdiät 1227
Renin-Angiotensin-Aldosteron-System, Phäochromocytom 224
Renin-Angiotensin-System, Leberdystrophie 207
Renin, Gesunde, Hypertoniker 215
Renin, Sympathetic Nervous System **129**
Reninismus, primärer **171**
Reninsekretion, Stoffwechselhemmer 199
Retinol 491
Rheumatologie 1405 ff.
Rinderinsulin, Moleküleigenschaften 1289

Säurebasenhaushalt, Störungen 880
Salmcalcitonin, synthetisches 526
Schilddrüsenfunktion, Fettsucht 1346
Schlafmittelvergiftungen, Therapie 1571
Sekretin 435
Serumgastrin, Galle 516
Serumharnsäureanstieg, Xylit 1241
Seruminsulinspiegel, Sulfonylharnstoffpräparate 1299
Sinusknotenerholungszeit 1116
Sinusknotenfunktion 1126
Somatotropinspiegel 1323
Sonographie, Nierendiagnostik 808
Sotalol, Pharmakokinetik 1535
Splenektomie, Infektionen 1513
Spondylitis ankylosans 1414, *1417*
Spondylitis ankylopoetica, Gamma-Typ 1418
Spurenelemente, Bestimmung 1710
Stammzelle, hämopoetische 1505
Stoffwechsel 1222 ff.
Streptokinasebestimmung 1477
Strumaresektion, subtotale 1349
Sulfonylharnstoffe, Laktatspiegel 1302
Systemerkrankungen, hämatologische 1502

Tachycardie, ventrikuläre 1120
Taurolithocholsäure 445
Teilsynchronisation von Zellen 1670
Teilsynchronisation von Zellen, Chemotherapie 1674
Terbuclomin 667
Testosteron, Stoffwechsel 1400
Testosteronstatus, aktueller 1397
Theodor-Frerichs-Preis 1974 **13**

Theophyllin 266
Thiaminapplikation, Anaphylaxie 1569
Thrombopathie, renale **625**
Thrombozytenaggregation 1432
Thrombozytenaggregation, Indomethacin 1439, *1442*
Thrombozytenaggregation, Kinetik 1436, *1439*
Thrombozytenfunktion 1427
Thrombozytenfunktion, Cholesterinbelastung 1449
Thrombozyten, Nukleotid-Stoffwechsel 1497
Thrombozyten, Serotonin 1443
Thymushormon 1593
Thymuslymphozytendefekt 1630
Tolbutamid, Langzeitwirkung 1291
Tolbutamid, Pharmakokinetik 1538
Transcriptasekativität 1483
Transcriptaseaktivität, reverse 1654
TRH-Effekt 1330
Trijodthyronin, Alter 1339
TSH-Reservekapazität 1316
TSH-Sekretion, Suppression 1352
T-T-Zell-Interaktion 1582
Tuberkulostatica, Nephritis 1564
Tumorabwehr, physiologische 1584
Tumordiagnostik 1658
Tumore, zellulärer zytotoxischer Test 1662
Tumorgenese, genetische Aspekte **1016**
Tumorzellenantikörper, serologische Bestimmung 1661

Überwässerungszustände, Pilocarpinalupent-Kombination 1472
Untersuchungsmethoden, angiologische 966
Urämie, Encephalo- und Neuropathien **616**

Urämie, experimentelle 814
Urämiegifte, Pankreassekretion 718
Urämietoxine, Pankreasfunktion 715
Urinproteine 782

Ventilationsdurchblutungsregulation 894
Ventrikel, linkes, Druck-Volumenbeziehung 1172
Ventrikel, rechtes 1090
Ventrikelseptumdefektoperation 1192
Vibrationsempfindung 727
Virushepatitis, Epidemiologie 510
Vorhofflattern, Therapie 1129
Vorhofseptum, lipomatöse Hypertrophie 1134
Vorhofseptumdefektverschluß 1189
Vorhoftachykardie 1123

Wachstumshormonsekretion, Dynamik 1333
Wachstumshormonsekretion, Stimulation 1328
Wasserhaushalt, Störungen **851**, 851 ff.
Wasservergiftung **856**

Zelldifferenzierung, biochemische 1480
Zellkulturen, Genetik 1703
Zellmembranantigene, tubuläre 771
Zellmembranprotein, Ausscheidungsmuster 777
Zelltrifuge 1499
Zieve-Syndrom, Erythrozytenstoffwechsel 1256
Zinkausscheidung, Pankreas 539
Zoster, Cytosin-Arabinosid 1693

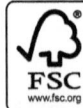

MIX
Papier aus verantwortungsvollen Quellen
Paper from responsible sources
FSC® C105338

If you have any concerns about our products,
you can contact us on
ProductSafety@springernature.com

In case Publisher is established outside the EU,
the EU authorized representative is:
**Springer Nature Customer Service Center GmbH
Europaplatz 3, 69115 Heidelberg, Germany**

Printed by Libri Plureos GmbH
in Hamburg, Germany